Manual de Clínica Médica Felina

Manual de Clínica Médica Felina

EDITORAS

Fernanda Vieira Amorim da Costa

Christine Souza Martins

manole
editora

Produção editorial: Rosana Arruda da Silva
Projeto gráfico: Departamento de arte da Editora Manole
Editoração eletrônica e ilustrações: Estúdio Castellani
Capa: Iuri Guião
Ilustrador: Igor R. Santos

CIP-BRASIL. CATALOGAÇÃO NA PUBLICAÇÃO
SINDICATO NACIONAL DOS EDITORES DE LIVROS, RJ

M251

Manual de clínica médica felina / editoras Christine Souza Martins, Fernanda Vieira Amorim da Costa. – 1. ed. – Santana de Parnaíba [SP] : Manole, 2023.
912 p.

Inclui bibliografia
ISBN 978-65-5576-996-8

1. Medicina veterinária. 2. Gatos – Doenças. I. Martins, Christine Souza. II. Costa, Fernanda Vieira Amorim da.

23-83953 CDD: 636.089
CDU: 636.09

Meri Gleice Rodrigues de Souza – Bibliotecária – CRB-7/6439

Editora Manole Ltda.
Alameda América, 876
06543-315 – Santana de Parnaíba – SP – Brasil
Tel.: (11) 4196-6000
www.manole.com.br
https://atendimento.manole.com.br

Impresso no Brasil
Printed in Brazil

Editoras

Fernanda Vieira Amorim da Costa
Médica-veterinária e mestre em Medicina Veterinária pela Universidade Federal Fluminense (UFF). Doutora em Ciências Veterinárias pela Universidade Federal do Rio Grande do Sul (UFRGS). Presidente da Academia Brasileira de Clínicos de Felinos (ABFeL). Professora Associada de Clínica Médica de Felinos Domésticos do Departamento de Clínica e Cirurgia Veterinárias da Universidade Federal de Minas Gerais (UFMG). Pesquisadora permanente e orientadora no Programa de Pós-graduação em Ciências Veterinárias da UFRGS e mestrado no Programa de Pós-graduação em Ciência Animal da UFMG.

Christine Souza Martins
Graduação e mestrado em Medicina Veterinária pela Universidade Federal de Viçosa (UFV). Doutorado em Ciências Animais pela Universidade de Brasília (UnB). Professora adjunta de Clínica Médica de Animais de Companhia da UnB. Membra fundadora da Academia Brasileira de Clínicos de Felinos (ABFeL). Coordenadora do Serviço de Medicina Felina do Hospital Veterinário da UnB. Coordenadora do Grupo de Estudos em Medicina Felina da UnB (GEMFEL – UnB).

Autores

Adriane Pimenta da Costa Val Bicalho
Professora associada IV do Departamento de Clínica e Cirurgia Veterinárias – Escola de Veterinária da Universidade Federal de Minas Gerais (UFMG).

Álan Gomes Pöppl
Médico-veterinário pela Universidade Federal do Rio Grande do Sul (UFRGS). Residência em clínica e cirurgia de pequenos animais. Mestre em Ciências Biológicas pelo Instituto de Ciências Básicas da Saúde da UFRGS e doutor em Ciências Veterinárias pelo Programa de Pós-Graduação em Ciências Veterinárias (PPGCV) da UFRGS. Sócio-fundador e vice-presidente (gestão 2019-2022) da Associação Brasileira de Endocrinologia Veterinária (Abev). Professor adjunto do Departamento de Medicina Animal da Faculdade de Veterinária da UFRGS, coordenador do Serviço de Endocrinologia e Metabologia do Hospital de Clínicas Veterinárias (HCV) da UFRGS e professor permanente do PPGCV da UFRGS.

Alessandra Vieira Pereira
Mestre em Medicina Veterinária pela Universidade Federal Fluminense (UFF). Pós-graduada em Dermatologia Veterinária pela Universidade de São Paulo (USP). Doutora em Ciências, com ênfase em doenças infecciosas, pela Fundação Oswaldo Cruz (Fiocruz).

Alexandre Bendas
Graduado em Medicina Veterinária pela Universidade Federal Fluminense (UFF). Mestrado e doutorado em Clínica Médica e Reprodução Animal pela UFF. Atuando na área de Cardiologia Clínica e Eletrocardiografia desde 2000. Professor adjunto de Clínica Médica de Animais de Companhia da Universidade Federal Rural do Rio de Janeiro (UFRRJ).

Alexandre Gonçalves Teixeira Daniel
Graduado em Medicina Veterinária pela Faculdade de Medicina Veterinária e Zootecnia da Universidade de São Paulo (FMVZ-USP). Residência em clínica e cirurgia de pequenos animais pelo Hospital Veterinário (Hovet) da FMVZ-USP. Mestre em Ciências (clínica veterinária) pelo departamento de Clínica Médica da FMVZ-USP. Diplomado pelo American Board of Veterinary Practitioners – Feline Specialist. Membro do conselho diretivo do programa Cat

Friendly Practice – American Association of Feline Practitioners. Membro da Academy of Feline Practitioners – International Society of Feline Medicine. Proprietário e diretor clínico da Gattos – Clínica Especializada em Medicina Felina e fundador da CatExpert®.

Aline Soares Barbosa

Médica-veterinária pela Faculdade de Zootecnia, Engenharia de Alimentos, Medicina Veterinária e Engenharia de Biossistemas da Universidade de São Paulo (FZEA-USP). Especializada em Medicina Felina pela Associação Nacional de Clínicos e Veterinários de Pequenos Animais – São Paulo (Anclivepa-SP). Associada à American Association of Feline Practitioners (AAFP). Atua na Gattos – Clínica Especializada em Medicina Felina e realiza atendimento clínico especializado em felinos na rede Petz/Seres, em São Paulo-SP.

André Fernandes de Azevedo

Graduado em Medicina Veterinária pela Universidade Federal Fluminense (UFF). Residente em clínica médica pela UFF. Pós-graduado em Neurologia de Cães e Gatos pela Associação Nacional de Clínicos e Veterinários de Pequenos Animais – São Paulo (Anclivepa-SP). Pós-graduado em Clínica Médica de Felinos pela Universidade Federal do Rio Grande do Sul (UFRGS). Mestre em Ciências Veterinárias pela UFRGS. Membro da Associação Brasileira de Neurologia Veterinária (ABNV). Professor convidado de Neurologia Veterinária em cursos de graduação e pós-graduação.

Archivaldo Reche Junior

Graduado em Medicina Veterinária pela Faculdade de Medicina Veterinária e Zootecnia da Universidade de São Paulo (FMVZ-USP). Especialista em felinos pela American Board of Veterinary Practitioners (ABVP). Residente de Clínica Médica no Hospital Veterinário da Faculdade de Medicina Veterinária e Zootecnia da Universidade de São Paulo (Hovet-FMVZ-USP). Médico-veterinário do Hovet-FMVZ-USP de 1990 a 1992. Mestre em Clínica Veterinária pela FMVZ-USP. Pesquisador na Universidade de Ohio – EUA de 1995 a 1997. Doutor em Clínica Veterinária pela FMVZ-USP. Professor associado do Departamento de Clínica Médica da FMVZ-USP. Autor de capítulos de livros sobre Medicina Interna Felina. Proferiu mais de 1.000 palestras no Brasil e no exterior. Linhas de pesquisa: hipertireoidismo felino, nefrolitíases em gatos e linfoma intestinal em felinos. Atendimento exclusivo a felinos na Clínica VETmasters – São Paulo e no Hospital 4cats.

Arine Pellegrino

Médica-veterinária pela Faculdade de Medicina Veterinária e Zootecnia da Universidade de São Paulo (FMVZ-USP); residência em clínica médica de pequenos animais pela FMVZ-USP; especialização em cardiologia veterinária pela Associação Nacional de Clínicos e Veterinários de Pequenos Animais – São Paulo (Anclivepa-SP) ; mestre em ciências pelo Departamento de Clínica Medica (área: Cardiologia Veterinária; tema: cardiomiopatia hipertrófica em felinos) pela FMVZ-USP; *fellowship* no serviço de Cardiologia da Cornell University College of Veterinary Medicine e da Colorado State University; e doutora em ciências pelo Departamento de Clínica Médica (área: Cardiologia Veterinária; tema: cardiomiopatia hipertrófica em felinos) pela FMVZ-USP. Atualmente é sócia-proprietária e médica-veterinária responsável pelo setor de cardiologia da Gattos – Clínica Especializada em Medicina Felina, membro do programa internacional de triagem da cardiomiopatia hipertrófica felina "Pawpads", *cat friendly veterinarian* (American Association of Feline Practitioners) e professora de cursos de pós-graduação em cardiologia veterinária.

Bruna Cenci Ortiz
Médica-veterinária pela Universidade de Passo Fundo (UPF). Residência em clínica médica de cães e gatos pela Universidade Luterana do Brasil (Ulbra). Especialização em Clínica Médica e Cirúrgica de Pequenos Animais pela Faculdade Qualittas. Mestrado em Clínicas Veterinárias pela Universidade Estadual de Londrina (UEL). Doutoranda em Ciências Veterinárias pela Universidade Federal do Rio Grande do Sul (UFRGS).

Bruno Benetti Junta Torres
Residência em cirurgia de pequenos animais pela Universidade Federal de Lavras (UFLA). Mestre e doutor em Ciência Animal pela Universidade Federal de Minas Gerais (UFMG). Diplomado especialista em Cirurgia Veterinária pelo Colégio Brasileiro de Cirurgia Veterinária. Presidente da Associação Latino-americana de Neurologia Veterinária (NeuroLatinVet). Membro fundador e diretor científico da Associação Brasileira de Neurologia Veterinária (ABNV) desde 2012. Professor adjunto de Clínica e Cirurgia da Escola de Veterinária e Zootecnia da Universidade Federal de Goiás (EVZ/UFG). Responsável pelo Serviço de Neurologia e Neurocirurgia do Hospital Veterinário da EVZ/UFG.

Camila Manoel de Oliveira
Graduada em Medicina Veterinária pela Universidade Estadual Paulista Júlio de Mesquita Filho (Unesp), Araçatuba. Pós-graduada em Clínica e Cirurgia de Pequenos Animais – residência no Hospital Veterinário da Faculdade de Medicina Veterinária e Zootecnia da Universidade de São Paulo (Hovet-FMVZ-USP). Mestre em Clínica Médica de Pequenos Animais pela USP. Doutorado pela Universidade de Brasília (UnB), com período sanduíche na North Carolina State University (NCSU). Proprietária do Lab Care Diagnóstico Veterinário. Professora voluntária de Patologia Clínica Veterinária da Universidade de Brasília (UnB).

Carine Ribas Stefanello
Mestre e doutora em Ciências Veterinárias pela Universidade Federal do Rio Grande do Sul (UFRGS). Sócia-proprietária da OTOVET – Otologia Veterinária.

Carlos Alberto Geraldo Jr.
Graduado em Medicina Veterinária pelo Centro Regional Universitário de Espírito Santo do Pinhal (UniPinhal). Mestre em Clínica Veterinária pela Faculdade de Medicina Veterinária e Zootecnia da Universidade de São Paulo (FMVZ-USP), com ênfase nas doenças infecciosas de felinos. Professor de cursos de pós-graduação em Medicina de Felinos da Associação Nacional de Clínicos e Veterinários de Pequenos Animais – São Paulo (Anclivepa-SP) e TreeVet. Sócio-proprietário e clínico-veterinário da Clínica MasterCat em Jundiaí, realizando atendimento exclusivo a felinos. Atuou durante 13 anos como médico-veterinário da Clínica de Especialidades Vetmasters, com atendimento especializado em felinos. Conselheiro científico da Academia Brasileira de Clínicos de Felinos (ABFel). Membro associado da American Association of Feline Practitioners (AAFP).

Cristiano Gomes
Graduado em Medicina Veterinária pela Universidade Luterana do Brasil (Ulbra). Residência em Clínica e Cirurgia de Pequenos Animais na Ulbra. Residência em Cirurgia de Pequenos Animais na Universidade Federal do Rio Grande do Sul (UFRGS). Mestrado em Ciências Veterinárias pela UFRGS. Doutorado em Medicina Veterinária pela Universidade Federal de Santa Maria (UFSM). Professor adjunto do Departamento de Medicina Animal da UFRGS.

Eduarda Valim Borges de Vargas
Médica-veterinária, mestranda em Medicina Veterinária pela Universidade Federal do Rio Grande do Sul (UFRGS).

Fabiana Cecília Cassiano
Médica-veterinária especialista em Medicina Felina. Atua na Clínica Gattos – Clínica Especializada em Medicina Felina (São Paulo-SP).

Francesca de Oliveira Lemos
Graduada em Medicina Veterinária pela Universidade Federal Fluminense (UFF). Mestre em Clínica e Cirurgia Veterinária na UFF. Doutoranda em Medicina Veterinária na Universidade Federal Rural do Rio de Janeiro (UFRRJ). Trabalha com atendimento neurológico de felinos e caninos.

Giane Regina Paludo
Graduada em Medicina Veterinária pela Universidade Federal de Pelotas (UFPel), mestre em Veterinária pela UFPel e doutora em Patologia Molecular pela Universidade de Brasília (UnB). Atualmente é professora associada IV da Faculdade de Agronomia e Medicina Veterinária da Universidade de Brasília (FAV/UnB). É coordenadora do Programa de Pós-Graduação em Ciências Animais da FAV/UnB.

Giovana Adorni Mazzotti
Graduada em Medicina Veterinária pela Universidade Estadual do Norte Fluminense Darcy Ribeiro (UENF). Mestre em Biologia Animal pela Universidade de Brasília (UnB). Doutora em Ciencias Animais pela UnB. Membro fundador da Associação Brasileira de Clínicos de Felinos (ABFel). Certificada pela American Association of Feline Practitioners (AAFP) como *Cat Friendly Veterinary Professional.*

Gustavo Faria Parreiras de Andrade
Médico-veterinário formado pela Universidade Federal Rural do Rio de Janeiro (UFRRJ). Residência em Clínica Médica do Gato Doméstico pela UFRRJ. Monitor da Pós-Graduação em Medicina Felina do Centro de Desenvolvimento em Medicina Veterinária. Membro da atual diretoria da Academia Brasileira de Clínicos de Felinos (ABFel).

Heloisa Justen Moreira de Souza
Professora titular da Universidade Federal Rural do Rio de Janeiro (UFRRJ). Professora e orientadora do curso de Pós-graduação em Medicina Veterinária – Patologia e Ciências Clínicas da UFRRJ. Responsável pelo Setor Exclusivo de Atendimentos de Gatos Domésticos do Hospital Veterinário da UFRRJ. Tutora dos Residentes de Clínica Cirúrgica e Medicina Felina do Hospital Veterinário da UFRRJ.

Hudimila Dutra Mascarenhas de Souza
Mestranda do Programa de Pós-Graduação em Ciência Animal pela Universidade Federal de Goiás (Serviço de Neurologia e

Neurocirurgia HV/EVZ/UFG). Graduada em Medicina Veterinária pelo Centro de Ensino Superior de Valença – Fundação Dom André Arcoverde. Residência em clínica médica de animais de companhia pela Universidade Estadual do Norte Fluminense Darcy Ribeiro. Formação em Neurologia Veterinária pelo Instituto Bioethicus e residência em clínica cirúrgica na Universidade Federal do Espírito Santo (Ufes).

Humberto Martins
Graduado em Medicina Veterinária pela Universidade de Brasília (UnB). Pós-graduado em Etologia Clínica Veterinária pela Faculdade Qualittas. Fear Free Certified Professional nível 2.

Ísis Danielle Silveira Gomes
Graduada pela Universidade Anhembi Morumbi. Residência no Serviço de Clínica Médica de Pequenos Animais pela Universidade Anhembi Morumbi. Mestrado em Clínica Veterinária pela Faculdade de Medicina Veterinária e Zootecnia da Universidade de São Paulo (FMVZ-USP) com ênfase em felinos. Atualmente faz parte da equipe de felinos da clínica Vetmasters e docente da disciplina de Fisiologia, Clínica Médica, Práticas Veterinárias da Universidade Anhembi Morumbi.

Izadora Loeff Zardo
Médica-veterinária pela Universidade Federal de Santa Catarina (UFSC). Residência em clínica médica de pequenos animais pela Universidade Federal do Rio Grande do Sul (UFRGS) . Atualmente é mestranda em Ciências Veterinárias, com foco em Clínica Médica de Felinos Domésticos pela UFRGS.

João Antonio Tadeu Pigatto
Médico-veterinário, doutor e professor titular do Departamento de Medicina Animal da Faculdade de Veterinária da Universidade Federal do Rio Grande do Sul (UFRGS).

Juliane Elisabeth Gress Paz
Mestre em Ciências Veterinárias pela Universidade Federal do Rio Grande do Sul (UFRGS). Especialização em Clínica Médica e Cirúrgica de Felinos pela Faculdade Qualittas. Doutoranda do Programa de Pós-Graduação em Ciências Veterinárias da UFRGS.

Karen Macambira
Graduada pela Universidade Estadual do Ceará (UECE), Residência em cardiologia e doenças respiratórias de animais de companhia pela Universidade Federal Rural do Rio de Janeiro (UFRRJ). Mestrado em Patologia e Ciências Clínicas pela UFRRJ. Curso de ecodopplercardiografia níveis básico, intermediário e avançado pelo Instituto Naya – São Paulo. Professora de pós-graduação no Instituto Qualittas e professora convidada em outras instituições de pós-graduação.

Kátia Barão Corgozinho
Graduação em Medicina Veterinária na Universidade Federal Fluminense (UFF). Curso de especialização em Cirurgia de Pequenos Animais na Universidade Estadual Paulista Júlio de Mesquita Filho (Unesp), Botucatu. Mestre em Clínica e Cirurgia Veterinária na Universidade Federal Rural do Rio de Janeiro (UFRRJ). Doutora em Medicina Veterinária pela UFF e pós-doutorado pela UFRRJ. Revisora da revista *Journal of Feline Medicine and Surgery*. Trabalha com clínica e cirurgia de felinos.

Larissa Borges Cardozo
Médica-veterinária. Doutora em ciências pela Universidade de São Paulo (USP). Anestesista autônoma – Oncovidavet, Mundo dos Gatos.

Leandro Fadel
Graduado em Medicina Veterinária pela Universidade Federal de Lavras (UFLA). Mestrado em Ciências pela Universidade de São Paulo (USP). Título de especialista em Medicina Veterinária intensiva pela Brazilian Veterinary Emergency and Critical Care Society (BVECCS), reconhecido pelo Conselho Federal de Medicina Veterinária (CFMV). *Chief Knowledge Officer* do Hospital Veterinário Vettie (RS). Professor assistente de Emergências em Pequenos Animais – Oklahoma State University (EUA).

Luana de Sousa Ribeiro
Graduada em Medicina Veterinária pela Universidade Federal de Goiás (UFG). Intercâmbio pelo programa Programa Brasil França Agricultura (Brafagri) para a École Nationale Vétérinaire de Toulouse. Mestre em Ciência Animal pela UFG, com enfoque em Patologia Clínica. Pós-Graduação *lato sensu* em Clínica Médica e Cirúrgica de Pequenos Animais pela Qualittas/Facesp. Residência em clínica médica de cães e gatos pela Universidade Federal Fluminense (UFF). Doutoranda em Ciência Animal na UFG e pós-graduanda *lato sensu* em Neurologia e Neurocirurgia Veterinária na Ufape Intercursos.

Luciana de Jesus
Médica-veterinária graduada pela Universidade Federal do Rio Grande do Sul (UFRGS). Mestre em Ciências Veterinárias pelo Programa de Pós-Graduação em Ciências Veterinárias (PPGCV) da UFRGS. Atua como volante atendendo endocrinologia.

Maiara Poersch Seibel
Estudante de Medicina Veterinária da Universidade Federal do Rio Grande do Sul (UFRGS).

Marcela Malvini Pimenta
Médica-veterinária. Mestre e doutora pelo Departamento de Clínica Médica da Faculdade de Medicina Veterinária e Zootecnia da Universidade de São Paulo (FMVZ-USP). Coordenadora científica da Tree Vet e Cat Congress Brazil. Certificada pela American Association of Feline Practitioners (AAFP) como *Cat Friendly Veterinarian*. Pesquisadora de felinos domésticos e selvagens.

Marcela Torikachvili
Médica-veterinária graduada pela Universidade Federal do Rio Grande do Sul (UFRGS). Mestre pelo Programa de Pós-Graduação em Ciências Veterinárias (PPGCV) da UFRGS. Especialização (em andamento) em Oftalmologia Veterinária pela Ufape Intercursos. Atua no Hospital Vettie – Porto Alegre-RS.

Marcele Bettim Bandinelli
Médica-veterinária pela Universidade Federal do Rio Grande do Sul (UFRGS). Mestre e doutora em Patologia Animal pelo Programa de Pós-Graduação em Ciências Veterinárias da UFRGS. Coordenadora do Serviço de Citopatologia do Setor de Patologia Veterinária da UFRGS desde 2016, no qual ainda atua na rotina de histopatologia, imunocitoquímica, imuno-histoquímica e necropsia estética de pequenos animais.

Marcelo Meller Alievi
Professor titular do Departamento de Medicina Animal da Faculdade de Veterinária da Universidade Federal do Rio Grande do Sul (UFRGS). Mestre e doutor em Cirurgia Veterinária, orientador permanente do Programa de Pós-Graduação em Ciências Veterinárias (PPGCV) da UFRGS. Bolsista de Produtividade em Pesquisa do Conselho Nacional de Desenvolvimento Científico e Tecnológico (CNPq). Coordenador do Serviço de Ortopedia e Traumatologia Veterinária do Hospital de Clínicas Veterinárias da UFRGS.

Maria Alessandra Martins Del Barrio
Médica-veterinária graduada pela Faculdade de Medicina Veterinária e Zootecnia da Universidade de São Paulo (FMVZ-USP), onde concluiu o programa de residência em Clínica e Cirurgia de Pequenos Animais e obteve título de mestre em Clínica Veterinária. Clínica autônoma com ênfase em Medicina Felina, tendo trabalhado por dez anos junto ao Prof. Archibaldo Reche Jr. Docente da Pontifícia Universidade Católica de Minas Gerais (PUC-MG), nas disciplinas Patologia Clínica, Clínica e Doenças de Pequenos Animais. Autora de capítulos de livros de Medicina Interna de Pequenos Animais, Medicina Felina, Infectologia, Nefrologia e Parasitologia. Professora de cursos de imersão, aprimoramento e especialização de Medicina Interna de Pequenos Animais e Medicina Felina, por todo o país. *Speaker* de várias empresas de medicamentos e alimentos para pequenos animais. Palestrante nacional e internacional. Membro de *boardings* de Infectologia, Parasitologia e Nefrologia. Vencedora do Prêmio Veterinária do Ano de 2012, promovido pela Vetnil, no Congresso Brasileiro da Associação Nacional de Clínicos e Veterinários de Pequenos Animais (Anclivepa) 2013.

Michelle Hirahata
Mestrado em Ciências Veterinárias pela Universidade Federal do Rio Grande do Sul (UFRGS). Médica-veterinária autônoma.

Nathália da Conceição Lima
Graduada em Medicina Veterinária pela Universidade Federal Fluminense (UFF). Pós-graduanda em Cardiologia Veterinária pela Associação Nacional de Clínicos e Veterinários de Pequenos Animais – São Paulo (Anclivepa-SP). Atualmente membro da equipe de cardiologia do Instituto de Especialidades em Medicina Veterinária (IEMEV-RJ).

Pedro Villela Pedroso Horta
Médico-veterinário formado pela Faculdade de Medicina Veterinária e Zootecnia da Universidade de São Paulo (FMVZ-USP) em 1998. Mestrado em Clínica Médica pela FMVZ-USP. Professor convidado em cursos de pós-graduação de Medicina Felina. Coordenador geral do Hospital 4cats.

Renata Camozzi
Graduação em Medicina Veterinária na Faculdade de Medicina Veterinária e Zootecnia da Universidade de São Paulo (FMVZ-USP). Residência em Clínica Médica pela FMVZ-USP. Médica-veterinária especialista em Medicina Felina. Diplomada pelo American Board of Veterinary Practitioners em Medicina Felina. Coordenadora do Hospital 4cats. Coordenadora do Curso de Especialização em Medicina Felina pelo Instituto Programa de Aprimoramento Veterinário (PAV).

Ricardo Martins de Azevedo Castro Guglielmi
Graduação em Medicina Veterinária na Universidade Anhembi Morumbi (UAM).

Aprimoramento em Clínica Médica de Pequenos Animais no Hospital Veterinário da Faculdade de Medicina Veterinária e Zootecnia da Universidade de São Paulo (Hovet-FMVZ-USP). Formação em Neurologia Veterinária de Pequenos Animais pelo Instituto Bioethicus. Especialização em Neurologia de Pequenos Animais pela Associação Nacional de Clínicos e Veterinários de Pequenos Animais – São Paulo (Anclivepa-SP). Mestrado na área de Educação e Neuroanatomia de gatos no Setor de Anatomia da Faculdade de Medicina Veterinária e Zootecnia da Universidade de São Paulo (FMVZ-USP). Docente no curso de Medicina Veterinária do Centro Universitário FMU.

Sarah Machado Castro
Médica-veterinária pela Universidade Federal de Uberlândia (UFU).

Simone Passos Bianchi
Graduação em Medicina Veterinária e residência em cirurgia, na Universidade Federal do Rio Grande do Sul (UFRGS). Mestrado e doutorado em Ciências Veterinárias na UFRGS.

Tathiana Mourão dos Anjos
Graduação em Medicina Veterinária pela Universidade Federal de Minas Gerais (UFMG). Mestrado, doutorado e pós-doutorado em Ciência Animal pela UFMG. Pós-Graduação em Clínica Médica e Cirúrgica de Pequenos Animais na Universidade Paulista/Faculdade Qualittas (Unip/Qualittas). Pós-Graduação em Clínica Médica e Cirúrgica de Felinos pela Unip/Qualittas. Pós-Graduação em Nefrologia e Urologia em Pequenos Animais pela Qualittas. Professora titular da disciplina Clínica e Terapêutica de Felinos do curso de Medicina Veterinária da Faculdade Arnaldo (BH-MG). Professora de Medicina Felina, Nefrologia e Urologia de cursos de pós-graduação. Médica-veterinária certificada *cat friendly veterinarian* pela American Association of Feline Practitioners (AAFP). Fundadora e responsável técnica da Mia Vida Medicina Felina – clínica especializada e exclusiva em atendimento a gatos (BH-MG) com certificação ouro (Gold) pelo programa internacional Cat Friendly Practice (AAFP). Tesoureira da Associação Brasileira de Clínicos de Felinos (ABFel). Coordenadora da Subcomissão de Doenças do Sistema Urinário dos Felinos do CBNUV. Conselheira deliberativa do Colégio Brasileiro de Nefrologia e Urologia Veterinárias (CBNUV). Tesoureira do CBNUV. Secretária da Associação Nacional de Clínicos e Veterinários de Pequenos Animais Minas Gerais (Anclivepa Minas). Membro fundador do CBNUV. Membro da ABFel. Membro da AAFP. Membro da International Society of Feline Medicine (ISFM). Autora de capítulos de livros e artigos, organizadora de eventos e palestrante nas áreas de Medicina Felina, Nefrologia e Urologia.

Dedicatória

Dedico este livro à minha família humana, felina e canina: meu marido, João Marcos; meus filhos, Henrique e Isadora; meus gatos, Nenê, Miu, Tita, Neve, Sol e Ginger; e minha cadela, Brie. Amo muito vocês. Obrigada por todo o amor, apoio e paciência com a minha dedicação em escrever este livro e com a minha profissão.

Fernanda Vieira Amorim da Costa

Dedico este trabalho à minha mãe, Constância (*in memoriam*), e a todos de minha família que sempre apoiaram minhas escolhas profissionais. Dedico também aos gatos que compartilham comigo a vida, deixando-a mais leve.

Christine Souza Marins

Agradecimentos

Agradeço a todos os meus alunos, clientes e pacientes, por me ensinarem tanto todos os dias, por tornarem meu trabalho uma realização pessoal e por me estimularem a querer ser sempre melhor. Muito obrigada a todos os colaboradores, que tanto contribuíram com seus conhecimentos e suas experiências, para podermos construir um livro de referência. Sei o quanto é difícil hoje em dia ter tempo para produzir um texto, e o quanto a vida está bastante corrida para todos os queridos colegas convidados. Então, um muito obrigada, com muito carinho, a todos vocês.

Agradeço à Editora Manole por ter confiado no nosso trabalho.

Também agradeço à Profa. Heloisa Justen, por ter feito surgir em mim uma médica de felinos. Minha mestra, minha mentora, que sempre me ensinou e acreditou em mim. Com ela, aprendi muita Medicina Felina, mas também muita ética e responsabilidade profissional. Obrigada por ser minha referência, minha mãe felina e minha amiga, por ter me indicado para tantos trabalhos e confiado em mim.

Não menos importante, agradeço ao Dr. Gary Dean Norsworthy, por me receber e me ensinar, sempre com muita dedicação e carinho. Por ter me ensinado muita Medicina Felina e, principalmente, sobre a importância de estudar muito, mas ter olhar crítico e saber adaptar o conhecimento às necessidades dos pacientes e à realidade da rotina clínica. Me ensinou sobre o *standard of care* e sobre como é importante ter bom humor durante o atendimento de gatos. Obrigada por ser tão generoso, meu mentor e meu pai felino.

Fernanda Vieira Amorim da Costa

A Deus, por proporcionar saúde e a oportunidade de trabalhar com o que amo.

Aos autores colaboradores, que aceitaram o desafio de produzir conosco um material de qualidade para a valorização e difusão de conhecimento na área da Medicina Felina.

Aos mestres que encontrei ao longo da vida e que continuaram a ser exemplos de dedicação à educação e formação pessoal e profissional. Em especial, à Profa. Heloisa Justen, hoje uma amiga muito querida, mas sempre um exemplo de generosidade, competência e dedicação incontestável à fascinante área da Medicina Felina.

Aos familiares que incentivaram e compreenderam a necessidade de tempo para me dedicar a este trabalho tão importante.

À Editora Manole, que apostou e acreditou no nosso trabalho.

Aos meus alunos, residentes e colegas médicos-veterinários e a toda equipe do HVET-UnB que muito contribuíram com fotos, casos clínicos e especialmente compreensão e apoio.

Aos gatos, por existirem. Nossa vida é tão melhor com eles que gostaríamos de fazer tudo para também fazer a vida deles melhor.

Em especial, aos que nesse momento compartilham a vida comigo: Sophie e Feijão.

Christine Souza Marins

Sumário

SEÇÃO III
SÍNDROMES CLÍNICAS

SEÇÃO IV

PROCEDIMENTOS CLÍNICOS

Prefácio

O prefácio do livro *Manual de Clínica Médica Felina*, capitaneado com maestria por duas amigas queridas, cujas trajetórias de vida acompanho de perto por pelo menos duas décadas, tornou-me algo especial. Sem sombra de dúvida, é a paixão pelos gatos o combustível que move essas profissionais brilhantes e executoras de uma obra facilitadora para uma consulta rápida e objetiva pelas diferentes áreas da Medicina Felina. E, de fato, nota-se que o desejo e a inspiração das autoras conseguem transpor os limites dos muros da universidade e fazem com que o processo de ensino e aprendizagem se concretize com qualidade por meio da disseminação da educação continuada. Ambas as professoras ingressaram muito jovens na docência em universidades federais nas regiões Sul e Centro-Oeste, e chamaram para si a responsabilidade de lecionar disciplinas com um cronograma voltado exclusivamente para a Medicina Felina. Some-se a isso o pioneirismo e, eu diria, um sonho – a criação do atendimento e de um setor exclusivo para gatos – numa época em que não se havia diretrizes internacionais quanto ao manejo amigável de gatos. Hoje, sem sombra de dúvidas, são locais de referência e peças fundamentais nas engrenagens dos cursos de pós-graduação *lato sensu* e *stricto sensu* e no fomento substancial da produção científica de excelência em nosso país.

Esta obra conta com capítulos escritos por profissionais renomados e especializados, que transmitem seus conhecimentos com clareza e abrangência. Os capítulos estão distribuídos em quatro seções: 1. Conhecimentos básicos no atendimento clínico do gato; 2. Atendimentos de emergência; 3. Síndromes Clínicas; e 4. Procedimentos clínicos. Nessas seções, são abordados temas relevantes e atuais.

Prezados colegas, desejo que este livro venha atender à demanda por informações acerca da clínica médica felina.

Heloisa Justen

Apresentação

Como seres humanos, conviver com os gatos é uma honra e privilégio. Como médicos-veterinários, garantir cuidados especiais à sua saúde física e mental é uma obrigação. Não há mais dúvidas de que o gato não é um pequeno cão e que merece cuidados específicos e diferenciados. Também é evidente o crescimento do número de gatos como animais de estimação e o aumento da demanda de conhecimento pelos médicos-veterinários, que se veem desamparados dentro de seus consultórios, pois não tiveram uma formação adequada, que os deixassem seguros para atender gatos.

Um bom veterinário de gatos não deve saber só de suas doenças e como tratá-las, pois, se não tiver afinidade com a espécie, não souber suas peculiaridades, seu comportamento e como lidar com eles, providenciando um mínimo de segurança e bem-estar, estará fadado ao insucesso. Até porque o responsável pelo gato sabe observar muito bem como é feita a abordagem e se o veterinário tem um mínimo de treinamento e empatia com o felino. Ele vai focar no quanto o veterinário se importa e em como ele demonstra seu cuidado, não somente no quanto ele sabe ou sua formação acadêmica.

Porém, é importante refletir sobre o ensino da clínica médica veterinária. Por que temos que aprender começando pelo final, ou seja, pelas doenças? A observação de que os alunos tinham informações importantes sobre os pacientes, mas não sabiam como conectá-las e traçar um plano de investigação e diagnóstico nos levou a idealizar uma forma de ensinar pela ordem natural do atendimento clínico. Primeiro, temos que interpretar os sinais clínicos e ter um raciocínio prático e lógico, para então conseguir montar o quebra-cabeças e poder tratar o paciente de forma adequada. O conhecimento da espécie e das doenças é essencial, mas a forma de alcançar o diagnóstico correto faz toda a diferença para o sucesso do tratamento.

Por isso, quando recebemos o convite para escrever este livro, não tivemos dúvidas: queríamos que a maioria dos capítulos tivesse como foco os sinais clínicos, partindo daí para a investigação diagnóstica. Assim, o livro foi idealizado para ter quatro seções: uma sobre os conhecimentos básicos e essenciais para o clínico que quer atender gatos, outra sobre os principais motivos do atendimento de emergência, a terceira sobre as principais síndromes clínicas felinas e a última com uma descrição resumida dos mais importantes procedimentos que o veterinário deve saber realizar, porque ele vai precisar se for atender gatos.

Este livro foi escrito para o clínico de gatos, para os clínicos que querem melhorar seus conhecimentos na Medicina Felina e até para estudantes que pensam em se dedicar à área, para fornecer informações e conselhos práticos que possam ser usados todos os dias, de uma maneira rápida e acessível. Ao longo do livro, algoritmos, fluxogramas, pontos-chave, destaques e figuras são usados para ilustrar condições clínicas e sugestões de tomadas de decisões. Nosso objetivo é que o Manual seja usado dentro do consultório como um passo a passo ou guia, em vez de ser um texto de referência exaustivo. A ideia é que o primeiro atendimento seja realizado de forma segura e planejada, para que depois o conhecimento específico sobre o diagnóstico realizado seja buscado em outras fontes, se necessário. Também foi nosso objetivo oferecer uma perspectiva mais próxima da realidade do país, utilizando nossa experiência, com a valiosa colaboração de profissionais experientes e considerados referência em suas especialidades.

Sabemos, entretanto, que não há uma verdade absoluta no conceito da medicina e que aprendemos e nos aprimoramos em todos os dias da nossa profissão. A ciência não é estática; novas pesquisas e informações estão surgindo sempre e, por isso, devemos seguir sempre estudando e nos atualizando. Ficamos muito felizes e realizadas por estarmos contribuindo para isso.

Desejamos a todos os colegas uma excelente leitura e que possamos ajudar nos cuidados dos nossos pacientes tão especiais. Porque é tudo para ele, por ele, sempre pensando nele: o gato.

As Editoras

Conteúdo complementar

Este livro contém conteúdo complementar disponibilizado em uma plataforma digital exclusiva.

Nela, estão reunidos os vídeos, figuras e conteúdos complementares nos capítulos correspondentes.

Para ingressar no ambiente virtual, utilize o QR code abaixo, faça seu cadastro e digite a senha: clinicafelinos:*

*O prazo para acesso a esse material limita-se à vigência desta edição.

SEÇÃO I

Conhecimentos básicos no atendimento clínico do gato

1

Evolução da domesticação e comportamento normal

Giovana Adorni Mazzotti

O PULO DO GATO

O conceito de saúde definido pela Organização Mundial da Saúde (OMS) é amplo, não se restringindo apenas à ausência de enfermidades, sendo definido como: "um estado de completo bem-estar físico, mental e social, e não somente ausência de afeções e enfermidades".

A maioria dos médicos-veterinários não está preparada para auxiliar o proprietário acerca dos problemas comportamentais e doenças que ocorrem em consequência desses problemas.

É fundamental conhecer a história evolutiva do gato e seu comportamento social normal, para então compreender os porquês de erros de manejo e problemas comportamentais.

INTRODUÇÃO

Queixas comportamentais são extremamente comuns na rotina da medicina felina. Infelizmente, médicos-veterinários vêm negligenciando parte do que define a saúde de seus pacientes – o bem-estar mental e o bem-estar social, deixando que o problema se agrave ou mesmo interfira de maneira equivocada.

O encorajamento para um manejo amigável dos gatos nos estabelecimentos veterinários (ver capítulo 3 – Particularidades *cat friendly* do atendimento clínico) vem auxiliando na melhoria da saúde em seu amplo conceito, quando esses pacientes estão em atendimento. Entretanto, ainda não é uma rotina estender essa preocupação para auxiliar o proprietário a proporcionar um lar amigável aos gatos (capítulo 2 – Como providenciar um ambiente saudável para gatos *indoor*).

Idealmente, a cada consulta, o médico-veterinário deveria instituir na sua rotina perguntas acerca do ambiente em que o gato vive e do comportamento do animal no dia a dia, para então instruir sobre o correto manejo e alertar sobre as necessidades essenciais do ambiente do gato, além de identificar e tratar distúrbios comportamentais. Assim como nas doenças não comportamentais, a prevenção e/ou identificação precoce dos distúrbios comportamentais confere melhor prognóstico do que quando o tratamento é instituído nos casos crônicos.

EVOLUÇÃO DA DOMESTICAÇÃO

Compreender o comportamento natural do gato requer situá-lo em seu contexto evolutivo, seu processo de domesticação e sua introdução na sociedade como animal de estimação. O gato doméstico (*Felis catus*) possui grande semelhança em seu DNA mitocondrial com o gato-selvagem-africano (*Felis lybica*), considerado seu principal ancestral selvagem. Há indícios de que o gato-selvagem-europeu (*Felis silvestris*) e outros pequenos felídeos selvagens também tenham contribuído para o desenvolvimento do atual gato doméstico.

É incerto quando se iniciou a relação entre gatos e seres humanos. Em 2001, o arqueólogo francês Jean-Denis Vigne e sua equipe encontraram um fóssil que hoje é considerado o resquício mais antigo da domesticação do gato. O fóssil era de um gato jovem que estava adornado e enterrado junto com uma pessoa, em um sítio arqueológico no Chipre, região do Mediterrâneo. Os pesquisadores acreditam que tenha sido nessa época que o gato foi domesticado, há 9.500 anos.

Domesticar é alterar características morfológicas, fisiológicas e comportamentais de um animal, para adequá-lo a um novo meio e servir ao ser humano. Trata-se de uma seleção artificial, cujas características adquiridas serão herdadas pelos seus descendentes.

O gato é um animal com domesticação única, muito diferente da que ocorreu com cães e outros animais. De fato, o gato selvagem precisou adequar-se ao novo meio, entretanto, serviu aos humanos exercendo seu comportamento natural: gatos eram importantes por caçar insetos e roedores indesejáveis para o homem, um comportamento natural de brincadeira e alimentação que não precisou de intervenção de uma seleção artificial, tampouco causou alterações genéticas herdáveis importantes na espécie. Posteriormente foram adorados como símbolos religiosos e tiveram a função de animais de companhia, novamente sem a necessidade de grandes alterações por meio de uma seleção artificial. De fato, para exercer as funções que interessavam aos humanos, os gatos selvagens precisaram apenas tornarem-se mais dóceis.

Acredita-se que os gatos se aproximaram das comunidades humanas atraídos pela abundância de ratos que se alimentavam do trigo que o ser humano estocava em ânforas, no Oriente Médio. Os animais mais mansos se aproximavam e, assim, tinham acesso a mais alimento, o que favorecia sua reprodução e sobrevivência. Com o tempo, a população desses animais menos receosos com humanos foi crescendo, sobrepondo-se aos animais muito arredios. Tornaram-se bem aceitos, uma vez que auxiliavam eliminando ratos e outras pragas que traziam danos à integridade física de bebês e crianças, e consumiam o trigo, importante fonte de alimento.

A associação de elementos da natureza com símbolos religiosos é bastante comum em todo o mundo e em diferentes culturas. No Egito, os gatos eram a representação da deusa Bastet, sendo protegidos de atos de crueldade e impedidos de sair do país. Porém, eram oferecidos em sacrifício a essa deusa, sendo encontradas milhares de múmias no Egito datadas de até 4 mil anos. A morte de um membro da família também era motivo de sacrifício desses animais, pois acreditava-se que seus olhos seriam o guia para que a pessoa não se perdesse nas trevas entre o mundo dos vivos e o dos mortos. No Islamismo, o gato foi adorado por ser o animal predileto de Maomé. Conta a lenda que seu gato, de nome Mueza, o defendeu de uma cobra em certa ocasião. Foi considerado o único animal que poderia conviver com o homem no interior de seus lares. Acreditava-se que os gatos eram capazes de prever as tempestades, sendo muito utilizados dentro de embarcações. Assim, chegou até o Japão, onde sua figura também foi associada à fartura e à boa sorte. Na Europa, foi um animal associado à proteção dos lares contra o demônio – associado ao rato. Esteve presente nos lares onde havia livros, bem como nas casas de curandeiros, pois mantinham esses ambientes livres de insetos e roedores, além de serem silenciosos e não atrapalharem momentos de estudos. Na cultura helênica, foi associado à figura de deusas da caça, da noite e da feminilidade. Com a expansão da Igreja Católica na Idade Média, toda a cultura popular foi subjugada e a miséria atingiu a grande maioria das pessoas. Livros foram queimados, pessoas e gatos foram perseguidos e mortos. Com a miséria instaurada, as parcas condições de higiene nos burgos e a redução dos predadores de ratos, a peste negra (causada pela *Yersinia pestis*) dizimou 2/3 da população da Europa. Essa é a primeira vez que o gato passa a ser associado a uma figura negativa, que traz má sorte, imagem cultivada por algumas pessoas até a atualidade.

Com as Cruzadas, o gato chegou às Américas, auxiliando no controle dos ratos dos navios. Esses animais passaram a ser criados nos mosteiros, que tinham grandes bibliotecas, por serem silenciosos e predarem pragas que se alimentam dos livros. Nesses mosteiros, por serem um ambiente de clausura, foi possível a seleção das primeiras raças: o Chartreux e o Korat. Nesse momento, observa-se a maior expressão de uma real seleção artificial na espécie, com controle de acasalamentos e busca por características especiais de acordo com o desejo humano.

Essa domesticação tão sutil do gato fez com que esse animal preservasse características muito próximas às de seus ancestrais selvagens. Não apenas sua aparência é semelhante, mas também toda a sua fisiologia e seu comportamento. Com esse conhecimento, compreendemos muito melhor quais seriam as necessidades ambientais para esse gato poder desenvolver seu comportamento natural em seu lar. Uma vez que a biologia entende que as espécies se desenvolvem de maneira adaptativa ao meio, a compreensão do comportamento do gato na natureza também permite entender suas necessidades fisiológicas e seus porquês.

São exemplos da inter-relação entre fisiologia e comportamento:

- Gatos na natureza são caçadores solitários; dessa maneira, tendem a caçar pequenas presas e se alimentar sozinhos, não dividindo o produto da caçada. Assim, colocar vasilhas de alimentos próximas umas das outras pode gerar estresse e ansiedade, fazendo com que o animal se alimente menos do que o normal e/ou que ingira grandes volumes de uma só vez. Além disso, sua fisiologia foi adaptada a digerir pequenas porções ao longo do dia, não suportando longos períodos de jejum. O jejum prolongado poderá acarretar hipoglicemia e lipidose hepática.
- Por caçarem sozinhos, os animais que ingerem são pequenos, precisando de diversos sucessos de caçada para poderem estar bem alimentados. Logo, são animais que necessitam de muito estímulo cognitivo e muito exercício físico. A falta de estímulo cognitivo pode gerar problemas e distúrbios comportamentais; além disso, a falta de atividade física ocasiona obesidade.

COMPORTAMENTO NATURAL DO GATO

Organização social do gato

Acreditava-se que os gatos eram animais solitários, que não estabeleciam laços sociais, exceto durante a cópula e durante a fase na qual a mãe cuida dos filhotes. Então, na década de 1980, observou-se que, embora alguns indivíduos pudessem preferir a vida solitária, também eram formados grupos sociais denominados colônias. Essa organização social natural pode gerar problemas no manejo quando criados em confinamento. A falta de opção ao indivíduo pela escolha da vida solitária ou pela vida em colônia (pois essa escolha passa a ser feita pelo proprietário) pode fazer com que vivam em constante estresse. Mesmo que um indivíduo opte pela vida comunitária, a escolha dessa colônia na natureza é realizada pelo gato, e não imposta a ele. Essa questão da organização social do gato é um ponto crítico na medicina veterinária comportamentalista.

O fato de optarem por viver em sociedade ou de forma solitária faz de sua organização social um sistema complexo. Em termos biológicos, viver em sociedade tem muito mais custos do que a vida solitária, e animais sociais assim o fazem por questões de vantagens evolutivas (Quadro 1).

QUADRO 1

Desvantagens e vantagens da vida social para os gatos

Desvantagens da vida social:

- Gasto de energia para manutenção de *status* social
- Supressão/desvantagem reprodutiva de alguns indivíduos em sistemas hierárquicos reprodutivos
- Elevada competição pelo alimento
- Aumento da transmissão de patógenos e parasitas

Vantagens da vida social:

- Proteção contra predadores
- Maior sucesso reprodutivo para alguns indivíduos no sistema de poliginandria

Uma colônia na natureza é de estrutura matriarcal, e as relações afiliativas e cooperativas entre as fêmeas delineiam a estrutura social do grupo. O comportamento cooperativo ao cuidar de ninhadas é observado entre fêmeas inteiras, e a participação de machos no cuidado com filhotes e na defesa do núcleo familiar é incomum, porém pode ocorrer. Quando os animais estão esterilizados/castrados, essas relações não assumem a estrutura matriarcal, sendo estabelecidas por graus de amizade entre os indivíduos, independentemente de sexo e grau de parentesco.

Em colônias autoestruturadas de vida livre, as trocas de comportamento agonístico são raras, sendo superadas por relações de afiliação dentro da colônia. Em contrapartida, colônias de confinamento impostas costumam ser desestruturadas e a organização social geralmente se baseia em comportamentos agressivos e territoriais.

É comum proprietários associarem a agressividade entre gatos como padrões de dominância e subordinação, entretanto, em termos biológicos, torna-se frágil afirmar que esse tipo de relação existe em uma colônia. Esses termos são empregados quando há supressão reprodutiva do subordinado em prol do dominante, ou mesmo quando há entrega da caça pelo subordinado ao dominante, o que não ocorre nas colônias. O que pode ser observado são comportamentos típicos de agressor/agredido.

Os membros de uma colônia sabem identificar cada indivíduo que a ela pertence e exibem diversos comportamentos típicos de espécies sociais. Quando os gatos formam relações afiliativas[1] com coespecíficos (outros gatos), realizam limpeza social (*allogrooming*),[2] esfregando-se uns aos outros (*allorubbing*)[3], cumprimentando-se (toque no nariz) e procurando contato direto com indivíduos específicos (dormem juntos, realizam atividades cotidianas juntos etc.). Em contrapartida, se as relações afiliativas não se estabelecem, esses tipos de comportamento não são observados, e em casos mais extremos podem ser observados sinais de relações agonísticas,[4] como bloqueio de passagem/recurso, *hissing* (bufar), tapas, silvos e até combate físico com mordidas.

É muito importante a observação de que manifestações de agressividade mais intensas são extremamente graves, pois, por sua natureza, os gatos evitam o combate físico até que a situação realmente esteja insustentável. Os gatos usam comportamentos agressivos e defensivos em uma pequena minoria de encontros, pois memorizam os resultados de encontros anteriores com indivíduos específicos e passam a evitá-los. Os autores concordam que manter lares com colônias cujos membros foram escolhidos pelos proprietários e não pela vontade dos próprios animais em permanecer ou não naquele ambiente é uma atitude que mais gera problemas comportamentais dos gatos. Porém, saber se o gato prefere ou não a vida em colônia e quais seriam os membros que aquele indivíduo aceitaria em sua colônia permanece um desafio.

Os gatos reconhecem cada membro da colônia, seja ela natural, seja imposta. A aproximação ou entrada de membros de fora da colônia geralmente não é permitida, gerando encontros agonísticos. No contexto evolutivo, esse comportamento é importante para a proteção territorial, bem como para a proteção individual e de filhotes daquele grupo. Uma vez que essa rejeição ocorre como um comportamento de proteção, é muito importante que novos gatos sejam introduzidos de forma muito sutil e gradual, respeitando os membros da colônia já estabelecida. O tempo estimado para que o novo gato seja aceito na colônia pode ser de até 3 meses, e é improvável que seja aceito após esse período.

Em colônias de gatos ferais,[5] a cooperação entre fêmeas, tanto no parto quanto nos cuidados com filhotes, é comumente observada. Essa ajuda recíproca não ocorre apenas entre fêmeas aparentadas, constituindo um típico comportamento de altruísmo[6] recíproco. Os machos raramente têm algum papel no cuidado com os filhotes.

É muito comum que haja encontros agonísticos[7] entre gatos machos não esterilizados, mesmo que sejam da mesma família. A testosterona é um hormônio que confere características de agressividade, comportamento esse exacerbado quando há fêmeas em cio e quando se torna necessária a defesa de territórios. Entretanto, uma estratégia reprodutiva já observada na espécie é a alternância entre machos no momento da cópula em substituição ao confronto. Esse sistema de acasalamento no qual uma fêmea copula com diversos machos e um

[1] Relações de afeto e vínculo.
[2] Ato de um gato lamber o outro gato.
[3] Ato de um gato esfregar o corpo contra o corpo de outro gato.
[4] Relações de conflitos, brigas.

[5] O termo feral não faz alusão ao comportamento agressivo, mas sim aos gatos que vivem de forma totalmente independente dos humanos, sem nenhum contato com eles.
[6] Altruísmo é um termo que significa que o indivíduo faz o bem ao outro sem esperar absolutamente nada em troca.
[7] Encontros agonísticos são as brigas.

macho copula com diversas fêmeas é denominado poligiandria. Atribuem-se à poligiandria vantagens evolutivas como capacidade de aumentar a diversidade genética e reduzir a competição e agressividade entre machos, além de oferecer maior proteção aos filhotes pela incerteza da paternidade.

As gatas escolhem os parceiros após disputas entre os machos marcadas por vocalizações e outros comportamentos de agressividade. Entretanto, fêmeas e machos inteiros podem formar pares de parceiros preferenciais. Quando se conhecem previamente à cópula, podem apresentar um comportamento de corte mais longo, com *allogrooming* e *allorubbing*, além de permanecerem mais tempo próximos nas atividades ao longo do dia. Há fêmeas que aceitam apenas o macho de sua preferência para a cópula – normalmente, um parceiro preferencial.

A cópula é precedida de *display*[8] sexual, no qual ambos vocalizam com sons graves e altos, e a fêmea se abaixa ao chão e eleva sutilmente a pelve, colocando a cauda lateralizada. O macho faz a monta e segura a região da cernelha com a boca sem, no entanto, fazer perfurações com os dentes. As vocalizações costumam continuar, e o final do ato pode ser marcado por perseguições do macho pela fêmea.

O contato do filhote com a mãe é fundamental para o aprendizado social, sendo recomendado que permaneça com ela até pelo menos 4 meses de idade. Filhotes buscam na mãe informações sobre como interagir com o mundo e socializam mais rapidamente com humanos quando a mãe está presente e demonstra tranquilidade ao interagir com pessoas. É extremamente comum observar distúrbios de agressividade e/ou de sucção inapropriada em gatos adultos que foram órfãos ou separados prematuramente de suas mães.

O comportamento social do gato quando adulto depende de diversos fatores. Não somente a genética do animal, mas também as interações com o ambiente são fundamentais para a compreensão do comportamento de cada indivíduo. A infância do animal é dividida em alguns períodos que são marcos muito importantes no desenvolvimento social do filhote. Acontecimentos nessas fases da vida costumam moldar o comportamento futuro de maneira bastante determinante.

- **Período neonatal (do nascimento até 2 semanas de vida):** predominam os padrões comportamentais de sono e alimentação. Não é muito significativo para os comportamentos na vida adulta.
- **Período de transição (2-3 semanas de vida):** os filhotes começam a ser menos dependentes da mãe e pode ser observado o aparecimento de padrões adultos de alimentação e de locomoção, além das primeiras formas imaturas de comportamento social.
- **Período de socialização primária (3-8 semanas de vida):** observa-se o aumento das brincadeiras sociais e os primeiros vínculos são formados. Esse é um período crítico de socialização, pois as experiências ocorridas nessa época influenciarão o comportamento do gato adulto. Nessa fase, os gatinhos serão apresentados aos outros gatos e aos outros seres vivos, criando vínculos ou medos. Em gatos que vivem sob estresse, esse período torna-se mais curto, ficando ainda mais difícil reverter os medos e as fobias gerados nessa fase. Gatos que passaram essa fase sendo

[8] Cortejo.

amedrontados por seres humanos ou outros animais terão medo das respectivas espécies quando adultos, podendo tornar-se extremamente tímidos ou agressivos. O final desse período é marcado pela redução das brincadeiras sociais e aumento da exploração do ambiente.

- **Período de socialização tardia (2-4 meses de idade):** continuidade do período inicial, porém menos intenso e marcante para a vida adulta.
- **Fase juvenil (fase entre o período de socialização tardia e a maturidade sexual):** não há mudanças comportamentais marcantes, e sim o desenvolvimento gradual de habilidades motoras.
- **Maturidade sexual:** podem ocorrer mudanças no padrão de comportamento, podendo iniciar os distúrbios consequentes às experiências vividas.

Entre os gatos castrados, não existe uma maior probabilidade para vínculos de amizade a depender do sexo ou grau de parentesco. Os sinais de amizade e inimizade são sutis para os leigos, entretanto, são extremamente importantes em serem prontamente reconhecidos para o manejo adequado desses animais. É importante ressaltar que os gatos podem ter graus distintos de amizade e inimizade, já que disputas e agressões podem ocorrer inclusive em gatos que se gostam. As relações também podem ser alteradas com o passar do tempo e dependem de recursos que os gatos julgam mais ou menos importantes. Assim, as relações sociais são consideradas fluidas.

Dentro do grupo, os animais exibem comportamentos afiliativos e possuem parceiros preferenciais, os quais permanecem boa parte do tempo realizando atividades juntos. São observados dormindo juntos, muitas vezes com os corpos encostados uns nos outros, ou pelo menos próximos (distância < 1 m entre eles). É bastante comum um gato fazer o outro de "travesseiro", comportamento observado somente entre gatos amigos. Esses animais realizam o *allogrooming* com mais frequência entre si do que a outros membros do grupo. Também realizam mais *allorubbing* do que em outros membros do grupo. O contato intenso, especificamente quando um gato esfrega a lateral do rosto no rosto ou corpo de outro gato, sem dúvida facilita a troca de odores e feromônios, além de proporcionar agradável sensação tátil. A troca de odores é importante, uma vez que gatos se reconhecem muito pelo cheiro, devendo provavelmente haver um odor específico para cada colônia. A aproximação com a cauda em pé (suspensa verticalmente ao chão) sinaliza intenções amigáveis quando um gato se aproxima de outro. Outro comportamento afiliativo observado por toda a vida do gato, sendo seu auge entre 1 e 4 meses de vida, é o comportamento lúdico.[9] Gatos brincam muito, principalmente de "caçada" e de "luta". Bater ou tocar com a mão (com garras retraídas e sem nenhum sinal de agressividade, como silvos ou rosnados) é uma forma de solicitar para brincar.

Comportamento agonístico é qualquer comportamento social relacionado à luta, ou seja, a agressão e todos os outros comportamentos relacionados a ela. O embate físico é evitado tanto pelo agressor quanto pelo agredido, sendo os sinais de conflito observados muito antes de ocorrer o contato entre os animais.

Os gatos que vivem em colônias na natureza realizam diversas atividades em conjunto, entretanto, por mais amigos que

---

[9] Lúdico refere-se ao comportamento de brincadeira.

sejam, a caça e a alimentação são momentos solitários (exceto mãe e filhotes em aprendizado). Assim, seu organismo é preparado para ingerir rapidamente pequenas porções ao longo do dia, praticamente sem mastigar o alimento. Gatos adultos abatem cerca de 20 pequenas presas ao dia para poderem se alimentar, ou seja, é um animal que vive em constante busca pela caça e em intenso movimento.

Na natureza, gatos se comunicam de maneira bastante silenciosa, tendo poucos momentos de vocalização. Ao contrário, quando criados com humanos, aprendem a vocalizar para expressar seus desejos, que muitas vezes são prontamente atendidos por seus proprietários, pois humanos são essencialmente verbais. A comunicação visual inclui todas as posturas corporais, que devem ser prontamente identificadas pelo outro membro do grupo. A comunicação tátil inclui a maioria das expressões de comportamentos afiliativos (lambeduras, "amassar" com as mãos, *allorubbing*, *allogrooming*, toque de nariz, travesseiro). A comunicação olfativa é de extrema importância, sendo, talvez, a principal forma de comunicação entre os gatos. A comunicação olfatória pela deposição de fezes e/ou urina é bastante comum, e nem sempre está relacionada ao estresse. O *allorubbing*, o *alogrooming*, a marcação pela arranhadura e o "amassar com as patas" são formas de depositar odor e feromônio, importantes formas de comunicação na espécie.

LITERATURA SUGERIDA

Alcock J. Comportamento animal – uma abordagem evolutiva. 9. ed. Porto Alegre: Artmed; 2011. 606 p.

Atkinson T. Practical feline behaviour – understanding cat behaviour and improving welfare. Wallingford: CABI; 2018. 274 p.

Barry KJ, Crowell-Davis SL. Gender differences in the social behavior of the neutered indoor-only domestic cat. Appl Anim Behav Sci. 1999;64(3):193-211.

Bradshaw J. Normal feline behaviour: ... and why problem behaviours develop. J Feline Med Surg. 2018;20(5):411-21.

Bradshaw JWS. Sociality in cats: a comparative review. J Vet Behav Clin Appl Res. 2016;11:113-24.

Crowell-Davis SL. Cat behaviour: social organization, communication and development. In: Rochlitz I, editor. The welfare of cats. Dordrecht: Springer; 2007. p.1-22.

Crowell-Davis SL, Curtis TM, Knowles RJ. Social organization in the cat: a modern understanding. J Feline Med Surg. 2004;6(1):19-28.

Turner DC. A review of over three decades of research on cat-human and human-cat interactions and relationships. Behav Processes. 2017;141:297-304.

Turner DC, Bateson P, editors. The domestic cat: the biology of its behaviour. 3. ed. Cambridge: Cambridge University Press; 2014. 280 p.

2

Como providenciar um ambiente saudável para gatos *indoor*

Juliane Elisabeth Gress Paz
Fernanda Vieira Amorim da Costa

O PULO DO GATO

Atender às necessidades ambientais dos gatos é fundamental para a garantia de seu bem-estar.

O ambiente físico adequado deve incluir oportunidades de escalada, arranhadura, esconderijo e descanso.

A interação humana com o gato deve ser positiva, consistente e previsível.

Recursos como água, alimento, bandeja sanitária, áreas de descanso e brincadeira devem ser multiplicados e descentralizados.

INTRODUÇÃO

A população felina vem crescendo no mundo todo, inclusive superando a população de cães em alguns países. No Brasil, cerca de 19% dos lares possuem pelo menos um gato. Com o aumento dos gatos como animal de estimação, compreender seu comportamento associado às suas necessidades ambientais é essencial e permite que os veterinários melhorem a saúde e a qualidade de vida de seus pacientes. O termo **necessidade ambiental** difere um pouco de **enriquecimento ambiental**, pois as necessidades ambientais incluem não apenas o ambiente físico do gato, mas também aqueles que afetam a interação social, seja com outros animais, seja com pessoas. Ambientes pobres em estímulos, que não dão a oportunidade de o gato exibir comportamentos naturais ou que são imprevisíveis, tendem a induzir estresse e frustração nos gatos. Este capítulo tem como objetivo auxiliar o médico-veterinário na orientação aos proprietários em como fornecer um lar que atenda a todas as necessidades ambientais dos felinos. Com isso, pretende-se encorajar a predominância de emoções positivas e garantir que, quando as emoções negativas forem desencadeadas, o gato possa responder a elas de maneira adequada.

CUIDADOS COM A ALIMENTAÇÃO

A alimentação *ad libitum*, apesar de parecer mais próxima à natureza do gato que se alimenta de várias refeições ao longo do dia, vem sendo associada com obesidade nos gatos domésticos. Já a alimentação com refeições controladas parece causar aumento de agressividade, principalmente nos momentos que antecedem a alimentação.

O uso de alimentadores interativos parece ser a melhor forma de simular a alimentação do gato na natureza. É importante lembrar que a alimentação do gato não deve ser feita com o objetivo único de atingir a necessidade nutricional, mas também de encorajar comportamentos predatórios naturais, de modo a promover estímulo físico e mental.

Existem vários tipos de alimentadores interativos no mercado, mas eles também podem ser fabricados de maneira artesanal com materiais simples, como mostra a Figura 1. Deve-se começar com um pequeno grau de dificuldade para que não ocorra frustação do gato por não conseguir pegar o alimento.

Na natureza, o gato é um caçador solitário, alimentando-se também de forma solitária. Por esse motivo, é importante garantir que cada gato consiga se alimentar de forma isolada (Figura 2). Para isso, os comedores devem estar em número suficiente para cada gato e amplamente distribuídos pela casa. Quando isso não é seguido, o estresse no momento da alimentação pode levar o gato a comer muito rápido para evitar encontros estressantes.

Por ter sua origem no deserto, o gato apresenta menor sensibilidade à sede e desidratação. Por esse motivo, o alimento úmido deve também fazer parte da alimentação do gato. Gatos alimentados somente com alimento seco consomem aproximadamente metade da quantidade de água que precisam por dia, comparados a gatos

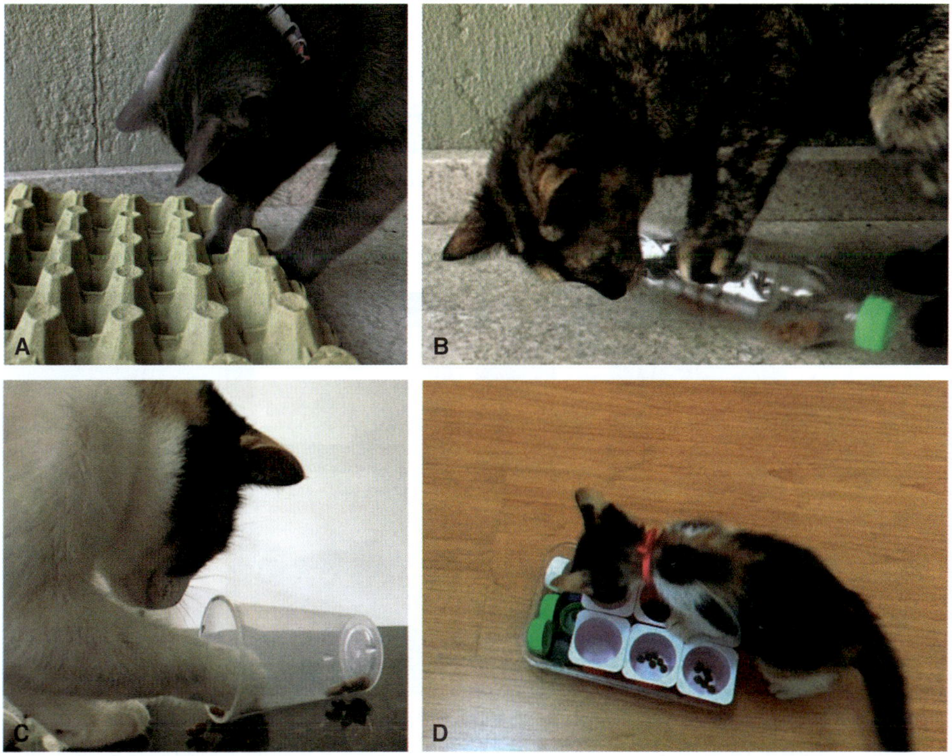

FIGURA 1. **A** a **D**: os alimentadores interativos podem ser fabricados com materiais recicláveis, como caixas de ovos, garrafa PET com furos para a ração cair, potes de iogurte, entre outros.
Fonte: arquivo pessoal das autoras.

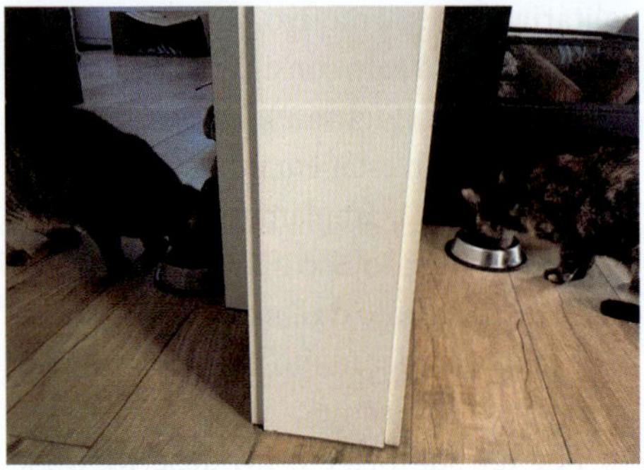

FIGURA 2. Os gatos devem ter oportunidade de se alimentar de forma isolada.

Fonte: arquivo pessoal das autoras.

que também consomem alimento úmido. Dietas baseadas unicamente em alimento seco estão associadas a maior risco de desenvolvimento de doenças do trato urinário inferior.

CUIDADOS COM O AMBIENTE FÍSICO

Um ambiente físico adequado deve possuir espaço tridimensional, oportunidades de exibir comportamentos naturais, áreas separadas de recursos, como bandejas sanitárias e alimentação, e locais adequados para arranhar (Figura 3). Além disso, o espaço físico disponível deve ser suficiente para que cada gato tenha a oportunidade de ficar no mínimo a um metro de distância dos outros. Utilizar espaços verticais como prateleiras e arranhadores com nichos pode ajudar a otimizar o espaço em ambientes pequenos, além de promover sensação de segurança, já que os gatos gostam descansar em locais altos. Todos os recursos físicos devem estar em número suficiente ao número de gatos para evitar disputas (Figura 4).

Embora seja difícil fornecer a mesma qualidade e a quantidade de enriquecimento e espaço disponíveis em ambientes externos dentro de espaços internos, métodos simples para promover a exploração em ambientes internos incluem a introdução de variabilidade e imprevisibilidade no ambiente doméstico. Por exemplo, a diversidade espacial da casa pode ser aprimorada fornecendo prateleiras para

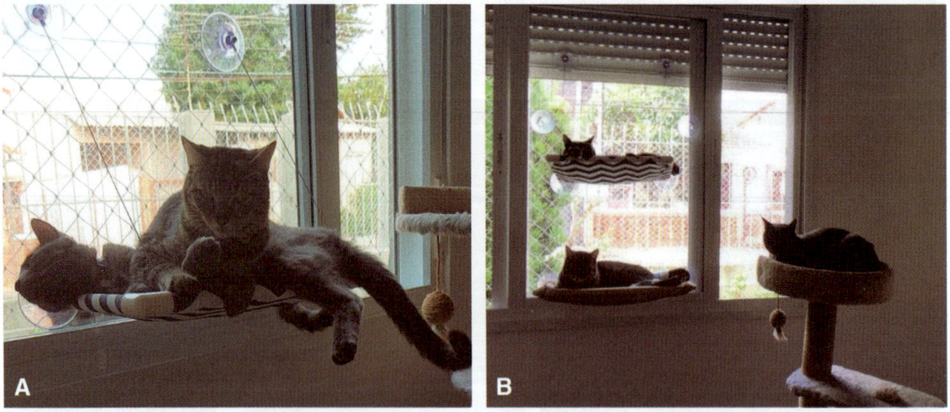

FIGURA 3. **A:** disputa por recursos pode acontecer de forma pacífica como um gato se deitando sobre o outro até que ele saia, podendo muitas vezes passar despercebida pelo proprietário. **B:** multiplicar recursos evita disputas que, com o tempo, podem se tornar agressivas ou prejudicar a relação entre os gatos.

Fonte: arquivo pessoal das autoras.

aumentar o espaço vertical e introduzindo novos objetos, como caixas, túneis de gato ou sacos de papel, alternando suas localizações. Quando possível, o acesso a janelas e à luz do sol são recomendados. Na impossibilidade de oferecer esse recurso, podem ser utilizados imagens na televisão e aquários naturais ou artificiais.

Outro ponto importante a ser respeitado no ambiente físico do gato é o olfato.

Higiene

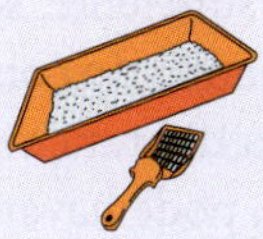

As bandejas sanitárias devem ser em número igual ou superior ao número de gatos, localizadas em locais calmos e de fácil acesso, em diferentes recintos, de forma a permitir o acesso de todos os gatos. Urina e fezes devem ser recolhidas todos os dias.

Alimentação

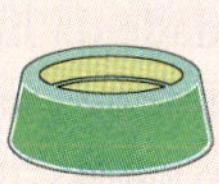

Os comedouros devem ser em número igual ou superior ao número de gatos, afastados de bandejas sanitárias e colocados em mais de um recinto, de modo que cada gato tenha a oportunidade de se alimentar sozinho sem ser perturbado.

Segurança

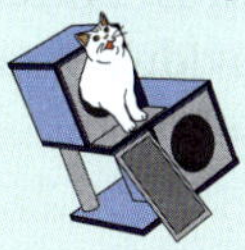

Múltiplas áreas de descanso devem ser ofertadas em número igual ou superior ao número de gatos. Essas devem ter mais de uma saída para evitar o bloqueio por outro gato. Locais altos dão uma boa sensação de controle aos gatos.

Brincadeira

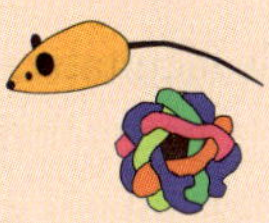

As brincadeiras devem ser estruturadas de forma que o gato consiga mimetizar todo o repertório comportamental da caça. Brinquedos que imitam presas naturais, e sua rotatividade, aumentam o interesse do gato pela brincadeira.

Arranhador

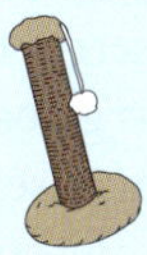

Locais apropriados para arranhar devem ser ofertados em múltiplas áreas. Existem preferências individuais quanto ao material e disposição (horizontal ou vertical) que devem ser observadas.

Interação social

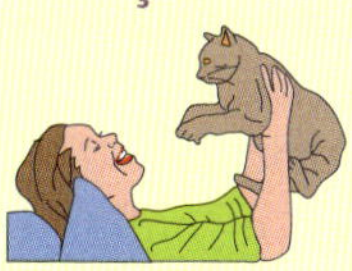

Prezar por uma interação positiva, consistente e previsível é fundamental para o bem-estar do gato. Interação verbal, carinhos curtos e casuais, somente em áreas que o gato aprecia, contribuem para um relacionamento saudável.

FIGURA 4. Resumo dos pontos importantes a serem considerados nas necessidades ambientais dos gatos.

Os gatos se baseiam no olfato para avaliar um ambiente e aumentar a sensação de segurança e conforto. Por isso, alguns odores são potencialmente estressantes para os gatos, como odor de cães, outros gatos, álcool, cigarro, produtos de limpeza, alguns perfumes e essências cítricas. Além do olfato, os gatos utilizam sinais químicos chamados de feromônios. Enquanto os aromas são detectados pelo nariz, os feromônios são detectados pelo órgão vomeronasal localizado no palato duro. Esses feromônios são produzidos por várias glândulas distribuídas pelo corpo do gato e servem para comunicação com outros gatos e para melhorar o reconhecimento de seu próprio ambiente. Normalmente, os gatos fazem a marcação do ambiente com feromônio esfregando regiões em que essas glândulas estão presentes, como o rosto, em paredes ou móveis, de modo que eles criem uma sensação de segurança ambiental.

No ambiente *indoor*, além de evitar odores potencialmente estressantes, outras medidas também ajudam a respeitar o olfato dos gatos. Por exemplo, deve-se evitar limpar áreas em que o gato tenha feito a marcação facial. Ao higienizar itens como camas ou cobertas, deve-se sempre deixar pelo menos uma que mantenha a marcação. O uso de feromônios sintéticos pode ser útil para redução da ansiedade e para a introdução de novos objetos.

CUIDADOS COM A BANDEJA SANITÁRIA

A falta de adequação dos recursos de eliminação dos gatos pode levar a uma série de problemas, tanto comportamentais quanto fisiológicos. Para que isso seja evitado, cuidados com higiene, número, distribuição e tipo de areia da bandeja sanitária devem ser seguidos. Deve-se ter disponível uma bandeja sanitária a mais que o número de gatos e essas não devem ficar concentradas em um mesmo local. É importante que os locais em que as bandejas ficam sejam silenciosos e tenham mais de uma rota de saída para evitar que um gato bloqueie a passagem de outro. Além disso, as vasilhas devem ter tamanho suficiente, sendo pelo menos 1,5 vez o tamanho do comprimento do gato. Quanto à diferença entre caixas fechadas e abertas, pode haver preferência individual, podendo-se orientar o proprietário a ter mais de um tipo de caixa. Entretanto, a regularidade da limpeza da bandeja é mais importante que seu tipo. Quanto ao tipo de areia, os gatos tendem a preferir um substrato fino, não perfumado, com poder aglomerante e profundidade de pelo menos três centímetros. Entretanto, pode haver variação individual quanto à preferência pelo tipo de substrato.

CUIDADOS COM A INTERAÇÃO SOCIAL

O termo sociabilidade facultativa é utilizado para explicar que a preferência dos gatos por viverem sozinhos ou em grupos depende da disponibilidade de recursos, em particular alimentos e locais adequados para proteção. Por não serem uma espécie naturalmente social, os gatos, quando em grupos, não parecem desenvolver hierarquias de dominância ou estratégias de resolução de conflitos. Em razão disso, de modo a evitar encontros antagônicos, os gatos tentam evitar uns aos outros, ou até mesmo diminuir sua atividade.

No ambiente *indoor*, o conflito entre gatos é uma queixa comum. Isso pode ser causado pelo fato de a formação artificial de grupos, que ocorre nas residências, ser muito diferente do que acontece na natureza. Na natureza, os grupos tendem a ser formados por fêmeas aparentadas que podem se associar com alguns machos. Além disso, muitos conflitos passam despercebidos pelo proprietário, só vindo a ser notados em uma situação extrema. O conflito entre gatos muitas vezes ocorre de forma silenciosa e passiva, como um gato se retirar do recinto com a chegada de outro, bloqueios de recursos como água, comida e descanso por outro gato ou ainda o olhar fixo entre gatos. Ele ainda pode ser causado ou exacerbado de forma acidental pelo proprietário quando há concentração dos recursos em áreas confinadas, aumentando a disputa por eles. Sabe-se que gatos que não possuem relações afiliativas próximas preferem ter seus recursos de água, comida, caixa de areia e áreas de descanso separados, para evitar interações indesejadas e competição por recursos.

Quanto à relação entre humanos e gatos, a diferença na estrutura social entre as duas espécies pode levar a problemas de comunicação, que podem ter consequências negativas. Os humanos, assim como os cães, são considerados espécies sociáveis obrigatórias e se relacionam por contatos sociais de baixa frequência, mas de alta intensidade. Em contraste, os gatos preferem interações de baixa intensidade e alta frequência. Aprender a interagir com menos intensidade pode ser particularmente desafiador para as pessoas, porque abraçar é um importante sinal humano de afeto e que muitos cuidadores desejam fazer com seus gatos. A aceitação da natureza independente do gato parece ser um dos segredos de uma relação humano-gato harmoniosa. O fornecimento de uma "interação social humana positiva, consistente e previsível", assim como apreciar o valor de uma breve interação verbal e carinhos casuais, é uma parte importante para o bem-estar social dos gatos. Os afagos devem ser direcionados para áreas do corpo que são mais aceitáveis para o gato, e normalmente essas áreas coincidem com as regiões onde se encontram as glândulas responsáveis pela liberação de feromônios.

ESTIMULANDO COMPORTAMENTOS NATURAIS

A brincadeira tem a função de fornecer treinamento motor, socialização e treinamento cognitivo. Brincar também é sugerido como um indicador potencial de emoções positivas e bem-estar. Os gatos domésticos apresentam diversos tipos de brincadeira, que pode ser categorizada como social, locomotora e predatória. A brincadeira social geralmente começa entre 2 e 3 semanas de idade, quando os gatinhos começam a se envolver socialmente com os irmãos de ninhada ou com sua mãe. Por volta de seis semanas de idade, a brincadeira predatória começa a surgir e incorpora sequências comportamentais como aquelas observadas na caça, como perseguição, captura, bater/cutucar, pular, atacar, agarrar e morder.

No ambiente doméstico, o interesse do gato pelo brinquedo dependerá de fatores como o tamanho do brinquedo, sua semelhança com uma presa, movimento e novidade. Um brinquedo que se movimenta afastando-se do gato é especialmente atrativo para iniciar o comportamento de perseguição. Uma varinha com pelos ou penas que se movimenta para longe do gato no chão ou no ar pode ser um estímulo interessante para muitos gatos. É importante que o gato possa completar todo o repertório comportamental de caça, deixando que o brinquedo seja pego e manipulado.

Por esse motivo, brincadeiras com apontadores *laser* ou jogos em *tablet* não são recomendados, pois a impossibilidade de pegar a presa pode gerar frustração ou desinteresse pela brincadeira.

O rodízio de brinquedos, em que se deixa alguns brinquedos disponíveis e, de tempos em tempos, esses são guardados e depois reapresentados, diminui a chance de habituação e estimula a impressão de novidade e o constante interesse do gato. Outra característica importante da semelhança entre brinquedos e presas pode ser como o brinquedo muda enquanto um gato interage com ele. Brinquedos que se desintegram ou de alguma forma mudam durante a brincadeira são mais envolventes porque o dano físico ao brinquedo (ou presa) é um estímulo provável de comportamento pseudopredatório para gatos. Os proprietários devem ser orientados a não deixarem os gatos morderem suas mãos ou pés e não estimular brincadeiras de "lutinha" com o gato. Esse comportamento deve ser redirecionado para um brinquedo apropriado.

Além da brincadeira, outro comportamento natural a ser estimulado é a arranhadura. A arranhadura serve para vários propósitos, incluindo marcação visual e química, afiação e remoção da bainha externa das unhas e ainda alongamento dos membros torácicos, principalmente após o descanso. O arranhador deve ser oferecido antes que o gato escolha algum local inapropriado para arranhar, pois, após a escolha, redirecionar esse comportamento pode ser desafiador. A localização do arranhador deve ser próxima ao local onde o gato dorme e preferencialmente em outros locais também, principalmente próximo a janelas e portas de entrada. Devem-se levar em conta as preferências individuais quanto ao material do arranhador e sua horizontalização ou verticalização. É importante que o tamanho do arranhador seja suficiente para o gato conseguir se esticar. Gatos idosos tendem a preferir arranhar materiais mais macios. Em casos de arranhadura em locais inadequados, a punição não deve ser utilizada. O comportamento deve ser redirecionado para um local aceitável, respeitando a preferência individual quanto ao material do arranhador e sua localização.

LITERATURA SUGERIDA

Beaver BV. Feline behavior: a guide for veterinarians. 2. ed. St. Louis: Saunders; 2003.

Delgado M, Dantas LMS. Feeding cats for optimal mental and behavioral well-being. Vet Clin North Am Small Pract. 2020;50(5):939-53.

Ellis SL, Rodan I, Carney HC, Heath S, Rochlitz I, Shearburn LD, et al. AAFP and ISFM feline environmental needs guidelines. J Feline Med Surg. 2013;15(3):219-30.

Heath S. Environment and feline health: at home and in the clinic. Vet Clin North Am Small Pract. 2020;50(4):663-93.

Herron ME, Buffington CAT. Environmental enrichment for indoor cats. Compend Contin Educ Vet. 2010;32(12):E4.

Neisol J. Thinking outside the box: feline elimination. J Feline Med Surg. 2004;6(1):5-11.

Shyan-Norwalt MR. Caregiver perceptions of what indoor cats do "for fun". J Appl Anim Welf. 2005;8(3):199-209.

Turner DC, Bateson P. The domestic cat: the biology of its behaviour. 3. ed. New York: Cambridge University Press; 2014.

3

Particularidades *cat friendly* do atendimento clínico

Alexandre Gonçalves Teixeira Daniel
Aline Soares Barbosa

O PULO DO GATO

O gato doméstico é um paciente cada vez mais frequente nas clínicas veterinárias.

A compreensão de suas particularidades comportamentais é essencial para que o atendimento desse paciente tenha sucesso, providenciando ferramentas para que se executem corretos diagnóstico e tratamento, além de tornar a visita ao consultório agradável ao paciente e seu proprietário.

O correto manejo do gato no consultório, clínica ou hospital fará com que haja fidelização do cliente e maior bem-estar do paciente.

INTRODUÇÃO

A domesticação do gato ocorreu há cerca de 10 mil anos, considerada relativamente recente quando comparada à domesticação do cão, que aconteceu há aproximadamente 20 a 40 mil anos. A domesticação do cão teve muita influência da seleção genética para o desenvolvimento de características desejáveis aos seres humanos: animais de caça, pastoreio, entre outras atividades. Isso não ocorreu na domesticação do gato, visto que sua característica de predação já era inata à espécie. Assim, o comportamento do felino doméstico atualmente não difere muito do de seus ancestrais, e os gatos domésticos têm como mecanismo de defesa mascarar sinais de doenças, o que causa a falsa impressão de que são independentes ou que não necessitam de cuidados.

Durante o último século, a mudança no estilo de vida da espécie humana levou a mudanças na relação entre humanos e gatos. Com a urbanização, o gato tornou-se o animal doméstico de maior popularidade em muitos países. As longas jornadas de trabalho, o tempo menor em casa e as residências de espaço mais restrito fazem com que o gato seja uma boa opção de animal doméstico, em razão da praticidade em seus cuidados. Ainda assim, muitos conceitos envolvidos em sua domesticação ainda são bastante recentes: as bandejas sanitárias começaram a ser utilizadas em 1947 e somente em 1970 algumas organizações norte-americanas começaram a indicar que os gatos domésticos fossem mantidos domiciliados, sem acesso ao ambiente externo, em decorrência dos riscos envolvidos.

Assim, na atualidade o gato doméstico ainda apresenta muitos comportamentos selvagens, como instinto de caça (independente de fome), intolerância à manipulação excessiva, estado de alerta constante e respostas de luta ou fuga quando se sentem ameaçados. Tendo essas características em mente, conseguimos compreender que o manejo de um animal que ainda está em processo de domesticação pode ser difícil em ambiente clínico-hospitalar, se não realizado de forma correta.

A seguir, serão descritas medidas facilmente aplicáveis na rotina para adequar o ambiente e a prática clínica ao paciente felino. Esse conjunto de medidas é popularmente conhecido como manejo *cat friendly* ("amigável ao gato").

PREPARANDO-SE PARA A SAÍDA DE CASA E O TRANSPORTE ATÉ A CLÍNICA VETERINÁRIA

O gato doméstico é uma espécie adepta a rotinas. Qualquer mudança no ambiente onde vive ou em suas atividades diárias pode ser um fator estressor para o felino. Dessa forma, o preparo para a saída de casa tem grande importância no sucesso do atendimento clínico.

Recomenda-se o uso de caixas de transporte sempre que for necessário sair de casa com o gato. O felino não se sentirá seguro no colo e a grande maioria não aceita bem o uso de coleiras peitorais. Um gato transportado de maneira errada pode levar a situações perigosas: pode se assustar com os ruídos da rua ou ao encontrar outros animais, e acabar escapando da contenção.

Em casa, a caixa de transporte deve ficar sempre à disposição do gato em local de fácil acesso. É importante deixá-la aberta, preferencialmente com um cobertor ou brinquedo no interior, para que seja utilizada para descanso e o animal faça uma associação positiva a ela. Quando a caixa aparece somente nos eventos de saída de seu ambiente, pode gerar uma associação negativa, fazendo com que o gato não queira entrar nela, ou fuja ao vê-la.

O uso de feromônios ambientais também pode ser de grande ajuda. Há opção comercial de um análogo sintético do feromônio facial F3, que o felino produz e libera quando está se sentindo confortável. Ele pode ser usado previamente a qualquer situação estressora. Nesse caso, o difusor elétrico do feromônio pode ser colocado no ambiente no dia anterior à saída, em uma tomada da casa em parede livre, sem impedimentos frontais. Sua formulação em *spray* também pode ser utilizada, borrifando-se o produto na caixa de transporte cerca de 15 minutos antes da saída. Recomenda-se aguardar que o produto seque antes de colocar o gato na caixa, pois seu veículo é alcoólico e o odor pode perturbar o animal.

Caso o proprietário deseje levar mais de um gato para a consulta em um mesmo momento, eles devem ser transportados em caixas separadas para evitar conflitos no caminho e maior estresse no consultório. Se o transporte for realizado de carro, a caixa de transporte deve ser posicionada no chão do carro, atrás dos bancos da frente, por questões de segurança. É interessante cobrir a caixa de transporte com uma toalha ou cobertor para evitar estímulo visual excessivo e cinetose. Os gatos não devem ser retirados da caixa de transporte durante o trajeto, pois podem estar assustados e acabar gerando situações potencialmente perigosas, como subir no painel do carro ou entrar embaixo dos pedais do veículo.

MANEJO AMIGÁVEL AO GATO EM CONSULTÓRIO

Na recepção da clínica ou do hospital, os gatos devem permanecer em suas caixas de transporte. Não devem ser apresentados a outros gatos, pois não estão habituados a encontrar outros felinos em situações normais. A caixa de transporte deve ser mantida coberta para que se sintam protegidos. Se a clínica oferecer atendimento misto (gatos e cães), é interessante que a espera seja separada fisicamente por espécie, para evitar muitos estímulos sensoriais olfativos, auditivos e visuais que possam deixar o felino em maior estado de alerta.

É importante que não haja muitas pessoas dentro do consultório, para que o gato não sinta medo. O proprietário, o médico-veterinário responsável pelo atendimento e um ou dois auxiliares são suficientes. Na sala de consulta, a caixa de transporte deve ser mantida aberta para que o gato saia espontaneamente e explore o novo ambiente. O mobiliário da clínica deve ser adaptado para o gato (Figura 1). O uso de arranhadores horizontais e verticais e prateleiras é interessante para essa finalidade.

Alguns gatos ficam mais amedrontados em ambientes desconhecidos e buscam esconderijos. Os móveis do consultório devem ser dispostos de modo a evitar que os gatos entrem em locais onde possa haver dificuldade em retirá-los, como embaixo de armários e mesas. É interessante que a mesa de exame físico preferencialmente não seja de inox, pois, além de fria, faz reflexo e pode ser barulhenta durante a movimentação do gato, o que pode estressá-lo. O uso de cobertores, toalhas ou tapetes emborrachados por cima da mesa ameniza essas questões – é importante que a clínica tenha cobertores e toalhas à disposição para essa finalidade, caso o proprietário não traga um cobertor próprio do animal (Figura 2).

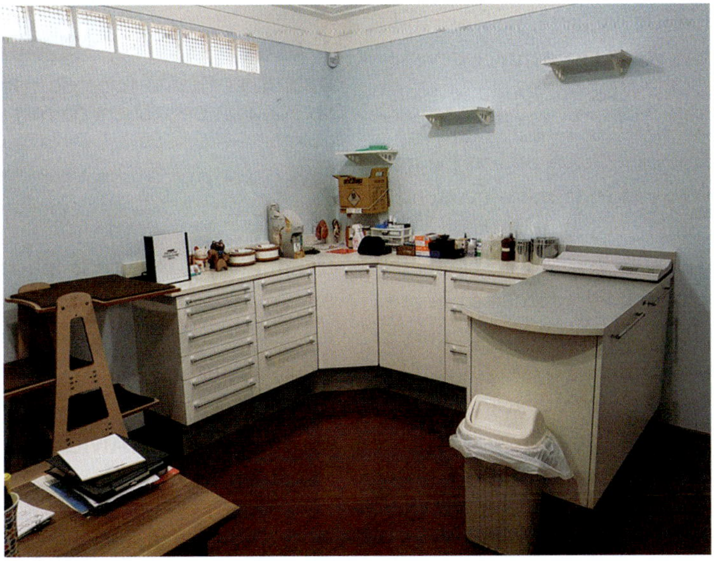

FIGURA 1. Mobiliário de consultório adaptado ao atendimento de pacientes felinos.
Fonte: arquivo pessoal dos autores.

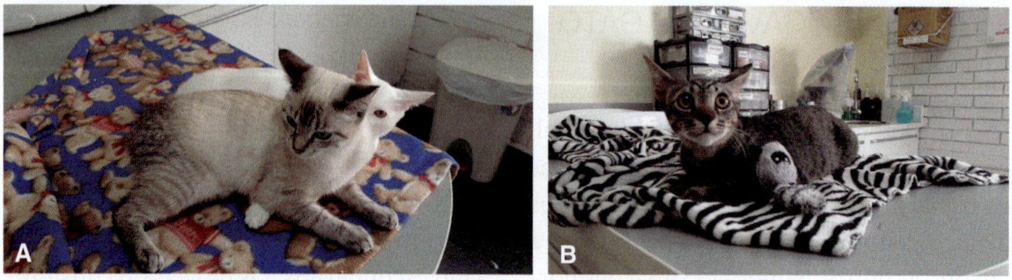

FIGURA 2. **A, B:** gatos confortáveis em mesa de atendimento de madeira e com cobertor.
Fonte: arquivo pessoal dos autores.

Alguns pacientes podem apresentar associações negativas relacionadas ao ambiente de consultório ou ao uso de vestimenta branca. Caso seja perceptível que o animal está receoso com a aproximação do médico-veterinário, recomenda-se retirar o jaleco para o atendimento. Também é interessante o uso de jalecos e pijamas cirúrgicos em outras cores, para minimizar esse fator estressor.

O exame físico deve ser iniciado pelo reconhecimento olfativo e gestos amigáveis. O carinho na região das têmporas é agradável para a maioria dos gatos e faz com que tenhamos contato com os odores/feromônios daquele paciente, nos tornando familiares para eles. O gato nunca deve ser abordado de surpresa, pois pode se assustar e se tornar arredio.

Durante o exame físico, poucas pessoas devem ficar ao redor da mesa de atendimento e o contato visual prolongado com o gato deve ser evitado (Figura 3). Em ambiente natural, o gato doméstico é um predador e também uma presa, portanto, o contato visual contínuo é compreendido como uma forma de intimidação.

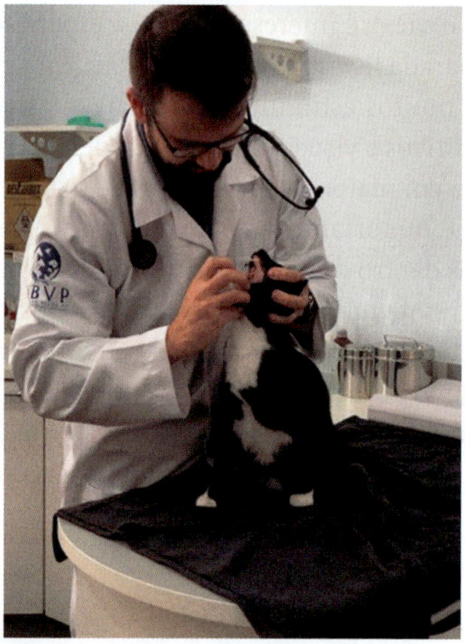

FIGURA 3. Exame físico do paciente felino: abordagem pela lateral da mesa de atendimento.
Fonte: arquivo pessoal dos autores.

Alguns gatos podem ter aversão à mesa de atendimento, em decorrência de experiências negativas em consultas anteriores ou em casa. A preferência individual de cada paciente deve ser respeitada. Caso o gato esteja explorando o ambiente com tranquilidade, mas fique indócil na mesa, o exame físico pode ser realizado no chão, em sua caixa de transporte, no colo do médico-veterinário ou no colo do proprietário.

COLETA DE EXAMES LABORATORIAIS

A coleta de sangue e urina muitas vezes é necessária para complementar a avaliação clínica. Para isso, alguma contenção física será necessária e deve ser feita de forma tranquila e gentil, com mínimo estresse para o paciente. A maioria dos felinos não tolera manipulação excessiva em regiões de presas e garras, pois são seus mecanismos de defesa. A coleta de sangue por acesso venoso jugular pode ser desconfortável para muitos pacientes. Algumas alternativas são o acesso pelas veias cefálica e safena medial (Figura 4). O paciente pode ser contido utilizando-se um cobertor ou toalha para maior conforto. O mesmo se aplica a outros procedimentos, como a mensuração da pressão arterial (Figura 5).

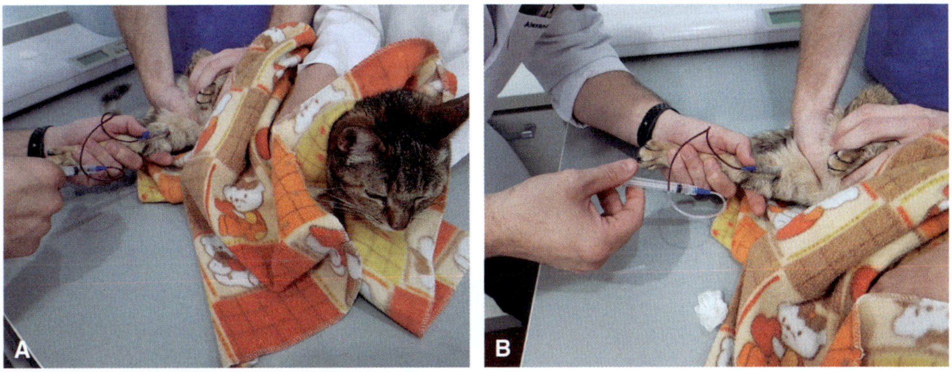

FIGURA 4. **A**, **B:** coleta de sangue por acesso na veia safena medial.

Fonte: arquivo pessoal dos autores.

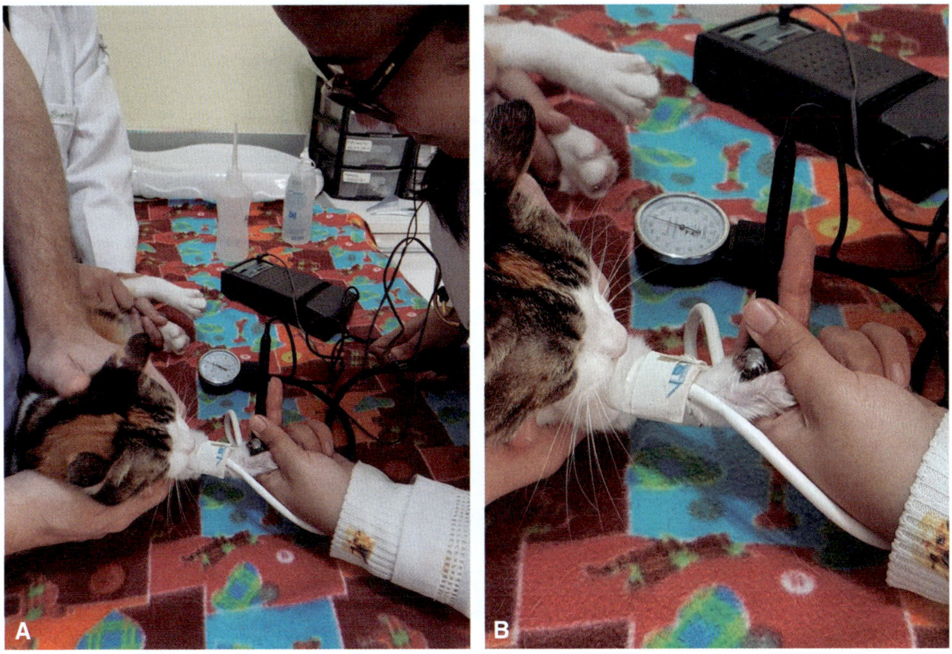

FIGURA 5. **A**, **B:** mensuração da pressão arterial.

Fonte: arquivo pessoal dos autores.

O PACIENTE FELINO NA INTERNAÇÃO

Deve-se evitar ao máximo retirar o gato de seu ambiente por períodos prolongados, para evitar o estresse. Porém, em casos mais graves, a internação do felino pode ser necessária. Se for o caso, o local e a equipe devem estar preparados para receber esse paciente e manejá-lo da melhor forma possível.

A sala de internação de gatos e cães deve ser preferencialmente separada. Assim, evita-se o estresse aos gatos por ruídos excessivos e odores que possam deixá-los amedrontados. As gaiolas de internação devem ser posicionadas lado a lado, de modo que os felinos não fiquem vendo uns aos outros, pois isso também pode fazer com que sintam medo (Figura 6). Materiais como plástico/acrílico, fibra de vidro e azulejos são preferíveis para as baias de internação, em comparação ao inox.

É importante disponibilizar uma bandeja sanitária no gatil de internação. Os gatos são muito higiênicos e dificilmente urinam ou defecam fora de um local apropriado para isso. Além disso, devem-se oferecer esconderijos, como tocas ou caixas de papelão, para que o gato se sinta mais protegido

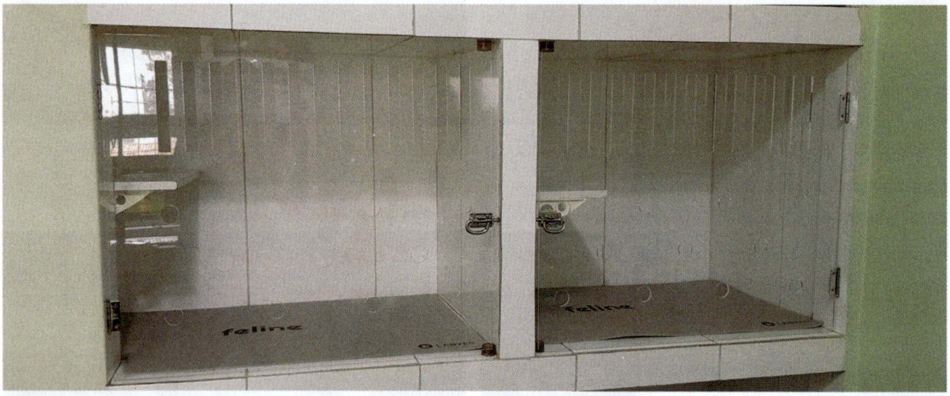

FIGURA 6. Baias de internação planejadas para felinos, projetadas lado a lado, com portas de acrílico e pisos e paredes de azulejo.

Fonte: arquivo pessoal dos autores.

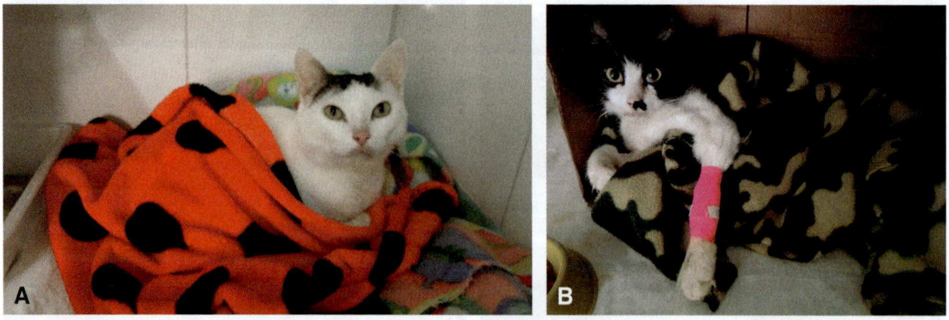

FIGURA 7. **A, B:** gatos internados utilizando os recursos oferecidos, como bandejas, toalhas e cobertores.

Fonte: arquivo pessoal dos autores.

ou possa se recolher caso não deseje interagir. Comedouros com alimento de sua preferência e bebedouros com água fresca também devem ser colocados à disposição. Cobertores (do próprio animal ou da clínica) tornam o local mais agradável para descanso (Figura 7).

Se o animal for muito tímido ou assustado e não estiver em uma condição clínica que necessite de monitoração contínua, podem-se utilizar toalhas ou cobertores para cobrir a porta da baia, de modo a proporcionar maior privacidade ao internado. Deve-se evitar verificar parâmetros vitais com muita frequência – realizar somente quando necessário. É importante também levar em consideração a personalidade de cada animal. Alguns gatos são mais sociáveis do que outros. Os mais sociáveis podem demandar atenção, carinho e brincadeiras frequentes, enquanto os mais reservados não devem ser muito manipulados.

GATOS DE DIFÍCIL MANEJO EM CONSULTÓRIO

É frequente o atendimento de felinos que não são sociáveis, ou que se tornam agressivos em consultório porque estão assustados e com medo. Embora essa situação possa ser desconfortável para o clínico, algumas medidas podem ser empregadas para que esse paciente e seu tutor recebam o melhor atendimento possível, com o mínimo estresse para o gato e sem risco para a equipe envolvida.

As caixas de transporte que têm abertura por cima ou pelas laterais facilitam o manejo e a contenção do gato, caso contrário, o animal pode não sair amigavelmente da caixa, sendo necessário tombá-la (o que pode assustá-lo ainda mais), além de expor algum membro da equipe ao risco de se machucar, tendo que retirá-lo de dentro dela.

É importante salientar que o gato nunca deve ser contido pela pele da região cervical. Esse tipo de manobra é desaconselhável por ser agressiva e invasiva, tirando o senso de controle do felino, além de não ser natural para ele ser abordado dessa maneira, podendo tornar-se ainda mais agressivo. A pele dessa região é sensível e não está preparada para suportar o peso total de um adulto. Essa contenção é bastante desconfortável e pode machucar o paciente. Ao final dos procedimentos, o gato deve ser devolvido para sua caixa de transporte, previamente montada.

Nos casos de animais muito agressivos ou ferais, deve-se sempre pesar o risco do estresse, comparando-se ao benefício do exame físico e demais procedimentos. Se a situação não for emergencial, é preferível que o animal volte para casa e retorne em outro momento, sendo medicado previamente com tranquilizantes seguros, para reduzir seu nível de estresse e o risco de danos à equipe. Algumas medicações seguras para essa finalidade são a gabapentina e a trazodona. A gabapentina pode ser utilizada na dose de 50-150 mg/gato, duas horas antes do evento estressor. Recomendam-se 50 mg para gatos com menos de 3 kg de peso corporal e 100 mg para gatos acima de 3 kg. Os 150 mg podem ser utilizados para gatos mais reativos ou muito pesados. A dose utilizada de trazodona é de 50 mg/gato, duas horas antes da consulta. Em algumas situações, podem ser realizadas combinações dos dois fármacos. Em animais nos quais a tranquilização com esses fármacos não seja suficiente, pode-se realizar sedação adicional (ver capítulo 17 – Sedação e anestesia).

CONCLUSÕES

Medidas simples podem ser instituídas na rotina clínica para facilitar o manejo do paciente felino e melhorar a percepção da visita ao consultório. Toda a equipe envolvida deve ser treinada para pôr em prática os tópicos abordados de modo coeso. Quando o atendimento do gato é realizado de maneira amigável desde as primeiras visitas, é mais provável que esse paciente seja colaborativo e dócil nos encontros seguintes, o que favorece a aderência do proprietário aos tratamentos propostos.

LITERATURA SUGERIDA

Brunt J. The cat-friendly practice. In: Little S. The cat: clinical medicine and management. St. Louis: Elsevier Saunders; 2011. p. 20-5.

Endersby S. Setting up a cat friendly clinic. Vet Nurs J. 2018;9(6):284-293.

Pereira JS, Fragoso S, Beck A, Lavigne S, Varejão AS, Pereira GG. Improving the feline veterinary consultation: the usefulness of Feliway spray in reducing cats' stress. J Feline Med Surg. 2016;18(12):959-64.

Rodan I. Understanding the cat and feline-friendly handling. In: Little S. The cat: clinical medicine and management. St. Louis: Elsevier Saunders; 2011. p.2-19.

Rodan I, Heath S. Feline behavior and welfare. In: Rodan I, Heath S. Feline behavioral health and welfare. St. Louis: Elsevier; 2016. p. 12-22.

Rodan I, Sundahl E, Carney H, Gagnon AC, Heath S, Landsberg G, et al. AAFP and ISFM feline-friendly handling guidelines. J Feline Med Surg. 2011;13(5):364-75.

Scherk, M. The cat-friendly practice. In: Harvey A, Tasker S. BSAVA manual of feline practice: a foundation manual. Gloucester: British Small Animal Veterinary Association (BSAVA); 2013. p.1-31.

4

Hospitalização *cat friendly*

Fernanda Vieira Amorim da Costa

O PULO DO GATO

Devemos sempre procurar tratar o gato em sua casa, mas, quando isso é impossível, a internação precisa ser preparada e realizada com profissionalismo, para garantir o menor nível de estresse possível para o gato e, consequentemente, o melhor resultado médico possível.

A hospitalização é uma experiência muito estressante para um gato, pois modifica seu ambiente e introduz novos indivíduos à sua rotina. Não é surpreendente, portanto, que os gatos tenham medo, fiquem agressivos e sem vontade de comer, beber ou eliminar urina e fezes nessas situações.

Embora não se possa prevenir todos os possíveis estressores, há muitas coisas que a clínica pode fazer para tornar a estadia de um gato mais agradável, o que, por sua vez, promoverá uma recuperação mais rápida e um manejo mais fácil para os membros da equipe.

INTRODUÇÃO

Ao admitir um gato para hospitalização, pode ser muito útil dedicar algum tempo para descobrir as preferências básicas do gato, por exemplo, se ele é um gato com ou sem acesso à rua, onde realiza eliminação de fezes e urina, o tipo de alimento que recebe em casa, se come em tigelas/pires, que tipo de cobertor/toalha preferem ter, onde dorme etc. A partir dessas informações, já se pode reduzir o estresse adaptando o gatil de internação às necessidades do gato. Gatos com acesso à rua podem preferir terra em vez de areia sanitária em suas bandejas, e até mesmo ter acesso a pequenos troncos de árvores, se o tipo de gatil permitir, para incentivar a exploração e o ato de arranhar. Os gatos que não possuem acesso à rua podem ter um tipo de cama favorito ou preferir um certo tipo de areia para gatos. **Os proprietários devem ser incentivados a trazer algum pano ou cama de casa para fornecer um cheiro familiar**. Pode ser útil possuir uma seleção de camas guardadas, para alterná-las durante a internação. No entanto, os iglus podem ser difíceis de lavar de forma eficaz e, portanto, caixas de papelão podem ser mais econômicas. As vasilhas de comida para gatos devem ser largas e rasas para evitar que seus bigodes toquem nas laterais. Diferentes vasilhas devem ser testadas se um gato não estiver comendo. Alguns gatos preferem comer em potes de plástico ou pires de cerâmica. Alguns gatos costumam tirar a comida da vasilha e colocá-la no chão antes de comer, portanto, pode valer a pena fazer isso para um gato anoréxico, pois às vezes eles comem a ração do chão, mas não de dentro de uma vasilha.

Providenciar uma internação só para gatos, separada dos cães, é importante para proporcionar distância entre esses animais, o que reduz a sensibilidade aos latidos e ao cheiro de feromônios caninos. Gatis de plástico ou fibra de vidro (Figura 1) são preferíveis à variedade de aço inoxidável, que pode ser fria e barulhenta. Alguns gatos também podem ter medo de seu próprio reflexo em gatis de aço inoxidável. Forros de papel ou jornal podem prevenir isso e serem colocados para reduzir o frio e evitar que o gato escorregue. Todos os gatos devem receber uma bandeja acolchoada com toalhas ou cobertores para se deitar, e uma caixa ou toca para se esconder do barulho e das atividades agitadas da clínica. Os panos e cobertores só devem ser removidos quando estiverem sujos. Os gatos preferem estar em ambientes quentes (30 a 38°C) – principalmente se houver pacientes pediátricos, geriátricos ou em pós-operatório – pouco iluminados e silenciosos (40dB).

A não ser que existam contraindicações médicas, cada gatil deve incluir uma bandeja sanitária, que deve estar localizada o mais longe possível da comida e da água, e uma área de descanso elevada deve estar presente para que o gato possa subir (Figura 2). Gatis largos e pouco profundos (70 × 90 × 70 cm) são ideais para garantir essas condições. O gato deve ser capaz de se movimentar sem se sentir muito apertado. Muitos projetos de gatil são muito pequenos para gatos; no entanto, isso às vezes pode ser corrigido abrindo-se uma passagem para o gatil adjacente, onde pode ser criado um banheiro privativo.

As frentes dos gatis podem ser abertas com barras ou fechadas com vidro ou acrílico com aberturas circulares. As frentes de aço inoxidável não devem ter barras muito espaçadas para garantir que um filhote não possa escapar ou não fique com a cabeça presa. Frentes de vidro ou acrílico podem ser úteis como barreiras contra espirros e para gatis de oxigenioterapia, mas os gatos às vezes podem se sentir muito fechados e o ar não pode circular tão efetivamente dentro do gatil. Os difusores de análogos sintéticos do feromônio facial felino (F3) (FeliwayClassic®, Ceva Saúde Animal Ltda.) podem ser conectados à tomada da internação e os gatis podem ser

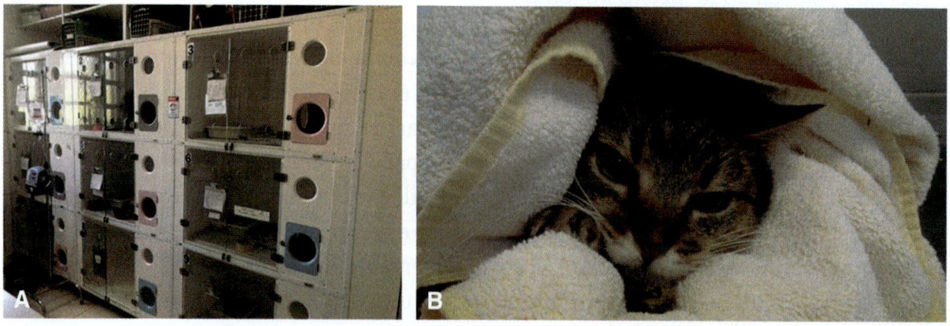

FIGURA 1. **A:** gatis de fibra de vidro, com portas de vidro fenestradas e tocas. **B:** o uso de toalhas deve ser incentivado para criar um local aconchegante de descanso e esconderijo.

Fonte: arquivo pessoal da autora.

aspergidos com o *spray* 30 minutos antes do alojamento do gato, para reduzir o estresse.

Outro fator importante é a visualização de outros gatos. Não é indicado que os gatis fiquem de frente um para o outro ou que gatos internados possam visualizar outros pacientes sendo examinados e medicados, pois isso aumenta o estresse.

SINAIS DE ESTRESSE

Estressores comuns em clínicas veterinárias incluem: outros animais e humanos, ruídos, equipamentos médicos, telefones, latidos, conversas humanas, cheiros e odores, desinfetantes, alojamento que não possui esconderijo, cuidadores desconhecidos, alimentos desconhecidos e rotinas de alimentação, além da sobrecarga sensorial de ambientes hospitalares movimentados.

A expressão clínica de estresse agudo em gatos hospitalizados é organizada em três componentes:

- Desorganização dos comportamentos de automanutenção (principalmente alimentação e autolimpeza).
- Desorganização da forma de utilização do espaço disponível (eliminação desorganizada, lugar impróprio para dormir).
- Formas de comportamento agressivo baseadas em emoções, como irritação e agressão relacionada ao medo.

Existem duas apresentações principais de estresse agudo em gatos, cada uma caracterizada por um conjunto específico de sintomas, que podem ser ativos ou passivos. Os sintomas de resposta ativa incluem:

- Aumento na autolimpeza: o gato lambe as partes de seu corpo que foram tocadas durante o tratamento, ou lambe as partes acessíveis de seu corpo se as partes "tocadas" forem inacessíveis, por exemplo, pela presença de um colar elisabetano.
- Tendência a se esconderem sob qualquer coisa que esteja disponível dentro do gatil (Figura 3).
- Ocorrência de eliminação inapropriada.
- Atitude contínua de irritação: o gato se posiciona enrolado e a cauda bate quando alguém tenta se aproximar, com comportamento agressivo exibido sistematicamente durante qualquer interação com o animal. Eles possuem uma resposta de luta ou fuga bem desenvolvida, que é uma resposta de autoproteção.

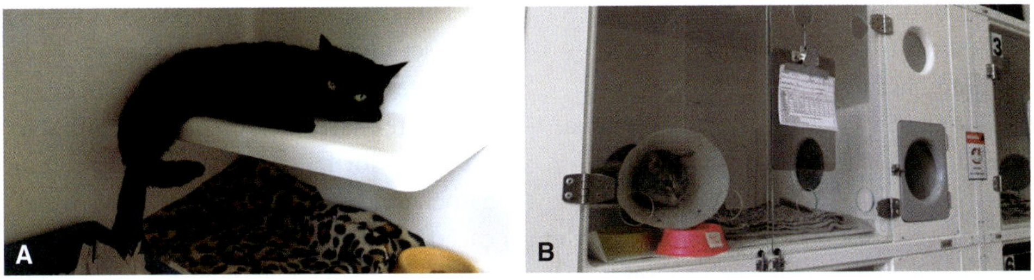

FIGURA 2. **A:** o uso de prateleiras otimiza o espaço dentro do gatil, fornecendo um local verticalizado para descanso, mais afastado das vasilhas de alimento, água e bandeja sanitária. **B:** os gatis podem possuir tocas de esconderijo, para que se sintam mais seguros e melhorem sua condição de descanso e alimentação.

Fonte: arquivo pessoal da autora.

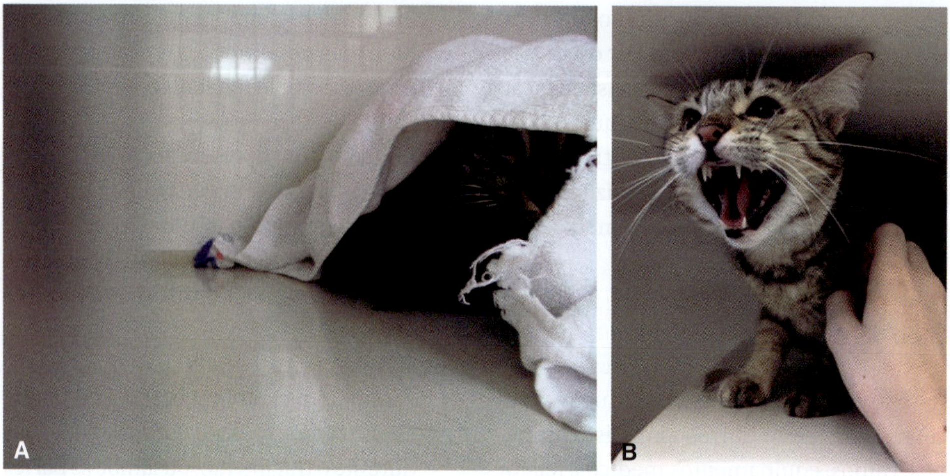

FIGURA 3. **A:** paciente demonstra medo e estresse, ao se esconder embaixo da toalha colocada para que ele se deitasse em cima. **B:** atitude de irritação, demonstrada pelo comportamento agressivo (bufar, sibilar com a língua dobrada) ao tentar interagir com o paciente.

Fonte: arquivo pessoal da autora.

Esses chamados "respondedores ativos" ao estresse agudo são geralmente considerados pacientes muito difíceis de lidar por quem é responsável por seu manejo em uma situação hospitalar. No entanto, a partir de uma perspectiva fisiológica, esses animais parecem estar em um estado mais favorável do que os gatos que apresentam a segunda manifestação de estresse agudo, às vezes referidos como "respondedores passivos", que correspondem a:

- Autolimpeza inibida.
- Anorexia.
- Eliminação reduzida.
- Tendência a dormir na caixa de areia.
- Falta de respostas agressivas.

Embora esses indivíduos possam ser mais fáceis de manejar, seu progresso médico geralmente é pobre e a anorexia cria muitas dificuldades.

Porém, alguns gatos apresentam uma associação de sintomas de cada uma das manifestações de estresse agudo. A desorganização na forma como o gato utiliza o espaço disponível dentro do gatil de internação é um dos primeiros sintomas a aparecer e, independentemente de o gato ser um respondedor ativo ou passivo, isso pode ser considerado um sinal precoce de sofrimento.

Para reduzir os problemas associados ao estresse em contexto hospitalar, é importante propor estratégias práticas de prevenção, com base nas causas conhecidas de angústia felina.

Duas causas principais de estresse podem ser identificadas. A primeira é a perda de território. Cada gato organiza seu ambiente marcando-o com diferentes secreções odoríferas, incluindo feromônios, associados a alguns sinais visuais. A marcação facial com o feromônio F3 é utilizada para organizar as rotas de passagem de uma parte do território para outra e para marcar cada novo item ou estrutura dentro do território que não seja considerado perigoso (p. ex., novos móveis). Marcas de arranhaduras, de urina e individuais (secreções odoríferas e proteínas especializadas portadoras de assinaturas individuais) são outros sinais usados para organizar o território e fornecer informações apaziguadoras para o habitante. Quando um gato é hospitalizado, perde subitamente essa informação e, em um momento em que o indivíduo está especialmente sensível ao estresse como resultado de sua condição médica, a perda de tais sinais de conforto pode ser particularmente significativa.

A segunda causa de estresse é o contato com novos indivíduos que não carregam o feromônio F4 alomarcador. Quando o gato está passando por estresse interno, como resultado de sua saúde física, esses indivíduos, incluindo veterinários e enfermeiros dentro da clínica, são passíveis de serem considerados possíveis agressores e, consequentemente, sua presença induzirá angústia e medo.

Estressores adicionais, como gatis inadequadamente organizados, tratamentos dolorosos e vizinhos perturbadores (na forma de outros animais hospitalizados), podem contribuir para o estresse induzido pela perda de território e interação forçada com pessoas desconhecidas. Em muitos casos, a má organização dos gatis hospitalares é um fator angustiante para o gato, e falta de instalações adequadas de cama, posicionamento de alimentos e água próximos à bandeja sanitária e falta de acesso ao espaço tridimensional dentro do gatil (ou seja, falta de prateleiras) são alguns dos erros mais comuns observados em hospitais veterinários. As medidas para prevenir o estresse em gatos hospitalizados são baseadas na compreensão dos fatores causais já discutidos, e o desenvolvimento da feromonoterapia tem sido muito útil no manejo dos gatos hospitalizados. Preparar os gatis pulverizando a fração F3 do feromônio de marcação em cada um dos cantos e em qualquer móvel ou estrutura pode ser muito eficaz na prevenção das primeiras reações de estresse. Durante os dias seguintes, difusores elétricos de F3 ajudarão a fornecer informações contínuas de apaziguamento. O uso de F4 (Felifriend®, Ceva Saúde Animal Ltda.) nas mãos da equipe médica é outra técnica que ajuda na prevenção da segunda causa principal de angústia.

COMO MINIMIZAR O ESTRESSE E MELHORAR O BEM-ESTAR NA ROTINA DA INTERNAÇÃO

Quando a interação é bem-vinda, forneça interação não médica. Nem todo o tempo gasto com o cuidado do paciente felino deve envolver uma interação desagradável, baseada em exames e tratamentos. Essas interações devem incluir:

- TLC – *tender, love and care* (carinho, amor e cuidado): limpeza, escovação, carinho na cabeça – queixo, região cervical ventral, ao redor dos olhos e topo da cabeça.
- Tempo de silêncio e escuro para descansar e comer: é importante apagar as luzes e fazer silêncio sempre que não há a necessidade de interação com os gatos internados. Eles dormem e comem melhor dessa forma, dentro de tocas ou caixas.
- Enriquecimento ambiental: pedir para o proprietário trazer brinquedos ou pequenos arranhadores de casa. Pode-se também fazer bolinhas de papel, varinhas e utilizar pequenos cordões para brincar com os pacientes. Sempre deve haver supervisão, para que não haja risco de ingestão de algum material utilizado.

- Permitir breves períodos de exercício fora do gatil: soltar o gato em local seguro para que possa caminhar e utilizar um arranhador. Porém, os gatos devem ser mantidos em áreas afastadas do contato com outros animais. Isso melhorará a eliminação, bem como os hábitos alimentares e de higiene.

Escolher um ambiente tranquilo e sem distrações para realizar procedimentos é uma maneira simples e eficaz de começar. O cuidado com o posicionamento de gatos mais velhos ou feridos é essencial para prevenir dor e comportamentos indesejados, como agressividade.

A punção venosa e a colocação do cateter devem ser feitas rapidamente por um membro qualificado da equipe, com mínima e adequada contenção (Figura 4). A flebotomia frequente é uma importante causa de anemia em gatos internados, devendo ser planejada e acompanhada com cuidado. Foi relatado que o uso de anestésicos tópicos à base de lidocaína e prilocaína auxilia para uma rápida e tranquila coleta de sangue.

Durante a interpretação dos exames físico e laboratorial de rotina, é importante lembrar que os efeitos desfavoráveis do estresse também incluem respostas fisiológicas indesejáveis, como:

- Neutrofilia, linfopenia.
- Hiperglicemia, glicosúria, alcalúria.
- Hipertensão, hipertermia.

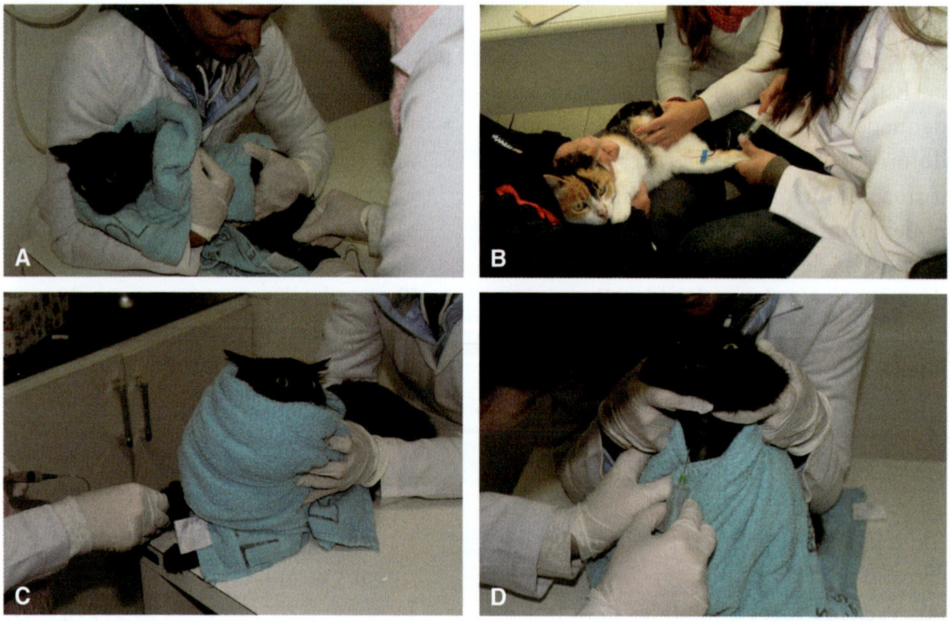

FIGURA 4. Métodos de coleta de sangue, com uso de toalhas e mínima contenção física. **A:** coleta da veia safena medial com Scalp 23G, em cima da mesa de fórmica. **B:** mesma coleta de A, mas no colo da proprietária. **C:** coleta da veia cefálica com Scalp 23G. **D:** coleta na veia jugular com uso de sistema a vácuo com agulha vacutainer 21G. Esse tipo de coleta é contraindicado para gatos com dispneia ou dor cervical.

Fonte: arquivo pessoal da autora.

- Taquicardia, taquipneia.
- Sopros cardíacos.
- Hipocalemia, aumento de creatinoquinase.
- Liberação de sacos anais, defecação com muco/sangue.

Deve-se utilizar o mínimo de material de bandagem e esparadrapo possível para evitar o estresse durante sua colocação e retirada (**Vídeos *online***). A aplicação de medicações subcutâneas e intramusculares deve ser feita nos membros, sendo oferecida ração úmida palatável para o gato no mesmo momento, para que se distraia com a atração pelo alimento. O fluido subcutâneo deve ser administrado em um ambiente calmo e confortável, e deve-se utilizar bomba de infusão nas fluidoterapias intravenosas para evitar sobrecarga hídrica, muito comum em felinos. Colares elisabetanos tipo "rosquinha" ou de pano providenciam mais conforto e melhor acesso ao alimento (Figura 5).

Vários medicamentos podem ser colocados em uma cápsula de gelatina vazia para que apenas uma administração oral seja necessária. Fármacos que causam hipersalivação nos gatos também podem ser administrados dessa maneira, desde que não seja contraindicado. Os medicamentos devem ser seguidos por uma pequena quantidade de água ou alimento para evitar que se alojem no esôfago. Alternativamente, uma pequena quantidade de manteiga pode ser colocada no focinho do gato para estimular sua deglutição e fornecer a lubrificação necessária (ver capítulo 92 – Administração de medicamentos).

Gatos internados devem ser examinados e pesados, no mínimo duas vezes por dia. Mesmo os pacientes que estão comendo podem não ingerir a quantidade de calorias e proteínas necessária, sendo evidenciadas perda de peso e redução dos escores corporal e muscular. É importante lembrar que medicações orais também agravam a anorexia, devendo ser evitadas nesses momentos. Além disso, gatos podem deixar de se alimentar em decorrência de aversões aprendidas, por associação com momentos de estresse, náusea e dor. Gatos com dor, desidratação, náusea e febre não se alimentam, por isso essas condições devem ser sempre tratadas. Excessos na prescrição de medicações e interações medicamentosas podem causar estresse, intoxicações e

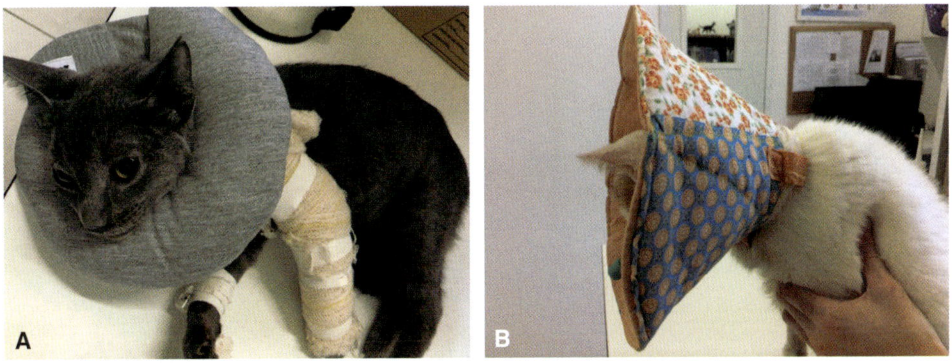

FIGURA 5. **A, B:** substituir os colares elisabetanos rígidos por aqueles tipo "rosquinha" ou de pano contribuem para um melhor bem-estar do paciente.

Fonte: arquivo pessoal da autora.

náusea, geralmente representados por sialorreia profusa, vômitos e anorexia (ver capítulo 35 - Anorexia).

A alimentação deve ser incentivada com palavras gentis e carinho, além do oferecimento de alimentos proteicos, mornos e palatáveis. Alguns gatos só se alimentam em momentos de escuro e silêncio, ou durante a visita de seus proprietários. Às vezes, colocar uma pequena quantidade de alimento na boca com os dedos ou uma seringa de insulina os incentiva a comer, principalmente se estiverem com obstrução nasal ou anosmia. Gatos que estão recusando o alimento e/ou perdendo peso devem receber alimentação forçada por meio de sondas. As mais utilizadas são as nasoesofágicas e esofágicas (ver capítulo 98 – Nutrição enteral). Deve-se evitar o uso de estimulantes de apetite na internação, pois a intervenção alimentar é imperativa nesse momento. A alimentação forçada por meio de seringa (facilitada) é contraindicada, pois causa aversão aprendida, e muitos gatos desenvolvem distúrbios alimentares graves em consequência disso.

Durante a alta hospitalar, os proprietários devem ser orientados sobre a possibilidade de falta de reconhecimento do gato internado pelos outros gatos da mesma casa. É importante não forçar as interações e, muitas vezes, a aproximação deve ser feita como se fosse a primeira introdução desse gato nesse ambiente, aos poucos e ao longo de dias. Um tecido ou cobertor pode ser massageado no focinho de um gato e depois nos outros, para devolver o cheiro de grupo e facilitar o reconhecimento pelos feromônios individuais. Pode ser necessário o uso de feromônios sintéticos e medicações psicoativas nos casos mais difíceis, com a orientação de um profissional em etologia felina.

LITERATURA SUGERIDA

Balakrishnan A, Drobatz KJ, Reineke EL. Development of anemia, phlebotomy practices, and blood transfusion requirements in 45 critically ill cats (2009-2011). J Vet Emerg Crit Care (San Antonio). 2016;26(3):406-11.

Carney HC, Little S, Brownlee-Tomasso D, Harvey AM, Mattox E. AAFP and ISFM feline-friendly nursing care guidelines. J Feline Med Surg. 2012;14:337.

Crisi PE, De Santis F, Giordano MV, Cerasoli I, Colucci F, Di Tommaso M, Luciani A. Evaluation of eutectic lidocaine/prilocaine cream for jugular blood sampling in cats. J Feline Med Surg. 2021;23(2):185-9.

Rodan I, Sundahl E, Carney H, Gagnon AC, Heath S, Landsberg G, et al.; American Animal Hospital Association. AAFP and ISFM feline-friendly handling guidelines. J Feline Med Surg. 2011;13(5):364-75.

Zeiler GE, Fosgate GT, van Vollenhoven E, Rioja E. Assessment of behavioural changes in domestic cats during short-term hospitalisation. J Feline Med Surg. 2014;16(6):499-503.

5

Particularidades da anamnese

Maria Alessandra Martins Del Barrio
Fernanda Vieira Amorim da Costa

O PULO DO GATO

Ouvir os clientes atentamente é extremamente importante, pois eles podem detectar intuitivamente pequenas mudanças que representam problemas reais.

Perguntas abertas que exigem uma resposta definitiva, em vez de um simples sim ou não, resultam nas melhores respostas. Ao fazer perguntas abertas, obtém-se uma história mais detalhada; por exemplo: "Qual foi o último dia em que você notou um apetite normal?", "Quanto de água seu gato bebe por dia?", "Você notou alguma mudança no uso da caixa de areia?".

Toda e qualquer anamnese deve ser precedida pelos dados básicos indispensáveis do gato (resenha), que devem incluir idade, sexo, estado reprodutivo, raça, origem, estilo de vida, número de contactantes, possibilidade de contato com outros gatos, hábito de caça.

Todo gato deve ser investigado quanto à realização de testes prévios de FIV/FeLV, incluindo tipo de teste utilizado, datas e resultados.

INTRODUÇÃO

Gatos são sabidamente "mestres do disfarce". Como todos os felinos, o gato é um animal estoico, ou seja, resignado e conformado diante da dor e da doença, característica que faz parte de seu mecanismo de defesa. Ele fica impassível e imperturbável diante do sofrimento. Os felinos sabem por instinto que, se demonstrarem fraqueza, facilitarão a vida dos seus predadores. Assim, eles aguentam firme, sem reclamar, geralmente encolhidos em um canto, sem gemerem, sem se alimentarem. Isso torna difícil para o proprietário definir o que está acontecendo de errado com seu animal e, consequentemente, também dificulta a investigação veterinária.

O objetivo deste capítulo e do capítulo 6 (Particularidades do exame físico) é auxiliar os veterinários no desenvolvimento de técnicas para decifrar as mensagens obscuras e às vezes confusas transmitidas por seus pacientes felinos. Preparar um histórico médico completo e realizar um exame físico específico são duas ferramentas essenciais para resolver os problemas do paciente e informar aos clientes os melhores meios para manter seus companheiros felinos saudáveis.

PONTOS IMPORTANTES PARA CONSTRUIR A HISTÓRIA DO PACIENTE FELINO

Existem diferentes preocupações inerentes ao bem-estar e à saúde para filhotes (até 1 ano de idade) e adultos jovens (1 a 6 anos), adultos maduros (7 a 10 anos) e idosos (acima de 10 anos) (capítulo 12 – Cuidados preventivos de saúde por faixas etárias). **Frequentemente, alguns fatores, como dieta, comportamento e histórico de medicamentos, são mais significativos de acordo com a faixa etária do paciente.** Incluir perguntas sobre onde o gato foi adquirido (p. ex., abrigo, resgate, encontrado na rua) ou se o gato viveu anteriormente em outra localização geográfica ajuda a definir elementos essenciais de sua história. Gatos adotados de abrigos têm maior probabilidade de terem sido expostos a agentes de doenças infecciosas (p. ex., herpes-vírus felino).

Três sinais gerais comuns de apresentação são anorexia, letargia e uma mudança no comportamento normal (p. ex., esconder-se). Os clientes relatam regularmente um ou mais desses sinais quando solicitados a descrever os problemas de seus gatos. Por isso, determinar os diagnósticos diferenciais é bastante desafiador, pois a realização de uma boa anamnese e exame físico é determinante para montar as peças do quebra-cabeças e viabilizar a investigação clínica.

A visita de um novo paciente é uma ótima oportunidade para discutir o comportamento. Um problema de comportamento não resolvido pode levar a um comprometimento do vínculo gato-humano e aumentar o risco de o gato ser abandonado em um abrigo ou sacrificado. Um conjunto inicial de perguntas baseadas em comportamento pode ajudar clientes e veterinários a explorar essa questão. **Alguns comportamentos indesejáveis (p. ex., urinar fora da caixa de areia) podem ser o resultado de uma condição médica não diagnosticada.** Além disso, uma discussão sobre os hábitos gerais do uso da caixa de areia é apropriada. A revisão do comportamento durante as visitas do filhote também ajuda o cliente a entender as interações necessárias durante os períodos de socialização inicial (3 a 8 semanas) e tardio (9 a 16 semanas). Fornecer as informações adequadas no início da vida do gato leva a menos problemas comportamentais futuros.

Questões específicas devem ser feitas sobre a dose e a frequência de administração dos medicamentos prescritos, pois às vezes os clientes fazem alterações sem consultar o veterinário. Além disso, os clientes podem não relatar o uso de medicamentos ou suplementos sem receita, a menos que sejam questionados diretamente.

COMO REALIZAR O HISTÓRICO E A ANAMNESE

Idealmente, nossa abordagem ao paciente felino se inicia com a anamnese, que deve ser completa e baseada em questionamentos sobre o motivo que levou o paciente ao consultório (manifestações clínicas, exames prévios, tentativas terapêuticas e resultados), bem como antecedentes mórbidos, histórico de imunização e administração de antiparasitários (vermífugos e repelentes), além de alimentação e descrição de todos os sistemas, a fim de identificarmos alterações muitas vezes despercebidas pelos proprietários. Os questionamentos devem sempre ser encerrados com perguntas como: "Você gostaria de me fazer alguma pergunta?" ou "Existe algo a mais que você gostaria de nos informar sobre o seu gato?", para que alguma informação ou dúvida importante não passe despercebida. Um exemplo de ficha completa de histórico/anamnese pode ser observado na Figura 1.

MedFel – SERVIÇO DE MEDICINA DE FELINOS
HOSPITAL DE CLÍNICAS VETERINÁRIAS
UNIVERSIDADE FEDERAL DO RIO GRANDE DO SUL

HCV - UFRGS

MedFel HCV-UFRGS

FICHA DE HISTÓRICO

NÚMERO DA FICHA:	DATA:

NOME DO GATO: .... SEXO: (M) (F) CASTRADO: (N) (S)

IDADE: .... RAÇA: .... PELAGEM: ....

NOME DO TUTOR: .... TEL: ....

E-MAIL: .... CEL: ....

Nos conte um pouco sobre o (a) seu (sua) gato (a)......

Origem do animal: ☐ Adoção ☐ Compra ☐ Pegou na rua Local: ....

Moradia: ☐ Casa ☐ Apartamento ☐ Outro.................... ☐ Acesso à rua ☐ Acesso ao pátio ☐ Outro gato com acesso à rua

Contato com outros animais: (N) (S) ☐ Gatos ☐ Cães Número de gatos na moradia....................

Hábitos: ☐ Apenas dentro de casa ☐ Só vai no pátio ☐ Sai de vez em quando ☐ Passeia sempre ☐ Só vem comer ☐ Caça

Temperamento: (carente) (tranquilo) (assustado/medroso) (não interage) (agressivo) (apático) (dominante) (submisso)

Nível de atividade: ☐ Muito ativo ☐ Normal ☐ Muito inativo ☐ Mais ativo ☐ Menos ativo ☐ Não sei

Teste para FIV e FeLV: ☐ Sim ☐ Não ☐ Não sei Tipo de tese:.................... Data:....................

Vacinação: (N) (S) Data última dose.................... Tipo de vacina: (Tríplice) (Quádrupla) (Quíntupla) (Antirrábica)

☐ Não sei Outras: .... Teve alguma reação vacinal? ☐ Sim ☐ Não ☐ Não sei

Vermífugo: (N) (S) Data.................... Nome comercial.................... Segunda dose? ☐ Sim ☐ Não ☐ Não sei

Número de vasilhas comida.................... Locais das vasilhas de comida....................

Apetite: ☐ Muito bom ☐ Bom ☐ Exigente ☐ Pouco ☐ Muito pouco ☐ Não vê comendo ☐ Não sei

Mudança do apetite: ☐ Mesmo ☐ Aumentou ☐ Reduziu ....dias Quantidade/dia: ....

Qual (is) Ração (ões) seca (s).................... ☐ Disponível o dia todo? Petiscos?....................

Lata/Sachet.................... ☐ 1-2x/dia ☐ 3-4 x/dia ☐ > 4x/dia Caseira? ....

Número de vasilhas água.................... (bebedouro) Locais das vasilhas de água....................

Ingestão de água: ☐ Bastante ☐ Boa ☐ Pouca ☐ Muito pouca ☐ Não vê bebendo água ☐ Não sei

Mudança da ingestão de água: ☐ Mesma ☐ Aumentou ☐ Reduziu ....dias

Número de vasilhas sanitárias.................... Tipo de areia....................

Locais das vasilhas sanitárias:....................

Urina fora da caixa? ☐ Sim ☐ Não ☐ Não sei Locais:.................... Tempo:....................

Defeca fora da caixa? ☐ Sim ☐ Não ☐ Não sei Locais:.................... Tempo:....................

Urina: ☐ Muito ☐ Normal ☐ Pouco ☐ Mais ☐ Menos ☐ Não sei ....vezes ao dia Quantidade?....................

☐ Sangue ☐ Gotejando ☐ Não urina ☐ Incontinência Tempo:.................... Cor:....................

Fezes: ☐ Muito ☐ Normal ☐ Pouco ☐ Mais ☐ Menos ☐ Não sei ....vezes ao dia Quantidade?....................

☐ Sangue ☐ Amolecidas ☐ Pastosas ☐ Líquidas ☐ Não defeca ☐ Tempo:.................... Cor:....................

Respiração: ☐ Normal ☐ Acelerada ☐ Boca aberta Tempo:.................... ☐ Não sei

FIGURA 1. Exemplo de ficha completa de histórico e anamnese utilizada no Serviço de Medicina Felina do Hospital de Clínicas Veterinárias da Universidade Federal do Rio Grande do Sul (*continua*).

Fonte: arquivo pessoal da autora.

HCV - UFRGS

MedFel – SERVIÇO DE MEDICINA DE FELINOS
HOSPITAL DE CLÍNICAS VETERINÁRIAS
UNIVERSIDADE FEDERAL DO RIO GRANDE DO SUL

FICHA DE HISTÓRICO

MedFel HCV-UFRGS

Comportamento: Notou alguma mudança de comportamento? ☐ Sim ☐ Não ☐ Não sei Qual?________________

____

O seu gato brinca? ☐ Sim ☐ Não ☐ Não sei O seu gato ronrona? ☐ Sim ☐ Não ☐ Não sei

Alguma dificuldade em usar a caixa de areia? ☐ Sim ☐ Não ☐ Não sei

Alguma dificuldade em subir, descer ou pular em móveis ou escadas? ☐ Sim ☐ Não ☐ Não sei Qual?____________

____

Seu gato está mancando: Qual pata(s) ____________ ☐ Constante ☐ Intermitente Duração: ____________

Seu gato está dormindo mais, muito quieto ou se escondendo? ☐ Sim ☐ Não ☐ Não sei ________________

Seu gato tem miado muito ou muito alto? ☐ Sim ☐ Não ☐ Não sei Tem dormindo menos? ☐ Sim ☐ Não ☐ Não sei

Algum sinal de agressividade, cegueira ou surdez? ☐ Sim ☐ Não ☐ Não sei Qual? ________________

Seu gato se dá bem com os outros da casa? Você observa conflitos? ☐ Sim ☐ Não ☐ Não sei

Seu gato já brigou com um gato de rua? Quantas vezes: __________ Se machucou?________________

O seu gato vomita? Se sim, diga a frequência – diária, semanal, mensal? ________________

O que tem no vômito? ☐ Espuma ☐ Ração inteira ☐ Ração em pasta ☐ Líquido amarelo ☐ Sangue ☐ Pelos

Alguma relação com a ingestão de comida? ☐ Logo depois ☐ Pouco tempo depois ☐ Muito tempo depois ☐ Não sei

☐ Faz uso de pasta para bola de pelos? ☐ Não ☐ Sim Qual? ________________

Alguma mudança no hálito? ☐ Não ☐ Sim ☐ Não sei Qual? ________________

Você considera o seu gato: (caquético) (magro) (normal) (sobrepeso) (obeso) (muito obeso) Emagreceu? (S) (N) ☐ Não sei

Tosse: ☐ Ocasionalmente ☐ Frequentemente **Espirra:** ☐ Ocasionalmente ☐ Frequentemente

Secreção nasal ou ocular: ☐ Amarela ☐ Aguada ☐ Sanguinolenta Qual? ____________ Duração: ____________

Seu gato já teve infecção nos olhos no passado? ☐ Não ☐ Sim ☐ Não sei **E nos ouvidos?** ☐ Não ☐ Sim ☐ Não sei

Seu gato se coça? ☐ Não ☐ Sim ☐ Não sei ☐ Sazonal ☐ Todo o ano ☐ Local: ________________

Faz prevenção de pulgas? ☐ Regularmente ☐ De vez em quando Número de meses/ano: ____________

Notou pulgas ou carrapatos recentemente? ☐ Não ☐ Sim ☐ Não sei

Percebeu alguma alteração nos pelos ou algum nódulo na pele? ☐ Não ☐ Sim ☐ Não sei ____________

Seu gato teve alguma doença, cirurgia ou problema no passado? Qual (is)? ....

....

Está usando alguma medicação? (N) (S) Qual/dose/frequência..

....

....

Alguma outra coisa que você gostaria de nos informar sobre o (a) seu (sua) gatinho (a)? ....

....

....

Foi indicado por outro veterinário? Qual? Clínica?..

FIGURA 1. *Continuação.* Exemplo de ficha completa de histórico e anamnese utilizada no Serviço de Medicina Felina do Hospital de Clínicas Veterinárias da Universidade Federal do Rio Grande do Sul.

Fonte: arquivo pessoal da autora.

Muitos proprietários usam *e-mail* e redes sociais para comunicar suas observações e preocupações. O envio de um questionário prévio ao cliente sobre o histórico do paciente é uma maneira eficaz de coletar informações para uma avaliação médica nova, antes da consulta agendada. Além disso, esse questionário pode ser usado quando um proprietário não pode estar presente para a anamnese e o exame físico (p. ex., quando os pacientes são deixados e buscados depois). Questionários específicos também podem ser desenvolvidos para diferentes questões médicas, como problemas de comportamento ou mobilidade e disfunção cognitiva.

A consulta deve ser realizada a portas fechadas, em um ambiente silencioso. O momento da anamnese é o ideal para ambientar e aclimatar o gato na sala de atendimento. **Devemos conversar em um tom baixo e uníssono, sem fazer grandes alardes, bater palmas ou espalmar a mesa.** Durante o bate-papo com o proprietário, abrimos a caixa de transporte e permitimos ao paciente desbravar o ambiente e escolher onde quer ficar, enquanto o observamos (Figura 2). A exceção para essa recomendação inclui as situações urgentes e emergenciais.

Se a consulta é um retorno, reavaliação ou preventiva, deve-se perguntar se o cliente notou algo que o preocupou desde a última visita, mesmo que tenha se resolvido. Uma vez que a preocupação específica tenha sido discutida, a menos que o paciente necessite atenção médica imediata direcionada ao problema, uma série de perguntas gerais pode ser feita.

As respostas iniciais do cliente podem levar a perguntas mais específicas ou sugestões para continuar (p. ex., "Descreva o que você viu", "O que mais?", "Algo a mais?") para ajudar a definir um problema específico.

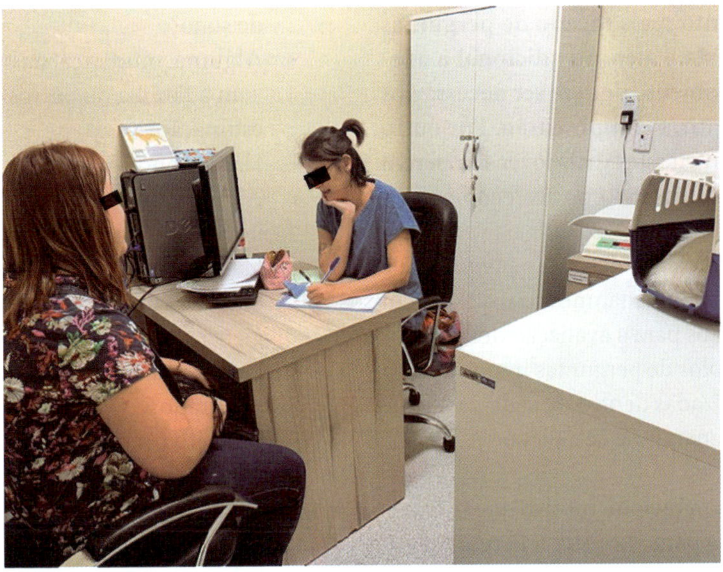

FIGURA 2. Histórico e anamnese sendo realizados enquanto a caixa de transporte está aberta, dando liberdade para o gato sair sozinho.

Fonte: arquivo pessoal da autora.

Ao repetir as principais informações fornecidas pelo cliente, os veterinários demonstram que estão prestando atenção e se importando com a perspectiva do cliente. Além disso, um veterinário que demonstre os vários comportamentos e sons que os gatos fazem em certas condições, como tosse ou vômito, pode ajudar os responsáveis a descrever melhor os sinais de seus gatos. Ao gravar sinais ou comportamentos e compartilhar o vídeo com o veterinário, o cliente pode comunicar um problema complicado ou pouco observado. Essa também é uma maneira útil para o veterinário monitorar o andamento de um caso, especialmente quando o gato fica muito estressado durante as visitas veterinárias e, portanto, é difícil de examinar.

Adaptar o estilo de comunicação, dependendo da faixa etária do cliente e das preferências individuais, também pode ser construtivo. Por exemplo, alguns clientes idosos precisam de mais tempo e de um ouvido compreensivo para suas preocupações. **Um conjunto mais focado de perguntas da entrevista e atenção adicional à adesão ao tratamento podem ser necessários para garantir a compreensão.** Por outro lado, alguns clientes mais jovens preferem se comunicar usando novas tecnologias e mídias sociais.

A seguir, serão descritas sugestões de questionamentos anamnésticos que devem ser realizados para a avaliação dos pacientes e exemplos de perguntas importantes a serem realizadas dentro de cada parte que compõe a anamnese completa:

- **Queixa principal:** motivo que trouxe o paciente para a consulta. Perguntar sobre as manifestações clínicas, a cronologia do processo, exames realizados, tentativas terapêuticas (doses, frequências, tempo, resposta ao tratamento, efeitos adversos).
    - Como o seu gato tem estado desde a última visita?
    - Quando seu gato pareceu normal pela última vez?
    - Os sinais são intermitentes ou contínuos? Agudos ou crônicos?
- **Aparência geral:** atual condição corporal do paciente (magro, obeso, pelagem alterada, assimetria corporal).
    - Houve perda ou ganho de peso? Quanto e em quanto tempo?
    - Há alguma alteração na pelagem?
    - Houve mudança na cor dos olhos?
    - Notou algum nódulo ou ferida ultimamente?
- **Comportamento:** mudanças relacionadas aos hábitos e à rotina dos pacientes.
    - Quais mudanças de comportamento você notou recentemente?
    - Houve alguma mudança recente no ambiente?
    - Há alguma alteração nos padrões de sono?
    - Alguma mudança nas interações com a família ou outros animais de estimação?
    - Há mudanças no nível de atividade?
    - Algum comportamento de medo notado?
    - Há aumento da vocalização?
    - Seu gato mudou os hábitos de higiene?
    - Está alerta, ativo, letárgico, apático, prostrado?
    - Seu gato brinca? Seu gato ronrona?
- **Vacinação:** histórico completo de vacinação, incluindo tipos de vacinas utilizadas, e datas – sempre verificar a carteira de vacinação.
    - Como foi feita a vacinação do seu gato quando ele era filhote?

  - Seu gato já foi testado para FeLV/IV? E os gatos que convivem com ele? Quando? Qual foi o teste utilizado?
  - Foram observados efeitos adversos nas outras vacinações? Como eles ocorreram?
- **Endo e ectoparasitas:** quando, como e quais produtos foram utilizados para vermifugação e tratamento/prevenção de ectoparasitas.
  - Você tem usado produtos preventivos para dirofilariose, pulgas e outros parasitas externos e internos?
  - Poderia me fornecer o nome do produto, dosagem e intervalo de aplicação?
  - Já observou pulgas ou as suas fezes e carrapatos no seu gato ou em algum animal que convive com ele?
- **Olhos, orelhas e focinho:** alterações na acuidade visual, auditiva, olfativa.
  - Notou se o seu gato apresentou secreção nas narinas ou deformidade facial, como aumento de volume ou presença de massas?
  - Há mudanças quanto a abertura dos olhos, presença de secreções, olhos vermelhos ou coceira?
  - Tem notado se o seu gato bate em objetos?
  - Você acha que seu gato escuta bem?
  - Ele responde ao ser chamado e na hora da alimentação?
  - Está apresentando coceira na orelha, balança a cabeça, apresenta secreção ou mau cheiro nas orelhas?
- **Sistema digestório:** alimentação, ingestão de água, defecação, vômitos.
  - Alguma mudança alimentar recente?
  - O apetite está normal, aumentado ou diminuído?
  - Quando foi a última vez que o seu gato comeu uma refeição normal?
  - Que tipos de alimentos são fornecidos? Qual a frequência por dia e a quantidade?
  - Houve alguma troca de dieta recentemente?
  - Existe alguma dor ou dificuldade ao comer?
  - A ingestão de água mudou? Aumentou ou diminuiu? Há quanto tempo?
  - Onde os alimentos e a água são oferecidos (locais da casa)?
  - Que tipo de vasilha para água e comida é utilizado (qual o material? Quantas vasilhas?)
  - São oferecidas fontes de água para o seu gato? Quantas? Onde elas ficam?
  - Qual tipo de água é oferecido (filtro, torneira, mineral)?
  - Mostra sinais de dor para a preensão do alimento?
  - Percebeu algum odor diferente na boca do seu gato ou salivação excessiva?
  - As fezes mudaram de aparência (cor, consistência, tamanho ou volume)?
  - Há esforço para defecar? Algum choro com a defecação?
  - Há defecação fora da caixa de areia?
  - Seu gato vomitou recentemente? Descreva a aparência do vômito. Quantas vezes isso aconteceu? Quanto tempo depois de comer? Descreva o evento e a reação do gato após vomitar.
- **Sistema urinário:** hábitos e mudanças na micção.
  - A quantidade de urina mudou? Aumentou ou diminuiu?
  - A frequência de micção aumentou ou diminuiu? Há quanto tempo?
  - Qual é a cor da urina?
  - Há esforço para urinar?
  - Seu gato demonstra dor ou vocaliza ao urinar?

- Tem urinado em lugares estranhos ou fora da caixa de areia?
- Quantas caixas de areia existem na casa e onde elas estão localizadas?
- Qual é o tipo de areia utilizada?
- Seu gato demonstra alguma preferência por caixa ou local para urinar?

- **Sistema reprodutor:** informações reprodutivas e do sistema genital.
  - Seu gato foi castrado com qual idade? Já teve filhotes?
  - Qual a frequência de cios? Quanto tempo duram? Quando foi o último?
  - Houve cruzamentos anteriores?
  - Seu gato costuma urinar em objetos?
  - Notou alguma secreção vaginal ou peniana?
  - Sua gata já utilizou medicamentos para suprimir o cio? Qual? Há quanto tempo?
- **Sistema cardiovascular:** coração e vasos sanguíneos.
  - Você observa seu gato cansado ou dormindo mais?
  - Ele gosta de brincar? De que brinquedos gosta ou quais atividades realiza?
  - Já observou seu gato tossindo?
  - Seu gato já teve algum desmaio?
- **Sistema respiratório:** trato respiratório cranial e caudal.
  - Seu gato apresenta ou apresentou secreção nasal? Quais as suas características (uni ou bilateral, cor, quantidade, tempo de evolução, tratamentos anteriores, resposta)?
  - Já observou tosse ou espirros? Fale sobre a frequência, momento do dia e suas características.
  - Alguma vez observou seu gato ofegante ou respirando de boca aberta?
  - Existem alérgenos em potencial na sua casa perto dos gatos, como cigarros, incensos, aromatizadores, inseticidas, perfumes, laquês, *sprays* etc.?
- **Mobilidade e postura:** problemas ósseos e/ou musculares.
  - Seu gato tem apresentado relutância em se mover ou ser manuseado?
  - Notou algum tipo de fraqueza?
  - Já observou seu gato mancando com algum inchaço nos membros?
  - Já percebeu alguma área dolorosa ultimamente?
  - Seu gato pula para cima ou para baixo sem dificuldade, como de camas e mesas? Ou utiliza outros móveis como escadas para realizar esse movimento?
  - Observa se o seu gato sobe e desce escadas normalmente?
  - Afia as unhas frequentemente? Onde?
  - Notou alguma dificuldade na utilização da caixa de areia? Qual é a altura das suas caixas de areia?
  - Fica muito tempo deitado? Mudou a postura para dormir?
- **Sistema nervoso:** sinais neurológicos.
  - Notou alguma alteração de comportamento do seu gato (agressividade, medo, hiperatividade, apatia)?
  - Seu gato tem tido os mesmos hábitos que sempre teve?
  - Tem interagido com as pessoas e os animais da casa normalmente?
  - Seu gato responde normalmente ao ser chamado e tocado?
  - Notou alguma modificação no posicionamento da cabeça, direção da caminhada e na forma como caminha?
  - Percebeu alguma diferença nos olhos, no tamanho das pupilas e na sensibilidade à luz?

- **Sistema tegumentar:** alterações na pele e pelagem.
  - Seu gato coça, arranha ou lambe frequentemente algum lugar do corpo? Quanto (nota de 0 a 10)?
  - Percebeu alguma falha no pelo, ferida, secreção ou descamação na pele?
  - Tem notado se o seu gato aumentou ou diminuiu o tempo em que passa se lambendo?

CONCLUSÕES

Uma história médica eficaz resume a situação de saúde conhecida e as necessidades e problemas potenciais do paciente. Sugere-se, a seguir, a construção de uma lista de problemas que contenham as informações mais importantes e os diagnósticos diferenciais mais comuns para que seja traçado um planejamento da investigação clínica. A próxima etapa, um exame físico abrangente, ajuda a preencher ainda mais as peças do quebra-cabeça.

LITERATURA SUGERIDA

Ettinger SJ, Feldman EC, Côte E. Textbook of veterinary internal medicine expert consult. 8. ed. v. 1. Elsevier Saunders; 2016.

Little SE. The cat: clinical medicine and management. St. Louis: Elsevier Saunders; 2012.

Little SE. August's consultations in feline medicine. v. 7. St. Louis: Elsevier Saunders; 2015.

Harvey A, Tasker S. BSAVA manual of feline practice: a foundation manual. Gloucester: BSAVA; 2016.

6

Particularidades do exame físico

Maria Alessandra Martins Del Barrio

O PULO DO GATO

Uma mesma sequência de exame físico, realizada de forma repetitiva, torna-se um hábito, minimizando a chance de erros por "esquecimento".

A toalha é a melhor amiga do veterinário de felinos e sempre deve ser utilizada nas consultas para deixar o paciente mais seguro e auxiliar na contenção física.

Deve-se evitar entrar e sair do consultório para buscar utensílios ou coletar materiais biológicos.

INTRODUÇÃO

Além de todos os cuidados envolvidos no "manejo amigável" ao paciente felino no consultório (capítulos 3 – Particularidades *cat friendly* do atendimento clínico e 5 – Particularidades da anamnese), o grande segredo para realizar um exame físico primoroso é o cumprimento de um padrão rotineiro, completo e consistente.

Uma vez coletadas as informações durante a anamnese, parte-se para o exame físico propriamente dito, sempre evitando uma abordagem muito rápida, frontal ou barulhenta ao paciente, além daquele olhar fixo que apenas um predador faminto é capaz de lançar sobre uma presa. O veterinário deve se aproximar do gato, calma e gentilmente, permitindo que seu odor seja conhecido/reconhecido.

Caso o gato não saia espontaneamente da caixa de transporte, recomenda-se a remoção da tampa/parte superior e a colocação de uma toalha sobre ele (Figura 1). Caso a caixa não permita a abertura dessa forma, deve-se tentar convencê-lo a sair com o uso de petiscos, caso ele possa comê-los. Não se recomenda despejar ou tracionar o gato, ou bater e sacudir a caixa para forçá-lo a sair!

Na preferência particular desta autora, gatos que refutam a saída da caixa não devem ser retirados dela. Eles devem ser mantidos e examinados no seu interior, a fim de evitar a sensação de perda total do controle da situação, tão importante para esses pacientes. Animais muito assustados ou receosos muitas vezes são avaliados no colo dos próprios responsáveis, a fim de sentirem-se mais seguros.

Muitos pacientes apresentam sinais nítidos de apreensão, ansiedade ou medo (pupilas dilatadas, corpo arqueado, pelame eriçado, dentes à mostra e, até mesmo, vocalização), o que pode se refletir em agressão defensiva reativa. Nesses casos, recomenda-se a utilização de uma coberta ou toalha espessa para cobrir o gato, envolvendo-o como se fosse um temaki, burrito (*catrrito*) ou *wrap*.

Nosso contato físico deve ser iniciado com carinho, tocando o gato lentamente no topo da cabeça, tentando acariciá-lo. Fazer carinho na face do paciente, nas regiões temporais e mentonianas, é uma excelente ideia! Quando os acariciamos ao longo de seu dorso e eles elevam o quadril, recebemos uma sinalização muito positiva de aceitação. Muitos gatos criam intimidade conosco nesse momento. Começam a esfregar a cabeça e as bochechas em nossa mão, impregnando seu feromônio em nós. Esses pacientes já estão prontos para o exame físico.

Os gatos que não estabelecem tamanha intimidade são examinados com maior cautela, muitas vezes contidos gentilmente sob a própria coberta/toalha depositada sobre eles. Animais muito reativos que não podem retornar outro dia após algumas orientações e administração de gabapentina em casa (20 mg/kg VO, 2 horas antes da consulta) e aqueles que são ferais (que não convivem com o ser humano e, consequentemente, não dependem dele para sua alimentação) devem ser sedados ou anestesiados. Felizmente, são casos mais raros.

Durante a execução do exame, todo o material a ser utilizado (termômetro, estetoscópio, otoscópio, Doppler, glicosímetro, lente, colírios e fitas para exame oftálmico, materiais de coleta de sangue) deve estar ao nosso alcance, a fim de transmitir ao gato uma menor imprevisibilidade de nossa parte. Dessa forma, não geramos tanta ansiedade no paciente e ele se mantém mais colaborativo.

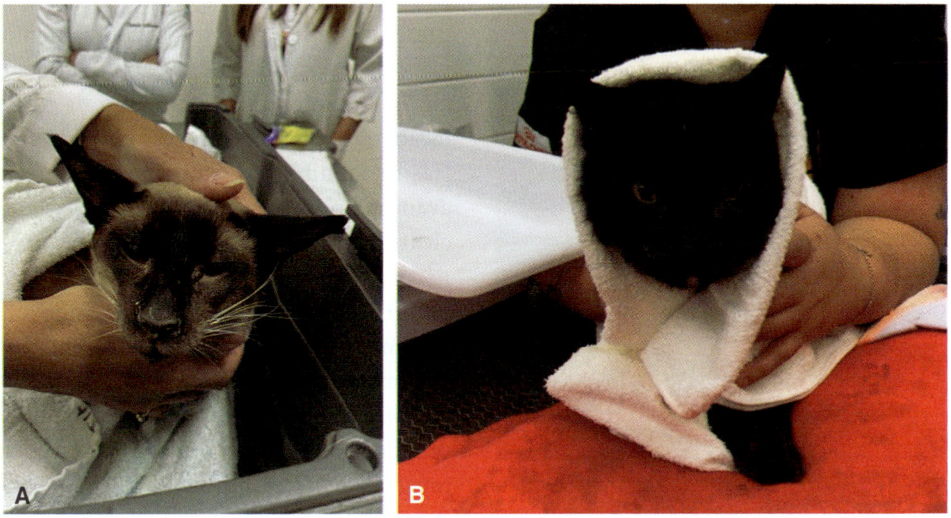

FIGURA 1. **A:** a melhor abordagem ao paciente felino para o exame físico é com a caixa sem tampa superior, com uma toalha por cima. Devemos sempre realizar o exame físico de forma lateral ou caudal ao paciente. **B:** paciente sendo envolto em uma toalha (*catrrito*) para lhe transmitir sensação de segurança e minimizar o medo e a ansiedade.

Fonte: A: imagem cedida por Fernanda Vieira Amorim da Costa. B: arquivo pessoal da autora.

Cada clínico constrói seu roteiro de avaliação física do paciente: por sistemas, por meio semiológico, por segmento corpóreo etc. O exame físico deve ser realizado, sempre que possível, a partir de uma abordagem lateral ou caudal, com o veterinário posicionado ao lado ou atrás do paciente. Devem-se deixar por último as partes do exame mais desconfortáveis, como a palpação abdominal e a aferição de temperatura, assim como a coleta de materiais biológicos.

EXAME FÍSICO PADRÃO

Todos os pacientes devem ser pesados em todas as consultas. O ideal é utilizar uma balança neonatal ou específica para gatos, que possa permanecer sobre a mesa de consulta ou deslocada para sua superfície, a fim de evitar muita manipulação do paciente. O escore de condição corporal do paciente (caquético, magro, ideal, sobrepeso, obeso), em escalas de 1 a 5 ou 1 a 9 deve ser determinado (https://wsava.org/wp-content/uploads/2020/08/Body-Condition-Score-cat-updated-August-2020.pdf), além do índice de composição corporal ou massa muscular (https://wsava.org/wp-content/uploads/2020/01/Muscle-Condition-Score-Chart-for-Cats.pdf).

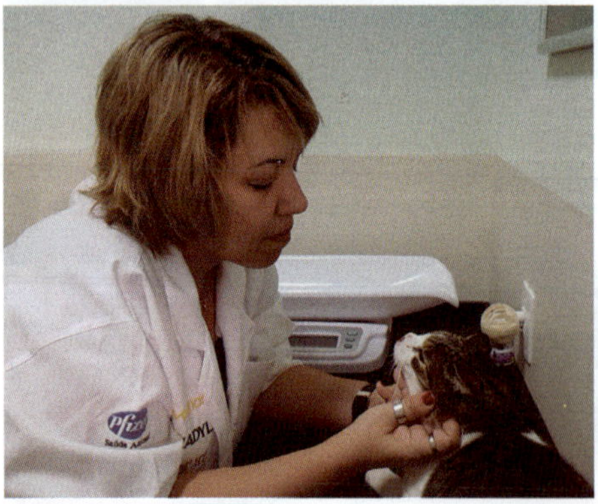

FIGURA 2. Abordagem clínica para o exame da cabeça. Quando estamos frente a frente com o gato, não se deve encará-lo com os olhos muito abertos. Olhos semicerrados reduzem a sensação indesejada de enfrentamento.

Fonte: arquivo pessoal da autora.

Em pacientes estáveis, podemos iniciar o exame físico geral pela cabeça. Durante esse momento do exame, aproveitamos para identificar quaisquer lesões dermatológicas na região cefálica, desde as orelhas até a região mentoniana (queixo) (Figura 2). Quadros dermatológicos sempre devem envolver raspados e exame com lâmpada de Wood, para avaliação parasitológica, fúngica e citológica, bem como quadros óticos (das orelhas) sempre requerem avaliação com otoscópio, além de exame do cerume, para pesquisa de agentes parasitários/infecciosos.

Os olhos devem ser inspecionados com relação a simetria, cor da íris, abertura palpebral, pupilas (tamanho, simetria), terceira pálpebra (membrana nictitante), presença de secreção ou lacrimejamento excessivo, posicionamento do bulbo ocular (enoftalmia – emagrecimento, desidratação) ou exoftalmia (abscessos ou neoplasias retrobulbares). Gatos de idade mais avançada podem apresentar esclerose nuclear do cristalino, observada como uma névoa, caudalmente ao orifício pupilar (capítulo 9 – Particularidades do gato idoso).

Quadros oftalmológicos requerem exames mais específicos que avaliem o bulbo ocular/retina (oftalmoscopia/fundoscopia), produção de lágrima (teste de Schirmer) e integridade da córnea (fluoresceína, Rosa Bengala) (Figura 4A). Síndrome de Horner (enoftalmia, ptose palpebral, protusão da terceira pálpebra e miose) e anisocoria (Figura 3) requerem avaliação neurológica do paciente. Mudanças na coloração da íris refletem aumento da vascularização, geralmente associadas a uveítes consequentes a processos infecciosos (PIF, FIV, FeLV, bartonelose, calicivirose) ou neoplásicos (melanomas, linfomas, metástases de tumores mamários) (Figura 4). As mucosas oculares (conjuntival e escleral) são examinadas quanto a vascularização e coloração (palidez, cianose, icterícia, hiperemia, congestão), anemia e inflamação.

A inspeção do focinho é importante para detectar presença de assimetria e secreção nasal (uni ou bilateral, simétrica ou assimétrica, serosa a purulenta), presença de corpos estranhos, lesões granulomatosas ou ulcerativas. Lesões em espelho nasal (ponta do focinho) podem ser virais (calicivírus, herpes-vírus), neoplásicas (carcinomas, linfomas e sarcomas), fúngicas (micoses profundas), bacterianas (micobacterioses) ou parasitárias (leishmaniose).

Avalia-se, então, a cavidade oral, com abertura da boca, contendo-se a cabeça do paciente por cima e pelos arcos zigomáticos, realizando a abertura com uma leve pressão digital com a mão livre sobre os incisivos inferiores. A boca do gato deve aberta de forma a permitir um bom exame do palato, das duas fauces e da orofaringe (Figura 5). A dor à abertura da boca é um importante achado, chamando a atenção para a possibilidade de estomatite caudal e para a porção óssea das arcadas dentárias e articulação temporomandibular. A área sublingual sempre deve ser acessada, pela alta frequência de obstruções por corpos estranhos lineares na espécie (linha, barbante, cadarço, fio), assim como pela possibilidade de lesões neoplásicas (linfoma ou carcinoma de células escamosas – câncer oral mais comum em gatos) e granulomatosas (leishmaniose) nessa localidade anatômica. Para tanto, com a boca aberta, realiza-se uma pressão delicada no espaço intermandibular elevando-se a língua, possibilitando a descoberta desses corpos estranhos, muitas vezes presos ao freio lingual (Figura 6). A avaliação frontal com a cabeça elevada a 45-60º nos permite examinar a cavidade oral quanto à coloração de mucosas, gengiva, fauces, língua e arcadas dentárias (principalmente faces linguais), possibilitando a identificação de lesões em quaisquer desses elementos, inferir a hidratação do paciente (pela umidade da mucosa) e até mesmo identificar uma icterícia

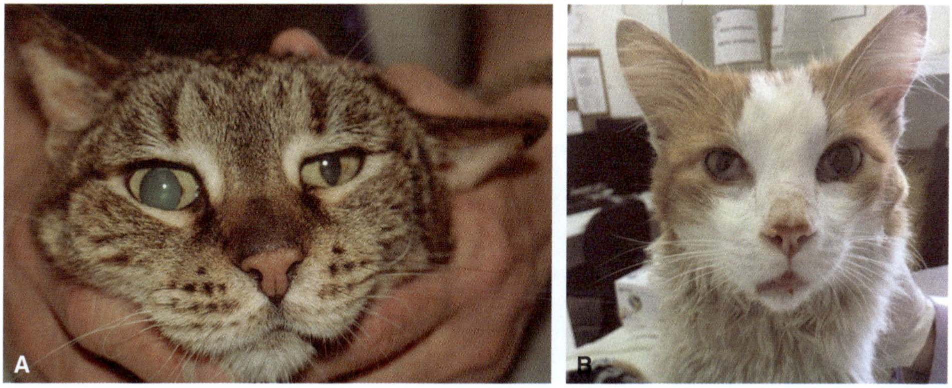

FIGURA 3. Exemplos de anisocoria (pupilas assimétricas) (**A**) e síndrome de Horner (**B**) em gatos.
Fonte: imagens cedidas por Fernanda Vieira Amorim da Costa.

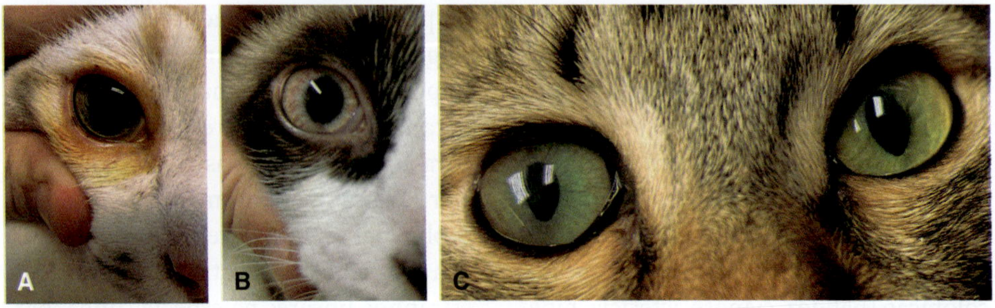

FIGURA 4. **A:** teste de fluoresceína sendo realizado em um paciente. **B**, **C:** alteração de coloração da íris em gatos com uveíte.

Fonte: arquivo pessoal da autora.

incipiente, pela mera observação dos pilares palatinos. O tempo de preenchimento capilar (TPC) prolongado levanta questões relacionadas ao estado de perfusão tecidual do paciente.

Os dentes devem ser usualmente avaliados com relação a erupção, fraturas, doença periodontal ou lesões de reabsorção (Figura 6). Gengivas e fauces sempre são inspecionadas a fim de detectar lesões ulcerativas ou proliferativas.

Examinadas as mucosas e a região cefálica, também podemos acessar a hidratação do paciente por meio do turgor da pele. Para tanto, fazemos uma prega cutânea no dorso do paciente e verificamos o tempo de retorno à posição normal, que não deve ultrapassar 2 segundos (Figura 7). Ressalta-se que pacientes obesos têm retorno muito rápido da prega e pacientes em quadros de catabolismo e idosos podem demorar mais, por um simples déficit de elasticidade da pele. Por isso, o turgor é avaliado conjuntamente com a umidade das mucosas e o posicionamento do bulbo ocular, quando se pretende estimar o grau de hidratação do paciente.

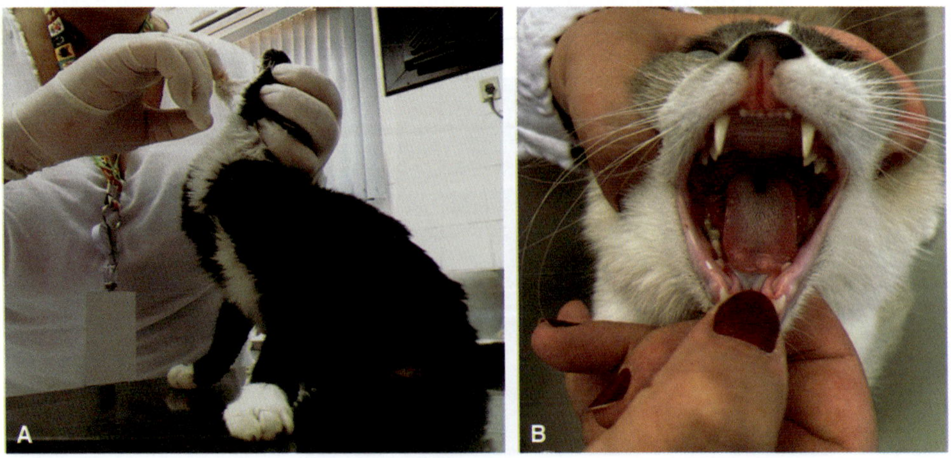

FIGURA 5. Método de abertura da cavidade oral para a realização de sua inspeção.

Fonte: arquivo pessoal da autora.

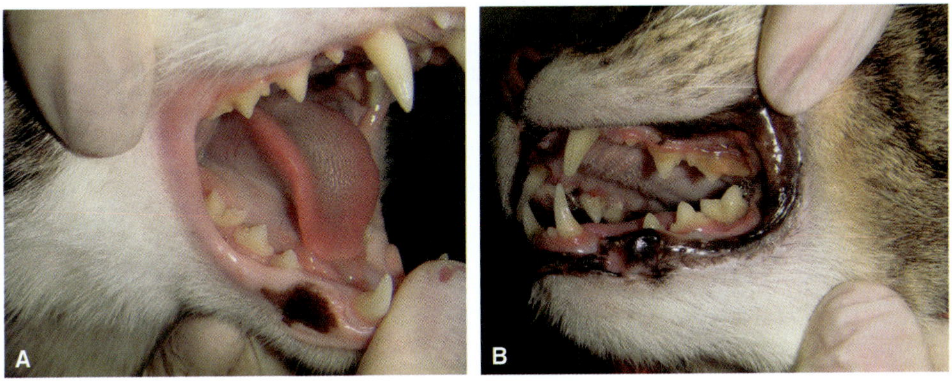

FIGURA 6. **A:** inserir o dedo indicador ou polegar entre os ramos da mandíbula durante a abertura da cavidade oral auxilia o exame lateral da região embaixo da língua, para pesquisar a presença de corpos estranhos lineares ou sialocele. **B:** a face vestibular dos dentes é mais bem avaliada retraindo caudalmente os lábios, de cada lado.

Fonte: imagens cedidas por Fernanda Vieira Amorim da Costa.

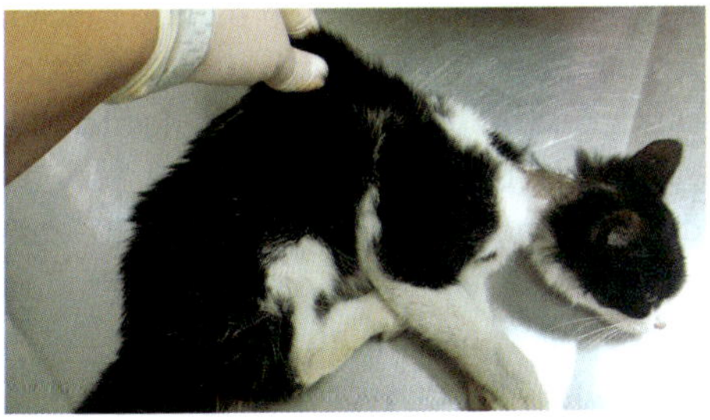

FIGURA 7. Teste de turgor cutâneo para estimar a hidratação do paciente. Ele deve ser sempre avaliado em conjunto com a hidratação da mucosa oral e o posicionamento dos bulbos oculares nas órbitas.

Fonte: arquivo pessoal da autora.

Os linfonodos palpáveis (submandibulares, retrofaríngeos, cervicais superficiais – antes conhecidos com pré-escapulares – axilares, inguinais e poplíteos) devem ser avaliados quanto ao tamanho, simetria e consistência. O aumento focal de linfonodos significa doença regional, em geral subsequente a abscessos, doenças fúngicas ou neoplásicas, e a linfadenopatia difusa pode ser decorrente de doença sistêmica, como FeLV e linfoma.

A palpação da tireoide é um componente essencial do exame físico de gatos adultos, particularmente daqueles em idade senil (superior a 8 anos) (Figura 8). Em condições normais não é possível palpar a tireoide; por isso, mesmo aumentos discretos já indicam investigação clínica adicional. Deve-se palpar a região lateral da traqueia (com os dedos polegar e indicador), em toda a sua extensão cervical, da laringe até a entrada do tórax em uma abordagem caudal ou cranial, com o pescoço hiperestendido. O exame é mais facilmente executado com o paciente sentado e a cabeça inclinada para cima (45 a 60°). A abordagem caudal é uma alternativa, com a rotação lateral e dorsal da cabeça facilitando o acesso ao lobo tireoideano contralateral (rotacionar para a esquerda evidencia o lobo direito e vice-versa) – método Norsworthy.

A auscultação cardiopulmonar (ACP) deve ser realizada em um ambiente tranquilo e silencioso. É recomendável avisar ao proprietário para que não fale durante o exame. O ideal para uma boa avaliação de um felino é a utilização de um estetoscópio neonatal

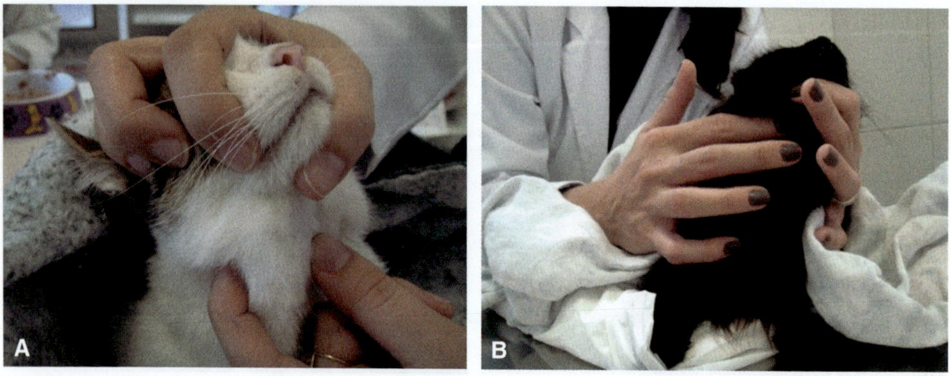

FIGURA 8. Palpação da tireoide. **A:** abordagem cranial com hiperextensão da cabeça e demonstração de um lado aumentado entre o polegar e o indicador. **B:** método Norsworthy, com abordagem caudal e hiperextensão da cabeça, girando-a 45° para o lado oposto ao que está sendo palpado.

Fonte: imagens cedidas por Fernanda Vieira Amorim da Costa.

humano ou cardiológico com dois diafragmas, um grande (ausculta pulmonar) e um pequeno (ausculta cardíaca). Ambos os hemitóraces devem ser auscultados.

Em relação à ausculta cardíaca, nos gatos, as áreas das válvulas são menos distintas e o coração é anatomicamente mais horizontal do que em cães (Figura 9). Consequentemente, a maioria dos veterinários não identifica áreas valvares específicas e o melhor local para a auscultação cardíaca é nas regiões laterais ao externo, dos lados esquerdo e direito. Devem-se utilizar termos como "apical" ou "caudal" para a localização próxima ao batimento palpável do ápice e "cranial" para sons rostrais ao ápice. Em gatos, o impulso apical geralmente ocorre no esterno, de modo que as áreas de ausculta ficam tipicamente ao longo das bordas esternais esquerda e direita. Assim, um sopro típico de regurgitação mitral é mais alto na borda esternal caudal ou no ápice, enquanto a ejeção e os sopros funcionais são frequentemente mais altos ao longo da borda esternal cranial esquerda ou direita. O paciente deve ficar posicionado para a frente, em decúbito esternal, sentado ou em estação. Avaliam-se a frequência, o ritmo e os sons cardíacos (bulhas), na tentativa de identificação de arritmias, hipofoneses, sopros ou desdobramentos de bulhas. Portanto, uma auscultação bem realizada certamente dura muito mais que 15 segundos.

A presença de sopros nem sempre traduz uma cardiopatia subjacente e, o mais importante, sua ausência não descarta a existência de quadros patológicos. A identificação de sopros homogêneos em todos os focos geralmente nos remete a alterações sistêmicas relacionadas à viscosidade sanguínea, como anemia, desidratação grave, policitemia, leucocitoses acentuadas ou hiperproteinemias intensas.

A detecção de arritmias está geralmente associada aos diferentes fenótipos de cardiomiopatia felina. Frequências cardíacas muito altas (taquicardia sinusal) podem sinalizar estresse ao exame ou estados hiperdinâmicos, como hipertireoidismo. Em contrapartida, a bradicardia requer investigação torácica por imagem (radiografia, tomografia), a fim de identificar estruturas que determinem estimulação vagal (neoplasias, pneumopatias, granulomas).

A premissa atual é aferir a pressão arterial sistêmica de todos os gatos com idade superior a 3 anos de idade, a fim de conhecer a pressão arterial sistólica (PAS) de cada indivíduo, acostumá-los à aferição e detectar mais precocemente quadros hipertensivos. Para tanto, recomenda-se a utilização do método Doppler ou oscilometria de alta definição (Figura 9). O ideal é realizar cerca de 5 a 7 aferições, descartando-se a medida mais alta e a mais baixa e obtendo-se a média aritmética entre elas (ver capítulo 93 – Mensuração de pressão arterial).

Para diferenciar a hipertensão situacional (estresse) de um quadro hipertensivo, podemos avaliar o fundo de olho do paciente, após a administração de um colírio midriático (dilatação da pupila). Doenças hipertensivas geram alterações características na retina com tortuosidade dos vasos e derrames sub-retinianos. Se não houver alterações em fundo de olho, deve-se repetir as aferições após a aclimatação do paciente em ambiente tranquilo ou em consultas domiciliares para a confirmação da hipertensão. Geralmente, PAS acima de 200 mmHg indicam hipertensões verdadeiras e não situacionais, e exigem tratamento imediato.

Felinos com paralisia súbita de membros pélvicos ou do membro torácico direito necessitam de avaliação dos pulsos femorais e da artéria braquial, pois podem ter sido vitimizados por tromboembolismo aórtico, caracterizado por pulso fraco ou ausente, associado a baixa temperatura dos membros, com diminuição do TPC e perda de coloração ou cianose dos leitos ungueais e coxins.

A ausculta pulmonar deve ser realizada nos lobos craniais e caudais, no mínimo durante três movimentos respiratórios. A frequência e o padrão respiratórios também são importantes para a detecção de afecções cardiorrespiratórias subjacentes. Considera-se normal uma frequência respiratória (FR) de 20 a 40 movimentos por minuto. Ressalta-se que a taquipneia (aumento da FR) é um achado bastante comum diante de agitação, febre, dor ou medo.

A dificuldade ou esforço respiratório (dispneia) pode ser inspiratória (esforço maior na inspiração – esforço torácico), expiratória (expiração prolongada, esforço expiratório ou abdominal) ou mista.

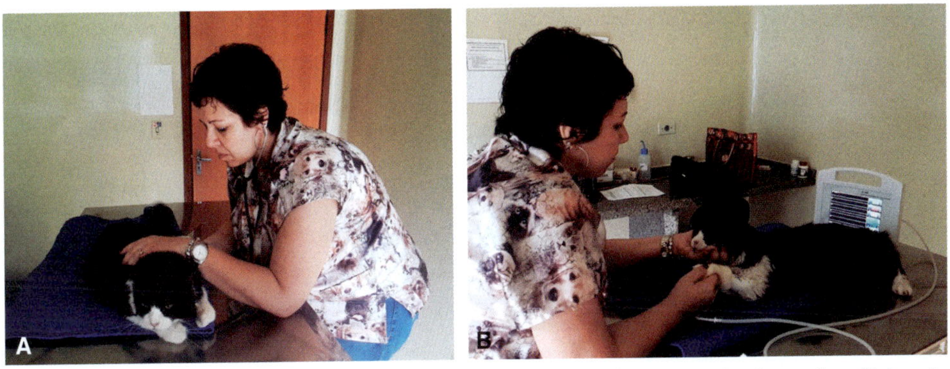

FIGURA 9. **A:** ausculta torácica; **B:** aferição de pressão arterial com método oscilométrico de alta definição.

Fonte: arquivo pessoal da autora.

A dispneia inspiratória envolve as vias de condução craniais (narinas até traqueia cervical). A dispneia expiratória é geralmente associada à de via aérea caudal – doença brônquica (bronquite e asma). Broncopneumonias podem determinar dispneias mistas. Dispneias paradoxal (tórax e abdome, com esforço em momentos alternados) e restritiva representam a existência de doença em espaço pleural (efusão ou pneumotórax) (ver capítulo 23 – Dispneia/taquipneia/cianose).

A postura ortopneica do felino (postura de acomodação respiratória) é caracterizada por estiramento do pescoço, com o corpo rebaixado (com o tronco junto ao solo) e os cotovelos abduzidos. Tal postura é um indício de dispneia grave (Figura 10).

A dispneia é um estado que sempre causa ansiedade no paciente. A maior parte dos pacientes dispneicos deve ser examinada sob administração de oxigênio e, muitas vezes, sob sedação. A auscultação pulmonar deve ser cuidadosa para identificar áreas de crepitação ou com estertores (edema, pneumonia, secreções em vias aéreas), sibilos (asma, bronquite), silêncio (neoplasias) ou hipofonese (efusões, pneumotórax). A percussão torácica dígito-digital pode ser realizada em gatos, e nos ajuda a detectar coleções de ar ou líquido na cavidade torácica, ou até mesmo massas. Deve ser realizada dorsoventralmente, acompanhando a linha de cada espaço intercostal.

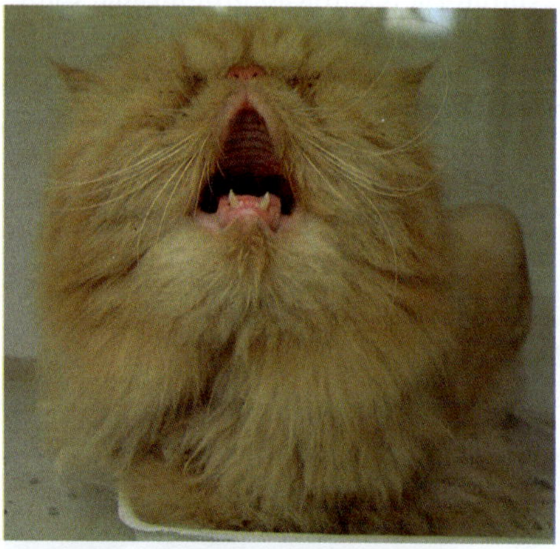

FIGURA 10. Posição ortopneica de boca aberta em um gato com dispneia grave.

Fonte: imagem cedida por Fernanda Vieira Amorim da Costa.

A avaliação do abdome se inicia pela inspeção visual (aumento de volume, distensão, abaulamento), sendo verdadeiramente realizada por meio da palpação. É um meio que nos permite detectar sensibilidade, aumentos de volume de órgãos/linfonodomegalias, distensão de estruturas, acúmulo de gás, identificação de conteúdo intestinal (líquido, gás, fezes), presença de líquido livre ou massas, irregularidades e ectopias.

A palpação pode ser realizada com uma ou ambas as mãos (Figura 11). O paciente é contido, delicadamente, com uma das mãos, procedendo à avaliação do abdome com as pontas dos dedos da outra mão, no sentido craniocaudal ou vice-versa. Outra forma é a palpação bimanual, com as mãos bem próximas, com as pontas dos dedos, no sentido craniocaudal, alternando as mãos (lados), à medida que o exame avança.

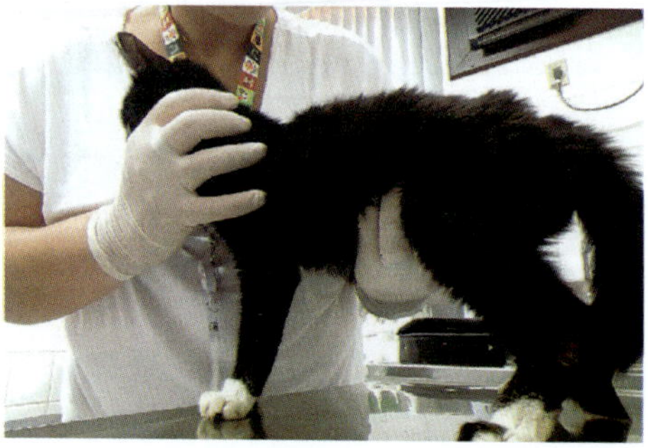

FIGURA 11. Palpação abdominal com uma mão e contenção delicada com a outra.

Fonte: arquivo pessoal da autora.

O gato é um paciente muito vantajoso com relação à palpação abdominal, pois nos permite o acesso ao intestino, à bexiga urinária e aos rins, órgãos de bastante conflito na espécie, sendo o rim esquerdo mais caudal que o direito. Os rins devem ser simétricos, lisos e regulares. A bexiga normal no abdome caudal é macia e não provoca dor à palpação.

Em geral, o intestino delgado é facilmente palpável, com a parede simétrica e macia em toda sua extensão. A palpação minuciosa nos permite detectar alterações na espessura da parede, distensão de segmentos, presença de corpos estranhos e massas, má distribuição das alças ou dor à palpação, bem como aumento de linfonodos mesentéricos. O mesmo se aplica ao cólon, que deve sempre ser avaliado com relação ao seu preenchimento por fezes, que geralmente é um indicativo de constipação/obstipação.

Em geral, o fígado é palpável apenas se houver hepatomegalia (a borda palpável caudalmente ao arco costal direito). Assim como o fígado, o estômago, o pâncreas e o baço não são palpáveis em condições normais.

O útero só é passível de ser palpado nas gatas gestantes ou em quadros patológicos como piometra, mucometra, hidrometra ou neoplasias. Nessas condições, apresenta uma conformação tubular ou vesicular, de tamanho variável.

Como é um paciente bastante ansioso e reativo, devemos ser cuidadosos, pois a dor pode ser superestimada na espécie (quando confundida com uma mera irritabilidade ao manuseio) ou subestimada em pacientes muito fóbicos, pelo efeito *freezing* (ficam congelados!).

A obesidade pode comprometer a execução da palpação abdominal e mascarar alterações existentes no abdome, mesmo para os veterinários mais experientes. Nesses pacientes, ela é eventualmente malsucedida.

O exame da pele requer a inspeção visual e a manipulação de pele e pelame para a identificação de alterações na cor, textura, oleosidade, presença de ectoparasitas ou seus dejetos, áreas de hipotricose ou alopecia, lesões, evidências de autotraumatismo, espessura da derme, secreções, formações e odores incomuns. Qualquer lesão cutânea deve ser submetida a exame parasitológico (raspado), exame com a lâmpada de Wood e, eventualmente, coleta de pelos para cultura micológica e amostra para citologia. Alopecias localizadas podem indicar dor (sobre articulações, podem indicar doença articular degenerativa; no abdome ventral, podem indicar cistite; na região do flanco, ureterolitíases) (ver capítulo 32 – Alopecia/Hipotricose).

Evidências de redução na autolimpeza de um felino (pelame emaranhado, em pincel e seborreia) sugerem quadros patológicos gerais, bem como o excesso de saliva sobre o pelame ou odor pútrido são fortes indícios de doença bucal. Gatos obesos geralmente apresentam seborreia e pelame mais aglutinado nas porções mais caudais do corpo, pela dificuldade de acesso para a autolambedura e a formação de pregas vulvares em decorrência do acúmulo de gordura na região (Figura 12). Eles também podem apresentar secreções genitais e dermatite amoniacal perianal, pelo mesmo motivo (capítulo 46 – Depressão/prostração/letargia). Todo gato obeso deve ter sua genitália avaliada. O proprietário deve ser orientado a auxiliar nessa limpeza e higienização.

Gatos com pelame precisam ser bem escovados, para não ocorrer a formação de nós nos pelos, principalmente na região do períneo. Pelos emaranhados nessa

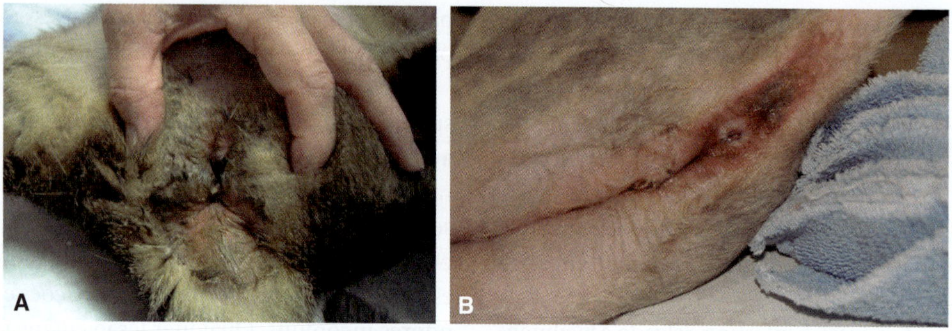

FIGURA 12. Gatos obesos podem apresentar a região perineal com retenção de urina e fezes (**A**) ou com dermatite amoniacal (**B**) pela dificuldade de autolambedura.
Fonte: imagens cedidas por Fernanda Vieira Amorim da Costa.

região podem comprometer a defecação, determinando pseudocoprostase (obstáculo para a saída das fezes). Todo gato de pelame longo com queixa de constipação, disquesia ou aquesia deve ser avaliado quanto a isso.

Felinos brancos ou com áreas pouco pigmentadas ou despigmentadas (pálpebras, rima ocular, lábios, nariz, orelhas) sempre devem ser avaliados quanto a lesões potencialmente causadas pela exposição solar (eritema, crostas, úlceras, hiperplasia), pelo risco de dermatite actínica, alterações displásicas e neoplasias.

Tronco, pescoço, membros, flancos, axilas, região inguinal e cadeias mamárias devem ser palpados à procura de nódulos, lesões cutâneas, deformidades e linfonodos aumentados. Quaisquer aumentos de volume (tumores, massas) devem ser investigados por biópsia aspirativa e exame citopatológico.

A região perianal também requer atenção. A avaliação anal muitas vezes ocorre durante a introdução do termômetro para aferir a temperatura retal. Presença de lesões, aumentos de volume e dor são facilmente detectáveis. Vale sempre palpar os sacos anais (situados nas posições correspondentes a 4h e 8h da circunferência anal), para checar a necessidade de esvaziá-los, uma vez que impactação, saculites e abscessos não são incomuns na espécie (Figura 13).

O sexo do gato reportado pelo proprietário sempre deve ser conferido. É relativamente comum a sexagem equivocada nas primeiras semanas de vida (capítulo 8 – Especificidades pediátricas). Nos machos, a palpação delicada da bolsa testicular nos permite conferir a presença ou ausência de um ou ambos os testículos. Na ausência de testículos em machos de histórico desconhecido, o pênis deve ser exposto e checado em relação à presença de espículas, pois pode apresentar criptorquidia (testículos retidos) (Figura 12). Nesse caso, palpa-se a região periescrotal e os canais inguinais externos na tentativa de identificá-los. Se a manobra for frustrada, pode-se complementar essa busca com exame ultrassonográfico ou dosagens hormonais.

O paciente felino pode ter alterações articulares em decorrência de problemas do desenvolvimento, trauma, obesidade ou degeneração senil. Diante de queixas compatíveis com problemas de mobilidade, realiza-se a avaliação das articulações (coluna e

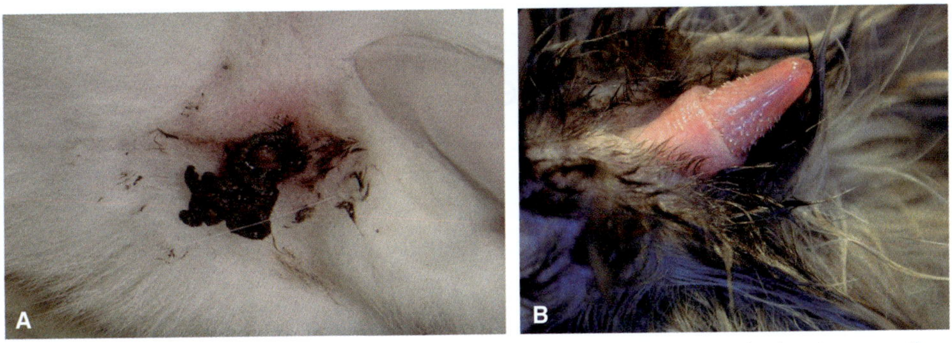

FIGURA 13. A: impactação da glândula adanal e gato com doença articular degenerativa; **B:** pênis exposto apresentando espículas características da produção ativa de testosterona.

Fonte: imagens cedidas por Fernanda Vieira Amorim da Costa.

membros). Flexão e extensão delicadas, assim como a rotação delicada quando possível, associada à palpação individual de cada articulação, auxilia o clínico na detecção de aumentos de volume, dor, diminuição da amplitude de movimento e ausência de mobilidade. O exame simultâneo comparativo dos membros contralaterais é muito importante. A coluna deve ser palpada em toda sua extensão, e a cauda erguida e rebaixada, para detectar sinais de dor.

Queixas compatíveis com quadros neurológicos, oftalmológicos e ortopédicos requerem uma semiologia mais pontual e mais específica, geralmente não empregada no exame físico do dia a dia.

LITERATURA SUGERIDA

Ettinger SJ, Feldman EC, CÔTE E. Textbook of veterinary internal medicine expert consult. 8. ed. v. 1. St. Louis: Elsevier Saunders; 2016.

Little SE. The cat: clinical medicine and management. St. Louis: Elsevier Saunders; 2012.

Little SE. August's consultations in feline medicine. v. 7. St. Louis: Elsevier Saunders; 2015.

Harvey A, Taskor S. BSAVA manual of feline practice: a foundation manual. Gloucester: BSAVA; 2016.

7

Determinando a idade do gato

Fernanda Vieira Amorim da Costa

O PULO DO GATO

O gato frequentemente chega para a consulta sem uma data de nascimento conhecida, e sua idade deve ser aproximada.

Além de constituir um componente importante da resenha de um paciente, a idade é uma parte necessária do histórico, para orientar muitas recomendações para o diagnóstico, prognóstico e tratamento. A idade também tem forte influência na formulação de uma lista de diagnósticos diferenciais.

A idade também deve ser considerada na administração de vacinas e é usada para ajustar as dosagens de medicamentos e protocolos anestésicos.

INTRODUÇÃO

O conhecimento da idade de um paciente tem muitas implicações. No entanto, há pouca informação disponível para ajudar a orientar o veterinário de felinos a estimar a idade de seus pacientes. Embora existam alguns dados objetivos disponíveis para determinar vários estágios no crescimento de um gato, como tempos de fechamento da placa de crescimento, tempos de erupção dentária e desenvolvimento comportamental, muitas informações são estritamente empíricas. Ainda são necessários estudos para documentar com mais precisão quando ocorrem várias mudanças no desenvolvimento de um gato, mas, até lá, as informações deste capítulo serão apresentadas para ajudar a estimar a idade aproximada.

Em relação à expectativa de vida, em média os gatos com acesso à rua (*outdoor*) vivem vidas significativamente mais curtas que os gatos que não saem de casa (*indoor*). De acordo com um relatório da Universidade da Califórnia Davis (https://healthtopics.vetmed.ucdavis.edu/health-topics/feline/cats-indoors-or-outdoors), os gatos *indoor* vivem em média de 10 a 15 anos, enquanto os gatos *outdoor* vivem apenas 2 a 5 anos, em média. Um estilo de vida apenas dentro de casa pode diminuir os riscos de ferimentos, lesões causadas por predadores, envenenamento e exposição a agentes infecciosos e parasitas. Ao mesmo tempo, pode aumentar os riscos de comprometimento do bem-estar e da saúde, obesidade e problemas de comportamento por limitações ambientais. O enriquecimento ambiental adequado é, portanto, essencial para manter o bem-estar mental e físico dos gatos. Um estilo de vida interno/externo pode permitir que um gato expresse comportamentos felinos normais e forneça um ambiente estimulante, mas também pode aumentar os riscos de agentes infecciosos e parasitas, lesões, envenenamento e exposição a animais selvagens e predadores. O acesso ao ar livre supervisionado ou controlado (p. ex., durante caminhadas com coleiras ou em recintos à prova de outros gatos) pode reduzir alguns dos riscos associados ao acesso ao ar livre.

ERUPÇÃO DENTÁRIA

Conhecer o momento da erupção dentária e de trocas de dentes proporciona melhor determinação da idade e inclusive ajuda a determinar o protocolo vacinal de filhotes (Figura 1). Os tempos de erupção dentária podem ser úteis para diferenciar gatos adultos de filhotes e para estimar a idade durante a infância. Em geral, todos os dentes decíduos erupcionam em 6 semanas (momento de iniciar a vacinação) e todos os dentes permanentes, em 6 meses (época de indicar a castração) (Tabela 1).

Os primeiros dentes a crescer em um filhote são os incisivos (2 a 4 semanas) e os caninos (3 a 4 semanas), seguidos pelos pré-molares (4 a 6 semanas). Um gato com menos de 4 meses ainda não tem dentes molares. Entre 6 meses até 1 ano, os dentes geralmente são brancos e sem sinais de desgaste (Figura 2). À medida que o gato envelhece, seus dentes começam a mostrar sinais de amarelamento.

TABELA 1 Momentos da erupção dentária em gatos

	Decíduos (semanas)	Permanentes (meses)
Primeiro par de incisivos	2-4	3,5-4
Segundo par de incisivos 2	3-4	3,5-4
Terceiro par de incisivos 3	3-4	4-4,5
Caninos	3-4	4-5
Segundo pré-molar	4-5	4,5-5
Terceiro pré-molar	4-5	5-6
Quarto pré-molar	4-6	5-6
Molar	Não possuem	4-5

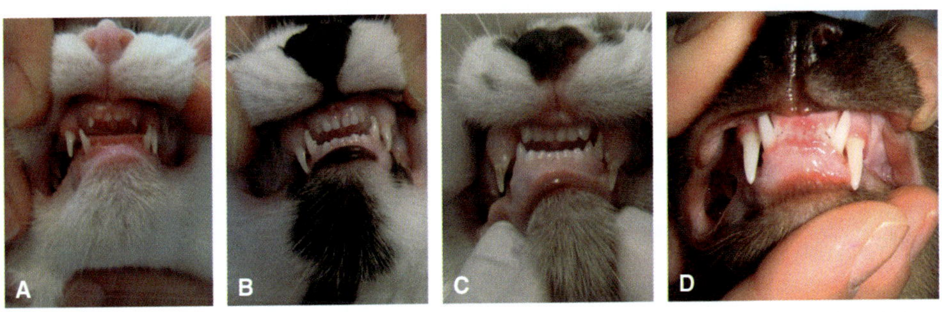

FIGURA 1. Momentos de troca de dentes decíduos por dentes permanentes em gatos. **A:** troca dos dois primeiros pares de incisivos (3,5-4 meses). **B:** troca do terceiro par de incisivos concluída (4-4,5 meses). **C:** início da troca dos dentes caninos (4-5 meses). **D:** troca dos caninos concluída (5-6 meses).

Fonte: arquivo pessoal da autora.

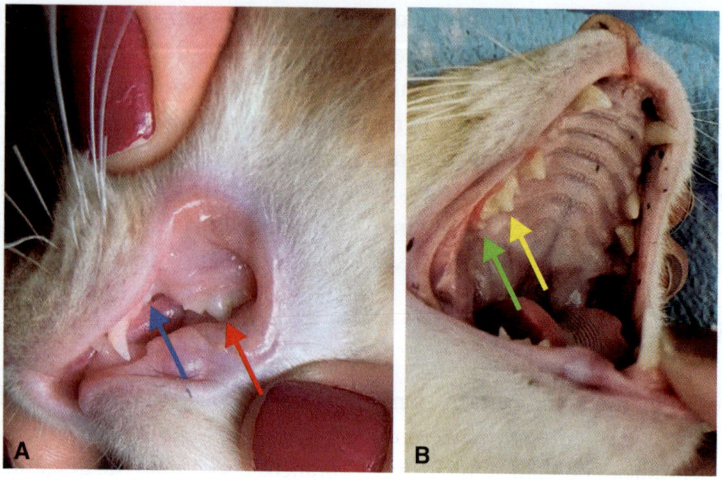

FIGURA 2. **A:** segundo (seta azul) e terceiro (seta vermelha) pré-molares permanentes (> 5-6 meses). **B:** quarto pré-molar (seta amarela) e molar (seta verde) permanentes (> 5-6 meses).
Fonte: arquivo pessoal da autora.

ALTERAÇÕES RADIOGRÁFICAS

Os tempos de fechamento das placas de crescimento podem ser usados como uma ferramenta auxiliar para aproximar ou confirmar a idade de gatos até 2 anos de idade (Tabelas 2 e 3).

DESENVOLVIMENTO FÍSICO E COMPORTAMENTAL

Mudanças previsíveis no comportamento e suas faixas etárias correspondentes (Tabela 4) são úteis para prever e confirmar a idade, especialmente em gatos com menos de 12 meses.

TABELA 2 Idade aproximada do fechamento das placas de crescimento observadas nas radiografias de gatos em meses

Osso	Segmento	Idade
Escápula	Tubérculo supraglenoide	3,5-4 meses
Úmero	Epífise proximal	18-24 meses
	Epífise distal	4 meses
	Côndilos	3,5 meses
	Epicôndilo medial	4 meses
	Epicôndilo lateral	3,5 meses
Rádio	Epífise proximal	5-7 meses
	Epífise distal	14-22 meses
Ulna	Tubérculo do olécrano	0-13 meses
	Epífise distal	14-25 meses
Carpo	Osso acessório do carpo	4 meses
Metacarpos II-V	Epífise distal	7-10 meses
Falanges I e II	Epífise proximal	4-5,5 meses

IDENTIFICAÇÃO E MATURIDADE SEXUAL

Em geral, gatos de pelos longos tendem a atingir a puberdade em uma idade mais avançada do que gatos de pelos curtos. Raças menores tendem a atingir uma puberdade mais precocemente do que raças maiores.

Os gatos machos atingem a maturidade sexual entre 7 e 12 meses. Os sinais da puberdade incluem marcação territorial com urina e maior desenvolvimento testicular. Os testículos descem antes do nascimento para a bolsa escrotal, mas podem entrar e sair do anel inguinal até a puberdade. Após a puberdade, os testículos permanecem no escroto e, à medida que o gato amadurece,

TABELA 3 Fechamento da placa epifisária dos gatos, em dias

Osso	Segmento	Dias
Escápula	Processo coracoide	112
Úmero	Epífise proximal Côndilos medial e lateral Epicôndilo medial	547-730 98 112-126
Rádio	Proximal Distal	196 406-616
Ulna	Tubérculo do olécrano Epífise distal	266-364 406-700
Carpo	Osso acessório do carpo	112-126
Metacarpos	Epífise distal II-V	203-280
Falanges	Proximal: epífise proximal II-V Média: epífise proximal	126-154 112-140
Sesamoides		140
Fêmur	Cabeça do fêmur Trocânter maior Trocânter menor Epífise distal	210-280 196-252 238-308 378-532
Tíbia	Epífise proximal Tuberosidade tibial Epífise distal	350-532 350-532 280-364
Fíbula	Epífise proximal Epífise distal	378-504 280-392
Tarsos	Tarso fibular	210-364
Metatarsos	Epífise distal II-V	224-308
Falanges	Proximal II-V Média II-V	126-168 126-154
Sesamoides	Metatarsofalangeal Sesamoide lateral do músculo gastrocnêmio Sesamoide medial do músculo gastrocnêmio Sesamoide do músculo poplíteo	70-112 70-112 154 112-140

TABELA 4 Períodos de desenvolvimento social, físico e comportamental em gatos

	Social	Oral	Eliminação	Vários
Período neonatal: nascimento-2 semanas	Interação mínima	Bebem leite apenas	Estimulada pela mãe	Começam a engatinhar com 7-14 dias; olhos abrem com 7-10 dias
Período infantil: 2-6 semanas	Começam as brincadeiras sociais, brincam com objetos, correm, iniciam o aprendizado complexo, a escalada, a arranhadura e a predação	Erupção dos dentes decíduos; diminuem a ingestão de leite; começam a ingerir alimentos sólidos	Desenvolvem controle da micção e defecação (3-4 sem); começam a usar a bandeja sanitária	Mudança da cor dos olhos (4-6 sem); controlam a própria temperatura; realizam autolambedura; começam a andar com 14-21 dias
Período juvenil: 6-12 semanas	Podem surgir conflitos pelo *status* social; brincadeiras sociais	Ingerem alimentos sólidos	Continuam a usar a bandeja sanitária	Exploração intensa do ambiente
13 semanas-1 ano	Podem ser subordinados a gatos mais velhos, mas podem desafiá-los; maturidade sexual, se ainda não estiver castrado	Sem alteração	Podem começar a marcar território se não forem castrados	Gatos com acesso à rua podem ir mais longe e por períodos mais longos
1-6 anos	Socialmente maduros com 2-3 anos; redução das brincadeiras sociais	Redução do metabolismo; pode haver ganho de peso	Machos inteiros apresentam odor forte na urina	Desenvolvimento de agressão (entre gatos, por medo, territorial, redirecionada ou relacionada ao *status*); pode ocorrer em associação com a maturidade social
7 anos ou mais	A diminuição da atividade física pode levar à diminuição da interação social	Podem ocorrer mudanças no apetite	Problemas de eliminação podem se desenvolver em decorrência do envelhecimento mental ou físico (p. ex., senilidade e artrite)	Ciclos de sono-vigília alterados, disfunção cognitiva, dor e declínio sensorial se desenvolvem e podem levar ao aumento de vocalização, fobias, medos, agressão ou perambulação

o tamanho testicular aumenta até cerca de 2 a 3 anos de idade.

As gatas normalmente têm seu primeiro cio (ciclo estral) em algum momento entre as idades de 5 e 12 meses, embora a duração da luz do dia, a raça e o peso da gata (2-3 kg) também tenham algum efeito em determinar esse momento. A gata demonstra estar no estro de forma muito visível e vocal. Ela é mais fértil entre as idades de 18 meses e 8 anos, embora possa gestar muito mais cedo ou mais tarde.

A gata é poliéstrica estacional, o que significa que terá vários ciclos dentro de uma estação do ano, seguidos por um período de não ciclicidade (anestro). A gata entra no cio durante o período em que os dias são mais longos (primavera e verão) e a ciclicidade cessa quando a duração dos dias é curta (outono e inverno). Uma gatinha que nasce na primavera e atinge 6 a 8 meses durante a época de dias mais curtos pode não entrar na puberdade até a próxima época de reprodução, quando a duração dos dias aumenta. A ciclicidade pode variar em diferentes partes do mundo, dependendo da latitude e do fotoperíodo. Algumas gatas podem exibir ciclicidade durante todo o ano sob iluminação natural, e não apresentarem anestro sazonal. A exposição a 14 horas de iluminação artificial por pelo menos 2 meses induzirá e manterá a ciclicidade. Se a duração da iluminação for reduzida para 8 horas, a ciclicidade irá parar e a gata entrará no período de anestro. A exposição a 24 horas de luz mantém a ciclicidade, mas o número de ciclos diminui de dois por mês (com 14 h de luz) para apenas um.

PESO CORPORAL

Durante os primeiros 6 meses de vida, o peso corporal pode ser um preditor útil da idade em gatinhos saudáveis (Tabela 5). Quando comparada com outros fatores listados neste capítulo, a idade pode ser aproximada.

ALTERAÇÕES OFTÁLMICAS

- A atrofia da íris senil aparece como espaços pupilares irregulares, o que pode dar uma aparência perfurada à íris. A atrofia senil da íris é perceptível a partir dos 12 anos, mas é mais típica em gatos com 15 anos ou mais.
- A esclerose nuclear (também chamada de esclerose lenticular) é uma consequência normal do envelhecimento. À medida que a lente envelhece, novas células crescem na periferia, movendo e concentrando as células mais velhas em direção ao centro. Essa densidade nuclear aumentada é vista clinicamente como uma névoa azul-acinzentada, que muitas vezes é confundida com catarata e, às vezes, é incorretamente chamada de catarata senil. Ao contrário da catarata, a esclerose nuclear não prejudica a visão. A esclerose nuclear é perceptível pela primeira vez por volta dos 12 anos de idade.

(Ver capítulo 9 – Particularidades do gato idoso)

TABELA 5 Ganho de peso corporal aproximado em gatos saudáveis de 0 a 6 meses de idade

Idade	0-3 semanas	1 mês	1,5 mês	2 meses	2,5 meses	3 meses
Peso (kg)	< 0,45	0,45	0,68	0,91	1,17	1,36
Idade	**3,5 meses**	**4 meses**	**4,5 meses**	**5 meses**	**5,5 meses**	**6 meses**
Peso (kg)	1,59	1,82	2,04	2,27	2,5	2,73

ALTERAÇÕES DERMATOLÓGICAS

- O espessamento das unhas (paquioníquia) ocorre em gatos com 10 anos ou mais e pode ser acentuado em animais com mais de 16 anos. Também tem sido associado ao hipertireoidismo, uma doença comumente encontrada em gatos geriátricos.
- Acromotriquia, ou leucotriquia, refere-se a um aumento no número de pelos brancos no rosto e no corpo. Essa é uma mudança normal do envelhecimento que é especialmente perceptível em gatos pretos, e geralmente começa por volta dos 12 a 14 anos de idade.

(Ver capítulo 9 – Particularidades do gato idoso)

SAÚDE

O estágio de vida (ou estágio de saúde) de um gato pode ser amplamente agrupado em filhote (nascimento-1 ano), adulto jovem (1-6 anos), adulto maduro (7-10 anos), sênior (> 10 anos). À medida que se aprende mais sobre as necessidades médicas e comportamentais únicas da espécie felina, os gatos vivem mais e com mais qualidade. Portanto, foi dada mais ênfase no reconhecimento das necessidades especiais dos gatos com base no estágio da vida, especialmente o gato idoso.

Os gatos envelhecem rapidamente durante os primeiros 2 anos de vida. Em termos de anos humanos, eles podem envelhecer até 15 a 18 anos no primeiro ano de vida e até 24 anos no segundo ano de vida. Depois de atingir seu segundo aniversário, seu desenvolvimento e amadurecimento diminui para aproximadamente 4 a 5 anos para cada ano civil subsequente. Por esse motivo, gatos adultos maduros e idosos devem ser avaliados com mais frequência do que os mais jovens. Considerando que um exame anual pode ser aceitável para gatos jovens e adultos saudáveis, uma diretriz geral para gatos mais velhos inclui realização de exame físico e avaliação bioquímica a cada 6 meses (ver capítulo 12 – Cuidados preventivos de saúde por faixas etárias).

LITERATURA SUGERIDA

Johnson AK. Normal feline reproduction: the queen. J Feline Med Surg. 2022;24(3):204-11.

Johnson AK. Normal feline reproduction: the tom. J Feline Med Surg. 2022;24(3):212-20.

Little S. Playing mum: successful management of orphaned kittens. J Feline Med Surg. 2013;15(3): 201-10.

Quimby J, Gowland S, Carney HC, DePorter T, Plummer P, Westropp J. 2021 AAHA/AAFP feline life stage guidelines. J Feline Med Surg. 2021;23(3): 211-33.

Tofte KL. Age approximation. In: Norsworthy GD, Restine LM, editors. The feline patient. 5. ed. Hoboken: Wiley Blackwell; 2018. p.955-63.

Veronesi MC, Fusi J. Feline neonatology: from birth to commencement of weaning – what to know for successful management. J Feline Med Surg. 2022;24(3):232-42.

8

Especificidades pediátricas

Fernanda Vieira Amorim da Costa

O PULO DO GATO

Os cuidados intensivos neonatais e pediátricos são marcadamente diferentes dos de adultos, em virtude das diferenças fisiológicas e hemodinâmicas entre animais imaturos e adultos.

Os veterinários muitas vezes sentem inseguranças ao tratar esses pacientes por seu pequeno tamanho e pelas limitações presumíveis nas intervenções diagnósticas e terapêuticas.

Existem distinções únicas entre pacientes pediátricos em relação às variáveis fisiológicas normais que afetam os achados do exame físico e os resultados dos testes diagnósticos, que devem ser conhecidas.

INTRODUÇÃO

Pacientes pediátricos são ótimos quando estão saudáveis e chegam para uma consulta de rotina e vacinações. Porém, quando estão doentes, tudo muda. Pequenos e frágeis, os gatinhos desafiam os diagnósticos e a terapêutica de rotina, e em geral estão gravemente doentes durante a consulta veterinária, exigindo atenção crítica e intervenção imediata.

AS PRIMEIRAS 24 HORAS

Assim que um gatinho nasce, ele é cuidado pela gata. Ela remove as membranas de nascimento e corta o cordão umbilical. Ela então se posiciona para tornar seus mamilos acessíveis ao recém-nascido. Já nesse momento iniciam os riscos de vida para o neonato. Ficar hipotérmico, molhado e ser exposto aos patógenos nos mamilos da própria mãe pode ser fatal. Para criaturas tão pequenas, a termorregulação é crítica. Ao nascer, sua temperatura corporal normal é de 35,5 a 36 °C. Gatinhos recém-nascidos são muito suscetíveis ao resfriamento por sua alta relação entre a área de superfície e o peso corporal, metabolismo imaturo, reflexo de tremor inexistente ao nascer e baixa capacidade vasoconstritora. Os gatinhos não possuem o reflexo de tremor (Tabela 1) até que estejam com cerca de uma semana de idade; por isso, é extremamente importante manter uma temperatura ambiente de 32 °C diretamente ao redor dos filhotes para a primeira semana (Tabela 2). Eles gradualmente se tornam homeotérmicos às 4 semanas de idade. Se um dos filhotes perde contato com a gata, ele rasteja em círculos amplos e emite chamadas de

TABELA 1 Período de aparecimento dos reflexos nos neonatos e filhotes

Tremor	1 semana
Retirada	1 semana
Posicionamento tátil	2-4º dia torácicos, 5-9º dia pélvicos
Apoio de membros torácicos	8º ao 10º dia
Apoio de membros pélvicos	12º ao 15º dia
Estimulação do focinho	Até 15 dias
Sucção	Até 21-23 dias
Anogenital	Até 21 dias

TABELA 2 Manejo ambiental ideal para neonatos e filhotes

Temperatura ambiental
▪ 30-32° => 0 a 24 h
▪ 28-30° => 1ª semana
▪ 26- 27° => 2ª e 3ª semanas
▪ 24-25° => a partir da 4ª semana
▪ Bolsas, almofadas, lâmpadas protegidas
Umidade ambiental: 50-60%

socorro. Usando o olfato e a audição, ele tenta localizá-la, pois a morte por exposição a predadores e hipotermia é um risco sério e comum.

A lambedura do filhote é fundamental para o desenvolvimento do vínculo gata-filhote e a estimulação anogenital é necessária para induzir a micção e a defecação. A gata traz os gatinhos em direção ao seu corpo para oferecer calor e nutrição completa nas primeiras 4 semanas de vida. Em média, os filhotes mamam por 6 a 8 horas em um período de 24 horas na primeira semana. A fenda palatina, uma anormalidade de desenvolvimento comum, pode se tornar evidente em recém-nascidos de um dia, pois eles demonstram falha em produzir o vácuo necessário para succionar o leite, que escorrerá de suas narinas, não ganhando peso e chorando muito por causa disso. Outras causas de má ingestão nutricional incluem outros defeitos congênitos ou fatores maternos, como mastite, doença sistêmica ou má condição corporal. Gatinhos menores ou mais fracos podem ser excluídos da amamentação por companheiros de ninhada mais fortes, ou serem machucados pela mãe nos casos de inexperiência materna.

A amamentação fornece nutrientes essenciais, bem como colostro e imunoglobulinas do leite. Imunoglobulinas do colostro (IgG, IgA e IgM) são encontradas em quantidades iguais no leite e no colostro; no entanto, não podem ser absorvidos sistemicamente após as primeiras 16 horas de vida. Os anticorpos maternos fornecem imunidade essencial contra muitos agentes infecciosos aos quais os gatinhos são comumente expostos, e 95% dos anticorpos são adquiridos pelos neonatos a partir do colostro. Se o filhote não mamou colostro (falha de transferência passiva de anticorpos maternos), soro felino por via intraperitoneal (IP) ou subcutânea (SC) pode ser administrado para corrigir a deficiência de IgG em gatinhos com menos de 24 horas de idade. O doador de soro deve ser um adulto saudável, vacinado, negativo para retrovírus e portador de sangue tipo sanguíneo A para evitar incompatibilidade fatal. A coleta estéril deve ser de 30 mL de sangue total para fornecer a dose terapêutica de 15 mL de soro para cada 100 gr de peso. Os 15 mL devem ser fornecidos divididos em 3 doses de 5 mL: ao nascimento, 12 e 24 horas depois. Cerca de 60 mL de sangue total fornecem em torno de 30 mL de soro, dose suficiente para 2 filhotes. Filhotes privados de colostro são mais vulneráveis a infecções desde o nascimento até cerca de 6 semanas de idade.

Os gatos têm três tipos sanguíneos. O tipo mais frequente é A; o tipo B é incomum e AB é raro. Gatos com sangue tipo B têm anticorpos anti-A fortes. Como os fetos não são expostos aos aloanticorpos de sua mãe no útero, eles nascem saudáveis e geralmente começam a mamar bem. Em uma situação em que os filhotes do tipo A nascem de uma mãe do tipo B, os neonatos desenvolverão anemia hemolítica dentro de horas ou dias após a absorção de anticorpos anti-A do colostro. Eles param de mamar, apresentam urina marrom-avermelhada escura (hemoglobinúria), tornam-se anêmicos, ictéricos e deprimidos. Se viverem mais de três dias, podem desenvolver necrose da ponta da cauda, no entanto, a maioria dos gatinhos com isoeritrólise neonatal não consegue prosperar e, posteriormente, morre. Se houver a suspeita de que a gata é tipo B, os neonatos devem ser retirados da mãe durante as primeiras 72 horas para evitar a exposição aos anticorpos anti-A. Eles podem ser amamentados por uma gata substituta tipo A ou alimentados com substituto do leite. Após esse período, podem ser colocados de volta com a mãe. A falha na transferência passiva de anticorpos maternos deve ser levada em consideração e o soro SC ou IP de um doador adulto tipo A deve ser administrado, conforme discutido no parágrafo anterior.

A PRIMEIRA SEMANA

Os neonatos devem nascer com 90-110 g de peso, e menos de 75 g representa alto riso de mortalidade. Eles tendem a perder 10% nas primeiras 24 horas e, se estiverem mamando bem, ganham de 10 a 15 g por dia. A pesagem diária é uma maneira simples de monitorar a saúde básica de gatinhos neonatos. Nas 2 primeiras semanas de idade, eles devem ter o dobro do peso ao nascer. Depois disso, devem ganhar 0,5 kg/mês até 4 a 5 meses, quando a discrepância entre as taxas de crescimento do macho e da fêmea se torna acentuada.

Junto com a incapacidade de ganhar peso em uma taxa normal, outros sinais simples que devem ser motivo de preocupação são a inatividade e o choro incessante. Neonatos normalmente dormem 90% do tempo. Hipotermia e hipoglicemia devem ser descartadas antes de se procurar diagnósticos mais complicados. À medida que os gatinhos exploram o ninho durante os primeiros dias e semanas de vida, eles respondem a odores, temperatura e dor.

EXAMINANDO O FILHOTE

Devem-se examinar os neonatos e filhotes em uma superfície morna e em um ambiente quente (28-30 °C), usando toalhas limpas em uma mesa ou no colo, e uma fonte de calor ativa (como uma lâmpada, por exemplo) para aquecer o ar imediatamente ao redor. É importante lavar bem as mãos e utilizar luvas ao examiná-los. Avaliações importantes a fazer incluem determinação do peso, idade e sexo. O sexo pode ser surpreendentemente difícil de determinar em gatinhos muito jovens, especialmente sem outro do sexo oposto para comparar, porque os testículos não são facilmente visíveis até mais de 6 semanas de idade. Em machos, a distância entre o ânus e os órgãos genitais é maior (cerca de 1,25 cm) do que nas fêmeas. Os órgãos genitais aparecem em forma de fenda na fêmea e arredondados no macho. A cor da pelagem também pode ser uma pista; quase todos os gatinhos tricolores ou tartarugas são fêmeas e 80% dos gatinhos amarelos são machos. Em seguida, devem-se confirmar os marcos do desenvolvimento (Tabela 3), além de características descritas a seguir.

- Antes de manejar o filhote, observe sua condição corporal e resposta ao ambiente, incluindo nível de consciência, postura, locomoção e frequência respiratória. Recém-nascidos saudáveis terão forte reflexo de sucção, estimulação do focinho e endireitamento. A percepção da dor está presente desde o nascimento, mas os reflexos de retirada não estão bem desenvolvidos até cerca de 1 semana de idade (Tabela 1).
- O tônus muscular não deve ser muito flácido ou muito rígido. O tônus dos músculos flexores predomina nos primeiros dias de vida (0-4 dias), de modo que os gatinhos recém-nascidos normalmente descansam em uma posição curvada. Uma vez que o tônus extensor se desenvolve (4-35 dias), os gatinhos descansam de lado ou em decúbito ventral com a cabeça estendida.
- Devem-se testar o apetite e a eliminação de fezes e urina. Filhotes com menos de 3 semanas de idade não podem eliminar urina e fezes voluntariamente. Os reflexos de micção e defecação podem

TABELA 3 Marcos do desenvolvimento até 6 semanas de vida

Marco	Idade
Queda do cordão umbilical	3 dias
Engatinhar	7 a 14 dias
Abertura dos canais auditivos	9 dias (6-14 dias)
Abertura dos olhos	10 dias (8-12 dias)
Andar	14 a 21 dias
Reflexo pupilar e de ameaça	Acima de 28 dias
Visão normal	30 dias
Controle voluntário de micção e defecação	3-4 semanas
Cor adulta da íris	4 a 6 semanas
Audição funcional	4 a 6 semanas
Erupção de incisivos e caninos decíduos	3 a 4 semanas
Erupção de pré-molares decíduos	5 a 6 semanas
Período de socialização	2 a 7 semanas

ser avaliados usando algodão com água morna para estimular a área anogenital. Eles urinam sempre após mamarem e produzem fezes a cada 1 dia a 1 dia e meio.

- A hidratação pode ser avaliada pela umidade da membrana mucosa e pela produção de urina. A urina neonatal normal é diluída e de cor pálida. Hematúria ou pigmentúria podem ser sinais de infecção do trato urinário, trauma ou isoeritrólise neonatal. Urina de cor amarela escura é tipicamente um sinal de desidratação em recém-nascidos. No neonato, a elasticidade da pele não é um bom indicador de hidratação.
- As fezes normais são amareladas a marrons, levemente firmes, com consistência de pasta de dente. Se estiverem muito firmes ou o filhote estiver constipado, ele pode estar desidratado. A diarreia está presente em cerca de 60% dos neonatos doentes.
- A temperatura corporal ao nascer é de 35,5 a 36 °C, aumentando para 38 a 39 °C com 4 semanas de idade.
- Verifique o umbigo quanto a sinais de eventração, inflamação ou infecção. Ele deve ser desinfetado com iodo 2% ou clorexidina 0,5% ao nascimento.
- Verifique o formato da cabeça procurando por hidrocefalia.
- Examine a face para verificar evidências de lábio leporino ou má oclusão, e abra a boca para investigar se há fenda palatina.
- As anormalidades da cabeça e da face são mais comuns em raças braquicefálicas e birmanesas. A raça birmanesa também pode apresentar ciclopia.
- O estrabismo divergente é normal até cerca de 8 semanas de idade. A coloração azul-acinzentada da íris muda para a coloração do adulto às 4-6 semanas de idade. Uma vez que os olhos estão abertos, verifique se há anormalidades, incluindo cílios mal posicionados, colobomas da íris e membranas pupilares persistentes. Catarata e displasia de retina ocorrem raramente.
- Os problemas respiratórios superiores frequentemente afetam os filhotes. Podem ser extremamente debilitantes e impedir o gatinho de mamar por congestão nasal, ou podem resultar em cegueira se ocorrer uma conjuntivite séptica enquanto as pálpebras ainda estiverem fechadas (*Opthalmia neonatorum*).
- Os recém-nascidos podem ter pressão arterial mais baixa do que os adultos, bem como maior débito cardíaco e uma frequência cardíaca mais rápida nas primeiras 2 semanas de vida. Sopros funcionais podem estar presentes em neonatos em decorrência de anemia, hipoproteinemia, febre ou sepse. Sopros inocentes não associados à doença são mais comuns em cachorros do que em gatinhos; sopros ainda presentes após os 4 meses de idade devem ser investigados. A cardiopatia congênita geralmente produz sopros altos e acompanhados por um frêmito precordial.
- A frequência cardíaca neonatal normal pode ser superior a 220 batimentos por minuto nas primeiras 2 semanas de vida (Tabela 4). Por volta das 4 semanas de idade, uma vez que o tônus vagal foi estabelecido, a frequência cardíaca diminui para a faixa normal do adulto.
- A palpação abdominal ajudará a avaliar a presença de ambos os rins, fluido abdominal e espessamento das alças intestinais (infiltração/inflamação). O fígado e o baço normais podem não ser

TABELA 4 Parâmetros fisiológicos de gatos neonatos e filhotes

Peso ao nascimento	100 g (75-120)
Temperatura retal (até 4 sem e depois)	35,5-37 °C, depois 38-39 °C
Frequência cardíaca	230 (220-260 bpm)
Frequência respiratória	15 (10-18 mrpm recém-nascido e 15-35 mrpm com 1 semana)
Densidade urinária	< 1,020
Produção de urina	2,5 mL/100 g/dia
Necessidades hídricas	130-220 mL/kg/dia
Necessidades energéticas	20 kcal/100 g/dia
Capacidade estomacal	4 mL/100g

palpáveis. O estômago pode ser palpável se estiver cheio.

- Já que a defecação não é observada (a gata remove todas as fezes), é aconselhável verificar se o ânus está presente e se há uma abertura patente.
- Avalie a conformação do tórax palpando a caixa torácica e o esterno, avaliando sua forma e a presença de anormalidades.

CUIDADOS COM O FILHOTE ÓRFÃO

Os veterinários podem ser solicitados a avaliar e tratar gatinhos jovens que ficaram órfãos ou foram abandonados. Se uma mãe adotiva não estiver disponível, o cuidador deve substituir as necessidades fisiológicas normalmente fornecidas por ela, como calor, nutrição, eliminação, higiene e estimulação social. A caixa ideal para gatinhos órfãos é uma incubadora, mas qualquer recinto quente e seguro será suficiente, como uma caixa de transporte ou de papelão. A roupa de cama deve ser absorvente, macia, quente e de fácil limpeza, ou descartável. Temperatura ambiente e umidade ideais estão descritas no Quadro 1. Se uma fonte de calor for usada em uma caixa de papelão ou de transporte, ela deve ser colocada de forma que um gradiente de temperatura seja criado, permitindo que os gatinhos se afastem das áreas mais quentes quando necessário.

Se uma ninhada de gatinhos fica órfã, eles geralmente tentam amamentar uns nos outros. Traumas cutâneos ou genitais por sucção, especialmente do pênis e prepúcio, podem ocorrer se os filhotes não forem separados. A estimulação social deve ser fornecida por períodos regulares, mas breves, de manejo. A proteção contra doenças infecciosas é importante para gatinhos órfãos, especialmente se tiver havido falha na transferência passiva de imunidade. Embora seja tentador expor órfãos jovens a gatinhos mais velhos ou adultos para interação social, isso deve ser evitado até que o gatinho seja imunizado, com 6 semanas de idade. Todos os panos, cobertores e equipamentos devem ser mantidos limpos e os cuidadores devem lavar as mãos antes de manusear os filhotes.

Certos procedimentos devem ser seguidos para a alimentação de órfãos. Eles devem ser alimentados com um substituto de leite comercial desenvolvido especificamente para filhotes de gatos, parecido com a composição do leite da gata (Quadro 1). Higiene rigorosa é necessária e, se o substituto do leite precisar ser reconstituído, não deve ser preparado para mais de 48 horas de cada vez. O sucedâneo do leite reconstituído pode ser dividido em mamadas individuais e refrigerado até o uso. Inicialmente, apenas 50% da quantidade recomendada de sucedâneo do leite deve ser fornecida, para evitar a indução de diarreia. Água extra ou uma solução eletrolítica oral podem ser adicionadas para completar o volume e suprir as necessidades de fluidos. Ao longo de várias mamadas, a concentração do leite pode ser aumentada para aquela recomendada pelo fabricante. O substituto do leite deve ser aquecido a 35 °C a 38 °C mergulhando o recipiente em água morna (banho-maria). Nunca se deve colocar o substituto do leite no micro-ondas, pois pode ocorrer superaquecimento ou aquecimento desigual. Órfãos vigorosos com bom reflexo de sucção podem ser alimentados com mamadeira ou seringa, em decúbito esternal com a cabeça elevada, simulando uma posição normal de amamentação. O orifício ou fenda no bico deve ser grande o suficiente para permitir que uma gota de leite se forme quando a mamadeira for colocada de cabeça para baixo. Uma gota de leite deve ser extraída da mamadeira na língua do gatinho para ajudar a iniciar a alimentação. O leite nunca deve ser forçado a sair da mamadeira enquanto estiver na boca do gatinho, para evitar aspiração. Cuidados devem ser tomados para garantir que nenhum ar seja ingerido durante a alimentação com mamadeira.

Com 3 a 4 semanas de idade, os filhotes podem ser ensinados a beber o substituto do leite em um pires raso. Em seguida, os alimentos sólidos podem ser introduzidos misturando uma pequena quantidade de ração enlatada com o leite e oferecendo por 30 minutos de cada vez, várias vezes ao dia. Uma vez que o filhote tenha aprendido a comer em um pires, a quantidade de fórmula fornecida pode ser diminuída lentamente, até que apenas alimentos sólidos sejam ingeridos. Por volta de 5 a 6 semanas de idade, os filhotes são capazes de mastigar alimentos secos. O desmame geralmente é concluído por volta de 6 a 8 semanas de idade.

QUADRO 1

Cuidados especiais com o filhote órfão

- Corrija a falha de transferência passiva de anticorpos maternos, se houver suspeita
- Alimente a cada 2 horas na primeira semana, a cada 4 horas na segunda semana e a cada 4-6 horas até o desmame
- Assegure que o ambiente esteja adequadamente aquecido (30-32 °C) e úmido (55-60% de umidade)
- Mantenha um ambiente limpo e higienizado
- Estimule a micção e a defecação por estimulação anogenital com algodão ou pano úmido morno após cada alimentação, durante os primeiros 14-21 dias de vida
- Pese cada gatinho a cada 24 horas nas primeiras 2 semanas e depois 2 vezes por semana até o desmame, em uma balança de precisão. Gatos doentes devem ser pesados mais frequentemente
- O substituto do leite requer 7,5% de proteína e 4,5% de gordura, teores consideravelmente maiores que os do leite de vaca. O substituto de leite comercial para gatinhos é melhor do que a fórmula caseira. O alimento deve ser aquecido antes da alimentação e refrigerado entre as mamadas
- A necessidade calórica de um recém-nascido é de 20-26 kcal/100 g e de água é de 13 a 22 mL/100 g; deve-se fornecer no máximo 4 mL/100 g em volume de alimento por vez
- A diarreia pode ser resultado de superalimentação, podendo ser tratada reduzindo temporariamente a quantidade fornecida e diluindo a fórmula em 50% com água ou solução eletrolítica oral por algumas mamadas

A profilaxia contra os principais parasitas internos pode ser iniciada a partir de 2 semanas de idade e depende principalmente do uso de pamoato de pirantel. Em filhotes de abrigos, a coccidiose, assim como as pulgas, às vezes pode levar à diarreia e anemia graves, exigindo tratamento específico. O uso do *spray* de fipronil para tratar infestações por pulgas foi relatado como seguro e eficaz em gatinhos a partir de 2 dias de idade. A melhor opção é usá-lo indiretamente, borrifando-o em um algodão, que é então esfregado no corpo do filhote, evitando olhos, boca, nariz e região anogenital.

O FILHOTE DOENTE

Gatinhos doentes têm um número limitado de sinais clínicos (p. ex., choro, inquietação, incapacidade de ganhar peso, fraqueza, dificuldade respiratória, diarreia) e, portanto, essas alterações devem ser investigadas imediatamente. A maioria das doenças perinatais e neonatais apresenta-se de forma semelhante e uma causa específica geralmente não pode ser determinada apenas a partir dos sinais clínicos.

Os problemas críticos do neonato doente incluem hipóxia, hipotermia, hipoglicemia, hipovolemia, sepse e diarreia. A terapia imediata deve ser iniciada conforme a necessidade, incluindo oxigenoterapia, acesso a cateter intravenoso (IV) ou intraósseo (IO), monitoramento de glicose no sangue, suplementação de glicose (se hipoglicemia), aquecimento e ressuscitação volêmica. Uma vez que o paciente esteja estabilizado, um exame físico mais completo e sistemático pode ser realizado. Os pacientes devem ser pesados de 4 a 6 vezes por dia para permitir uma avaliação cuidadosa da hidratação e do ganho de peso. O uso de uma balança de precisão é essencial nesse momento.

Neonatos têm um sistema nervoso autônomo imaturo, alterando sua resposta ao choque. Parâmetros de monitoramento como a frequência cardíaca e a pressão arterial não são confiáveis na avaliação da hipovolemia nos pacientes mais jovens. Portanto, o monitoramento de cuidados intensivos neonatais e pediátricos deve ser baseado em exames físicos seriados, ganho de peso, sons cardíacos e pulmonares, estado mental, habilidade de sucção, radiografias de tórax, glicemia, temperatura de extremidades, hematócrito e proteínas totais, produção de urina e, potencialmente, tendência a aumento da pressão venosa central (desde que um cateter jugular esteja presente).

Temperaturas retais inferiores a 34,4 °C estão associadas a depressão respiratória, imunodepressão, bradicardia e íleo paralítico. **Nunca tente alimentar um filhote hipotérmico, porque a pneumonia por aspiração é um risco significativo.** Eles devem ser reaquecidos lentamente durante 2 a 3 horas, até uma temperatura retal máxima de 38,3°C. O aquecimento muito rápido pode causar aumento da demanda metabólica, resultando em desidratação, hipóxia e perda da integridade cardiovascular. Uma incubadora ou caixa de oxigênio é uma boa maneira de realizar o reaquecimento e tem o benefício de fornecer ar umidificado. No entanto, garrafas de água quente, cobertores com água morna circulante e lâmpadas de aquecimento também podem ser usadas com monitoramento de perto. Porém, o filhote sempre deve ser capaz de se afastar da fonte de calor.

A oxigenoterapia inicial deve incluir suplementação de oxigênio por meio de máscara facial, gatil de oxigênio, incubadora ou tubo endotraqueal. A fração inspirada de oxigênio não deve exceder 40 a 60%, pois pode ocorrer toxicidade do oxigênio na forma de síndrome do desconforto respiratório agudo.

Os neonatos são propensos à hipoglicemia por alta taxa metabólica, baixas reservas de gordura e reservas escassas de glicogênio hepático. Se o filhote hipoglicêmico não estiver hipotérmico ou desidratado, deve-se administrar glicose 5 a 10% por via oral a 0,25 a 0,50 mL/100 g de peso corporal periodicamente, por sonda orogástrica, até que esteja mais forte e normoglicêmico. Em seguida, a alimentação com substituto do leite pode ser introduzida. Recém-nascidos em estado crítico podem necessitar de uma infusão em *bolus* de glicose 12,5% por via IV ou IO (0,1 a 0,2 mL/100 g de peso corporal, ou mais), seguida de uma infusão contínua de glicose 1,25 a 5% em uma solução eletrolítica balanceada para evitar hipoglicemia de rebote. Deve-se ter cuidado para evitar a suplementação excessiva de glicose, pois a hiperglicemia prolongada pode resultar em piora da desidratação por meio da diurese osmótica.

As necessidades de líquidos em recém-nascidos são dramaticamente maiores do que em adultos. Isso é resultado da maior quantidade de líquido extracelular do recém-nascido, maior área de superfície corporal, maior relação área de superfície/peso corporal, falta de gordura corporal, maior taxa metabólica, menor capacidade dos rins imaturos de concentrar a urina e aumento da frequência respiratória, levando a uma maior perda insensível de fluidos. Uma das causas mais comuns de choque hipovolêmico neonatal é a desidratação, que pode ocorrer rapidamente por perdas gastrointestinais, maior necessidade de líquidos ou incapacidade de mamar (Figura 1).

Se o filhote estiver minimamente desidratado, normotérmico e sem disfunção gastrointestinal, a solução eletrolítica aquecida pode ser administrada por via oral (sonda orogástrica) ou por via subcutânea (SC). Ao administrar fluidos pela via intraperitoneal (IP), deve-se ter muito cuidado com a assepsia e a antissepsia. Doses repetidas de fluidos por essa via não são recomendadas, pelo maior risco de peritonite séptica. Para ajudar a prevenir

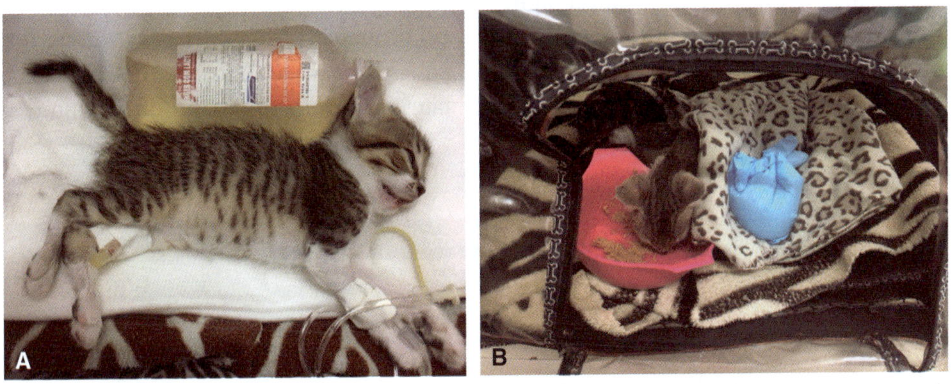

FIGURA 1. A: filhote com acesso IV para fluidoterapia e correção de hipoglicemia sendo aquecido com garrafa de água morna. **B:** filhote se alimentando sozinho após sua recuperação, dentro de uma tenda incubadora de aquecimento.

Fonte: arquivo pessoal da autora.

infecção, formação de abscesso ou alterações osmóticas inadequadas, os fluidos administrados pelas vias SC e IP não devem conter glicose. Se o filhote estiver com desidratação moderada a grave, a administração IV de fluidos é a mais eficaz. Caso um cateter intravenoso não possa ser colocado, a colocação de um cateter IO é uma alternativa a ser considerada. Fluidos ou medicamentos administrados por essa via são rapidamente absorvidos pelo sistema circulatório. Os locais mais comuns de acesso intraósseo incluem a fossa trocantérica do fêmur, o tubérculo maior do úmero, a asa do ílio e a crista da tíbia.

Transfusões de sangue podem ser necessárias em alguns gatinhos recém-nascidos doentes, particularmente naqueles com anemia resultante de infestações por pulgas ou parasitas intestinais. As indicações para transfusão de sangue são fraqueza, taquicardia, mucosas pálidas e hematócrito inferior a 15%. O sangue de um doador tipado compatível é diluído 9:1 com anticoagulante citrato de sódio e administrado através de um filtro de sangue Millipore por via IV ou IO, a uma taxa de 20 mL/kg durante um mínimo de 2 horas.

A sepse neonatal é uma causa significativa de morte em gatinhos e pode ser causada por uma variedade de patógenos. Os fatores de risco podem incluir falha na transferência passiva de imunidade, mastite e metrite na gata, parto prolongado ou distocia, baixo peso ao nascer e uso inadequado de antibióticos. Os patógenos que podem estar associados à sepse neonatal incluem *Escherichia coli*, *Staphylococcus* spp., *Pasteurella* spp., *Enterobacter* spp., *Clostridium* spp., *Salmonella* spp. e *Streptococcus* spp. Antibióticos recomendados para uso em neonatos incluem as quinolonas e os betalactâmicos (Quadro 2). Aminoglicosídeos, tetraciclinas e cloranfenicol devem ser evitados pelo risco de reações adversas graves.

SÍNDROME DO DEFINHAMENTO DO FILHOTE

A síndrome do definhamento do filhote é uma condição em que um ou mais gatinhos de uma ninhada nascem aparentemente saudáveis, mas gradualmente tornam-se prostrados, doentes e morrem. Os filhotes que não prosperam e morrem entre o nascimento e o desmame são frequentemente chamados de "definhantes". A maior mortalidade ocorre nas primeiras 2 semanas de vida.

As principais causas incluem exposição a agentes infecciosos (FHV-1, FCV, PIF, FeLV, *Streptococcus canis*), genética, cardiopatias congênitas, nutrição (deficiência de taurina), atrofia tímica, produtos químicos

QUADRO 2

Antibióticos selecionados para uso em gatos neonatos

- Ampicillina 20 mg/kg q. 8h, IM, SC
- Amoxicillina/ácido clavulânico 20-30 (máximo 50) mg/kg q. 24h, SC
- Cefalexina 20 mg/kg q. 24h, SC
- Ceftiofur 2-4 mg/kg q. 12h, SC
- Marbofloxacina 2 mg/kg q. 24h, SC, IV, IO
- Enrofloxacina 5 mg/kg q. 12h, SC, IM, IV, IO
- Azitromicina 5-10 mg/kg q. 24h, 3-5 dias PO

IM: intramuscular; IO: intraósseo; IV: intravenoso; PO: por via oral; SC: subcutâneo.

tóxicos e manejo deficiente. Os diagnósticos diferenciais devem incluir trauma durante ou após o nascimento, defeitos congênitos fatais, falha na lactação, hipotermia, hipoglicemia, acidose, sepse, infecções virais, toxoplasmose e endoparasitismo.

EXAMES DE SANGUE NO FILHOTE

Os valores de referência na hematologia e bioquímica sanguínea para neonatos diferem daqueles do adulto; a maioria dos valores alcança os níveis de adulto com 3 a 4 meses de idade (Tabelas 5 e 6). Para diversos parâmetros, os valores de referência mudam rapidamente nos primeiros dias e semanas de vida; por isso, deve-se consultar aqueles apropriados à idade.

Para a venopunção, o filhote deve ser posicionado em decúbito dorsal, com os membros torácicos deitados e direcionados caudalmente, e a cabeça e o pescoço estendidos. O sangue deve ser retirado da jugular

TABELA 5 Valores de hematologia de referência para gatinhos desde o nascimento até 8 semanas de idade

	2 semanas	4 semanas	6 semanas	8 semanas
HT (%)	33,6-37	25,7-27,3	26,2-27,9	28,5-31,1
Hemácias (x10⁶/µL)	5,05-5,53	4,57-4,77	5,66-6,12	6,31-6,83
Leucócitos (x10⁶/µL)	9,10-10,24	14,10-16,52	16,8-18,82	16,13-20,1
Neutrófilos	5,28-6,64	6,15-7,69	7,92-11,22	5,72-7,78
Linfócitos	3,21-4,25	5,97-7,15	5,64-7,18	8,2-11,16
Monócitos	0-2	0-4	0	0-2
Eosinófilos	0,53-1,39	1,24-1,56	1,22-1,72	0,88-1,28

HT: hematócrito.

TABELA 6 Valores bioquímicos de referência para gatinhos desde o nascimento até 8 semanas de idade

	2 dias	1 semana	2 semanas	4 semanas	8 semanas
Albumina (g/dL)	1,6-2,6	2-2,5	2,1-2,6	2,4-2,9	2,4-3
FA (U/L)	275-2021	126-363	116-306	97-274	60-161
ALT (U/L)	12-84	11-76	10-21	14-55	12-56
Bilirrubina (mg/dL)	0-0,7	0-0,6	0-0,2	0-0,3	0-0,1
Cálcio (mg/dL)	8,6-12,7	10-13,7	9,9-13	10-12,2	9,8-11,7
Colesterol (mg/dL)	80-175	119-213	137-223	173-253	124-221
Creatinina (mg/dL)	0,5-1,1	0,3-0,7	0,4-0,6	0,4-0,7	0,6-1,2
GGT (U/L)	0-5	0-5	0-4	0-1	0-2
Glicose (mg/dL)	75-154	105-145	107-158	117-152	94-143
Fósforo (mg/dL)	4,1-10,5	6,7-11	7,2-11,1	6,7-9	7,6-11,7
Proteína total (g/dL)	3,9-5,8	3,5-4,8	3,7-5	4,5-5,6	4,8-6,5
Ureia (mg/dL)	24-71	16-36	11-30	10-22	16-33

ALT: alanina aminotransferase; FA: fosfatase alcalina; GGT: gama-glutamiltransferase.

utilizando-se uma seringa de 1 mL, com agulha calibre 25 ou 26G. É importante aspirar lentamente o sangue para evitar o colapso da veia. Um pequeno volume (0,5 mL) de sangue pode ser usado para os exames mais importantes. Deve-se evitar coletar frequentemente, porque o volume de sangue circulante é pequeno (aproximadamente 70 a 95 mL/kg), portanto, a amostragem de sangue diária não deverá exceder 10% do volume total estimado do filhote. A urina deve ser coletada estimulando-se o períneo. A cistocentese deve ser evitada nos gatos muito novos, porque a parede da bexiga pode ser facilmente lacerada.

LITERATURA SUGERIDA

Levy JK, Crawford PC, Werner LL. Effect of age on reference intervals of serum biochemical values in kittens. J Am Vet Med Assoc. 2006;228(7):1033-7.

Levy JK, Crawford PC, Collante WR, Papich MG. Use of adult cat serum to correct failure of passive transfer in kittens. J Am Vet Med Assoc. 2001;219(10): 1401-5.

Little S. Feline pediatrics: how to treat the small and the sick. Compend Contin Educ Vet. 2011; 33(9): E3.

Little S. Playing mum: successful management of orphaned kittens. J Feline Med Surg. 2013;15(3):201-10.

Macintire DK. Pediatric fluid therapy. Vet Clin North Am Small Anim Pract. 2008;38(3):621-7, xii.

Moon PF, Massat BJ, Pascoe PJ. Neonatal critical care. Vet Clin North Am Small Anim Pract. 2001;31(2):343-65.

Münnich A. Fading kitten syndrome: factors predisposing to 'faders' and treatment options. J Feline Med Surg. 2022;24(3):243-56.

Silvestre-Ferreira AC, Pastor J. Feline neonatal isoerythrolysis and the importance of feline blood types. Vet Med Int. 2010;2010:753726.

Veronesi MC, Fusi J. Feline neonatology: from birth to commencement of weaning – what to know for successful management. J Feline Med Surg. 2022;24(3):232-42.

von Dehn B. Pediatric clinical pathology. Vet Clin North Am Small Anim Pract. 2014;44(2):205-19.

9

Particularidades do gato idoso

Fernanda Vieira Amorim da Costa

O PULO DO GATO

A clínica médica de gatos idosos desempenha um papel crucial na educação dos proprietários, além de facilitar o diagnóstico precoce e o tratamento de problemas médicos ou comportamentais.

Entender as mudanças associadas ao envelhecimento, especialmente aquelas que resultam em sofrimento emocional ou físico para os gatos, é de importância crescente.

O diagnóstico de doenças em gatos idosos pode ser desafiador, com muitos gatos mais velhos sofrendo de comorbidades, muitas vezes complicadas pelas mudanças normais de envelhecimento.

A adaptação do ambiente, com o fornecimento de todos os recursos principais com acesso fácil e de maneira confortável, melhora significativamente a qualidade de vida do gato idoso.

INTRODUÇÃO

Entender as necessidades e mudanças que ocorrem com a idade é fundamental para proporcionar qualidade de vida e cuidados específicos ao felino idoso, além de realizar diagnóstico precoce de doenças. O envelhecimento não é uma doença, mas é um processo que inspira cuidados especiais. A senilidade traz alterações fisiológicas ao corpo e as doenças geralmente são crônicas, debilitantes e progressivas. A idade cronológica de um gato pode não corresponder à sua idade funcional e, no mesmo indivíduo, alguns órgãos podem envelhecer em momentos diferentes. Os atuais estágios de vida dos gatos diferenciam as fases de envelhecimento em "adulto maduro" (7-10 anos) e "idoso" (acima de 10 anos). Este capítulo se concentrará nas particularidades do gato idoso, porém, é importante lembrar que alguns gatos podem se tornar idosos mais precocemente, dependendo de predisposições raciais e genéticas. A porcentagem de gatos mais velhos está aumentando graças a proprietários mais informados e dedicados, cuidados veterinários e alimentação, e muitos gatos hoje vivem muito mais, chegando aos 20-25 anos. É importantíssimo enfatizar que atualmente existem diversos tratamentos disponíveis que devem ser iniciados o quanto antes, para que se promova um envelhecimento saudável e a manutenção da ligação emocional e da boa convivência entre os gatos e seus proprietários. O médico veterinário deve orientar como devem ser a estimulação mental, a alimentação, a interação social e os cuidados de saúde, e como resolver, ou pelo menos amenizar, algum comportamento indesejável. Além disso, deve saber diferenciar entre as alterações causadas pela idade e as doenças que acometem gatos idosos.

ALTERAÇÕES FISIOLÓGICAS

Vários sistemas orgânicos mudam com a idade do paciente e muitas dessas mudanças são fisiológicas. As principais estão descritas no Quadro 1.

ALTERAÇÕES COMPORTAMENTAIS

As alterações mais comumente observadas no comportamento incluem desorientação espacial ou temporal (esquecem onde ficam as coisas, se já comeram), interação alterada com a família e com outros gatos (buscam atenção, podem ficar mais intolerantes e agressivos), mudanças nos ciclos de sono-vigília (ficam acordados à noite), micção e/ou defecação fora das caixas de areia,

QUADRO 1

Alterações senis observadas em gatos acima de 10 anos de idade, frequentemente vistas em animais aparentemente saudáveis	
Comportamento	▪ Menor tolerância a estresse, frio e a calor ▪ Alteração do ciclo vigília-sono e das relações sociais
Sistema imunológico	▪ Diminuição do número total de células de defesa e pior execução de suas funções
Sistema digestório	▪ Redução da digestão (proteínas e gorduras) e da absorção dos nutrientes
Sistema urinário	▪ Diminuição do tamanho dos rins, de seu fluxo sanguíneo e da taxa de filtração renal ▪ Aumento da sensibilidade à desidratação ▪ Declínio na eliminação de fármacos
Sistema cardiorrespiratório	▪ Perda de elasticidade pulmonar ▪ Diminuição do número de alvéolos ▪ Coração menos complacente, posição mais horizontal (maior contato com o esterno) ▪ Redução da complacência ventricular ▪ Aorta tortuosa (redundante) ▪ Mineralização costocondral
Sistema muscular	▪ Diminuição da massa muscular (sarcopenia) ▪ Atrofia muscular, fraqueza
Sistema tegumentar	▪ Redução da quantidade de gordura, colágeno e elastina ▪ Predisposição a infecções na pele em decorrência da redução da autolimpeza ▪ Demora na cicatrização de feridas ▪ Paquioníquia (unhas espessadas e frágeis – Figura 1A) ▪ Unhas expostas em razão da artrose ▪ Hiperpigmentação da pele, acromotriquia ou leucotriquia (aparecimento de pelos brancos) (Figura 1B)
Órgãos dos sentidos	▪ Esclerose lenticular (Figura 2A) ▪ Atrofia difusa e aparecimento de pequenas manchas pigmentadas castanhas da íris (Figura 2B) ▪ Déficit auditivo, redução do olfato e do paladar

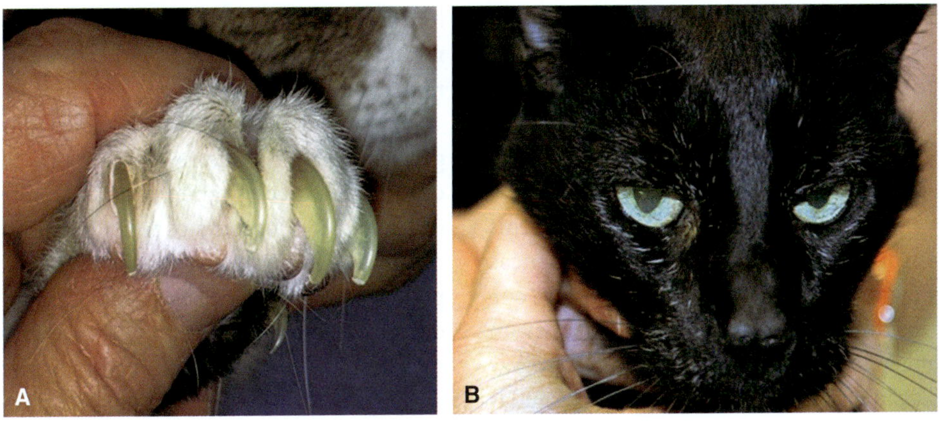

FIGURA 1. **A:** unhas expostas, espessadas (paquioníquia) e frágeis em gato de 14 anos. **B:** leucotriquia (pelos brancos) em um gato de 15 anos, mais bem visualizada em gatos pretos.

Fonte: arquivo pessoal da autora.

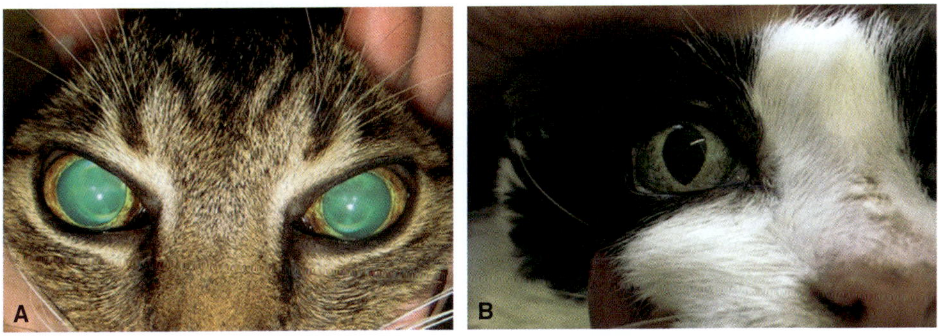

FIGURA 2. **A:** a esclerose lenticular e manchas castanhas na íris são achados comuns em gatos mais velhos e pode ser usada para estimar que o gato tem mais de 12 anos. **B:** atrofia de íris, evidenciada pelo aspecto falhado dessa região, dando a impressão de que o gato possui uma "íris rendada".

Fonte: arquivo pessoal da autora.

mudanças na frequência de atividade e vocalização inadequada (frequentemente exibida como choros e chamados, principalmente à noite). Essas alterações comportamentais podem ser causadas pela presença de dor crônica, déficit auditivo e/ou visual, mudanças ambientais, luto, doenças como hipertensão arterial, hipertireoidismo, doença intestinal, tumores cerebrais, disfunção cognitiva ou, frequentemente, uma combinação de várias dessas causas.

Os comportamentos alterados são frequentemente vistos como alterações "normais do envelhecimento" pelos proprietários, o que determina que muitos gatos sofram cronicamente com dores insuportáveis, doenças debilitantes e depressão mental. Algumas vezes, principalmente quando há vocalização noturna, esses comportamentos levam a uma grande irritação dos proprietários, que acabam por punir, reduzir sua interação com os gatos ou ainda abandoná-los, agravando os "maus comportamentos" e o isolamento dos felinos.

A CONSULTA DO GATO IDOSO

Por todos esses motivos, os gatos senis inspiram cuidados e devem ter doenças diagnosticadas de forma precoce, para que possam ser tratados e, dessa forma, vivam mais e com mais qualidade de vida. A avaliação clínica de gatos mais velhos saudáveis entre 10 e 15 anos de idade deve ocorrer em intervalos não superiores a 6 meses, considerando a condição física do paciente e seu histórico, bem como exames laboratoriais para detecção e monitoramento de enfermidades. Porém, essa frequência não deve ser rígida, pois o estado de saúde do gato idoso pode mudar rapidamente, principalmente nessa faixa etária, com certos sinais da doença que passam despercebidos pelos proprietários, como a perda de apetite ou o aumento da ingestão hídrica e do volume de urina. Além disso, gatos envelhecem 5 vezes mais rapidamente que os seres humanos e, por isso, as doenças podem evoluir e se agravar rapidamente. Já gatos saudáveis acima de 15 anos devem ser avaliados a cada 4 meses e aqueles que possuem doenças crônicas podem necessitar de consultas mais frequentes, dependendo da gravidade e estabilidade de suas doenças.

Os veterinários devem reservar tempos maiores para a consulta do gato idoso, pois é importante entender os recursos, habilidades, comportamentos, crenças e preocupações dos proprietários. Questionários, vídeos, anamneses com perguntas abertas e uma investigação sistemática ajudam a atingir um diagnóstico mais acurado e uma orientação mais adequada aos pacientes. A visão e a audição diminuídas podem levá-los a se assustarem facilmente e a demonstrarem desorientação em casa e durante a consulta médica.

Os gatos idosos devem ser manejados gentilmente, pois podem estar sofrendo de dor crônica, necessitando eventualmente de analgésicos durante a consulta ou para a realização de algum procedimento. Também podem ser necessários ansiolíticos para reduzir o medo e, se ainda assim o paciente demonstrar ansiedade ou dor, a consulta deve ser reagendada para um período após o tratamento prévio. As áreas doloridas devem ser deixadas por último durante o exame físico, assim como os exames/procedimentos mais invasivos, como avaliação da cavidade oral, aferição da temperatura, corte de unhas, coleta de amostras e exames de imagem.

A perda de massa muscular possui uma implicação importante em relação à saúde. A caquexia é a perda de peso (músculo e gordura) decorrente de uma doença; já a sarcopenia se refere à perda de massa muscular como uma síndrome associada com a idade, independentemente da presença de doenças. Ela inclui perda de massa muscular e força, que se manifesta como redução do ato de pular, da atividade e das interações sociais. A sarcopenia geralmente está associada a prognósticos desfavoráveis, assim como a "síndrome de fragilidade". A fragilidade do gato idoso torna o paciente mais fraco, em decorrência da redução da reserva funcional, que leva a um declínio dos desempenhos fisiológico e cognitivo e maior vulnerabilidade a desfechos médicos adversos. Por essas razões, na consulta clínica, é importante investigar alterações patológicas que causem ou agravem a caquexia, sarcopenia e fragilidade senis, realizando intervenções terapêuticas precoces na nutrição e no tratamento da dor e de doenças orais. Nesse contexto, é fundamental o acompanhamento do índice de condição corporal (ICC) e do índice de massa muscular (IMM).

A alimentação indicada deve ter alta digestibilidade, porque gatos idosos são menos capazes de digerir a gordura e as proteínas da dieta, e ser rica em antioxidantes, vitaminas do complexo B e ácidos graxos ômega-3, além de ser oferecida em alimentadores interativos que aumentem o estímulo mental. O estímulo à ingestão de água e o fornecimento de alimento úmido devem ser incentivados, para que os animais não desidratem.

Alterações na composição da cartilagem estão associadas à doença articular degenerativa. A cartilagem articular sofre desgaste, causando dor crônica, alterações de comportamento e depressão, e pode levar à piora da qualidade de vida. A dor em gatos com essa doença ocorre normalmente em coluna, cotovelos, joelhos, quadris, ombros e calcanhares. Estudos indicam que até 92% dos gatos idosos podem ter lesões nas articulações.

A dor muitas vezes não é percebida nos gatos porque eles são eficientes em disfarçá-la. Isso ocorre porque os gatos mantêm o comportamento selvagem estoico, que determina que não podem demonstrar fraqueza perante os possíveis predadores e pela necessidade de caçar para se alimentarem. Dessa forma, gatos se escondem ou ocultam sinais de dor ou fraqueza. Geralmente, brincam menos e dormem mais, hesitam em subir e descer escadas, usam cadeiras e bancos como degraus intermediários para subir e descer de móveis, evitam sentar-se e parecem mais "rígidos" ao caminhar. A deambulação é difícil de avaliar no consultório, mas pode-se estimular o gato a subir e descer da mesa de exame físico utilizando-se a caixa de transporte ou petiscos como atrativos.

Deve-se recomendar que o ambiente seja adaptado às limitações de movimento que eles possuem, providenciando que os recursos básicos importantes (vasilhas de comida, água e bandejas sanitárias, camas confortáveis e aquecidas, escadas e rampas de acesso aos móveis, locais para pegar sol, brinquedos e arranhadores) estejam disponíveis, acessíveis e próximos dos locais que os gatos mais gostam de ficar na casa. Deve-se evitar mudar os locais dos móveis, em razão do déficit visual e da maior intolerância a mudanças de rotina.

No exame clínico, é importante estar atento às particularidades demonstradas na Figura 3.

EXAMES DE DIAGNÓSTICO

No Quadro 2, encontram-se os exames complementares de diagnóstico recomendados para serem realizados no gato idoso para detectar doenças subclínicas ou servirem de referência para serem comparadas a alterações observadas no futuro.

FARMACOLOGIA

As alterações do envelhecimento afetam o metabolismo dos fármacos. Doença hepática, hipoalbuminemia e doença renal crônica (DRC) ocorrem comumente em gatos idosos. Quando associadas à desidratação, podem resultar em diminuição das taxas de depuração dos fármacos e aumentos acentuados nas suas concentrações séricas. Em pacientes idosos, a dose e os intervalos de dosagem de alguns medicamentos podem precisar ser alterados.

As reduções de dosagem na insuficiência renal são indicadas para qualquer medicamento com uma margem de segurança relativamente estreita, que seja

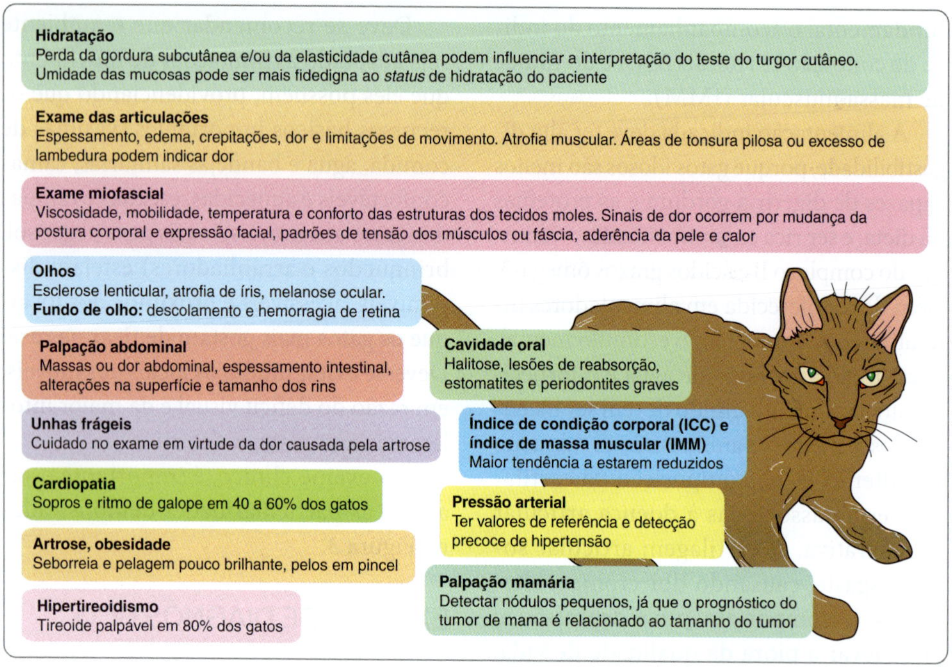

FIGURA 3. Aspectos a serem investigados durante o exame físico dos gatos idosos, e que merecem investigação e/ou acompanhamento clínico.

QUADRO 2

Exames recomendados para a avaliação de gatos acima de 10 anos	
Exames básicos	Exames complementares (podem ser indicados de acordo com o estado de saúde do paciente ou após os resultados dos exames básicos)
Hemograma completo	Teste de antígeno para o vírus da leucemia felina (FeLV), anticorpo para o vírus da imunodeficiência felina (FIV), PCR pró-viral FeLV, antígeno-anticorpo de dirofilaria
Bioquímicos: proteína total, albumina, globulina, FA, ALT, glicose, ureia, creatinina, potássio, fósforo, sódio e cálcio **Opcionais:** AST, GGT, creatinoquinase, bilirrubina total, magnésio, cloreto, HCO_3 ou CO_2	Cálcio ionizado, PTH, peptídeo relacionado ao PTH, cobalamina, folato, frutosamina, NT-proBNP, SDMA, fPLI, fTLI
Urinálise	Urocultura e teste de sensibilidade a antimicrobianos; razão proteína/creatinina urinária
T4 total	T4 livre, TSH
Pressão arterial	
Outros	
	Exame coproparasitológico
	Ecocardiograma Eletrocardiograma Radiografia Ultrassonografia

fPLI: lipase pancreática específica felina; NT-proBNP: fragmento N-terminal do peptídeo natriurético tipo B, PCR: reação em cadeia da polimerase; PTH: paratormônio; SDMA: dimetilarginina simétrica; TLI: tripsina imunorreativa felina.

primariamente eliminado pelos rins ou que tenha um metabólito ativo que seja eliminado pelos rins (Tabela 1). Há pouca informação para orientar ajustes de dosagem para insuficiência renal em gatos. Em humanos, os ajustes de dose são tipicamente feitos quando a taxa de filtração glomerular (TFG), medida pela depuração de creatinina, cai para cerca de 0,7 a 1,2 mL/kg/min, dependendo do índice terapêutico do fármaco. Com base na relação demonstrada entre a TFG e a creatinina sérica em gatos, isso equivale a concentrações de creatinina sérica de aproximadamente 2,5 a 3,5 mg/dL. Na ausência de dados específicos em gatos, é razoável considerar ajustes de dosagem para fármacos eliminados pelos rins, quando a creatinina sérica atingir esse intervalo. Como regra, é melhor dobrar o intervalo entre doses ou reduzir pela metade a dose em pacientes com DRC grave; além disso, deve-se sempre preferir medicações menos tóxicas.

Para muitos medicamentos excretados pelos rins, a redução da dose pode ser feita multiplicando a dose padrão por uma concentração de creatinina sérica normal (p. ex., 1,0 mg/dL), dividida pela concentração de creatinina sérica do paciente. Isso resulta em menos medicamentos administrados nos mesmos intervalos, e é baseado no fato de que a creatinina sérica está inversamente relacionada à TFG na insuficiência renal precoce a moderada em gatos. Por exemplo, em um gato com uma concentração de creatinina sérica de 2 mg/dL (2 vezes um valor normal típico de 1 mg/dL), a cefalotina seria administrada a 10 mg/kg a cada 8 horas em vez de 20 mg/kg a cada 8 horas.

Uma abordagem alternativa é multiplicar o intervalo de dosagem (p. ex., a cada 12 horas) pela concentração de creatinina sérica do paciente, dividida por um nível normal de creatinina. Isso resulta na mesma dose individual administrada em intervalos menos frequentes. Por exemplo, para o mesmo gato, a enrofloxacina seria administrada na dosagem de 5 mg/kg a cada 48 horas, em vez de a cada 24 horas. Os ajustes de dosagem usando esse método podem ser

TABELA 1 Medicamentos a serem evitados ou ajustados na doença renal crônica felina

Cefalotina	Nefrotóxico	Evitar na DRC/ajuste de dose
Aminoglicosídeos	Nefrotóxicos	Evitar na DRC/ajuste de frequência
Fluoroquinolonas	Retinotóxicas	Evitar em idosos/ajuste de frequência
Sulfadiazina-trimetoprim	Formam cristais e urólitos	Evitar na DRC/ajuste de dose Usar sulfametoxazol
Furosemida	Desidratação e hipocalemia	Evitar na DRC/usar em ICC Monitorar + fluido
Bloqueadores H2	Confusão mental	Ajuste de dose ou de frequência
Metoclopramida	Tremores, ataxia	Ajuste de dose
Enalapril	Nefrotóxico	Usar benazepril/monitorar azotemia
Aine	Úlcera gástrica, nefrotóxicos	Usar outros analgésicos. Meloxicam pode ser utilizado em pacientes estáveis sob monitoração constante
Mirtazapina	Vocalização, hiperatividade, vômito	Ajuste de frequência

Aine: anti-inflamatórios não esteroides.

aproximadamente precisos para concentrações de creatinina sérica de até 4 mg/dL, acima desse valor a relação entre a concentração de creatinina, e a TFG não é linear em gatos. Em humanos, as dosagens de medicamentos eliminados pelos rins na insuficiência renal tipicamente são de 25 a 75% da dose diária padrão.

Envelhecimento, dieta e doenças hepáticas concomitantes afetam o metabolismo hepático de fármacos em gatos geriátricos. Nos idosos, há diminuição da massa hepática, do fluxo sanguíneo hepático e da atividade intrínseca de enzimas metabolizadoras de medicamentos. Os resultados dos testes de função hepática normalmente permanecem normais na ausência de doença hepática evidente. Muitos fatores afetam a metabolização do fármaco pelo fígado, de modo que não é possível aplicar uma fórmula simples para o ajuste de dosagem com hepatopatia grave. No entanto, existem tabelas disponíveis que foram adaptadas de estudos em humanos.

Em pessoas com doença hepática inflamatória sem falência, o metabolismo hepático de fármacos parece estar razoavelmente bem conservado. Na disfunção hepática ou cirrose, no entanto, os medicamentos que normalmente são extensamente metabolizados pelo fígado não são eliminados com eficiência. Isso leva à diminuição da depuração de primeira passagem e ao aumento da biodisponibilidade oral de certos medicamentos, como propranolol e benzodiazepínicos. Para esses medicamentos, são recomendadas reduções de 50% da dosagem para pacientes humanos com função hepática prejudicada. Outros medicamentos que exigem reduções de dosagem (para 25-50% das dosagens regulares) em humanos com cirrose estão listados no Quadro 3.

QUADRO 3

Medicamentos a serem ajustados na hepatopatia grave felina	
Anlodipino	Lidocaína
Buspirona	Loratidina
Butorfanol	Metronidazol
Cisaprida	Midazolam
Ciclofosfamida	Mirtazapina
Diazepam	Omeprazol
Doxorrubicina	Prednisona
Fluconazol	Propanolol
Fluoxetina	Teofilina
Itraconazol	Vincristina

Embora a cirrose seja incomum em gatos, disfunção hepática significativa é comum com lipidose hepática fulminante ou desvios portossistêmicos. Nesses pacientes, podem ser indicadas reduções de dosagem para os medicamentos listados na Quadro 3, embora não tenhamos estudos em gatos.

Da mesma forma, deve-se evitar transfusão de sangue estocado, anti-inflamatórios não esteroidais, furosemida e glicocorticoides, pois eles têm o potencial de exacerbar a encefalopatia hepática, aumentando de forma direta ou indireta a desaminação de proteínas e a liberação de amônia (NH3). O metronidazol, que pode ser necessário em hepatopatas para tratar colangites supurativas, precisaria ser reduzido para 7,5 mg/kg a cada 12 horas, em vez de 10 a 15 mg/kg a cada 12 horas, dose utilizada para gatos com função hepática normal.

LITERATURA SUGERIDA

Bellows J, Center S, Daristotle L, Estrada AH, Flickinger EA, Horwitz DF, et al. Aging in cats: common physical and functional changes. J Feline Med Surg. 2016;18(7):533-50.

Bellows J, Center S, Daristotle L, Estrada AH, Flickinger EA, Horwitz DF, et al. Evaluating aging in cats: how to determine what is healthy and what is disease. J Feline Med Surg. 2016l;18(7):551-70.

Dowling PM. Geriatric pharmacology. Vet Clin North Am Small Anim Pract. 2005;35(3):557-69.

Ellis SL, Rodan I, Carney HC, Heath S, Rochlitz I, Shearburn LD, et al. AAFP and ISFM feline environmental needs guidelines. J Feline Med Surg. 2013;15(3):219-30.

Miele A, Sordo L, Gunn-Moore DA. Feline aging: promoting physiologic and emotional well-being. Vet Clin North Am Small Anim Pract. 2020;50(4):719-48.

Pittari J, Rodan I, Beekman G, Gunn-Moore D, Polzin D, Taboada J, et al. American association of feline practitioners. Senior care guidelines. J Feline Med Surg. 2009;11(9):763-78.

Quimby J, Gowland S, Carney HC, DePorter T, Plummer P, Westropp J. 2021 AAHA/AAFP feline life stage guidelines. J Feline Med Surg. 2021;23(3): 211-33.

Ray M, Carney HC, Boynton B, Quimby J, Robertson S, St Denis K, et al. 2021 AAFP feline senior care guidelines. J Feline Med Surg. 2021;23(7):613-38.

Schwarz T, Sullivan M, Störk CK, Willis R, Harley R, Mellor DJ. Aortic and cardiac mineralization in the dog. Vet Radiol Ultrasound. 2002;43(5):419-27.

10

Doenças de padrão racial em gatos

Fabiana Cecília Cassiano
Alexandre Gonçalves Teixeira Daniel

O PULO DO GATO

A seleção feita pelos criadores de gatos muitas vezes baseia-se apenas no fenótipo que confere características estéticas desejáveis para cada gato, porém tais traços podem ser acompanhados por doenças genéticas indesejáveis.

O médico veterinário possui papel essencial na educação de proprietários e criadores a respeito da prevalência das doenças em cada raça, e da importância de evitar cruzamentos que possam perpetuar tais doenças.

O conhecimento a respeito de doenças de padrão racial em gatos possibilita o diagnóstico precoce e a instituição de tratamento e prognóstico adequados ao proprietário.

CARDIOMIOPATIA HIPERTRÓFICA

A cardiomiopatia hipertrófica (CMH) é a cardiopatia mais prevalente em gatos. É caracterizada principalmente por hipertrofia do septo interventricular e/ou da parede posterior do ventrículo esquerdo, podendo ser acompanhada também de hipertrofia dos músculos papilares e obstrução dinâmica da via de saída do ventrículo esquerdo, associada ao movimento anterior sistólico da valva mitral. Um dos aspectos mais preocupantes relacionados à doença é a possibilidade de episódios tromboembólicos e até mesmo de morte súbita.

A cardiomiopatia hipertrófica é uma doença de padrão genético das raças descritas no Quadro 1. Na população geral de gatos, é mais comum ser diagnosticada em animais adultos (média 5-6 anos), e gatos Ragdoll têm uma idade média de diagnóstico de 15 meses, enquanto gatos Maine Coon têm uma idade média de diagnóstico de 2,5 anos.

Apenas nas raças Maine Coon e Ragdoll foram identificadas mutações genéticas específicas, porém distintas entre si. Em Maine Coons foi demonstrado que a doença é herdada como uma característica autossômica dominante de penetrância incompleta. Em ambas as raças, a mutação genética foi identificada no gene da proteína C miosina ligante, mas a única alteração de nucleotídeo e a localização da mutação dentro do gene são espécie-específicas. Nos Maine Coons, a variante genética MYBPC3 A31P foi identificada, ao passo que, no Ragdoll, a variante é R820W MYBPC3. Nem todos os gatos com a variante genética vão necessariamente desenvolver a cardiomiopatia hipertrófica, e gatos com cardiomiopatia hipertrófica não possuem tais variantes de DNA. Portanto, a variante genética de DNA deve ser considerada um fator de risco para CMH, e não uma causa direta. Ou seja, a mutação genética tem penetrância incompleta, mas altamente associada à doença.

Os gatos da raça Sphynx parecem ter uma forma de cardiomiopatia hipertrófica semelhante à descrita em outras raças, com movimento anterior sistólico da valva

QUADRO 1

Doenças de padrão racial em gatos e raças afetadas	
Cardiomiopatia hipertrófica	Maine Coon, Ragdoll, Persa, Norueguês da Floresta, Bengal, Sphynx e British Shorthair
Doença renal policística	Persa, Himalaio, British Shorthair, American Shorthair, Selkirk Rex e Scottish Fold, Burmilla, doméstico de pelo curto, Ragdoll, Chartreux e Maine Coon
Amiloidose	Abissínio e Siamês
Nefrose hiperoxalúrica	Ragdoll
Diabetes mellitus	Burmês
Hipotireoidismo congênito	Abissínio
Miopatia hereditária	Devon Rex
Coagulopatia dependente de vitamina K	Devon Rex
Osteocondrodisplasia	Scottish Fold
Alterações espinhais	Manx
Alterações craniofaciais	Raças braquicefálicas
Astenia cutânea	Himalaio, Burmês e doméstico de pelo curto
Displasia coxofemoral	Maine Coon, Persa, Himalaio e Ragdoll
Deficiência de piruvato quinase	Abissínio, Somali, Bengal, Mau Egípcio, LaPerm, Maine Coon, Norueguês da Floresta, Savannah, Siberiano da Floresta, Singapura e Ocicat
Dermatite facial idiopática	Persa e Himalaio
Dermatofitose	Persa
Discinesia paroxística	Sphynx
Distocia	Persa, Siamês e Devon Rex
Síndrome da dor orofacial	Burmês e Burmilla
Gengivite juvenil	Maine Coon
Atrofia de retina	Persa e Abissínio
Sequestro de córnea	Persa, Siamês, Himalaio, Burmês e Sagrado da Birmânia
Catarata congênita	Persa, Himalaio, Bengal e British Shorthair
Síndrome de Chédiak-Higashi	Persa
Pectus excavatum	Bengal
Desvio portossistêmico	Persa, Himalaio, Azul Russo e Scotish Fold

mitral e músculos papilares proeminentes. Animais dessa raça foram diagnosticados com cardiomiopatia hipertrófica com idade média de 2 anos, mais jovem do que o relatado para a população felina em geral. A mutação do gene ALMS1 foi identificada em gatos dessa raça com CMH.

DOENÇA RENAL POLICÍSTICA

A doença renal policística (DRP) é a doença renal de caráter genético mais prevalente em gatos, sendo descrita desde 1970. Tal condição acomete principalmente gatos Persas, com prevalência de 30 a 38%. Em virtude do cruzamento com Persas, muitas outras raças também possuem predisposição (Quadro 1).

A DRP tem característica autossômica dominante, e gatos heterozigotos desenvolvem a doença e a homozigose é fatal *in utero*. Clinicamente, a DRP é caracterizada pela presença de cistos preenchidos de fluido no córtex e/ou medula renal. O número e a dimensão dos cistos podem aumentar com a idade, e o crescimento deles pode resultar em compressão do parênquima renal, levando a renomegalia e progressiva deterioração da função renal. Porém, a velocidade de progressão varia muito entre cada indivíduo. Eventualmente, a DRP pode ser associada à presença de cistos no fígado, pâncreas e hérnia peritônio-pericárdica.

A maioria dos gatos com DRP pode ser identificada a partir dos 6 a 12 meses de idade utilizando ultrassonografia abdominal com transdutores de alta frequência. Alterações ultrassonográficas comuns incluem renomegalia, contornos irregulares da superfície renal, aumento da ecogenicidade da cortical e perda da definição corticomedular.

Em razão das altas morbidade e mortalidade da doença, o diagnóstico precoce dos animais portadores da mutação é essencial para o planejamento de cruzamentos em criadores e gatis.

AMILOIDOSE

A amiloidose caracteriza-se por depósito extracelular de material proteináceo/amiloide nos rins e fígado. Nos gatos, a substância amiloide é depositada principalmente na medula renal, porém o envolvimento glomerular também já foi descrito. Isso resulta em fibrose medular e necrose papilar, culminando em doença renal crônica. A ocorrência de proteinúria marcante não é comum, como nos cães. Gatos com amiloidose hepática podem apresentar manifestações clínicas inespecíficas e intermitentes, insuficiência hepática fulminante e até mesmo morte súbita. O acúmulo de grande quantidade de substância amiloide corrompe a arquitetura hepática, tornando o órgão mais frágil e propenso a rupturas. Normalmente, a deposição de proteína sérica de fase aguda (amiloide A) nos tecidos ocorre em resposta à presença de doenças inflamatórias ou neoplasias crônicas, porém, nas raças Abissínio e Siamês, a alta incidência sugere uma doença de caráter genético. O modo específico de herança genética e patogênese da amiloidose em gatos ainda não é completamente compreendido.

NEFROSE HIPEROXALÚRICA

Gatos da raça Ragdoll são reconhecidos por predisposição genética a várias alterações renais, como displasia renal familiar, doença renal policística, nefrite intersticial crônica e nefrocalcinose ou nefrose hiperoxalúrica. A hiperoxalúria primária é caracterizada por deficiência total ou parcial das enzimas relacionadas ao metabolismo do glioxilato e deposição de oxalato de cálcio em vários órgãos (principalmente os rins), resultando em litíase recorrente, nefrocalcinose e doença renal terminal. Estudos mostraram ninhadas de Ragdolls cujos pais foram a óbito por alterações renais acometidos por hiperoxalúria primária e presença de urólitos de oxalato de cálcio, além de anormalidades morfológicas renais visualizadas pela ultrassonografia abdominal.

DIABETES MELLITUS

O *diabetes mellitus* é uma das endocrinopatias mais frequentes em gatos domésticos, juntamente com o hipertireoidismo. A doença é semelhante ao diabetes tipo 2 em humanos, com deposição de substância amiloide em ilhotas pancreáticas resultando em disfunção funcional de células beta e secreção inadequada de insulina, associada à resistência insulínica. Em geral, é mais prevalente em animais obesos e idosos.

Fatores genéticos também podem desempenhar um importante papel no desenvolvimento do diabetes em gatos Burmeses. Gatos com mais de 10 anos de idade dessa raça foram mais representados na população de gatos diabéticos em estudo conduzido no Reino Unido. Resultados similares foram encontrados em estudos de outras localidades, como na Austrália, onde o diabetes foi quatro vezes mais prevalente em Burmeses.

HIPOTIREOIDISMO CONGÊNITO

O hipotireoidismo é uma enfermidade endócrina de ocorrência rara em felinos. As principais manifestações clínicas são apatia, letargia, retardo de crescimento em filhotes, face com conformação mais arredondada, pescoço curto e grosso, membros encurtados, constipação, tireoide palpável, hipotonia, macroglossia, abdome distendido, pelame seco, atraso na erupção dentária e hipotermia/termofilia. As características clínico-patológicas incluem hipercolesterolemia, hipercalcemia e anemia normocítica normocrômica discreta. Além disso, felinos com hipotireoidismo apresentam incremento do nível sérico de creatinina em relação aos felinos saudáveis.

O diagnóstico do hipotireoidismo congênito primário pode ser confirmado pela demonstração de níveis de tiroxina abaixo do normal, com aumento do TSH (hormônio estimulador da tireoide). No hipotireoidismo central, as concentrações de TSH e de T4 (livre) frequentemente estão diminuídas. O padrão-ouro para diagnóstico é o teste de estimulação com TSH, porém atualmente está indisponível para utilização na clínica de pequenos animais. O diagnóstico terapêutico por meio da avaliação da resposta clínica após suplementação com L-tiroxina também é possível.

Hipotireoidismo congênito foi diagnosticado em gatos Abissínios e possui característica autossômica recessiva. Pode ser causado por aplasia ou hipoplasia da glândula tireoide, ectopia tireóidea, disormonogênese, tratamento materno com iodo radioativo, deficiência de iodo, tireoidite autoimune, hipopituitarismo, deficiência isolada de tireotrofina, enfermidade hipotalâmica ou deficiência de hormônio liberador de tireotrofina (TRH). A maioria dos casos de hipotireoidismo felino em filhotes é decorrente de hipoplasia da tireoide.

MIOPATIA HEREDITÁRIA

A miopatia congênita é uma condição de característica autossômica recessiva com penetrância incompleta na raça

Devon Rex. As manifestações podem se tornar evidentes a partir das 23 semanas de idade e normalmente progridem de forma lenta ou permanecem estáveis. Gatos acometidos geralmente têm má qualidade de vida e apresentam risco de morte súbita por laringoespasmo (após obstrução da faringe ou laringe por alimento). Achados do exame físico incluem ventroflexão de cabeça, protusão dorsal escapular, megaesôfago, fraqueza apendicular generalizada e fraqueza faríngea. Não há aumento da atividade sérica das enzimas creatinoquinase (CK) e aminotransferases. A análise histológica do tecido muscular de gatos acometidos mostra alterações sugestivas de miopatia primária, sem sinais indicativos do acometimento de nervos e medula espinhal.

COAGULOPATIA DEPENDENTE DE VITAMINA K

A coagulopatia dependente de vitamina K é uma doença genética de caráter autossômico recessivo da raça Devon Rex, cuja causa é deficiência de gama-carboxilase (enzima envolvida na reconstituição de vitamina K no fígado), resultando em deficiência dos fatores de coagulação dependentes de vitamina K (II, VII, IX e X). Animais acometidos apresentam alterações relacionadas à coagulação anormal, geralmente com menos de um ano de idade. O diagnóstico pode ser confirmado pela demonstração de aumento do tempo de protrombina e tromboplastina parcial ativada. É importante realizar diagnóstico diferencial para exposição a rodenticidas (antagonistas de vitamina K), doenças hepáticas, doenças gastrintestinais ou má absorção de gorduras. O tratamento envolve transfusão de sangue, quando necessária, e suplementação de vitamina K subcutânea ou via oral em longo prazo. É importante considerar a alta prevalência de sangue tipo B em gatos Devon Rex em uma transfusão de sangue (ver capítulos 25 – Hemorragias/sangramentos e 101 – Transfusão de sangue).

OSTEOCONDRODISPLASIA

A raça Scottish Fold foi criada a partir de uma mutação natural ocorrida em um gato na Escócia na década de 1960. Logo foi observado que cruzamentos entre gatos dessa raça resultava em filhotes com alterações cartilagíneas em fases iniciais da vida, com membros encurtados e malformados, além de alterações radiográficas nas placas de crescimento. O aspecto "dobrado" das orelhas dessa raça é um traço transmitido de forma autossômica dominante. Gatos heterozigotos são invariavelmente acometidos por osteoartrite degenerativa progressiva, que varia em gravidade de gato para gato. Gatos homozigotos desenvolvem artrite grave em uma idade muito inicial, enquanto os heterozigotos desenvolvem artrite de forma mais lenta.

ALTERAÇÕES ESPINHAIS

Gatos Manx possuem característica fenotípica de ausência de cauda, cuja herança é autossômica dominante. Porém, o mesmo gene afeta de forma adversa o desenvolvimento do tubo neural. Estudos de necropsia indicam anormalidades em medula espinhal, como meningocele e espinha bífida, que é um grupo de distúrbios do desenvolvimento caracterizados por falha de fusão dos arcos vertebrais, com ou sem protrusão, e displasia da medula espinhal ou de suas membranas. Alterações ósseas como discinesia da vértebra sacral e coccígea também estão presentes. Clinicamente, os gatos Manx apresentam incontinência de fezes e urina, perda da sensibilidade e movimentos anormais de membros pélvicos.

ALTERAÇÕES CRANIOFACIAIS

Gatos de raças braquicéfalicas são caracterizados por crânio arredondado, dorsorotação da maxila e encurtamento de nariz e face. Tais raças possuem maior predisposição a alterações oculares, como epífora, úlcera e sequestro de córnea, ceratite e entrópio, além de maior predisposição a alterações dentárias e cutâneas, distocia e alterações neurológicas.

Possuem também malformações em trato respiratório (estenose de narinas, estenose de cavidade nasal por turbinados nasais aberrantes, hipoplasia de traqueia e prolongamento do palato mole), que geram complicações secundárias, como obstrução do fluxo de ar, respiração estertorosa, apneia do sono, edema de laringe, eversão sacular das tonsilas e colapso laríngeo. Clinicamente, gatos podem apresentar a chamada "síndrome de obstrução de vias aéreas dos braquicefálicos", caracterizada clinicamente por intolerância ao exercício, estertor, estridor, dispneia e, em casos graves, cianose e síncope.

ASTENIA CUTÂNEA

Astenia cutânea felina ou síndrome de Ehlers-Danlos-*like* é uma rara desordem na produção de colágeno. É caracterizada clinicamente por hiperextensão da pele, fragilidade tecidual e hipermobilidade articular. A pele apresenta redução da força tênsil, manifestando-se clinicamente com hiperextensibilidade cutânea, pela fraca conectividade dos tecidos subjacentes.

Em gatos, a astenia cutânea é reconhecida como uma doença de caráter genético no Himalaio e Burmês, apesar de também ocorrer raramente em gatos domésticos de pelo curto como uma mutação espontânea. Nos gatos Burmeses, as lesões consistem em escaras de necrose ou alopecia atrófica, geralmente se desenvolvendo na ausência de lacerações de pele. A idade de apresentação costuma variar de alguns meses até 2 anos de idade. Gatos acometidos normalmente são levados ao veterinário com queixa de feridas de pele com sangramentos, com tendência a recidivar mesmo após pequenos traumas (p. ex., prurido).

DISPLASIA COXOFEMORAL

A displasia coxofemoral (DCF) é uma alteração genética que resulta em desenvolvimento anormal da articulação coxofemoral. Clinicamente, a DCF costuma se manifestar de forma gradual, com perda de peso, anorexia, redução da atividade, hábitos de eliminação anormais, redução da auto-higienização, redução da qualidade da pelagem, alterações comportamentais, agressividade, aumento ou diminuição de interações com estranhos e proprietários, mudanças na postura, vocalização, relutância em pular, incapacidade ou relutância em subir escadas, dificuldade para se levantar e/ou se deitar/sentar e claudicação. O exame físico pode demonstrar atrofia muscular e restrição do movimento do quadril, crepitação ou dor à manipulação (em casos mais avançados).

Gatos da raça Maine Coon possuem predisposição à DCF, com estudos mostrando média de prevalência de 20 a 30% na raça. As manifestações clínicas normalmente ocorrem entre 3 meses e 3 anos de idade. As raças Persa, Himalaio e Ragdoll também têm maior prevalência da doença.

DEFICIÊNCIA DE PIRUVATO QUINASE

A deficiência de piruvato quinase (PK) eritrocitária é uma doença hereditária de característica autossômica recessiva, que causa anemia hemolítica crônica intermitente. A doença resulta de mutações no gene que codifica a enzima glicolítica regulatória piruvato quinase (PK), o que reduz a longevidade dos eritrócitos. Os eritrócitos geram energia quase exclusivamente por meio da glicólise anaeróbica. A PK é uma das principais enzimas regulatórias dessa via metabólica, pois catalisa a transformação do fosfoenolpiruvato em piruvato, a última etapa de fornecimento de energia da glicólise anaeróbica.

Essa deficiência já foi documentada principalmente nas raças Abissínio e Somali, mas a literatura também recomenda o teste em animais das raças Bengal, Mau Egípcio, LaPerm, Maine Coon, Norueguês da Floresta, Savannah, Siberiano da Floresta, Singapura e Ocicat.

Manifestações clínicas incluem letargia, fraqueza, diarreia, vômitos, mucosas pálidas, disorexia, pica, baixa qualidade de pelame, perda de peso, icterícia e, ocasionalmente, distensão abdominal por esplenomegalia. Nos exames de hemograma e bioquímica sérica, pode haver anemia regenerativa, hiperglobulinemia, hiperbilirrubinemia e aumento da atividade das enzimas hepáticas. É importante realizar diagnóstico diferencial para outras causas de anemia hemolítica, como doenças infecciosas (p. ex., micoplasmose e vírus da leucemia felina) e anemia hemolítica imunomediada. A doença pode ser assintomática em alguns gatos. Portanto, recomenda-se o teste em gatos Abissínios e Somalis utilizados para reprodução.

DERMATITE FACIAL IDIOPÁTICA

A dermatite facial idiopática é uma enfermidade incomum, descrita em gatos Persas e Himalaios. Caracteriza-se por deposição cerato-sebácea de coloração enegrecida na região facial (principalmente em regiões periocular, perioral e mentoniana), associada a prurido e otite hiperceruminosa. Eritema e infecções secundárias por bactérias e *Malassezia* spp. podem ocorrer com a cronicidade. É necessário realizar diagnóstico diferencial para dermatites infecto-parasitárias, hipersensibilidade, dermatite alérgica, seborreia primária e acne felina.

DERMATOFITOSE

A dermatofitose é uma micose superficial causada pelo fungo *Microsporum canis*. Caracteriza-se por ser uma enfermidade altamente contagiosa e de importância zoonótica. As lesões são mais comumente encontradas em focinho, lábios, área periocular, pavilhão auricular, dígitos, aspectos mediais dos membros, área axilar e cauda. Embora a dermatofitose tenha apresentação variável, é uma doença folicular caracterizada principalmente por alopecia, descamação e crostas, além de eritema. Em gatos, a raça Persa possui alta prevalência de tal infecção fúngica. Além disso, também são predispostos à formação de pseudomicetomas secundários, por alterações genéticas na imunidade celular.

DISCINESIA PAROXÍSTICA

A discinesia paroxística é um grupo heterogêneo de distúrbios do movimento relatados em gatos da raça Sphynx. É caracterizada por contração muscular episódica, involuntária e sustentada, resultando em movimentos e posturas anormais. Os episódios não são associados a alterações de consciência ou sinais autonômicos.

Animais acometidos apresentam episódios de dificuldade de deambulação, postura anormal e hipertonia muscular, frequentemente envolvendo os membros torácicos e pélvicos, com inclusão ocasional de cabeça, pescoço e cauda. Na maioria dos casos, os episódios ocorrem sem um gatilho óbvio, embora movimentos repentinos, excitação e estresse tenham sido identificados como possíveis fatores precipitantes em alguns gatos (ver capítulo 29 – Tremores).

DISTOCIA

Distocia é a incapacidade de a mãe expelir o feto através do canal do parto sem assistência. A incidência de distocia em gatas é baixa, mas quando ocorre, é mais frequente em Persas, seguidos de Siameses e Devons Rex. As causas da distocia incluem inércia uterina, estreitamento do canal de parto, torção uterina, formação de septo vaginal e hidroalantoide. Causas fetais incluem anormalidades de apresentação, tamanho excessivo, malformações e morte fetal (ver capítulo 24 – Distocia/secreção vaginal).

SÍNDROME DA DOR OROFACIAL

A síndrome da dor orofacial felina (FOPS, do inglês *feline orofacial pain syndrome*) é uma condição de dor neuropática caracterizada por sinais de desconforto oral agudo e episódico, tipicamente unilateral, com movimentos exagerados de lambida e mastigação, patadas na boca, mutilação da língua, lábios e mucosa bucal (em casos mais graves). O gato também pode manifestar anorexia e prostração.

A maioria dos casos de FOPS ocorre na raça Burmês, mas também já foi descrita em um cruzamento de um gato Burmês com Burmilla. Essa predisposição sugere que se trata de um distúrbio hereditário que afeta o processamento sensorial do nervo trigêmeo. Porém, atualmente não há informações suficientes para determinar o modo de herança.

Gatos de qualquer idade podem ser acometidos por FOPS. O diagnóstico é feito pela eliminação de outras causas de dor oral ou disfunção do nervo trigêmeo. O desconforto parece ser aliviado por medicamentos antiepilépticos (fenobarbital, diazepam, carbamazepina e gabapentina), presumidamente por seu efeito antialodínico.

GENGIVITE JUVENIL

A gengivite juvenil ou gengivite hiperplásica juvenil é caracterizada por inflamação gengival difusa e generalizada (acometendo a maioria dos dentes), embora as áreas pré-molares e molares pareçam ser mais gravemente afetadas. Acomete principalmente gatos Maine Coon, possivelmente sugerindo um componente genético. Não há predisposição sexual. O início da doença geralmente corresponde à época de erupção dos dentes permanentes, por volta dos 6 meses de idade.

A exodontia total ou parcial é o tratamento mais eficaz. A gengivectomia deve ser realizada para análise histopatológica e remoção de tecidos gengivais excessivos.

ATROFIA DE RETINA

Em comparação à espécie canina, os gatos são acometidos por poucas doenças oculares hereditárias. A atrofia de retina causa degeneração progressiva da retina e consequente perda de visão por distúrbios em fotorreceptores, normalmente de forma bilateral. Geralmente o diagnóstico ocorre com 1 a 2 anos de idade e detectam-se mudanças na cor e refletividade do *tapetum lucidum*, acompanhadas de atenuação vascular da retina. Com a progressão da doença, ocorrem alterações mais generalizadas, com adelgaçamento neurorretiniano, apresentando-se como hiper-refletividade e atenuação vascular grave.

A atrofia progressiva de retina já foi relatada como doença de caráter hereditário em Persas e Abissínios.

SEQUESTRO DE CÓRNEA

O sequestro de córnea é uma condição ocular frequentemente encontrada em gatos, de causa desconhecida, com predisposição racial em Persas, Siameses, Himalaios, Burmeses e Sagrados da Birmânia. Caracteriza-se por uma degeneração do colágeno da córnea, evidenciada pela presença de uma placa de cor escurecida (marrom, preta ou âmbar), normalmente localizada na região central ou paracentral da córnea. Os sinais clínicos incluem desconforto ocular, epífora, blefarospasmo, quemose, neovascularização e edema corneal. As possíveis causas ou fatores agravantes incluem entrópio, alterações do filme lacrimal, infecção por herpes-vírus felino e ulcerações crônicas. Frequentemente, a condição é unilateral, o que indica que outros fatores, como irritação crônica ou distúrbios do filme lacrimal, podem estar envolvidos na patogênese. O tratamento mais indicado é a ceratectomia lamelar anterior associada com colírio antibiótico, anti-inflamatórios não esteroides e agentes midriáticos.

CATARATA CONGÊNITA

Catarata é a opacificação do cristalino e/ou sua cápsula e é detectada de forma infrequente em gatos, em comparação à espécie canina. Catarata congênita foi relatada nas raças Persa, Himalaio, Bengal e British Shorthair, sendo de herança autossômica recessiva. Outras possíveis causas de catarata em gatos incluem uveíte, neoplasia ocular e traumas subsequentes, bem como distúrbios sistêmicos e metabólicos, como diabetes. Porém, cataratas metabólicas diabéticas são bastante incomuns em gatos.

SÍNDROME DE CHÉDIAK-HIGASHI

Doença genética autossômica recessiva de gatos e outras espécies. Animais acometidos apresentam hipopigmentação da íris, do epitélio pigmentar da retina, alterações tapetais e catarata. Em gatos Persas de coloração *blue smoke*, a síndrome de Chédiak-Higashi foi relatada como uma condição autossômica recessiva.

PECTUS EXCAVATUM

Pectus excavatum é uma anomalia congênita da conformação do esqueleto torácico. É caracterizada por um desvio dorsal proeminente da porção caudal do esterno. As manifestações clínicas mais comumente relatadas estão relacionadas ao comprometimento ventilatório e incluem intolerância ao exercício e taquipneia, além de deficiência de crescimento. A doença já foi descrita em várias raças, mas gatos da raça Bengal são mais representados em estudos de prevalência. A condição é considerada hereditária e um modo complexo de herança é provável, com influências ambientais também afetando potencialmente a expressão fenotípica.

A cirurgia corretiva é aconselhada em casos graves e costuma estar associada a um bom prognóstico de médio a longo prazo. As radiografias torácicas podem ser utilizadas para avaliar a extensão da deformidade esquelética e, juntamente com a gravidade dos sinais clínicos, devem ser usadas para determinar a necessidade de cirurgia.

DESVIO PORTOSSISTÊMICO

Gatos podem apresentar desvios intra-hepáticos ou extra-hepáticos, vários resultantes de anormalidades congênitas ou de desenvolvimento do fígado ou da circulação portal, aplasia da veia porta (em que a circulação portal para o fígado está completamente ausente) ou displasia microvascular. Gatos das raças Persa e Himalaio foram mais prevalentes em estudos, mas também há relatos de gatos Azul Russo e Scottish Fold.

LITERATURA SUGERIDA

Anagrius KL, Dimopoulou M, Moe AN, Petterson A, Ljungvall I. Facial conformation characteristics in Persian and Exotic Shorthair cats. J Feline Med Surg. 2021;7:1-9.

Gaschen F, Jaggy A, Jones B. Congenital diseases of feline muscle and neuromuscular junction. J Feline Med Surg. 2004;6:355-66.

Grahn RA, Grahn JC, Penedo MCT, Helps CR, Lyons LA. Erythrocyte pyruvate kinase deficiency mutation identified in multiple breeds of domestic cats. BMC Vet Res. 2012;207(8):1-10.

Greco DS. Diagnosis of congenital and adult-onset hypothyroidism in cats. Clin Tech Small An Pract. 2006;21:40-4.

Guerra JM, Freitas MF, Daniel AGT, Pellegrino A, Cardoso NC, Castro I, et al. Age-based ultrasonographic criteria for diagnosis of autosomal dominant polycystic kidney disease in Persian cats. J Feline Med Surg. 2019;21(2):156-64.

Hunt GB. Effect of breed on anatomy of portosystemic shunts resulting from congenital diseases in dogs and cats: a review of 242 cases. Aust Vet J. 2004;82:746-9.

Lyons LA. DNA mutations of the cat: the good, the bad and the ugly. J Feline Med Surg. 2015;17:203-19.

Malik R. Genetic disease of cats. Proceedings of ESFM symposium at BSAVA congress. J Feline Med Surg. 2001;3:109-13.

Perry K. Feline hip dysplasia. A challenge to recognize and treat. J Feline Med Surg. 2016;18:203-18.

Rusbridge C, Heath S, Gunn-Moore DA, Knowler SP, Johnston N, Mcfadyen AK. Case Series Feline orofacial pain syndrome (FOPS): a retrospective study of 113 cases. J Feline Med Surg. 2010;12:498-508.

11

Medicina preventiva

Fernanda Vieira Amorim da Costa

O PULO DO GATO

Os gatos, acima de todas as outras espécies, precisam de cuidados preventivos porque escondem a dor e a doença, um mecanismo de proteção contra predadores na natureza. Eles são mestres do disfarce e seus sinais de doenças são sutis. Além disso, como muitos são mantidos dentro de casa, acredita-se falsamente que estão livres de apresentarem doenças.

Os veterinários e sua equipe têm grandes oportunidades para melhorar os cuidados preventivos de felinos e aumentar o número de pacientes e a frequência de visitas veterinárias em seus hospitais.

INTRODUÇÃO

Segundo estudo de utilização de cuidados veterinários da Bayer, as visitas de gatos ao veterinário diminuíram ao longo dos anos de 2001 a 2011 nos Estados Unidos. O estudo indicou três fatores direcionados ao cliente que limitaram o número de visitas de felinos:

1. Compreensão inadequada da necessidade de visitas regulares de saúde preventiva, além da vacinação.
2. Resistência em trazer um gato para a clínica por causa do desconforto causado por ter de colocá-lo em uma caixa de transporte e fazer a viagem até a clínica.
3. Custo dos cuidados veterinários.

Desde então, medidas foram recomendadas pela American Association of Feline Practitioners (AAFP) para adequar o ambiente e a prática clínica ao paciente felino, com o objetivo de minimizar o estresse da ida do gato ao veterinário (ver capítulo 3 – Particularidades *cat friendly* do atendimento clínico). Além disso, sugeriu-se que seja desenvolvido um plano de saúde para o ano inteiro, que descreva as necessidades do gato em casa, quando o proprietário deve levá-lo à clínica veterinária, sinais de doença e como manter o animal saudável.

Sabe-se que os proprietários de gatos estão mais dispostos a procurar cuidados veterinários quando entendem e apreciam sua importância. As habilidades de comunicação do veterinário, a interação com os animais de estimação e a capacidade de educar os proprietários sobre as necessidades de seus *pets* impulsionam a percepção dos clientes sobre o valor dos serviços e a qualidade do atendimento. **Para obter os melhores cuidados de saúde felina, os veterinários devem educar os clientes sobre os benefícios dos cuidados preventivos**, que incluem:

- Melhor qualidade de vida e longevidade.
- Detecção precoce de doenças, quando as doenças são mais fáceis de tratar ou manejar.
- Prevenção da dor e sua detecção precoce para evitar sofrimento.
- Redução das despesas associadas a cuidados urgentes.
- Conhecimento dos valores de referência do gato saudável para comparação quando ele ficar doente (p. ex., de peso, pressão arterial e exames de sangue básicos), o que ajuda na detecção precoce de doenças e problemas de saúde.
- Aumento do vínculo proprietário-animal de estimação e redução do abandono e eutanásia de gatos, por meio da prevenção de comportamento indesejável e problemas comportamentais.
- Aumento do vínculo e fidelidade entre cliente e veterinário, o que aumenta a aderência aos cuidados preventivos necessários.
- Detecção precoce de ganho ou perda de peso.

As visitas de saúde também são uma boa oportunidade para educar os proprietários sobre as necessidades de seu gato. Essas consultas devem ser estruturadas para dar tempo de ouvir as preocupações do proprietário e de abordá-las com as explicações pertinentes.

Há um equívoco comum de que os gatos são independentes e autossuficientes, o que os torna fáceis de cuidar. Uma razão para isso é que os gatos escondem sua dor e doenças e podem parecer saudáveis ou mostrar apenas sinais sutis, que geralmente passam despercebidos por seus donos até que a condição seja grave. A primeira oportunidade que existe para melhorar a aderência do proprietário às consultas veterinárias é ensinar as pessoas a reconhecer os sinais sutis de doença nos gatos (Quadro 1). Todos na equipe veterinária também precisam reconhecer que qualquer admissão de um gato doente pode representar um problema que está acontecendo há mais tempo do que se acredita.

No entanto, reconhecer que seu gato tem um problema pode não ser suficiente para que o cliente o leve ao veterinário. Muitos donos de gatos preferem prestar cuidados em casa ou até mesmo evitar qualquer forma de consulta, a menos que percebam que algo sério está acontecendo. Isso oferece a segunda oportunidade significativa de melhorar a vida dos pacientes e ajudar os clientes. A triagem para identificar doenças de forma precoce e proativa inclui um exame médico anual de saúde de um gato que parece

QUADRO 1

Possíveis sinais de doença em gatos

- Comportamento de eliminação de fezes e urina inadequado
- Mudanças na interação com pessoas, outros animais ou seu ambiente
- Mudanças na atividade (para mais ou menos)
- Mudanças nos hábitos de sono
- Mudanças no consumo de alimentos e água (para mais ou menos)
- Perda ou ganho de peso inexplicável
- Mudanças na aparência, autolambedura excessiva ou reduzida
- Sinais de estresse como esconder-se, mastigar itens não alimentares, sacudir a cauda, colocar as orelhas mais para trás do que o normal
- Mudanças na vocalização
- Mau hálito

saudável, em oposição a um exame de um gato que está doente. Esse exame também pode ser chamado de *check-up*.

Um mínimo de exames e consultas anuais de saúde para todos os gatos é justificável. As razões incluem: mudanças no estado de saúde podem ocorrer em um curto período; gatos doentes geralmente não apresentam sinais de doença; e a detecção precoce de problemas de saúde, alterações no peso corporal, problemas odontológicos e outras doenças permite uma intervenção precoce. Além disso, os exames frequentes oferecem uma maior oportunidade de comunicação com o proprietário sobre mudanças comportamentais e de atitudes, além de educação sobre cuidados preventivos de saúde.

RECOMENDAÇÕES GERAIS DE CUIDADOS PREVENTIVOS

Comportamento

Apesar dos avanços contínuos nos cuidados de saúde felina, a prevenção de problemas comportamentais é a área mais fraca da maioria dos programas de saúde preventiva para gatos. É também o problema mais sério quando se trata de ruptura do vínculo humano-animal, abandono e eutanásia de gatos de estimação. Comportamentos felinos normais que os proprietários de gatos consideram inaceitáveis estão entre as razões mais comuns para o abandono. Ao prevenir problemas comportamentais, os veterinários têm a oportunidade de proteger e fortalecer o vínculo humano-animal de estimação-veterinário e aumentar a qualidade de vida tanto para os gatos quanto para os proprietários.

O histórico médico é fundamental para a detecção precoce de problemas comportamentais e a coleta de informações sobre o estilo de vida do gato (ou seja, vivem dentro de casa *versus* possuem acesso à rua), outros gatos da casa e como eles interagem, e outros estressores potenciais para o gato. Uma excelente pergunta a ser feita é: "Que mudanças de comportamento ou comportamento indesejável você notou ultimamente?". Isso permite que o veterinário detecte problemas mais cedo, eduque os clientes sobre o fato de que as mudanças comportamentais são muitas vezes decorrentes de problemas médicos subjacentes, e aborde as preocupações dos clientes sobre comportamentos indesejados.

A segunda oportunidade de lidar com questões comportamentais durante as consultas de saúde é educar os clientes sobre os comportamentos normais dos gatos, como deve ser sua interação diária e o enriquecimento ambiental.

Estilo de vida dentro de casa versus fora de casa

Existe controvérsia sobre se os gatos devem ser mantidos exclusivamente dentro de casa ou se devem sair às vezes. Esses debates geralmente refletem diferenças geográficas e culturais. Um estilo de vida interior-exterior pode proporcionar um ambiente mais natural e estimulante para os gatos, mas também aumenta o risco de o gato contrair doenças infecciosas ou sofrer traumas, e tem consequências ambientais importantes, na medida em que os gatos são predadores. O acesso externo supervisionado ou controlado (p. ex., um recinto seguro para gatos ao ar livre, caminhada com coleira) é recomendado para reduzir alguns dos riscos associados ao acesso à rua, desde que o gato seja acostumado aos poucos e goste dos passeios. Por outro lado, um estilo de vida apenas dentro de casa pode diminuir os riscos de doenças infecciosas e traumas e aumentar a longevidade, mas também pode aumentar os riscos de comprometimento do bem-estar e doenças causadas por estresse associado à falta de estimulação ambiental. Por isso, o enriquecimento ambiental adequado é essencial para manter o bem-estar mental e físico dos gatos mantidos em ambientes fechados (ver capítulo 2 – Como providenciar um ambiente saudável para gatos *indoor*).

Teste de retrovírus

O vírus da leucemia felina (FeLV) e o vírus da imunodeficiência felina (FIV) são causas de doenças infecciosas bastante comuns dos gatos. O *status* da infecção por FeLV e FIV de todos os gatos deve ser conhecido. Testes rápidos são os testes de triagem de escolha para detecção de antígeno de FeLV e de anticorpo de FIV. Embora sejam excelentes testes, nenhum é 100% preciso e os resultados devem ser confirmados, dependendo da época em que o teste for realizado, do estado de saúde do paciente e da prevalência dessas doenças na região.

Um gato com resultado de teste positivo confirmado deve ser diagnosticado como tendo uma infecção retroviral, mas não doença clínica, já que o gato infectado com FeLV ou FIV pode não estar doente como resultado da infecção por retrovírus. De fato, gatos infectados com FeLV ou FIV podem viver por muitos anos. Testes positivos ajudam a identificar gatos infectados para prevenir a exposição a outros e influenciar o manejo do paciente nos cuidados preventivos e de doenças, por meio do isolamento, da vacinação e do tratamento de suporte e sintomático.

Cuidado odontológico

Os problemas odontológicos são extremamente comuns em gatos e podem afetar sua saúde e bem-estar. A educação do cliente sobre cuidados odontológicos preventivos é crucial, porque a maioria dos proprietários de gatos não entende a gravidade dessa doença silenciosa. Como discutido anteriormente, os gatos raramente apresentam sinais de dor, e sua dificuldade de mastigação e outros problemas relacionados a doenças orais podem não ser óbvios. Se não tratadas, essas doenças podem ser muito dolorosas, levar à inapetência e contribuir para outras doenças locais e sistêmicas, como a doença renal crônica.

Os proprietários podem relutar em procurar atendimento odontológico pela necessidade de anestesia, especialmente em gatos idosos. Os veterinários devem reconhecer e abordar essas preocupações em relação à anestesia, mas não devem abrir mão de oferecer um atendimento odontológico de qualidade, porque a idade por si só não é fator de risco para efeitos adversos da anestesia.

Nutrição e controle de peso

Fornecer uma nutrição ideal é parte crucial dos cuidados de saúde preventivos para gatos em todas as fases da vida. Como carnívoros obrigatórios, os gatos têm uma alta necessidade de proteína e vários nutrientes derivados de animais (p. ex., os aminoácidos taurina e arginina; vitaminas A, D e B3, e os ácidos graxos poli-insaturados ácido araquidônico e ácido docosa-hexaenoico). As necessidades precisas de energia e nutrientes dos gatos variam dependendo de vários fatores, como idade (p. ex., aumento da demanda de nutrientes durante o crescimento e digestibilidade reduzida em gatos mais velhos), níveis de atividade, estado reprodutivo, gestação e lactação.

As informações-chave a serem incluídas são: o tipo de alimento, a indústria que o produz, a quantidade fornecida, a frequência da alimentação e a quantidade realmente ingerida, bem como o tipo e a quantidade de quaisquer suplementos, petiscos ou alimentos caseiros fornecidos. Essas informações são úteis para determinar o quão apropriado é o plano nutricional para o estágio de vida desse gato, suas condições de saúde, peso e índice de condição corporal. A cada consulta, é importante revisar a avaliação nutricional e fazer uma recomendação que inclua uma dieta específica, a quantidade a ser fornecida por peso (Tabela 1) e a frequência da alimentação.

O gato doméstico está anatômica e fisiologicamente adaptado para comer de 10 a 20 pequenas refeições (reflexo de seu comportamento de caça) ao longo do dia e da noite. Alimentá-lo duas vezes ao dia ou ter uma vasilha que nunca está vazia não são formas "naturais" para os gatos comerem. Ter oportunidades para expressar o comportamento de caça é uma necessidade básica para os gatos.

É impossível replicar a dieta natural ou as condições de alimentação de gatos selvagens, mas deve-se procurar aproximá-la, colocando o alimento seco em dispositivos que tornem a alimentação mais desafiadora (p. ex., bolas que liberam os grãos conforme são movimentadas, vasilhas com travas – Figura 1 – ou brinquedos específicos) ou dispensando a ração em várias pequenas refeições em locais diferentes, o que pode incluir esconder a vasilha de comida todos os dias. Permitir que os gatos "cacem" sua comida, ou usar um dispositivo de alimentação, são atividades mentalmente estimulantes. Os gatos devem ser alimentados longe de áreas de eliminação (p. ex., caixas de areia) e áreas silenciosas devem ser escolhidas, especialmente para gatos assustados.

Nem os alimentos comerciais úmidos (sachês ou enlatados) nem os secos imitam a textura, consistência ou densidade energética da dieta felina natural, mas ambos demonstraram ser eficazes na manutenção da nutrição ideal. No entanto, o alimento úmido tem vários benefícios, incluindo aumento da ingestão de água e menor densidade calórica.

TABELA 1 Necessidade energética em repouso (NER*) para o peso corporal ideal de um gato com índice de condição corporal de 2,5/5 a 3,5/5 ou 5/9

Peso (kg)	Kcal/dia	Peso (kg)	Kcal/dia
0,5	42	5,5	251
1	70	6	268
1,5	95	6,5	285
2	118	7	301
2,5	139	7,5	317
3	160	8	333
3,5	179	8,5	348
4	198	9	364
4,5	216	9,5	379
5	234	10	394

* NER = Peso (kg) ^{0,75} x 70.

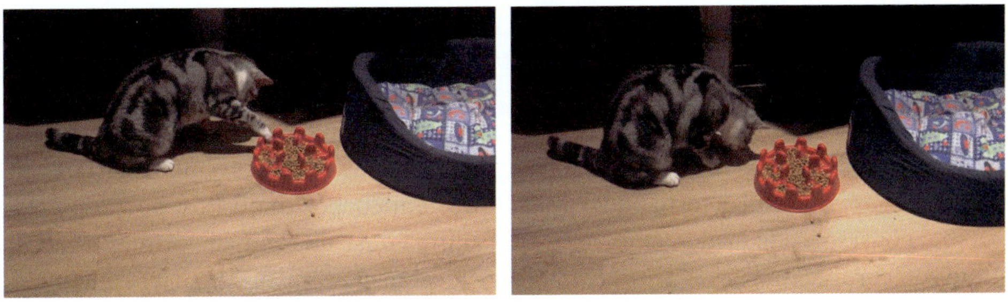

FIGURA 1. Gatinha se alimentando em um comedouro com travas para impedir que coma direto com o focinho na vasilha. Ela precisa planejar e puxar o *pellet* de ração para o chão para poder comer.

Fonte: arquivo pessoal da autora.

Prevenção de obesidade e identificação de perda de massa magra

Cuidados de saúde preventivos incluem monitoramento de peso, índice de condição corporal e de condição muscular. O controle da ingestão energética é importante para a prevenção da obesidade e a manutenção do peso corporal ideal.

A necessidade de ganho ou perda de peso pode ser determinada pelo uso de índices de condição corporal (ICC) de 5 ou 9 pontos (https://wsava.org/wp-content/uploads/2020/08/Body-Condition-Score-cat-updated-August-2020.pdf). Também é útil observar não apenas se o peso está estável, aumentou ou diminuiu, mas também a alteração percentual do peso, pois isso ajuda a detectar alterações insidiosas, potencialmente prevenindo a obesidade futura ou facilitando a detecção precoce de doenças.

O índice de condição muscular (IMM) também deve ser avaliado (https://wsava.org/wp-content/uploads/2020/01/Muscle-Condition-Score-Chart-for-Cats.pdf). Um paciente que perdeu massa magra (Figura 2) pode estar sofrendo de uma doença catabólica (p. ex., neoplasia, nefropatia com perda proteica ou enteropatia), ser incapaz

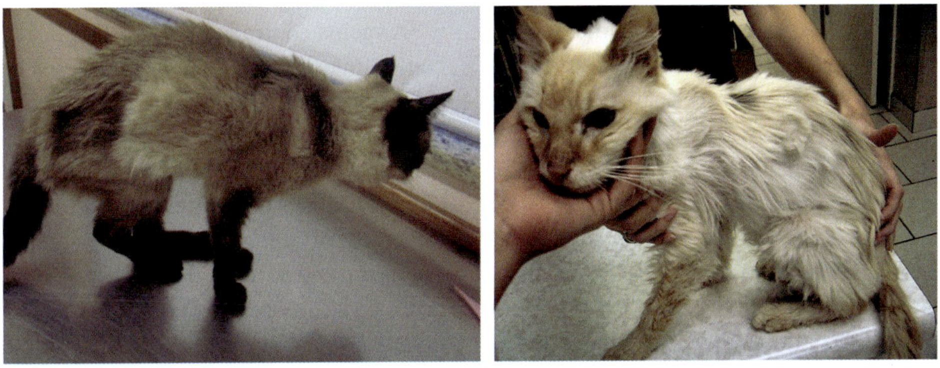

FIGURA 2. Pacientes geriátricos com escores de condição muscular 1/4 em decorrência de sarcopenia e caquexia causadas pela doença renal crônica.

Fonte: arquivo pessoal da autora.

de digerir e absorver a proteína dietética de forma eficiente (p. ex., doença intestinal), ou pode precisar de uma dieta com mais proteína.

Mesmo um indivíduo obeso pode ter perda de massa muscular, tornando o peso e o ICC por si só inadequados para avaliar a condição corporal.

Vacinação

A vacinação não é mais considerada a base do exame anual. O retorno do paciente deve ser focado na necessidade de um exame físico abrangente e da consulta clínica, em vez da vacinação. As decisões sobre a vacinação devem ser baseadas na avaliação de risco e adaptadas ao paciente individualmente. Como sempre acontece ao usar as diretrizes de manejo de doenças, os veterinários devem adaptar as recomendações para melhor atender às necessidades de seus próprios pacientes individualmente. Ao avaliar o risco, devem ser consideradas informações sobre o gato, o ambiente e os agentes infecciosos aos quais o gato será exposto de forma realista e o potencial de zoonose.

Filhotes

A vacinação primária atualmente proposta para filhotes de gatos inclui iniciar as vacinas essenciais contra calicivírus felino (FCV), herpes-vírus felino (FHV) e vírus da panleucopenia felina (FPV) entre a 6ª e a 8ª semana de idade, com intervalos de 2 a 4 semanas, até que estejam com 16 semanas de idade ou mais. Em vista disso, o número de vacinas essenciais que um filhote de gato receberá dependerá de sua idade no início do protocolo de vacinação, assim como do intervalo escolhido entre as doses de vacinas. Outra dose de vacina com 26 a 52 semanas de idade garantirá o desenvolvimento de uma resposta imune protetora para aqueles gatos que não responderam de forma adequada à série primária de vacinações por interferência dos anticorpos maternos; portanto, essa última dose da chamada primovacinação (idealmente com 26 semanas) é atualmente indicada como parte do protocolo vacinal de filhotes.

Em gatas prenhes, pode-se considerar o uso de vacina inativada, se necessário. Os filhotes com mais de 16 semanas de idade devem receber duas doses de vacina viva modificada.

No Brasil, a vacina antirrábica é considerada uma vacina essencial, visto que é uma exigência legal no país, portanto, é uma vacina obrigatória para gatos filhotes e adultos. A recomendação da AAFP é que o médico veterinário siga as instruções das bulas das vacinas e as leis locais para a vacinação de gatos. De acordo com a diretriz da World Small Animal Veterinary Association (WSAVA), é recomendado vacinar o gato filhote com uma dose única às 12 semanas de idade e revaciná-lo um ano depois. As revacinações devem ser anuais, levando-se em consideração a legislação local.

A vacina contra FeLV foi reclassificada como uma vacina essencial para todos os gatos com menos de um ano de idade, independentemente da região em que se encontram, pois os gatos nessa faixa etária são considerados especialmente suscetíveis à infecção. Portanto, todos os gatos com menos de um ano de idade devem receber duas doses de vacina contra FeLV, com intervalo de 2 a 4 semanas entre elas, iniciando o protocolo com 8 semanas de idade e sendo revacinados após 12 meses da última dose da série inicial de vacinação.

Os abrigos ou gatis de resgate de animais são estabelecimentos que comportam muitos gatos que aguardam adoção, por isso, são considerados ambientes com alta densidade populacional em que muitos animais não têm histórico de vacinação conhecido, fazendo com que o risco de infecções aumente substancialmente. Nessas condições, filhotes de gatos que ingressam ou que vivem em um abrigo podem ter sua vacinação essencial para FCV, FHV e FPV com vacina viva modificada iniciada com 4 semanas de idade e revacinações a cada 2 semanas, até completarem 20 semanas de idade. A vacina contra FeLV é altamente recomendada para gatos que vivem em abrigos. O protocolo vacinal deve se iniciar quando o gato tem 8 semanas de idade e totalizar 2 doses, com intervalo de 3 a 4 semanas. A vacina antirrábica permanece obrigatória para todos os gatos nos locais onde existe exigência legal para a vacinação, ou em região endêmica.

Adultos de alto risco

Um gato de alto risco é definido como um animal que regularmente frequenta hospedagens, que vive em conjunto com outros gatos, ou que tenha acesso ao ambiente externo com risco de infecções. Portanto, ao avaliar um gato quanto ao seu protocolo vacinal ideal, devem-se levar em consideração, além do estilo de vida e *status* de alojamento (interno ou externo), a convivência com outros gatos. Lares com mais de dois gatos apresentam risco maior de infecções, se comparados com lares onde residem apenas 1 ou 2 gatos. Cada gato em um ambiente com vários gatos deve ter seu protocolo vacinal personalizado de acordo com a avaliação por indivíduo, porém levando em consideração a proteção de todo o grupo.

Para os gatos adultos de alto risco, é recomendado que seja realizada a vacinação anual contra FHV e FCV. Em relação ao FPV, a recomendação é que os gatos de alto risco recebam a vacina a cada três anos, isso porque ela garante uma boa proteção por pelo menos sete anos. Os gatos que serão expostos a alto risco de infecção ou a eventos estressantes devem ser revacinados com vacina viva modificada de 7 a 10 dias antes do evento, principalmente se o paciente não foi vacinado no ano anterior.

Para os gatos acima de um ano de idade, a vacina contra FeLV é considerada opcional. A decisão de revacinar os gatos com esse antígeno deve se basear no estilo de vida do animal e em seu risco de exposição individual, além da avaliação de prevalência da infecção na região. Um indicativo que pode ser considerado para avaliar a tendência de alta infecção pelo FeLV em uma área, e que justifica o uso da vacina, é a alta prevalência de doenças altamente associadas à FeLV, como linfoma mediastinal ou multicêntrico e anemia arregenerativa. Nesses casos, é recomendado indicar o teste para identificação do vírus e vacinar os gatos soronegativos, visto que a vacinação dos gatos soropositivos não traz benefícios a esses felinos, porém também não causa nenhum malefício. Os gatos que vivem no mesmo ambiente que outros gatos soropositivos para FeLV, que tenham contato regular com gatos de *status* sorológico desconhecido ou que tenham acesso ao ambiente externo, devem ser revacinados anualmente.

Os gatos positivos para infecções retrovirais não devem ser privados da vacinação, isso porque podem desenvolver sinais clínicos graves se expostos ao FPV, FCV e FHV, se não estiverem previamente protegidos. Para esses gatos, sempre foi recomendado que fossem vacinados com vacinas inativadas em vez de com vacinas vivas modificadas, em virtude do risco potencial de reversão de virulência do vírus atenuado, presente nas vacinas vivas modificadas. Porém, recentemente, um estudo-piloto demonstrou que gatos positivos para infecção por FIV e FeLV, vacinados com vacina atenuada contra FPV, respondem tão bem quanto os negativos e não demonstram nenhum efeito adverso após a vacinação.

Por causa da exigência legal de vacinação contra a raiva no Brasil, os gatos adultos devem ser revacinados anualmente no país. As diretrizes recomendam revacinação trienal para produtos com duração de imunidade (DOI) de três anos. No entanto, as vacinas antirrábicas no Brasil têm DOI de um ano.

Adultos de baixo risco

Um gato adulto de baixo risco é definido como um gato que vive solitário em um ambiente interno sem acesso ao exterior e que não frequenta hospedagens. No entanto, os gatos que vivem exclusivamente em ambiente interno podem ter risco de exposição a patógenos por meio de fômites, do proprietário ou, eventualmente, na visita a uma clínica veterinária para exames de rotina ou por estarem doentes.

A recomendação para gatos adultos de baixo risco é a revacinação com vacinas essenciais para FCV, FHV e FPV com vírus vivo modificado, em intervalos de três anos ou mais. Em relação à vacina contra a FeLV, as diretrizes atuais recomendam que seja opcional para os gatos com baixo risco de exposição. Nos locais onde estejam disponíveis vacinas com DOI de dois anos contra FeLV, seu uso pode ser considerado para os gatos com menor risco de exposição a gatos infectados.

Profilaxia de endo e ectoparasitas

Segundo as recomendações do Conselho Europeu de Especialistas em Parasitas de Pequenos Animais (European Specialist Counsel Companion Animal Parasites recommendations – ESCCAP, https://www.esccap.org), os objetivos do tratamento anti-helmíntico regular incluem:

- Controle da verminose aguda do paciente.
- Prevenção da manifestação clínica do paciente com infecção pré-patente.
- Prevenção de uma (re)infecção do paciente.
- Prevenção da infecção de outros animais no mesmo ambiente do paciente.
- Prevenção da infecção de humanos no mesmo ambiente do paciente.
- Redução da contaminação do meio ambiente.

Gatos que vivem dentro de casa possuem baixo risco de infecção e estão sem acesso à caça predatória; dessa forma, a recomendação atual é que sejam vermifugados 1 a 2 vezes ao ano ou que sejam realizados exames coproparasitológicos nessa frequência e os parasitas sejam tratados de acordo com o resultado. Ao contrário, gatos que têm acesso à rua possuem alta pressão de infecção e possibilidade de caçar, por isso, devem ser tratados pelo menos quatro vezes ao ano ou de acordo com os resultados dos exames de fezes, que devem ser realizados igualmente nessa frequência.

Filhotes devem receber vermífugos a partir das três semanas de vida e a cada duas semanas até o desmame. Após esse período, o tratamento deve ser mensal até os seis meses de idade. As gatas prenhes devem receber vermífugos seguros sete dias antes do parto para prevenir a transmissão transmamária de larvas de *Toxocara cati* para os filhotes. Já as lactantes devem ser tratadas concomitantemente com o primeiro tratamento dos filhotes.

Se o risco individual de um animal não puder ser avaliado claramente, o animal deve ser examinado ou vermifugado pelo menos quatro vezes por ano. Estudos mostraram que o tratamento 1 a 3 vezes por ano não fornece proteção suficiente e que a cada três meses não previne infecções patentes. Cuidados especiais devem ser tomados para fornecer informações precisas aos proprietários imunocomprometidos e outros grupos suscetíveis a doenças zoonóticas, como bebês, crianças pequenas e idosos.

É importante ressaltar que, pela alta taxa de falsos negativos para detecção de parasitas por meio de exames de fezes de rotina, e porque o tratamento regular possui muito mais aderência dos proprietários dos gatos, o tratamento profilático deve ser preferido à solicitação de exames para tratar apenas animais parasitados.

Administrar produtos para o controle de ectoparasitas de amplo espectro durante todo o ano com eficácia contra dirofilariose, pulgas e carrapatos é, da mesma forma, essencial. Os parasitas externos são importantes porque podem causar lesões cutâneas, induzir respostas imunopatológicas, transmitir patógenos e infecções zoonóticas, além de interferirem no vínculo humano-animal.

Castração

Além do controle populacional, a esterilização de gatos é extremamente importante por outras razões. Gatos castrados são menos propensos a vagar e a entrar em brigas. Eles também se tornam mais amigáveis e são menos propensos a morder ou marcar território dentro de casa. As gatas esterilizadas são menos propensas a ter câncer de mama, especialmente se forem operadas antes do primeiro ciclo estral (cio), e têm menor risco de piometra. Gatos machos castrados são menos propensos a desenvolver câncer de testículo e próstata.

Tradicionalmente, os machos são castrados aos 6-8 meses e as fêmeas, aos 5-6 meses de idade. As cirurgias pediátricas, ou de idade mais precoce, têm muitas vantagens, no entanto, as associações veterinárias americanas e europeias têm recomendado a cirurgia aos 4-5 meses. Vários estudos de longo prazo confirmaram que a esterilização pré-púbere não está associada ao aumento do risco de doenças, estreitamento do diâmetro uretral ou problemas de comportamento, e documentaram alguns benefícios, que incluem:

- Controle populacional efetivo.
- Menos sangramento, melhor visualização dos órgãos, tempos de cirurgia e de recuperação mais curtos.
- Incisões menores resultam em menos inflamação e dor durante a cicatrização.
- Menores taxas de complicações pós-operatórias.
- Evita o estresse e os custos de esterilizar fêmeas em estro, durante a prenhez ou com piometra.
- O risco de adenocarcinoma mamário é reduzido em 91% quando as fêmeas são esterilizadas antes dos 6 meses de idade.

Como a anestesia e a cirurgia não afetam a resposta à vacinação, se necessário, os gatinhos podem ser vacinados ao mesmo tempo que a cirurgia é realizada, de preferência quando o paciente estiver em recuperação.

Profilaxia de dor crônica

A osteoartrite (OA) e a doença articular degenerativa (DAD) são bastante frequentes no paciente felino, podendo afetar até 92% dos gatos acima dos 12 anos de idade. O termo osteoartrite é utilizado somente para alterações que ocorrem em articulações do esqueleto apendicular, enquanto o termo DAD é mais abrangente e inclui alterações dos segmentos espinhais. Elas provocam mudanças patológicas articulares, causando deterioração progressiva de um ou mais componentes da articulação sinovial. Portanto, é acompanhada de dor, inflamação e diminuição de mobilidade articular.

Embora muito prevalente, a dificuldade em identificar os sinais clínicos da doença na espécie felina pode fazer com que a suspeita diagnóstica represente um desafio para o veterinário. Sabe-se que, diferentemente do cão, no qual sinais clínicos como claudicação e impotência funcional são comuns, o gato não costuma ter sinais marcantes de debilidade articular. A doença articular degenerativa costuma estar relacionada ao envelhecimento do felino, criando uma associação equivocada com a idade avançada e o declínio nos níveis de atividade, mascarando o quadro doloroso e fazendo com que seja pouco comum a busca por atendimento veterinário. O exame ortopédico no felino é relatado como complexo, visto a tendência da espécie a ser mais reservada em ambientes estranhos, dificultando a avaliação da deambulação durante o atendimento em consultório.

A presença de DAD costuma estar relacionada a diminuição de atividade física, obesidade ou mesmo mudanças no uso da bandeja sanitária e alterações comportamentais. A utilização de questionários aplicados aos proprietários para triagem de DAD tem se mostrado fundamental, considerando a característica dos sinais clínicos sutis na espécie. O *Feline Musculoskeletal Pain Index* foi um dos primeiros questionários a serem desenvolvidos e validados, dando origem a uma ferramenta de triagem denominada *Feline Musculoskeletal Pain Screening Checklist* (Feline MiPSC). Essa ferramenta é mais simples, contendo perguntas dicotômicas com alta sensibilidade para os sinais mais prováveis da doença, relacionadas à capacidade do gato em saltar para cima e para baixo, subir escadas para cima e para baixo, correr e perseguir objetos (https://www.zoetispetcare.com/checklist/osteoarthritis-checklist-cat).

Cuidados domiciliares

Sempre que possível, o veterinário deve ensinar os proprietários a realizar procedimentos de exame físico, contenção e medicação do gato em casa, incluindo:

- Abrir a boca e examinar a cavidade oral.
- Escovar os dentes.
- Dar um comprimido ou cápsula.
- Dar medicamento líquido.
- Medir a temperatura.
- Aparar as unhas.
- Palpar os linfonodos e mamas (fêmeas).
- Contar os movimentos respiratórios.

Essa manipulação faz com que os gatos se acostumem a serem examinados e medicados e faz com que doenças sejam diagnosticadas mais precocemente. Ter uma biblioteca de *links* do YouTube ou produzir seus próprios vídeos de "como fazer" da clínica é extremamente útil para realizar esse treinamento.

LITERATURA SUGERIDA

Bergmann M, Schwertler S, Speck S, Truyen U, Hartmann K. Antibody response to feline panleukopenia virus vaccination in cats with asymptomatic retrovirus infections: a pilot study. J Feline Med Surg. 2019;21(12):1094-101.

Day MJM, Horzinek MCMC, Schultz RDR, Squires RA; Vaccination Guidelines Group (VGG) of the World Small Animal Veterinary Association (WSAVA). WSAVA Guidelines for the vaccination of dogs and cats. J Small Anim Pract. 2016;57(1): E1-45.

Ellis SL, Rodan I, Carney HC, Heath S, Rochlitz I, Shearburn LD, et al. AAFP and ISFM feline environmental needs guidelines. J Feline Med Surg. 2013;15(3):219-30.

Enomoto M, Lascelles BDX, Gruen ME. Development of a checklist for the detection of degenerative joint disease-associated pain in cats. J Feline Med Surg. 2020;22(12):1137-47.

Hoyumpa Vogt A, Rodan I, Brown M, Brown S, Buffington CA, Larue Forman MJ, et al. AAFP-AAHA: feline life stage guidelines. J Feline Med Surg. 2010;12(1):43-54.

Rodan I, Sparkes AH. Preventive health care for cats. The Cat. 2012;151-80.

Stone AES, Brummet GO, Carozza EM, Kass PH, Petersen EP, Sykes J, et al. 2020 AAHA/AAFP Feline Vaccination Guidelines. J Feline Med Surg. 2020;22(9):813-30.

Volk JO, Felsted KE, Thomas JG, Siren CW. Executive summary of the Bayer veterinary care usage study. J Am Vet Med Assoc. 2011;238(10):1275-82.

12

Cuidados preventivos de saúde por faixas etárias

Christine Souza Martins

O PULO DO GATO

A abordagem por faixas etárias facilita a comunicação com o proprietário e aumenta a conscientização do processo natural de envelhecimento e a necessidade de implementação de consultas de rotina.

Estabelecer um protocolo de abordagem por faixa etária garante que nenhum aspecto da saúde e bem-estar do paciente felino seja negligenciado nas consultas de rotina.

INTRODUÇÃO

Mesmo com o aumento da população de gatos, as visitas ao veterinário não crescem proporcionalmente. Isso demonstra a importância da implementação de um esquema preventivo de cuidados com a saúde dos gatos e não apenas a busca pelo cuidado veterinário após a manifestação explícita de doenças.

A noção de que o gato "detesta" a visita ao veterinário é bastante difundida e, infelizmente, muitas vezes se justifica. A implementação de técnicas de manejo amigáveis para o gato e seus proprietários pode aumentar a determinação deles em aderir às sugestões de regularidade nas visitas de rotina (capítulo 3 – Particularidades *cat friendly* do atendimento clínico). Certamente a percepção de manejo menos estressante adiciona uma experiência positiva.

Os proprietários de gatos frequentemente manifestam a noção de que seus gatos não precisam de cuidados veterinários, pois não apresentam nenhum sinal de doença. Entre as razões para esse conceito equivocado estão a natureza estoica do gato, sua enorme capacidade de disfarçar ou esconder desconfortos e a noção de que os gatos são autossuficientes por natureza.

OS ESTÁGIOS DE VIDA DO GATO

A divisão por faixas etárias ou estágios é baseada na percepção que os proprietários têm do ciclo da vida de seus gatos, o que facilita muito a compreensão das necessidades individuais baseadas nas faixas etárias e o engajamento na medicina preventiva (ver também capítulo 11 – Medicina preventiva).

A abordagem por estágios de vida, além de auxiliar na educação dos proprietários atentos à progressão etária de seus gatos, deve servir como guia para o clínico veterinário na implementação de um programa preventivo de saúde, indicando os aspectos mais importantes a serem considerados e discutidos nas consultas.

Levando em conta essa percepção, foi proposta a divisão do ciclo de vida dos gatos em quatro estágios (Figura 1).

Essa divisão por faixas etárias ajuda a direcionar a atenção às alterações físicas e comportamentais, além das necessidades clínicas que são esperadas para cada fase da vida. Deve-se reconhecer, no entanto, que as divisões são arbitrárias, devendo ser encaradas como tais, e que as recomendações devem ter caráter individual, levando em consideração as condições de vida e saúde de cada paciente no momento do atendimento.

Assim como as pessoas, os gatos também amadurecem a taxas diferentes, de acordo com vários fatores, como genética, condições de vida, ambiente etc. Portanto, a abordagem por faixa etária deve ser adaptada de acordo com fatores individuais e ambientais. Por exemplo, um gato que tem acesso ao meio externo pode sofrer traumas ou ser exposto a doenças infecciosas ou toxinas que podem antecipar processos degenerativos, como doença renal ou osteoartrite.

Comparar a idade do gato com a idade correspondente para o ser humano facilita a comunicação e o reconhecimento por parte do proprietário da real velocidade de envelhecimento do animal e o nível de cuidados de que ele necessita (Tabela 1).

CONSULTAS DE ROTINA

As consultas de rotina são aquelas cujo objetivo não é necessariamente diagnosticar uma doença, mas sim detectar tendências em vários parâmetros físicos e laboratoriais. A frequência de realização dessas consultas deve ser individualizada e baseada não somente nas faixas etárias, mas também em queixas e achados específicos para aquele paciente.

A frequência mínima de uma consulta por ano é justificável para todas as faixas etárias, mas, para gatos idosos e aqueles com doenças crônicas já diagnosticadas, a frequência semestral pode ser mais adequada. Deve-se considerar que muitas alterações relacionadas a doenças podem ser súbitas ou passar despercebidas.

As consultas de rotina são ótimas oportunidades de verificar com o proprietário qualquer alteração de comportamento ou atitude que possa ser percebida apenas como envelhecimento normal; no entanto, também poderia ser a manifestação de uma doença física que necessita de intervenção.

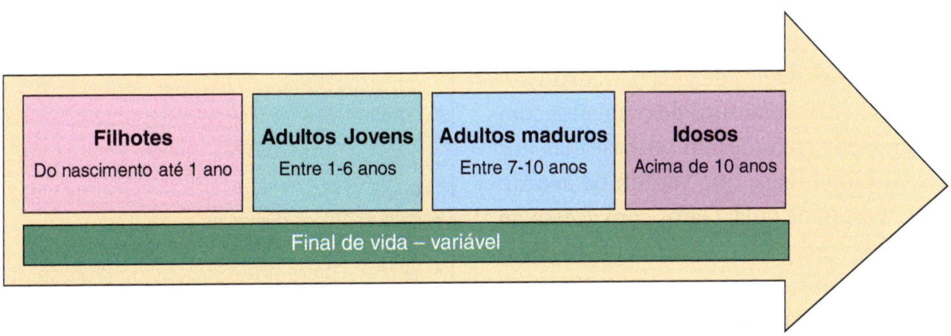

FIGURA 1. Estágios de vida dos gatos.

Fonte: adaptada de Quimby et al., 2021.

TABELA 1 Correspondência aproximada da idade do gato com o ser humano

Estágio de vida do gato	Idade	Correspondência aproximada com o ser humano
Filhote (do nascimento até 1 ano)	1 mês 3 meses 6 meses 1 ano	1 ano 4 anos 10 anos 15 anos
Adulto jovem (1-6 anos)	1 ano 2 anos 3 anos 4 anos 6 anos	15 anos 24 anos 28 anos 32 anos 40 anos
Adulto maduro (7-10 anos)	7 anos 8 anos 9 anos 10 anos	44 anos 48 anos 52 anos 56 anos
Idoso (acima de 10 anos)	11 anos 12 anos 13 anos 14 anos 15 anos 16 anos 17 anos 18 anos 19 anos 20 anos 21 anos 25 anos	60 anos 64 anos 68 anos 72 anos 76 anos 80 anos 84 anos 88 anos 92 anos 96 anos 100 anos 116 anos

A individualização das abordagens facilita o controle sistemático, por parte do veterinário, para ter certeza de que nenhum aspecto importante referente a determinada faixa etária foi esquecido ou negligenciado. Todavia, alguns aspectos da saúde dos gatos devem ser discutidos com seus proprietários em todos os estágios de vida (Quadro 1).

As abordagens acerca dos cuidados com a saúde dos gatos devem ser baseadas nos riscos individuais, que variam de acordo com o estilo de vida. Gatos com acesso ao meio externo podem estar expostos a situações às quais gatos apenas mantidos em ambiente interno estão protegidos (doenças infecciosas, traumas, parasitas internos e externos).

QUADRO 1

Itens que devem ser abordados em todas as consultas, independentemente da faixa etária

- Estabelecimento da frequência das consultas de rotina
- Comportamento esperado de acordo com a faixa etária
- Esclarecimento de predisposições a doenças em gatos de raça
- Aconselhamento de castração
- Cuidados com as unhas
- Importância de identificação e proteção de fugas
- Discussão dos custos envolvidos com recursos essenciais e cuidados veterinários
- Medicina preventiva (protocolo de vacinação e vermifugação)
- Recomendações nutricionais
- Preferências de manejo no consultório (baseadas em experiências anteriores)

É importante salientar também que, independentemente da faixa etária, o exame físico detalhado deve ser sempre realizado. O registro do peso, do índice de condição corporal (ICC) e do índice de condição muscular (IMM) é primordial para o estabelecimento de valores basais, possibilitando a percepção de tendências de aumentos ou diminuições, que podem estar relacionadas com desordens sistêmicas ainda sem sinais clínicos.

Quando o veterinário se preparar para realizar uma consulta de rotina, os itens mais importantes para serem discutidos ou procedimentos essenciais para cada faixa etária devem ser repassados com o proprietário, com o intuito de não negligenciar nenhum aspecto nos cuidados do paciente, especialmente se ele não tiver nenhuma queixa específica de doença (Quadros 2 e 3).

Outros aspectos relacionados à saúde e ao bem-estar do paciente felino residem na abordagem ampla e proativa dos aspectos comportamentais e ambientais, muitas vezes negligenciados em consultas rápidas e sem foco. Antes de buscar ajuda de um especialista em comportamento, o clínico deve verificar se as alterações de comportamento relatadas pelo proprietário não são meramente manifestações do comportamento natural dos gatos ou sua incapacidade de exercê-lo. Comportamentos considerados inadequados como afiar as garras em locais indesejados, agressividade com outros animais ou humanos e distúrbios de eliminação (micção ou defecação) podem, em boa parte dos casos, ser resolvidos com adaptações ambientais ainda não consideradas pelos proprietários.

Os proprietários devem ser bem instruídos das necessidades ambientais básicas e devem saber que, para garantir a felicidade dos seus gatos, ir além do básico é fundamental, por exemplo, proporcionando enriquecimento ambiental.

É útil considerar que as manifestações de comportamento e as necessidades ambientais podem se modificar ao longo da vida do gato, refletindo sua maturidade ou as alterações em sua saúde e bem-estar. Assim, as consultas de rotina podem ser ótimas oportunidades para verificar a existência de comportamento indesejado e garantir que as necessidades ambientais estão adequadas e sendo gradativamente adaptadas para as diversas etapas da vida do gato (Quadro 4).

Deve-se lembrar também que, sendo o gato esse indivíduo discreto em suas demonstrações de dor e desconforto, as alterações de comportamento, mesmo que sutis, podem ser os únicos indícios de que sua saúde pode estar comprometida ou que algum processo patológico está se iniciando.

As consultas de rotina devem ser acompanhadas por exames complementares, como mensuração de pressão arterial e avaliações laboratoriais. Ao examinarmos um gato saudável, alguns resultados obtidos podem estar ligeiramente fora dos valores de referência, porém sem significado clínico. Esses valores considerados "alterados" (especialmente glicemia, leucometria, creatinina sérica, pressão arterial) devem ser confirmados em condições apropriadas ou investigados com testes complementares. O médico-veterinário deve exercer o bom senso a fim de evitar tratamentos desnecessários.

ATENÇÃO Os resultados de exames de rotina não devem servir como desculpa para prescrever tratamentos para uma doença inexistente, mas sim para monitorar tendências que poderiam ser manifestações de doenças em suas fases iniciais.

QUADRO 2

Tópicos e procedimentos gerais que devem fazer parte da consulta de rotina de acordo com a faixa etária

	Filhotes	Adultos jovens	Adultos maduros	Idosos
Anamnese focada (perguntas e discussões indispensáveis) 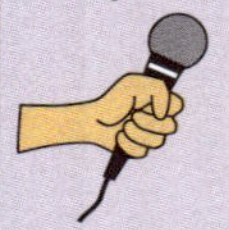	▪ Predisposições raciais ▪ Defeitos congênitos	▪ Questionar ativamente sobre vômitos (com ou sem pelos), diarreias ▪ Alterações nos hábitos de autolimpeza ▪ Alterações de comportamento	▪ Alterações de apetite e hidratação ▪ Poliúria, polidipsia, vômitos e diarreia ▪ Alterações no ciclo de sono e vocalização noturna ▪ Sinais de declínio cognitivo ▪ Alterações de mobilidade ▪ Alterações de percepção visual ▪ Hábitos de higiene e autolimpeza ▪ Presença de massas	
Exame físico (itens que merecem atenção extra) 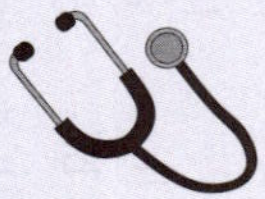	▪ Achados relacionados a defeitos congênitos (sopros, fendas palatinas, hérnias) ▪ Orientações sobre doenças infecciosas	▪ Foco nos achados dermatológicos e cardiorrespiratórios ▪ Exame detalhado da cavidade bucal: detecção de inflamações, doença periodontal e lesões de reabsorção	▪ Maior foco no exame bucal, palpação abdominal (detecção de massas, linfonodos, espessamentos, alterações de tamanho e contorno renal), exame de fundo de olho (lesões secundárias à hipertensão) ▪ Auscultação cardiopulmonar ▪ Avaliação musculoesquelética ▪ Palpação da tireoide ▪ Detecção de focos de dor	
	▪ Registros de peso corporal, ICC e IMM (verificar tendências ao longo do tempo) ▪ Registros de alterações de comportamento, mesmo que mínimas ▪ Fotografias dorsais e laterais para comparação ▪ Registrar as técnicas de manejo mais bem-sucedidas (p. ex., a melhor veia para coleta de sangue)			
Nutrição e controle de peso 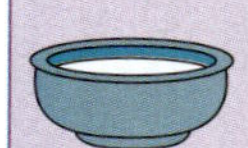	▪ Discutir opções de dieta, quantidade, frequência ▪ Enfatizar a importância de oferecer variedade de texturas e sabores (dietas secas, úmidas, petiscos) ▪ Apresentar a opção de comedouros interativos, estimular a "caça" pela comida	▪ Monitorar o ganho de peso ▪ Discutir os riscos da obesidade ▪ Relembrar a importância de enriquecimento ambiental, interação positiva, brincadeiras e exercícios estimulados	▪ Monitorar ganho ou perda de peso (mesmo que suaves) ▪ Discutir possíveis doenças associadas a alterações de apetite e/ou peso ▪ Discutir a possibilidade e necessidade de adaptar a dieta para a faixa etária ou doenças específicas (dietas terapêuticas)	

Fonte: adaptado de Quimby et al., 2021.

QUADRO 3

Tópicos e procedimentos de saúde preventiva que devem fazer parte da consulta de rotina de acordo com a faixa etária

	Filhotes	Adultos jovens	Adultos maduros	Idosos
Saúde bucal 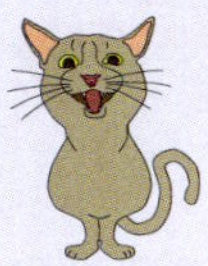	▪ Familiarizar o gato com a manipulação da boca ▪ Instruir sobre escovação ou limpeza em casa ▪ Detectar defeitos de oclusão (em especial nos braquicefálicos)	▪ Detectar inflamações proliferativas/ulcerativas prejudicando a mastigação e/ou deglutição ▪ Discutir possibilidades de dieta na manutenção da saúde bucal	▪ Monitorar a presença de massas na cavidade bucal ▪ Detectar dificuldades de comer por dor decorrente de doença dentária	
Controle de parasitas 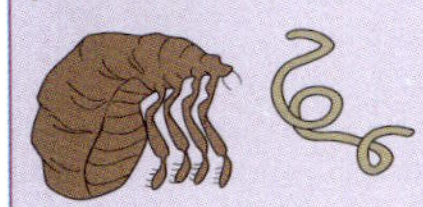	▪ Discutir e conscientizar sobre o nível de exposição de acordo com ambiente, estilo de vida e localização geográfica ▪ Instruir que mesmo dentro de casa gatos apresentam risco de infestações parasitárias ▪ Fazer recomendações de produtos para controle de parasitas externos (pulgas e carrapatos) e internos (vermes e protozoários) com frequência proporcional ao grau de exposição, podendo incluir também a dirofilariose (dependendo da localização geográfica) ▪ Exames coproparasitológicos ocasionais (em especial em filhotes e recém-adotados de ambientes de alta densidade) ▪ Esclarecer sobre riscos reais de zoonoses e como minimizá-los			
Vacinação 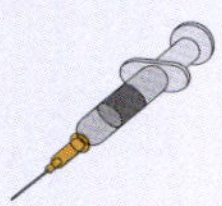	▪ Testar para FeLV e FIV antes do início dos protocolos vacinais ▪ Os protocolos das vacinas essenciais (FPV, FHV-1, FCV, FeLV e raiva) são individualizados de acordo com a idade de início, o agente infeccioso, o tipo e a disponibilidade da vacina. Sugere-se seguir as diretrizes internacionais bem fundamentadas, fazendo adaptações conforme riscos individuais e regionais ▪ Revacinar com 6 meses de idade	▪ Revacinar 12 meses após o final do protocolo de filhotes ▪ Considerar os riscos individuais e o tipo de vacina para estabelecer a frequência das revacinações (anual ou a cada 3 anos) ▪ Monitorar o aparecimento de reações vacinais precoces e tardias (nódulos locais)		▪ O risco/benefício dos protocolos vacinais em gatos idosos deve ser considerado de acordo com o risco de exposição, o estado de saúde, a possibilidade de estarem fazendo uso de medicações que interferem na resposta vacinal e as necessidades individuais
	▪ Vacinas antirrábicas devem seguir a legislação local			

Fonte: adaptado de Quimby et al., 2021.

QUADRO 4

Tópicos de comportamento e relacionados ao ambiente que devem fazer parte da consulta de rotina de acordo com a faixa etária

	Filhotes	Adultos jovens	Adultos maduros	Idosos
Comportamento 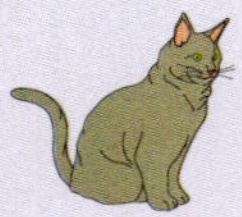	▪ Esclarecer sobre a necessidade de expor o filhote a diferentes pessoas e animais para aproveitar seu período de socialização ▪ Acostumar o filhote com manipulações que se tornarão necessárias no futuro: abrir a boca, aparar as unhas, escovação, administração de medicamentos ▪ Aclimatação à caixa de transporte, passeios de carro, visitas ao veterinário ▪ Desencorajar brincadeiras em que mãos ou pés do proprietário são usadas, a fim de evitar comportamento agressivo ▪ Encorajar comportamentos desejados apenas com reforço positivo	▪ Esclarecer que as interações com outros gatos podem diminuir ▪ As interações com os seres humanos também podem se modificar ao longo do tempo ▪ Continuar com o treinamento das manipulações de rotina com gentileza e sem usar a força	▪ Esclarecer que pequenas alterações de comportamento podem não ser explicadas apenas pelo envelhecimento e que podem sim ser sinais de doenças ▪ Monitorar para o aparecimento de sinais de disfunção cognitiva	
Ambiente 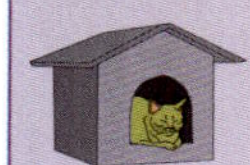	▪ Esclarecer e garantir disponibilidade e adequada distribuição de recursos ▪ Discutir o adequado compartilhamento de recursos com outros gatos no mesmo ambiente ▪ Solicitar detalhada descrição do ambiente (com ou sem acesso ao meio externo), presença de outros animais e pessoas ▪ Questionar sobre a interação com outros gatos ▪ Garantir a satisfação de todas as necessidades ambientais (brinquedos disponíveis, locais para arranhar, dormir, se esconder)			
Eliminação 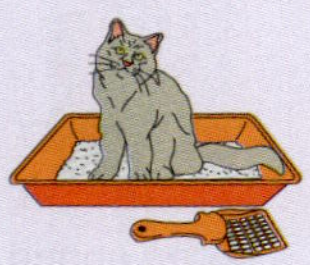	▪ Discutir as configurações da bandeja sanitária, as demandas de limpeza e os hábitos normais de micção e defecação ▪ Auxiliar na escolha do substrato (granulado), de preferência sem cheiro ▪ Oferecer opções de substrato e permitir que o filhote escolha seu preferido	▪ Verificar se o tamanho da bandeja sanitária está adequado para o gato em crescimento	▪ Conferir se a configuração e localização da bandeja sanitária estão adaptadas para as possíveis demandas do envelhecimento (como dores articulares e disfunção cognitiva) ▪ Revisar e ajustar tamanho, localização e necessidade de limpeza, conforme necessário	
	▪ Discutir o que esperar dos hábitos de micção e eliminação normais ▪ Perguntar sempre se houve algum episódio fora da bandeja sanitária (investigar se esse episódio pode ser um problema físico ou comportamental, incluindo marcação de território) ▪ Sempre discutir e verificar se o manejo da bandeja sanitária está correto (número, localização, substrato, limpeza)			

Fonte: adaptado de Quimby et al., 2021.

Logicamente, além da medicina preventiva, as etapas de vida são marcadas com uma maior frequência de determinadas afecções, que devem ser lembradas e abordadas de imediato. Como exemplos, temos uma maior ocorrência de doenças infecciosas nos animais mais jovens e de câncer, endocrinopatias e doenças degenerativas crônicas nos animais mais idosos.

Tendo em mente essas particularidades relacionadas à idade do paciente, o médico-veterinário será capaz de prestar um melhor serviço na manutenção da saúde e contribuir para a melhor comunicação com o proprietário para que, no fim, todos saiam ganhando.

REFERÊNCIA

Quimby J, Gowland S, Carney HC, DePorter T, Plummer P, Westropp J. 2021 AAHA/AAFP Feline Life Stage Guidelines. J Feline Med Surg. 2021;23(3):211-33.

LITERATURA SUGERIDA

Day MJ, Horzinek MC, Schultz RD, Squires RA; Vaccination Guidelines Group (VGG) of the World Small Animal Veterinary Association (WSAVA). WSAVA Guidelines for the vaccination of dogs and cats. J Small Anim Pract. 2016;57(1):E1-E45.

Day MJ, Crawford C, Marcondes M, Squires RA. Recommendations on vaccination for Latin American small animal practitioners: a report of the WSAVA Vaccination Guidelines Group. J Small Anim Pract. 2020;61(6):E1-E35.

Little, S. Preventive healthcare: a life-stage approach. In: Harvey A, Tasker S, editors. BSAVA manual of feline practice: a foundation manual. Gloucester: BSAVA; 2013. p.32-51.

Overall KL, Rodan I, Beaver BV, Carney H, Crowell-Davis S, Hird N, et al.; Panel on Feline Behavior Guidelines; American Association of Feline Practitioners. Feline behavior guidelines from the American Association of Feline Practitioners. J Am Vet Med Assoc. 2005;227(1):70-84.

Rodan I, Sparkes AH. Preventive health care for cats. In: Little S, editor. The cat: clinical medicine and management. St. Louis: Elsevier; 2012. p.151-80.

Stone AE, Brummet GO, Carozza EM, Kass PH, Petersen EP, Sykes J, Westman ME. 2020 AAHA/AAFP feline vaccination guidelines. J Feline Med Surg. 2020;22(9):813-30.

Vogt HA, Rodan I, Brown M, Brown S, Buffington CA, Larue Forman MJ, Neilson J, Sparkes A. AAFP-AAHA: feline life stage guidelines. J Feline Med Surg. 2010;12(1):43-54.

13

Particularidades da terapêutica

Christine Souza Martins

O PULO DO GATO

A terapêutica aplicada à clínica de felinos não aceita adaptações ou extrapolações de protocolos utilizados em outras espécies.

O médico veterinário deve fazer tudo o que estiver ao seu alcance para garantir que o tratamento de seu paciente não seja comprometido por escolhas inadequadas de fármacos ou formas de administração.

O objetivo deste capítulo não é fornecer uma lista extensa e abrangente de fármacos, mas sim chamar a atenção para a possibilidade de reações inesperadas quando protocolos terapêuticos são extrapolados de outras espécies.

INTRODUÇÃO

Há muito tempo, sabe-se que a medicina dos gatos não aceita bem as extrapolações de condutas de outras espécies (cães ou seres humanos), seja no manejo do paciente, seja na abordagem diagnóstica. Mas a terapêutica é o terreno no qual essas tentativas malsucedidas de extrapolação mais chamam a atenção, pelas peculiaridades do paciente felino referentes à administração de medicamentos, farmacocinética e metabolismo de fármacos.

Dois princípios fundamentais no estabelecimento de regimes terapêuticos:

- O tratamento não deve causar mais desconforto ou estresse que a doença.
- O objetivo da terapêutica não é tratar a doença, e sim o doente, respeitando suas peculiaridades.

FARMACOCINÉTICA

Os quatro processos-chave que determinam a farmacocinética de uma substância são absorção, distribuição, metabolismo e eliminação. Conhecer as peculiaridades dos gatos em cada um desses processos possibilita o estabelecimento de regimes terapêuticos efetivos e seguros, evitando extrapolações irresponsáveis de protocolos utilizados em outras espécies.

A absorção representa o movimento de qualquer substância ou fármaco do local de administração para o sangue. Embora já se saiba que não há diferenças significativas nas taxas de absorção de fármacos entre cães e gatos, as extrapolações relativas a medicamentos destinados aos seres humanos devem ser avaliadas com cuidado. Os gatos possuem estômago relativamente menor, e o trânsito no intestino delgado é mais lento e com maior permeabilidade para compensar seu menor comprimento relativo. Isso facilita a absorção de nutrientes e determinados compostos, mas, por outro lado, pode dificultar a passagem de cápsulas grandes ou formulações de liberação lenta destinadas ao ser humano (que tem o trânsito intestinal ainda mais lento). Além disso, a presença de alimento tende a atrasar ainda mais o esvaziamento gástrico e o trânsito intestinal nos gatos (Quadro 1).

Formulações tópicas também podem ser absorvidas de maneira diferente, pois considera-se que a pele dos gatos é mais fina e medicamentos como selamectina ou fentanil podem atingir concentrações maiores e de forma mais rápida em gatos. Mas nem todos os fármacos alcançam concentrações satisfatórias quando utilizados pela via transdérmica.

Um fármaco administrado deve chegar ao seu local de ação em concentração suficiente para exercer sua ação esperada, dependendo do processo de distribuição. Assim, a distribuição pode ser definida como a "absorção" de uma substância para dentro dos tecidos a partir do sangue. Nesse aspecto, há de se considerar que os gatos possuem menor volume sanguíneo relativo (cerca de 66-70 mL/kg) em comparação com os cães (90 mL/kg), fazendo com que as concentrações de fármacos confinados no plasma sejam relativamente maiores. Isso se torna ainda mais relevante em gatos desidratados. As concentrações efetivas dos fármacos também variam de acordo com suas ligações às proteínas plasmáticas, podendo haver diferenças de concentrações e afinidades de fármacos específicos entre gatos e outras espécies.

Sem sombra de dúvida, as maiores diferenças do gato em relação ao cão, no que se refere à farmacocinética, reside nos processos envolvidos no metabolismo de fármacos e outras substâncias. A função do metabolismo é transformar um composto lipossolúvel em hidrossolúvel e mais polar, a fim de facilitar sua excreção, geralmente por via urinária. Com esses objetivos, ocorre uma série de reações, especialmente nos hepatócitos. Essas reações podem ser divididas em reações de fase 1 e de fase 2. As reações de fase 1 são primariamente responsáveis pela desativação dos fármacos e essencialmente preparam os fármacos e toxinas para o metabolismo de fase 2 (Figura 1).

As reações de fase 2 necessitam da participação de diversas enzimas, entre elas, o grupo das glicuroniltransferases representa importante papel para a conjugação dos metabólitos advindos da fase 1, com o ácido glicurônico.

Embora já tenham sido descritas algumas variações enzimáticas na fase 1 do metabolismo dos gatos, as maiores diferenças

QUADRO 1

Diferenças de biodisponibilidade de fármacos após administração oral em gatos, em comparação com cães e seres humanos*

Menor biodisponibilidade	Maior biodisponibilidade
▪ Cloranfenicol ▪ CBD (canabidiol) ▪ Itraconazol ▪ Fluoroquinolonas ▪ Buspirona	▪ Selamectina ▪ Buprenorfina ▪ Doxiciclina

* Pode haver diferenças dependendo da preparação e do veículo escolhidos para a administração.

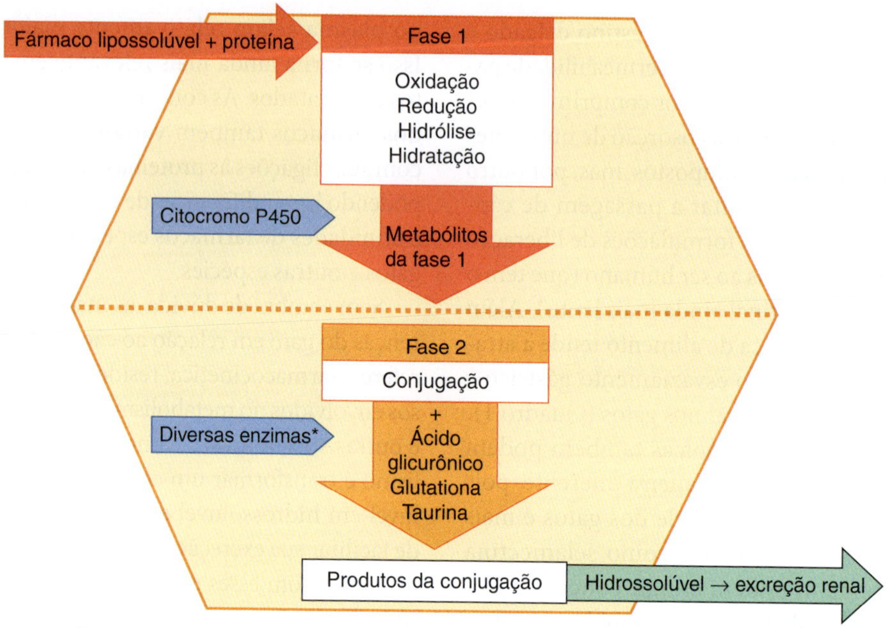

FIGURA 1. Representação das fases de metabolismo de fármacos que ocorrem nos hepatócitos.
* enzimas glicuroniltransferases

residem primariamente nas menores concentrações e na menor variabilidade exatamente no grupo das glicuroniltransferases.

Quando consideramos fármacos que já são hidrossolúveis, praticamente não há diferenças de metabolismo entre cães e gatos. Porém, várias substâncias que dependem da fase 2 de biotransformação podem ter sua velocidade de metabolismo muito menor nos gatos, causando acúmulo e consequente toxicidade inerente àquela substância. Também já se sabe que essa capacidade de glicuronidação não é igual para todas as substâncias e que os gatos possuem vias alternativas de metabolismo. Portanto, estudos de novos fármacos a serem utilizados na medicina felina não devem ser baseados em generalizações (Quadros 2 e 3).

A via final de eliminação de fármacos do corpo é a urina, embora alguns também possam ser eliminados por outras vias (bile, saliva, lágrimas, leite). Portanto, considerando a grande prevalência de doença renal crônica em gatos (especialmente os idosos), há de se tomar precauções e fazer ajustes de posologia em gatos que estão sabidamente com suas funções renais alteradas (Capítulo 9 – Particularidades do gato idoso), especialmente se estiverem predispostos à desidratação (Quadro 4).

O GATO COMO PACIENTE

Além dos aspectos da farmacocinética que diferenciam o gato de outras espécies, há de se considerar também outras particularidades da fisiologia e comportamento que interferem em protocolos terapêuticos (Quadro 5).

Sabe-se que as moléculas de hemoglobina dos gatos possuem mais pontos de oxidação (grupos sulfidrila) em comparação com outras espécies, além da menor concentração de antioxidantes intracelulares, fatos que, quando combinados, podem elevar a ocorrência de danos oxidativos, com sérias consequências potenciais (Figura 2). Diversos fármacos têm a capacidade de causar danos oxidativos (Quadro 6).

Os gatos são considerados pacientes difíceis de medicar, pois a contenção necessária para a administração de um medicamento oral, por exemplo, pode causar estresse e reação agressiva.

QUADRO 2

Alguns fármacos com metabolismo mais lento ou com reações adversas nos gatos que devem ter sua posologia adaptada à espécie		
▪ Lidocaína ▪ Cloranfenicol ▪ Digoxina ▪ Carprofeno ▪ Fluoroquinolonas (enrofloxacina)	▪ Tetraciclinas ▪ Griseofulvina ▪ Azatioprina ▪ Opioides ▪ Ácido acetilsalicílico	▪ Sulfassalazina ▪ Dipirona ▪ Furosemida ▪ Propofol ▪ Cetoconazol

QUADRO 3

Alguns fármacos CONTRAINDICADOS para gatos		
▪ Paracetamol ▪ Fenazopiridina ▪ Azul de metileno ▪ Estreptomicina/di-hidroestreptomicina ▪ Ácido mefenâmico	▪ Fenilbutazona ▪ Ibuprofeno ▪ Soluções de enema à base de fosfato de sódio ▪ Cisplatina ▪ Fluoruracila	▪ Brometo de potássio ▪ Primidona ▪ Benzocaína ▪ Benzoato de benzila ▪ Permetrina ▪ Levamisol

QUADRO 4

Alguns fármacos que necessitam de ajustes de posologia em gatos com disfunção renal		
▪ Cefalosporinas ▪ Aminoglicosídeos ▪ Fluoroquinolonas ▪ Sulfadiazina-trimetoprim	▪ Oxitetraciclina ▪ Furosemida ▪ Bloqueadores H2 ▪ Metoclopramida	▪ Enalapril ▪ Anti-inflamatórios não esteroides ▪ Mirtazapina

QUADRO 5

Aspectos fisiológicos que interferem nas particularidades terapêuticas dos gatos	
▪ Hemoglobina mais suscetível a danos oxidativos ▪ Difícil aceitação de medicamentos orais • Palatabilidade • Tamanho inadequado dos comprimidos ou cápsulas	▪ Menor número e afinidade de receptores para algumas substâncias (p. ex., corticosteroides) ▪ Comportamento: • Lambedura da pelagem • Não bebem água com frequência

QUADRO 6

Alguns fármacos capazes de causar danos oxidativos aos eritrócitos/hemoglobina em gatos	
▪ Paracetamol ▪ Antissépticos urinários (azul de metileno e fenazopiridina) ▪ Benzocaína	▪ Naftaleno ▪ Propofol ▪ Propilenoglicol ▪ Tiossulfatos (presentes na cebola)

Danos oxidativos ao eritrócito

- Hemoglobina (Fe^{+2}) → meta-hemoglobina (Fe^{+3}) (dano reversível): não transporta oxigênio → cianose
- Desnaturação da Hb → corpúsculos de Heinz (dano irreversível) → hemólise → icterícia

FIGURA 2. Danos oxidativos aos eritrócitos/hemoglobina e suas consequências.

A sensibilidade do paladar dos gatos também se torna um problema durante a administração de vários medicamentos, podendo causar sialorreia importante e, muitas vezes, atrapalhar a ingestão de um comprimido ou líquido. Medicamentos pediátricos por vezes apresentam palatabilizantes adocicados, os quais já se sabe que não exercem nenhum efeito atrativo para os gatos, podendo até piorar a rejeição a esse sabor. Essas experiências negativas tendem a criar aversões que dificultam bastante a aderência a regimes terapêuticos.

Por causa de seu paladar e olfato refinados e sensíveis, o gato é capaz de detectar facilmente medicamentos misturados na comida e evitar seu consumo.

Outra reação indesejada à medicação oral é a possibilidade de o medicamento (especialmente cápsulas grandes) ficar muito tempo alojado no esôfago, podendo causar esofagite focal e até estenose secundária. Isso ocorre de forma mais frequente em gatos anoréticos e desidratados. O fato de que os gatos bebem pouca água também dificulta o trânsito de medicamentos pelo esôfago. Algumas substâncias são especialmente irritantes quando expostas por longo tempo à mucosa do esôfago, como o hiclato de doxiciclina e a clindamicina.

Outro aspecto particular do comportamento do gato é a lambedura frequente de sua pelagem, que pode fazer com que medicamentos tópicos sejam ingeridos e, dependendo do produto, causem intoxicações não previstas.

A baixa disponibilidade de medicamentos veterinários formulados especificamente para os gatos acaba levando a prescrições de produtos para humanos, que podem ter aceitação e biodisponibilidade pouco satisfatórias, levando a falhas na terapêutica.

Estados fisiológicos ou patológicos diversos devem ser levados em consideração quando da prescrição de qualquer medicamento. Deve-se sempre fazer adaptações de posologia para pacientes pediátricos e geriátricos, por exemplo.

O PAPEL DO PROPRIETÁRIO NA TERAPÊUTICA DO PACIENTE FELINO

Muitos proprietários relatam grandes dificuldades na administração de fármacos a seus gatos, não sendo raro que o regime terapêutico seja alterado ou ignorado sem o conhecimento do médico-veterinário responsável. A maioria também relata que não recebe instruções de como administrar medicamentos, e muitos temem que o tratamento medicamentoso possa afetar seu relacionamento com seus gatos.

Por vezes os proprietários fazem administrações inadequadas de medicamentos aparentemente inofensivos, como os “pediátricos”, aos seus gatos sem consultar o médico veterinário, com sérios riscos de intoxicação.

Regimes terapêuticos importantes são prejudicados pelas dificuldades enfrentadas pelos proprietários na administração de medicamentos. O médico-veterinário tem a responsabilidade de abordar essas questões sempre que prescrever medicamentos para serem administrados em casa.

O PAPEL DO MÉDICO-VETERINÁRIO

A responsabilidade mais básica do médico-veterinário no estabelecimento de regimes terapêuticos para o paciente felino é ter certeza da necessidade e do efeito benéfico daquela prescrição para a saúde e o bem-estar do gato. Não é raro observar situações em que a prescrição de inúmeros medicamentos completamente desnecessárias ou irrelevantes acaba por causar estresse ao gato e ao proprietário, comprometendo o diagnóstico e o manejo do paciente.

O profissional veterinário deve obrigatoriamente conhecer as peculiaridades fisiológicas e comportamentais do paciente felino e evitar extrapolações de suas experiências prévias com cães. **O pioneirismo terapêutico na medicina felina é arriscado e imprudente**.

Uma vez decidida a real necessidade daquele medicamento, alguns aspectos inerentes à via de administração devem ser considerados. Quando na dúvida sobre regimes terapêuticos, deve-se sempre dar preferência à menor frequência possível.

Ao prescrever medicamentos orais sólidos (comprimidos, drágeas, cápsulas), deve-se escolher aquelas de menor tamanho e que não se dissolvam na cavidade oral antes de serem deglutidas. Para evitar que as cápsulas possam aderir na mucosa oral ou no esôfago, devem ser lubrificadas com manteiga, margarina, azeite ou com pastas para bolas de pelos, pois, além de disfarçarem o sabor, facilitam que o medicamento “escorregue” melhor. Comprimidos grandes devem ser fracionados ou evitados.

Outra estratégia para facilitar a deglutição de medicamentos sólidos é fazer a recomendação da administração de água ou comida logo em seguida. A administração forçada de água pode ser mais estressante e há o risco de aspiração, caso não seja feita de maneira apropriada. Com isso em mente, a melhor estratégia seria oferecer um alimento pelo qual o gato tenha especial interesse (ração úmida, petiscos, pequenas porções de carne, queijo etc.) logo após a medicação, com efeito aditivo de criar uma experiência positiva associada ao procedimento (reforço positivo).

Na prescrição de medicamentos líquidos, deve-se escolher aquelas com palatabilidade previamente conhecida e associada com boas experiências pelos gatos. Deve-se dar preferência a medicamentos com concentrações altas para diminuir o volume necessário, que não deve ultrapassar 2 mL por dose. Também pode ser uma opção a manipulação de fármacos em forma de soluções flavorizadas ou pastas, desde que isso aumente a aceitação do gato.

Devem ser tomados cuidados na prescrição de medicamentos de uso tópico a fim de evitar ingestão acidental pelo paciente ou por outros gatos da mesma casa.

Todas as prescrições devem ser acompanhadas de meticulosas instruções para os proprietários. O veterinário deve não somente instruir, mas também treinar e verificar a capacidade do proprietário em administrar aquele tipo de medicamento.

Se houver sérias dificuldades de administração por parte do proprietário ou intensa rejeição ou agressividade por parte do gato, a prescrição deve ser reconsiderada e alternativas podem ser oferecidas, como formas injetáveis de longa duração ou medicamentos por via transdérmica.

Apesar de uma ótima alternativa terapêutica, a via transdérmica não deve ser encarada como solução universal, visto que muitos medicamentos apresentam baixa absorção por essa via, atingindo concentrações plasmáticas inadequadas. Antes de solicitar a manipulação de um medicamento transdérmico, o clínico deve buscar informações sobre a eficácia e segurança daquele fármaco específico. Até o momento, existem evidências científicas comprovando a eficácia da via transdérmica para os seguintes fármacos: metimazol, atenolol, anlodipino e mirtazapina. Porém, para os fármacos a seguir essa via é contraindicada, pois proporciona menos de 10% de biodisponibilidade, quando comparada com a via oral: fluoxetina, diazepam, buspirona, diltiazem, amitriptilina, dexametasona e antibióticos (ver capítulo 92 – Administração de medicamentos).

VIAS DE ADMINISTRAÇÃO

Outras vias de administração de medicamentos ao paciente felino são as utilizadas com mais frequência pelos profissionais veterinários durante os atendimentos ou internações, sendo uma opção para gatos que não recebem medicamentos orais (Quadro 7).

QUADRO 7

Outras vias de administração de medicamentos em gatos

Via de administração	Particularidades
Subcutânea	▪ Substâncias aquosas, não irritantes e com pH similar ao do local da injeção ▪ Fácil acesso ▪ Pouca contenção necessária ▪ Pouca dor ou desconforto ▪ Útil para gatos reativos e/ou que não aceitam medicamento oral ▪ Necessário treinar bem o proprietário se for administrar medicamento em casa ▪ Utilizar agulhas de boa qualidade ▪ Cuidados com sarcoma de aplicação: dar preferência aos membros e à cauda (locais de fácil excisão cirúrgica)
Intramuscular	▪ Substâncias oleosas ▪ Necessita de mais contenção física ▪ Mais dolorido ▪ Injeções lentas ▪ Dar preferência ao músculo quadríceps femoral (cranial ao fêmur) a fim de evitar lesões ao nervo ciático (especialmente em gatos muito magros) ▪ Alternativa: músculos lombodorsais (requer mais prática) ▪ Volume máximo de 2 mL
Intravenosa	▪ Uso restrito hospitalar ▪ Quando há indicação específica do fármaco ▪ Quando há necessidade de alcançar rápida concentração plasmática ▪ Condições de baixa perfusão, choque, desidratação ▪ Veias cefálicas, safenas mediais ou jugulares
Intraperitoneal	▪ Pode ser uma opção para gatos nos quais não é possível a colocação de um cateter intravenoso ▪ Verificar a possibilidade para fármacos específicos

Sendo essa criatura peculiar e desafiadora, o gato merece o esforço do médico-veterinário e da indústria farmacêutica no desenvolvimento de medicamentos mais fáceis de serem administrados, possibilitando uma terapêutica eficaz, segura e menos estressante para todos os envolvidos.

LITERATURA SUGERIDA

Boothe DM. Drug therapy in cats: mechanisms and avoidance of adverse drug reactions. J Am Vet Med Assoc. 1990;196(8):1297-305.

Court MH. Feline drug metabolism and disposition: pharmacokinetic evidence for species differences and molecular mechanisms. Vet Clin North Am Small Anim Pract. 2013;43(5):1039-54.

German AJ, Canon MJ, Dye C, Booth MJ, Pearson GR, Reay CA, et al. Oesophageal strictures in cats associated with doxycycline therapy. J Feline Med Surg. 2005;7(1):33-41.

Horta RS, Pimenta MM. Terapêutica felina. In: Santana GC, Almeida AJ, editors. Manual de terapêutica em animais domésticos. Santana de Parnaíba: Manole; 2022. p.478-99.

Maddison JE. Special considerations in feline therapeutics. In: Chandler CJ, Gaskell RM, editors. Feline medicine and therapeutics. 3. ed. Oxford: Blackwell Publishing; 2004. p.3-11.

Martinez MN, Papich MG, Fahmy R. Impact of gastrointestinal differences in veterinary species on the oral drug solubility, in vivo dissolution, and formulation of veterinary therapeutics. ADMET DMPK. 2022; 10(1):1.

Papich MG. Drug therapy in cats: precautions and guidelines. In: August JR, editor. Consultations in feline internal medicine. 5. ed. St. Louis: Elsevier Saunders; 2006. p.279-90.

Reche-Junior A, Pimenta MM. Aspectos diferenciais no uso de fármacos em felinos. In: Rabelo RC, editor. Emergências de pequenos animais: condutas clínicas e cirúrgicas no paciente grave. São Paulo: Elsevier; 2012. p.755-63.

Riviere JE. Absorção, distribuição, metabolismo e eliminação. In: Riviere JE, Papich MG, editors. Adams Booth: farmacologia e terapêutica veterinária. 10. ed. Rio de Janeiro; 2021. p.6-33.

Souza HJM. Terapêutica felina – cuidado com o uso de drogas em gatos. In: Andrade SF, editor. Manual de terapêutica veterinária. 2. ed. São Paulo: Roca; 2002. p.557-68.

14

Características particulares do gato nas avaliações hematológicas e bioquímicas

Giane Regina Paludo
Camila Manoel de Oliveira

O PULO DO GATO

Dentre as principais alterações encontradas em exames laboratoriais decorrentes de erros pré-analíticos estão: lipemia, hemólise, coagulação em amostras com anticoagulantes, agregados plaquetários e artefatos decorrentes do envelhecimento da amostra.

Na hematologia, a presença fisiológica de até 5% de corpúsculos de Heinz, a alta frequência de agregação plaquetária e a existência de dois tipos de reticulócitos são as características específicas mais importantes de felinos domésticos.

Se submetidos ao medo e à ansiedade, gatos apresentam número de neutrófilos elevados e, consequentemente, de leucócitos totais.

Doenças que envolvem o sistema hepatobiliar são mais comuns que aquelas que comprometem o parênquima hepático. Gatos não apresentam fosfatase alcalina induzida por corticosteroide.

A sarcopenia, achado frequente em pacientes felinos idosos, pode levar à subestimação do valor de creatinina sérica.

INTRODUÇÃO

Análises hematológicas e bioquímicas são utilizadas rotineiramente na clínica dos animais de companhia por fornecerem informações úteis para avaliação do estado geral do paciente, bem como para o diagnóstico de determinadas doenças. Contudo, para que os resultados gerados sirvam para essas finalidades, a amostra coletada deve reproduzir o estado de repouso do paciente, evitando os erros pré-analíticos. No Quadro 1 estão apresentados os principais erros pré-analíticos, as alterações decorrentes e maneiras de evitá-los.

HEMATOLOGIA

Características fisiológicas das células

As hemácias do gato, assim como as dos demais mamíferos domésticos, não possuem núcleo, são discoides e bicôncavas, com diâmetro variando de 5,5 a 6,5 micrômetros. Por sua menor biconcavidade, principalmente quando comparadas às hemácias dos cães, as hemácias dos gatos

QUADRO 1

Principais erros pré-analíticos nas amostras analisadas, relação de possíveis alterações e recomendações para evitá-los

Erros pré-analíticos	Alterações ocasionadas	Como evitar
Lipemia	▪ Aumento na concentração da hemoglobina e no CHCM ▪ Aumento na concentração das proteínas plasmáticas ▪ Interferência nos testes bioquímicos colorimétricos (depende do equipamento e metodologia): aumento na concentração dos ácidos biliares, cálcio	▪ Jejum de 12 horas
Hemólise	▪ Redução no VG, número de hemácias ▪ Aumento na concentração de hemoglobina, no CHCM e HCM (hipercromia) ▪ Interferência nos testes bioquímicos colorimétricos (depende do equipamento e da metodologia): diminuição dos ácidos biliares; aumento da concentração das proteínas, do cálcio e do fósforo; aumento da atividade de enzimas (ALT, AST, FA, GGT, CK)	▪ Uso de agulhas apropriadas para o calibre do vaso puncionado ▪ Evitar pressão negativa na seringa ▪ Transferir o sangue lentamente para o tubo com EDTA ▪ Homogeneizar a amostra com suavidade ▪ Proteger a amostra de temperaturas extremas ▪ Reduzir o tempo de transporte da amostra para o laboratório
Coágulos em tubos com EDTA	▪ Alterações nas contagens de hemácias, leucócitos e plaquetas ▪ Redução no hematócrito e VCM ▪ Redução na concentração das proteínas plasmáticas totais	▪ Coletar a amostra de maneira rápida e sem "pescarias" do vaso ▪ Sangue para vários testes: preencher o tubo com EDTA primeiro ▪ Preencher o tubo com EDTA com a quantidade indicada de sangue ▪ Homogeneizar o sangue com o anticoagulante
Fibrinas em tubos com EDTA	▪ Redução na contagem de plaquetas	▪ Coletar a amostra de maneira rápida e sem "pescarias" do vaso ▪ Sangue para vários testes: preencher o tubo com EDTA primeiro ▪ Preencher o tubo com EDTA com a quantidade indicada de sangue ▪ Homogeneizar o sangue com o anticoagulante
Amostras velhas	▪ Degenerações e lises celulares ▪ Comprometimento na identificação dos leucócitos e das alterações tóxicas ▪ Desprendimento dos hemoparasitas (*Mycoplasma* spp.) ▪ Agregação plaquetária aumentada ▪ Intumescimento das hemácias ▪ Aumento do VG e VCM ▪ Diminuição do CHCM	▪ Manter a amostra sob refrigeração ▪ Enviar para o laboratório em até 12h ▪ Preparar um esfregaço sanguíneo no momento da coleta (caso não seja possível enviar a amostra dentro do prazo)
Quantidade inadequada de sangue no tubo	▪ Hemodiluição da amostra ▪ Perda de água pelas hemácias: diminuição do VG e VCM ▪ Aumento do CHCM	▪ Uso de tubos menores ou pediátricos (1 mL) ▪ Utilizar outra veia para obtenção de mais sangue

ALT: alanina aminotransferase; AST: aspartato aminotransferase; CHCM: concentração da hemoglobina corpuscular média; CK: creatinoquinase; FA: fosfatase alcalina; GGT: gamaglutamiltranferase; HCM: hemoglobina corpuscular média; VCM: volume corpuscular médio; VG: volume globular.

apresentam discreta palidez central nos esfregaços sanguíneos. Outra característica que merece destaque é a presença de até 5% de corpúsculos de Heinz nas hemácias de felinos hígidos. Esses corpúsculos são decorrentes da maior quantidade de grupamentos sulfidrila na hemoglobina do gato (possuem 8, quando a maioria das espécies possui apenas 4) e que tornam as hemoglobinas mais suscetíveis ao dano oxidativo. Pequenas quantidades de hemácias com corpúsculos de Howell-Jolly (remanescentes nucleares), assim como hemácias nucleadas (metarrubrícitos) e de policromasia (hemácias com coloração mais arroxeada) podem ser observadas em gatos hígidos. O *rouleaux* (empilhamento) das hemácias também é frequentemente observado e considerado fisiológico para essa espécie.

Os gatos possuem dois tipos de reticulócitos: agregados e ponteados. Os reticulócitos agregados são mais jovens e continuam maturando na circulação, originando os reticulócitos ponteados. Caracteristicamente, os reticulócitos agregados são maiores e possuem maior quantidade de precipitados de ácidos ribonucleico ribossomais (rRNA) que conferem a denominação "agregados", enquanto os reticulócitos ponteados são menores, possuem menos ribossomas e circulam por mais tempo. Por essa razão, na avaliação das anemias regenerativas apenas os reticulócitos agregados devem ser considerados. Normalmente os gatos apresentam até 0,5% de reticulócitos agregados e de 1 a 10% de reticulócitos ponteados na circulação.

Alguns neutrófilos podem conter corpúsculos de Döhle (retenção de agregados de retículo endoplasmático rugoso) e não devem ser considerados ou confundidos com características tóxicas. Em algumas raças, principalmente Sagrado da Birmânia, os neutrófilos podem apresentar granulação citoplasmática proeminente que não indicam nenhuma doença. Essas granulações também foram descritas em Siameses e Himalaios. Os demais tipos leucocitários são similares àqueles de outros mamíferos domésticos.

As plaquetas são maiores (cerca de 6 micrômetros) do que as plaquetas das demais espécies domésticas, e tendem a agregar-se nas amostras de sangue coletadas com EDTA. Em virtude da sobreposição de tamanho com as hemácias, a maioria dos contadores automáticos é imprecisa na contagem de plaquetas e, por isso, outras metodologias devem ser utilizadas para sua quantificação (estimativa em lâmina ou contagem em hemocitômetros). Também é comum a presença de plaquetas com tamanhos diferentes e de algumas macroplaquetas.

Interpretação das alterações hematológicas

O hemograma compreende dados quantitativos (contagens celulares, diferencial leucocitário, hematócrito, hemoglobina, índices hematimétricos) e dados qualitativos (avaliação do esfregaço). A correta interpretação depende da integração desses dados com as demais informações obtidas do paciente.

As anemias são decorrentes de hemólises, hemorragias (perda de sangue) e redução na produção. As anemias hemolíticas e hemorrágicas são regenerativas, enquanto as anemias por redução na produção são arregenerativas. Os índices hematimétricos (VCM e CHCM) podem orientar prováveis diagnósticos e existência ou não de resposta medular (Quadro 2).

As anemias hemolíticas imunomediadas (AHIM) ocorrem em gatos com menor frequência do que ocorrem nos cães e

QUADRO 2

Prováveis causas de anemias com base nos índices hematimétricos

VCM	CHCM	Interpretação
Normocítica	Normocrômica	Arregenerativa
Macrocítica	Hipocrômica	Regenerativa
Macrocítica	Normocrômica	Deficiência de vitamina B12 e folato, Deseritropoiese
Microcítica	Hipocrômica	Deficiência de ferro (crônica)

CHCM: concentração de hemoglobina corpuscular média; VCM: volume corpuscular médio.

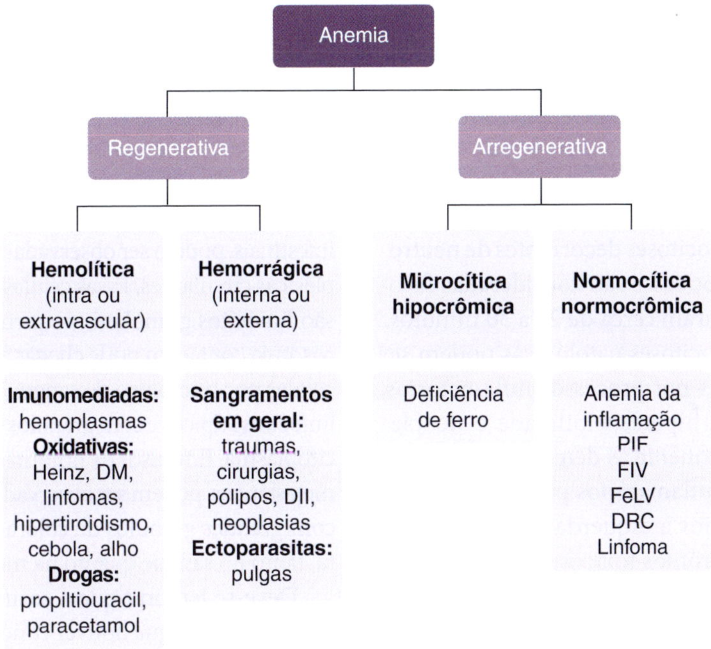

FIGURA 1. Principais causas de anemias regenerativas e arregenerativas em gatos.

DII: doença inflamatória intestinal; DM: *diabetes mellitus*; DRC: doença renal crônica; FeLV: vírus da leucemia felina; FIV: vírus da imunodeficiência felina; PIF: peritonite infecciosa felina.

geralmente são diagnosticadas em animais jovens, ou seja, com idade inferior a 3-4 anos. Podem ser idiopáticas ou secundárias a processos infecciosos ou inflamatórios (Figura 1). O teste padrão-ouro para o diagnóstico de AHIM é o teste de Coombs. Quando sua realização não é possível, a presença de anemia em conjunto com hemólise e teste de aglutinação em salina positivo são suficientes para o diagnóstico de AHIM. Os esferócitos nos gatos são difíceis de serem identificados (ausência do halo central nas hemácias) e, por isso, não são considerados um critério importante no diagnóstico da AHIM. Células fantasmas sugerem hemólise intravascular.

A presença de elevada quantidade de precursores eritroides em paciente com anemia arregenerativa é sugestiva de neoplasia mieloide, síndrome mielodisplásica, eritroleucemia ou, ainda, de disfunção esplênica.

Na interpretação das leucocitoses dos felinos, é sempre importante considerar a magnitude desses aumentos e os tipos celulares envolvidos. Isso porque os gatos possuem um compartimento marginal que compreende até três vezes a quantidade de neutrófilos circulantes. Em casos de grande medo e ansiedade, ocorre o desprendimento desses neutrófilos do compartimento marginal por ação da adrenalina, elevando os números de neutrófilos e, consequentemente, dos leucócitos totais. Nessas situações, além dos neutrófilos, os felinos também liberam linfócitos. Dessa forma, leucocitoses decorrentes de neutrofilias e linfocitoses são consideradas fisiológicas e duram cerca de 20 a 30 minutos.

As leucocitoses patológicas podem ser ocasionadas por processos inflamatórios, reações de hipersensibilidade e neoplasias. Similarmente às demais espécies, nos processos inflamatórios podem ser observados desvios à esquerda e alterações tóxicas. Neutrófilos tóxicos estão geralmente associados a infecções bacterianas, mas também podem ocorrer em infecções virais (parvovírus e vírus respiratórios), e em alguns distúrbios metabólicos graves, como na cetoacidose diabética e na lipidose hepática. Neutrófilos gigantes e com anormalidades nucleares são observados em processos inflamatórios graves e, ainda, em casos de disgranulopoiese (leucemias mieloides, síndromes mielodisplásicas, FeLV e FIV). No Quadro 3 estão relacionadas algumas respostas leucocitárias esperadas em determinadas situações.

Linfócitos reativos são observados sempre que há estimulação antigênica e poucas vezes são acompanhados de linfocitoses. Contudo, linfocitoses discretas podem ser observadas em casos de infecções por FIV, FeLV e em processos inflamatórios como AHIM. Em infecções agudas por FIV, pode ser observado aumento nas quantidades dos pequenos linfócitos granulares circulantes. Em alguns gatos com linfoma, principalmente linfomas intestinais, podem ser observadas células neoplásicas circulantes. Essas células geralmente são linfócitos granulares pequenos e maduros, cuja contagem pode chegar a até 200 mil células por microlitro de sangue, ou grandes linfócitos atípicos e com grânulos difusos pelo citoplasma. Em casos de linfomas granulares metastáticos, podem ser observados linfócitos com grandes grânulos de coloração magenta, tanto no sangue quanto na medula óssea.

Deve-se lembrar que a eosinofilia pode ocorrer sempre que houver condições inflamatórias de órgãos que normalmente contêm muitos mastócitos, como pele, pulmões

QUADRO 3

Padrões gerais de respostas leucocitárias dos gatos

	Leucócitos totais	Segmentados	Bastonetes	Linfócitos	Monócitos	Eosinófilos
Inflamação aguda	↑	↑	↑	↓ ou SA	Variável	Variável
Inflamação crônica	↑ ou SA	↑ ou SA	↑ ou SA	↑ ou SA	↑	Variável
Inflamação severa	↓ ou SA	↓ ou SA	↑	↓ ou SA	Variável	Variável
Excitação	↑	↑	SA	↑	SA	SA
Estresse	↑	↑	SA	↓	SA	↓ ou SA

SA: sem alteração.

e intestinos. As principais causas de eosinofilia são alergia a pulgas, doenças gastrintestinais (incluindo parasitismo), asma/bronquite felina e o complexo granuloma eosinofílico. Hipereosinofilia, ou seja, hemogramas com contagens de eosinófilos acima de 5 mil por microlitro, são observados em casos de reações de hipersensibilidade, como as que ocorrem no complexo granuloma eosinofílico e na síndrome paraneoplásica (linfoma e mastocitoma). Essas hipereosinofilias podem ou não estar associadas com basofilias.

BIOQUÍMICA SÉRICA

Avaliação hepática

Em gatos, doenças que envolvem as vias biliares (canalículos, ductos e vesícula) são mais comuns que as que comprometem o parênquima hepático. A maioria dos gatos apresenta como particularidade anatômica a união do duto biliar com o duto pancreático antes de sua entrada no duodeno, o que pode justificar a frequente associação de pancreatite, colangite e doença intestinal inflamatória (tríade felina). Além disso, a baixa atividade das enzimas glicuronil transferases, importantes na conjugação de fármacos e toxinas, torna os felinos mais propensos a sofrerem com substâncias tóxicas ao fígado. Além disso, gatos apresentam produção limitada de taurina, o que limita a conjugação de ácidos biliares.

Os testes para avaliação hepática incluem os que mensuram a atividade sérica de enzimas de extravasamento ou indicadoras de lesão celular, as chamadas transaminases (alanina aminotransferase – ALT e aspartato aminotransferase – AST). Existem também as enzimas de indução ou indicadoras de colestase (gamaglutamil transferase – GGT e fosfatase alcalina – FA). Há ainda as provas de função hepática, que mensuram as concentrações séricas de substâncias produzidas (albumina, globulinas, ureia, colesterol, fatores de coagulação), metabolizadas ou excretadas pelo fígado (bilirrubinas, ácidos biliares, amônia e colesterol).

Para a avaliação completa dos distúrbios hepáticos em felinos, devem-se considerar:

- Dados iniciais de resenha, anamnese e exame físico podem direcionar para a suspeita de doença hepática. Exemplos são presença de icterícia em mucosas, acesso à rua e maior exposição a agentes infecciosos potencialmente causadores de hepatopatias (PIF, toxoplasmose), uso de medicações hepatotóxicas, faixa etária jovem e possibilidade de doença congênita, como desvio portossistêmico.
- O padrão predominante de alteração enzimática (enzimas de extravasamento ou de lesão *versus* enzimas indicadoras de colestase) para auxílio no direcionamento do diagnóstico clínico. Distúrbios tóxicos, como intoxicação por paracetamol, cursam com aumento da atividade das enzimas indicadoras de lesão hepática. Já as doenças colestáticas frequentemente causam aumentos nas atividades séricas de GGT e FA.
- O aumento na atividade dessas enzimas, em relação à faixa superior de referência: leve, para valores até < 5 vezes; moderado, entre 5 e 10 vezes, ou acentuado, para valores > 10 vezes.
- A avaliação sequencial e não somente pontual das enzimas hepáticas, para ser possível associar diminuições de suas taxas a um sinal de recuperação. Entretanto, animais com doenças graves podem apresentar níveis de ALT normais, pela escassez de hepatócitos viáveis em processos crônicos ou toxicidade

grave, ou ainda pela supressão da síntese dessas transaminases por toxinas.

- A posição de sentinela do fígado, localizado entre o tubo alimentar e o sistema circulatório sistêmico. Isso permite que ele sofra ampla exposição a toxinas, metabólitos de fármacos, endotoxinas e agentes infecciosos, o que justifica que um grande grupo de doenças primariamente extra-hepáticas também possa influenciar a atividade das enzimas hepáticas.

A ALT é uma enzima hepatoespecífica nos felinos, uma vez que é encontrada primariamente em hepatócitos. Em contrapartida, a AST encontra-se em grandes concentrações não apenas no fígado, mas também nos rins, no coração e na musculatura esquelética. No entanto, especificamente em felinos, a AST se mostra como um marcador mais sensível de lesão quando comparada à ALT. Portanto, para melhor avaliar as doenças hepáticas causadoras de lesão celular em felinos, indica-se a avaliação concomitante de ALT e AST (Quadro 4).

A FA é sintetizada em outros órgãos além do fígado, como ossos, rins, intestinos, pâncreas e placenta, não sendo, portanto, hepatoespecífica. Contudo, a maior parte da FA presente no soro sanguíneo é de origem hepática e, diferentemente do cão, o gato não apresenta FA induzida por corticosteroide. Um problema na dosagem da FA dos felinos é sua reduzida meia-vida (cerca de 6 horas), e por isso recomenda-se a dosagem concomitante de GGT nessa espécie. Essa dosagem enzimática concomitante (FA e GGT) também é reiterada pelas variadas atividades dessas enzimas nos diferentes distúrbios hepáticos (a GGT não aumenta na lipidose hepática), possibilitando, por meio da avaliação de ambas, uma melhor interpretação dos resultados (Quadro 4).

Quanto às provas de função hepática, a hiperbilirrubinemia pode ser observada nas principais doenças colestáticas de felinos. Com relação às demais provas de função, é necessária uma redução de aproximadamente 70 a 80% da função de síntese ou metabolização do fígado para que anormalidades sejam detectadas em análises bioquímicas.

Avaliação renal

A análise do perfil bioquímico é um meio prático para avaliar a função renal. Métodos indiretos, como dosagens de ureia, creatinina e dimetilarginina simétrica (SDMA), estimam a taxa de filtração glomerular e são usados na rotina clínica para identificar a existência de doença renal. A International Renal Interest Society (IRIS) classifica a doença renal crônica (DRC) em diferentes estádios, com base nos valores séricos de creatinina e SDMA para pacientes felinos hidratados (Tabela 1).

A sarcopenia, achado frequente em pacientes felinos idosos, pode subestimar o valor de creatinina sérica. No caso de discrepância de estadiamento entre creatinina e SDMA, deve-se considerar a massa muscular do paciente e repetir ambos os testes em 2 a 4 semanas. Caso haja persistência dos valores discordantes, considerar atribuir o paciente ao estádio superior. Por outro lado, a creatinina pode ser superestimada no caso de raças com maior massa muscular, como Maine Coon e Sagrado da Birmânia, com valores podendo atingir até 2,5 mg/dL em gatos hígidos.

A concentração de creatinina sérica deve sempre ser interpretada considerando-se não somente a massa muscular do paciente, mas também a densidade urinária (mínimo para felinos hígidos: 1,035 para os que comem ração seca e 1,025 para os que comem ração úmida) e os achados do exame físico

QUADRO 4

Principais exames bioquímicos utilizados na avaliação hepática do paciente felino

Teste	Tipo de avaliação	Valor esperado	Principais enfermidades associadas	Observações
ALT e AST	Lesão hepática	N a ↑↑	Necrose, hipóxia, colangite, neoplasia, insuficiência hepática	AST mais sensível nos casos de neoplasias, *shunt*, colangites e lipidose hepática
		N a ↑↑↑	Lipidose hepática	
FA e GGT	Colestase	N a ↑↑	Necrose, neoplasias	↑ de FA pode ocorrer em cerca de 43 a 75% de gatos hipertiróideos Não ocorrem as isoenzimas de FA induzidas por corticosteroides, tão frequentes no cão
		FA = ↑ a ↑↑↑ GGT = N a ↑↑↑	Colangite e obstrução do duto extrabiliar	
		FA = N a ↑↑↑ GGT = N a levemente ↑	Lipidose hepática	
Bilirrubinas	Colestase, função hepática	N a ↑↑↑	Lipidose hepática, colangite, obstrução de duto biliar, PIF, linfoma	Geralmente a fração direta é a mais aumentada
Ácidos biliares	Função hepática	Jejum = N a ↑↑ Pós-prandial = ↑↑ a ↑↑↑	Desvio portossistêmico	Sempre desejável realizar ambas as dosagens (pré e pós-prandial) na suspeita de desvio portossistêmico
		Jejum = N a ↑↑↑ Pós-prandial = ↑ a ↑↑↑	Lipidose hepática e colangite	
Albumina	Função hepática	N a ↓	Desvio portossistêmico, insuficiência hepática	Importante realizar razão albumina/globulina
Globulinas	Função hepática	N, ↓ ou ↑	Insuficiência hepática	
Ureia e glicose	Função hepática	N a ↓	Desvio portossistêmico, insuficiência hepática	Resultantes da diminuição da conversão (ureia), metabolização (colesterol) ou produção hepáticas (glicose, fatores de coagulação)
TP e TTPa	Função hepática	Prolongados	Insuficiência hepática	
		N a prolongados	Lipidose hepática e colangite	
Colesterol	Colestase	N a ↑	Distúrbios colestáticos em geral	
	Função hepática	N a ↓	Insuficiência hepática	

N: normal; TP: tempo de protrombina; TTPa: tempo de tromboplastina parcial ativada.

TABELA 1 Estádios da doença renal crônica em felinos de acordo com a classificação da IRIS

	Estádio 1 Sem azotemia	Estádio 2 Azotemia leve	Estádio 3 Azotemia moderada	Estádio 4 Azotemia grave
Creatinina (mg/dL)	< 1,6	1,6-1,8	2,9-5,0	> 5,0
SDMA (µg/dL)	< 18	18-25	26-38	> 38

SDMA: dimetilarginina simétrica.

(desidratação), com o intuito de descartar as causas pré e pós-renais de azotemia. Recomenda-se, para a detecção de estádios iniciais da DRC, a avaliação longitudinal dos níveis de creatinina sérica e SDMA, visto que aumentos progressivos, mesmo dentro dos valores de referência, já podem ser indicativos de DRC precoce. Além disso, aumentos persistentes de SDMA (> 14 μg/dL), de proteinúria renal (> 0,4 da razão proteína/creatinina urinária), ou ainda a detecção de alteração dos rins em exames de imagem também indica doença inicial em felinos.

Gatos com DRC podem desenvolver hiperfostatemia pela diminuição da taxa de filtração glomerular. Felinos são ainda especialmente propensos a desenvolver hipocalemia decorrente de perda urinária ou de diminuição da ingestão, mas pode haver hipercalemia nos casos de retenção de potássio, como em obstruções uretrais, ruptura do trato urinário e lesão renal oligúrica.

LITERATURA SUGERIDA

Center SA. Interpretation of liver enzymes. Vet Clin North Am Small Anim Pract. 2007;37(2): 297-333.

Cowgill, ES, Neel, JA, Grindem, CB. Clinical application of reticulocyte counts in dogs and cats. Vet Clin North Small Anim. 2003;33:1223-44.

Fleishchman, W. Anemia: determining the cause. Compend Contin Educ Vet. 2012;34:E1.

Harvey JW. The feline blood film. Leukocyte and platelet morphology. J Feline Med Surg. 2017;19: 747-57.

Harvey JW. The feline blood film. Techniques and erythrocyte morphology. J Feline Med Surg. 2017;19: 529-40.

International Renal Interest Society. IRIS Staging of CKD (modified 2019). Disponível em: http://www.iris kidney.com/pdf/staging-of-ckd.pdf. Acesso em: 28 out. 2022.

Otte CMA, Penning LC, Rothuizen J. Feline biliary tree and gallbladder disease: aetiology, diagnosis and treatment. J Feline Med Surg. 2017;19:514-28.

Reynolds S, Concordet D, Germain A, Daste T, Boudet G, Lefebvre P. Breed dependency of reference intervals for plasma biochemical values in cats. 2010;809-18.

Thrall MA. Hematologia e bioquímica clínica veterinária. 2. ed. Rio de Janeiro: Grupo Gen; 2014.

15

Particularidades do gato no diagnóstico por imagem

Christine Souza Martins

O PULO DO GATO

A disponibilidade dos métodos de diagnóstico por imagem melhorou muito as possibilidades de investigação clínica de diversas doenças, mas o clínico deve ter em mente que esses métodos são complementares e não devem substituir ou apressar os passos essenciais na investigação semiológica.

Este capítulo não tem como objetivo fornecer padrões ou medidas de imagens ou associá-las com doenças específicas. Para isso, o leitor é incentivado a buscar referências mais específicas.

INTRODUÇÃO

As imagens diagnósticas, nas suas diversas modalidades, fornecem valiosas informações complementares que, associadas aos dados já coletados na anamnese e no exame físico, auxiliam muito no diagnóstico e acompanhamento de diversas afecções do paciente felino.

Os diversos métodos de diagnóstico por imagem estão cada vez mais presentes na rotina da medicina felina e o clínico deve conhecer a utilidade e as melhores indicações de cada um deles. Cada modalidade de imagem tem seus pontos fortes e suas limitações e nenhum desses métodos é absoluto. O clínico deve ter em mente que, dependendo da suspeita clínica, mais de um método pode ser indicado. A disponibilidade dos exames de imagem varia entre os diferentes locais no país, sendo alguns somente disponíveis em grandes centros urbanos ou capitais, e o custo associado a alguns deles ainda os torna privilégio de poucos.

MODALIDADES DE IMAGEM

A radiografia e a ultrassonografia são técnicas de imagem mais disponíveis e pode-se considerar que são complementares entre si. A decisão de qual técnica utilizar deve ser tomada caso a caso. Entretanto, algumas diretrizes podem ser determinadas na escolha da melhor técnica. Geralmente, a radiografia é utilizada em casos de suspeita de doenças nasais, dos condutos auditivos, respiratórias e ortopédicas, enquanto a ultrassonografia é indicada em casos de suspeitas de doenças pleurais, mediastínicas, cardíacas e abdominais. Em casos de doenças urinárias ou gastrintestinais, pode ser necessário o uso apenas da ultrassonografia ou da radiografia, ou até mesmo a combinação das duas.

Radiografia

Na hora da escolha de um aparelho de radiografia que atenda às necessidades de uma clínica veterinária, deve-se ficar atento às diversas características dos aparelhos e como cada um vai atender às demandas daquela clínica ou hospital veterinário. Por exemplo, clínicas que atendem cães e gatos devem escolher aparelhos que consigam radiografar satisfatoriamente cães de grande porte, com potência de pelo menos 200 mA, permitindo curtos tempos de exposição.

Clínicas exclusivas para gatos podem focar apenas nas demandas da espécie, considerando a pouca variação de tamanho e espessura das várias partes do corpo do paciente felino. Assim, a escolha deve se concentrar na resolução da imagem, e não necessariamente na potência (miliamperagem). Para equipamentos de radiografias digitais, é importante considerar a resolução espacial, a resolução de contraste e a qualidade das telas (monitores) em relação ao brilho e à luminância. Considera-se que um monitor ideal para a avaliação de radiografias digitais dos gatos deve ser semelhante ao usado nas mamografias na medicina, permitindo a detecção de pequenos detalhes. Esse tipo de monitor costuma ter um custo muito elevado, então o médico veterinário deve escolher o que mais se aproxima considerando as especificações técnicas.

Um bom exame radiográfico deve incluir pelo menos duas incidências perpendiculares, mas ocasionalmente uma incidência pode ser satisfatória, especialmente em animais instáveis ou agressivos. Por vezes, o gato precisa ser sedado a fim de garantir a qualidade da imagem (sem movimento) e seu conforto, minimizando estresse e dor desnecessários. Também é importante ficar atento à escolha cuidadosa dos fatores de exposição a fim de evitar ter de repetir os procedimentos, considerando a utilização de radiação ionizante necessária.

Uma radiografia ruim é pior do que nenhuma radiografia, pois pode induzir ao erro de interpretação e criar diagnósticos inexistentes, ou ainda não evidenciar uma informação importante.

Gatos com suspeita de fraturas apendiculares ou lesões na coluna devem ser cuidadosamente manipulados para os exames radiográficos, a fim de evitar o agravamento das lesões.

Considere as vantagens de sedar o paciente felino para a obtenção de imagens radiográficas:

- Menos artefatos de movimento.
- Maior conforto ao paciente com dor.
- Menor necessidade de pessoas no ambiente para contenção.
- Maior facilidade de posicionamento, sem comprometer áreas lesadas.

A obtenção de radiografias torácicas é essencial em gatos com sinais respiratórios. Mas há de se considerar a grande incidência de doenças do trato respiratório cranial (rinites e rinossinusites), que necessitarão de radiografias do crânio e não do tórax. Uma boa anamnese e cuidadosa observação do padrão respiratório são importantes nessa escolha.

Outra consideração importante é que a obtenção de imagens radiográficas não deve de maneira alguma ser prioridade em gatos dispneicos. Esses devem ser estabilizados antes de qualquer método diagnóstico. Uma avaliação criteriosa e precoce do padrão respiratório pode fornecer pistas da causa da dificuldade respiratória, evitando a descompensação do paciente (capítulo 23 – Dispneia/taquipneia/cianose).

Sugestões para radiografar gatos dispneicos estáveis:

- Dar preferência às exposições dorsoventrais (DV).
- Considerar a possibilidade de sedação.
- Sugestão: utilizar uma caixa de papelão onde o gato possa ficar confortável na posição para radiografia DV e até lateral com raio horizontal (Figura 1).

A radiografia também permite avaliar tamanho, contorno e posição dos órgãos abdominais, e pode ser bastante útil no diagnóstico de diversas condições que afetam intestinos, bexiga, rins e outros órgãos.

Enquanto a aparência radiográfica do tórax é relativamente uniforme, o aspecto do abdome pode ser bastante variável no exame radiográfico, mesmo em um animal saudável. No abdome, os componentes viscerais são móveis e suas localizações podem variar de acordo com estados fisiológicos ou patológicos (Quadro 1).

Dificuldades extras são acrescidas em animais imaturos ou caquéticos, considerando que a gordura abdominal representa excelente contraste para uma boa imagem das vísceras e, na sua ausência, os contornos viscerais ficam pouco distintos.

Nas radiografias contrastadas do trato digestório, é importante confirmar a quantidade certa de sulfato de bário a ser administrada. O ideal é cerca de 100 mL por gato para estudos do intestino. Nos gatos, o contraste geralmente chega no cólon em 1 a 2 horas. A administração de contraste por via oral com seringa deve ser feita de maneira cuidadosa, a fim de evitar a aspiração do sulfato de bário, que pode ser fatal. Os gatos dificilmente aceitarão ingerir o contraste misturado ao alimento. Para estudos contrastados de estômago e intestinos, recomenda-se a administração do contraste por sonda nasogástrica ou esofágica (ver capítulo 118 – Radiografia contrastada).

Muitas vezes o diagnóstico final exige procedimentos avançados, como uso de contraste, radiografias posturais ou decidir por outras modalidades de imagem, como a ultrassonografia.

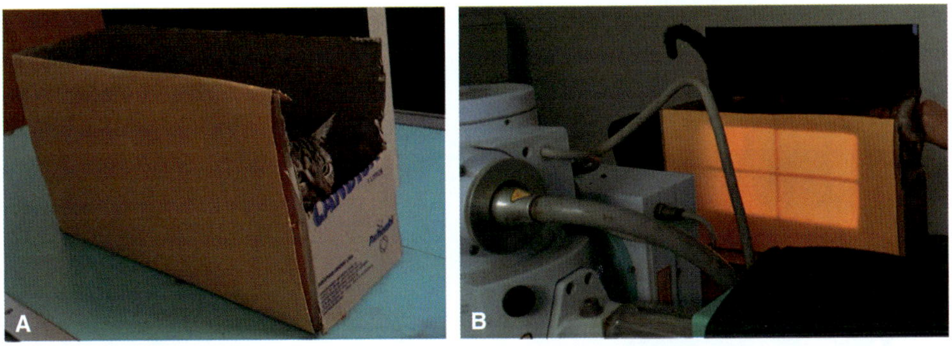

FIGURA 1. O uso de uma caixa de papelão para posicionar o gato durante a realização da radiografia dorsoventral ou lateral com raio horizontal garante conforto e sensação de proteção ao animal instável.

Fonte: arquivo pessoal da autora.

QUADRO 1

Algumas peculiaridades na radiografia dos gatos

- **Tórax**
  - Posicionamento "humanoide" facilita a avaliação do tórax cranial (Figura 2)
  - Esofagograma com bário apresenta aspecto diferenciado no terço distal (aspecto de "espinha de peixe")
  - Os ângulos costofrênicos dos lobos caudais dos pulmões podem se estender além da 13ª vértebra torácica, enquanto nos cães não passam da 11ª
  - Gatos obesos podem apresentar padrão pulmonar intersticial sem significado clínico
  - A aparência do coração normal é mais alongada e com mais área de contato com o diafragma do que nos cães
  - A cardiomegalia pode ser sutil, mesmo em gatos em crise de insuficiência cardíaca congestiva (ICC)
  - Doenças bronquiais podem parecer semelhantes à infiltração metastática
- **Abdome**
  - A presença de gordura falciforme eleva fígado e estômago na incidência lateral
  - O baço, por ser pequeno, pode não ser visível nas projeções laterais do abdome
  - Os rins são bem definidos em virtude da gordura retroperitoneal
  - Nas radiografias contrastadas, não são observadas as "pseudoúlceras" no duodeno como nos cães

Ultrassonografia

Para implementação da rotina de exames ultrassonográficos em gatos, são necessários pelo menos dois transdutores distintos: um setorial de 5 a 7,5 MHz, a ser utilizado para ecocardiogramas e exame das estruturas mais profundas do abdome, e um transdutor linear de 8 a 11 MHz (ou até 15 MHz) para exames abdominais e cervicais, fornecendo resolução alta o suficiente para avaliação detalhada dos órgãos (p. ex., camadas intestinais).

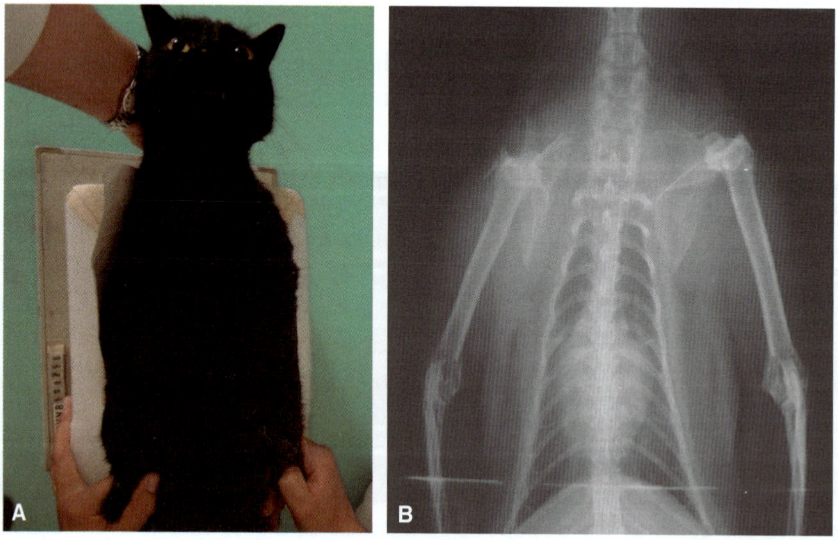

FIGURA 2. A, B: gato em posição "humanoide" durante a realização de radiografia, a fim de facilitar a visualização do tórax/mediastino cranial.

Fonte: arquivo pessoal da autora.

A ultrassonografia é um método diagnóstico altamente operador-dependente, isto é, investir em um equipamento de alta qualidade não é suficiente para garantir a confiabilidade do exame se o profissional não tiver conhecimento suficiente da fisiopatogenia das doenças associadas às imagens obtidas.

A ultrassonografia abdominal geralmente é mais sensível do que a radiografia na avaliação de órgãos parenquimatosos e na detecção de pequenas quantidades de líquido ascítico. Considera-se que os gatos tendem a ter menos gás no trato digestório do que os cães e, na maioria das vezes, jejum prolongado antes do exame não costuma ser necessário.

Uma vez decidido pelo exame ultrassonográfico, este deve ser completo, com avaliação de todos os órgãos, sem esquecer, no entanto, do foco na suspeita inicial. Um exame apressado e sem objetivo pode atrapalhar mais que ajudar, pois corre o risco de perder uma alteração importante para o diagnóstico final.

O exame ultrassonográfico abdominal é razoavelmente bem tolerado pelo gato, mas, se o paciente estiver muito ansioso ou agressivo, é prudente realizar sedação a fim de garantir a qualidade da obtenção e interpretação das imagens. No entanto, deve-se levar em consideração que, quando forem utilizados fármacos que afetam a motilidade gastrintestinal (como os opioides), a avaliação do peristaltismo intestinal pode ficar afetada. Gatos que foram anestesiados para outros procedimentos podem demonstrar acúmulo de gás no trato gastrintestinal, sendo sua quantidade proporcional ao tempo de anestesia, podendo dificultar muito a avaliação ultrassonográfica.

Na maioria das vezes, o exame ultrassonográfico exige a realização de uma boa tricotomia da região a ser examinada. Esse procedimento deve ser previamente esclarecido aos proprietários a fim de evitar que sejam surpreendidos. O gato também pode reagir mal à tricotomia, o que pode ser evitado com o manejo adequado do paciente e o uso de máquinas de tosa de baixo ruído, equipamento muito útil na rotina da clínica de felinos.

A maioria dos órgãos abdominais apresenta características ultrassonográficas distintas entre cães e gatos, desde tamanho, contorno, ecogenicidade e ecotextura, até localização (Quadro 2).

A radiografia permanece sendo o melhor método para avaliação do tórax, entretanto, em diversas ocasiões, a ultrassonografia tem se mostrado uma boa alternativa à radiografia ou complementar a ela. Especialmente em gatos com sérias dificuldades respiratórias, a avaliação ultrassonográfica pode ser a única segura, sendo bastante útil na detecção de fluido pleural e massas mediastínicas. Outros métodos de avaliação ultrassonográfica em pacientes emergenciais também podem ser utilizados com segurança (capítulo 30 – Ultrassonografia focada AFAST e TFAST).

Endoscopia

A endoscopia pode ser bastante útil, principalmente na investigação de doenças gastrintestinais e respiratórias. Diferente dos métodos descritos anteriormente, o exame endoscópico tem aplicação mais limitada, seja pela disponibilidade, seja pela necessidade de anestesia geral para sua realização ou pelas indicações absolutas.

A maioria das desordens gastrintestinais pode ser diagnosticada por outros métodos

QUADRO 2

Diferenças significativas na ultrassonografia abdominal de cães e gatos

Órgão	Características	
	Cão	Gato
Fígado	▪ Hipoecoico em relação ao baço ▪ Comparação com a gordura falciforme não é bom indicador de doença ▪ Veias portais apresentam paredes bem distintas	▪ Isoecoico com a gordura falciforme ▪ Diminuição ou aumento de ecogenicidade, em comparação com a gordura falciforme, pode indicar doença ▪ Veias portais menos distintas ▪ Localização mais cranial sob o gradil costal
Vesícula biliar	▪ O ducto cístico normalmente não é visualizado ao nível da papila duodenal ▪ A presença de material ecogênico pode ser normal	▪ Pode ser bilobada (dupla) como variação anatômica normal ▪ Os ductos císticos e biliar comum podem ser acompanhados até a papila duodenal ▪ A vesícula hígida não contém material ecogênico ▪ Pode não estar dilatada nas obstruções
Baço	▪ Varia de tamanho e localização mesmo dentro da mesma raça ▪ Geralmente hiperecoico ▪ Natureza sinusoidal: variações de tamanho podem representar respostas fisiológicas	▪ Proporcionalmente menor (3-5 cm de comprimento), mas com poucas variações fisiológicas ▪ Geralmente hipoecoico ▪ Natureza não sinusoidal: qualquer aumento deve ser investigado
Rins	▪ Na maioria das vezes, o decúbito dorsal é melhor para sua visualização ▪ Maior frequência de observação de linha hiperecoica no limite entre medula e córtex	▪ É possível examinar os dois rins com o gato em decúbito lateral ▪ Maior quantidade de gordura no córtex e maior ecogenicidade cortical, tornando a definição corticomedular mais distinta
Vesícula urinária e uretra	▪ O trígono e a uretra proximal podem estar posicionadas na pelve, dificultando a visibilização	▪ Frequentemente contêm material em suspensão (muco ou gotículas de gordura), sem significado clínico ▪ Uretra proximal localizada no abdome e facilmente visualizada
Próstata	▪ Facilmente visível, circundando a parte proximal da uretra	▪ Difusa e muito discreta, dificilmente visualizada (mesmo em gatos não castrados)
Glândulas adrenais	▪ Aparecem como estruturas longas e finas ▪ Pode haver diferenças de formato e tamanho entre a direita e a esquerda ▪ Diferenças de ecogenicidade permitem distinguir córtex de medula	▪ Geralmente ovais ou em forma de feijão ▪ Simétricas em forma e tamanho ▪ Mais difícil de distinguir o córtex da medula ▪ Podem aparecer áreas mineralizadas consideradas achados incidentais (sem significado clínico)

continua

QUADRO 2

Diferenças significativas na ultrassonografia abdominal de cães e gatos (*continuação*)

Órgão	Características	
	Cão	Gato
Pâncreas	▪ O lobo direito é mais fácil de visualizar ▪ O ducto pancreático nem sempre é visualizado	▪ O lobo esquerdo é mais fácil de visualizar ▪ O ducto pancreático é facilmente visibilizado (servindo como ponto de referência para identificar o pâncreas)
Trato gastrintestinal	▪ A frequente presença de gás pode atrapalhar a avaliação completa do estômago ▪ O duodeno é a porção mais espessa do intestino delgado, com a camada mucosa mais espessa que o jejuno	▪ A presença de gás no estômago é menos frequente ▪ A camada mucosa do duodeno é bem mais delgada e similar ao jejuno ▪ O íleo é a porção mais espessa do intestino delgado ▪ A papila duodenal é mais proeminente e de mais fácil visualização
Linfonodos abdominais	▪ Os linfonodos jejunais e ilíacos mediais são vistos rotineiramente	▪ Os linfonodos ilíacos mediais nem sempre são visualizados ▪ Os linfonodos ileocecais são mais fáceis de identificar

de investigação, manipulações nutricionais, perfis bioquímicos séricos, exames de fezes, radiografias ou ultrassonografias abdominais. A escolha pela endoscopia deve ser baseada no conjunto de informações já obtidas e no descarte de causas fora do trato digestório. É bastante comum que a causa de vômitos em gatos, por exemplo, não esteja no estômago.

A endoscopia digestiva permite avaliação de cavidade bucal, faringe, esôfago, estômago e intestino delgado proximal, além de cólon e reto. No entanto, deve-se levar em consideração que a avaliação endoscópica do trato digestório se limita às lesões visíveis na superfície mucosa e alterações presentes no lúmen, e que não é possível avaliar o jejuno.

Considerando a grande frequência com que os gatos apresentam inflamações gastrintestinais crônicas concomitantes, o diagnóstico endoscópico de lesões gástricas e/ou intestinais não descarta a possibilidade de que também exista inflamação no fígado ou pâncreas, ambos não acessíveis por esse método (Quadro 3).

Além de permitir a coleta de material para avaliação histopatológica, a endoscopia eventualmente também é empregada como

QUADRO 3

Algumas peculiaridades na endoscopia dos gatos

- **Trato digestório:**
  - Aparelho: diâmetro ideal: 7,8-7,9 mm (possibilidade de atravessar o piloro)
  - O terço distal do esôfago apresenta estrias transversais (circunferenciais) correspondentes à área de musculatura lisa.
  - Possibilidade de inflamações simultâneas em outros órgãos não acessíveis ao exame
- **Respiratório:**
  - Rinoscopia limitada pelo tamanho do aparelho, em especial nos braquicefálicos
  - O tamanho do paciente limita o uso de anestesia inalatória junto com o broncoscópio
  - Maior risco de barotrauma

meio terapêutico, como é o caso da retirada de corpos estranhos, remoção de pólipos nasofaríngeos, dilatação de estenoses esofágicas e implantação de tubos de alimentação por gastrotomia ou jejunostomia.

Outras modalidades de imagem

A tomografia computadorizada (TC) e a ressonância magnética (RM) são modalidades avançadas de imagem que estão se tornando cada vez mais disponíveis. O custo desses exames ainda é alto em comparação aos mais "tradicionais", mas oferecem vantagens em algumas situações (Quadro 4). As indicações são diferentes para cada modalidade e, assim como nas anteriores, cada uma tem suas indicações e limitações.

QUADRO 4

Algumas vantagens e indicações de métodos avançados de imagem na medicina felina (pode haver diferenças entre TC e RM)
▪ Imagens do crânio: eliminam as dificuldades impostas pela anatomia complexa e sobreposições, permitem avaliação do cérebro, cavidade nasal, orelha média e interna, bula timpânica ▪ Imagens da coluna: avaliação não invasiva dos discos intervertebrais e da medula espinhal ▪ Planejamento de excisões cirúrgicas de tumores e pesquisa de metástases

No entanto, o clínico e o proprietário devem lembrar que a obtenção dessas imagens avançadas necessita de anestesia geral, o que acrescenta em custo e riscos para a saúde do paciente.

LITERATURA SUGERIDA

Farrow CS, Green R, Shively M. Radiology of the cat. St. Louis: Mosby; 1994.

Griffin S. Feline abdominal ultrasonography: what's normal? What's abnormal? The normal gastrointestinal tract. J Feline Med Surg. 2019;21:1039-46.

Griffin S. Feline abdominal ultrasonography: what's normal? what's abnormal? The kidneys and perinephric space. J Feline Med Surg 2020;22:409–27.

Griffin S. Feline abdominal ultrasonography: what's normal? What's abnormal? Abdominal lymph nodes, peritoneal cavity and aorta. J Feline Med Surg. 2021;23:835-49.

Guilford WG. Upper gastrointestinal endoscopy. In: McCarthy TC, editor. Veterinary endoscopy for the small animal practitioner. St. Louis: Elsevier Saunders; 2005. p.279-321.

Holland M, Hudson J. Feline diagnostic imaging. Hoboken, NJ: Wiley; 2020.

Huynh E, Porter EG, Berry CR. Ultrasonographic differences between dogs and cats. Today's Vet Pract. 2018;12:1-19.

Morgan JP. The upper gastrointestinal examination in the cat: normal radiographic appearance using positive contrast medium. Vet Radiol. 1981;22:159-69.

Penninck DG, D'Anjou MA. Atlas of small animal ultrasonography. 2. ed. Wiley-Blackwell; 2015.

Stengel C, Robertson E, Neiger R. Gastrointestinal endoscopy in the cat: equipment, techniques and normal findings. J Feline Med Surg. 2013;15:977-91.

16

Dor e analgesia

Larissa Borges Cardozo

O PULO DO GATO

Dor é uma sensação desagradável, considerada atualmente o quinto sinal vital, devendo assim ser avaliada com os parâmetros fisiológicos comuns (frequência cardíaca, frequência respiratória, pressão arterial e temperatura).

Durante anos, a avaliação e o tratamento da dor foram negligenciados na medicina veterinária, porém recentemente estão disponíveis ferramentas mais adequadas para avaliar e tratar a dor em animais.

Para o correto tratamento da dor, podem ser empregadas as mais diversas classes farmacológicas, além de terapias alternativas como adjuvantes pois, quando associadas, tendem a resultar em grande melhora na qualidade de vida dos pacientes.

INTRODUÇÃO

A dor tem repercussões negativas na qualidade de vida do animal, influenciando no tempo de recuperação pós-operatória, por exemplo, assim como pode causar alterações diversas, como inapetência, dificuldade de locomoção, automutilação e retardo na cicatrização. É importante ressaltar que o conhecimento de fisiologia e comportamento das espécies auxilia na mensuração do grau de dor. Há diversas escalas de avaliação disponíveis, que se baseiam em múltiplos parâmetros de avaliação, para que o médico-veterinário possa diagnosticar e iniciar a terapia analgésica mais adequada ao caso.

Dentre os fármacos mais utilizados, podemos destacar os anti-inflamatórios não esteroides (Aine), os opioides e os anestésicos locais. Além desses, podem ser utilizados fármacos considerados "analgésicos simples", como a dipirona, e adjuvantes, como os anticonvulsivantes e antidepressivos. Técnicas como bloqueios locais, acupuntura e fisioterapia também são amplamente utilizadas para providenciar um tratamento mais abrangente da dor.

DEFINIÇÃO E CLASSIFICAÇÃO

Há anos, a Associação Internacional para Estudo da Dor (International Association for the Study of Pain – IASP) publica a definição oficial de dor. Em 2020, buscou-se incluir dor aguda e crônica e aplicar o conceito a animais não humanos também, de forma simples e abrangente, para que mais seres se beneficiassem desse conhecimento.

Com isso, atualmente o conceito de dor é "uma experiência sensorial e emocional desagradável, associada ou que pareça estar associada a um dano tecidual real ou potencial", devendo-se levar em consideração seu fator subjetivo.

Pode-se classificar a dor de acordo com:

- Intensidade (leve, moderada, intensa, excruciante).
- Duração (aguda ou crônica).
- Origem (visceral, somática, neuropática).

Podem-se citar ainda a **alodinia**, em que o indivíduo sente dor mesmo com estímulos não nociceptivos; e a **hiperalgesia**, que se trata de uma percepção exacerbada de dor ou redução do limiar da dor.

Em geral, as dores pós-operatórias são do tipo aguda, em que o começo exige maior uso de fármacos e, ao longo dos primeiros dias, pode-se reduzi-los a ponto de cessá-los. Quando isso não ocorre (e em algumas doenças), a dor torna-se crônica, o que afeta a qualidade de vida do paciente e, em geral, é de tratamento mais difícil, sendo necessários grande conhecimento e acompanhamento do paciente. Em felinos, é comum a ocorrência de doenças articulares degenerativas, com presença de dor crônica, em que terapias multimodais podem ser utilizadas para seu controle.

Em 1986, a Organização Mundial da Saúde (OMS) publicou uma "escada da dor" para dores oncológicas, a qual continua sendo um ótimo guia para o tratamento de dores em geral, tanto agudas como crônicas. A escada apresenta degraus de dor em ordem crescente, indicando o uso de analgésicos simples, como a dipirona, em dores leves, e o incremento terapêutico à medida em que se sobe a escada (Figura 1). Dores agudas costumam "descer" a escada, enquanto dores crônicas e oncológicas "sobem"; sabendo disso, é possível se basear nas recomendações de cada degrau para um tratamento mais correto.

Em uma consulta, é importante a realização de anamnese completa, em que a pessoa que passa mais tempo com o paciente possa relatar a queixa principal e alterações observadas, e o médico-veterinário possa fazer exame físico e palpação, além de solicitação de exames complementares. Sinais como taquicardia, midríase, hipertensão e salivação excessiva podem ser indicadores de dor, além de mudanças no comportamento (agressividade, alteração de sono, postura arqueada, resposta ao toque, vocalização).

Saber classificar corretamente a dor é essencial para uma terapêutica acertada, contando-se ainda com as escalas de dor e de qualidade de vida para realizar um manejo de sucesso. Após o início da terapia, as avaliações

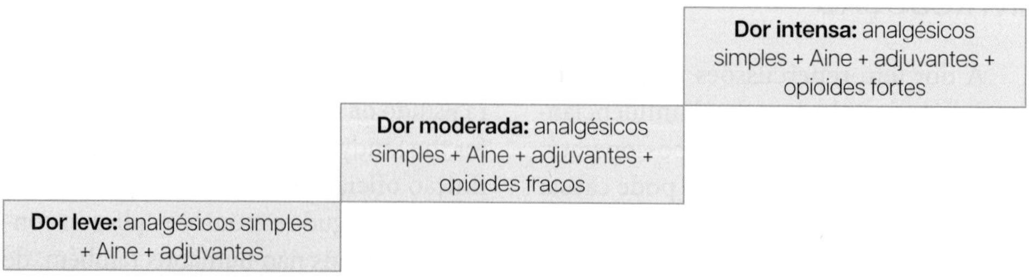

FIGURA 1. Escada analgésica e indicação de analgésicos conforme sua classificação.
Fonte: OMS.

devem ser feitas em série, para confirmar se o protocolo empregado está sendo efetivo. Em geral, as escalas são multidimensionais, primeiro avaliando o paciente a distância e sua resposta ao ambiente, para depois associar a palpação, auscultação e aferiçao da pressão arterial, e finalmente associar esses parâmetros e gerar um escore de dor.

Atualmente, existem escalas de dor específicas validadas para uso em felinos, como a escala de dor pós-operatória de Botucatu, a escala composta de Glasgow, a escala de expressão facial felina (FGS, do inglês *Feline Grimace Scale*) e as escalas de dor da Universidade do Colorado. A escala facial é comumente utilizada em pediatria, e vem tendo destaque na medicina veterinária pela avaliação sem necessidade de contato direto, o que pode ser estressante para os felinos. Por observação direta ou de fotos e vídeos, avaliam-se a abertura dos olhos, a posição da cabeça com relação ao corpo, a distância entre as orelhas, a tensão do focinho e o posicionamento das vibrissas. O felino sem dor apresenta olhos abertos, orelhas voltadas para a frente, vibrissas soltas e focinho relaxado (Figura 2A). Hoje, está disponível até mesmo um aplicativo para celulares que auxilia o médico-veterinário nessa avaliação, facilitando o acesso da técnica a mais profissionais além do anestesiologista.

TRATAMENTO DA DOR

Para promover analgesia adequada ao paciente felino, o médico-veterinário, após anamnese, avaliação e classificação da dor, pode fazer uso das mais distintas classes farmacológicas, assim como técnicas adjuvantes, empregando a chamada analgesia multimodal. Dessa maneira, em que distintas vias da dor são moduladas, promove-se um melhor controle pelo efeito sinérgico dos fármacos, com redução dos efeitos adversos que possam advir de seu uso, já que são necessárias doses menores.

Analgésicos comuns

Os analgésicos comuns, como a dipirona, são considerados a primeira opção para casos leves, além de serem ótimos adjuvantes

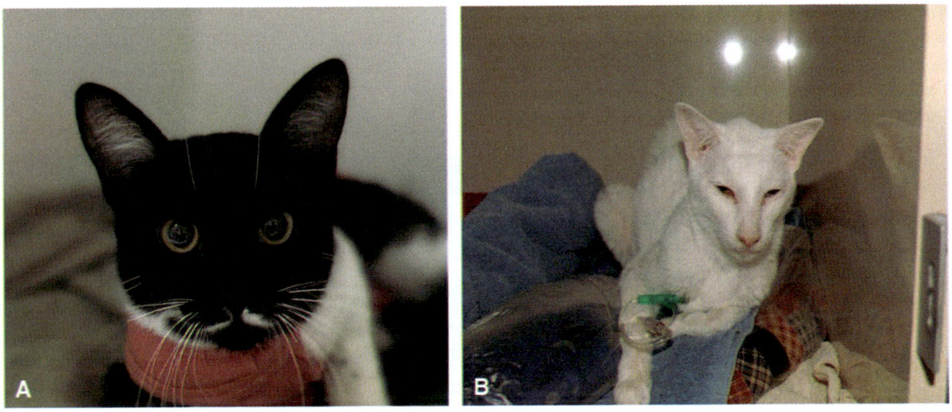

FIGURA 2. Segundo a FGS, exemplos de avaliações de dor feitas a partir de características da expressão facial felina. **A:** gato sem dor (0/10). **B:** gato com dor moderada a grave (8/10).

Fonte: arquivo pessoal da autora, com autorização do proprietário (A); imagem cedida por Fernanda Vieira Amorim da Costa, com autorização do proprietário (B).

em todos os graus de dor. A dipirona age em diversos receptores, como nas ciclo-oxigenases (COX), receptores opioidérgicos e até canabinoides. Pode ser empregada isoladamente – nos casos em que não há indicação de uso de Aine, por exemplo –, mas tem também resultados muito positivos no controle da dor quando associada. Em estudos recentes na espécie felina, observou-se que a dose de 25 mg/kg de dipirona (Tabela 1), associada a tramadol, foi efetiva para controle da dor após ovário-histerectomia, sem causar alterações em exames bioquímicos nem efeitos adversos. Quando comparada ao meloxicam (0,1 mg/kg), obteve a mesma eficácia, em doses de 25 mg/kg uma vez ao dia (SID) ou 12,5 mg/kg duas vezes ao dia (BID), por via intravenosa, sem causar alterações e mantendo os mesmos escores de dor pós-operatória. Cuidados com surgimento de anemia ao utilizar a dipirona por períodos prolongados devem ser considerados ao longo da terapia, devendo-se avaliar esse efeito.

Anti-inflamatórios não esteroides

Os Aine são amplamente utilizados na espécie felina, especialmente na dor crônica, já que seu uso prolongado é bastante estudado. O fármaco mais empregado é o meloxicam, que possui diversas apresentações veterinárias, sendo fácil o controle da dose a ser administrada, mesmo fora do ambiente hospitalar. Além de ser utilizado em dor pós-operatória com bons resultados em doses até 0,1 mg/kg SID, o meloxicam pode ser utilizado em doses de até 0,025 mg/kg SID por 6 meses em pacientes com doença articular degenerativa, por exemplo, e pode ser seguro inclusive para gatos com doença renal crônica, desde que estáveis.

Outro Aine que vem sendo utilizado com bastante segurança em felinos é o robenacoxibe, seletivo para a inibição de COX-2, que vem apresentando grande eficácia no controle de dores crônicas inflamatórias de origem musculoesquelética, com segurança em uso prolongado (de 4 a 12 semanas), assim como em dores agudas pós-operatórias (doses de 2 mg/kg SID por 3 dias). Apesar disso, seu custo pode ser um fator limitante, fazendo com que o meloxicam seja mais facilmente empregado na rotina clínica.

Para o uso crônico de Aine, recomenda-se sempre administrar a menor dose

TABELA 1 Fármacos utilizados no tratamento da dor em gatos e suas dosagens

Classe farmacológica	Fármaco e dosagem
Analgésico simples	Dipirona: 12,5 mg/kg q. 12h ou 25 mg/kg q. 12-24h PO, IM, IV
Aine	Meloxicam: 0,1 mg/kg dia 1, depois 0,05 mg/kg q. 24h PO, IM, IV Robenacoxibe: 1 mg/kg, PO, q. 24h por até 6 dias; 2 mg/kg, SC, q. 24h por até 3 dias
Opioides	Tramadol: 2-4 mg/kg q. 6-8h PO, IM, IV Butorfanol: 0,2-0,4 mg/kg q. 4-12h SC, IM, IV Meperidina: 3-5 mg/kg q. 2-4h IM Morfina 0,1-0,3 mg/kg q. 4-6h IM, IV (diluída e lenta) Metadona: 0,2-0,6 mg/kg q. 4-6 h IM, IV, VTO

IV: intravenoso; PO: oral; IM: intramuscular; VTO: transmucosa oral.

terapêutica possível e em pacientes normoidratados para evitar efeitos adversos, especialmente renais, gastrointestinais e de coagulação. Assim, pacientes sob esse tratamento devem ser acompanhados quanto a hidratação e alimentação.

Opioides

Em geral, os opioides são analgésicos mais potentes. Ainda existe bastante relutância em seu uso, especialmente em felinos, muitas vezes por falta de conhecimento e experiência. Estudos antigos e com doses muito acima das usuais levaram à interpretação de que felinos não podem receber opioides, contudo é importante salientar que, principalmente havendo dor e com o uso de doses adequadas, a incidência de efeitos adversos como excitação não é observada. Atualmente, estão disponíveis na literatura diversos estudos demonstrando sua importância em protocolos de tratamento da dor, principalmente em dores agudas.

Uma vantagem dos opioides é possuírem antagonista (naloxona) em caso de sobredose ou efeitos adversos exacerbados, lembrando que a analgesia também é revertida no processo, sendo ideal promovê-la com o uso de outros fármacos. Dentre os opioides mais utilizados na rotina clínica estão tramadol, butorfanol, meperidina, metadona e morfina. Alguns de seus efeitos mais comuns, além da analgesia e sedação, são midríase, náusea/vômito, bradicardia e depressão respiratória.

O tramadol, um opioide diferente, com ação em liberação e recaptação de serotonina e noradrenalina, é uma boa opção em dores leves a moderadas em felinos, além de haver uma apresentação veterinária disponível comercialmente, o que facilita sua indicação para uso domiciliar.

O butorfanol é um antagonista-agonista opioide que promove analgesia visceral e é bastante utilizado em sedações, como para coleta de bolsa de sangue ou exames. Em geral, é indicado para dores leves, pois possui efeito teto, além de antagonizar os opioides que agem em receptores *mu* (morfina, metadona, meperidina), podendo diminuir ou até impedir a correta ação desses fármacos em dores graves; contudo, pode ser útil na ausência da naloxona.

Assim como o butorfanol, a meperidina (ou petidina) tem curta duração e pode ser empregada em casos de dores leves ou por seus efeitos sedativos. Sua administração deve ser feita por via intramuscular (IM), pois causa liberação de histamina, como a morfina, levando à hipotensão. Em estudo comparando a administração de meperidina na dose de 6 mg/kg à de tramadol (2 ou 4 mg/kg) em felinos, observou-se que, no primeiro grupo, a necessidade de resgate de analgesia foi maior, demonstrando não ser a melhor opção para uma analgesia duradoura.

A morfina é um opioide forte, sendo bem efetiva em casos de dor grave. Porém, em razão de efeitos como êmese e liberação de histamina, seu uso como medicação pré-anestésica (na ausência de sinais de dor) é desaconselhado. Ela vem sendo utilizada com frequência em anestesia peridural, associada a anestésicos locais, para uma analgesia duradoura.

A metadona, um agonista do receptor *mu*, vem se mostrando boa opção para analgesia em felinos. Diferentemente da morfina, ela não causa vômitos nem liberação de histamina. Também possui efeitos em receptores N-metil-D-aspartato (NMDA), tornando-a uma boa alternativa no tratamento de dores somáticas e/ou crônicas. A via intravenosa é a que apresenta menor período de latência (rápido início dos efeitos).

Anestésicos locais

Os anestésicos locais são fármacos que bloqueiam a condução nervosa, sendo, assim, muito eficazes no controle da dor. Diversas técnicas de anestesia local podem ser empregadas na rotina clínica, como via tópica, por infiltração, bloqueios nervosos periféricos e via peridural, entre outras, auxiliando na manutenção de um plano anestésico adequado, com redução das doses de anestésicos gerais e controle da dor pós-operatória. Os anestésicos locais podem causar intoxicação quando utilizados em doses e/ou concentrações altas; por isso, a dose máxima deve ser calculada de acordo com o anestésico que está sendo utilizado e com o peso do paciente.

Em felinos, recomenda-se fazer uso de lidocaína sem vasoconstritor no momento da intubação, para dessensibilizar a região da laringe, evitando a ocorrência de laringoespasmos. Estudo recente recomenda que, após a instilação da lidocaína 2%, em uma dose de 2 mg/kg, o tempo mínimo de espera seja de 45 segundos para progredir com o tubo traqueal. A literatura também recomenda o uso de cremes anestésicos (lidocaína, prilocaína) para punção ou cateterização venosa, resultando em maior conforto ao paciente.

Bloqueios de face são frequentemente utilizados em rinoscopias, rinotomias, procedimentos odontológicos e oftálmicos. Técnicas como bloqueio de nervo infraorbitário são rotineiramente empregadas, contudo deve-se possuir conhecimento anatômico, pois não são técnicas isentas de complicações, como punção inadvertida do globo ocular, especialmente em raças braquicefálicas. Atualmente, os bloqueios guiados por ultrassom têm ganhado espaço na rotina. O bloqueio do plano abdominal transverso (*TAP block*), em que se obtém analgesia da região abdominal caudal, vem sendo utilizado em cirurgias de castração de fêmeas, mastectomias e celiotomias.

Outra técnica simples que promove bom controle de dor pós-operatória é o uso de bupivacaína (2 mg/kg) na região dos ligamentos e pedículos ovarianos nas ovariossalpingo-histerectomias. Para mastectomias, técnicas como infiltração de solução de tumescência também ajudam no controle da dor pós-operatória por até 6 horas, além de resultarem em melhor hemostasia (Figura 3).

Adjuvantes

Os analgésicos adjuvantes são fármacos de grupos que não seriam originalmente utilizados para tal propósito, porém possuem efeitos que melhoram a qualidade de vida do paciente, incluindo qualidade do sono e apetite, entre outros. Utilizados principalmente em protocolos de tratamento de dores crônicas, fármacos como gabapentina,

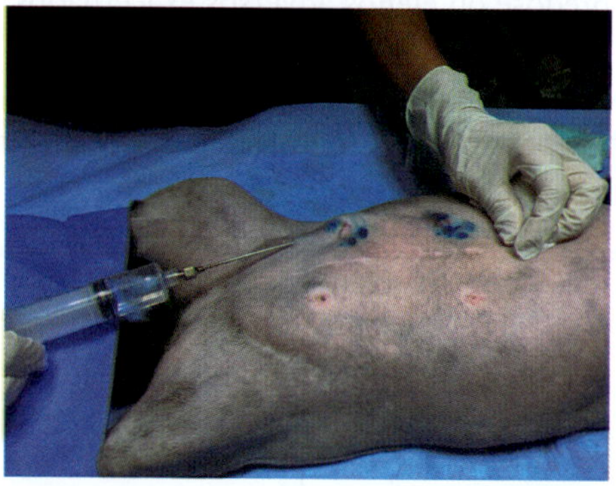

FIGURA 3. Infiltração de solução de tumescência para mastectomia: 40 mL de lidocaína 2% sem vasoconstritor e 0,5 mL de adrenalina 0,1% são diluídos em 210 mL de solução de Ringer com lactato, em um volume de até 15 mL/kg, por baixo da cadeia mamária.

Fonte: arquivo pessoal da autora.

amitriptilina e amantadina são adicionados ao protocolo analgésico com sucesso, pois suas ações na recaptação de serotonina e noradrenalina e em receptores NMDA são muito eficazes em dores como as neuropáticas e, no caso de felinos, nas dores relacionadas à doença degenerativa articular.

LITERATURA SUGERIDA

Adrian D, Papich M, Baynes R, Murrell J, Lascelles BDX. Chronic maladaptive pain in cats: a review of current and future drug treatment options. Vet J. 2017;230:52-61.

Anekar AA, Cascella M. WHO Analgesic Ladder. In: StatPearls. Treasure Island (FL): StatPearls Publishing; January 29, 2023.

Bortolami E, Love EJ. Practical use of opioids in cats: a state-of-the-art, evidence-based review. J Feline Med Surg. 2015;17(4):283-311.

Corletto F. Using acute pain scales for cats. Vet Rec. 2017;180(18):444-6.

Epstein ME, Rodanm I, Griffenhagen G, Kadrlik J, Petty MC, Robertson SA, Simpson W; AHAA; AAFP. 2015 AAHA/AAFP pain management guidelines for dogs and cats. J Feline Med Surg. 2015;17(3):251-72.

Feline Grimace Scale. Disponível em: https://pt.felinegrimacescale.com. Acesso em 13 mar. 2023.

Monteiro BP, Steagall PVM, Lascelles BDX, Robertson S, Murrell JC, Kronen PW, et al. Long-term use of non-steroidal anti-inflammatory drugs in cats with chronic kidney disease: from controversy to optimism. J Small Anim Practice. 2019;60:459-62.

Pereira MA, Campos KD, Gonçalves LA, Dos Santos RS, Flôr PB, Ambrósio AM, et al. Cyclooxygenases 1 and 2 inhibition and analgesic efficacy of dipyrone at different doses or meloxicam in cats after ovariohysterectomy. Vet Anesth Analg. 2021;48(1):7-16.

Steagall OV, Monteiro BP. Acute pain in cats: recent advances in clinical assessment. J Feline Med Surg. 2019;21:25-34.

17

Sedação e anestesia

Larissa Borges Cardozo

O PULO DO GATO

É imprescindível a presença de um anestesiologista qualificado para escolher adequadamente um protocolo de sedação e/ou anestésico ideal para radiografias e até cirurgias complexas, no qual a analgesia também deve ser incluída.

A tomada de decisão em sedar o paciente reduz os riscos inerentes ao atendimento, tanto para o paciente como para a equipe de médicos veterinários.

O jejum é requerido em todas as situações, assim como é importante que se realize a monitoração dos parâmetros vitais durante os procedimentos.

Procedimentos simples e ambulatoriais podem ser realizados com o uso de fármacos sedativos ou tranquilizantes.

A anestesia geral pode ser obtida pelo uso de fármacos hipnóticos, de uso intravenoso ou inalatório, para a realização de procedimentos em que baixos níveis de consciência e ausência de dor são necessários.

INTRODUÇÃO

Durante diversos procedimentos realizados na espécie felina, faz-se necessária a sedação e/ou anestesia. O objetivo de uma sedação é obter relaxamento necessário, podendo ser realizada com diversas associações farmacológicas. Já a anestesia envolve planos mais profundos, com presença de hipnose. É importante lembrar que anestesia não necessariamente significa presença de analgesia.

A sedação pode ser requerida até mesmo no momento da consulta, para animais que não permitem manipulação e exames, sendo necessária a contenção química do paciente. A anestesia pode ser realizada após a sedação, fazendo com que sejam necessárias doses menores dos fármacos anestésicos gerais.

JEJUM E CONTROLE DE NÁUSEA

Parte importante para procedimentos anestésicos, o jejum deve ser respeitado sempre que houver a possibilidade de se realizar sedação e/ou anestesia para reduzir o risco de vômito e aspiração de conteúdo pelo paciente, com consequente pneumonia aspirativa. Em geral, são recomendadas 8 horas de jejum para os alimentos "secos" (ração), mas em felinos há evidências de que o período de 3 a 4 horas de jejum após alimentação úmida/pastosa em animais saudáveis e adultos geralmente é suficiente. Pacientes diabéticos ou pediátricos, por exemplo, têm indicações de jejuns menos prolongados. O jejum hídrico não se faz necessário; a água deve estar disponível até o momento da pré-medicação.

O uso de fármacos para controle de náusea e vômitos é de muita importância no decorrer da anestesia. Relatos de pacientes humanos demonstram que o incômodo causado por ambos em geral é comparado à presença de dor pós-operatória. Medicações como ondansetrona (0,5 a 1,0 mg/kg q. 6-8h PO, SC, IM, IV) e maropitant (1 mg/kg q. 24h SC, IV ou 2 mg/kg q. 24h PO) vêm sendo utilizadas na rotina para essa finalidade.

SEDAÇÃO E MEDICAÇÃO PRÉ-ANESTÉSICA

Procedimentos simples e ambulatoriais podem ser realizados com o uso de fármacos sedativos ou tranquilizantes, pois não demandam graus profundos de anestesia, porém esses também apresentam riscos. Fármacos como os alfa-2 agonistas, fenotiazínicos e opioides muitas vezes são utilizados em associações, para que se obtenha relaxamento e analgesia de acordo com a necessidade. É indicado que se realizem exames laboratoriais previamente ao procedimento anestésico, em especial caso haja suspeitas de doenças após exame físico e anamnese. De acordo com o estado de saúde geral do paciente, define-se seu risco anestésico (classificação conhecida como ASA, de American Society of Anesthesiologists) e possíveis complicações (Quadro 1), sendo um bom guia para desenvolver o protocolo a ser utilizado.

Pacientes felinos tendem a ser mais sensíveis ao estresse causado pela alteração de rotina representada pelo ato de sair de casa

QUADRO 1

Classificação do estado de saúde do paciente (risco anestésico) – ASA	
I:	paciente saudável, procedimento eletivo
II:	paciente com doença sistêmica leve
III:	paciente com doença sistêmica grave compensada
IV:	paciente com doença sistêmica grave, risco iminente à vida
V:	paciente moribundo, pouca expectativa de sobrevida
***E:**	deve ser adicionado ao *status* quando houver emergência

e entrar no ambiente hospitalar. Portanto, algumas medidas, como acostumar o gato à caixa de transporte, usar feromônios sintéticos, separar um consultório para atendimento específico de gatos, evitar barulhos e movimentos bruscos, são de grande ajuda (capítulo 3 – Particularidades *cat friendly* do atendimento clínico). O uso de fármacos para reduzir a ansiedade do paciente pode ser iniciado em casa. Estudos demonstraram que a administração de gabapentina em dose única oral de 50 ou 100 mg por gato é eficaz para reduzir a ansiedade, quando administrada de 2 a 3 horas antes da consulta.

Ao entrar no consultório ou sala de medicação pré-anestésica, o paciente pode ficar na parte de baixo da caixa de transporte ou ser envolvido em panos e toalhas, para providenciar maior conforto (Figura 1). Isso permite que o exame físico seja feito de forma menos estressante, assim como a coleta de sangue ou os exames de imagem. Não é recomendado, em nenhum momento, o chamado *scruffing*, ou seja, segurar o paciente pela pele da região dorsal cervical, pois causa grande incômodo e dor, sendo um método de contenção contraindicado atualmente para gatos.

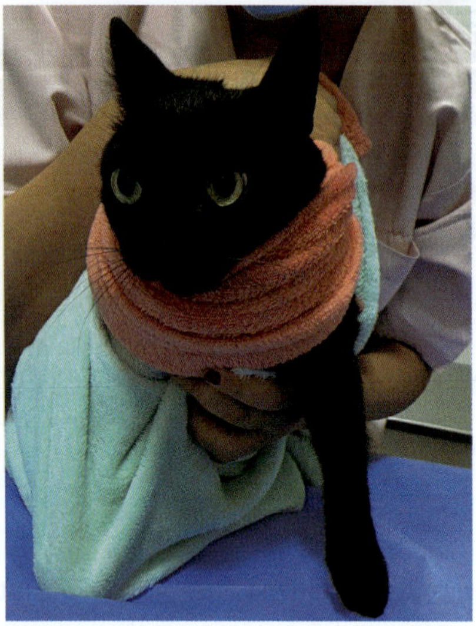

FIGURA 1. Contenção física de um gato com toalhas para cateterização venosa.

Fonte: arquivo pessoal da autora, autorizado pelo proprietário.

O uso de acepromazina por via intramuscular, associada a opioides como butorfanol, meperidina ou metadona, promove boa sedação para procedimentos rápidos e não invasivos (Tabela 1). Contudo, os fenotiazínicos não devem ser administrados em pacientes desidratados, com hipotensão ou em choque. Além disso, tendem a alterar o hematócrito em até 30%, o que pode levar a uma má interpretação dos resultados de exames laboratoriais.

O uso de alfa-2 agonistas como a dexmedetomidina gera boa sedação, porém, devem-se monitorar possíveis efeitos indesejáveis desses fármacos, como vasoconstrição, bradicardia, redução do débito cardíaco e aumento da resistência vascular, com mínimo efeito na pressão arterial. Após altas doses, os gatos se tornam profundamente sedados e apresentam membranas mucosas pálidas a azuladas, mas respiram bem e mantêm a oxigenação normal. Também podem ser associados a opioides, como o butorfanol, resultando em bom relaxamento e analgesia, ou a benzodiazepínicos, com menores efeitos cardiovasculares. Uma das vantagens do uso de alfa-2 agonistas é a existência de um reversor de seus efeitos, o atipamezol e podendo-se assim utilizá-lo ao final do procedimento para que o paciente seja liberado acordado e com plenas funções. A dose pode variar dependendo do grau de sedação desejado.

Associação comum para contenção química em felinos, o uso de cetamina com benzodiazepínicos pode permitir a realização de procedimentos rápidos, desde que não haja necessidade de hipnose. Protocolos com cetamina e midazolam, associados a um opioide, além de técnicas de anestesia local, podem inclusive permitir a castração de machos e fêmeas. Comercialmente, encontra-se a associação pronta de tiletamina (uma fenciclidina como a cetamina) e o zolazepam, um benzodiazepínico, que pode ser administrado inclusive por via bucal (transmucosa) para sedação em felinos. Os benzodiazepínicos não são considerados adequados para pré-medicação isoladamente ou em combinação com opioides em jovens ou adultos saudáveis, em decorrência de desfechos não previsíveis, incluindo excitação e disforia.

ANESTESIA GERAL

A anestesia geral pode ser obtida pelo uso de fármacos hipnóticos, de uso intravenoso ou inalatório, para a realização de procedimentos em que são necessários baixos níveis de consciência e ausência de dor. Fármacos dissociativos como a cetamina, não causam essa perda de consciência, portanto, o paciente mantém reflexos protetores e o nível de consciência não é adequado para cirurgias complexas.

TABELA 1 Fármacos utilizados durante sedação e anestesia intravenosa em gatos, e suas dosagens

Fármacos	Dosagem
Acepromazina	0,01-0,05 mg/kg SC, IM
Butorfanol	0,2-0,4 mg/kg SC, IM, IV
Meperidina	3-5 mg/kg IM
Metadona	0,2-0,6 mg/kg IM, IV, VTO
Naloxona	0,05 mg/kg
Dexmedetomidina	0,0025-0,040 mg/kg IM, IV
Atipamezole	50-100 µg/kg IM, ou 25-50% do volume da dexmedetomidina (500 µg/mL), ou 5-10% do volume da dexmedetomidina (100 µg/mL)
Cetamina + midazolam	2-5 mg/kg SC, IM, IV + 0,2-0,3 mg/kg SC, IM, IV
Tiletamina e zolazepam	2-5 mg/kg SC, IM, IV
Propofol	4-8 mg/kg IV lento ao efeito

IC: infusão contínua; IM: intramuscular; IV: intravenoso; SC: subcutâneo; VTO: transmucosa oral;

O propofol é o fármaco indutor mais comumente utilizado na anestesia de pequenos animais, tanto em *bolus* (para sedação, relaxamento e posterior intubação e início de uma anestesia inalatória) como em infusão contínua (promovendo anestesia total intravenosa). Em geral, promove indução tranquila, porém pode ocorrer apneia, sendo então importante haver suporte de oxigênio e ventilatório quando da sua utilização. Além disso, também podem estar presentes redução de frequência e contratilidade cardíaca e da pressão arterial. O uso de medicação pré-anestésica reduz a dose de fármacos indutores como o propofol, cujas doses de até 10 mg/kg podem ser utilizadas para obter relaxamento adequado em felinos. Para infusão contínua, taxas de 0,2 a 0,4 mg/kg/minuto promovem plano anestésico satisfatório e com estabilidade hemodinâmica.

A indução da anestesia feita em câmara ("caixa de indução") só é recomendada quando outras técnicas não são possíveis, pois a profundidade anestésica é de difícil controle, além de a excitação do paciente ser muito comum. Para realizá-la, é necessário que se utilize um recipiente transparente para monitorar visualmente a resposta do animal ao anestésico inalatório. Porém, devemos considerar o gasto excessivo do anestésico inalatório e a possibilidade de extravasamento do gás para o ambiente.

A anestesia inalatória ainda vem sendo bastante utilizada na rotina veterinária, em que também é possível manter bom controle do plano anestésico. Para instituí-la, é necessária intubação traqueal ou supraglótica, para proteger as vias aéreas e promover ventilação adequada. Além disso, aparelhos específicos, como vaporizador, fonte de oxigênio e circuitos de anestesia, entre outros, são requeridos. Assim como a anestesia intravenosa, a anestesia inalatória não promove analgesia em plano cirúrgico, sendo recomendado o emprego de anestesia balanceada, com o uso de analgésicos e técnicas de anestesia local.

FLUIDOTERAPIA

Manter uma via intravenosa é de suma importância durante o procedimento anestésico, pois permite hidratar o paciente por meio de fluidoterapia e fornece uma via de administração de fármacos, além de ser utilizada para fármacos de emergência, caso sejam necessários. A fluidoterapia auxilia no controle do tônus vascular e do débito cardíaco, mantendo o volume circulante. Em felinos, deve-se ter atenção ao volume infundido, pois há alto risco de sobrecarga e complicações como edema pulmonar. A taxa de infusão de cristaloides recomendada vai de 3 mL/kg/hora durante os procedimentos anestésicos, de acordo com a necessidade de reposição (perdas transoperatórias). O ideal é que se faça uso de bombas de infusão ou ao menos equipos com câmara graduada (bureta), em que se obtém maior controle do volume total.

A escolha do fluido a ser administrado deve se adequar ao estado do paciente; apesar do nome popular, o "soro fisiológico" não é o que mais se aproxima das características fisiológicas, pois contém muito cloreto de sódio, o que pode levar à acidose metabólica. A solução de NaCl 0,9% fica indicada para pacientes com traumas craniencefálicos ou que estejam com perda aguda de sódio, como nos episódios recorrentes de êmese. A solução mais rotineiramente utilizada no transoperatório é a de Ringer com lactato, indicada mesmo em pacientes com função hepática reduzida ou hipercalemia (nas obstruções urinárias), pois as quantidades de lactato e potássio existentes em sua fórmula não são suficientes para alterar de forma negativa o balanço eletrolítico do paciente.

MONITORAÇÃO

Todo paciente, sob sedação ou anestesia geral, em ambiente ambulatorial ou hospitalar, deve ser monitorado e essa monitoração deve ser registrada em ficha anestésica. Auscultação cardíaca, palpação de pulso periférico e uso de monitores de parâmetros invasivos são utilizados na rotina do anestesiologista.

Em geral, os monitores multiparamétricos possuem módulos dos parâmetros mais comuns: frequência cardíaca, frequência respiratória, pressão arterial não invasiva, oximetria de pulso e temperatura (Figura 2). Parâmetros como capnografia, pressão arterial invasiva e análise de gases são um incremento na monitoração. Contudo, avaliação direta e acompanhamento do paciente pelo anestesiologista continuam sendo imprescindíveis. Os dados encontrados nos monitores devem ser associados a movimentos respiratórios, auscultação com estetoscópio, coloração das mucosas, tempo de preenchimento capilar e débito urinário, para que se entendam e diagnostiquem alterações passíveis de acontecer no transoperatório. Além disso, a avaliação de reflexos (palpebral, corneal), o grau de relaxamento da mandíbula, a posição do globo ocular e a resposta a estímulos ajudam a monitorar o plano anestésico. Para espécies pequenas, a aferição de pressão arterial não invasiva é mais confiável quando realizada por aparelho de Doppler ultrassônico (Figura 2).

COMPLICAÇÕES

As complicações pós-operatórias ocorrem em geral até 3 horas após o ato anestésico, devendo ser um período de observação do paciente para que ele seja liberado da sala de recuperação da melhor forma possível. Algumas complicações são importantes, conforme a faixa etária (Quadro 2).

A intubação traqueal e o manejo pós-operatório da via aérea em felinos representam as fontes mais comuns de complicações

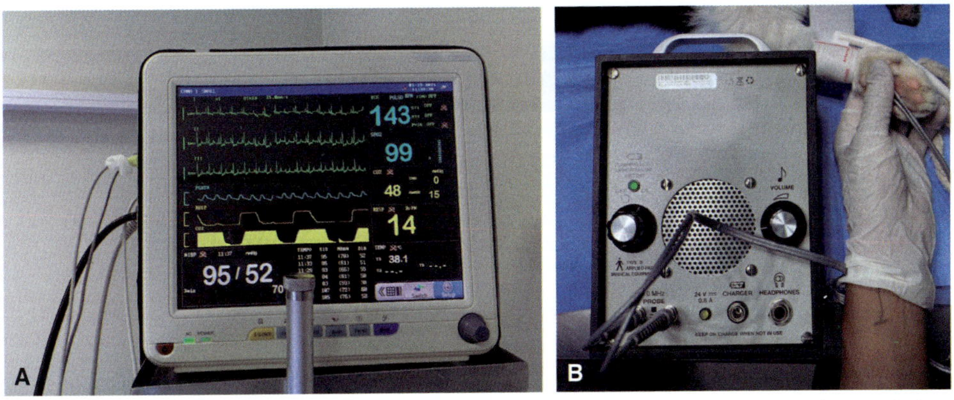

FIGURA 2. Equipamentos utilizados na monitoração anestésica. **A:** monitor multiparamétrico; **B:** Doppler ultrassônico.

Fonte: arquivo pessoal da autora.

QUADRO 2

Considerações específicas para procedimentos anestésicos para cada estágio da vida felina	
Neonato/filhote (0-6 meses) 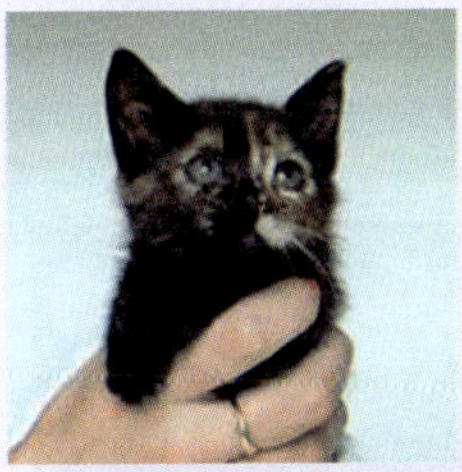	▪ Capacidade variável em metabolizar fármacos via sistema enzimático P450 até os 5 meses de idade ▪ Suscetível à hipotermia durante a anestesia ▪ Devem ser usadas técnicas de redução de estresse e de manejo amigável para felinos
Júnior (7 meses-2 anos) 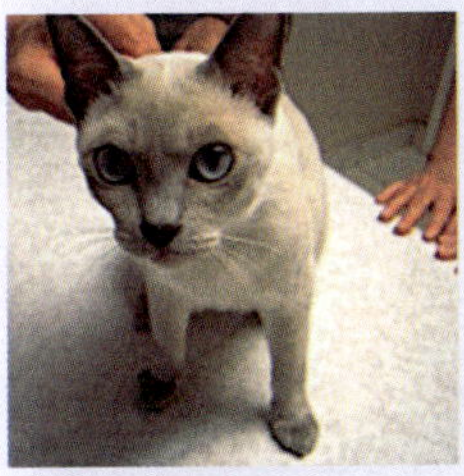	▪ Suscetível à hipotermia durante a anestesia ▪ Devem ser usadas técnicas de redução de estresse e de manejo amigável para felinos
Adulto (3-6 anos) 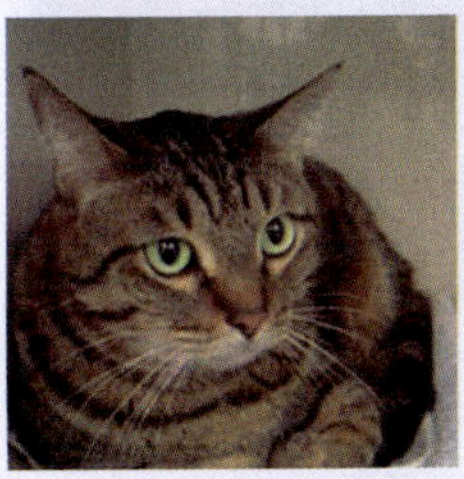	▪ As doses dos medicamentos devem ser baseadas no peso ideal ▪ Gatos com sobrepeso, obesidade e baixo peso podem reagir de forma diferente dependendo do(s) fármaco(s) usado(s) ▪ Suscetível à hipotermia durante a anestesia ▪ Devem ser usadas técnicas de redução de estresse e de manejo amigável para felinos

continua

QUADRO 2

Considerações específicas para procedimentos anestésicos para cada estágio da vida felina (*continuação*)	
Maduro (7-10 anos) 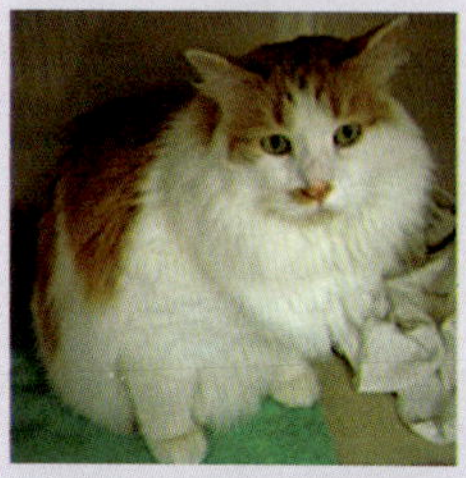	▪ O processo de envelhecimento difere entre os gatos ▪ Há maior probabilidade da presença de comorbidades ▪ Suscetível à hipotermia durante a anestesia ▪ Use técnicas de redução de estresse e de manejo amigável para felinos
Sênior/geriátrico (> 10 anos) 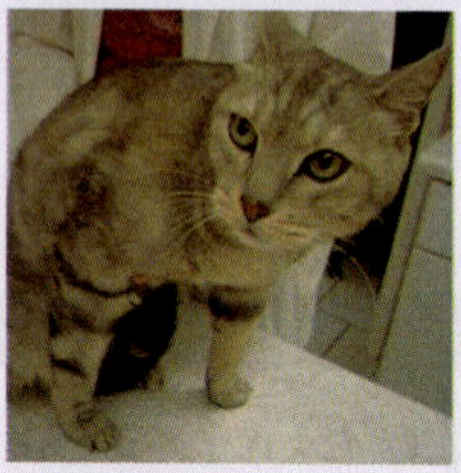	▪ Maior risco de morte relacionada à anestesia em gatos > 12 anos independentemente do *status* ASA ▪ Tende a ser mais sensível a efeitos cardiovasculares e respiratórios de sedativos e fármacos anestésicos ▪ Respostas compensatórias limitadas a alterações homeostáticas. ▪ Suscetível à hipotermia durante a anestesia ▪ Devem ser usadas técnicas de redução de estresse e de manejo amigável para felinos

ASA: American Society of Anesthesiologists.

pós-operatórias na espécie. Recomenda-se cuidado ao inflar o balonete da sonda endotraqueal, pois altas pressões podem causar hipóxia local e até ruptura da musculatura. As sondas supraglóticas (Figura 3) vêm sendo utilizadas com mais frequência e são de fácil implantação, vedam bem as vias aéreas e, assim, permitem boa segurança em seu uso.

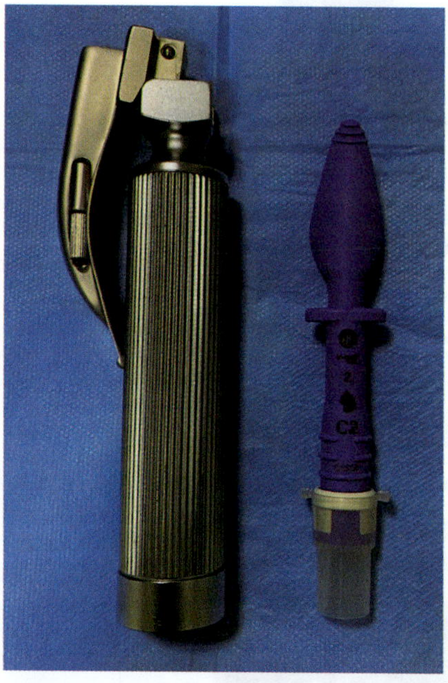

FIGURA 3. Laringoscópio e sonda supraglótica utilizados para intubação de gatos.

Fonte: arquivo pessoal da autora.

A hipotensão (pressão arterial média < 60 mmHg) no transoperatório é comum, devendo-se sempre avaliar se a causa é a profundidade anestésica ou perda de sangue, para que se utilize o melhor recurso para retornar o paciente aos parâmetros normais. Caso se reconheça que a hipotensão não respondeu à redução do fluxo do anestésico inalatório, um *bolus* de fluido deve ser realizado (5-15 mL/kg em 15 minutos). Caso não haja resposta satisfatória, o tratamento farmacológico da hipotensão deve ser considerado, com o uso de fármacos vasopressores (p. ex., noradrenalina) ou inotrópicos (p. ex., dobutamina).

Alguns animais podem apresentar bradicardia, por ação de fármacos, estímulos vagais ou mesmo queda de temperatura. A frequência cardíaca normal de felinos deve estar acima de 100 bpm e, caso a bradicardia seja observada, deve ser tratada de acordo com a causa – se for farmacológica, deve-se optar pela reversão dos anestésicos utilizados ou controle do plano anestésico e, caso não seja, deve-se administrar atropina por via intravenosa, na dose de 0,01-0,02 mg/kg. Na presença de taquicardia, deve-se investigar a ocorrência de planos anestésicos insatisfatórios (superficiais), hipotensão (reflexo dos barorreceptores) ou presença de dor, a qual também deve ser tratada adequadamente.

Uma complicação muito comum em felinos, principalmente os mais idosos ou de baixo peso, é a hipotermia. A alteração de temperatura pode ser deletéria tanto ao gasto de oxigênio no pós-operatório (pelos tremores apresentados, na tentativa do corpo de retornar à temperatura normal) quanto para funções fundamentais, como metabolismo de fármacos e coagulação.

LITERATURA SUGERIDA

Grubb T, Sager J, Gaynor JS, Montgomery E, Parker JA, Shafford H, Tearney C. 2020 AAHA Anesthesia and Monitoring Guidelines for Dogs and Cats. J Am Anim Hosp Assoc. 2020;56:2.

Robertson SA, Gogolski SM, Pascoe P, Shafford HL, Sager J, Griffenhagen. AAFP Feline Anesthesia Guidelines. J Feline Med Surg. 2018;20:602-34.

Simon BT, Steagall PV. Feline procedural sedation and analgesia: when, why and how. J Feline Med Surg. 2020;22:1029-45.

REFERÊNCIA COMPLEMENTAR

Cat v-gel® Advanced – instruction for use. Disponível em: https://youtu.be/B-URDWSG4Q4. Acesso em 13 mar. 2023.

CONTEÚDO COMPLEMENTAR

Este capítulo contém conteúdo complementar disponibilizado em uma plataforma digital exclusiva.

Utilize o QR code abaixo para ingressar no ambiente virtual (senha: clinicafelinos):

SEÇÃO II

Atendimentos de emergência

18

Anúria/oligúria/iscúria

Tathiana Mourão dos Anjos

O PULO DO GATO

- O volume urinário diário produzido, bem como a frequência de micção, são termos que não podem ser confundidos e remetem informações essenciais no auxílio para diferenciar estados fisiológicos de alterações patológicas.
- O paciente apresenta sinais clínicos bastante evidentes e o diagnóstico e a terapia devem ser instituídos o quanto antes. O felino oligúrico ou anúrico não apresenta qualquer esforço para urinar, diferentemente do gato com iscúria, em que a todo momento apresenta sinais de desconforto durante a micção.

INTRODUÇÃO

A urina é formada nos néfrons em três etapas essenciais (filtração, reabsorção e secreção), que garantem a eliminação de produtos oriundos do metabolismo, em excesso e/ou indesejáveis ao organismo. Sua avaliação, por meio da densidade urinária, permite inferir parte do funcionamento renal, bem como seu volume diário produzido (débito urinário).

VOLUME URINÁRIO DIÁRIO

Gatos hígidos produzem aproximadamente 0,5 a 2 mL/kg/hora. Valores abaixo ou acima dessa média indicam alteração no débito urinário e, consequentemente, alteração no funcionamento renal, devendo ser investigados (Tabela 1).

Oligúria é o termo clinicamente definido para a produção reduzida de urina, podendo ser fisiológica ou patológica. A oligúria fisiológica (pré-renal) ocorre quando os rins limitam a perda de água para preservar o equilíbrio de fluidos e eletrólitos corporais, como em condições de desidratação, hipotensão ou hemorragia. Essa redução da filtração renal visa minimizar a piora orgânica. Já a oligúria patológica resulta do grave comprometimento renal que pode ocorrer como resultado de vários fatores, indicando insuficiência renal, temporária ou definitiva, ocasionada por uma lesão renal aguda (LRA) ou doença renal crônica (DRC) descompensada ou em estádio final. O termo oligosúria se refere a uma diminuição na frequência de micção (capítulo 51 – Disúria/estrangúria/polaquiúria/hematúria), e que não está relacionada à produção de urina, devendo ser diferenciada da oligúria.

TABELA 1 Produção urinária fisiológica e patológica no paciente felino

Volume urinário diário				
Normal (fisiológica)	**Poliúria**	**Oligúria fisiológica**	**Oligúria**	**Anúria**
0,5-2,08 mL/kg/hora	> 2,08 mL/kg/hora	< 0,5 mL/kg/hora	< 0,25 mL/kg/hora	< 0,08 mL/kg/hora
12-50 mL/kg/dia	> 50 mL/kg/dia	< 12 mL/kg/dia	< 6 mL/kg/dia	< 1,92 mL/kg/dia

Já o termo anúria se refere à ausência da produção urinária diária, sendo resultado de insuficiência renal, e pode ser temporária (quadro clínico agudo ou crônico descompensado) ou definitiva (quadro clínico crônico terminal). Nessa situação, o proprietário não identifica nenhuma urina na bandeja sanitária, devendo ser realizado o diagnóstico diferencial de iscúria.

A iscúria não tem relação com o volume de urina produzido, e sim com a retenção urinária vesical por impossibilidade de eliminação pela micção. Resulta da incapacidade de urinar, mas não da incapacidade dos rins produzirem urina. Essa é uma distinção importante entre anúria e iscúria, pois são tratadas de forma muito diferente. Ocorre em situações como obstrução uretral (funcional ou mecânica) e traumas que possam lesionar as vias urinárias, especialmente a uretra, com provável extravasamento de urina para a cavidade abdominal, configurando uroabdome.

Em qualquer das situações, oligúria, anúria ou iscúria, o paciente apresenta sinais clínicos bastante evidentes e o diagnóstico e terapia devem ser instituídos o quanto antes. O felino oligúrico ou anúrico não apresenta qualquer esforço para urinar, diferentemente do gato com iscúria, que a todo momento apresenta sinais de desconforto à micção (capítulo 51 – Disúria/estrangúria/polaquiúria/hematúria).

SINAIS CLÍNICOS

Gatos oligúricos, anúricos ou com iscúria, além de baixa ou nenhuma produção urinária ou impossibilidade de micção, respectivamente, podem apresentar sinais clínicos bastante inespecíficos dependendo da causa primária, bem como se o paciente apresenta um quadro agudo ou já é um paciente crônico em descompensação (Quadro 1).

CAUSAS

Várias condições (Quadro 2) podem ser responsáveis por oligúria, anúria e iscúria. A oligúria fisiológica pode ser ocasionada por hipoperfusão renal, causada por baixo

QUADRO 1

Sinais clínicos em gatos com oligúria, anúria ou iscúria				
Desidratação Perda de peso Letargia Prostração Coma	Dispneia Hipotensão Hipertensão Colapso Dor	Mucosas hipocoradas Pulso fraco, rápido ou irregular Fraqueza Ventroflexão cervical e de cabeça Quadro neurológico	Sialorreia Estomatite Vômito Diarreia Constipação	Mudanças no hábito de ingestão hídrica Desconforto abdominal Inapetência Anorexia Náusea

QUADRO 2

Fatores de risco para desenvolvimento de oligúria, anúria e iscúria	
Causas de iscúria	
Vias urinárias	Obstrução do trato urinário, trauma ou ruptura em vias urinárias e/ou outros órgãos
Causas de oligúria e anúria	
Hipoperfusão ou isquemia renal	Desidratação, hipotensão, hipovolemia, anestesia, anemia, choque, sepse, vasodilatadores, Aine, insuficiência cardíaca, ↑ viscosidade sanguínea, ↓ pressão oncótica, hipertemia, intermação, queimadura, trauma, trombose vascular renal ou microtrombos, reação transfusional
Nefrotoxinas (endógenas ou exógenas)	Hemoglobina, mioglobina, bilirrubina, hipercalcemia, aminoglicosídeos, tetraciclinas, sulfamidas, polimixina, anfotericina B, doxorrubicina, carboplatina, mitoxantrona, metotrexato, Aine, vasodilatadores, iECA, BRA, furosemida, contraste radiológico iodado, compostos orgânicos (etilenoglicol, pesticidas, herbicidas), veneno crotálico (cascavel) e botrópico (jararaca), lírio
Equilíbrio hídrico positivo	Excesso de fluidoterapia intravenosa
Doenças	LRA, DRC (descompensada ou em estágio final), cardiomiopatia, tríade felina (pancreatite)

Aine: anti-inflamatórios não esteroides; BRA: bloqueadores do receptor de angiotensina; DRC: doença renal crônica; iECA: inibidores da enzima conversora de angiotensina; LRA: lesão renal aguda.

volume sanguíneo ou hipotensão, ou hipertonicidade por aumento da pressão de fluidos no corpo (equilíbrio hídrico positivo por excesso de fluidoterapia). A oligúria patológica e anúria geralmente ocorrem por LRA com início súbito de insuficiência renal ou DRC descompensada ou em estágio final. A iscúria geralmente é causada por alguma doença do trato urinário inferior felino (capítulo 51 – Disúria/estrangúria/polaquiúria/hematúria) que resulta na impossibilidade de micção, como obstrução uretral ou ruptura em vias urinárias.

A LRA, independentemente de sua etiologia, é caracterizada pela diminuição súbita da função renal e incapacidade de regular o equilíbrio hidroeletrolítico e acidobásico. Quando ocorre por lesão renal intrínseca, como por nefrotoxinas, apresenta um índice de mortalidade de aproximadamente 47 a 50% em gatos, sendo a produção urinária um fator prognóstico importante. Nessas condições, gatos oligúricos ou anúricos morrem mais. A concentração sérica inicial de potássio também é fator prognóstico de sobrevivência para gatos com LRA, uma vez que, com a menor produção urinária, também há menor excreção de potássio e consequente aumento sérico. Para cada aumento de unidade na concentração sérica de potássio, há um decréscimo de 57% na chance de sobrevivência. A hipercalemia também é comumente observada em gatos com iscúria por obstrução uretral, já que o potássio, assim como outras substâncias, é impedido de ser excretado por não haver micção. A diferença entre as duas situações é que a hipercalemia obstrutiva é prontamente corrigida após restabelecimento da patência uretral, ao passo que, no caso da LRA, o funcionamento renal precisa ser restabelecido para que isso ocorra.

Comumente, o paciente oligúrico ou anúrico apresenta azotemia ou mesmo uremia. A azotemia pode ser detectada antes de qualquer desordem eletrolítica, sendo fator prognóstico quando associada a oligúria ou anúria, e à necessidade de terapia renal substitutiva (TRS) (técnicas dialíticas – diálise peritoneal ou hemodiálise). Hipercalemia, hipoalbuminemia e oligúria ou anúria são fatores prognósticos importantes na LRA e na DRC em estágio final. No estadiamento da LRA pela International Renal Interest Society (IRIS – Tabela 2), a produção urinária deve ser considerada, bem como a necessidade de TRS, para subestadiamento da doença e tomada de decisão terapêutica.

Essa classificação não implica doença renal estável ou em estado estacionário. Representa um momento no curso da doença, podendo mudar com a condição de melhora ou piora, ou ainda evoluir para DRC. Com base na creatinina sérica, produção urinária (oligúria ou não oligúria) e necessidade de TRS, estabelece a evolução do quadro clínico, especialmente se observado aumento de 0,3 mg/dL de creatinina sérica em período de 48 horas e/ou débito urinário inferior a 1 mL/kg/hora (oligúria) após a normalização da pressão arterial e hidratação do paciente. É preciso identificar a causa no menor tempo possível e corrigir fatores iatrogênicos e/ou clínicos que coloquem a vida do paciente em risco.

Gatos com DRC, em estádios IRIS iniciais (Tabela 3), I e II, só apresentarão oligúria ou anúria em caso de grave

TABELA 2 Estadiamento da lesão renal aguda pela Sociedade Internacional de Interesse Renal (IRIS)

Estadiamento da LRA pela IRIS	I	II	III	IV	V
Creatinina (mg/dL)	< 1,6	1,6-2,5	2,6-5,0	5,1-10,0	> 10,0
Azotemia	Ausente	Discreta	Moderada	Intensa	Grave
	(↑ de ≥ 0,3 mg/dL em 48 horas)		Gravidade crescente de azotemia Insuficiência renal funcional		
	Anamnese, achados clínicos, alterações laboratoriais e/ou de imagem de lesão renal sugestivas e presentes em todos os estádios				
Observações	Resposta rápida à terapêutica	Progressão lenta	Gravidade crescente de azotemia Insuficiência renal funcional		
	Avaliar débito urinário – oligúria se volume de urina < 1 mL/kg/h por período superior a 6 horas				

Fonte: IRIS, 2019.

TABELA 3 Estadiamento da doença renal crônica pela Sociedade Internacional de Interesse Renal (IRIS)

Estádio de DRC pela IRIS	I	II	III	IV
Creatinina (mg/dL)	< 1,6	1,6 a 2,8	2,9 a 5	> 5
SDMA (µg/dL)	< 18	18 a 25	26 a 38	> 38
Azotemia/massa funcional	Ausente/100%	Discreta/33%	Moderada/25%	Grave/< 10%
RPC	Não proteinúrico < 0,2	Limítrofe (*borderline*) 0,2 – 0,4		Proteinúrico > 0,4
PAS (mmHg)	Normotensão < 140	Pré-hipertensão 140-159	Hipertensão 160-179	Hipertensão grave > 180

PAS: pressão arterial sistólica; RPC: razão proteína/creatinina urinária; SDMA: dimetilarginina simétrica.

Fonte: IRIS, 2019.

descompensação renal ou se ocorrer alguma LRA. Já pacientes IRIS III e, especialmente, IV, são mais suscetíveis. O estadiamento da DRC só deve ser realizado com o paciente hidratado, euvolêmico e compensado (estável). Em casos de pacientes já estadiados, que porventura apresentem LRA ou descompensação, devem ser estadiados novamente assim que o quadro clínico seja normalizado.

A exacerbação aguda (descompensação) da DRC representa um desafio ainda maior porque as características de LRA e DRC estão presentes concomitantemente, e há uma grande variabilidade na apresentação clínica de gatos com doença renal aguda ou crônica, pois alguns animais têm DRC avançada com pouca descompensação aguda, enquanto outros têm DRC inicial com exacerbação aguda grave. Quando um gato apresenta azotemia aguda, principalmente para fins de prognóstico, os rins devem ser avaliados na tentativa de verificar se a função renal estava preservada antes da deterioração ou se algum grau de disfunção renal já estava presente. Medidas anteriores de creatinina sérica ou SDMA, bem como exames de imagem renal e urinálise, são extremamente importantes, mas nem sempre estão disponíveis.

A diferenciação entre LRA e DRC pode representar um desafio em alguns casos, já que, de fato, os mesmos marcadores (creatinina sérica e dimetilarginina simétrica – SDMA) são utilizados para diagnosticar ambas as condições e espera-se um aumento desses marcadores em qualquer diminuição da função renal, independentemente da doença subjacente. Portanto, essa diferenciação é baseada principalmente na anamnese (quadro súbito ou progressivo), nos achados do exame físico, nos dados clínico-patológicos e, ocasionalmente, na histologia renal. O exame ultrassonográfico é uma ferramenta essencial nessa caracterização da doença renal.

DIAGNÓSTICO

No exame físico, o gato geralmente está deprimido e desidratado, e a palpação abdominal revelará uma bexiga vazia em casos de oligúria ou anúria e uma bexiga repleta em caso de iscúria. Os rins podem estar edemaciados, doloridos, aumentados de tamanho e com fluido subcapsular, especialmente se o quadro for agudo, mas também podem não apresentar nenhuma alteração. Se o paciente já for um nefropata crônico, podem ser observados rins de arquitetura alterada e com redução de tamanho.

Encontrar a causa da insuficiência renal pode ser difícil, mas se o quadro clínico for súbito, é mandatório que seja investigado. Já para o paciente crônico, muitas vezes não será possível correlacionar alguma causa, exceto quando ele descompensa, como nos casos de pancreatite ou uso de medicamentos como Aine. Exames de sangue, de imagem (ultrassonografia e/ou radiografia), de urina (quando presente) devem ser realizados para entendimento da gravidade e provável etiologia.

Os exames devem ser interpretados de acordo com o grau de hidratação do paciente, pois valores aumentados ou até mesmo dentro da referência podem não ser verdadeiros e sim decorrentes de hemoconcentração, e podem ocorrer valores diminuídos quando há excesso de hidratação por fluidoterapia (equilíbrio hídrico positivo). Idealmente, aconselha-se realizar os exames antes e após hidratação, até mesmo para acompanhamento da resposta à terapia instituída, não esquecendo de interpretar de acordo com o grau de hidratação no momento da coleta. Importante lembrar que um aumento sérico de 0,3 mg/dL de creatinina desse paciente deve ser considerado conforme estadiamento de LRA pela IRIS. Para confirmar ausência ou baixa produção de urina, deve-se utilizar sonda uretral flexível acoplada a um sistema de bolsa coletora (p. ex., equipo e frasco de soro vazio), para monitoração da produção de urina. Na impossibilidade da sondagem, o gatil deve ser coberto com tapete higiênico, previamente pesado e, sempre que houver alguma micção, o tapete deve ser novamente pesado. Para estimar o volume de urina, deve-se considerar 1 g adicional no tapete como equivalente a 1 mL de urina. Para calcular o débito urinário do paciente, uma fórmula é utilizada (Figura 1).

Quando não há produção de urina em um paciente com a pressão arterial normal e hidratado, mesmo em regime de fluidoterapia intravenosa há pelo menos 6 horas, oligúria ou anúria são então diagnosticadas e o tratamento é imediatamente instituído. A palpação vesical, bem como a avaliação ultrassonográfica da bexiga, também são formas de avaliar se está havendo débito urinário. Em um paciente sob regime de fluidoterapia, após hidratação, é esperado que o débito urinário seja bem maior (2-5 mL/kg/hora) que a produção normal de urina (0,5-2 mL/kg/hora).

TRATAMENTO

O felino em iscúria deve ser tratado de forma emergencial. O prognóstico geralmente é favorável quando obstrução, ruptura e/ou trauma das vias urinárias são prontamente identificados e devidamente corrigidos, bem como as desordens clínicas, hidroeletrolíticas e acidobásicas decorrentes da retenção urinária (capítulos 51 – Disúria/estrangúria/polaquiúria/hematúria e 106 – Desobstrução uretral).

A oligúria e a anúria são emergências médicas que necessitam tratamento imediato. Se não tratadas, essas condições podem levar à morte em questão de horas ou poucos dias. O tratamento adequado depende da causa da doença, especialmente se for um quadro agudo; por isso, boa anamnese e investigação clínico-laboratorial são fundamentais. Pacientes desidratados, mas que não apresentem sinais de choque, devem receber de forma imediata fluidoterapia intravenosa para reposição volêmica e correção da hipoperfusão renal. Soluções cristaloides balanceadas, como Ringer com lactato, Hartmann, Plasmalyte-148 ou Normosol R, geralmente são as de escolha. A solução de NaCl 0,9% é erroneamente denominada fisiológica, já que sua composição não se assemelha ao plasma pelo excesso de cloro, sódio e componente

Cálculo de débito urinário
Volume de urina produzida (mL)/peso do paciente (kg)/tempo decorrido para a produção de urina = débito urinário (mL/kg/h) Exemplo: 27 mL de urina/gato de 3 kg/6 horas 27 (mL): 3 (kg): 6 (horas) = 1,5 mL/kg/hora Para esse paciente, o débito urinário encontra-se dentro da normalidade

FIGURA 1. Cálculo de débito urinário para monitoração da micção do paciente e classificação em normúria, oligúria ou anúria.

ácido. Ela deve ser utilizada especialmente em casos de alcalose metabólica (vômito crônico gástrico puro), hiponatremia e/ou hipocloremia. A fluidoterapia em gatos deve ser monitorada com muito rigor, já que o felino apresenta um menor volume sanguíneo (45-66 mL/kg), com aproximadamente 6,5% de seu peso correspondente ao fluido intravascular. Considerando o paciente com pressão arterial normal, desidratado e com suspeita de oligúria ou anúria, o cálculo inicial visa à reposição volêmica e, para fins de cálculo de reposição, deve ser utilizado o percentual de desidratação multiplicado pelo peso do paciente (kg) (Tabela 4). O valor encontrado deve ser então infundido nas primeiras 2 a 4 horas para restaurar a perfusão renal e prevenir futuras lesões isquêmicas, além de permitir que se avalie se a oligúria ou anúria respondem à suplementação de volume, como em casos de oligúria fisiológica, ou se não respondem, em casos de lesão renal intrínseca (Figura 2).

Em caso de retorno do débito urinário após essa fluidoterapia inicial de reposição, o paciente deve ser mantido em taxa de manutenção (Figura 3), até que a ingestão hídrica diária seja satisfatória para garantir a hidratação e a melhora da função renal. Um bom parâmetro para se certificar de que não está havendo equilíbrio hídrico positivo (excesso de fluidoterapia) durante a internação, além da avaliação clínica de turgor cutâneo, ressecamento de mucosas, peso e demais parâmetros fisiológicos, é o acompanhamento seriado de hematócrito, albumina e potássio. A redução da concentração sérica de albumina e potássio, bem como do hematócrito, deve ser confrontada com o exame físico do paciente, bem como a taxa de fluidoterapia. Não é incomum que o paciente receba por dias, de maneira equivocada, a taxa de fluido calculada no momento da admissão, quando ainda estava desidratado, não havendo ajuste posterior para a taxa de manutenção. Um gato incapaz de produzir urina pode não lidar bem com as taxas de fluido normalmente utilizadas em animais desidratados. Se os rins não conseguirem processar esse volume, esses

TABELA 4 Classificação da porcentagem de desidratação de acordo com sinais clínicos e histórico

Desidratação	Gravidade	Sinais clínicos	Histórico
< 5%	Muito leve	Não detectável	Menor ingestão hídrica, poliúria
5-6%	Leve	Discreta perda do turgor cutâneo	Episódios esporádicos de vômito e/ou diarreia
6-8%	Moderada	Demora evidente do retorno da pele à posição normal, possível retração de globo ocular e ressecamento de mucosas	Inapetência, vômito e/ou diarreia moderados
9-12%	Intensa	Formação de uma prega no local da avaliação do turgor cutâneo, retração do globo ocular, ressecamento de mucosas, possíveis sinais de choque (taquicardia, extremidades frias, pulso rápido e fraco)	Anorexia, vômito e/ou diarreia intensos, DRC
12-15%	Choque	Sinais evidentes de choque, morte iminente	Hemorragia, queimadura

Fonte: adaptado de Davis et al., 2013.

fluidos se acumularão nos tecidos do corpo, resultando em edema periférico e pulmonar, além de ganho de peso (ver também capítulo 94 – Fluidoterapia intravenosa).

Pacientes hipoalbuminêmicos, caquéticos, anêmicos e/ou com algum grau de disfunção cardíaca devem receber esse volume inicial ao longo de 6 a 24 horas, para

Cálculo de fluidoterapia de reposição

% desidratação x peso corporal (kg) = volume de reposição

Exemplo: 7% de desidratação em um gato de 3 kg
7% x 3 kg = 0,21 litro (correspondente a 210 mL)

Sem sinais de desidratação, mas com evidências clínico-laboratoriais de LRA:
Considerar 3 a 5% de desidratação.
4% (média entre 3 e 5%) x 3 kg = 0,12 litro (correspondente a 120 mL) → 120 mL: 24h = 5 mL/hora.

Desidratação com débito urinário normal ou oligúria fisiológica:
7% de desidratação (exemplo inicial) x 3 kg = 0,21 litro (correspondente a 210 mL).
210 mL devem ser repostos ao longo de 24 horas → 210 mL: 24h = 8,75 mL/hora.

Oligúria ou anúria presente:
= 210 mL devem ser repostos ao longo de 6 horas, preferencialmente nas primeiras 2 a 4 horas *SE* a condição do paciente permitir (para que não ocorra sobrecarga de volume e sinais de super-hidratação – taquicardia, taquipneia, efusão, fraqueza muscular, hemodiluição):
210 mL: 6h = 35 mL/hora (apenas em situação de oligúria patológica comprovada ou anúria).

FIGURA 2. Sugestões de reposição volêmica de acordo com a condição clínica do paciente.
Fonte: adaptada de Davis et al., 2013.

Cálculo de fluidoterapia de manutenção

80 x peso^{0,75} (kg) = volume de manutenção ≈ 2 a 3 mL/kg/hora

Exemplo: gato de 3 kg
3 x^y 0,75 = 2,279 kg

80 x 2,279 = 182 mL
182 em 24 horas = 7,58 mL/hora
7,58 mL/3 kg = 2,52 mL/kg/h para as próximas 6h após a taxa de reposição inicial.

Após obtenção da hidratação e do débito urinário, é aconselhável reduzir a taxa em 50%:
7,58 mL/3 kg = 2,52 mL/kg/h →: 2 (50%) = 3,79 mL/h ou 1,26 mL/kg/h para as próximas 6h após a taxa de reposição inicial.

Considerar a taxa de 25 a 50% da taxa de manutenção:
Gatos hipoalbuminêmicos, anêmicos, caquéticos, desnutridos ou cardiopatas, para evitar balanço hídrico positivo.
7,58 mL/3 kg = 2,52 mL/kg/h →: 4 (25%) = 1,89 mL/h ou 0,63 mL/kg/h.
7,58 mL/3 kg = 2,52 mL/kg/hora →: 2 (50%) = 3,79 mL/hora ou 1,26 mL/kg/hora.

FIGURA 3. Sugestão de fluidoterapia de manutenção, após ser realizada a reposição para corrigir a desidratação, em um paciente responsivo que esteja produzindo urina.
Fonte: adaptada de Davis et al., 2013.

minimizar o risco de hemodiluição e/ou sobrecarga volêmica, com extravasamento de líquido para o compartimento extravascular (edema periférico), em razão de menor pressão oncótica ou sobrecarga cardíaca. Soluções coloides são indicadas apenas para pacientes desidratados com hipoalbuminemia grave (albumina sérica inferior a 2 g/dL). Os coloides estão associados a efeitos secundários, como respostas inflamatórias sistêmicas graves e coagulopatias que podem afetar e agravar ainda mais o sistema urinário, devendo ser utilizados com muita cautela. A dose preconizada em gatos é de aproximadamente 1 a 5 mL/kg/dia, iniciando com infusão lenta nas primeiras duas horas para observar possíveis respostas de hipersensibilidade às proteínas da solução.

Além da fluidoterapia intravenosa, alguns fármacos podem ser utilizados para estimular a produção de urina. O uso de diuréticos (furosemida ou manitol), como uma tentativa de estimular a produção e o fluxo de urina, deve ser feito apenas e tão somente para pacientes adequadamente hidratados e euvolêmicos, em que a fluidoterapia (de pelo menos 6 horas iniciais de duração) não foi capaz de reverter o quadro de oligúria ou anúria. Após o uso do diurético de alça furosemida (0,5-2 mg/kg inicial), a urina deve ser produzida dentro de 30 a 60 minutos. Havendo resposta, nova dose pode ser realizada em 8 a 12 horas por até três dias. Caso não haja resposta à dose inicial, nova dose deve ser aplicada, dobrando-se a dose inicial (2-4 mg/kg). Os gatos são extremamente sensíveis aos efeitos da furosemida, desidratando com bastante facilidade, com consequente hipotensão acentuada e agravamento da isquemia renal. Por isso, muita atenção deve ser dada à pressão arterial e, na maioria dos casos, o paciente felino precisa ser mantido em infusão contínua de noradrenalina (0,25-1 μg/kg/min), além da solução cristaloide, para manter a pressão arterial sistólica acima de 100 mmHg quando em uso de furosemida. O potássio sérico também deve ser monitorado porque pode ocorrer hipocalemia. Se ainda não houver produção de urina após mais 30 a 60 minutos, a infusão contínua de furosemida pode ser tentada ou mesmo associada a outro fármaco, como manitol ou fenoldopam. A furosemida não é recomendada se a insuficiência renal for decorrente da administração de aminoglicosídeos.

O manitol 20% (0,25-0,5 g/kg, *bolus* IV lento por 20-30 minutos) é um diurético osmótico que possui efeitos renoprotetores, como varredura dos radicais livres e vasodilatação, por aumentar o volume circulante, com consequente aumento do fluxo sanguíneo renal. Sua ação esperada ocorre em até 60 minutos. Pode ser o diurético de primeira escolha caso o gato já esteja hipotenso ou hipovolêmico. Se houver resposta terapêutica, nova aplicação pode ser realizada a cada 6 horas por até três dias. Caso não haja aumento do débito urinário, não deve ser usado mais que uma vez. Dessa maneira, evita-se o risco de superexpansão plasmática, edema ou ressecamento cerebral, além da redução da perfusão renal.

A dopamina já não tem sido recomendada para indução da diurese por ser mais deletéria que benéfica. Na espécie felina em especial, não há sentido na sua utilização, já que os gatos possuem menor quantidade de receptores renais dopaminérgicos e, dessa maneira, respondem mal à terapia, contraindicando seu uso.

Estudos recentes com fenoldopam (0,5 μg/kg/min), um vasodilatador arterial periférico, sugerem que seus efeitos promovem aumento da diurese em gatos saudáveis, logo após a infusão do fármaco. Em estudo, utilizou-se dose de 0,5 µg/kg/min em infusão contínua. Embora mais pesquisas sejam necessárias, esse fármaco parece promissor.

Tratamento adicional focado na causa subjacente da insuficiência renal, bem como seus sinais clínicos, como a síndrome urêmica, deve ser realizado concomitantemente à fluidoterapia e indução da diurese. Infelizmente, se não ocorre a produção de urina, a causa subjacente e o tratamento adequado deixam de ser tão importantes, pois pacientes anúricos não sobrevivem muito tempo depois que seus rins param de funcionar completamente.

Nos casos em que fluidoterapia e diurético foram devidamente instituídos e não houve produção de urina (período inicial de 6 a 12 horas de tratamento), a TRS (diálise ou hemodiálise) deve ser realizada imediatamente. Se, após a terapia dialítica, ainda assim não houver produção urinária, a eutanásia deve ser considerada, pois há grande chance de já ter ocorrido falência renal.

Não há como oferecer atendimento domiciliar para casos de oligúria ou anúria. Se houver suspeita da não produção de urina ou da impossibilidade de micção (iscúria), o paciente deve ser hospitalizado o quanto antes. O tempo, nessas situações, pode ser decisivo para a obtenção de sucesso terapêutico. Em quadros agudos, a anamnese é muito importante para que a causa possa ser identificada. As possibilidade de exposição a Nefrotoxinas como o lírio sempre devem ser investigadas em qualquer tipo de atendimento ao felino. O médico-veterinário tem a obrigação de informar ao proprietário que, de forma alguma, o gato pode estar no mesmo ambiente que os lírios pois, além de todas as partes da planta serem nefrotóxicas, seu pólen também é, e não é incomum que gatos apresentem LRA ou desenvolvam DRC sem nunca terem ingerido parte da planta, apenas inalado o pólen.

A renoproteção (proteção renal) deve sempre ser aplicada no dia a dia clínico. Inúmeros medicamentos prescritos, como Aine, furosemida e aminoglicosídeos, e condutas como procedimentos anestésicos potencialmente hipotensores e sem o devido monitoramento de pressão, podem predispor ou ocasionar uma LRA, além de gerar um quadro de insuficiência renal que pode culminar em oligúria ou anúria, agravando muito o prognóstico. Infelizmente o prognóstico é ruim quando há lesão renal com uremia importante e persistência de oligúria ou anúria, podendo se tornar ainda pior dependendo das comorbidades existentes (DRC, pancreatite, disfunções respiratórias ou gastrintestinais, neoplasias, traumas, sepse etc.).

REFERÊNCIAS

Davis H, Jensen T, Johnson A, Knowles P, Meyer R, Rucinsky R, Shafford H; American Association of Feline Practitioners; American Animal Hospital Association. 2013 AAHA/AAFP fluid therapy guidelines for dogs and cats. J Am Anim Hosp Assoc. 2013;49(3):149-59.

International Renal Interest Society. IRIS Staging of CKD (modified 2019). 2019. Disponível em: http://www.iris-kidney.com/pdf/IRIS_Staging_of_CKD_modified_2019.pdf. Acesso em 13 mar. 2023.

LITERATURA SUGERIDA

Cole LP, Mantis P, Humm K. Ultrasonographic findings in cats with acute kidney injury: a retrospective study. J Feline Med Surg. 2019;21(6):475-80.

Cowgill L. International Renal Interest Society. Grading of acute kidney injury. 2016. Disponível em: http://www.iris-kidney.com/pdf/4_ldc-revised-grading-of-acute-kidney-injury.pdf. Acesso em 13 mar. 2023.

Crivellentti LZ, Giovaninni LH. Tratado de nefrologia e urologia em cães e gatos. São Paulo: Medvet; 2021. 824p.

Monaghan K, Nolan B, Labato M. Feline acute kidney injury: 1. Pathophysiology, etiology and etiology-specific management considerations. J Feline Med Surg. 2012;14(11):775-84.

Monaghan K, Nolan B, Labato M. Feline acute kidney injury: 2. Approach to diagnosis, treatment, and prognosis. J Feline Med Surg. 2012;14(11):785-93.

Ross L. Acute kidney injury in dogs and cats. Vet Clin North Small Anim Pract. 2011;4114(1):1-14.

Santos KKF. Guia prático de nefrologia em cães e gatos. Rio de Janeiro: L.F. Livros; 2014. 272p

19

Cegueira súbita

Pedro Villela Pedroso Horta

O PULO DO GATO

Na investigação da causa de cegueira súbita em gatos é importante avaliar o funcionamento dos sistemas tanto ocular quanto nervoso.

O histórico e a anamnese ajudam na investigação das causas da perda de visão.

O descolamento de retina e a coriorretinite são as principais causas de retinopatias nos gatos.

INTRODUÇÃO

A visão não é o principal sentido dos gatos. Eles conseguem se adaptar bem à falta de visão, principalmente se ocorrer de forma gradual. A cegueira súbita é mais complexa, podendo causar mais confusão. Nesses casos, os gatos ficam muito desorientados e podem agir de forma pouco usual.

Eles podem ficar perdidos na casa, com andar aleatório e batendo em móveis ou objetos, o que facilita perceber a causa do problema. Mas alguns ficam apenas isolados, ou até mesmo se tornam agressivos, o que faz com que muitos proprietários não relacionem os sintomas com perda da visão e somente na avaliação do veterinário que percebem que o gato está cego.

A visão depende do bom funcionamento de quatro componentes: 1) a passagem de luz pelo bulbo ocular; 2) a captação pela retina; 3) a transmissão neurológica pelo nervo óptico; e 4) a interpretação pelo córtex visual no cérebro. Qualquer alteração em um desses quatro locais pode causar cegueira, de forma aguda ou gradual.

HISTÓRICO

Dados como idade e raça podem influenciar nas suspeitas, já que filhotes são mais propensos a doenças infecciosas e idosos a neoplasias, por exemplo.

É importante entender o tempo de evolução da perda de visão, assim como o modo de evolução e há quanto tempo o gato está cego. Como os felinos se adaptam bem à perda gradual de visão, alguns proprietários só percebem o problema quando já está muito avançado ou quando mudam móveis de lugar, classificando erroneamente a cegueira como súbita. Outros sintomas associados, como disorexia, sintomas neurológicos e condição clínica dos contactantes, devem ser investigados, assim como tratamentos anteriores ou fármacos em uso.

Conhecer o estilo de vida, rotina e alimentação permite avaliar a exposição a outros fatores e o risco de doenças infectocontagiosas.

EXAMINANDO O GATO COM CEGUEIRA SÚBITA

A avaliação da perda de visão em felinos pode ser complexa e ter resultados subjetivos.

É importante estimular o paciente a andar e observar se ele bate ou desvia de obstáculos, mas muitos andam cuidadosamente e em postura defensiva no consultório, o que dificulta a avaliação. Animais cegos podem se recusar a andar ou compensar a perda de visão com os demais sentidos e as vibrissas. Vídeos do deslocamento do gato em casa podem trazer mais informações.

O teste de ameaça sempre deve ser realizado, mas gatos com visão podem não piscar quando enxergam os objetos vindo em sua direção (principalmente se estressados) ou o deslocamento de ar pode fazê-los piscar, mesmo que não estejam enxergando.

Gatos usualmente têm interesse por objetos em movimento, e isso pode ser usado como teste. Deixar bolas de algodão cair na sua frente ou usar ponteiras de *laser* pode ajudar no diagnóstico, lembrando que o gato pode optar por ignorar os objetos mesmo os enxergando.

O reflexo pupilar à luz (RPL) deve ser realizado incidindo luz em um dos olhos, e ambos devem apresentar miose. Esse exame auxilia a determinar o local da alteração, conforme a Quadro 1. Observe que gatos com alterações no córtex cerebral podem estar cegos e ter RPL normal. O estresse pode causar midríase, o que naturalmente diminui o reflexo pupilar (Figura 1).

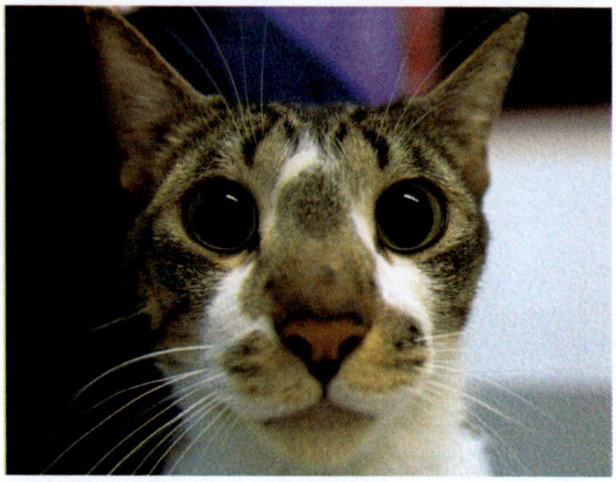

FIGURA 1. Gato com cegueira aguda, evidenciada por midríase não responsiva à luz.

Fonte: arquivo pessoal do autor.

O exame oftalmológico completo é essencial em todos os pacientes com perda de visão. As estruturas oculares (córnea, câmaras anterior e posterior, íris, cristalino e humor vítreo) devem ser avaliadas. Usualmente, alterações nessas estruturas não causam cegueira súbita, mas podem auxiliar nas suspeitas diagnósticas. A avaliação do fundo de olho após dilatação pupilar é um dos exames que mais trazem informações, podendo diagnosticar ou excluir diversas causas.

Outros exames podem ser indicados conforme as suspeitas, como exames de sangue (hemograma, bioquímicos, dosagens de T4 total), urina e pressão arterial sistêmica. Testes para doenças infecciosas também podem auxiliar, incluindo vírus da leucemia felina (FeLV), fungos sistêmicos e toxoplasmose. Eletrorretinografia e ressonância magnética são exames feitos sob anestesia e, apesar de não avaliarem diretamente a visão, podem trazer informações significativas sobre o sistema nervoso central (SNC).

CAUSAS

Há diversas doenças que podem causar cegueira súbita em gatos. O Quadro 2 apresenta uma lista dessas condições.

QUADRO 1

Resultados esperados do teste de reflexo pupilar à luz, conforme local da alteração	
Local da alteração	**Reflexo pupilar à luz (RPL)**
Córtex cerebral	Reflexo normal ou diminuído
Tronco encefálico	Reflexo alterado, com anisocoria
Nervo óptico	Sem reflexo (com retina normal)
Retina	Sem reflexo (com lesão retiniana)

QUADRO 2

Condições que podem causar perda súbita de visão em gatos		
Causas	**Doenças**	**Observações**
Degenerativas	Atrofia progressiva de retina	Alteração genética recessiva em Persas e dominante em Abissínios, animais jovens (< 2 anos)
	Coloboma do nervo óptico	Raro em gatos, associado com coloboma (agenesia) palpebral
Metabólicas	Hipertensão arterial sistêmica	Mais comum em gatos idosos, associada a alterações renais, tireoidianas ou cardíacas
	Anemia	Anemias graves (Ht < 10%), sinais clínicos de anemia presentes
	Hiperviscosidade sanguínea	Por hipóxia retiniana, decorrente de hiperproteinemia. Geralmente associada a mieloma múltiplo
	Lipemia retinalis	Rara em gatos. Idiopática ou associada a *diabetes mellitus*, hiperquilomicronemia e altas doses de corticosteroides
Mecânicas	Glaucoma	Casos avançados com altas pressões intraoculares (> 30 mmHg), geralmente com buftalmia (bulbo aumentado)
	Trauma	Hifema e dor ocular, histórico de trauma
Neoplásicas	Metástase intrarretiniana	Carcinomas e linfomas, geralmente associados com uveíte
	Sarcoma por trauma	Com uveíte anterior e glaucoma, geralmente unilateral
Nutricionais	Deficiência de taurina	Degeneração retiniana central, em gatos com dietas para cães ou vegetarianas
Infecções virais	FeLV	Geralmente uveíte e anisocoria, descolamento de retina associado a neoplasias coroidianas
	PIF	Uveíte anterior e hipópio, descolamento de retina em casos avançados, com outros sintomas sistêmicos, cegueira central com outros sintomas neurológicos
Infecções fúngicas	Criptococose	Coriorretinite com descolamento da retina ou lesão no sistema nervoso central, com outros sintomas neurológicos.
	Blastomyces dermatitidis, Coccidioides immitis, Histoplasma capsulatum	Início com uveíte anterior, cegueira em casos avançados
Infecções por protozoários	Toxoplasmose	Uveíte anterior, coriorretinite e neurite óptica. Se afetar o sistema nervoso central, pode ter sintomas neurológicos e cegueira central, geralmente com sintomas sistêmicos
Tóxicas	Degeneração retiniana por fármacos	Enrofloxacina, geralmente em doses altas
Neurológicas	Encefalopatia isquêmica	Cegueira cortical, associada a embolismo, hipotensão (anestésica) e hipóxia, após reanimação cardiopulmonar.
	Neoplasia intracraniana	Cegueira com outros sintomas neurológicos, lesão em nervo óptico ou córtex cerebral

FeLV: vírus da leucemia felina; Ht: hematócrito; PIF: peritonite infecciosa felina.

As causas mais comuns de cegueira súbita estão relacionadas com alterações da retina e, por isso, sua avaliação é tão importante. O Quadro 3 lista as principais alterações de fundo de olho encontradas nas diferentes doenças. O descolamento de retina e a coriorretinite são as principais causas de retinopatia nos gatos. O descolamento de retina geralmente está associado à hipertensão arterial sistêmica, e as coriorretinites, a infecções fúngicas ou toxoplasmose.

Alterações oculares anteriores (como ceratite, blefarite ou uveíte) não costumam cursar com perda completa da visão (mesmo quando bilateral) e, em geral, têm uma evolução mais gradual. Assim, não fazem parte do escopo deste capítulo.

DESCOLAMENTO DE RETINA

Para manter sua função, a retina precisa ficar aderida à superfície ocular interna. Quando ocorre o descolamento, ela perde sua função de forma abrupta, ocasionando cegueira súbita – essa é a principal causa de cegueira nos felinos. O descolamento pode ocorrer por diversas causas, como inflamações ou neoplasias, porém a mais comum é a hipertensão arterial. Os olhos (assim como rins, coração e cérebro) são órgãos-alvo da hipertensão.

Com o aumento constante da pressão nos vasos retinianos, há perda dos mecanismos autorreguladores da barreira hemato-ocular, permitindo o extravasamento de fluido e substâncias para o espaço extracelular coroidiano. Esse extravasamento causa edema e hemorragia no local, predispondo ao descolamento da retina. Dentre as substâncias que extravasam, está a angiotensina II, que causa uma lesão isquêmica local, evoluindo para necrose de vasos e, consequentemente, maior extravasamento para o espaço extracelular.

Em geral, a perda de visão ocorre em pressões arteriais acima de 200 mmHg, mas pode acontecer acima de 170 mmHg. A cegueira é um sinal agudo de hipertensão

QUADRO 3

Alterações usuais encontradas no exame de fundo de olho, conforme a doença

Doença	Alterações no fundo de olho
Atrofia progressiva de retina	*Tapetum* hiper-reflexivo, com vasos sanguíneos atenuados
Coloboma do nervo óptico	Disco óptico escurecido, com aparência de "oco"
Hipertensão arterial sistêmica	Hemorragia e vasos aumentados, descolamento de retina comum
Hiperviscosidade sanguínea	Hemorragia, edema de disco óptico, descolamento de retina
Lipemia retinalis	Vasos aumentados, tonalidade amarelada
Glaucoma	Retina hiper-reflexiva, vasos atenuados
Metástase intrarretiniana	Edema sob a retina, tom amarronzado, com descolamento de retina
Sarcoma por trauma	Massa esbranquiçada a rosada no vítreo
Deficiência de taurina	Hiper-reflexividade na *area centralis*, coalescendo em área dorsal ao disco óptico
Infecções fúngicas	Granulomas focais com opacificação do vítreo
Toxoplasmose	Descolamento de retina e neurite óptica
Neoplasia intracraniana	Retina normal

crônica e pode ser o primeiro achado clínico detectável. A hipertensão arterial é comum em gatos acima de 10 anos de idade com doença renal crônica, mas também pode ser primária ou causada por hipertiroidismo, *diabetes mellitus* e hiperaldosteronismo.

O tratamento consiste no controle da doença de base, uso de anti-hipertensivos (como o bloqueador de canal de cálcio anlodipino) e corticosteroides oculares tópicos. A recuperação da visão é possível e depende do tempo e da gravidade das lesões. Gatos com grandes descolamentos ou hemorragias importantes têm prognóstico reservado.

CORIORRETINITE

Coriorretinite é um processo inflamatório da coroide e da retina, que pode evoluir para perda da visão. A principal causa é infecciosa, mas pode ocorrer por neoplasias, inflamações idiopáticas ou trauma. Diversas infecções podem causar coriorretinite, mas os quadros mais graves que levam à cegueira súbita em geral estão relacionados com toxoplasmose ou criptococose.

A toxoplasmose causa perda de visão quando a doença está disseminada, mas raramente é um sinal isolado ou inicial. A principal alteração da toxoplasmose é uveíte anterior, muitas vezes com hipópio (pus na câmara anterior). Em geral ocorre associação com sinais sistêmicos como febre, dispneia, perda de peso, alterações hepáticas e sintomas neurológicos. Testes para toxoplasmose (sorologia, PCR ou histopatológicos) devem ser feitos em animais suspeitos, principalmente se forem semidomiciliados com hábitos de caça. O tratamento é feito com antibióticos sistêmicos (clindamicina) e colírios com corticosteroides, além do controle de glaucoma secundário.

A criptococose causa cegueira súbita pela formação de granulomas e descolamento de retina, associado à opacificação do humor vítreo (o que dificulta a avaliação da retina). Também pode ocorrer uveíte anterior com hipópio. Outros sinais podem estar presentes, como secreção nasal, aumento de volume na face, sintomas neurológicos e granulomas cutâneos. Animais com acesso a material orgânico em decomposição, vegetais e fezes de aves são mais afetados. O diagnóstico é feito pela identificação do agente (por citologia e histopatologia) ou de seus antígenos por meio da soroaglutinação em látex. Gatos com coriorretinite multifocal por criptococose geralmente têm a forma disseminada da doença e um prognóstico ruim.

OUTRAS CAUSAS

Algumas causas de perda de visão são específicas de felinos.

Degeneração retiniana pode ocorrer com o uso de enrofloxacina, um antibiótico da classe das fluoroquinolonas, em doses altas ou em animais idosos. A degeneração ocorre por uma idiossincrasia, que pode estar relacionada à dose, mas também ao tempo de uso, interações medicamentosas e exposição a raios ultravioleta. Há relatos de cegueira com a dose recomendada de 5 mg/kg cada 24 horas, e a perda de visão ocorre em cerca de 5 dias. Como não há tratamento para toxicidade da enrofloxacina, a maioria dos gatos permanece cega.

A taurina é um aminoácido essencial para gatos. A enzima cisteína ácido sulfínico descarboxilase, que produz esse aminoácido, tem baixa atividade em felinos. Retinopatia por deficiência de taurina é comum em animais que se alimentam com rações para cães ou dietas caseiras inapropriadas. Como a meia-vida da taurina é longa, são necessários meses de deficiência para os primeiros sinais surgirem. As lesões retinianas se iniciam com aparência granular da *area centralis*, que evolui para hiper-reatividade, e depois para outras áreas do fundo do olho. Como a deficiência de taurina também causa cardiomiopatia dilatada, também é preciso avaliar o coração desses animais. O tratamento deve ser realizado com suplementação oral de taurina (250-500 mg a cada 12 horas) e o prognóstico é bom para casos iniciais (casos avançados são irreversíveis).

CUIDADOS COM O ANIMAL CEGO

Nos casos em que não é possível recuperar a visão, o paciente pode viver bem e com boa qualidade de vida (porém, com algumas adaptações), especialmente se os demais sentidos estiverem preservados (principalmente audição e olfato).

No entanto, o ambiente precisa ser preparado. É importante deixar os recursos principais (água, comida e bandeja sanitária) facilmente acessíveis. Com o tempo, o gato memorizará o local de todos os objetos e pode até pular ou escalar móveis sem dificuldades – alguns gatos têm tanta habilidade que é difícil perceber a deficiência visual. Não é recomendado mudar móveis de lugar e deve-se sempre deixar os caminhos livres, sem objetos jogados em locais nos quais o gato possa bater ou tropeçar. Quinas ou locais com pontas devem ser protegidos. O acesso a locais de risco, como escadas, sacadas ou piscina, deve ser evitado. Também não é recomendado carregar o gato pela casa, pois isso pode desorientá-lo. Se ele perceber que está desorientado, o proprietário deve levá-lo para algum local conhecido, como o local de alimentação.

É importante evitar ruídos altos e inesperados, assim como aproximações repentinas. Deve-se sempre avisá-los antes de pegá-los no colo, encostar neles ou acordá-los, pois podem se assustar ao não perceberem a aproximação. Para as atividades, o uso de brinquedos com sons ou odores pode ajudar o felino cego a interagir. Eles não devem ter acesso à rua, ambientes externos ou locais desconhecidos.

LITERATURA SUGERIDA

Brantman KR, Davidson HJ. Blindness. In: Norsworthy GD. The feline patient. Hoboken, NJ: Willey Blackwell; 2018. p.48-9.

Falzone C, Lowrie M. Blindness, and behavioural changes in the cat: common neurological causes. J Feline Med Surg. 2011;13(11):863-73.

Lim CC, Maggs DJ. Ophthalmology. In: Little SE. The cat. St. Louis: Elsevier; 2012. p.807-41.

Metzler AJG. Evaluation of blindness. In: Bonagura JD, Tweet DC. Kirk's current veterinary therapy XV. St. Louis: Elsevier; 2014. p.1134-7.

Smith RIE. The blind cat. In: Rand J. Problem-based feline medicine. St. Louis: Elsevier; 2007. p.1165-90.

20

Choque, colapso e síncope

Leandro Fadel

O PULO DO GATO

Choque, colapso e síncope não são termos intercambiáveis.

Pacientes em estado de choque ou episódio de síncope podem estar em colapso.

O conhecimento dos conceitos e etiologias é essencial para nos guiar na conduta do paciente colapsado para identificar a causa-base e corrigi-la.

INTRODUÇÃO

Os termos choque, colapso e síncope possuem significados diferentes, porém muitas vezes são utilizados como sinônimos na rotina veterinária.

- **Colapso** se refere à perda súbita de tônus postural, não necessariamente acompanhada de perda de consciência.
- **Síncope** refere-se a uma perda de consciência transitória e está relacionada ao quadro de hipoperfusão cerebral.
- **Choque** descreve a forma generalizada de insuficiência circulatória aguda, com risco à vida, associada à utilização inadequada de oxigênio pelas células.

Portanto, o colapso pode ser a forma clínica do paciente em estado de choque ou que apresentou um episódio de síncope. Entretanto, o colapso pode ser causado por outros motivos e uma condução clínica cuidadosa deve ser realizada, a fim de identificar a causa-base do colapso no paciente. O fluxograma da Figura 1 apresenta as principais causas associadas ao paciente colapsado.

CHOQUE

O choque é um estado de utilização inadequada de oxigênio, o que acarreta uma insuficiência circulatória no paciente. Essa definição é de uma força-tarefa da European Society of Intensive Care Medicine e foi aceita mundialmente. Para entender a utilização inadequada, é necessário compreender como os mamíferos utilizam o oxigênio como energia. Então, necessitamos entender como é realizada a entrega de O_2 (DO_2). A DO_2 é dependente de dois fatores, ou seja, dois determinantes principais, que são: o débito cardíaco (DC) e o conteúdo arterial de O_2 (CaO_2). O débito cardíaco é a força motriz, a parte mecânica que garante a entrega da energia; já o CaO_2 é a capacidade de carrear O_2. Qualquer alteração em um dos

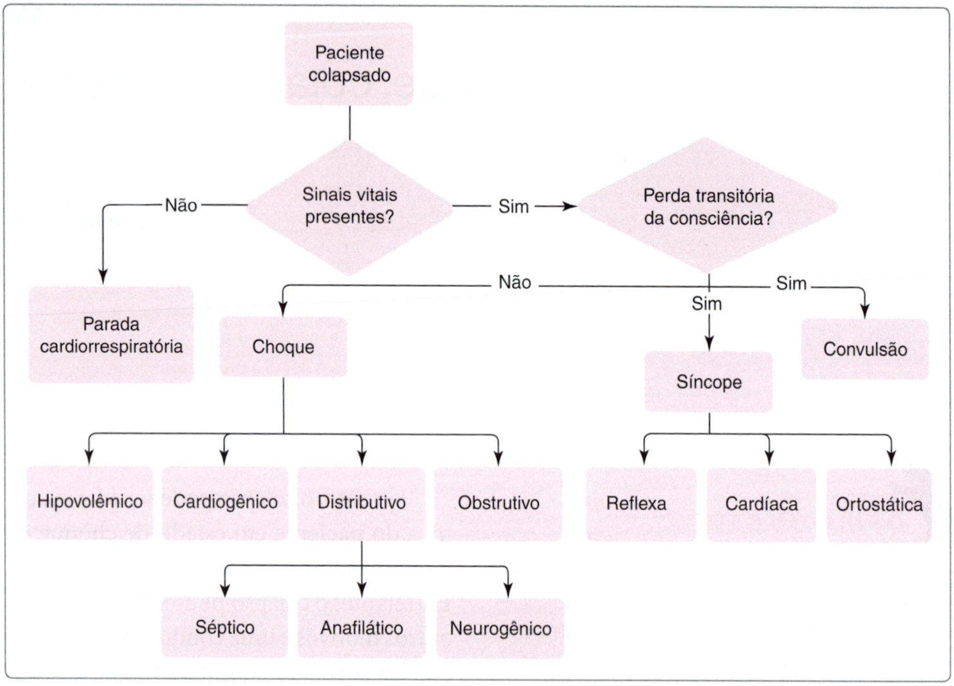

FIGURA 1. Diagrama das principais causas de colapso em pacientes.

determinantes pode gerar uma redução da DO_2. Essa redução dispara a ativação de sistemas compensatórios, incialmente microcirculatórios e depois macrocirculatórios. Cada tipo de choque é resultado da falha de um dos determinantes. Vale ressaltar que podemos ter a associação de determinantes que estão contribuindo para o choque, e isso requer correção simultânea. Novamente, tanto o DC como o CaO_2 possuem os seus determinantes e são demonstrados na Figura 2.

O conhecimento dos fatores envolvidos na entrega é de fundamental importância, pois os critérios usados na classificação estão baseados em qual determinante está afetado. Assim, uma falha em obter pré-carga adequada por uma volemia deficitária leva ao choque hipovolêmico. Dentre as principais causas do choque hipovolêmico estão: hemorragia, vômito e diarreia, e perda de volume para espaços internos, como visto na efusão pleural e ascite. Assim, condições de cardiomiopatias, arritmias ou mesmo disfunção valvar levarão o paciente a uma diminuição do inotropismo, causando o choque cardiogênico. Já o choque obstrutivo é uma condição em que há uma obstrução mecânica ao fluxo sanguíneo ou na diástole. Entre as causas para o choque obstrutivo estão condições como pneumotórax, efusão pericárdica e tromboembolismo pulmonar. Por fim, o choque distributivo ocorre quando há uma disfunção na pós-carga, com diminuição da resistência vascular periférica, sendo causado por três eventos distintos: infecções graves, lesões do sistema nervoso central e casos de anafilaxia. Aqui, cada um recebe uma denominação específica, a saber: choque séptico, choque neurogênico e choque anafilático, respectivamente. Entretanto, estão alocados dentro do choque distributivo.

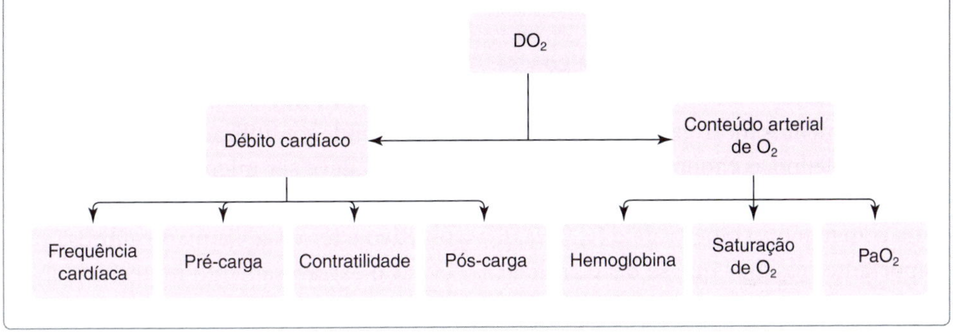

FIGURA 2. Entrega de oxigênio e seus determinantes.

O conhecimento sobre qual determinante está alterado, além de permitir a classificação do choque, também já fornece o subsídio de onde deve ser o foco na terapêutica a ser instituída. Dessa maneira, a restituição da pré-carga, por fluidoterapia e transfusão de hemocomponentes, servirá como objetivo terapêutico no choque hipovolêmico.

A fluidoterapia é de suma importância nos manejos de estado de choque, devendo ser realizada com critério e ter a mesma importância que os demais fármacos utilizados. Atualmente, a fluidoterapia é dividida em quatro fases, e devemos identificar em qual fase o paciente está para garantir que a terapia o ajudará a sair do choque. As quatro fases da fluidoterapia são:

1. Salvamento.
2. Otimização.
3. Estabilização.
4. Descalonamento.

A grande maioria dos pacientes que chegam à emergência estarão na fase de salvamento ou otimização, excetuando os pacientes em estados congestivos, como na insuficiência cardíaca congestiva, que normalmente estão na fase 3 ou 4.

Considerando um paciente em choque hipovolêmico, se ele está em hipotensão, a abordagem inicial começará com uma prova de carga com cristaloide (10-15 mL/kg entre 15-30 minutos), com a finalidade de aumentar a pré-carga e assim garantir um melhor débito cardíaco. Essa manobra pode ser repetida; entretanto, é importante frisar que os cristaloides terão um efeito de hemodiluição, ou seja, haverá um aumento do débito cardíaco, mas com diminuição do conteúdo arterial de oxigênio. A monitoração para avaliar essa resposta inicial deve ser realizada minimamente pela mensuração da pressão arterial, nível de consciência, tempo de preenchimento capilar e lactato. Na fase 2 (otimização), esse paciente será monitorado visando à normalização dos parâmetros perfusionais, débito urinário e avaliação de disfunções orgânicas, além dos parâmetros usados na fase 1. Nessa fase, ajusta-se a taxa de fluidoterapia para garantir perfusão tecidual adequada. Quando há hemorragia associada, é necessário lembrar que, além da perda de pré-carga pela perda de volume, também há uma diminuição numérica de hemoglobina, acarretando diminuição do conteúdo arterial de oxigênio. Para esses pacientes, desde o início deve-se avaliar a possibilidade de transfusão sanguínea para restabelecer o conteúdo arterial de oxigênio.

O manejo do choque cardiogênico visa ao retorno da capacidade contrátil pelo uso de medicamentos inotrópicos ou antiarrítmicos. No felino, o choque cardiogênico é representado por pacientes com cardiomiopatia com fenótipo hipertrófico (CMH). É importante ressaltar que se deve realizar fluidoterapia com cautela no paciente com CMH e, em gatos que chegam na emergência com quadro congestivo, deve-se avaliar a possibilidade de usar inotrópicos, como a dobutamina (3-20 μg/kg/min) ou mesmo pimobendan. Para o uso seguro desses fármacos, deve-se excluir a possibilidade de obstrução dinâmica do trato de saída do ventrículo esquerdo pois, nesses pacientes, o aumento de inotropismo pode acarretar decréscimo da função cardíaca. Ainda no estado congestivo, esse paciente se beneficiará de um equilíbrio hídrico negativo, fase 4 da fluidoterapia.

Pericardiocentese e toracocentese são os principais meios de se tratar o choque obstrutivo, visto que os gatos apresentam uma casuística baixa de tromboembolismo pulmonar. O aumento da pressão intratorácica ou dentro do pericárdio leva a um colapso diastólico, não permitindo um enchimento ventricular adequado, causando queda na ejeção ventricular. Para o retorno da função diastólica, o tratamento envolve a remoção do conteúdo que está causando a elevação da pressão intratorácica ou intrapericárdica.

No choque distributivo, o uso de aminas vasoativas associado à remoção do fator incitante é a base do tratamento, pois o mecanismo envolvido é uma vasodilatação que pode evoluir para vasoplegia. A principal amina vasoativa utilizada nesses casos é a noradrenalina (0,1-1,5 μg/kg/min). A noradrenalina é um potente alfa-1 agonista que causará vasoconstrição, ajudando a diminuir a vasodilatação e garantindo um melhor retorno venoso. Na emergência, ela pode ser utilizada em via periférica e depois deve ser migrada para a via central, através de cateter venoso central, e o objetivo é ter uma via mais calibrosa para evitar o extravasamento no tecido subcutâneo, pois, caso ocorra, causará necrose. Normalmente, inicia-se com doses mais baixas, incrementando a dose até atingir a meta pressórica. Devem-se evitar doses altas (> 1,5 μg/kg/min), pois o excesso de vasoconstrição acarretará um aumento significativo da pós-carga, com diminuição do débito cardíaco. A exceção é no caso de choque anafilático, em que a indicação é para o uso de adrenalina, pois ela terá efeito beta-agonista, além do alfa-1 agonista, aumentando o inotropismo do paciente. A dose da adrenalina usada é de 0,01 a 0,025 mg/kg por via intravenosa.

É importante frisar que normalmente são necessárias outras terapias de suporte para o tratamento do choque. A utilização de oxigênio suplementar para melhorar a saturação e, assim, garantir um melhor CaO_2, é mandatória na recepção de pacientes em choque. Analgesia também é de suma importância, visto que o paciente, quando está com dor, tende a aumentar o consumo de oxigênio. Outras terapias devem ser avaliadas e instituídas conforme a necessidade, como antibioticoterapia, fluidoterapia hipertônica, encaminhamento para intervenção cirúrgica, nutrição etc.

SÍNCOPE

A síncope é uma queda abrupta do débito cardíaco, levando a uma hipoperfusão cerebral. Em humanos, sabe-se que uma interrupção do fluxo sanguíneo cerebral de 6 a 8 segundos, ou uma queda abrupta na pressão arterial sistólica abaixo de 70 mmHg, podem levar à síncope. Os três principais tipos de síncope são: 1) cardíaca, em que há uma enfermidade primária no coração; 2) reflexa, ou seja, o paciente apresenta uma bradicardia e hipotensão por mecanismos reflexos; e 3) hipotensão ortostática, causada por redistribuição do sangue (Quadro 1).

O tratamento da síncope depende da identificação da causa e, muitas vezes, pode ser necessário o encaminhamento para um profissional especializado para finalizar o diagnóstico, instituir e ajustar a terapêutica.

AVALIAÇÃO DO PACIENTE

A avaliação inicial consiste em anamnese e avaliação física cuidadosas, para diferenciar as principais causas de colapso. A primeira identificação é a presença de sinais vitais e, em sua ausência, o paciente deve ser imediatamente atendido e deve ser iniciado o protocolo de reanimação cardiopulmonar. Na presença de sinais vitais, o veterinário deve buscar a diferenciação entre convulsão, síncope e choque. As diferenças entre síncope e convulsão são apresentadas no Quadro 2.

O papel do médico-veterinário quando em atendimento é identificar e estabilizar esse paciente, além de buscar causas graves que

QUADRO 1

Classificação e causas da síncope

Tipo	Causa	Exemplo
Cardíaca	Bradiarritmia	Bloqueio atrioventricular de 2º ou 3º grau, síndrome do seio doente
	Taquiarritmia	Taquicardia ventricular, fibrilação atrial
	Doença cardíaca estrutural	Efusão pericárdica, hipertensão pulmonar, cardiomiopatia hipertrófica obstrutiva
Reflexa	Situacional	Excitação, tosse, vômito, micção/defecação
	Hipersensibilidade do seio carotídeo	Neoplasia em região cervical, disfunção primária dos barorreceptores nas artérias carótidas
Ortostática	Hipotensão induzida por fármacos	Acepromazina, anlodipino, diuréticos, betabloqueadores
	Depleção de volume	Desidratação, hemorragia

QUADRO 2

Diferenças entre convulsão e síncope

Características	Convulsão	Síncope
Alteração de consciência	Frequente*	Sim
Atividade tônico-clônica	Frequente	Rara
Duração do episódio	Minutos a horas	Segundos a poucos minutos
Fase prodrômica	Comum	Muito rara
Nível de consciência anormal após evento	Frequente	Incomum
Micção ou defecação durante o evento	Frequente	Incomum

* Há convulsões sem alteração de consciência (focais, parciais).

possam culminar em morte e que necessitam de tratamento mais agressivo. Na medicina humana, existe a *San Francisco Syncope Rule*, que propõe uma estratificação de risco e já está validada. Na medicina veterinária, ainda não está validada, porém pode ser uma ferramenta no auxílio diagnóstico desse paciente. A *San Francisco Syncope Rule* usa a palavra CHESS para identificar fatores associados à síncope de alto risco. São elas: **C**ongestão cardíaca, **H**ematócrito baixo, **E**CG anormal, ***S**hortness* (respiração curta) e pressão arterial **S**istólica < 90 mmHg. Mesmo não sendo validada como parâmetro para estratificar, é importante ter esse instrumento como guia para lembrar das variáveis que devem ser avaliadas prioritariamente no paciente que apresenta síncope. Uma vez fora de risco e com conhecimento da causa da síncope, o paciente pode ter o tratamento iniciado de forma mais precisa.

LITERATURA SUGERIDA

Cecconi M, De Backer D, Antonelli M, Beale R, Bakker J, Hofer C, et al. Consensus on circulatory shock and hemodynamic monitoring. Task Force of the European Society of Intensive Care Medicine. Intensive Care Med. 2014;40(12):1795-815.

Guidelines for the diagnosis and management of syncope (version 2009). Task Force for the Diagnosis and Management of Syncope; European Society of Cardiology (ESC); European Heart Rhythm Association (EHRA); Heart Failure Association (HFA); Heart Rhythm Society (HRS); Moya A, Sutton R, Ammirati F, Blanc JJ, Brignole M, Dahm JB, et al. Eur Heart J. 2009;30(21): 2631-71.

Murphy K, Hibbert A. The flat cat: 1. A logical and practical approach to management of this challenging presentation. J Feline Med Surg. 2013;15(3): 175-88.

Murphy K, Hibbert A. The flat cat: 2. The emergency database and management of common metabolic abnor-malities. J Feline Med Surg. 2013;15(3): 189-99.

Quinn JV, McDermott D, Stiell I, Kohn M, Wells G. Prospective validation of the San Francisco Syncope Rule to predict patients with serious outcomes. Ann Emerg Med. 2006;47:448-54.

21

Crises epilépticas e epilepsia

Bruno Benetti Junta Torres

O PULO DO GATO

A epilepsia é a principal doença neurológica crônica dos gatos e estima-se que acometa cerca de 0,04% da população felina.

Nos gatos, a maioria das crises epilépticas é focal e atípica, podendo apresentar sinais motores, comportamentais e/ou autonômicos, associados à alteração de consciência, inquietação, ansiedade ou agressão.

Convulsão é um termo leigo, utilizado popularmente para descrever crises epilépticas generalizadas motoras (tônico-clônicas). Esse termo não deve ser utilizado como sinônimo de crise epiléptica, uma vez que nem todas as crises são generalizadas e com componente motor.

INTRODUÇÃO

As crises epilépticas estão entre os principais motivos de atendimento neurológico de felinos na rotina, com prevalência estimada entre 0,16 e 3,5%. A epilepsia é o distúrbio cerebral caracterizado por crises epilépticas recorrentes de origem intracraniana. Quando causadas por distúrbios extracranianos (metabólicos ou tóxicos), as crises epilépticas são chamadas de reativas (ou provocadas), e sua prevalência pode chegar a 7,9%.

Por diversas razões, gatos com crises epilépticas tornam-se um grande desafio para o médico veterinário. Isso porque a maioria das crises epilépticas em gatos é focal ou atípica e, ao contrário dos cães, que imediatamente antes de uma crise buscam seus proprietários, os gatos geralmente se escondem, o que dificulta ainda mais a identificação/confirmação do problema. Assim, o veterinário pode se deparar com um proprietário que, embora preocupado e emocionalmente abalado, não consegue fornecer mais detalhes além de relatos de episódios de alterações inespecíficas de comportamento ou de personalidade de seu gato.

Diante desse contexto, é importante conhecer as diretrizes estabelecidas pela Força Tarefa Internacional para Epilepsia Veterinária (International Veterinary Epilepsy Task Force), que propõe padronização de definições, classificações, diagnóstico e terapia, os quais serão discorridos a seguir e ajudarão no atendimento ao paciente felino epiléptico.

DEFINIÇÕES

- **Crises epilépticas** (*ictus*) são manifestações clínicas paroxísticas (episódicas) de descargas excessivas e sincrônicas de neurônios cerebrais. Antes (**período pré-ictal ou pródromo**) ou depois (**período pós-ictal**) de uma crise epiléptica, podem estar presentes períodos de alterações comportamentais variadas, os quais duram minutos, horas ou dias. O intervalo entre duas crises epilépticas é denominado **período interictal**. Em geral, uma crise epiléptica é autolimitante e dura de poucos segundos a menos de 2 a 3 minutos. Entretanto, podem ocorrer crises agrupadas ou seriadas (*cluster*), ou seja, duas ou mais crises dentro de um período de 24 horas. Quando uma crise epiléptica se mantém ininterrupta por um tempo superior a cinco minutos, ou quando ocorrem crises generalizadas consecutivas, sem que haja um período interictal, utiliza-se o termo *status epilepticus*, ou estado epiléptico. Uma crise epiléptica pode ser definida como **reativa** (ou provocada), quando ocorre como resposta de um cérebro normal a um distúrbio transitório de sua função, de natureza metabólica ou tóxica, que é reversível quando a causa do distúrbio é corrigida. Pode ainda ser definida como crise epiléptica **reflexiva**, quando as crises são disparadas por algum estímulo sensorial e, em felinos, as crises epilépticas audiogênicas têm sido descritas como as mais comuns desse tipo.
- **Epilepsia** é definida como uma doença do encéfalo caracterizada por predisposição persistente para gerar crises epilépticas. Essa definição é aplicada, na prática, quando um paciente apresenta pelo menos duas crises epilépticas não reativas em um intervalo maior que 24 horas entre elas.

CLASSIFICAÇÕES

As crises epilépticas podem ser focais (parciais), generalizadas ou focais que evoluem para generalizadas. Nas focais, a zona epileptogênica encontra-se em uma região específica de um dos hemisférios cerebrais, e pode evoluir para outras regiões ou para todo o cérebro, levando à generalização. Nas crises focais, pode ou não haver comprometimento da consciência, entretanto, essa classificação não é importante por ser subjetiva.

As crises epilépticas focais são caracterizadas por sinais lateralizados e/ou regionais de origem motora, autonômica ou comportamental, sozinhos ou em combinação. São comuns espasmos da musculatura facial, movimentos rítmicos involuntários e repetitivos de cabeça, boca, língua, vibrissas, pálpebras, orelhas ou alguma extremidade. Sinais de crises autonômicas, como pupilas dilatadas, hipersalivação e vômitos, são mais comuns em gatos e aparecem isolados ou em combinação com sinais comportamentais ou motores.

Já nas crises epilépticas generalizadas, há recrutamento imediato de todo o cérebro. São classificadas em motoras (ou convulsivas) – tônico-clônicas, tônicas, clônicas ou mioclônicas – e não motoras (ou não convulsivas) – atônicas ou de ausência. Como regra, o animal perde a consciência durante as crises epilépticas generalizadas (exceto nas mioclônicas). Além disso, salivação, micção e/ou defecação também ocorrem frequentemente (exceto nas mioclônicas).

A epilepsia pode ser classificada também, de acordo com sua etiologia, em idiopática ou estrutural. A epilepsia idiopática caracteriza-se por crises epilépticas recorrentes que se iniciam, mais comumente, entre o primeiro e o sétimo ano de vida, sem que haja lesão encefálica estrutural subjacente, nem sinais neurológicos no período interictal. Somente 26% dos pacientes epilépticos cuja primeira crise ocorreu antes de um ano têm epilepsia idiopática e aqueles cuja primeira crise ocorreu após os sete anos têm 3,5 vezes mais chance de ter epilepsia estrutural. A epilepsia estrutural é caracterizada por crises epilépticas causadas por alguma afecção intracraniana/cerebral, confirmadas por imagem, exame do fluido cerebrospinal ou exame pós-morte.

ETIOPATOGENIA

Sabe-se que o encéfalo de cada indivíduo possui seu próprio limiar de excitabilidade, que pode ser influenciado por fatores extra ou intracranianos. Quando o equilíbrio entre sinapses excitatórias (p. ex., glutamatérgicas) e inibitórias (p. ex., gabaérgicas) de certos grupos de neurônios cerebrais é alterado por algum desses fatores, o aumento da excitação ou a diminuição da inibição predispõe ao desenvolvimento de atividade epiléptica. Assim, a característica clínica de uma crise estará associada com a zona epileptogênica, ou seja, com o local onde essa atividade anormal se origina.

Portanto, a atividade epiléptica resultante de fatores extracranianos, como metabólicos ou tóxicos, vai dar origem às crises epilépticas reativas (Quadro 1). Por outro lado, a epilepsia, distúrbio caracterizado por crises epilépticas recorrentes resultantes de fatores intracranianos, pode surgir a partir de uma infinidade etiológica (Quadro 2). Quando as causas extracranianas e intracranianas estruturais são descartadas, suspeita-se de causa idiopática. Em cães, assim como em seres humanos, muitas dessas epilepsias sem causa definida têm sido associadas com mutações genéticas, porém isso ainda não foi identificado nos felinos.

Dentre as epilepsias de causa desconhecida em felinos, a **epilepsia de lobo temporal** (ELT) tem sido investigada e considerada um modelo espontâneo da doença para seu entendimento em humanos. Ela é caracterizada por necrose hipocampal e do lobo piriforme e por crises epilépticas focais, que consistem em espasmos orofaciais ou de cabeça, uni ou bilaterais, hipersalivação, movimentos de mastigação, midríase, vocalização e olhar fixo, com duração de aproximadamente 5 a 30 segundos. Os gatos acometidos geralmente apresentam alterações comportamentais interictais, como agressão significativa não provocada, corridas rápidas e abruptas e, menos comumente, pirexia, retenção urinária, ataxia e hiperestesia generalizada. Assim como em humanos, não está claro se as crises epilépticas são as responsáveis pelo desenvolvimento

QUADRO 1

Principais causas de crises epilépticas reativas em felinos	
Metabólicas	**Tóxicas**
Encefalopatia hepática, urêmica, eletrolítica, hipoglicemia, hiperglicemia, hipertiroidismo	Avermectinas, chumbo, organofosforados e carbamatos, estricnina, piretrinas/piretroides, metaldeído, rodenticidas, brometalina, colecalciferol, metronidazol

QUADRO 2

Principais causas de epilepsia em felinos	
Degenerativa	Doenças do acúmulo lisossomal
Anomalia	Hidrocefalia, lisencefalia, porencefalia, divertículo aracnoide, malformação semelhante à Chiari
Nutricional	Deficiência de tiamina (vitamina B1)
Neoplásica	Meningioma, glioma, linfossarcoma, ependimoma, tumor de plexo coroide, de hipófise, ósseos e metastáticos
Infecciosa	PIF, FIV/FeLV, toxoplasmose, leishmaniose, raiva, tétano, meningoencefalite bacteriana, fúngica e parasitária
Inflamatória	Meningoencefalomielites de origem desconhecida
Idiopática	Epilepsia de lobo temporal (necrose do hipocampo e do lobo piriforme de felinos), síndrome da hiperestesia felina
Traumática	Trauma cranioencefálico
Vascular	Encefalopatia isquêmica felina, encefalopatia hipertensiva, coagulopatia, policitemia, doenças tromboembólicas

FeLV: vírus da leucemia felina, FIV: vírus da imunodeficiência felina; PIF: peritonite infecciosa felina.

da necrose ou é o contrário. As crises focais tendem a evoluir para generalizadas e *status epilepticus* e, semelhante aos humanos, são pouco responsivas ao tratamento antiepiléptico, o que frequentemente leva à eutanásia do animal. Suspeita-se também que a síndrome da hiperestesia felina seja um tipo de epilepsia idiopática que gera crises sensoriais e/ou comportamentais, e que tenha sua zona epileptogênica no córtex somatossensorial. Hipotetiza-se que essa síndrome possa inclusive ter relação com a ELT.

DIAGNÓSTICO

A investigação da causa de crises epilépticas recorrentes é feita por exclusão, para descartar fatores extra ou intracranianos. Para o diagnóstico da epilepsia idiopática, o paciente deve apresentar: exame neurológico interictal normal; resultados inalterados de exames de sangue (nível 1 de confiança), de imagem de ressonância magnética (RM) e de fluido cerebrospinal normais (nível 2 de confiança); e achados de

QUADRO 3

Níveis de confiança para o diagnóstico de epilepsia idiopática

Nível de confiança	Exames complementares
1	Hemograma, perfil bioquímico sérico (sódio, potássio, cloreto, cálcio, fosfato, alanina aminotransferase, fosfatase alcalina, bilirrubina total, ureia, creatinina, proteína total, albumina, glicose, colesterol, triglicerídeos e ácidos biliares em jejum e/ou amônia) e urinálise (com densidade, proteínas, glicose, pH e sedimentoscopia), todos normais
2	Exames listados no nível 1 + ácidos biliares em jejum e pós-prandiais, ressonância magnética do encéfalo e análise de fluido cerebroespinal, todos normais
3	Exames listados nos níveis 1 e 2 + identificação de anormalidades eletroencefalográficas ictais ou interictais, características de distúrbios epilépticos

eletroencefalografia (EEG) interictal ou ictal característicos de distúrbios epilépticos (nível 3 de confiança) (Quadro 3).

Além dos exames de triagem para o nível de confiança 1, também devem ser mensurados: ácidos biliares em jejum e pós-prandiais, amônia em jejum e ultrassonografia abdominal quando há suspeita de encefalopatia hepática; T4 total, T4 livre e hormônio estimulante da tireoide (TSH) quando há suspeita de distúrbios da tireoide; frutosamina, curva glicêmica e/ou relação glicose-insulina quando há suspeita de insulinoma; atividade sérica de creatina quinase (CK) e níveis de lactato sempre que houver suspeita de doença muscular; sorologia/reação em cadeia da polimerase (PCR)/teste de antígeno para doenças infecciosas regionais quando houver suspeita; cálcio ionizado quando há suspeita de hipocalcemia; testes para toxinas específicas ou triagem toxicológica por espectroscopia de massa quando há suspeita de exposição a toxinas; quantificação de aminoácidos e ácidos orgânicos e determinação de glicosaminoglicanos, oligossacarídeos, purinas e pirimidinas no soro, fluido cerebrospinal ou urina quando há suspeita de erros inatos do metabolismo.

TRATAMENTO

A eliminação completa das crises epilépticas nem sempre é uma meta realista em pacientes com epilepsia. Nesse caso, o objetivo secundário da terapia antiepiléptica é reduzir ao máximo a frequência (mínimo de 50%), duração e intensidade das crises, com mínimos efeitos indesejáveis. O tratamento baseia-se na terapia com fármacos antiepilépticos (FAE) e na elucidação de uma possível causa primária.

Em casos de crises epilépticas reativas, quando o distúrbio tóxico ou metabólico pode ser corrigido, as crises tendem a cessar e a manutenção de FAE não é necessária. Em contrapartida, nas epilepsias estruturais, além do tratamento da causa-base, geralmente se faz necessária a manutenção do antiepiléptico. Finalmente, nos pacientes com epilepsia idiopática, pode ser necessário manter o FAE *ad eternum*, embora alguns pacientes apresentem remissão completa. Nesses casos específicos, após pelo menos um ano sem apresentar nenhum tipo de crise epiléptica, é possível testar a retirada gradual da terapia.

Acredita-se que, quanto antes iniciado o tratamento, menores as chances de refratariedade e de progressão para *cluster* e *status epilepticus,* condições mais graves que colocam em risco a vida do paciente. A terapia antiepiléptica deve ser fundamentada em monoterapia até que se tenham evidências que comprovem sua ineficácia. A partir desse ponto, a associação de fármacos está indicada.

Em gatos, o fenobarbital é o tratamento eleito na maioria dos casos (Tabela 1), mostrando controle satisfatório em 50 a 93% dos casos. Também pode ser formulado em forma de gel para uso transdérmico, na parte interna da pina da orelha, sendo aplicado na mesma frequência. É importante que sua concentração sérica seja mensurada, após pelo menos duas semanas de sua introdução ou qualquer mudança de dose e, periodicamente, a cada no máximo seis meses, para evitar subdose e ineficácia medicamentosa, ou sobredose com consequentes efeitos indesejáveis. O ideal é que sua concentração sérica esteja entre 20 e 30 μg/mL, embora intervalos entre 15 e 45 μg/mL também sejam aceitos. Seus efeitos adversos são menos evidentes que em cães. Esses sinais tendem a ser transitórios após as primeiras 2 a 4 semanas de uso, até

TABELA 1 Doses dos medicamentos utilizados como antiepilépticos utilizados em gatos

Antiepilético	Dose	Observações
Fenobarbital	3-5 mg/kg PO BID, 9 mg/kg TD BID	Tratamento de eleição, concentração sérica ideal 20-30 µg/mL. Efeitos adversos: sedação, ataxia, poliúria, polidipsia, polifagia e ganho de peso e, menos frequentemente, hipersalivação, vômito, diarreia, mudança de personalidade e perda de apetite
Levetiracetam	10-40 mg/kg PO TID isolado 20 mg/kg PO TID com fenobarbital	Fármaco opcional, mono ou politerapia. Seguro; efeitos adversos: hipersalivação, sedação, anorexia e ataxia
Diazepam	0,5-2 mg/kg PO BID a TID	Caso não responda aos tratamentos anteriores. Risco de necrose hepática idiossincrática
Brometo de potássio	30-40 mg/kg PO SID ou 5-10 mg/kg PO TID	Caso não responda aos tratamentos anteriores. Risco de broncoalveolite eosinofílica

BID: a cada 12 horas; PO: por via oral; SID: a cada 24 horas; TD: por via transdérmica; TID: a cada 8 horas.

que sua concentração sérica atinja um estado estável. Por vezes, alguns desses efeitos adversos podem se tornar crônicos e permanentes, o que gera estresse e desconforto adicional e diminuição da qualidade de vida do paciente. Esses sinais devem ser explicados ao proprietário, para que ele não suspenda ou diminua a dose por conta própria e entenda a importância da realização periódica de exames laboratoriais. Já é sabido que o fenobarbital não atua na indução de enzimas hepáticas séricas e, portanto, não é hepatotóxico para gatos. Mesmo assim, deve-se evitar seu uso em pacientes com doença hepática prévia, uma vez que sua estabilidade sérica depende de biotransformação hepática para atuar no controle das crises.

Outro FAE, o levetiracetam, é mais bem utilizado como fármaco adicional quando há necessidade de politerapia. Entretanto, na impossibilidade de emprego do fenobarbital ou naqueles pacientes que apresentam crises epilépticas audiogênicas, é possível utilizá-lo como agente de primeira escolha em monoterapia.

O uso de outros FAE, como o diazepam e o brometo de potássio (KBr), já foi defendido para o controle crônico da epilepsia felina que não responde aos fármacos anteriormente citados. Entretanto, seu uso vem sendo desaconselhado, pois, além de não existirem evidências concretas de seu poder no controle das crises, pode provocar efeitos deletérios que colocam em risco a vida do gato, como necrose hepática idiossincrática e broncoalveolite eosinofílica, respectivamente.

PROGNÓSTICO

Embora esteja claro que gatos diagnosticados com epilepsia têm sua qualidade de vida reduzida, quando responsivos ao tratamento, o prognóstico geral é favorável para a maioria deles, independentemente do diagnóstico. Entretanto, 29% dos felinos com epilepsia idiopática não respondem adequadamente aos fármacos antiepilépticos. Além disso, esses pacientes apresentam 10 vezes mais chance de morte que os gatos responsivos à terapia medicamentosa.

LITERATURA SUGERIDA

Berendt M, Farquhar RG, Mandigers PJ, Pakozdy A, Bhatti SF, De Risio L, et al. International Veterinary Epilepsy Task Force consensus report on epilepsy definition, classification and terminology in companion animals. BMC Vet Res. 2015;11:182.

Charalambous M, Pakozdy A, Bhatti SFM, Volk HA. Systematic review of antiepileptic drugs' safety and effectiveness in feline epilepsy. BMC Vet Res. 2018;14(1):64.

Henning J, Nielson T, Nettifee J, Muñana K, Hazel S. Understanding the impacts of feline epilepsy on cats and their owners. Vet Rec. 2021;189(11):e836.

Hermans M, Charalambous M, Pakozdy A, Eisl-Glantschnigg U, Neßler J, Van Meervenne SA, et al. Evaluation of the effect of phenobarbital administration on the biochemistry profile, with a focus on serum liver values, in epileptic cats. J Feline Med Surg. 2021:1098612X211037431.

Kwiatkowska M, Hoppe S, Pomianowski A, Tipold A. Reactive seizures in cats: a retrospective study of 64 cases. Vet J. 2019;244:1-6.

O'Neill DG, Phillipps SA, Egan JR, Brodbelt D, Church DB, Volk HA. Epidemiology of recurrent seizure disorders and epilepsy in cats under primary veterinary care in the United Kingdom. J Vet Intern Med. 2020;34(6):2582-94.

Pákozdy A, Leschnik M, Sarchahi AA, Tichy AG, Thalhammer JG. Clinical comparison of primary versus secondary epilepsy in 125 cats. J Feline Med Surg. 2010;12(12):910-6.

Scalia B, Caine A, Pittaway R, Cherubini GB. Feline temporal lobe epilepsy: seven cases of hippocampal and piriform lobe necrosis in England and literature review. J Feline Med Surg. 2021:1098612X211035049.

Szelecsenyi AC, Giger U, Golini L, Mothersill I, Torgerson PR, Steffen F. Survival in 76 cats with epilepsy of unknown cause: a retrospective study. Vet Rec. 2017;181(18):479.

Wahle AM, Brühschwein A, Matiasek K, Putschbach K, Wagner E, Mueller RS, Fischer A. Clinical characterization of epilepsy of unknown cause in cats. J Vet Intern Med. 2014;28(1):182-8.

22

Depressão, estupor e coma

Bruno Benetti Junta Torres
Ricardo Martins de Azevedo Castro Guglielmi

O PULO DO GATO

A avaliação do estado mental do paciente felino é uma etapa fundamental do exame neurológico que não deve ser negligenciada pelo clínico.

A diminuição do nível de consciência indica função anormal do cérebro (tálamo-córtex) e/ou do tronco encefálico, causando interferência na ativação cortical pelo sistema ativador reticular ascendente (SARA).

Em cerca de 30% dos gatos em estupor ou coma, não é possível estabelecer um diagnóstico definitivo.

INTRODUÇÃO

O estado mental ou nível de consciência pode ser definido como a capacidade do indivíduo reconhecer e responder adequadamente a estímulos internos e ambientais. As alterações do estado mental são sinais clínicos resultantes de distúrbios funcionais do encéfalo. Essa perda de função pode estar relacionada:

- Diretamente a lesões nas estruturas cerebrais e/ou do tronco encefálico, que são responsáveis pela manutenção do ciclo sono-vigília.
- Ou secundariamente, por problemas sistêmicos, como alterações metabólicas ou tóxicas, que interferem nas funções de tais estruturas.

Assim, esses sinais clínicos podem ser permanentes, reversíveis ou paroxísticos (em episódios), na dependência da causa-base e da localização da lesão.

É importante que esses sinais sejam interpretados à luz do comportamento/índole do indivíduo, sua raça, idade, estado geral e sua integração com um ambiente não familiar (consultório) que pode lhe parecer hostil, especialmente quando se trata da espécie felina. Nesse sentido, a ajuda do proprietário pode ser de grande valia, sobretudo quando há dúvidas sobre um discreto quadro de alteração do nível de consciência.

A terminologia utilizada na medicina é ampla e nem sempre será adequadamente empregada na veterinária, uma vez que os animais são desprovidos de fala e do nível de influência psicossocial observados na espécie humana. Entretanto, o emprego de uma classificação simples e aplicável, ainda que subjetiva, ajuda o clínico no reconhecimento de sinais clínicos, localização da lesão, levantamento de diagnósticos diferenciais, proposição de prognóstico e tratamento.

ASPECTOS ANATOMOFISIOLÓGICOS

O estado mental (ou nível da consciência) depende da integração do córtex cerebral com o sistema ativador reticular ascendente (SARA), cujos corpos de neurônios se localizam no tronco encefálico e em estruturas talâmicas do diencéfalo. Para que o gato consiga se manter em um adequado estado de alerta ou de sono, ele precisa de um bom funcionamento de ambas as estruturas. O sono é um estado comportamental complexo e aqui será exposto de maneira simplificada, somente para o entendimento essencial do ciclo sono-vigília.

O SARA possui esse nome pois é formado por um conjunto de axônios ("sistema") que possuem origem na formação reticular ("reticular", do latim *reticulum*, pequena rede) e que ascendem ("ascendente"), passando pelo diencéfalo para chegar ao córtex cerebral, ativando-o ("ativador") e, desse modo, controlando o ciclo sono-vigília.

Assim, o SARA recebe todo tipo de impulso sensorial captado dos meios interno e externo por meio de terminações nervosas (Figura 1). Aqueles captados na cabeça chegam ao sistema nervoso central por meio dos ramos aferentes dos nervos cranianos, com exceção da olfação, que é conduzida pelo nervo olfatório diretamente ao córtex entorrinal. Já os impulsos captados pelos nervos espinais adentram a medula espinal via raiz dorsal e, por meio dos tratos espinorreticulares, são carreados à formação reticular, com exceção da propriocepção muscular e articular, que é conduzida diretamente ao cerebelo via trato espinocerebelar.

O SARA possui diversos sistemas que modulam o ciclo sono-vigília, dentre os quais estão os aminérgicos (dopamina, noradrenalina, serotonina e histamina), colinérgicos (acetilcolina) e hipocretinérgicos

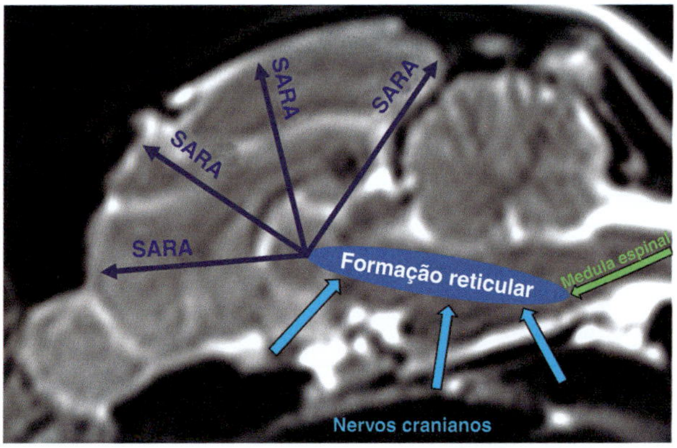

FIGURA 1. Imagem de ressonância magnética em corte sagital mediano de um encéfalo felino. A formação reticular se localiza no diencéfalo e tronco encefálico. Da formação reticular ascendem axônios (SARA) para ativar o córtex cerebral e manter o estado de vigília. Aferências dos nervos cranianos e da medula espinal também são carreadas para a formação reticular para modular sua função.

Fonte: arquivo pessoal do autor.

(orexina). Durante a vigília, o sistema aminérgico está completamente ativado e inibe o sistema colinérgico, suprimindo o sono profundo (sono REM). Adicionalmente, há estimulação excitatória oriunda das hipocretinas (orexina) sobre o sistema aminérgico, auxiliando na manutenção do estado de alerta durante a privação de sono. A orexina é influenciada pelo sinal circadiano, portanto, no gato sua atividade está mais elevada na fase crepuscular. Durante o sono REM, o sistema aminérgico silencia e o sistema colinérgico, liberado das influências inibitórias, atinge seu máximo. Portanto, o sono REM ocorre somente quando o sistema aminérgico suspende a atividade inibitória sobre a atividade colinérgica. Finalmente, o sono leve (sono não REM) ocorre quando a atividade aminérgica está reduzida, porém não suspensa, permitindo alguma atividade colinérgica associada.

ALTERAÇÕES DO ESTADO MENTAL

O estado mental, ou nível de consciência, pode ser classificado em alerta, deprimido (obnubilado), em estupor ou em coma (Quadro 1).

Pacientes com alteração do nível da consciência (estado mental) também podem se apresentar com distúrbios na qualidade (ou conteúdo) da consciência, como nos casos de delírio, demência, confusão mental, vocalização inadequada e alucinação. Esses sinais estão associados com disfunções tálamo-corticais. Tais termos também podem dar margem ao subjetivismo e a intenção aqui não é discuti-los em profundidade, mas sim mostrar a relevância de sua identificação para localização da lesão.

Por fim, esses pacientes ainda podem se apresentar com alterações comportamentais associadas. O comportamento é controlado, principalmente, pelo córtex somatossensorial, localizado no lobo frontal, e pelo sistema límbico, localizado no lobo temporal. Agressividade, andar compulsivo sem rumo, perda de orientação espacial, *head pressing* (pressionar de cabeça contra obstáculos) e perda de treinamento são exemplos de algumas dessas alterações. A avaliação pontual do comportamento de um gato durante a consulta pode ser muito subjetiva. É provável que os proprietários tenham mais chances de identificar mudanças sutis de comportamento e, por isso, devem ser questionados cuidadosamente sobre possíveis alterações.

QUADRO 1

Caracterização do estado mental em felinos

Estado mental	Despertar	Consciência	Percepção e resposta
Alerta	Desperto	Consciente	Atento e ativo
Deprimido (obnubilado)	Sonolento, facilmente despertável	Consciente	Distraído e hipoativo
Estuporado	Sono, despertável diante de estímulos mais vigorosos e, por vezes, somente nociceptivos	Inconsciente; recobrada diante de estímulos nociceptivos	Desatento e inativo
Comatoso	Sono, não despertável	Inconsciente	Desatento e inativo

FISIOPATOGENIA

A diminuição do nível de consciência indica função anormal do cérebro (tálamo-córtex) e/ou do tronco encefálico, causando interferência na ativação cortical pelo SARA. As alterações de estado mental são causadas, principalmente, por lesões bilaterais difusas do cérebro, encefalopatias metabólicas ou tóxicas, ou distúrbios que afetam o tronco encefálico (Quadro 2). As lesões, especialmente quando apresentam início agudo, tendem a produzir diminuição da perfusão encefálica e aumento da pressão intracraniana, as quais precisam ser revertidas por meio de cuidados de urgência/emergência, pois podem resultar em herniação de tecido encefálico, com agravamento do quadro neurológico e óbito.

Existem diversos outros problemas resultantes do acometimento específico dos sistemas aminérgicos, colinérgicos ou hipocretinérgicos, os quais podem gerar doenças com sinais clínicos bem definidos. Por exemplo, a narcolepsia é um distúrbio relacionado à diminuição das concentrações de orexina, caracterizada por episódios súbitos e redicivantes de sono. Esses episódios, na maioria das vezes, vêm acompanhados de cataplexia, um colapso abrupto com perda de tônus muscular, e geralmente são provocados por estímulos excitatórios e emocionais, como comer, brincar e passear. Em gatos, não existem muitos relatos dessa afecção. Existem muitas outras alterações de consciência relacionadas aos distúrbios do sono, porém ainda não são bem compreendidas na medicina veterinária e estão além do escopo deste capítulo.

Uma vez compreendida a fisiologia do ciclo sono-vigília, também fica fácil reconhecer que uma gama de fármacos pode ser utilizada na modulação dos sistemas aminérgicos e colinérgicos produzindo sonolência, narcose e até mesmo anestesia do paciente.

QUADRO 2

Mecanismos de lesão neurológica que produzem alteração do estado mental

- Invasão física e/ou destruição de neurônios
- Alterações metabólicas em neurônios e/ou células da glia
- Diminuição do suprimento sanguíneo (isquemia, hipóxia)
- Diminuição da capacidade de autorregulação
- Hemorragia
- Irritação (geração de crises epilépticas).
- Formação de edema
- Produção de substâncias fisiologicamente ativas

AVALIAÇÃO NEUROLÓGICA E LOCALIZAÇÃO DA LESÃO

Como visto anteriormente, a grande importância no reconhecimento de alterações no estado mental, mesmo que discreta, está no entendimento de que estruturas encefálicas estão funcional ou estruturalmente acometidas. A partir dessa percepção, é necessário identificar a localização da lesão por meio das demais etapas do exame neurológico. Entretanto, a interpretação dos achados do exame pode ser uma tarefa desafiadora em pacientes com alterações de nível e qualidade de consciência, especialmente em felinos.

A partir da correta localização da lesão, a proposição e a investigação de possíveis diagnósticos etiológicos diferenciais serão mais precisas. No Quadro 3 estão listados os achados neurológicos que podem ser observados no paciente e que ajudam na localização da lesão.

QUADRO 3

Localização da lesão de acordo com sinais neurológicos associados a alterações do estado mental					
Localização da lesão	Função motora	Reflexos espinais	Visão	Pupilas	Movimento dos olhos
Cérebro	Discreta hemiparesia contralateral,* tetraparesia ambulatória	Normais	Reduzida a ausente contralateral,* bilateral	Normais	Normais
Tronco encefálico rostral	Hemiparesia,* tetraparesia não ambulatória, rigidez de descerebração	Normais a aumentados	Normal	Anisocoria,* miose puntiforme a midríase não responsiva à luz**	Pode haver estrabismo espontâneo
Tronco encefálico caudal	Hemiparesia,* tetraparesia não ambulatória	Normais a aumentados	Normal	Normais	Pode haver estrabismo posicional e/ou nistagmo posicional/ espontâneo
Encefalopatia metabólica ou tóxica	Tetraparesia, reflexos deprimidos	Podem estar reduzidos	Reduzida a ausente	Normais a mióticas	Normais; pode haver nistagmo espontâneo

* Lesão unilateral; ** depende da gravidade e extensão da lesão.

Além disso, com as informações obtidas na avaliação do estado mental, função motora e reflexos do tronco encefálico, em especial os reflexos pupilar à luz e oculocefálico, é possível monitorar periodicamente a evolução dos sinais neurológicos, bem como propor um índice prognóstico por meio da escala de coma de Glasgow modificada (Quadro 4).

Após a soma dos escores dos três parâmetros avaliados, a pontuação resultante é um valor que estima o prognóstico, em que, quanto maior o escore, maior a probabilidade de sobrevivência. Assim, escores entre 3 e 8 têm prognóstico desfavorável, entre 9 e 14, reservado e entre 15 e 18 têm prognóstico favorável.

A monitoração da escala de escores deve se iniciar logo após os cuidados críticos para estabilização hemodinâmica na admissão do paciente no atendimento de urgência/emergência. Deve ser repetida periodicamente, a cada 30 a 60 minutos nas primeiras 48 horas, para acompanhamento da evolução clínica diante da terapia proposta. Após esse período, essa periodicidade pode ter seu intervalo aumentado, dependendo da evolução apresentada inicialmente.

ETIOLOGIA

São múltiplas as possibilidades etiológicas que podem acometer as estruturas responsáveis pela manutenção do estado de alerta, gerando alterações do estado mental. As características da sintomatologia, bem como o curso da doença, podem ajudar no entendimento da causa-base (Quadro 5).

QUADRO 4

Escala de coma de Glasgow modificada

Parâmetros avaliados	Escores
Atividade motora:	
▪ Locomoção e reflexos espinais normais	6
▪ Hemiparesia, tetraparesia ambulatória	5
▪ Animal em decúbito com rigidez extensora intermitente	4
▪ Animal em decúbito com rigidez extensora constante	3
▪ Animal em decúbito com rigidez extensora constante e opistótono	2
▪ Animal em decúbito, hipotonia muscular e diminuição/ausência dos reflexos espinais	1
Reflexos do tronco encefálico:	
▪ Reflexos pupilar à luz e oculocefálico normais	6
▪ Diminuição do reflexo pupilar à luz e reflexo oculocefálico normal ou diminuído	5
▪ Miose bilateral não responsiva com reflexo oculocefálico normal ou diminuído	4
▪ Miose puntiforme com diminuição/ausência do reflexo oculocefálico	3
▪ Midríase não responsiva unilateral com diminuição/ausência do reflexo oculocefálico	2
▪ Midríase não responsiva bilateral com diminuição/ausência do reflexo oculocefálico	1
Avaliação do estado mental:	
▪ Períodos ocasionais de alerta e responsivo aos estímulos ambientais	6
▪ Deprimido, responsivo, mas de maneira inapropriada	5
▪ Estupor, responsivo a estímulos visuais	4
▪ Estupor, responsivo a estímulos auditivos	3
▪ Estupor, responsivo apenas a estímulos nociceptivos	2
▪ Coma, não responsivo a estímulos nociceptivos	1

Fonte: adaptado de Platt et al., 2001.

Em cerca de 30% dos gatos em estupor ou coma, não é possível estabelecer um diagnóstico definitivo. Dentre as causas mais frequentes estão trauma cranioencefálico (22%), doença renal (12%), intoxicação (10%), hipoglicemia (6%), síndrome de choque (5%) e neoplasias (5%), além de outras causas menos frequentes (10% no total).

Diferentemente dos cursos das doenças apresentadas no Quadro 5, existem alterações de estado mental que ocorrem de maneira episódica (paroxística). Além da narcolepsia já comentada, na síncope (capítulo 20 – Choque/colapso/síncope) ocorre perda momentânea da consciência decorrente da hipoperfusão encefálica, geralmente por problemas cardiogênicos. Alteração transitória no nível e na qualidade de consciência também pode ocorrer durante crises epilépticas focais ou generalizadas, e até mesmo nos períodos que antecedem (pré-ictal) ou sucedem (pós-ictal) as crises (capítulo 21 – Crises epilépticas e epilepsia).

DIAGNÓSTICO

Além de resenha e histórico, na investigação de suspeitas sistêmicas devem ser realizados avaliação clínica geral e neurológica, exames hematológicos incluindo bioquímica sérica para verificar glicemia, função renal e integridade hepática, eletrólitos, dosagens hormonais, hemogasometria e urinálise. A mensuração seriada da pressão arterial é de extremo valor, principalmente na estimativa precoce do aumento

QUADRO 5

Causas mais frequentes das alterações de estado mental em gatos, de acordo com o curso da doença e as características dos sinais clínicos			
Etiologia	Doenças mais comuns	Curso clínico da doença	Sinais clínicos
Degenerativa	Doenças do acúmulo lisossomal	Crônico e progressivo	Difusos e simétricos
Anomalia	Hidrocefalia congênita, divertículo aracnoide, malformação semelhante à Chiari	Crônico e progressivo; pode haver exacerbação	Difusos e simétricos
Metabólica	Encefalopatias hepática, urêmica, hipoglicêmica, eletrolítica e cetoacidótica, distúrbios adrenais, tireoidianos, hipóxia	Agudo e progressivo	Difusos e simétricos
Nutricional	Deficiência de tiamina	Agudo e progressivo	Difusos e simétricos
Neoplásica	Neoplasia hipofisária, hipotalâmica Linfoma, metastática Meningioma, glioma, de calvária	Agudo e progressivo Agudo e progressivo Crônico e progressivo	Difusos e simétricos Focais e assimétricos Focais e assimétricos
Infecciosa/ inflamatória	PIF, FIV/FeLV, toxoplasmose, leishmaniose, raiva, tétano, meningoencefalite bacteriana, fúngica, parasitária e de origem desconhecida	Agudo a crônico e progressivo a não progressivo	Focais a difusos e simétricos a assimétricos
Traumática	Edema Hemorragia intra-axial Hematoma epidural e subdural	Agudo e progressivo Agudo e não progressivo Agudo a crônico e progressivo	Difusos e simétricos Focais e assimétricos Focais e assimétricos
Tóxica	Avermectinas, metais pesados, organofosforados e carbamatos, piretrinas/piretroides, metaldeído, rodenticidas, brometalina, colecalciferol	Agudo e não progressivo	Difusos e simétricos
Vascular	Isquemia ou hemorragia	Agudo e não progressivo	Focais e assimétricos

FeLV: vírus da leucemia felina; FIV: vírus da imunodeficiência felina; PIF: peritonite infecciosa felina.

da pressão intracraniana. A monitoração elétrica e a avaliação de função cardíaca devem ser incentivadas. Radiografia de tórax e ultrassonografia abdominal devem ser realizadas, caso haja suspeita de disfunções orgânicas ou neoplasia. Uma vez hemodinamicamente estável, poderá ser necessário submeter o paciente à anestesia geral para coleta de fluido cerebrospinal e imagem avançada do encéfalo, para investigação das causas intracranianas.

TRATAMENTO

A terapia definitiva deve ser direcionada à causa-base. Entretanto, cuidados intensivos imediatos são necessários para prevenir a propagação das lesões secundárias, corrigindo hipóxia, hipotensão, depleção energética e alteração metabólica e, consequentemente, reverter um possível quadro de hipertensão intracraniana (capítulo 27 – Trauma cranioencefálico).

PROGNÓSTICO

Está intimamente associado à causa-base, sendo favorável nos distúrbios sistêmicos passíveis de correção, como hipoglicemia. Os altos índices de mortalidade de gatos em coma (86%) ou estupor (78%) são influenciados pela alta taxa de eutanásia, realizada na admissão ou próximo a ela, em 60% dos gatos com essas condições.

REFERÊNCIA

Platt S. Altered states of consciousness in small animals. Vet Clin North Am Small Anim Pract. 2014;44(6):1039-58.

LITERATURA SUGERIDA

Cameron S, Weltman JG, Fletcher DJ. The prognostic value of admission point-of-care testing and modified Glasgow Coma Scale score in dogs and cats with traumatic brain injuries (2007-2010): 212 cases. J Vet Emerg Crit Care (San Antonio). 2022;32(1): 75-82.

Dickinsin, P. Obtundation, stupor and coma. In: Platt S, Garosi L, editors. Small animal neurological emergencies. London: Manson Publishing Ltd.; 2012. p.139-54.

Lapsley J, Hayes GM, Sumner JP. Performance evaluation and validation of the Animal Trauma Triage score and modified Glasgow Coma Scale in injured cats: a Veterinary Committee on Trauma registry study. J Vet Emerg Crit Care (San Antonio). 2019;29(5):478-83.

Lorenz MD, Coates JR, Kent M. Stupor or coma. In: Handbook of veterinary neurology. 5. ed. St. Louis: Saunders Elsevier; 2011. p.346-83.

Parratt CA, Firth AM, Boag AK, Allison GF, Boysen SR. Retrospective characterization of coma and stupor in dogs and cats presenting to a multicenter out-of-hours service (2012-2015): 386 animals. J Vet Emerg Crit Care (San Antonio). 2018;28(6): 559-65.

23

Dispneia/taquipneia/cianose

Christine Souza Martins

O PULO DO GATO

A dispneia nos gatos pode se apresentar de forma muito mais sutil do que nos cães, o que atrasa ou compromete a abordagem precoce da dificuldade respiratória.

A taquipneia pode ser a primeira manifestação de uma séria dificuldade respiratória e deve ser observada, especialmente com o gato em repouso.

Gatos dispneicos são considerados muito instáveis e devem ser manipulados com extremo cuidado, a fim de minimizar o estresse com agravamento do quadro clínico.

A abordagem rápida, porém cuidadosa, do gato dispneico, pode ser a diferença entre vida e morte.

INTRODUÇÃO

A dispneia é definida como a sensação subjetiva de desconforto ou necessidade de esforço respiratório extra. A dispneia é, portanto, um sintoma descrito como percebido pelo paciente. Se assim entendermos, não seria adequado o emprego desse termo para os pacientes veterinários, visto que a sensação subjetiva não pode ser transmitida ao médico-veterinário. O sinal clínico, esse sim objetivo, que percebemos no paciente felino, é a alteração no padrão respiratório normal, associada a outras atitudes e achados, que nos leva a concluir que o gato está com dificuldade respiratória.

Outros termos estão associados com essa sensação de "falta de ar", por exemplo, distrição respiratória ou angústia respiratória. Com o objetivo de melhor compreensão, o termo "dispneia" vai ser utilizado como sinônimo de dificuldade respiratória como percebida pelo clínico.

A taquipneia é o aumento da frequência respiratória, que pode estar associada à simples compensação fisiológica de maiores demandas de oxigênio, como durante exercícios ou estresse, mas também pode ser a primeira manifestação de dispneia.

A cianose se caracteriza pela coloração azulada ou arroxeada de pele ou mucosas como resultado da deficiência de oxigênio no sangue.

A insuficiência respiratória é considerada uma causa frequente de morte nos pacientes felinos, até mesmo naqueles que estão internados. Os principais motivos para isso residem na falha do reconhecimento precoce da dispneia e na consequente falha no estabelecimento de prioridades no manejo (Figura 1).

Os princípios básicos para a abordagem de um paciente felino com dificuldade respiratória são: reconhecimento precoce, manipulação cuidadosa e suplementação de oxigênio (Figura 2).

RECONHECIMENTO PRECOCE

O mais importante instrumento diagnóstico disponível ao clínico para o reconhecimento da dificuldade respiratória é seu poder de observação. Mais potente e sensível que qualquer estetoscópio é o olhar atento e cuidadoso voltado ao paciente, muitas vezes antes até de manipulá-lo.

A celeridade no reconhecimento do problema pode fazer toda a diferença na escolha da intervenção mais apropriada, influenciando no prognóstico e na possibilidade de sobrevivência do gato. O reconhecimento imediato também propicia a adaptação das técnicas de manejo para o paciente instável, evitando descompensações súbitas. A utilização de métodos diagnósticos complementares só deve ser planejada após a estabilização inicial e a certeza da segurança de seus benefícios.

Conhecer o padrão respiratório normal esperado de um gato em repouso e de um gato estressado ou cansado é fundamental nessa observação inicial. Qualquer um se preocupa ao observar um gato dispneico

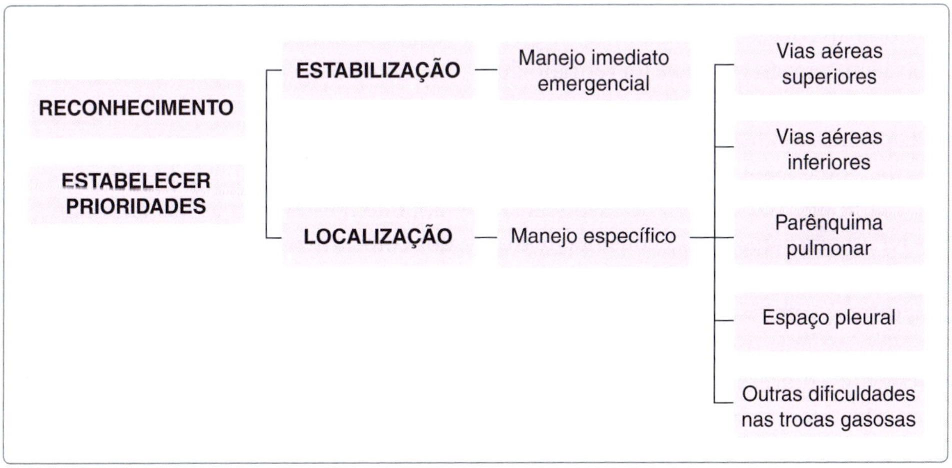

FIGURA 1. Fluxograma geral da abordagem do gato dispneico.

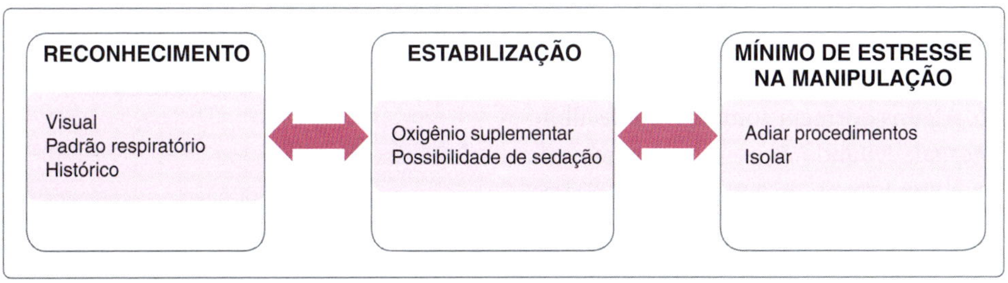

FIGURA 2. Princípios básicos da abordagem do gato dispneico.

se ele está respirando de boca aberta ou está cianótico, mas sérias dificuldades respiratórias podem se manifestar de maneiras muito mais sutis.

Sinais iniciais de dificuldade respiratória podem não estar relacionados diretamente com a respiração, podendo incluir: letargia, alterações de comportamento (tornam-se menos interativos, escondem-se), anorexia, relutância em serem manipulados ou afagados.

A partir desses sinais mais sutis, podem ser percebidas pelo proprietário as manifestações respiratórias ainda discretas, como aumento de frequência respiratória, ruídos na respiração ou alterações vocais.

O paciente felino pode ser apresentado à consulta somente com essas poucas informações e manifestar franca dificuldade respiratória ao chegar ao consultório. O gato estava em casa em repouso, foi retirado de seu ambiente, colocado em uma caixa de transporte e conduzido até a clínica veterinária. Todas essas manipulações podem fazer com que seu quadro de dispneia se agrave. O que parecia uma consulta de rotina, rapidamente se transforma em uma emergência com risco de morte.

No consultório ou na internação, as manifestações clínicas da dispneia no gato vão se mostrando gradativamente, começando com sinais de ansiedade, aumento da frequência respiratória e alterações posturais que facilitem a respiração (posição ortopneica). O gato se posiciona agachado, com os membros abduzidos (afastados) e, eventualmente, com o pescoço estendido. Alguns dormem somente em decúbito esternal, evitando as posições normais de decúbitos laterais, ou nem dormem, por extremo desconforto em qualquer decúbito. A partir daí, os sinais se tornam mais explícitos, com respiração de boca aberta e cianose evidentes, sinalizando a gravidade, a instabilidade e a necessidade de intervenção emergencial.

ATENÇÃO Antes de fazer qualquer avaliação visual do padrão respiratório, lembre-se que gatos que estão ronronando são capazes de alterar voluntariamente a frequência e a profundidade da respiração. Além disso, o som do "rom-rom" atrapalha a auscultação.

O ideal então é que a detecção da dispneia ocorra antes que esses sinais de gravidade e instabilidade apareçam (Quadro 1).

ESTABILIZAÇÃO INICIAL

Os fundamentos da estabilização inicial são a diminuição do gasto de oxigênio (com diminuição do estresse) e o fornecimento de oxigênio suplementar, podendo ou não haver a necessidade de sedar o gato.

Gatos com padrão respiratório rápido e superficial, e até respirando de boca aberta, podem estar apenas bastante estressados com as manipulações, transporte e/ou com desconforto térmico. Ao chegarem para o atendimento com esses sinais, devem ser tirados da sala de espera e levados para uma área tranquila, com temperatura

QUADRO 1

Sinais a serem observados para detecção precoce da dispneia

- Frequência respiratória > 50 mpm em repouso → descartar desconforto térmico ou estresse
- Aumento do esforço inspiratório ou expiratório, mudanças de decúbito
- Respiração rápida e superficial (também pode ser medo ou estresse)
- Posição ortopneica
- Respiração de boca aberta → **dispneia avançada**

mpm: movimentos por minuto.

ambiente agradável e observados por um tempo. Caso os sinais persistam ou se agravem, pode ser necessário fornecer oxigênio suplementar, com ou sem sedação.

O gato em angústia respiratória fica bastante ansioso e apavorado. Esse estresse aumenta ainda mais a demanda de oxigênio, em um círculo vicioso, agravando a insuficiência respiratória. A sedação nesses casos pode melhorar o padrão respiratório e a oxigenação (Quadro 2).

A mais importante providência para a estabilização inicial é o fornecimento de oxigênio suplementar. A escolha do melhor método de oxigenoterapia vai depender de vários fatores, como disponibilidade de equipamentos, menor contenção, gravidade da dispneia e aceitação pelo gato. O oxigênio suplementar pode ser fornecido em câmaras (caixas), por máscaras, diversos tipos de "capacetes", cateteres nasais ou até intubação orotraqueal. Esses métodos serão descritos com mais detalhes no capítulo 99 – Oxigenoterapia.

Uma das vantagens da estabilização inicial é ganhar tempo para considerar com calma os próximos passos na escolha de métodos diagnósticos e abordagem terapêutica.

Um acesso vascular pode ser necessário para a administração de fármacos de emergência, portanto, um cateter venoso deve ser colocado assim que o gato tolerar essa manobra. Nesse momento, também se pode coletar sangue para um perfil de emergência (p. ex., hematócrito, glicemia, creatinina e lactato).

Caso haja indícios claros de que o gato tem efusão pleural, uma toracocentese pode ser indicada de imediato (capítulo 105 – Toracocentese).

Após a estabilização, com o paciente compensado, parte-se para a tentativa de localização da desordem que causou a dificuldade respiratória.

DIAGNÓSTICO

Histórico

Certamente uma anamnese minuciosa é bem importante na busca de um diagnóstico definitivo (Quadro 3). O histórico detalhado pode ser adquirido por outro membro da equipe, enquanto o gato está sendo estabilizado. Se isso não for possível, o histórico deve ser breve e focado.

É comum que gatos doentes, com desconforto respiratório, se escondam. Assim, os proprietários podem não ter reparado em sinais sutis até que a doença esteja avançada.

QUADRO 2

Sugestões de protocolos sedativos para gatos dispneicos

- Butorfanol (0,01-0,3 mg/kg IV, IM ou SC)
- Acepromazina (0,03-0,05 mg/kg, IV ou IM), sozinha ou combinada
- Se houver necessidade: midazolam ou diazepam

QUADRO 3

Informações importantes de serem obtidas no caso de gato dispneico

- Histórico de doenças respiratórias ou circulatórias anteriores: asma, cardiomiopatias
- Teste positivo para FeLV (possibilidade de linfoma mediastinal)
- Possibilidade de traumas (quedas, atropelamentos, brigas) ou exposição a toxinas
- Possibilidade de inalação de fumaça ou produtos químicos
- Histórico de neoplasias anteriores (possibilidade de metástases pulmonares)
- Presença de tosse, vômitos (podem ser confundidos com tosse)
- Ruídos respiratórios recentes: estridores, sibilos
- Disfonia, miados roucos ou ausentes: pode indicar doenças laríngeas
- Presença de secreções nasais ou oculares no paciente e nos contactantes
- Sinais de doenças sistêmicas

Exame físico

Além da já mencionada inspeção cuidadosa do paciente, o exame físico preciso também pode acrescentar informações valiosas. Ele deve ser breve e objetivo, evitando-se manobras nesse momento consideradas estressantes e não prioritárias, como a aferição da temperatura retal. O exame físico pode inclusive ser executado enquanto o paciente estiver recebendo oxigênio suplementar.

Frequência respiratória normal:
20-40 mpm (em repouso)
Padrão (tipo) respiração normal:
costoabdominal sincrônico

O primeiro passo será a identificação do padrão respiratório, ainda somente por inspeção. O padrão fisiológico costoabdominal sincrônico caracteriza-se por movimentos respiratórios simultâneos de tórax e abdome no mesmo sentido. Os padrões considerados anormais são os restritivos e os obstrutivos, com variações na sincronia dos movimentos (sincrônicos e assincrônicos ou paradoxais) e devem ser prontamente identificados (Figura 3). Assista também aos vídeos complementares relacionados a este capítulo.

A dispneia pode ainda ser classificada em inspiratória, expiratória ou mista, ao ser observada em que fase da respiração o gato faz mais esforço. Nem sempre isso é facilmente determinado e, atualmente, considera-se que a determinação do padrão seja mais informativa que essa classificação.

A avaliação da coloração das mucosas rapidamente pode dar indícios de hipoxemia, com o achado de mucosas cianóticas ou extremamente pálidas. Por outro lado, não devemos supor que mucosas na cor rosa estarão sempre associadas com oxigenação normal.

A palpação superficial do tórax pode revelar enfisema subcutâneo, costelas fraturadas e edemas no gato que sofreu trauma contundente. Uma compressão firme e gentil no tórax cranial pode revelar menor flexibilidade da região, levantando a suspeita de massa mediastínica cranial.

A auscultação deve começar pelas vias superiores, posicionando o estetoscópio na região da laringe e traqueia em busca de estridores. A auscultação torácica também será útil na determinação da causa da dispneia, podendo ser detectadas crepitações, sibilos ou abafamento de sons pulmonares. Ainda podem ser detectados sopros ou arritmias na auscultação cardíaca. No entanto, é importante ficar atento ao fato de que, em decorrência do pequeno tamanho dos campos pulmonares do gato, crepitações finas associadas a edema pulmonar podem ser difíceis de serem detectadas.

Exames complementares

Exames de imagem são extremamente úteis na determinação da causa da dificuldade respiratória, mas de maneira alguma um gato instável deve ser submetido a manobras de contenção e posicionamento para uma radiografia ou ultrassonografia, por exemplo.

A utilização de técnicas especiais de imagem para animais na emergência pode auxiliar na determinação mais rápida da localização da causa da dificuldade respiratória. O exame ultrassonográfico focado no tórax (TFAST, do inglês *thoracic focused assessment with sonography for trauma*) pode ser realizado com mínima contenção para a confirmação imediata da presença de efusões pleurais e suspeita de pulmão úmido (pneumonia ou edema pulmonar), por exemplo, além de outros achados (capítulo 30 – Ultrassonografia Focada – TFAST/AFAST).

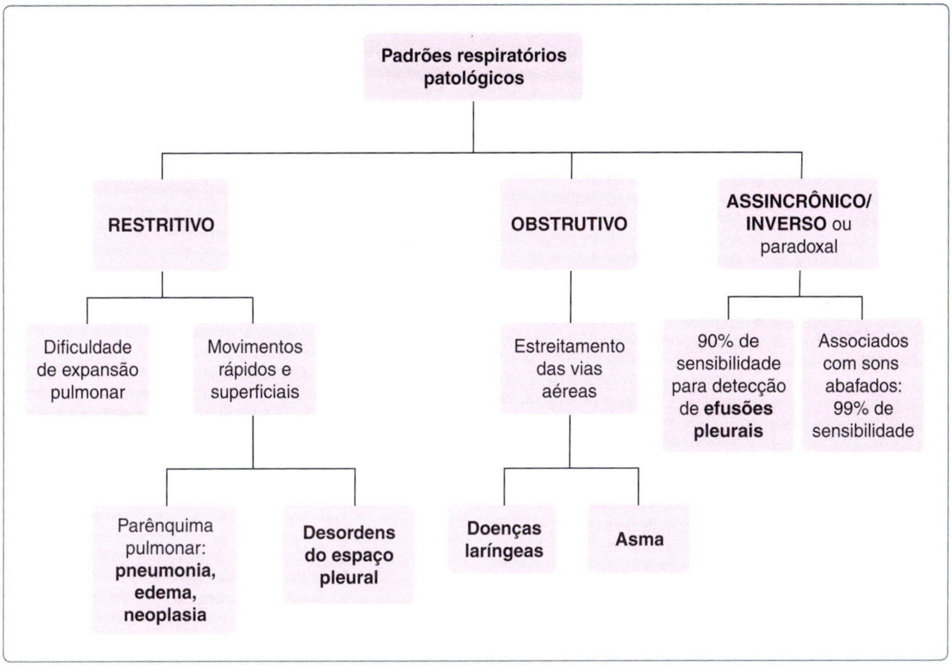

FIGURA 3. Fluxograma da identificação dos padrões respiratórios patológicos.

Na ausência da ultrassonografia, uma radiografia torácica pode ser realizada, desde que o gato se apresente estável. Pode-se tentar uma incidência dorsoventral com o mínimo de contenção e/ou a utilização de incidência de raio horizontal, com o gato em decúbito esternal, para confirmar a presença de efusões ou pneumotórax (capítulo 15 – Particularidades do gato no diagnóstico por imagem).

Diante da forte suspeita de cardiopatia em um gato dispneico, antes que seja possível uma avaliação mais completa, existe a possibilidade da mensuração do biomarcador NT-proBNP (porção N-terminal do peptídeo natriurético tipo B). Isso se torna especialmente importante nos pacientes com alterações na auscultação cardíaca, nos quais ainda não é possível diferenciar entre doença cardíaca ou respiratória.

ATENÇÃO Para **causas iatrogênicas** de alterações de padrão respiratório em gatos internados: excesso de fluido, hipertermia (colchões térmicos).

Localização

Com as várias informações obtidas até aqui, o objetivo agora é localizar a origem da dificuldade respiratória e, preferencialmente, sua etiologia (Quadro 4).

MANEJO DO GATO DISPNEICO

O manejo do gato dispneico passa obviamente pela estabilização inicial e, se já houver informações suficientes da causa, pode-se partir para intervenções mais específicas (Quadro 5).

QUADRO 4

Principais causas de dispneia nos gatos e alguns achados do exame físico		
Localização	**Causas**	**Achados**
Trato respiratório superior	▪ Obstrução: estenose de narinas ou nasofaringe ▪ Rinite ▪ Neoplasia nasal ▪ Doenças laríngeas (pólipos ou neoplasias) ou traqueais	▪ Dispneia inspiratória ▪ Presença de estertores ou estridores (laringe e traqueia cervical) ▪ Padrão obstrutivo ▪ Movimentos lentos e profundos
Vias respiratórias inferiores	▪ Compressões extraluminais ▪ Corpos estranhos ▪ Bronquite crônica/asma ▪ Inalação de fumaça	▪ Dispneia expiratória ▪ Estridores, sibilos ▪ Tosse ▪ Padrão obstrutivo
Parênquima pulmonar	▪ Broncopneumonia ▪ Pneumonia aspirativa ▪ Edema pulmonar não cardiogênico ▪ Contusão e hemorragia pulmonar ▪ Tromboembolismo ▪ Neoplasia (primária ou metastática)	▪ Dispneia inspiratória, expiratória ou mista ▪ Pode haver crepitações ou sibilos ▪ Padrão restritivo
Espaço pleural e mediastino	▪ Efusões pleurais ▪ Neoplasias mediastínicas (linfoma, timoma) ▪ Pneumotórax ▪ Ruptura diafragmática	▪ Dispneia inspiratória ▪ Abafamento de sons respiratórios ▪ Padrão restritivo assincrônico
Cardiopatias	▪ Cardiomiopatias ▪ Doenças cardíacas congênitas ▪ Edema pulmonar cardiogênico	▪ Dispneia inspiratória ou mista ▪ Padrão restritivo (se houver edema) ▪ Hipotermia ▪ Taquicardia e ritmo de galope
Outras	▪ Hipertermia ▪ Alterações hematológicas: anemia, metemoglobinemia ▪ Dor ▪ Estresse ▪ Acidose metabólica	▪ Dispneia inspiratória ou mista ▪ Padrão costoabdominal ▪ Alteração na coloração das mucosas (pálidas, cianóticas) ▪ Histórico de trauma ▪ Anemia grave no hemograma

QUADRO 5

Abordagens terapêuticas imediatas e específicas para o gato dispneico	
Causa	**Manejo**
Obstrução de vias superiores	▪ Limpeza de secreções ▪ Acesso alternativo: punção cricoide ou traqueostomia ▪ Manutenção da temperatura ideal
Asma	▪ Dexametasona (1 mg/kg IV ou IM) ▪ Broncodilador: • Terbutalina (0,01 mg/kg IM, IV ou SC) ou • Albuterol (90 a 200 μg por inalação)
Edema pulmonar cardiogênico	▪ Furosemida (1-2 mg/kg IV) ▪ Considerar a necessidade de vasodilatadores
Contusões/hemorragias pulmonares	▪ Repouso e analgesia
Efusão pleural ou pneumotórax	▪ Toracocentese com agulha (exceto se houver suspeita de hemorragia/coagulopatia)

LITERATURA SUGERIDA

Beatty J, Barrs V. Pleural effusion in the cat: a practical approach to determining aetiology. J Feline Med Surg. 2010;12(9):693-707.

Boysen SR, Lisciandro GR. The use of ultrasound for dogs and cats in the emergency room: AFAST and TFAST [published correction appears in Vet Clin North Am Small Anim Pract. 2013;43(6):xiii. Vet Clin North Am Small Anim Pract. 2013;43(4):773-797.

Dickson D, Little CJL, Harris J, Rishniw M. Rapid assessment with physical examination in dyspnoeic cats: the RAPID CAT study. J Small Anim Pract. 2018;59(2):75-84.

Dijkstra E, Teske E, Szatmári V. Respiratory rate of clinically healthy cats measured in veterinary consultation rooms. Vet J. 2018;234:96-101.

Domínguez-Ruiz M, Reinero CR, Vientos-Plotts A, Grobman ME, Silverstein D, Le Boedec K. Interclinician agreement on the recognition of selected respiratory clinical signs in dogs and cats with abnormal breathing patterns. Vet J. 2021;277:105760.

Hibbert A. Dyspnoea, tachypnoea and hyperpnoea. In: Harvey A, Tasker S, editors. BSAVA manual of feline practice. Gloucester: BSAVA; 2013. p.105-19.

Loewen JM, Bach JF. Respiratory distress in small animals: pathophysiology and clinical approach. J Vet Emerg Crit Care (San Antonio). 2022;32(S1):3-15.

Rozanski E, Chan DL. Approach to the patient with respiratory distress. Vet Clin North Am Small Anim Pract. 2005;35(2):307-17.

Sharp C. Approach to respiratory distress in dogs & cats. Today's Vet Pract. 2015;5:53-60.

Sigrist NE, Adamik KN, Doherr MG, Spreng DE. Evaluation of respiratory parameters at presentation as clinical indicators of the respiratory localization in dogs and cats with respiratory distress. J Vet Emerg Crit Care (San Antonio). 2011;21(1):13-23.

CONTEÚDO COMPLEMENTAR

Este capítulo contém conteúdo complementar disponibilizado em uma plataforma digital exclusiva.

Utilize o QR code abaixo para ingressar no ambiente virtual (senha: clinicafelinos):

24

Distocia/secreção vaginal

Christine Souza Martins

O PULO DO GATO

- A presença de secreções vaginais na gata pode estar associada a desordens graves como a piometra.
- A distocia nas gatas é incomum, mas pode representar risco de morte para os fetos e a mãe.
- Muitas vezes, o que a gata precisa é de um ambiente tranquilo e seguro para o parto, em vez de manipulações excessivas ou intervenções invasivas.
- Uma boa avaliação clínica da gata e dos fetos pode evitar intervenções cirúrgicas desnecessárias.

INTRODUÇÃO

A grande maioria das alterações reprodutivas nas gatas pode ser evitada com o aconselhamento da castração, caso o objetivo de sua criação não seja comercial.

O manejo reprodutivo das gatas envolve, entre outras coisas, a cuidadosa atenção para alterações que podem ocorrer na gestação e no parto, como a distocia. A intervenção precoce e direcionada será importante na saúde da fêmea e de seus filhotes.

SECREÇÃO VAGINAL

A presença de secreções vaginais nas gatas não é um achado frequente na clínica de felinos. Na grande maioria das vezes, as secreções serosas e mucosas podem estar relacionadas ao cio, enquanto as secreções mucopurulentas estão relacionadas à piometra (Figura 1). Devemos lembrar que o estro (e o proestro) na gata não se caracterizam pela presença de secreção vaginal sanguinolenta.

As secreções vaginais podem passar despercebidas a princípio, visto que as gatas têm o hábito de se lamber, e dificilmente haverá acúmulo importante de secreções. Essas serão mais bem percebidas quando acumuladas nas gatas de pelo longo, ou como manchas nas superfícies ambientais.

Causas

Considerando que a causa mais comum de secreções mucopurulentas nas gatas é a piometra, sua presença deve ser avaliada com detalhes, porém outras causas podem estar envolvidas (Quadro 1).

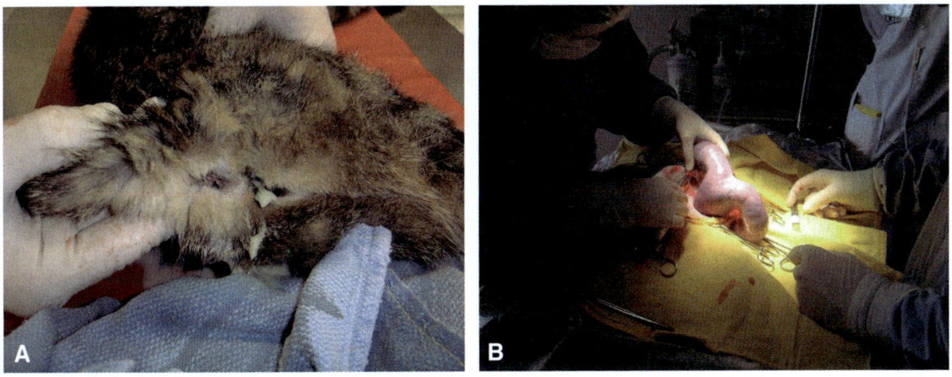

FIGURA 1. **A:** paciente apresentando secreção vaginal purulenta decorrente de piometra, **B:** gata com piometra durante a cirurgia.

Fonte: imagens cedidas por Fernanda Vieira Amorim da Costa.

DISTOCIA

A distocia é definida como trabalho de parto doloroso, lento e difícil. Nem sempre é fácil distinguir o parto normal do distócico na gata, visto que a ocorrência de tempo prolongado entre expulsão dos filhotes pode ser normal em alguns casos.

A distocia pode representar risco de vida para a mãe e os filhotes, mas sua incidência é considerada baixa em gatos, ocorrendo em menos de 10% dos partos em gatas de raça, podendo ser até menos frequente nas mestiças. Algumas raças, porém, apresentam maior incidência, seja por fatores genéticos, seja pela desproporção entre a circunferência do crânio dos fetos e o canal pélvico da mãe (braquicefálicos, como os Persas, ou dolicocéfalos, como os Siameses).

Diagnóstico

A distocia ocorre com pouca frequência nas gatas, mas deve-se suspeitar quando observam-se fortes contrações não produtivas por mais de 30 a 60 minutos. Suspeita-se também quando um filhote é visto no canal vaginal e o parto não progride, ou quando há grande quantidade de secreção vaginal sanguinolenta não acompanhada da expulsão de filhotes. Considera-se também o diagnóstico

QUADRO 1

Possíveis causas de secreção vaginal nas gatas	
Secreção serosa a mucosa	Proestro ou estro
Secreção mucopurulenta	Infecção bacteriana primária Infecção bacteriana secundária: • Piometra • Endometrite • Vaginite/vestibulite
Secreção hemorrágica	Trauma Neoplasias Coagulopatia

de distocia se a gestação é considerada prolongada (vai além do período considerado normal para a espécie) ou o parto cessa após já iniciado. A ocorrência de intervalos maiores que duas horas entre a expulsão de um feto e outro também pode ser considerada suspeita de distocia.

> A duração média da gestação das gatas é de cerca de 65 dias (variando entre 52-74 dias).

Diferenciar a distocia do parto normal pode não ser tão fácil, considerando as alterações de comportamento demonstradas pela fêmea, e o fato de a gata poder atrasar voluntariamente o parto se estiver estressada, especialmente quando o ambiente não for apropriado. Outra informação importante é a impressão que o proprietário tem do trabalho de parto e as informações que passa ao veterinário. Tirar a gata de seu ambiente e levá-la até o atendimento veterinário pode atrasar e prejudicar ainda mais o trabalho de parto. Na eventualidade de o observador julgar que seja necessária uma intervenção médica, é melhor que o veterinário vá até a residência e faça suas primeiras avaliações lá, a fim de evitar o deslocamento desnecessário da gata. Caso julgue que seja indispensável algum tipo de exame complementar (laboratorial ou de imagem) ou alguma intervenção terapêutica (médica ou cirúrgica), então a gata deve ser encaminhada para a clínica veterinária.

O diagnóstico inclui uma boa anamnese com o histórico reprodutivo e de saúde geral da gata, e a descrição de partos anteriores. O exame físico detalhado deve incluir palpação abdominal (verificar o tamanho do útero), palpação da pelve por via retal e palpação vaginal (para verificar a presença de um filhote), se possível. Exames complementares podem incluir hemograma completo, glicemia e mensuração do cálcio sérico.

Além da detalhada avaliação física da fêmea, radiografias abdominais podem ser bastante úteis no diagnóstico de possível distocia, pois permitem detectar fetos mal posicionados ou muito grandes, o número de fetos e até mesmo a presença de anormalidades anatômicas da pelve (canal do parto). Alguns achados radiográficos podem indicar a necessidade da realização de cesariana.

A avaliação ultrassonográfica é importante na determinação da viabilidade fetal, mas sozinha pode não fornecer todas as informações necessárias na tomada de decisão quanto ao tratamento da distocia (manejo clínico ou cirúrgico) (Quadro 2).

QUADRO 2

Contribuição dos exames de imagem ao diagnóstico e manejo da distocia nas gatas	
Radiografia	▪ Tamanho do feto incompatível com o canal de parto ▪ Deformidades no feto (hidrocefalia, fraturas de crânio) ▪ Canal de parto (pelve) deformado ou estreito ▪ Presença de gás no feto ou no útero, indicando morte fetal. ▪ Feto mal posicionado em relação ao canal (especialmente com o corpo ou pescoço flexionado) ▪ Ninhada muito grande
Ultrassonografia	▪ Observação da viabilidade fetal pelos movimentos e batimentos cardíacos (estresse fetal suspeito se os batimentos < 195 bpm ou > 260 bpm) ▪ A resposta uterina ao estímulo farmacológico (ocitocina) pode ser acompanhada

O fato de a gata ter sido capaz de parir um ou mais filhotes sem dificuldade não descarta a possibilidade de ocorrer distocia mais adiante, especialmente em ninhadas muito numerosas ou com a saúde comprometida.

Causas

As causas de distocia podem ser divididas em fatores maternos e fatores fetais (Quadro 3). A determinação da causa se torna importante, uma vez que uma gata pode não ter o perfil ideal para ser reprodutora, por problemas de má formação ou outros problemas de saúde crônicos.

- Inércia uterina primária refere-se à incapacidade de iniciar o trabalho de parto. Ocorre antes da expulsão do primeiro feto.
- Inércia uterina secundária ocorre por fadiga uterina, já tendo havido expulsão de parte da ninhada.

Manejo da distocia

O reconhecimento precoce da distocia e consequente intervenção é essencial para o bem-estar e sobrevivência dos filhotes e da mãe.

O clínico deve decidir se há mesmo a necessidade de intervenção ou se o prolongamento do parto está dentro do esperado para ninhadas grandes, por exemplo. Há relatos de partos durarem até 48 horas. Considera-se, no entanto, que a duração média de partos sem intercorrência seja de seis horas.

ATENÇÃO O excesso de intervenção pode atrasar ainda mais o parto. Algumas gatas progridem no parto se lhes for fornecido um ambiente tranquilo e com pouca luz.

Se o filhote está visível e acessível na vulva, a tentativa deve ser de tracioná-lo de maneira cuidadosa (Figura 2). Aplicam-se

QUADRO 3

Causas de distocia na gata	
Fatores maternos	▪ Inércia uterina: • Primária: obesidade, pouco estímulo uterino por ninhada pequena, excesso de distensão do miométrio por ninhada muito grande, hipocalcemia, hipoglicemia, doença uterina (infecção, torção, ruptura) • Secundária: fadiga uterina após parto prolongado ou após outras causas de distocia ▪ Predisposição genética e familiar. ▪ Fatores estressantes no período peripuerperal ▪ Idade avançada ▪ Doença sistêmica, sepse, hipotensão ▪ Canal pélvico estreito, por trauma anterior ou defeitos genéticos ▪ Imaturidade ▪ Exaustão física por partos demorados ▪ Anormalidades uterinas (torção, hérnia, prolapso) ▪ Anormalidades vaginais (estreitamento, massas) ▪ Estresse ambiental intenso
Fatores fetais	▪ Mal posicionamento ou postura inadequada ▪ Tamanho do crânio desproporcional ao canal do parto (especialmente braquicefálicos) ▪ Morte de um ou mais fetos ▪ Fetos muito grandes ▪ Defeitos congênitos

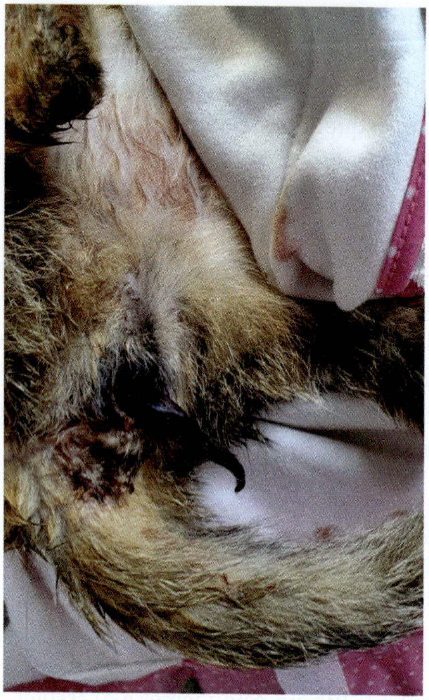

FIGURA 2. Parto distócico de um feto mal posicionado, apresentando a cauda para fora da vulva, que nasceu morto após ficar preso por mais de 24 horas.

Fonte: arquivo pessoal da autora.

generosas quantidades de lubrificante aquoso estéril ao redor do filhote. As tentativas de tração devem ser feitas com o auxílio de uma compressa seca, e não com instrumentos, e, de preferência, sincronizadas com as contrações uterinas e abdominais.

Se o feto estiver em apresentação cranial, recomenda-se limpar as narinas e verificar a necessidade de aspirar com sonda ou seringa o líquido que está obstruindo as vias respiratórias. Se o feto estiver em apresentação caudal, não devemos tracioná-lo pelos membros, pelo risco de avulsão. Nesse caso, a tração é feita ao redor da pelve. Podemos fazer movimentos laterais ou de torção, e auxiliar com a mão com luva lubrificada.

Caso nenhum feto esteja visível, o clínico deve decidir se faz a intervenção medicamentosa ou encaminha diretamente para a cesariana (Quadro 4).

A intervenção medicamentosa não deve ser tentada caso o diagnóstico inicial aponte uma causa obstrutiva para a distocia (de origem materna ou fetal).

Os fármacos utilizados visam aumentar a frequência (ocitocina) e a força (gluconato de cálcio) das contrações (Quadro 5). A intervenção medicamentosa é considerada menos eficaz no manejo da distocia nas gatas, quando comparadas às cadelas. Entretanto, desde que as condições sejam favoráveis, ela deve ser tentada.

O manejo medicamentoso da distocia nas gatas é considerado bem-sucedido em cerca de 30% dos casos. Como esses medicamentos causam contrações bastante intensas, há o risco potencial de ruptura uterina, caso utilizados de maneira inapropriada. O uso de medicamentos também é contraindicado quando um número grande de fetos ainda está presente no útero, podendo indicar fadiga uterina ou da mãe.

Na eventualidade de o manejo clínico não ter obtido sucesso ou ser contraindicado (Figura 3), o manejo cirúrgico deve ser prontamente iniciado (Quadro 6).

Uma vez decidido pela intervenção cirúrgica, medidas específicas para garantir a saúde da mãe e dos filhotes devem ser

QUADRO 4

Condições em que a intervenção medicamentosa pode ser indicada

- A gata está saudável
- O trabalho de parto não está muito prolongado
- A cérvix está aberta ou dilatada (pode ser confirmado por palpação ou se um filhote já foi expulso)
- O tamanho do feto é compatível com o canal pélvico
- A frequência cardíaca do feto não indica sofrimento

QUADRO 5

Protocolos de manejo medicamentoso da distocia	
Ocitocina	▪ Promove aumento da frequência das contrações ▪ Doses iniciais de 0,1 UI/kg via IM ou 2-4 UI/gato ▪ Repetir após 30 minutos ▪ Pode ser administrada IV lentamente com as doses menores ▪ Não são recomendadas mais de 2 doses: risco de hiperestimulação uterina e sofrimento fetal por ruptura da placenta
Gluconato de cálcio 10%	▪ Indicado caso haja hipocalcemia ou quando a estimulação apenas com ocitocina não produziu o resultado esperado ▪ Administração IV lenta na dose de 0,2 mL/kg (ou 0,5-1,0 mL/gato) ▪ Verificar a possibilidade de arritmias cardíacas na auscultação
Glicose	▪ Se a gata estiver com hipoglicemia ▪ 0,2 mL de glicose 50% diluída em 1 mL de soro fisiológico e administrada IV lentamente (5-10 minutos)

QUADRO 6

Condições em que a intervenção cirúrgica (cesariana) deve ser indicada
▪ Falha nos procedimentos de auxílio manual ou medicamentoso ▪ Inércia uterina primária não responsiva aos fármacos ▪ Inércia uterina secundária a uma ninhada muito grande ▪ Doença sistêmica ou infecção uterina (secreções purulentas) ▪ Causa obstrutiva da distocia ▪ Grave estresse fetal (< 150 bpm) ▪ Morte fetal comprovada ▪ Alterações uterinas graves (torção, prolapso, ruptura)

implementadas. Isso inclui a escolha dos fármacos anestésicos adequados e a preparação de equipe para os cuidados neonatais imediatos.

No caso de gatas que não se destinam à reprodução comercial, pode-se aproveitar a oportunidade da cesariana para realizar a ovário-histerectomia. Esse procedimento não afeta os cuidados maternos ou a amamentação.

Gatas com *pedigree* que fazem parte de criações comerciais e que sofreram com distocia, sendo submetidas à cesariana, podem recuperar seu potencial reprodutivo e

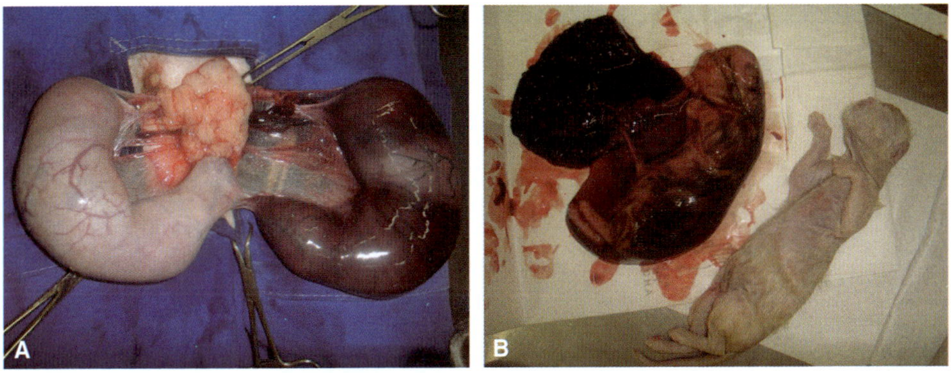

FIGURA 3. **A, B:** torção uterina em gata, cujo tratamento é cirúrgico e pode resultar em perda fetal.
Fonte: imagens cedidas por Fernanda Vieira Amorim da Costa.

eventualmente até terem partos normais. Porém, se a causa da distocia foi genética, problemas de conformação da pelve ou inércia uterina primária, recomenda-se que essa gata seja retirada da reprodução.

LITERATURA SUGERIDA

Holst BS. Feline breeding and pregnancy management: what is normal and when to intervene. J Feline Med Surg. 2022;24:221-31.

Johnson AK. Normal feline reproduction: the queen. J Feline Med Surg. 2022;24:204-11.

Lamm CG, Makloski CL. Current advances in gestation and parturition in cats and dogs. Vet Clin North Am Small Anim Pract. 2012;42:445-56.

Little S. Feline reproduction. Problems and clinical challenges. J Feline Med Surg. 2011;13:508-15.

Little S. Female reproduction. In: Little S, editor. The cat: clinical medicine and management. St. Louis: Saunders Elsevier; 2012. p.1195-227.

Pelsue D. Pyometra and vaginal discharges. In: Lappin MR, editor. Feline Intern Med Secrets. Philadelphia: Hanley & Belfus, Inc.; 2001. p.295-8.

Pretzer SD. Medical management of canine and feline dystocia. Theriogenology. 2008;70:332-6.

Traas AM. Surgical management of canine and feline dystocia. Theriogenology. 2008;70:337-42.

Smith FO. Guide to emergency interception during parturition in the dog and cat. Vet Clin North Am Small Anim Pract. 2012;42(3):489-99.

Wiebe VJ, Howard JP. Pharmacologic advances in canine and feline reproduction. Top Companion Anim Med. 2009;24:71-99.

Hemorragias/sangramentos

Christine Souza Martins

O PULO DO GATO

O termo "hemorragia" refere-se ao sangramento considerado excessivo.

Hemorragias podem ocorrer por lesões locais ou por distúrbios de coagulação.

Manifestações clínicas de hemorragias podem variar e, dependendo da gravidade, podem causar comprometimento cardiovascular secundário à hipovolemia.

Pacientes com desordens de hemostasia subclínicas podem não demonstrar nenhuma evidência de hemorragia até que sejam submetidos a um procedimento invasivo.

Sangramentos espontâneos ou desproporcionais ao dano tecidual observado devem ser investigados como parte de desordens de hemostasia.

INTRODUÇÃO

As hemorragias variam desde suaves e autolimitantes até episódios graves, podendo representar emergências com ameaça à vida. Sangramentos podem ser causados por lesões localizadas em gatos com hemostasia normal ou por defeitos nos mecanismos de hemostasia, ocasionando sangramentos prolongados, inclusive em locais sem lesões aparentes. Hemorragias agudas estão mais comumente associadas a traumas penetrantes ou contundentes. Porém, episódios de hemorragia também podem estar associados a coagulopatias, neoplasias ou complicações pós-cirúrgicas (Quadro 1).

Outras causas de sangramentos, por vezes pouco evidentes, incluem hipertensão arterial e doenças vasculares sistêmicas (vasculites). A hipertensão pode causar hemorragias na retina, epistaxe e até acidente vascular hemorrágico no sistema nervoso central (capítulo 60 – Hipertensão arterial sistêmica).

O diagnóstico das causas não óbvias de sangramentos exige um histórico detalhado, exame físico cuidadoso e exames complementares selecionados, a fim de estabelecer um plano terapêutico adequado.

MECANISMOS DE HEMOSTASIA

Alguns tipos de hemorragia estão relacionados a falhas nos processos fisiológicos de hemostasia, tornando essencial o conhecimento de seus vários aspectos e fatores envolvidos. O mecanismo fisiológico

QUADRO 1

Principais causas de hemorragias no paciente felino

- Lesões traumáticas:
  - Ferimentos externos
  - Lesões internas (hepáticas, esplênicas)
  - Espaço pleural
  - Locais de fratura pélvica ou ossos longos
- Não traumáticas:
  - Neoplasias (ruptura do tumor ou invasão vascular)
  - Alterações nos mecanismos de hemostasia:
    - Ingestão de rodenticidas
    - Trombocitopenias
    - Redução significativa nos fatores de coagulação
    - Insuficiência hepática
    - CIVD
- Causa iatrogênica:
  - cirurgias ou outros procedimentos invasivos

CIVD: coagulação intravascular disseminada.

de contenção de sangramentos é o resultado de três funções interdependentes: função vascular, função plaquetária e de coagulação (Figura 1). Falhas ou déficits quantitativos ou funcionais em um ou mais desses fatores podem ocasionar hemorragias suaves ou graves, podendo representar ameaça à vida.

A última etapa desse processo, uma vez controlado o sangramento, é a fibrinólise. Fatores ativadores presentes nas paredes dos vasos sanguíneos, fluidos corporais e na maioria dos tecidos convertem o plasminogênio em plasmina. A plasmina, por sua vez, sendo uma enzima proteolítica, digere e dissolve o coágulo de fibrina.

De maneira resumida, pode-se dividir o processo de coagulação em: hemostasia primária, representada pela vasoconstrição e formação do tampão plaquetário inicial;

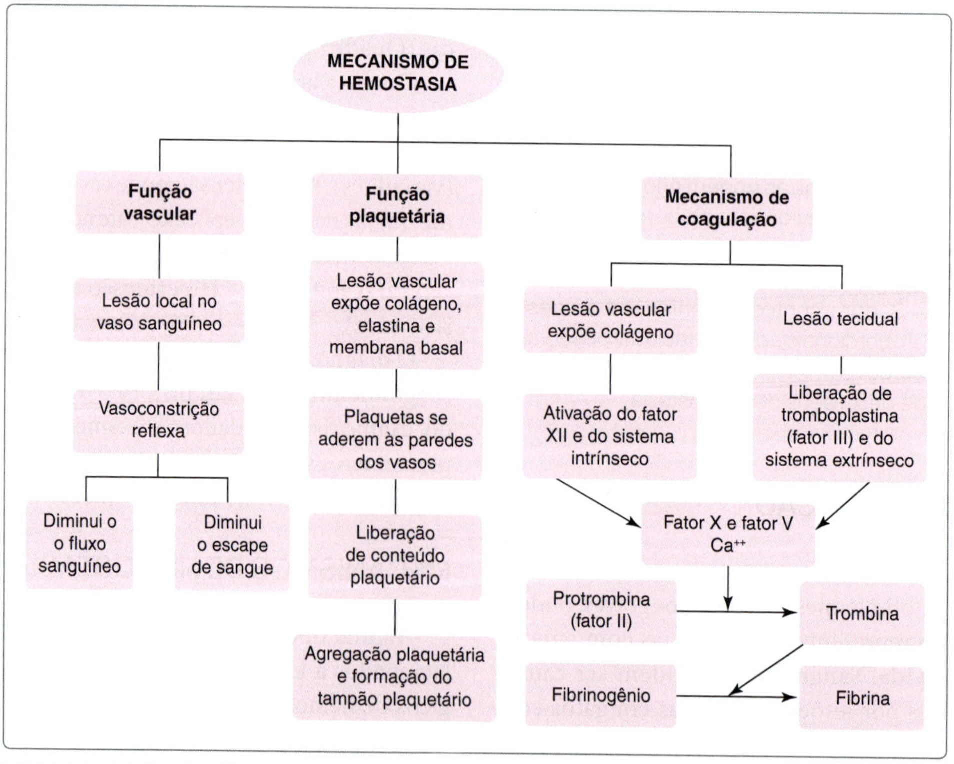

FIGURA 1. Visão simplificada dos mecanismos inter-relacionados de hemostasia.

e hemostasia secundária, representada pela série de reações proteolíticas e ativação de fatores solúveis e celulares (cascata de coagulação) que resultam na geração e deposição de polímeros de fibrina, que estabilizarão o tampão plaquetário a fim de formar o coágulo maduro. A última etapa é representada pela fibrinólise, que dissolve o coágulo de fibrina restaurando a patência do vaso. Mesmo representando fases diferentes do processo de coagulação, elas se sobrepõem.

As hemorragias (espontâneas ou provocadas) podem ser causadas por desordens na hemostasia primária, na hemostasia secundária, por hiperfibrinólise ou por uma combinação delas.

DIAGNÓSTICO

Quando existe um sangramento desproporcional à lesão tecidual observada, tempo de sangramento maior que o esperado ou observação de hemorragias em locais de trauma constante (p. ex., gengiva), torna-se essencial a investigação das possíveis alterações nos mecanismos de coagulação e suas causas.

Histórico

Várias informações obtidas na anamnese podem auxiliar no diagnóstico das causas da hemorragia observada (Quadro 2).

QUADRO 2

Anamnese para a investigação de casos de hemorragia

- A presente hemorragia é proporcional ao dano tecidual detectado?
- O gato já teve episódios anteriores de hemorragias?
- Observa-se a presença de hemorragias espontâneas em urina, fezes, mucosas, pele?
- Presença de doenças preexistentes como doença renal, hepática, pancreática ou neoplasias?
- Idade em que começaram os primeiros sinais e histórico familiar (podem indicar uma desordem hereditária)
- Relato de sangramentos desproporcionais em cirurgias eletivas (castração)
- Sangramentos espontâneos em mais de um animal no mesmo ambiente: podem indicar exposição a toxinas
- Fatores ambientais: vida livre, hábitos de caça, doenças infecciosas
- Histórico de administração de fármacos ou ingestão acidental

Exame físico

Enquanto o sangramento externo é facilmente identificável, as hemorragias internas (em órgãos ou cavidades) podem não ser evidentes ao exame clínico inicial, com os sinais variando de acordo com órgão envolvido. Os sinais clínicos consequentes à hemorragia podem variar dependendo da natureza (arterial, venosa ou capilar) e da gravidade do sangramento.

Nas hemorragias agudas, há de se avaliar estado geral do paciente, grau de consciência, coloração de mucosas, padrão respiratório, tipo e local do sangramento. A descrição de distribuição, extensão e natureza da hemorragia é essencial na tentativa de caracterização da desordem em local ou sistêmica.

Os sinais clínicos e a gravidade do sangramento podem ser uma indicação da localização do problema nas vias de hemostasia. Hemorragias petequiais e equimoses geralmente indicam defeitos plaquetários ou nos vasos sanguíneos, isto é, distúrbios na hemostasia primária (Figura 2). Por sua vez, hemorragias volumosas e profundas, especialmente em cavidades como tórax ou abdome, músculos ou tecidos subcutâneos, geralmente indicam problemas nas vias intrínsecas ou extrínsecas de coagulação

(Figura 3). Equimoses e hematomas na pele podem ser encontrados em diversos defeitos hemostáticos.

O exame físico detalhado deve ser capaz de detectar sinais de trauma, que pode estar associado ao sangramento (Figura 4).

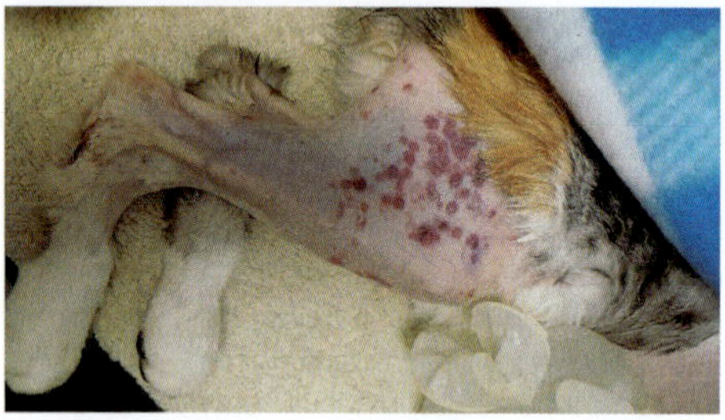

FIGURA 2. Presença de petéquias e equimoses em gata com coagulopatia secundária a quadro grave de pancreatite.

Fonte: arquivo pessoal da autora.

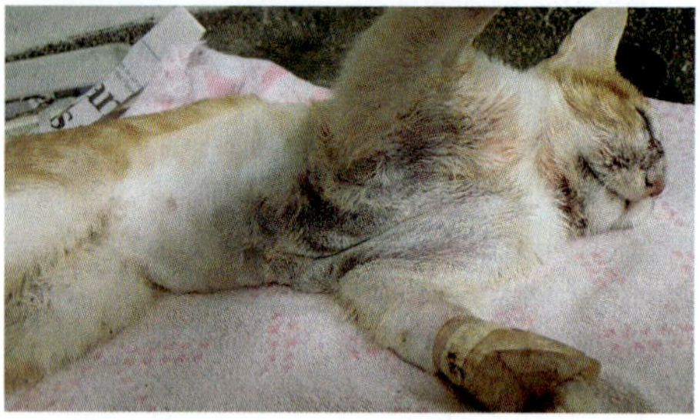

FIGURA 3. Vários pontos de hemorragias (conjuntiva, locais de venopunção, hematoma extenso subcutâneo) em gato que foi picado por cobra.

Fonte: arquivo pessoal da autora.

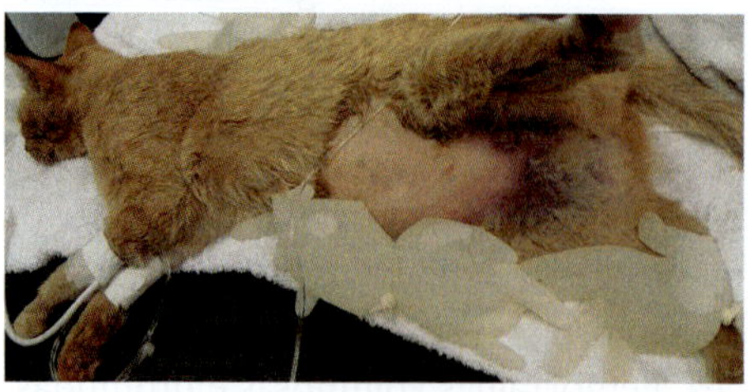

FIGURA 4. Gato com histórico de atropelamento apresentando importante hematoma causado por fratura de pelve, posteriormente comprovada em exame radiográfico.

Fonte: arquivo pessoal da autora.

Nesses casos, a detecção de sangramento vindo de orifícios corporais (boca, narinas, reto, uretra) pode ser uma indicação importante de sangramentos internos. A observação de mucosas ictéricas pode levar à suspeita de desordens hepáticas graves, pancreatite ou anemia hemolítica imunomediada (AHIM). A trombocitopenia pode acompanhar casos de AHIM, enquanto a produção de fatores de coagulação e absorção de vitamina K podem estar comprometidas nas desordens hepáticas graves e colestases, respectivamente.

Sangramentos espontâneos decorrentes de trombocitopenia não complicada ocorrem muito menos frequentemente nos gatos, em comparação aos cães. A não ser que haja uma anormalidade funcional das plaquetas, outra coagulopatia ou alteração vascular, o sangramento espontâneo raramente ocorre em gatos com contagem de plaquetas acima de 30.000/μL e pode não ocorrer mesmo com contagens ainda menores. Sangramentos em gatos com trombocitopenia têm maior probabilidade de ocorrer na presença de traumas ou inflamações graves.

Sabe-se que a causa mais frequente de sangramentos não traumáticos em gatos são as neoplasias, principalmente abdominais. As desordens imunomediadas podem estar acompanhadas de esplenomegalia ou presença de infecções por retrovírus (vírus da leucemia felina – FeLV – ou vírus da imunodeficiência felina – FIV).

Exames complementares

Uma vez estabelecido que o gato está com sangramento atípico em relação ao dano tecidual observado ou apresenta sangramento espontâneo, os exames iniciais básicos são hemograma e bioquímica sanguínea (buscando doenças primárias hepáticas, pancreáticas ou renais). Também é importante testar o paciente para infecção por retroviroses, considerando as consequências sistêmicas potenciais. Eventualmente, pode haver necessidade de coleta e análise da medula óssea se a causa da trombocitopenia não for determinada.

Se há suspeita de sangramento, mas sua localização não foi determinada, pode ser necessária a realização de exames de imagem (radiografia torácica, ultrassonografia abdominal).

Testes de hemostasia

Os testes *in vitro* para avaliação dos mecanismos hemostáticos podem não refletir precisamente as alterações *in vivo*. Além disso, há de se considerar os erros artefatuais nas técnicas de coleta, armazenamento e realização desses testes. Portanto, qualquer resultado obtido deve ser interpretado em conjunto com histórico e achados no exame clínico do paciente.

A fim de evitar erros pré-analíticos nos testes de hemostasia, o clínico deve conhecer ou buscar orientações do laboratório em relação a coleta, tipo de tubo a ser utilizado, tempo e condições de armazenamento do sangue e valores de referência esperados para a espécie (Tabela 1).

Os principais testes disponíveis para avaliar as desordens hemostáticas são:

- **Contagem de plaquetas:** avalia a hemostasia primária. No entanto, deve-se levar em consideração a grande frequência de pseudotrombocitopenia em gatos, especialmente em hemogramas realizados em contadores automáticos ou na presença de agregados plaquetários. Quando houver dúvidas, deve-se solicitar a contagem manual no esfregaço.
- **Tempo de sangramento gengival:** nos gatos, pode ser necessária sedação para realização adequada do teste. Também avalia a hemostasia primária e pode estar alterado mesmo com concentrações normais de plaquetas, sugerindo defeito funcional.
- **Tempo de coagulação ativada:** também avalia hemostasia primária.
- **Tempo de protrombina (TP):** um dos testes mais comumente realizados para a avaliação da hemostasia secundária. Avalia as vias extrínseca e comum da coagulação, especificamente os fatores VII, X, V, protrombina (II) e fibrinogênio.
- **Tempo de tromboplastina parcial ativada (TTPA):** identifica anormalidades nas vias intrínseca e comum da

TABELA 1 Valores de referência para os principais testes de coagulação nos gatos

Teste		Valores de referência
Hemostasia primária	Contagem de plaquetas (x 10^3/µL) Tempo de sangramento gengival (minutos) Tempo de coagulação ativada (segundos)	200-600 1,4-2,4 < 85
Hemostasia secundária	Tempo de protrombina (segundos) Tempo de tromboplastina parcial ativada (segundos)	6-12 10-25
Fibrinólise	Dímero-D (ng/dL)* Fibrinogênio (mg/dL)	< 250 150-400

* Indicado quando houver suspeita de tromboembolismo ou coagulação intravascular disseminada.
Fonte: adaptada de Hackner e Rousseau, 2015.

coagulação. Considerada mais sensível que o tempo de coagulação ativada. Vai ser prolongado quando houver redução de mais de 65% da atividade dos fatores. Só não avalia o fator XIII.

As desordens de hemostasia associadas com alterações nos mecanismos de hemostasia primária são aquelas relacionadas a déficits funcionais nas plaquetas ou associadas com trombocitopenia (Quadro 3).

As desordens na hemostasia secundária estão associadas com baixas concentrações ou atividade reduzida dos diversos fatores de coagulação, podendo ser congênitas ou adquiridas (Quadro 4). A deficiência no fator XII é a coagulopatia congênita mais relatada em gatos, embora raramente esteja relacionada a sangramentos espontâneos. De maneira geral, essas desordens são muito menos comuns nos gatos quando comparados aos cães.

Em geral, gatos que desenvolvem CID apresentam uma combinação de alterações nos mecanismos primários e secundários, com causas diversas como neoplasias, infecções virais, doenças hepáticas e pancreatite.

MANEJO DAS HEMORRAGIAS

Independentemente da causa, qualquer sangramento deve ser avaliado e manejado imediatamente. Sangramentos arteriais resultam em perdas mais rápidas e

QUADRO 3

Principais causas de desordens na hemostasia primária	
Trombocitopenia	▪ Diminuição da produção na medula óssea: • Infecções:* FeLV, FIV, PIF, *Cytauxzoon* spp • Neoplasia* • Fármacos: metimazol, griseofulvina, clorambucil, cloranfenicol, sulfa/trimetoprim, albendazol • Mielodisplasia* ▪ Aumento da destruição: • Imunomediada: primária, secundária (fármacos, infecções, neoplasias, desordens inflamatórias) ▪ Aumento do consumo: • CID (doença hepática, neoplasia, sepse, PIF, choque) • Hemorragias ▪ Sequestro no baço
Trombocitopatias (defeitos funcionais)	▪ Hereditárias: • Doença de von Willebrand** • Síndrome de Chédiak-Higashi** ▪ Adquiridos: • Fármacos (Aine, clopidogrel, penicilinas, diazepam, acepromazina, cetamina, propofol) • Síndrome urêmica • Doença hepática • Doença mieloproliferativa
Desordens vasculares	▪ Síndrome de Ehlers-Danlos** ▪ Vasculite (PIF)

* Causas mais comuns; ** causas raras.
Aine: anti-inflamatórios não esteroides; FeLV: vírus da leucemia felina; FIV: vírus da imunodeficiência felina; PIF: peritonite infecciosa felina.

QUADRO 4

Principais causas de desordens na hemostasia secundária (fatores de coagulação)	
Diminuição ou ausência de fatores	▪ Diminuição da produção: • Insuficiência hepática • Falha congênita ▪ Consumo por CID
Falha na conversão dos fatores dependentes da vitamina K	▪ Ausência da vitamina K: a. Colestase intra-hepática grave b. Obstrução de ducto biliar c. Síndromes de má absorção ▪ Antagonismo à vitamina K: • Rodenticidas dicumarínicos

CID: coagulação intravascular disseminada.

representam ameaça à vida com mais frequência, em comparação às hemorragias venosas ou capilares. Pacientes com sangramentos internos podem chegar já em choque hipovolêmico antes de a perda de sangue ter sido detectada.

Hemorragias associadas a ferimentos externos podem necessitar de compressão manual da ferida, bandagens compressivas ou, em casos extremos, utilização de um torniquete temporário garroteando o suprimento arterial proximal. Essas manobras funcionam melhor quando a ferida está localizada nas extremidades de membros, orelhas e cauda. Quando a fonte da hemorragia está localizada na região cervical, tórax ou abdome, também há a indicação de manobras de compressão, porém a utilização de bandagens compressivas circunferenciais deve ser feita com cuidado para não comprometer as vias aéreas ou restringir a capacidade de expansão torácica.

Pacientes com hemorragias externas ou internas nas quais não há a possibilidade de manejo por compressão, ou quando este for ineficaz, devem ser encaminhados para intervenção cirúrgica. Outras medidas importantes na estabilização do paciente com sangramento ativo são reposição volêmica e cuidados como suplementação de oxigênio e controle de temperatura (capítulo 20 – Choque/colapso/síncope). Nas hemorragias agudas, dependendo do volume estimado de perda e do estado geral do paciente, pode haver a indicação de transfusão sanguínea. Nos casos de desordens de coagulação, também pode haver indicação de transfusão de sangue total ou de seus componentes. Para detalhes sobre transfusão, recomenda-se a leitura do capítulo 101 – Transfusão de sangue.

Gatos que apresentam distúrbios nos mecanismos de coagulação, mesmo que não apresentem hemorragias espontâneas, devem ser manipulados como pacientes instáveis. Devem ficar em repouso e sob observação, evitando qualquer trauma vascular ou tecidual que possa provocar sangramentos, incluindo procedimentos invasivos (injeções intramusculares ou subcutâneas, toracocentese, abdominocentese) ou procedimentos eletivos, que podem ser adiados até que a causa da coagulopatia possa ser determinada e tratada. Deve-se evitar também a administração de medicamentos que interferem na função plaquetária, como os anti-inflamatórios não esteroides (Aine). Se a coleta de amostras de sangue se fizer necessária, essa deve ser o mais delicada possível e com a utilização de agulhas de menor calibre (20 × 0,55), e mais tempo de compressão local será necessário.

Outras modalidades de tratamento podem ser recomendadas para causas específicas de distúrbios de coagulação, como o uso terapêutico da vitamina K em casos de intoxicação por rodenticidas dicumarínicos ou colestase.

A vitamina K deve ser utilizada somente nos casos em que exista a suspeita forte de que sua ausência esteja comprometendo o mecanismo de coagulação. Nesses casos, a forma indicada é a vitamina K1.

Hemorragias associadas ao estado de hiperfibrinólise (dissolução precoce ou excessiva do coágulo) podem ocorrer no paciente felino, apesar de sua comprovação nem sempre ser possível na rotina clínica, por dificuldades de acesso imediato aos testes mais específicos (tromboelastografia e dímero-D). Nesses casos, há a indicação da utilização de fármacos antifibrinolíticos, sendo os principais representantes desse grupo o ácido tranexâmico e o ácido épsilon-aminocapróico. Evidências de sua utilidade existem em seres humanos, mas recomenda-se cautela ao extrapolar esses estudos para uma ampla utilização na medicina veterinária, especialmente em gatos.

REFERÊNCIA

Hackner SG, Rousseau A. Bleeding disorders. In: Silverstein DC, Hopper K, editors. Small Animal Critical Care Medicine. 2. ed. St. Louis: Elsevier Saunders; 2015. p.554-66.

LITERATURA SUGERIDA

Birkbeck R, Humm K, Cortellini S. A review of hyperfibrinolysis in cats and dogs. J Small Anim Pract. 2019;60(11):641-55.

DeClementi C, Sobczak BR. Common rodenticide toxicoses in small animals. Vet Clin North Am Small Anim Pract. 2018;48(6):1027-38.

Dircks B, Nolte I, Mischke R. Haemostatic abnormalities in cats with naturally occurring liver diseases. Vet J. 2012;193(1):103-8.

Harvey JW. Evaluation of hemostasis. Veterinary hematology. Missouri: Elsevier Suanders; 2012. p.191-233.

Herring J, McMichael M. Diagnostic approach to small animal bleeding disorders. Top Companion Anim Med. 2012;27(2):73-80.

Jordan HL, Grindem CB, Breitschwerdt EB. Thrombocytopenia in cats: a retrospective study of 41 cases. J Vet Intern Med. 1993;7(5):261-5.

Palmer L. Hemorrhage control-proper application of direct pressure, pressure dressings, and tourniquets for controlling acute life-threatening hemorrhage. J Vet Emerg Crit Care (San Antonio). 2022;32(S1): 32-47.

Peterson JL, Couto CG, Wellman ML. Hemostatic disorders in cats: a retrospective study and review of the literature. J Vet Intern Med. 1995;9(5): 298-303.

Taylor S, Spada E, Callan MB, Korman R, Leister E, Steagall P, et al. 2021 ISFM Consensus Guidelines on the Collection and Administration of Blood and Blood Products in Cats. J Feline Med Surg. 2021;23(5): 410-32.

26

Trauma abdominal

Leandro Fadel

O PULO DO GATO

O protocolo ABC é a abordagem padrão do paciente traumatizado.

Epidemiologicamente, o trauma abdominal não é o mais comum em felinos.

O trauma abdominal penetrante tende a ser cirúrgico.

INTRODUÇÃO

Os estudos epidemiológicos de trauma contuso (quando não há perfuração da pele) em felinos são basicamente realizados a partir de traumas por quedas de alturas e mostram que a cavidade abdominal é afetada com menor frequência do que a torácica, pois provavelmente os membros torácicos absorvem mais o impacto na aterrissagem. Outra causa importante é a violência física promovida por pessoas, que em felinos causa mais lesões na musculatura abdominal do que rupturas de vísceras parenquimatosas, normalmente vistas em outras espécies.

Há na literatura a descrição de ruptura pancreática após trauma por queda, tornando mais cuidadosa a avaliação de possíveis lesões oriundas de trauma contuso. Já o trauma penetrante (quando há rompimento e laceração da pele) pode ser causado principalmente por projéteis ou por lesões de empalamento. Ambos devem ser encaminhados para avaliação cirúrgica.

ABORDAGEM INICIAL

O trauma abdominal deve seguir as recomendações protocolares do ABC. Esse é um protocolo originalmente criado para o trauma e que depois foi amplamente difundido para o atendimento de emergências, de cunho traumático ou não. Ele é dividido em três partes e, sempre que possível, deve ser realizado de forma conjunta, entretanto, na ausência de condições ideais, deve-se obedecer à seguinte sequência: via aérea, respiração e circulação. Em cada fase do protocolo, devem-se identificar as alterações e iniciar as correções e/ou suporte necessário para a estabilização do paciente. No ABC, podem ser necessárias diversas intervenções, como oxigenoterapia, sedação e analgesia, via aérea avançada ou cirúrgica, toracocentese, fluidoterapia e uso de aminas vasoativas, dentre outras possibilidades.

Durante a inspeção do paciente, alguns sinais podem ajudar a indicar uma suspeita de que o paciente apresenta uma hemorragia em curso. O primeiro é o sinal de Cullen, uma equimose periumbilical muitas vezes vista nas hemorragias abdominais. Outro sinal também visto é o hematoma inguinal em hemorragias retroperitoneais (principalmente por trauma renal).

Esse paciente traumatizado deve passar por avaliação laboratorial completa, sendo indicada a realização de hemograma, função renal e avaliação da integridade hepática, além de lactato sérico. Se possível, é importante adicionar a hemogasometria para avaliação do estado acidobásico e do equilíbrio eletrolítico do paciente.

Na última década, a avaliação de emergência ganhou uma grande aliada: a ultrassonografia. O exame foi inicialmente concebido para a identificação de líquido livre em pacientes de trauma para otimizar o tempo para concluir a indicação cirúrgica. Essa técnica é desenhada para ser realizada por pessoas não especializadas em diagnóstico por imagem e tem como foco uma avaliação direcionada e rápida do paciente traumatizado.

AFAST

O AFAST (do inglês *abdominal focused assessment with sonography for trauma*) é uma avaliação ultrassonográfica abdominal que consiste na pesquisa de líquido livre, ou seja, na busca por áreas hipo ou anecogênicas em determinadas regiões abdominais. A ideia é que seja um exame breve e se mantenha no objetivo principal de diagnosticar a presença de líquido livre.

Normalmente, para essa avaliação, o transdutor a ser utilizado é o microconvexo. É importante que, ao realizar o exame, o operador tenha o mínimo de conhecimento dos ajustes do aparelho, os quais são: profundidade, ganho e foco. A princípio, há necessidade de realizar tricotomia para a execução do exame; em animais de pelo mais longo e denso, pode-se aplicar álcool 70% diretamente no animal e gel no transdutor, assim, há melhora na condução das ondas.

No AFAST, o felino deve ser avaliado em quatro regiões, nomeadas cistocólica (CC), esplenorrenal (SR), diafragmático-hepática (DH) e hepatorrenal (HR) (Figura 1), e a técnica é realizada preferencialmente com o paciente em decúbito lateral direito, mas pode ser utilizado qualquer decúbito caso o lateral seja contraindicado. Essas regiões têm em comum a proximidade de duas vísceras ou víscera e estrutura

TABELA 1 Testes usados na análise de líquido livre abdominal em felinos

Teste	Critério	Sensibilidade	Especificidade
Glicose sanguínea menos glicose peritoneal para peritonite séptica	> 20 mg/dL	85%	100%
Lactato do fluido peritoneal menos o lactato sanguíneo para peritonite séptica	> 2 mmol/L	Não reportada	Não reportada
Relação do potássio do fluido peritoneal com o sérico para uroabdome	1,9:1	Não reportada	Não reportado, mas considerada diagnóstica para uroabdome
Relação da creatinina do fluido peritoneal com a sérica para uroabdome	2:1	Não reportada	Não reportada
Relação da bilirrubina do fluido peritoneal com a sérica para peritonite biliar	> 2:1	Não reportada	Não reportada

(no caso do diafragma) que gerarão eco e, assim, são ecogênicas; portanto, na presença de líquidos livres, será identificada a presença de regiões hipo ou anecogênicas. Com o devido treinamento, também se recomenda a realização de abdominocentese para a classificação da efusão abdominal em questão.

Para cada região onde se encontra líquido livre, pode-se pontuar com 0,5 ou 1 ponto, critério chamado escore de fluido abdominal (AFS, do inglês *abdominal fluid score*). O que diferenciará a pontuação é o tamanho do maior eixo da área de líquido livre. Em felinos até 0,5 cm recebe-se 0,5 ponto e acima de 0,5 cm recebe-se 1 ponto. Portanto, a pontuação máxima será de 4 pontos (um ponto por região inspecionada × 4 regiões = 4 pontos). Esse escore ajuda na tomada de decisão em relação a manejo conservativo ou manejo mais agressivo envolvendo hemoperitônio. Em até 2 pontos, os pacientes devem ser avaliados quanto a hematócrito, estabilidade hemodinâmica e disponibilidade de hemoderivados para optar ou não pelo manejo conservador. Pontuações 3 e 4 correspondem a pacientes candidatos à laparotomia exploratória.

O líquido livre identificado pode ser outro além de sangue, o que torna o exame importante pois, a partir do AFAST e da coleta do líquido livre, pode ser realizada a identificação de sua origem, como no caso de um uroperitônio. Os testes que podem ser realizados com amostras de líquido livre estão na Tabela 1 (ver também capítulo 30 – Ultrassonografia focada – AFAST e TFAST).

TRATAMENTO

Hemorragias

Em virtude da grande variedade de lesões decorrentes de trauma abdominal, existem muitas opções de terapias. Esses tratamentos podem ser clínicos ou cirúrgicos. Nos casos das hemorragias causadas por lesões em baço e/ou fígado, há uma tendência de que seja realizado procedimento cirúrgico para a correção do foco hemorrágico. A depender do foco e da extensão das lesões, existem as técnicas já descritas na literatura para essas correções, as quais sempre devem ser realizadas por profissional capacitado e especializado. Nesses casos, também é possível

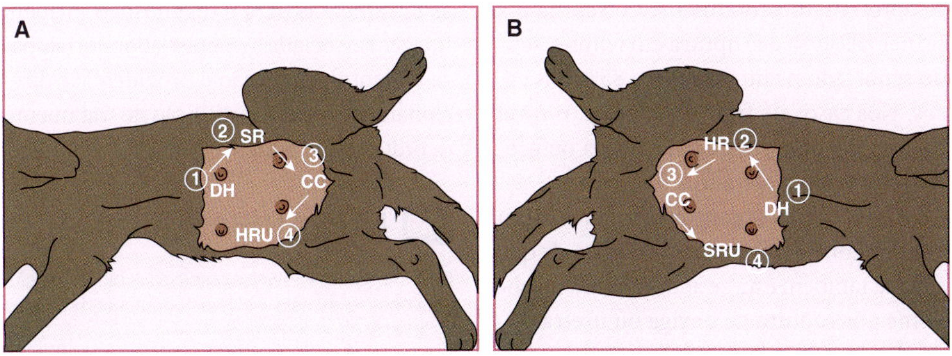

FIGURA 1. Regiões do AFAST em um gato. **A:** em decúbito lateral direito; **B:** em decúbito lateral esquerdo.

CC: vista cistocólica; DH: vista diafragmático-hepática; HR: vista hepatorrenal; HRU: vista hepatorrenal umbilical; SR: vista esplenorrenal; SRU: vista esplenorrenal umbilical.

realizar a autotransfusão, ou seja, o sangue presente na cavidade abdominal é coletado de maneira asséptica e reinfundido no paciente. Essa é uma maneira eficiente de ajudar o paciente a manter os níveis de hematócrito e hemoglobina para garantir um adequado transporte de oxigênio. Em situações em que a hemorragia é focal, o AFS é no máximo 2, há estabilidade hemodinâmica e, mais importante, há disponibilidade de hemocomponentes, pode-se avaliar a possibilidade do manejo não cirúrgico da hemorragia. Isso é feito a partir de monitoração constante da formação do líquido livre, dos parâmetros clínicos e laboratoriais do paciente e as transfusões sanguíneas são realizadas conforme a necessidade. Infelizmente a realidade nacional de disponibilidade de hemocomponentes de gatos torna essa prática restrita a poucos lugares.

Ruptura do sistema urinário

A ruptura do trato urinário causa o extravasamento da urina para a cavidade abdominal, podendo causar alteração eletrolítica e acidobásica importante, incluindo hipercalemia, e normalmente os pacientes se apresentam azotêmicos. O trauma é a principal causa de ruptura em felinos, sendo reportado na literatura em 85% dos casos. Nos casos de fratura de pelve, o nível de suspeita para ruptura de bexiga ou uretra sempre deve ser alto.

Alguns animais continuam a urinar um volume considerável, apesar do fato de que a urina também está se acumulando no abdome por ruptura de bexiga ou uretra.

As rupturas da vesícula urinária normalmente são tratadas mediante intervenção cirúrgica, porém lesões uretrais pequenas podem ser tratadas com sucesso com o uso de sonda de espera por 7 dias. Tubos de cistotomia podem ser utilizados como opção às sondas de espera. Porém, lesões extensas exigem intervenção cirúrgica.

Trauma penetrante

O trauma abdominal penetrante expõe o paciente ao risco de ruptura intestinal e, assim, pode levar à peritonite séptica. O trauma penetrante pode ocorrer por empalamento, por projéteis de armas de fogo ou por mordidas. Seguindo as recomendações da *Surviving Sepsis Campaign* (Campanha de Sobrevivência à Sepse), a intervenção para correção/remoção do foco séptico deve ocorrer assim que o paciente tiver condições hemodinâmicas para cirurgia e anestesia. Nesse paciente, o uso de antibiótico é de extrema importância, devendo ser de amplo espectro e administrado por via intravenosa.

CONCLUSÃO

O trauma abdominal, apesar de menos frequente em felinos, possui apresentações diferentes do que o visto em outras espécies. Apesar dessa particularidade, a abordagem clínica segue o uso do protocolo ABC e as ferramentas para o diagnóstico incluem imagem associada a exames laboratoriais para a identificar a lesão e providenciar direcionamento para a instituição do tratamento definitivo, que pode ser clínico ou cirúrgico.

LITERATURA SUGERIDA

Cole LP, Humm K. Twelve autologous blood transfusions in eight cats with haemoperitoneum. J Feline Med Surg. 2019;21(6):481-7.

Evans L, Rhodes A, Alhazzani W, Antonelli M, Coopersmith CM, French C, et al. Surviving Sepsis Campaign: international guidelines for management of sepsis and septic shock 2021. Crit Care Med. 2021; 49(11).

Liehmann LM, Dorner J, Hittmair KM, Schwendenwein I, Reifinger M, Dupré G. Pancreatic rupture in four cats with high-rise syndrome. J Feline Med Surg. 2012;14:131.

Lisciandro GR. Abdominal and thoracic focused assessment with sonography for trauma, triage, and monitoring in small animals, J Vet Emerg Crit Care (San Antonio). 2011;21:104.

Lisciandro GR. AFAST target-organ approach and fluid score system in dogs and cats. Vet Clin Small Anim. 2021;51:1217-31.

Vnuk D, Pirkić B, Maticić D, Radisić B, Stejskal M, Babić T, et al. Feline high-rise syndrome: 119 cases (1998–2001). J Fel Med Surg. 2004;6: 305-12.

Munhol P, Griebeler N, Fadel J, Fadel L. Manejo cirúrgico de trauma por projétil em felinos – relato de 2 casos. J LAVECCS. 2017;9(3).

Munro HM, Thrusfield MV. 'Battered pets': non-accidental physical injuries found in dogs and cats, J Small Anim Pract. 2001;42:279.

27

Trauma cranioencefálico

Bruno Benetti Junta Torres

O PULO DO GATO

Se não manejado adequadamente e em tempo hábil, o trauma cranioencefálico pode provocar sequelas neurológicas graves, com altos índices de morbidade e mortalidade ou eutanásia do paciente.

Após a lesão primária local, uma cascata de eventos celulares e bioquímicos será desencadeada e propagada dando origem às lesões secundárias e piora progressiva dos quadros patológico e clínico.

O objetivo do tratamento é prevenir a propagação das lesões secundárias, corrigindo hipóxia, hipotensão, depleção energética e alteração metabólica e, consequentemente, diminuindo a PIC.

INTRODUÇÃO

O trauma cranioencefálico (TCE) em gatos é uma das principais causas de atendimentos de urgência e emergência na rotina da clínica médico-veterinária.

É importante que o clínico entenda os aspectos fisiológicos encefálicos e a etiopatogenia das lesões primárias e secundárias consequentes ao trauma inicial. Com isso, estará apto a reconhecer as alterações clínicas do paciente e intervir com um protocolo terapêutico precoce e individualizado, otimizando o atendimento e favorecendo o prognóstico final.

O objetivo do tratamento do paciente com TCE é diminuir a pressão intracraniana (PIC) e, com isso, prevenir a propagação de lesões secundárias no encéfalo, restabelecendo sua perfusão, corrigindo hipóxia, depleção energética e alterações metabólicas locais e sistêmicas. Além disso, um paciente com TCE pode apresentar politraumatismo, com múltiplas lesões e disfunções orgânicas associadas que aumentam ainda mais seu risco de óbito e, por isso, necessita de pronto atendimento.

ASPECTOS ANATOMOFISIOLÓGICOS

O encéfalo é um dos tecidos mais sensíveis do organismo e representa 2% de toda massa corpórea. Por sua alta demanda metabólica, recebe 20% da irrigação oriunda do débito cardíaco e 60% da glicemia para a manutenção de seu gradiente iônico. Para isso, as artérias maxilares e vertebrais entregam sangue arterial ao encéfalo (Figura 1) a uma pressão arterial média (PAM) de 80 a 100 mmHg. A PAM deve vencer a resistência da PIC, que varia de 5 a 12 mmHg, para manter uma pressão de perfusão encefálica (PPE) média de 80 mmHg (Figura 2). Essa PPE permite que cada 100 g de tecido encefálico receba de 50 a 60 mL de sangue por minuto, caracterizando o fluxo sanguíneo encefálico (FSE), que mantém o metabolismo fisiológico tecidual.

O crânio é uma caixa óssea que não se expande, preenchida por tecido parenquimatoso (80%), sangue (10-12%) e fluido cerebrospinal (FCE) (8-10%). Esses componentes estão em perfeita complacência e, segundo a doutrina de Monro-Kellie, quando o volume de um dos componentes aumenta, o volume do(s) outro(s) deve diminuir proporcionalmente, para permitir a manutenção da PIC dentro dos limites de normalidade.

ETIOPATOGENIA

O trauma inicial comumente é ocasionado por atropelamento, queda de alturas, briga, ataques caninos, projéteis de armas de fogo e outros tipos de violência humana. O impacto mecânico pode gerar fissuras e fraturas ósseas, distúrbios vasculares e contusão/concussão/laceração de parênquima encefálico.

- A **concussão** é um impacto mais discreto no crânio, que pode gerar perda momentânea de consciência sem lesões histológicas encefálicas associadas.
- Já na **contusão**, um impacto craniano mais intenso resulta em lesões parenquimatosas. Finalmente, a **laceração** é a forma mais grave de lesão primária, pois produz ruptura no parênquima encefálico.
- Além disso, os **distúrbios vasculares**, intra e/ou extraparenquimatosos (subaracnóideo, subdural e epidural), podem causar compressão adicional no parênquima encefálico, resultando em necrose de neurônios e células da glia.

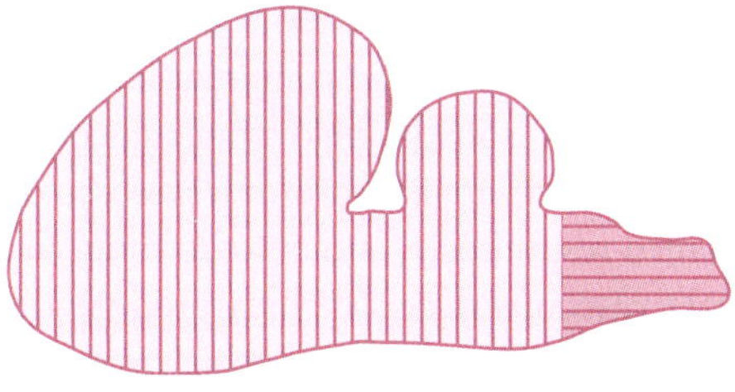

FIGURA 1. Representação da irrigação sanguínea do encéfalo felino pelas artérias maxilar (linhas verticais) e vertebral (linhas horizontais).

PPE = PAM – PIC

FIGURA 2. A pressão de perfusão encefálica (PPE) é o resultado da pressão arterial média (PAM) menos a pressão intracraniana (PIC).

Após a lesão primária local que não pode ser evitada, uma cascata de eventos celulares e bioquímicos será desencadeada e propagada nas circunjacências, principalmente pela destruição de membranas celulares, depleção de adenosina trifosfato (ATP), distúrbios eletrolíticos, isquemia e hipóxia, dando origem às lesões secundárias e à piora progressiva do quadro patológico e clínico (Figura 3).

Após o trauma, ocorre descarga simpática com liberação de catecolaminas que elevam a glicemia, na tentativa de fornecer energia para suprir o aumento da taxa metabólica local. Entretanto, na privação de oxigênio (O_2), o piruvato derivado da glicose é transformado em lactato pelo ciclo de respiração anaeróbica, o que aumenta ainda mais a acidose local, favorecendo a neurodegeneração.

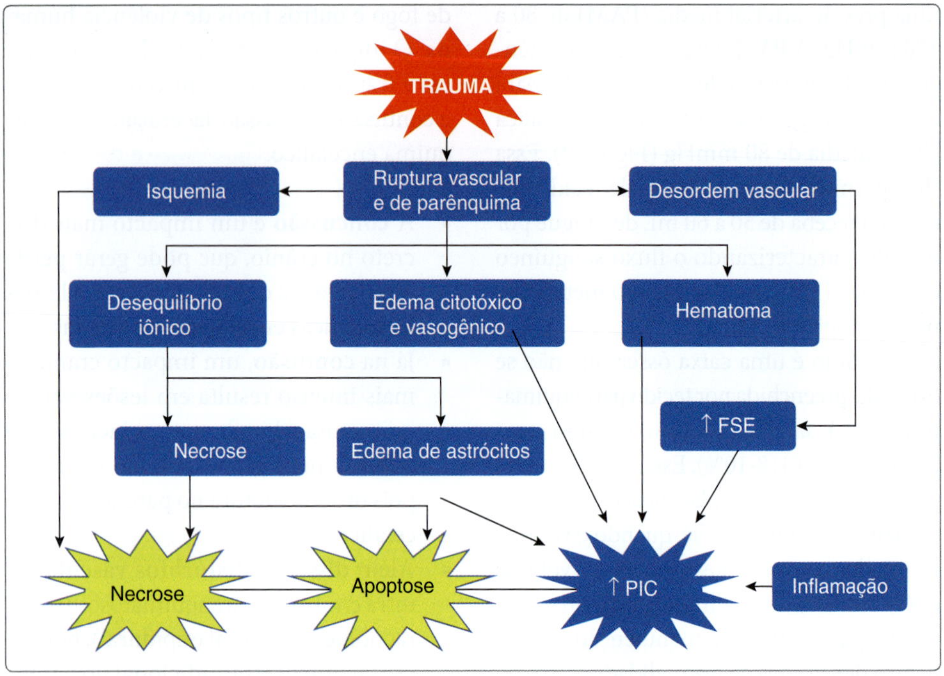

FIGURA 3. Esquema da patofisiologia do trauma cranioencefálico que mostra a cascata de lesões secundárias ao impacto primário.

FSE: fluxo sanguíneo encefálico; PIC: pressão intracraniana.

A ruptura de membranas celulares e de organelas resultará em produção de metabólitos do ácido araquidônico (prostaglandinas, leucotrienos e tromboxanos), radicais livres de oxigênio (RLO_2), óxido nítrico, citocinas, neurotransmissores e desequilíbrio iônico. O incremento intracelular de íons cálcio estimula a exocitose de substâncias bioativas, como glutamato, que é um dos principais neurotransmissores excitatórios do sistema nervoso central (SNC). O excesso desse neurotransmissor no espaço intracelular estimulará seus receptores glutamatérgicos (NMDA, AMPA, cainato), promovendo maior influxo de cálcio intracelular e perpetuação desse ciclo de excitabilidade, conhecido como excitotoxicidade, que sinalizará células locais e distantes à apoptose.

Finalmente, esses mecanismos associados ao processo inflamatório promovem aumento da PIC e, consequentemente, diminuição do FSE, que piora ainda mais a hipóxia e a isquemia. A compressão e a falta de perfusão sofridas pelo tronco encefálico desencadeiam inibição/desregulação do centro respiratório, aumento do tônus vagal e vasoconstrição sistêmica, produzindo, respectivamente, bradipneia ou irregularidades de ritmo respiratório, bradicardia e hipertensão arterial, sinais que caracterizam a tríade ou reflexo de Cushing.

Esse reflexo representa o esforço final do organismo na tentativa de manter a PPE. Porém, o aumento do FSE, promovido pela hipertensão arterial sistêmica, pode gerar edema intersticial e acidentes vasculares hemorrágicos, e elevar ainda mais a PIC.

Nesse caso, como consequência final, o centro de controle vasomotor perde sua capacidade regulatória e o paciente desenvolve choque hipotensivo, que pode ser difícil de reverter caso a PIC não seja normalizada. Entretanto, é importante ressaltar que nem todos os pacientes que se apresentam hipotensos estão nessa condição necessariamente por falha do centro vasomotor. Pacientes em condição crítica decorrente do TCE também podem apresentar vasodilatação causada pela dor/ansiedade e/ou perda volêmica decorrente de hemorragia associada.

Quando a PIC aumenta bruscamente e esse aumento é sustentado acima de 15 mmHg, se estabelece uma condição patológica definida como hipertensão intracraniana, que promove a herniação de tecido encefálico e óbito como consequência. Essa herniação pode ser via subfalcina (por baixo da foice cerebral), transtentorial (por baixo do tentório do cerebelo), pelo forame magno ou transcalvária (através de fraturas ósseas).

SINAIS CLÍNICOS

Não há predisposição para idade, sexo ou raça, embora animais jovens pareçam super-representados, possivelmente por sua curiosidade e seus hábitos exploratórios. Todo animal atropelado ou que tenha sofrido queda, briga ou maus-tratos deve ser avaliado quanto à possibilidade de TCE. Os sinais clínicos apresentam início agudo e podem ser progressivos ou não, dependendo da gravidade do impacto, extensão e localização das lesões primárias e secundárias. Podem ser observados de déficits discretos a sinais graves, com risco de óbito.

É importante lembrar que o politraumatizado pode se apresentar com outras lesões sistêmicas (ruptura diafragmática, de órgãos ocos ou parenquimatosos, hemorragia interna, fraturas ósseas axiais e apendiculares, entre outras), que precisam ser identificadas, estabilizadas e corrigidas, para restabelecimento hemodinâmico do paciente.

Dentre os principais sinais neurológicos estão alterações sensoriais e motoras em face, tronco e membros, crises epilépticas focais e/ou generalizadas, alterações de nível e qualidade de consciência e de comportamento, déficits proprioceptivos, alterações posturais e de marcha, autonômicas (cardiorrespiratórias) e óbito. Entretanto, no acesso inicial da função neurológica para triagem da gravidade e tomada de decisão, é importante que alterações do estado mental (depressão, estupor, coma), reflexos do tronco encefálico (oculovestibular e pupilar à luz) e função motora (postura, paresia/plegia e reflexos espinais) sejam classificadas em escores, utilizando-se a escala de coma de Glasgow modificada (ECGM) (capítulo 22 – Depressão, estupor e coma) (Figura 4).

A monitoração da ECGM deve se iniciar logo após os cuidados críticos para estabilização hemodinâmica na admissão do paciente no atendimento de urgência/

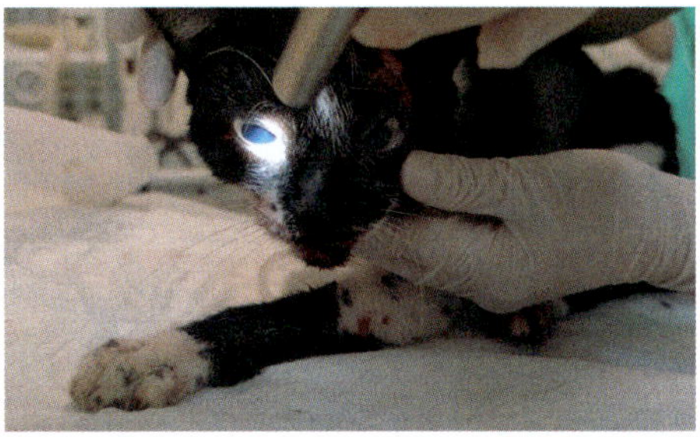

FIGURA 4. Felino com trauma cranioencefálico atendido com estado mental deprimido, tetraparesia não ambulatorial e anisocoria, com pupila midriática não responsiva à luz.

Fonte: arquivo pessoal do autor.

emergência. Deve ser repetida periodicamente, a cada 30 a 60 minutos nas primeiras 48 horas, para acompanhamento da evolução clínica diante da terapia proposta. Após esse período, essa periodicidade pode ter seu intervalo aumentado, na dependência da evolução inicialmente apresentada.

DIAGNÓSTICO

O diagnóstico nesses casos baseia-se no histórico de trauma ou relatos de eventos suspeitos. Primeiro deve-se proceder à estabilização hemodinâmica e corrigir quaisquer possíveis lesões que incorram em risco de óbito imediato. Podem ser realizados exames laboratoriais de hematologia, hemogasometria (Tabela 1), mensuração de glicemia (valores de referência entre 67 e 168 mg/dL) e lactatemia (valores de referência entre 0,5 e 2 mmol/L). O hematócrito é um exame simples que pode apontar a necessidade de transfusão de sangue por hemorragias extensas. Deve-se recorrer ao método de exame ultrassonográfico FAST (*focused assessement with sonography for trauma*) para investigar hemorragias no abdome (AFAST) e no tórax (TFAST). Mensuração da PAM e eletrocardiograma são imprescindíveis e ajudam na avaliação cardiovascular e sistêmica. Após estabilização, o animal deve ser avaliado para localização neuroanatômica da lesão e, por último, coletam-se detalhes do histórico.

Somente após estabilização hemodinâmica, radiografias simples, contrastadas, ultrassonografias e tomografia computadorizada (TC) podem ser realizadas para descartar suspeitas de lesões remotas. A radiografia craniana identifica fraturas/fissuras, mas não fornece informações intracranianas relevantes, enquanto a TC simples, contrastada e reconstruções em 3D podem demonstrar compressões encefálicas por fraturas, edema e/ou hemorragia aguda. A ressonância magnética (RM) mostra com precisão as alterações do tecido neural, como áreas de hemorragia, isquemia, necrose, compressões de tronco encefálico e herniações nos casos graves. Entretanto, em pacientes gravemente acometidos, o tempo prolongado de anestesia para a realização do exame de RM pode ser uma desvantagem em comparação à TC.

TABELA 1 Valores fisiológicos de pH, eletrólitos e gases sanguíneos na hemogasometria arterial e venosa de felinos

	Arterial	Venosa
pH	7,39 (7,31-7,46)	7,34 (7,28-7,41)
PaO_2 (mm/Hg)	107 (95-118)	39 (27-51)
$PaCO_2$ (mmHg)	31 (25-37)	39 (33-45)
HCO_3^- (mEq/L)	18 (14-22)	21 (18-23)
BE* (mmol/L)	-5 (-2 a -8)	-3 a 2
Sódio (mEq/L)	145-157	145-157
Cloro (mEq/L)	112-129	112-129
Potássio (mEq/L)	3,6-5,5	3,6-5,5
Cálcio iônico (mmol/L)	1,07-1,5	1,07-1,5
Ânion *gap* (mmol/L)	13-27	13-27

* Excesso de base

TRATAMENTO

O tratamento inicial é emergencial e vai depender da gravidade dos sinais sistêmicos e parâmetros vitais no momento da triagem. O objetivo é prevenir a propagação das lesões secundárias, corrigindo hipóxia, hipotensão, depleção energética e alteração metabólica e, consequentemente, diminuindo a PIC. Em pacientes com risco iminente de óbito, deve-se proceder ao protocolo padronizado ABCDE de atendimento ao paciente com TCE (Quadro 1), garantindo patência de vias aéreas, boa ventilação e função cardiovascular adequada.

O controle ventilatório e da pressão parcial de dióxido de carbono no sangue arterial ($PaCO_2$) também são metas importantes no tratamento de pacientes com TCE. A hipocapnia promove vasoconstrição encefálica, reduz o FSE e induz isquemia, enquanto a hipercapnia resulta em aumento do FSE, da PIC e da formação de edema central, já que promove vasodilatação encefálica. Portanto, pacientes com dificuldade de manutenção da normocapnia, assim como aqueles com ECGM abaixo de 8, precisam de ventilação mecânica.

Crises epilépticas em *cluster* e/ou *status epilepticus* devem ser tratados com terapia antiepiléptica agressiva (capítulo 21 – Crises epilépticas e epilepsia). Pacientes com sangramento interno ativo, hipotensos e que não respondam à terapia medicamentosa devem ser imediatamente submetidos à celiotomia ou toracotomia exploratórias.

Uma das primeiras e mais simples medidas auxiliares para diminuir a PIC é a elevação da cabeça, sem compressão das jugulares (responsáveis pelo retorno venoso encefálico), desde que tenham sido descartados traumas cervicais, em uma inclinação de 15 a 30° para permitir melhor circulação do FCE, otimização do FSE e da PPE e diminuição da PIC.

Em seguida, deve-se utilizar um agente que promova desidratação encefálica osmótica, como manitol ou solução salina hipertônica, que ajudam na reabsorção do edema intracraniano, diminuem o volume encefálico, melhoram a PPE e o FSE, reduzindo, consequentemente, a PIC. Porém, esses agentes devem ser evitados em pacientes desidratados e com distúrbios natrêmicos. Além disso, o manitol não deve ser utilizado em quadros hipotensivos ou hipovolêmicos.

QUADRO 1

Protocolo ABCDE para abordagem primária do paciente com trauma

A – *Airway*	Vias aéreas	Avaliação, limpeza e desobstrução de vias aéreas superiores. Recomenda-se abrir a boca e utilizar laringoscópio para observação. Avaliar a necessidade de intubação orotraqueal ou traqueostomia
B – *Breathing*	Boa respiração	Avaliação de mucosas, SpO_2 (saturação de oxiemoglobina) e hemogasometria. Garantir boa respiração e oxigenação
C – *Circulation*	Circulação	Controle de hemorragia e acesso vascular. Avaliação da pressão arterial e diagnóstico de síndrome choque associada
D – *Disability*	Deambulação	Avaliação de consciência e classificação na escala de coma de Glasgow modificada
E – *Exposure*	Extremidades	Controle de lesões externas e correção de hipotermia

Após descartar hemorragias sistêmicas, gatos com hipotensão persistente devem ser abordados com terapia para reanimação volêmica, inicialmente com provas de carga com cristaloides. Solução salina 0,9% de NaCl (cloreto de sódio) ou solução de Ringer com lactato podem ser utilizadas, baseando-se na monitoração dos parâmetros hidroeletrolíticos. Devem ser administrados em *bolus* de 10 a 30 mL/kg, durante 30 minutos, os quais podem ser repetidos baseando-se em metas, de acordo com os parâmetros de perfusão. A monitoração cardiovascular e urinária (débito mínimo de 2 mL/kg/h) permite guiar a fluidoterapia. O excesso de fluidoterapia favorece o desenvolvimento de hipervolemia e intensifica o edema encefálico.

A terapia com solução salina hipertônica provavelmente é a melhor opção para pacientes hipotensos que não respondem às provas de carga. Essa solução hiperosmolar promove expansão plasmática, diminui a viscosidade dos constituintes sanguíneos, aumenta a osmolaridade e mantém o volume intravascular, elevando a pressão arterial. Outras características incluem efeito inotrópico positivo e incremento no débito cardíaco, além de efeitos anti-inflamatórios e antirradicais livres. A dose recomendada de salina 7,5% de NaCl é de 2 a 4 mL/kg para gatos, aplicada lentamente entre 10 e 15 minutos. A repetição deve ser cautelosa, pela possibilidade de hipernatremia iatrogênica.

A terapia com manitol (0,25-2 g/kg, a cada 12h, até 48h pós-TCE) deve ser fornecida em *bolus* lento, durante 15 minutos, por via intravenosa usando equipo com filtro. Sua ação osmótica se inicia dentro de 15 a 30 minutos e persiste por 3 a 5 horas. A infusão contínua ou repetição de doses deve ser desencorajada, uma vez que pode causar maiores concentrações de manitol no encéfalo, principalmente nos pacientes com lesão da barreira hematoencefálica, causando aumento do edema e da PIC. Além disso, a repetição excessiva de doses pode causar diurese, levando a hipovolemia, aumento de osmolaridade, desidratação intracelular, hipotensão e isquemia. Além das mesmas propriedades e benefícios da solução salina hipertônica, reduz a viscosidade sanguínea, diminui a produção de FCE e apresenta ação contra RLO_2.

Analgésicos, anti-inflamatórios não esteroidais (Aine), antiácidos, varredores de RLO_2, nutrição enteral/parenteral e cuidados com o manejo do paciente em decúbito devem ser prescritos. Deve-se evitar punção de veia jugular e passagem de sonda nasal, que podem predispor ao aumento da PIC. A reabilitação ajuda no restabelecimento da neuroplasticidade e na recuperação funcional do paciente.

O uso de corticosteroides é fortemente desaconselhado, já que o CRASH (*Corticosteroid Randomization After Severe Head Injury*), maior estudo randomizado, multicêntrico e duplo-cego já realizado no mundo, demonstrou risco de morte 2% maior após 14 dias em 10.008 humanos adultos com TCE grave tratados com metilprednisolona. Além disso, corticosteroides estão associados a maior incidência de hemorragias gastrintestinais, maior tempo de hospitalização, maior risco de infecções e hiperglicemia, o que desfavorece ainda mais o prognóstico no TCE.

Se a conduta médica falhar em diminuir a PIC, conter hemorragia, reabsorver hematomas ou em casos de fraturas cranianas deprimidas e/ou instáveis, estão indicadas as cirurgias descompressivas. As técnicas cirúrgicas variam com a localização, o tamanho da hemorragia/hematoma a ser drenada e a necessidade de descompressão do tecido encefálico. Assim, as abordagens podem partir de trepanações únicas ou múltiplas para acessar lesões localizadas, até craniotomia/craniectomia extensa para descompressão do encéfalo edemaciado e/ou com hematomas graves e difusos.

PROGNÓSTICO

O prognóstico deve ser inferido com base no estado neurológico do indivíduo e pode ser acessado por meio da soma dos escores dos três parâmetros avaliados na ECGM. A pontuação resultante é um valor que estima o prognóstico, em que, quanto maior o escore, maior a probabilidade de sobrevivência. Assim, escores entre 3 e 8 têm prognóstico desfavorável, entre 9 e 14, reservado, e entre 15 e 18 têm prognóstico favorável. Na avaliação da imagem de ressonância magnética parece haver um prognóstico mais desfavorável quando alterações parenquimatosas bilaterais e/ou multifocais estão presentes.

LITERATURA SUGERIDA

Caine A, Brash R, De Risio L, Van Dijk J, Cherubini GB, Dennis R. MRI in 30 cats with traumatic brain injury. J Feline Med Surg. 2019;21(12):1111-9.

Kuo KW, Bacek LM, Taylor AR. Head trauma. Vet Clin North Am Small Anim Pract. 2018;48(1):111-28.

Lewis MJ, Olby NJ, Early PJ, Mariani CL, Muñana KR, Seiler GS, Griffith EH. Clinical and diagnostic imaging features of brain herniation in dogs and cats. J Vet Intern Med. 2016;30(5):1672-80.

Plat S, Garosi L. Small animal neurological emergencies. London: Manson Publishing; 2012. 673p.

Rabelo R. Emergências de pequenos animais. Condutas clínicas e cirúrgicas no paciente grave. Rio de janeiro: Elsevier, 2012. 1160p.

Roberts I, Yates D, Sandercock P, Farrell B, Wasserberg J, Lomas G, et al.; CRASH trial collaborators. Effect of intravenous corticosteroids on death within 14 days in 10008 adults with clinically significant head injury (MRC CRASH trial): randomised placebo-controlled trial. Lancet. 2004;364(9442):1321-8.

Sande A, West C. Traumatic brain injury: a review of pathophysiology and management. J Vet Emerg Crit Care (San Antonio). 2010;20(2):177-90.

28

Trauma torácico

Leandro Fadel

O PULO DO GATO

O trauma torácico tem importância significativa dentro das emergências em felinos.

Dentre as lesões mais comuns, estão o pneumotórax e a contusão pulmonar.

Como em todo trauma, o protocolo ABC deve ser realizado e cumprido.

O uso de protocolos de emergência de avaliação ultrassonográfica tem facilitado a identificação das lesões mais comuns ainda na sala de emergência.

INTRODUÇÃO

O trauma torácico é uma causa comum de atendimento de emergência na medicina felina. O trauma pode ser dividido em dois grandes mecanismos de lesão: traumas contusos e traumas penetrantes. O trauma penetrante está principalmente representado por lesões de mordedura e projéteis na região torácica. Já o trauma contuso é o principal representante do trauma torácico e pode ter várias origens: queda de locais altos, agressões – tanto de humanos como de outros animais – e atropelamento. O trauma da parede torácica pode resultar em dispneia, cianose e sons pulmonares anormais ou diminuídos.

ABORDAGEM INICIAL

Todo paciente oriundo de trauma deve receber o protocolo de atendimento emergencial. O paciente deve passar por uma anamnese rápida e direcionada, com o intuito de não postergar o início do atendimento. O protocolo a ser utilizado é o ABC, já consagrado, e que consiste na avaliação da patência das vias aéreas e no suporte e estabilização de respiração e circulação. Manobras de emergência, como intubação orotraqueal, toracocentese e uso de fluidoterapia e/ou aminas vasoativas, podem ser necessárias nesses pacientes (ver capítulos 23 - Dispneia/taquipneia/cianose e 105 – Toracocentese).

Associada a essa avaliação, a ultrassonografia vem ganhando importância durante o atendimento do paciente com trauma torácico. O TFAST (do inglês *thoracic focused assessment with sonography for trauma*) é o exame de avaliação ultrassonográfica de emergência do tórax (capítulo 30 – Ultrassonografia focada (AFAST e TFAST)). Ele envolve a identificação de mais alterações; dentre elas, as mais importantes são: pneumotórax, efusão pleural, efusão pericárdica e "pulmão úmido".

O TFAST consiste em três pontos de avaliação, sendo um bilateral. O primeiro ponto é a janela torácica, que tem sua referência o mesmo local onde é inserido o tubo de tórax. Nesse ponto é feita a avaliação pulmonar dos lobos caudais e podem-se identificar outras lesões também como achados compatíveis com pneumotórax. Esse ponto deve ser avaliado bilateralmente. O segundo ponto é diafragmático-hepático (DH), que pode ajudar a identificar a presença de efusão pleural e pericárdica e, normalmente com o aumento da profundidade, consegue adentrar no tórax e examiná-lo. Por fim, a última região a ser inspecionada é a janela cardíaca, que é a janela parasternal direita, onde se realiza um corte em eixo curto do coração na altura dos músculos papilares, usado para identificar a presença de efusão pericárdica e realizar a avaliação subjetiva da contratilidade radial do ventrículo esquerdo. No TFAST, pode-se utilizar transdutor linear ou microconvexo para a janela torácica; já o ponto DH e a janela cardíaca devem ser realizados com o microconvexo.

Outro protocolo de ultrassonografia focada é o VetBLUE (do inglês *veterinary bedside lung ultrasond exam*), no qual o foco é somente a avaliação pulmonar do paciente, mas também é possível a identificação de pneumotórax. O exame é realizado bilateralmente e tem quatro pontos de avaliação em cada hemitórax: 1) caudal; 2) peri-hilar; 3) medial; e 4) cranial.

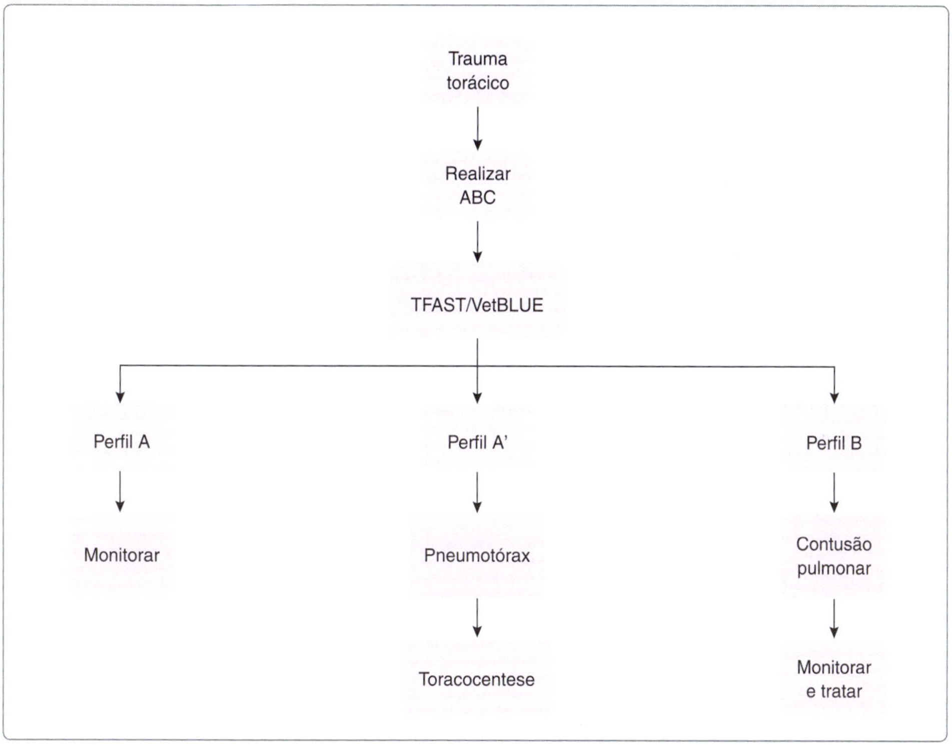

FIGURA 1. Abordagem inicial ao felino com trauma torácico associado ao uso de ultrassonografia de emergência com as principais lesões encontradas na rotina.

Fonte: elaborado pelo autor.

Em ambos os protocolos, após a avaliação de todos os focos do VetBLUE e da janela torácica do TFAST, busca-se principalmente a presença de deslizamento da linha PP (pleuropulmonar), linha A e linha B (Quadro 1). No perfil A, deve identificar as costelas, que produzirão sombra acústica e uma primeira linha mais hiperecogênica, chamada de linha PP, que se trata da interface entre as pleuras parietal e visceral, as quais reverberam (formam linhas paralelas), chamadas de linhas A. A linha PP deve realizar o deslizamento, ou seja, pelo movimento do pulmão durante a respiração, é possível ver as pleuras (nesse caso, a linha PP) deslizarem de um lado para o outro conforme a respiração. No caso do paciente com pneumotórax, a presença de ar entre as pleuras abolirá o deslizamento e, assim, a linha PP permanecerá imóvel. Esse perfil é chamado de A' (lê-se A linha), então possui as mesmas características do perfil A (linha PP e linhas A), diferenciando-se pela ausência de deslizamento da linha PP.

Em condições em que existe líquido no parênquima pulmonar (e aqui a ultrassonografia não é capaz de diferenciar suas causas), se faz necessário investigar as principais causas de acúmulo de líquido, que são contusão pulmonar, edema pulmonar e pneumonia. No caso do trauma torácico, contusão pulmonar é a causa mais provável. Esse perfil é chamado de perfil B, em razão da existência das linhas B. Aqui, novamente, as costelas e suas sombras acústicas são identificadas, a linha PP e seu deslizamento e, em vez das linhas A que estarão abolidas, são encontradas as linhas B. Elas surgem da linha PP, são perpendiculares e devem ir até o fim do campo na tela. Entre cada par de costela, podem ser identificadas uma, duas, três ou várias linhas. O espaço inteiro do campo analisado pode conter linhas B, o que também pode ser chamado de pulmão branco, pela fusão das várias linhas B.

O estudo radiográfico desse paciente deve ser realizado tão e somente quando ele estiver estável e permitir a manipulação exigida para a realização das radiografias. O uso da ultrassonografia não descarta o uso do exame radiográfico, e em muitos casos ambos são necessários. Por exemplo, um gato que no VetBLUE apresentou áreas com alterações sugestivas de contusão pulmonar, na avaliação radiográfica pode ser diagnosticado com fratura de costela. Exames laboratoriais também são parte da avaliação do paciente traumatizado e, normalmente, se faz avaliação de hemograma e bioquímica sanguínea para avaliar a repercussão do trauma em outros

QUADRO 1

Principais achados ultrassonográficos torácicos e suas correlações clínicas

Perfil	Achados	Correlação
A	Deslizamento da linha PP Linha A	"Pulmão seco": ausência de líquido alvéolo-intersticial
A'	Ausência deslizamento da linha PP Linha A	Pneumotórax Apneia
B	Deslizamento da linha PP Linha B Fusão de linhas B ("pulmão branco")	"Pulmão molhado": no trauma está associado à presença de contusão pulmonar

órgãos. Duas outras avaliações são muito úteis nesses casos: a mensuração de lactato, importante para avaliar o metabolismo celular; e a hemogasometria arterial, que auxiliará na avaliação dos níveis de O_2 e CO_2 pelos parâmetros PaO_2, $PaCO_2$ e SO_2.

PRINCIPAIS LESÕES NO TRAUMA TORÁCICO

Pneumotórax

O pneumotórax refere-se à presença de ar livre dentro do espaço pleural, que alterará a pressão intratorácica e, assim, prejudicará a expansão pulmonar, impedindo a realização do ciclo respiratório por completo. Classicamente, é dividido em três tipos: aberto, fechado e hipertensivo.

- O **aberto** possui uma comunicação com o ambiente externo, ou seja, uma laceração da parede torácica que causa acúmulo de ar dentro do tórax. Esse tipo exige toracorrafia como tratamento e toracocentese ao fim do fechamento para a remoção do ar de dentro do espaço pleural.
- O **fechado** consiste em uma ruptura do parênquima pulmonar e/ou da via aérea (Figura 2). O diagnóstico, diferentemente do aberto, que acaba sendo durante a inspeção do paciente, é realizado com a identificação do perfil A', e seu tratamento consiste em realizar a toracocentese. Em situações em que há necessidade de mais de três toracocenteses em menos de 12 horas, pode-se optar pela instalação de dreno torácico para facilitar o manejo e garantir mais conforto ao paciente.
- Por fim, o pneumotórax **hipertensivo** representa a manifestação mais grave pois, nesse caso, há uma lesão que mimetiza uma válvula unidirecional, em que na inspiração a lesão é "aberta", inserindo ar livre no espaço pleural e, na expiração, a lesão é "fechada"; assim, sempre haverá um incremento pressórico no espaço pleural que causa colapso

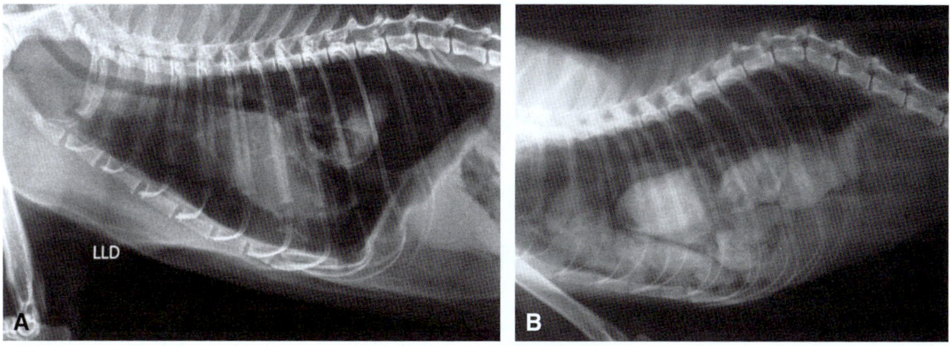

FIGURA 2. Radiografias laterais de gatos com trauma torácico por queda. **A:** pneumotórax evidenciado pelo coração aparentemente elevado do esterno, colapso dos lobos pulmonares caudais e presença de radiopacidade gasosa (ar) expandindo os limites torácicos. **B:** ruptura diafragmática traumática evidenciada pelo obscurecimento do limite diafragmático e da silhueta cardíaca e presença de vísceras abdominais no tórax.

LLD: laterolateral direta.

Fonte: imagens cedidas por Fernanda Vieira Amorim da Costa.

pulmonar e ventricular direito. O tratamento é o mesmo do pneumotórax fechado, porém exige um reconhecimento mais ágil, pois o paciente pode ter sua condição clínica deteriorada mais rapidamente. Em situações extremas, pode ser necessária toracotomia exploratória para identificar o foco da lesão e removê-la.

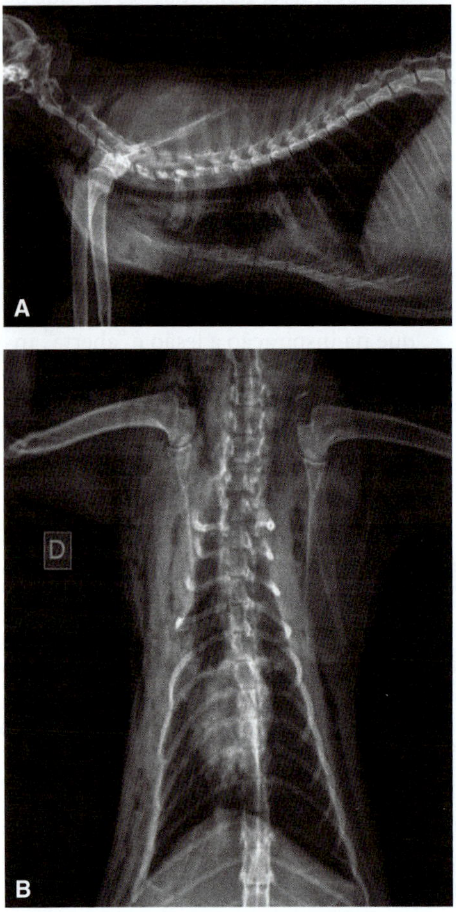

FIGURA 3. Radiografias nas incidências lateral **(A)** e ventrodorsal **(B)** de um gato que sofreu trauma torácico contuso, evidenciando a presença de áreas de radiopacidade gasosa compatível com enfisema subcutâneo.

Fonte: imagens cedidas por Fernanda Vieira Amorim da Costa.

Contusão pulmonar

As contusões pulmonares são as complicações mais comumente reconhecidas no paciente que sofreu um trauma contuso de tórax (Figura 3), principalmente por lesão de compressão-descompressão da cavidade torácica. A partir desse mecanismo, há o acúmulo de hemorragia intersticial e alveolar, associada a edema. Os sinais radiográficos da contusão podem demorar a aparecer, podendo levar de 12 a 24 horas depois de instalada a lesão, e a avaliação ultrassonográfica tem-se mostrado uma avaliação de maior sensibilidade, sendo identificado o perfil B nesses pacientes. O tratamento consiste em suporte com **oxigenoterapia**, que em casos graves pode evoluir para a necessidade de ventilação mecânica. A **analgesia** é mandatória pelo fato de que o paciente sente bastante dor decorrente de lesão na parede torácica e nas pleuras. Ainda não foi possível demonstrar o valor dos corticosteroides em seu tratamento, e há poucos estudos justificando seu uso. *A priori*, não devem ser utilizados em doses altas. Já em relação ao uso de **antimicrobianos**, existe a possibilidade de o paciente com contusão pulmonar ser predisposto ao desenvolvimento de pneumonia, porém a literatura considera esse evento algo raro.

Outras lesões

Apesar da grande representatividade do pneumotórax e da contusão pulmonar, é importante sempre ter em mente outros diagnósticos que podem estar presentes em gatos vítimas de trauma, isoladamente ou mesmo coexistindo. Dentre as lesões de ocupação do espaço pleural, além do pneumotórax, é possível ocorrer hemotórax e presença de conteúdo visceral, essa última decorrente de ruptura diafragmática, cujos tratamentos incluem toracocentese (com possível toracotomia caso haja contusão pulmonar hemorrágica) e herniorrafia, respectivamente.

Fraturas de costela podem estar presentes, inclusive em uma apresentação chamada *flail chest*, em que há fratura de duas ou mais costelas adjacentes e, em cada costela, pelo menos dois pontos de fraturas instáveis, gerando assim uma porção do tórax que se movimenta livre e paradoxalmente durante a respiração. Isso pode resultar em comprometimento respiratório causado pela dor, trauma nos pulmões ou redução da ventilação. Nesses casos, pode-se necessitar de estabilização torácica por meio de bandagem, sem restringir a ventilação, e intervenção cirúrgica em alguns casos.

Há, também, a possibilidade de lesões cardíacas, com miocardite traumática ou efusão pericárdica, que são menos comuns na rotina.

PROGNÓSTICO

Infelizmente, na veterinária não há estudo com acompanhamento a longo prazo de pacientes com trauma torácico, entretanto, estudos em felinos com trauma torácico contuso mostram sobrevivência de 90 a 97% até a alta hospitalar. Esses resultados demonstram que, quando realizado um protocolo ABC de qualidade, associado a técnicas que otimizam a identificação de lesão já na sala de emergência, como TFAST e VetBLUE, além de suporte laboratorial e manejo direcionado, o tratamento pode ser adequado e oferecido em tempo hábil para garantir bons desfechos clínicos.

LITERATURA SUGERIDA

Collard F, Genevois JP, Decosnes-Junot C, Goy-Thollot I. Feline high-rise syndrome: a retrospective study on 42 cases. J Vet Emerg Crit Care. 2005;6(Suppl 1):S15-S17.

Lisciandro GR. Abdominal and thoracic focused assessment with sonography for trauma, triage, and monitoring in small animals, J Vet Emerg Crit Care (San Antonio). 2011;21:104.

Lisciandro GR, Fosgate GT, Fulton RM. Frequency and number of ultrasound lung rockets (B-lines) using a regionally based lung ultrasound examination named vet BLUE (veterinary bedside lung ultrasound exam) in dogs with radiographically normal lung findings. Vet Radiol Ultrasound. 2014;55(3):315-22.

Papazoglou LG, Galatos AD, Patsikas MN, Savas I, Leontides L, Trifonidou M, Karalanopoulou M. High-rise syndrome in cats: 207 cases (1988–1998). Aust Vet Practit. 2001;31(3):98-102.

Vnuk D, Pirkić B, Maticić D, Radisić B, Stejskal M, Babić T, et al. Feline high-rise syndrome: 119 cases (1998–2001). J Fel Med Surg. 2004;6:305-12.

Whitney WO, Mehlhaff CJ. High-rise syndrome in cats. J Am Vet Med Assoc. 1987;191(11):1399-403.

29

Tremores

Christine Souza Martins

> **O PULO DO GATO**
>
> Os tremores fazem parte das desordens de movimento involuntário.
>
> Os tremores podem ser apenas reações fisiológicas do organismo ao estresse ou à baixa temperatura ambiente.
>
> Quando patológicos, os tremores podem acompanhar diversas categorias de doenças neuromusculares ou se apresentar em conjunto com outros sinais neurológicos, como a ataxia e as crises epilépticas.
>
> Os tremores verdadeiros cessam quando o gato está dormindo.

INTRODUÇÃO

Os tremores são definidos como movimentos rítmicos, oscilatórios e involuntários de todo o corpo ou de parte dele. São resultado de contrações alternadas ou sincrônicas de músculos antagônicos, reciprocamente inervados. Os movimentos oscilatórios podem variar em amplitude, sendo classificados em tremores grosseiros ou finos. Os tremores podem ocorrer em repouso ou durante movimentação voluntária (tremor de intenção).

Os tremores fazem parte das chamadas desordens de movimento involuntário (DMI), que têm em comum a ocorrência da contração muscular involuntária em pacientes conscientes, e podem estar presentes em diversas doenças diferentes. Outros tipos de movimentos involuntários também podem ocorrer em animais inconscientes ou durante o sono e podem ser confundidos com tremores (Quadro 1). **Os tremores verdadeiros cessam durante o sono**.

Os tremores não devem ser confundidos com ataxia (capítulo 38 – Ataxia e andar em círculos) ou crises epilépticas (capítulo 21 – Crises epilépticas e epilepsia), mas podem ocorrer junto com esses e outros sinais.

CAUSAS

Os tremores podem ser classificados em **fisiológicos** ou **patológicos**. O tremor fisiológico é bem discreto e ocorre em indivíduos saudáveis. Já os tremores patológicos podem se manifestar como movimentos involuntários de qualquer parte da unidade motora, como resultado da hiperexcitabilidade do neurônio motor inferior (NMI). Por outro lado, os tremores patológicos

QUADRO 1

Outros tipos de movimentos involuntários que podem ser confundidos com tremores

- Ataxia
- Crises epilépticas
- Tetania: contrações musculares tônicas intermitentes
- Espasmo: contração involuntária de um músculo ou grupo de músculos
- Mioclonia: movimento breve e rítmico de uma porção do corpo, resultado de uma contração de um grupo de músculos, seguida de seu relaxamento
- Fasciculações: movimentos irregulares visíveis na superfície do músculo afetado, causados por contrações espontâneas de unidades motoras individuais
- Distonia: distúrbio do movimento em que o músculo, ou grupo muscular, se contrai de forma involuntária, repetitiva e intermitente, podendo provocar posturas anormais de face, tronco ou membros
- Miotonia: atraso do relaxamento depois de uma contração muscular, que pode causar rigidez muscular

também podem ocorrer quando um movimento voluntário é iniciado.

Os tremores patológicos podem ser diferenciados dos fisiológicos por apresentarem maior sincronização e, portanto, maior amplitude e menor frequência do ponto de vista da atividade elétrica.

Os tremores de intenção são aqueles que ficam bastante pronunciados quando um movimento voluntário é iniciado, sendo considerados um importante sinal de doença cerebelar. Esses são considerados os tipos de tremores mais bem definidos nos pacientes veterinários. Já os tremores contínuos geralmente estão associados a desordens motoras.

Anatomicamente, os tremores são classificados como localizados (focais) ou generalizados. Um tremor focal pode estar presente apenas na cabeça ou em um único membro.

As doenças caracterizadas pela presença de tremores são bastante estudadas na medicina humana, porém a nomenclatura e as classificações dos tremores na medicina veterinária ainda utilizam muitos termos extrapolados dos seres humanos, e nem sempre são completamente aplicáveis para os animais.

Segundo os consensos médicos, os tremores também podem ser classificados em tremores de ação e de repouso. Os tremores de repouso ocorrem em uma parte do corpo que está completamente sustentada contra a gravidade sem haver contração muscular voluntária, enquanto os tremores de ação ocorrem com as contrações voluntárias. Os tremores de repouso tendem a diminuir durante o movimento voluntário. Nos seres humanos, os tremores de repouso geralmente estão associados à doença de Parkinson. Esse tipo de desordem degenerativa causadora desse tipo de tremor não ocorre nos gatos. Os tremores de ação são subdivididos em posturais, cinéticos ou isométricos.

Nos gatos, raramente os tremores são sinais únicos, sendo frequentemente associados a outros sinais sistêmicos, e podem caracterizar inúmeras doenças, neurológicas ou não (Quadro 2).

DIAGNÓSTICO

Os objetivos da abordagem diagnóstica devem ser: identificar o tipo de movimento involuntário (tremores ou outros),

QUADRO 2

Causas de tremores e outros movimentos involuntários semelhantes	
Causas	**Características/comentários**
Tremores fisiológicos	
▪ Podem ser exacerbados em certas situações como: fadiga muscular, estresse, exposição a fármacos e toxinas (p. ex., cafeína, teobromina, agonistas beta-adrenérgicos) e doenças metabólicas (hipertireoidismo, hipoglicemia, hipocalcemia) ▪ Tremores termorregulatórios	▪ Podem ocorrer em indivíduos saudáveis ▪ Costumam ter manifestações discretas e transitórias
Tremores patológicos	
▪ Exposição a substâncias tremorigênicas: • Micotoxinas • Fármacos: teobromina, *cannabis*, LSD,[1] cocaína, anfetaminas, pseudoefedrina, fenilpropanolamina, inibidores da colinesterase (organofosforados), ivermectina, metilxantinas, metronidazol • Toxinas: permetrina, estricnina, metaldeído,[2] etilenoglicol,[3] nozes de macadâmia, intoxicação com nitenpiram, veneno de algumas aranhas	▪ Podem envolver o corpo todo em repouso e são exacerbados por esforço e ansiedade ▪ Podem estar acompanhados de outros sinais, como: sinais vestibulares, crises epilépticas, hiperestesia, hipertermia, taquicardia
▪ Síndrome do tremor generalizado idiopático	▪ Mais comum em cães ▪ Tremores no corpo todo, exacerbados com ansiedade
▪ Doenças inflamatórias do sistema nervoso central: • Polirradiculoneurite • Raiva • Peritonite infecciosa felina • Encefalopatia espongiforme • Toxoplasmose	▪ Ocorrem associados a outros sinais, como déficits posturais ▪ Pode haver dor, se associados à meningite
▪ Tremores cerebelares: desordens degenerativas, metabólicas, inflamatórias ou neoplásicas do cerebelo)	▪ Tipicamente marcados por tremores de intenção. ▪ Podem ocorrer tremores posturais (principalmente da cabeça)
▪ Doenças degenerativas: • Doenças do neurônio motor • Polineuropatia hipertrófica • Doença de Niemann-Pick • Miopatia do Devon Rex	▪ Tremores de extremidades ▪ Podem estar associados a fraquezas musculares
▪ Doenças metabólicas: • Hipocalcemia • Hipocalemia • Hipercalemia • Hipoglicemia • Hipertireoidismo	▪ Alterações no potencial de repouso e limiar da membrana dos neurônios por desequilíbrios nos eletrólitos ▪ Ativação do sistema nervoso simpático

[1] Dietilamida do ácido lisérgico; [2] utilizado para controle de lesmas e caramujos; [3] anticongelante automotivo.

estabelecer a neurolocalização (sistema nervoso central ou periférico) e escolher os testes diagnósticos complementares apropriados.

Uma vez considerados uma desordem do movimento, os tremores podem ter sua causa localizada em qualquer um dos três sistemas responsáveis pelo movimento normal: o sistema nervoso central (SNC), o sistema nervoso periférico ou o componente musculoesquelético. Isso torna a localização bastante difícil ao considerarmos o tremor um sinal clínico de forma individual. A incapacidade de estabelecer a localização pode trazer ainda mais dificuldades nos próximos passos da investigação diagnóstica.

Anamnese

O histórico a ser obtido deve conter o máximo de informações com o objetivo de categorizar o tremor e estabelecer sua neurolocalização, se pertinente (Quadro 3).

QUADRO 3

Anamnese para investigação dos tremores

- Outros animais no mesmo ambiente estão afetados?
- Acesso ao ambiente externo/possibilidade de exposição a toxinas
- Outros filhotes da mesma ninhada estão afetados?
- Estado vacinal da mãe
- Detalhamento nutricional
- Distribuição anatômica do tremor (extremidades, cabeça, corpo inteiro, grupos musculares)
- Ritmo, amplitude, frequência, velocidade de início
- Relação do tremor com movimentos voluntários e repouso
- Presença ou ausência durante o sono
- Algum fator precipita ou agrava o tremor (estresse, excitação)?
- Há alteração de consciência?
- Evidências de outros sinais neurológicos

Exame físico

A observação cuidadosa do tremor ou de outros movimentos involuntários relatados pode fornecer informações úteis e guiar os próximos passos na investigação. Se os tremores não estiverem presentes durante a consulta, deve-se solicitar ao proprietário que filme o paciente exibindo o sinal relatado.

Um exame neurológico detalhado pode indicar a presença ou ausência de doença neurológica e, se presente, sua neurolocalização. O gato deve ser examinado em repouso, deitado e em estação, e andando (observar alterações na marcha). Deve-se observar cuidadosamente o tônus muscular no repouso e durante o movimento.

A observação do gato caminhando pode esclarecer se o sinal apresentado é somente um tremor ou se ataxia também está presente.

A possibilidade de fraqueza muscular generalizada deve ser descartada, visto que também pode estar associada a tremores. Gatos com fraqueza neuromuscular podem manifestar postura plantígrada e até palmígrada em casos severos (capítulo 33 – Andar plantígrado e/ou palmígrado).

Os grupos musculares devem ser palpados para a detecção de qualquer contração involuntária.

Exames complementares

Os exames complementares iniciais, hemograma e bioquímica sanguínea, também devem incluir eletrólitos e creatinoquinase (CK) (Quadro 4). Distúrbios eletrolíticos podem resultar em fraqueza neuromuscular e tremores, enquanto os níveis de CK podem ser úteis na avaliação de doenças de origem muscular ou lesões musculares secundárias.

QUADRO 4

Exames complementares na investigação de tremores

- Hemograma
- Urinálise
- Eletrólitos: sódio, potássio, cloreto, cálcio
- Creatinoquinase (CK)
- Dosagem hormonal: T4 total
- Glicemia
- Pesquisa de doenças infecciosas: FeLV, FIV, PIF
- Eletromiografia e testes de condução nervosa
- Ressonância magnética
- Análise de fluido cerebrospinal

FeLV: vírus da leucemia felina; FIV: vírus da imunodeficiência felina; PIF: peritonite infecciosa felina.

Diagnóstico diferencial

As principais categorias de doenças que podem causar tremores em gatos são: degenerativas, anomalias congênitas, desordens metabólicas, doenças inflamatórias e tóxicas (Figura 1).

Devemos ficar atentos às informações obtidas na anamnese, visto que a possibilidade de exposição a toxinas ou reações adversas a medicamentos é relativamente comum na medicina felina. As principais exposições tóxicas associadas a tremores musculares e/ou fasciculações estão relacionadas aos organofosforados, carbamatos e piretroides, frequentemente presentes em parasiticidas (inseticidas) de uso tópico ou ambiental.

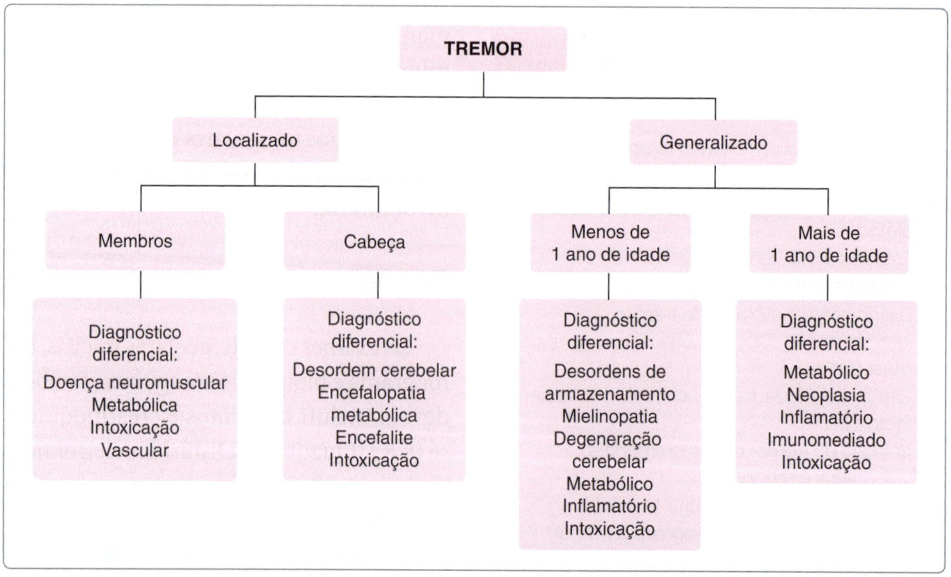

FIGURA 1. Fluxograma de diagnóstico diferencial de tremores em gatos.
Fonte: adaptada de Coates e Eifler, 2010.

Observam-se também, com certa frequência, tremores associados ao uso de fármacos como o metronidazol (em doses altas ou por tempo prolongado) e a ivermectina (especialmente em gatos muito jovens ou idosos).

Outro tipo de intoxicação cada vez mais reconhecido na medicina felina que pode cursar com tremores e outros sinais neurológicos é a possibilidade de ocorrência da **síndrome serotoninérgica**. Isso ocorre quando o gato está sendo tratado simultaneamente com fármacos que, por diversos mecanismos, resultam no aumento da serotonina no SNC (Quadro 5).

TRATAMENTO

O tratamento para os tremores depende certamente do diagnóstico de sua origem/etiologia. Devemos considerar, entretanto, que tremores intensos e prolongados, independentemente da causa, podem ter consequências clínicas como hipertermia, hipoglicemia, anorexia e desidratação. Algumas situações específicas podem demandar intervenção imediata, como no caso das intoxicações (Quadro 6).

Nas reações adversas a medicamentos, geralmente a suspensão da medicação e o tratamento de suporte são suficientes, exceto se os sinais neurológicos são mais graves, caracterizados por crises epilépticas, por

QUADRO 5

Fármacos que podem causar síndrome serotoninérgica em gatos*

- Medicamentos antidepressivos inibidores seletivos da recaptação da serotonina (fluoxetina, paroxetina, sertralina, trazodona)
- Inibidores da monoamina oxidase (selegilina)
- Antidepressivos tricíclicos (clomipramina, amitriptilina)
- Mirtazapina
- Tramadol
- Suplementos contendo triptofano ou 5-hidroxitriptofano
- Dextrometorfano (antitussígeno)
- Amantadina
- Metoclopramida
- Ondansetrona

* Superdosagem individual ou uso concomitante.

QUADRO 6

Algumas intervenções terapêuticas para casos de tremores em gatos	
Suspeita de causas tóxicas	▪ Remover o gato do ambiente de exposição ▪ Manter em ambiente com poucos estímulos (pouca luz, silêncio) ▪ Se possível, considerar procedimentos de descontaminação/remoção da toxina (banhos, indução de vômito)
Intoxicação por inseticidas inibidores da acetilcolinesterase (organofosforados e carbamatos)	▪ Procedimentos de descontaminação ▪ Sulfato de atropina (0,2-0,5 mg/kg IV, SC)
Intoxicação por inseticidas piretroides	▪ Procedimentos de descontaminação ▪ Tratamento de suporte (fluidoterapia, manutenção da temperatura) ▪ Controle das crises epilépticas (diazepam, fenobarbital) ▪ **Não há** indicação de atropina
Síndrome serotoninérgica	▪ Suspender os fármacos suspeitos ▪ Tratamento de suporte ▪ Tratamento sintomático ▪ Benzodiazepínicos **não são** indicados

exemplo. **É importante enfatizar que não existem antídotos universais e os produtos comercializados como "antitóxicos" não contribuem em nada para o tratamento de intoxicações agudas.**

REFERÊNCIAS

Coates JR, Eifler DM. Tremor syndromes. In: August JR, editor. Consultations in feline internal medicine. 6. ed. St. Louis: Saunders Elsevier; 2010. p.579-94.

LITERATURA SUGERIDA

Garosi L. Neurological examination of the cat. How to get started. J Feline Med Surg. 2009;11(5):340-8.

Gaschen F, Jaggy A, Jones B. Congenital diseases of feline muscle and neuromuscular junction. J Feline Med Surg. 2004;6(6):355-66.

Indrawirawan Y, McAlees T. Tramadol toxicity in a cat: case report and literature review of serotonin syndrome. J Feline Med Surg. 2014;16(7): 572-8.

LeCouteur RA. Update on feline neuromuscular diseases. J Feline Med Surg. 2003;5(2):109-15.

Lowrie M. Guide to tremor and twitch syndromes in dogs and cats. In Pract. 2021;43:4-17.

Mauler DA, Van Soens I, Bhatti SF, Cornelis I, Martlé VA, Van Ham LM. Idiopathic generalised tremor syndrome in two cats. J Feline Med Surg. 2014;16(4): 378-80.

Olby N. Motor neuron disease: inherited and acquired. Vet Clin North Am Small Anim Pract. 2004; 34(6):1403-18.

Podell M. Tremor, fasciculations, and movement disorders. Vet Clin North Am Small Anim Pract. 2004; 34(6):1435-52.

Poppenga RH. Toxicological emergencies. In: Dobratz KJ, Costello M, editors. Feline emergency & critical care medicine. Ames: Wiley-Blackwell; 2010. p.561-99.

30

Ultrassonografia focada – AFAST e TFAST

Izadora Loeff Zardo

O PULO DO GATO

A ultrassonografia focada possibilita responder a perguntas que reduzem o tempo de investigação e auxiliam na tomada de decisão na emergência e UTI, visto que não são necessários preparo e deslocamento.

O exame pode ser dividido em AFAST, quando a avaliação se refere ao abdome, e TFAST, ao tórax. Preferencialmente, devem ser feitos em sequência e de forma seriada.

Gatos com grande volume de efusão abdominal, após sobreviver ao trauma contuso, apresentam maior probabilidade de uroabdome do que de hemoabdome.

No tórax, os principais achados são formas geométricas anecogênicas, linhas B e ausência de deslizamento pleural, sinalizando, respectivamente, líquido livre, "pulmão úmido" e pneumotórax. Outros achados são alterações nas câmaras cardíacas, vasos e presença de massas ou consolidações.

As anormalidades observadas devem sempre ser interpretadas em conjunto com o quadro clínico do paciente e nunca isoladas.

INTRODUÇÃO

A ultrassonografia focada, que inclui exames chamados FAST, é definida como uma avaliação ultrassonográfica direcionada e específica, realizada por um médico veterinário não imaginologista, sem deslocamento do paciente. A sigla FAST é derivada do termo em inglês *focused assessment with sonography for trauma* e recentemente outros dois "Ts" foram adicionados: *triage e tracking*, uma vez que a utilidade do exame não é restrita para histórico de trauma, mas também para emergências e urgências não traumáticas (p. ex., dispneia), acompanhamento de pacientes críticos, pós-cirúrgicos ou com mudanças abruptas de quadro clínico. O exame pode ser dividido em AFAST, quando a avaliação se refere ao abdome, e TFAST, ao tórax. Idealmente ambas as investigações devem ser realizadas em sequência e, quando necessário, associa-se o protocolo VetBLUE e demais exames complementares.

Dessa forma, é possível responder a perguntas que reduzem o tempo de investigação e auxiliam na tomada de decisão, visto que não são necessários preparo e deslocamento para mais de um exame complementar. Um paciente em choque de origem ainda desconhecida, por exemplo, seria encaminhado para radiografia, ultrassonografia, tomografia e ecocardiografia após o exame físico, para responder a perguntas que o exame FAST pode definir. Entretanto, é importante salientar que os exames FAST devem ser interpretados em conjunto com o histórico e a condição clínica do paciente. Além disso, devem ser feitos de forma seriada para oferecerem conjuntos de informações maiores e mais assertivas.

ORIENTAÇÕES GERAIS

O AFAST e o TFAST possuem princípios básicos similares que auxiliam na padronização, realização dos exames em sequência, diminuição do tempo e aumento da segurança do paciente (Quadro 1).

Técnica ultrassonográfica - AFAST

Em todas as janelas do AFAST, o transdutor é posicionado longitudinalmente e com *index* direcionado para a cabeça do paciente.

- **Primeiro quadrante – janela hepatodiafragmática (HD):** essa janela é a mesma nos exames AFAST, TFAST e VetBLUE. O transdutor é posicionado imediatamente caudal à cartilagem xifoide, inclinado cranialmente e levemente para a direita, permitindo a visualização de fígado, vesícula biliar, diafragma, pulmão, coração e veia cava caudal (VCC). É aconselhada a varredura sobre toda a vesícula biliar, com movimento em leque (Figura 1A).
- **Segundo quadrante – janela esplenorrenal (ER):** o transdutor é colocado em direção à mesa de apoio, imediatamente caudal à última costela e sobre o rim esquerdo. Indica-se varredura sobre o rim esquerdo. A seguir, deve-se direcionar o transdutor cranialmente, sem movimentá-lo, para visualização do baço, onde a varredura também é indicada. Em gatos, é comum observar ambos os rins nessa janela (Figura 1B).
- **Terceiro quadrante – janela cistocólica (CC):** o transdutor é posicionado de forma dorsolateral à linha média, em direção à mesa de apoio e sobre a bexiga. Indica-se a varredura sobre a bexiga (Figura 1C).

QUADRO 1

Orientações gerais para exames AFAST e TFAST

	Indicação	Comentários
Transdutor	Microconvexo	
Presset	Abdominal felino	Cardíaco também pode ser usado
Marca de orientação	À direita na tela	Ao contrário do ecocardiograma
Tricotomia	Não é recomendada (aumenta o tempo do exame e predispõe à hipotermia)	Afastar a pelagem e utilizar álcool 70% mais gel acústico; ou tricotomia somente das janelas com máquina de tosa portátil e silenciosa
Iluminação	Manter iluminação do ambiente	
Decúbito	Lateroesternal direto, esternal ou em estação	Cuidado com a contenção física, para não ser um agravante da condição clínica. Decúbito dorsal é contraindicado, pois aumenta o risco para paciente

- **Quarto quadrante – janela hepatorrenal umbilical (HRU):** o transdutor é colocado imediatamente ventral à cicatriz umbilical, em direção à coluna do paciente, para a visualização do intestino delgado. Indica-se a varredura com o transdutor sobre a orientação longitudinal e transversal (Figura 1D).

Na Figura 2 estão demonstradas as imagens ultrassonográficas visualizadas através das janelas demonstradas na Figura 1.

Interpretação – AFAST

A presença de efusão na cavidade abdominal é vista como formas geométricas anecogênicas entremeadas nos órgãos, principalmente triângulos. Quando observadas, cada quadrante é classificado como positivo ou negativo e, em geral, o paciente é classificado como **AFAST positivo**, independentemente do número de quadrantes positivos. As janelas CC e HRU são mais prováveis de serem positivas em virtude da força da gravidade. Os achados devem ser registrados para acompanhamento e a mensuração da efusão auxilia na determinação de aumento ou diminuição de volume, mesmo que o número de quadrantes positivos permaneça o mesmo.

Nesses casos, preconiza-se a abdominocentese guiada por ultrassonografia, para que sejam feitas análise química e citológica

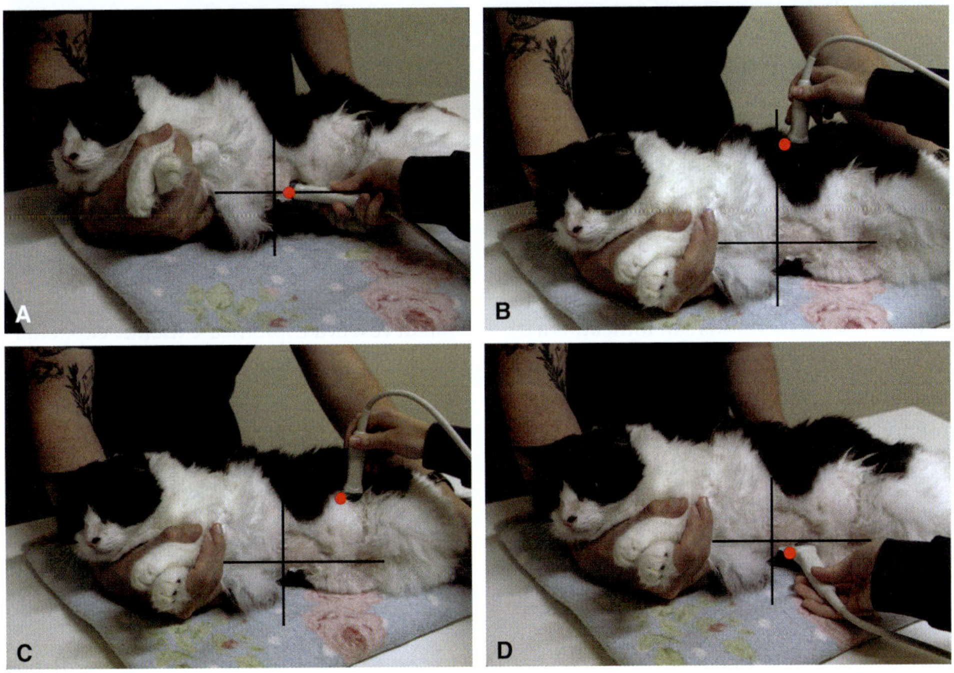

FIGURA 1. Demonstração do posicionamento do transdutor em cada quadrante avaliado. **A:** é demonstrada a janela hepatodiafragmática (DH). **B:** janela esplenorrenal (ER). **C:** janela cistocólica (CC). **D:** janela hepatorrenal umbilical (HRU). A cruz preta representa uma linha transversal e perpendicular à cartilagem xifoide. O ponto vermelho indica a direção do *index*.

Fonte: arquivo pessoal da autora.

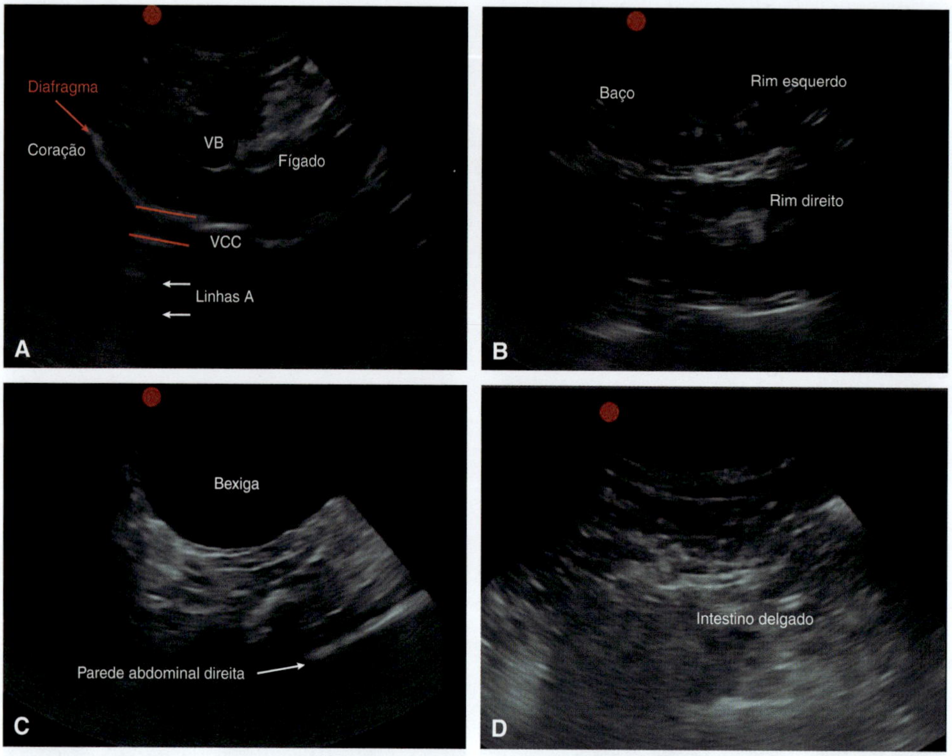

FIGURA 2. Imagem normal em cada janela abdominal analisada. Em **(A)**, é demonstrada a janela hepatodiafragmática (DH). **B:** janela esplenorrenal (ER). **C:** janela cistocólica (CC). **D:** janela hepatorrenal umbilical (HR).

VB: vesícula biliar; VCC: veia cava caudal.
Fonte: arquivo pessoal da autora.

da efusão e consequente tomada de decisão clínica. Exames seriados são indicados a cada 4 horas em pacientes estáveis hemodinamicamente, porém, quando instáveis, um menor intervalo é necessário, bem como a revisão de todo o quadro clínico do animal.

O escore de fluido abdominal usado em cães para hemoabdome traumático é menos confiável em gatos, já que o que é considerado "grande sangramento" nessa espécie representa muito mais perda sanguínea nos gatos, pois, quando estão nessas condições, costumam morrer antes de chegar à emergência veterinária ou durante sua triagem. Isso ocorre porque os gatos possuem menor volume sanguíneo em relação à sua superfície corporal, além de baixa reserva esplênica e menor capacidade de compensação ao trauma.

TÉCNICA ULTRASSONOGRÁFICA – TFAST

- **Primeira janela do dreno torácico (DT):** o transdutor é posicionado longitudinalmente com *index* direcionado cranialmente, entre o 6º e 7º espaço intercostal, na porção dorsal da parede torácica, cerca de 2 a 3 dedos abaixo da coluna vertebral do paciente. A janela é realizada bilateralmente, em ambos os hemitóraces (Figura 3A e B).

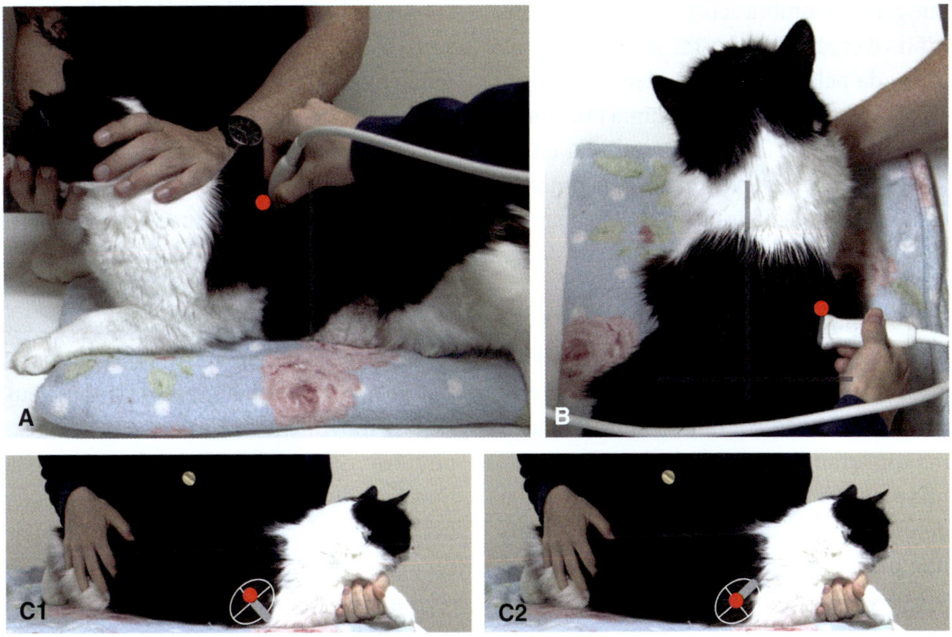

FIGURA 3. Demonstração do posicionamento da *probe* em cada janela. **A:** é demonstrada a janela do dreno torácico (DT) esquerda. **B:** janela DT direita. **C:** janela pericárdica. **C1:** janela paraesternal direita eixo longo. **C2:** janela paraesternal direita eixo curto. As linhas em cinza representam uma linha transversal e outra perpendicular à cartilagem xifoide. O ponto vermelho indica a direção do *index*.

- **Segunda janela pericárdica e janelas TFAST ECO:** também são realizadas bilateralmente, entre o 3º e 5º espaço intercostal, na região das junções costocondrais. Com a mão livre, é possível palpar o batimento cardíaco no tórax e posicionar o transdutor exatamente em cima. Deve-se adaptar a profundidade para visualizar todo o coração, incluindo todo o pericárdio, para evitar interpretações errôneas. Um conteúdo maior de informação é obtido das janelas ecocardiográficas no hemitórax direito.
- **Janela paraesternal eixo curto:** o *index* é direcionado para o cotovelo do paciente e o movimento de varredura deve ser realizado para visualizar corte ao nível das cordoalhas e relação átrio esquerdo/aorta (AE/Ao) (Figura 3C1).
- **Janela paraesternal eixo longo:** em seguida, sem mover do lugar, deve-se girar o transdutor no sentido anti-horário para que o *index* fique direcionado para o pescoço do animal (Figura 3C2). Obs.: as janelas do TFAST ECO apresentam o mesmo nome que as ecocardiográficas, porém a imagem será "espelhada", já que a marca na tela é vista à esquerda e não à direita, como nos exames FAST.
- **Terceira janela hepatodiafragmática (HD):** exatamente a mesma janela do AFAST. Se já foi avaliada, não há necessidade de repetição (Figura 1A).

Interpretação – TFAST

Na janela DT, a imagem é formada pelo corte transversal de duas costelas paralelas, que gerarão sombra acústica posterior, definindo o espaço intercostal. A linha pleural, formada pelas duas faces pleurais (parietal e visceral) e pelo parênquima pulmonar subpleural, é vista como uma linha única hiperecogênica e deve ser avaliada dinamicamente, ou seja, durante o ciclo respiratório, para que o deslizamento entre as duas pleuras seja verificado (Figura 4A).

As linhas A são linhas hiperecogênicas equidistantes paralelas que se estendem até a parte inferior da tela, ou seja, um artefato decorrente do contato de duas estruturas com grande capacidade de reflexão (linha pleural e ar) (Figura 4A). Sua presença determina a existência de ar abaixo da linha pleural, isto é, parênquima pulmonar subpleural normal, denominado "pulmão seco". No pneumotórax (PNTX), as linhas A também estão presentes, mas o deslizamento pleural não é visto. A presença de PNTX deve ser avaliada e, em razão do impacto da gravidade sobre o ar, se estiver apenas no terço dorsal do tórax, é considerado leve. Caso esteja presente também no terço médio, é moderado e no terço ventral, grave.

As linhas B apresentam aparência de *laser* e são perpendiculares e sobrepostas às linhas A. Saem diretamente da linha pleural e se movimentam conforme o ciclo respiratório. São artefatos formados através da interface fluido-ar, isto é, pela presença de líquido alveolar na área subpleural do parênquima pulmonar, denominado "pulmão

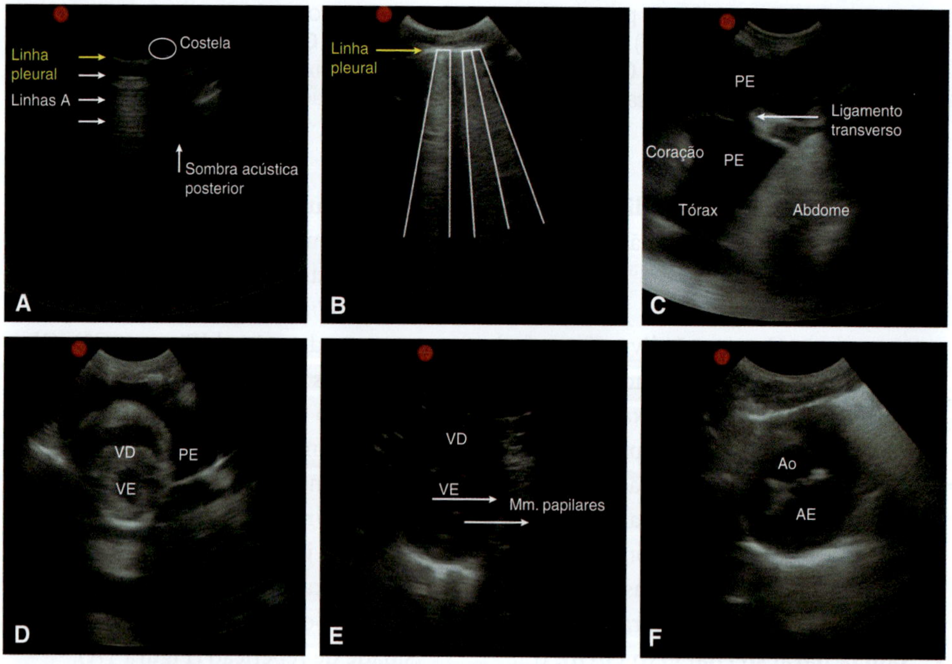

FIGURA 4. **A:** imagem da janela do dreno torácico (DT), indicando parênquima pulmonar subpleural normal. **B:** presença de três linhas B na janela DT. **C:** efusão pleural grave (PE) na janela pericárdica. **D:** efusão pleural (PE) visualizada no corte ao nível das cordoalhas. **E:** corte ao nível das cordoalhas ou "corte do cogumelo". **F:** corte ao nível AE/Ao.

AE: átrio esquerdo; Ao: aorta; VD: ventrículo direito; VE: ventrículo esquerdo.
Fonte: arquivo pessoal da autora.

úmido" (Figura 4B). Em gatos, são possíveis diagnósticos diferenciais para "pulmão úmido": edema pulmonar cardiogênico e não cardiogênico, pneumonias e hemorragias por coagulopatias. Para melhor interpretação de sua ocorrência, é necessário avaliar o coração com TFAST ECO, janela DH para análise da VCC, protocolo Vet BLUE, entre outros exames complementares. Nesses casos, deve-se descartar uma possível sobrecarga volêmica por excesso de fluidoterapia, que infelizmente ocorre com certa frequência na rotina da medicina felina.

Na janela pericárdica, é possível determinar a presença de efusão pleural (PE) (em razão do impacto da gravidade sobre líquidos) e efusão pericárdica (EPC). As PE em grande volume são fáceis de identificar (conteúdo anecogênico livre), mas, quando menores, podem ser mais complicadas, porque podem ficar contidas em algumas áreas e parecer triângulos anecogênicos, assim como no abdome (Figura 4C e D).

Líquidos mais viscosos, como piotórax, podem ser mais ecogênicos e levar à formação de imagens semelhantes à de tecidos moles. A toracocentese guiada por ultrassonografia é preconizada para análise química e citológica da efusão e consequente tomada de decisão clínica. Nos casos em que a coleta não pode ser realizada com segurança pela localização anatômica, ou se houver baixo volume de líquido, exames seriados são indicados. As EPC também são anecogênicas, contudo estão restritas no saco pericárdico, enquanto as PE são encontradas de forma difusa na cavidade.

No corte ao nível das cordoalhas ou "corte do cogumelo", é possível fazer a avaliação subjetiva da contratilidade cardíaca, do lúmen e das paredes ventriculares, bem como ter uma ideia do estado volêmico do paciente. No déficit volêmico, o tamanho da câmara ventricular esquerda fica diminuída e os músculos papilares se aproximam consideravelmente, o que é conhecido como "beijo papilar" (Figura 4E). No corte ao nível de AE/Ao, é possível comparar o átrio esquerdo e a aorta de forma subjetiva, já que é esperado que, em média, apresentem relação de tamanho 1:1, mas somente a medição pode confirmar o aumento da relação (Figura 4F). Gatos com efusão pleural e/ou linhas B somadas ao aumento visível do átrio esquerdo têm grande probabilidade de estarem em insuficiência cardíaca congestiva. Na janela paraesternal direita eixo longo, é possível avaliar as quatro câmaras cardíacas, principalmente quanto à comparação subjetiva do ventrículo direito com o esquerdo. Uma relação 1:1 entre ventrículos sugere congestão direita ou sobrecarga volêmica. Ademais, deve-se verificar possível sobrecarga por excesso de fluidoterapia.

Na janela DH, na cavidade torácica, é esperada a visualização de artefatos de espelhamento do parênquima hepático (Figura 2A). A não visualização de espelhamento é decorrente de PE (conteúdo anecogênico livre) ou de doenças pulmonares (como linhas B ou consolidações). No gato, a constatação de EPC nessa janela é mais difícil em virtude da anatomia dos lobos pulmonares. Em conjunto com outros achados, a inspeção da VCC é relevante para a constatação do estado volêmico do paciente (Figura 2A). Quando seu diâmetro transversal for > 1 cm, essa veia é considerada ingurgitada e isso sugere hipervolemia, porém, quando for < 0,25 cm, é considerada colapsada e sugere hipovolemia.

Consolidações pulmonares, nódulos subpleurais e massas extrapulmonares também podem ser constatados, entretanto, sua ocorrência não é diagnóstica para nenhuma doença específica e outros exames complementares devem ser realizados, como radiografias, tomografias, punções aspirativas, lavados broncoalveolares etc.

LITERATURA SUGERIDA

Boysen SR, Lisciandro GR. The use of ultrasound in the emergency room (AFAST and TFAST). Vet Clin North Am Small Anim Pract. 2013;43(4):773-97.

Ferrada P, Anand RJ, Whelan J, Aboutanos M, Duane T, Malhotra A, Ivatury R. Qualitative assessment of the inferior vena cava: useful tool for the evaluation of fluid status in critically ill patients. Am Surg. 2012;78(4):468-70.

Hwang TS, Yoon YM, Jung DI, Yeon SC, Lee HC. Usefulness of transthoracic lung ultrasound for the diagnosis of mild pneumothorax. J Vet Sci. 2018;1 9(5):660-6.

Lichtenstein DA. Should lung ultrasonography be more widely used in the assessment of acute respiratory disease? Expert Rev Respir Med. 2010; 4(5):533-8.

Lisciandro GR. Abdominal and thoracic focused assessment with sonography for trauma, triage, and monitoring in small animals. J Vet Emerg Crit Care. 2011;21(2):104-22.

Lisciandro GR. Cageside ultrasonography in the emergency room and intensive care unit. Vet Clin North Am Small Anim Pract. 2020;50(6):1445-67.

Lisciandro GR, editor. Point-of-care ultrasound techniques for the small animal practitioner. 2. ed. Wiley-Blackwell; 2021.

McMurray J, Boysen S, Chalhoub S. Focused assessment with sonography in non-traumatized dogs and cats in the emergency and critical care setting. J Vet Emerg Crit Care. 2016;26(1):64-73.

SEÇÃO III

Síndromes clínicas

31

Agressividade

Giovana Adorni Mazzotti
Humberto Martins

O PULO DO GATO

A agressividade não é um diagnóstico, mas sim um sinal clínico. Pode ser um comportamento natural, mas também pode ocorrer como resposta a uma situação de estresse ou doença.

Problemas de gatos agressivos, em sua grande maioria, podem ser prevenidos ou tratados com manejo adequado. Em alguns casos mais graves, é importante a inclusão de fármaco para que a relação entre animais/humanos se torne mais segura.

INTRODUÇÃO

A agressividade do gato contra pessoas ou outros animais é uma queixa frequente nas consultas de rotina da medicina felina. Entretanto, a grande maioria dos médicos-veterinários não está apta a auxiliar no diagnóstico e tratamento das causas de agressividade, pois há uma lacuna curricular na formação veterinária no que diz respeito às bases teóricas do comportamento animal. O problema da desinformação é agravado com a busca pelo conhecimento em fontes duvidosas, o que pode levar a erros graves na identificação e no manejo comportamental do paciente.

O aconselhamento comportamental não é exclusivo ao médico-veterinário, sendo uma área de atuação cada vez mais preenchida por leigos ou outros profissionais que se aventuram nesse campo do conhecimento. Entretanto, o médico-veterinário tem a grande vantagem de ser capaz de diagnosticar doenças concomitantes aos problemas comportamentais, além de poder prescrever fármacos que podem auxiliar no tratamento desses problemas. Ademais, um gato visita o veterinário desde sua primeira infância, melhor momento para iniciar os aconselhamentos comportamentais, de modo a prevenir problemas ou identificá-los precocemente.

O QUE É PROBLEMA COMPORTAMENTAL

O médico comportamentalista deve ter total conhecimento acerca do comportamento natural da espécie que estuda, pois esse é o primeiro passo para seja possível diferenciar distúrbio comportamental do comportamento natural indesejado. Já foram propostas diferentes nomenclaturas, mas os conceitos são os mesmos (Figura 1).

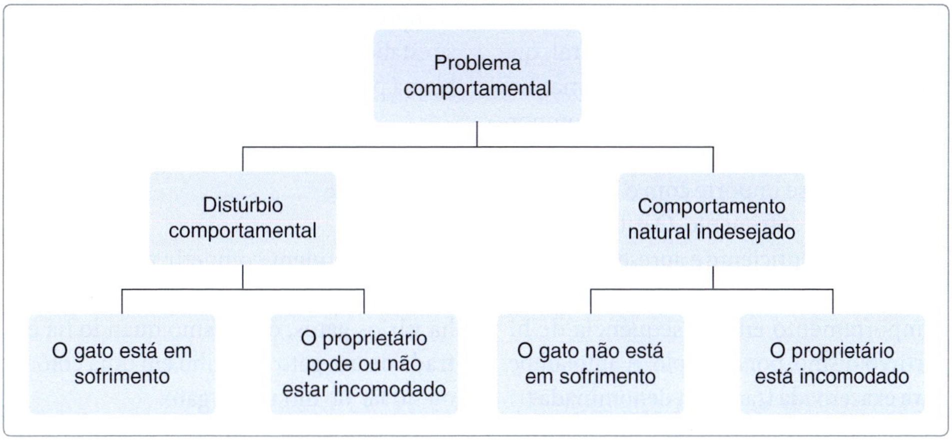

FIGURA 1. Fluxograma da diferenciação dos tipos de problemas comportamentais.

Considera-se problema comportamental todo comportamento que possa causar danos para o gato ou para seu proprietário. É importante ter empatia durante as consultas, pois muitas vezes o comportamento natural indesejado pode ser corrigido com orientação correta. Outras vezes, ao compreender os porquês de determinado comportamento, ele pode passar a ser aceito pelo proprietário, deixando de ser considerado um problema.

Fato importante é que ignorar que existe um problema (pois o veterinário entende que se trata de algo natural) pode colocar em risco o laço existente entre o proprietário e o gato. A partir daí, uma relação que deveria ser de prazer e amizade pode passar a ser uma relação baseada em punição e estresse de ambas as partes.

Nos Estados Unidos, cerca de um terço dos abandonos de gatos em abrigos decorre de comportamentos naturais indesejados. O abandono e a punição são potenciais problemas causados pela quebra do laço entre o gato e seu dono e, consequentemente, pode gerar um futuro distúrbio comportamental.

Um gato que agride uma pessoa porque ela insiste em pegá-lo no colo e não o deixa sair pode ser considerado problemático. Há de se compreender, no entanto, que esse comportamento é natural e justificável, mas a relação da pessoa com o animal está em desarmonia, o que é considerado ruim. Se a pessoa não se importa e continua pegando o animal ao colo, não respeitando o sinal de desagrado manifestado por ele com agressividade, é muito provável que esse gato se torne frustrado, pois sua resposta não surtiu efeito. Isso pode deixá-lo ainda mais agressivo, ou agressivo por outros motivos não relacionados a essa interação. Podem até mesmo surgir distúrbios decorrentes do estresse crônico. Se a pessoa deixar de pegar o gato por medo, mas não compreendendo que se trata de um comportamento natural, essa pessoa pode se tornar frustrada em relação ao seu animal e o laço entre eles se tornará enfraquecido, prejudicando a estima e os cuidados que esse proprietário teria em relação ao seu animal.

> Em resumo, a manifestação de um comportamento normal do animal, se não for bem esclarecida pelo veterinário, pode gerar consequências graves e até mesmo tornar-se um distúrbio.

E o que seria então um distúrbio? Ao contrário do comportamento natural, que pode ou não se tornar um problema, um distúrbio é sempre um problema comportamental. Isso porque, mesmo que o proprietário não se importe com o que ocorre, o gato está em sofrimento. O gato idoso que não dorme o suficiente e apresenta hiperatividade pode estar com um distúrbio de comportamento em consequência de hipertireoidismo, por exemplo. A autolambedura exacerbada (também denominada tricotilomania) é outro exemplo de distúrbio.

TIPOS DE AGRESSIVIDADE

A agressividade não é um diagnóstico, mas sim um sinal clínico. Pode ser um comportamento natural, mas também pode ocorrer como resposta a uma situação de estresse ou doença. Os comportamentos normais existem com função adaptativa, sofrendo influências da genética e de experiências prévias. Os distúrbios são considerados doenças, visto que a falta de bem-estar emocional é uma das definições de ausência de saúde pela Organização Mundial da Saúde (OMS). Além de falta de bem-estar emocional (p. ex., estresse, medo, ansiedade, fobia), existem doenças que acometem outros sistemas que acarretarão problemas ou distúrbios comportamentais (p. ex., gato hipertireóideo que se torna hiperativo).

Diversos fatores influenciarão na resposta do gato ao ambiente, que podem culminar em agressividade, como separação da mãe quando filhote, padrão de pelagem, *status* sexual, experiências prévias, entre outros.

A agressividade contra gatos, contra outros animais ou contra humanos pode ser dividida em algumas categorias, para melhor compreensão e manejo. É fundamental que se estabeleça corretamente a origem do problema para que o tratamento seja adequado.

Agressão territorial e agressão por status

Gatos podem competir pelo território ou pelo *status* social em residências onde há vários gatos, ou mesmo quando há entrada de um gato estranho em uma colônia ou no lar de um único gato.

Os gatos são animais semissociais, ou seja, não necessariamente formam grupos (as colônias); assim, a criação artificial de grupos pelos proprietários, em que os gatos não escolheram viver naquelas condições e com aqueles animais, pode ser o problema gerador de conflitos constantes. Por reconhecerem quem são os membros de uma colônia, os conflitos com gatos "estranhos" são muito comuns, principalmente quando esse animal é introduzido de forma errônea.

Dentre as motivações para os conflitos, podem-se citar a inclusão de um novo membro na família, a presença de um gato externo e a ida de um membro do grupo ao veterinário ou ao *pet shop* (em razão da alteração do odor e de comportamento), assim como a presença de gatos doentes. A morte de um membro do grupo também pode desencadear conflitos, já que pode gerar um desequilíbrio na configuração do grupo social (Quadro 1). Esse tipo de agressão costuma ser antecipado por silvos, posturas corporais tensas, bloqueios de passagem, rosnados e outras formas de sinalizar o que está ocorrendo. Também pode acontecer junto com outras formas de comunicação, como intensificação de arranhaduras em móveis e objetos, além da deposição de urina/fezes em locais de significado social.

QUADRO 1

Fatores que contribuem para a agressividade entre gatos

- Natureza semissocial do gato
- Aumento do número de gatos na residência
- Introdução abrupta de novos gatos no grupo
- Formação aleatória de grupo, escolhido pelos proprietários e não pelos próprios gatos
- Ambientes pouco enriquecidos ou não adaptados para os gatos

Agressão predatória ou por brincadeira

As brincadeiras dos gatos incluem um vasto repertório que mimetiza o comportamento natural da espécie, dentre elas a predação e a caça. Quando esse comportamento é mal direcionado ou muito intenso, pode ser interpretado como agressividade contra animais ou pessoas.

Na tentativa de o gato imitar o comportamento de caça, não são observadas vocalizações e a postura corporal inclui esconder-se e atacar repentinamente, ou abaixar o corpo rente ao chão e balançar a cauda antes do ataque, entre outros. O gato não mostra sinais de tensão, mas sim de euforia. Geralmente é realizado por gatos jovens e bastante ativos, principalmente animais que não foram bem moldados quanto aos seus comportamentos até os quatro meses de idade. Gatos separados muito precocemente de suas famílias podem não saber como controlar a força das brincadeiras para não ferir seus companheiros. Nesses casos, é recomendável o monitoramento desses gatos, estimular a caça aos brinquedos grandes e móveis, estimular a caça ao alimento e a realização de atividades com alto gasto de energia e cognitivas.

Agressão pelo medo

A agressão pelo medo é um comportamento natural, uma vez que é uma forma de o animal se defender sempre que seu escape é frustrado. A intenção do gato é afastar o perigo; assim, ele sinaliza o ataque com silvos altos, rosnados, miados, mostrando os dentes e curvando o corpo. A tensão e o desconforto do animal são evidentes. Se a ameaça se aproxima, o gato pode investir com tapas seguidos de recuos. Esse é, juntamente com a agressão pela dor, o tipo mais observado nas clínicas veterinárias. Entretanto, a depender do temperamento do animal e do ambiente em que vive, a agressão pelo medo também pode ser observada nos lares. Nesse caso, é imperativo que o manejo seja pautado em reduzir o fator gerador do medo. O emprego das técnicas *cat friendly* visam a reduzir a agressividade pelo medo no ambiente veterinário (vide capítulos 3 – Particularidades *cat friendly* do atendimento clínico e 4 – Hospitalização *cat friendly*).

Agressão redirecionada

Na abordagem da agressão redirecionada, o fundamental é que se consiga identificar a causa do desconforto para o gato, já que ele vai agredir outro sujeito, não o que causa o dano a ele. O gato agressor pode estar sofrendo pela ação de um gato/pessoa/outro animal qualquer, do qual ele tem medo. O estresse crônico causado por esse sujeito, sobre o qual o gato não tem coragem de investir, vai causar o ato súbito e repentino de uma agressão não avisada a outro sujeito (normalmente mais fraco ou a quem o gato tenha apego). É semelhante à agressão por brincadeira, já que o gato não avisa o ataque, entretanto, esse gato vai demonstrar sinais de tensão e desconforto. Também pode haver outras sinalizações de que esse gato está sob estresse crônico (vômito, diarreia, alteração de apetite, entre outros).

Agressão induzida pelo carinho

Acontece quando o gato tem pouca tolerância ao toque, sendo os machos os mais acometidos. Esses gatos costumam pedir atenção e muitas vezes solicitam carinho, mas demonstram poucos e sutis sinais de desconforto, atacando os proprietários que os acariciam. Não se sabe por que esses gatos simplesmente não saem do colo ou se distanciam, em vez de atacar. Esse comportamento deve ser respeitado, pois é da personalidade do gato, e o proprietário deve ser instruído a identificar os sinais de quando deve cessar o contato físico (orelhas levemente para trás, ponta da cauda batendo, bigodes para a frente). Não há como mudar esse comportamento.

MANEJO DO GATO AGRESSIVO

Em uma casa *multicat*, é necessário que todos os recursos essenciais sejam bem distribuídos e que estejam em quantidade suficiente para todos os membros, em locais que permitam o fácil acesso e não exponham os gatos a situações de conflito. Recursos considerados essenciais incluem camas, comedouros, bebedouros, bandejas sanitárias, pontos elevados, tocas ou esconderijos, arranhadores e brinquedos. Todos devem ser posicionados distantes uns dos outros, em particular a caixa de areia, a comida e a água. O objetivo dessa separação é evitar que os animais precisem se encontrar para usufruir desses recursos. Esses pontos devem ser considerados em todas as casas que tenham gatos, mesmo que não haja conflitos, como uma maneira de melhorar o bem-estar dos animais (Quadro 2).

Nos casos em que os gatos estejam realmente entrando em combate físico, é imperativo que se faça a separação física deles até que se consiga reduzir a ansiedade de todos os animais e as modificações ambientais sejam implementadas. Nesses casos, o uso de fármacos ansiolíticos pode ser necessário. Os fármacos mais utilizados na rotina nos veterinários do Brasil são a amitriptilina e a fluoxetina. Ressalta-se a importância de avaliação cardíaca antes da prescrição da amitriptilina, por ser um antidepressivo tricíclico. A fluoxetina, que é um inibidor seletivo da recaptação de serotonina, é mais segura nesse sentido. Não devem ser prescritos se o proprietário não tiver condições de administrá-los corretamente por, pelo menos, três meses, e o desmame deve ser gradual.

Mais recentemente, a gabapentina, em doses de 50-100 mg/gato, foi proposta para reduzir o medo de gatos antes das visitas ao veterinário, devendo ser fornecida duas horas antes do evento estressor, em administrações pontuais.

O uso de feromônio sintético análogo ao odor materno pode auxiliar nos conflitos entre gatos, mas não auxilia nos conflitos com outros animais e humanos. Se a questão da disputa por território for uma realidade, recomenda-se o uso do feromônio sintético facial fração F3.

A reintrodução no mesmo ambiente de gatos que se agridem deve ser gradual e planejada em etapas, da mesma maneira que se faz na introdução de um novo membro na colônia. Caso a experiência das brigas seja muito ruim para determinado indivíduo, existe a possibilidade de esses gatos não mais se tolerarem.

Quando a agressividade é contra pessoas que residem com o gato, por vezes a

QUADRO 2

Pontos de modificação ambiental para gatos	
Vasilhas de alimento	▪ Podem ser substituídas por dispensadores que estimulem a caça ao alimento seco ▪ Os pratos devem ser mantidos apenas para alimentos úmidos ▪ Considerar o aceite e as condições físicas de cada gato para que a alimentação se torne lúdica
Vasilhas de água	▪ Devem estar distantes de onde o alimento é ofertado ▪ Pode ser considerado o uso de pontos elevados para as vasilhas de água e/ou alimento ▪ O ideal é espalhar vasilhas pelos cômodos da casa ▪ Não colocar em pontos de passagem
Bandejas sanitárias	▪ Devem ser de tamanho e número suficientes, sempre uma a mais do que o número de gatos ▪ Mantidas em ambiente reservado e não cobertas ▪ Areia fina, sem odor, mantidas limpas ▪ Em casas com vários gatos, devem ser dispostas em cômodos distintos
Arranhadores	▪ Devem estar em pontos de passagem, na entrada da casa e nas áreas de descanso ▪ Observar o tipo de material de que o gato gosta e se prefere superfície horizontal ou vertical ▪ Devem ser bem fixos e grandes o suficiente para o gato
Locais de descanso	▪ Tocas em locais tranquilos, locais elevados para que o gato explore o ambiente e sinta-se seguro, locais aconchegantes nos quais o gato não seja incomodado

separação física também se tornará necessária. Punir o gato não é uma opção, pois pode gerar ataques mais agressivos. Nos casos de agressão grave, é fundamental o auxílio de um médico-veterinário comportamentalista e, talvez, o uso de fármacos para reduzir a ansiedade e moldar o comportamento do animal, evitando o abandono ou a eutanásia.

LITERATURA SUGERIDA

Ahola MK, Vapalahti K, Lohi H. Early weaning increases aggression and stereotypic behaviour in cats. Sci Rep. 2017;7(1):1-9.

Atkinson T, Bradshaw J. Practical feline behaviour – understanding cat behaviour and improving welfare. Oxfordshire, UK; Boston, MA: CABI; 2018. 274p.

Barry KJ, Crowell-Davis SL. Gender differences in the social behavior of the neutered indoor-only domestic cat. Appl Anim Behav Sci. 1999;64(3):193-211.

Crowell-Davis SL. Cat behaviour: social organization, communication and development. In: Rochlitz I, editor. The welfare of cats. Dordrecht: Springer; 2007. p.1-22.

Ellis SLH, Rodan I, Carney HC, Heath S, Rochlitz I, Shearburn LD, et al. AAFP and ISFM Feline Environmental Needs Guidelines. J Feline Med Surg. 2013;15(3):219-30.

Horwitz DF, Pike AL. Common sense behavior modification: a guide for practitioners. Vet Clin North Am Small Anim Pract. 2014;44(3):401-26.

Ramos D. Common feline problem behaviors: aggression in multi-cat households. J Feline Med Surg. 2019;21(3):221-33.

Salonen M, Vapalahti K, Tiira K, Mäki-Tanila A, Lohi H. Breed differences of heritable behaviour traits in cats. Sci Rep. 2019;9(1):1-10.

Stelow EA, Bain MJ, Kass PH. The relationship between coat color and aggressive behaviors in the domestic cat. J Appl Anim Welf Sci. 2016;19(1):1-15.

32

Alopecia/hipotricose

Carlos Alberto Geraldo Jr.

O PULO DO GATO

A alopecia é um dos principais sinais clínicos nos gatos com dermatopatias.

Na abordagem diagnóstica, é fundamental diferenciar se a alopecia é espontânea ou autoinduzida.

A presença ou ausência de prurido é uma informação essencial na investigação diagnóstica.

Diferentemente do que ocorre com os cães, as alopecias simétricas nos gatos estão mais frequentemente associadas a desordens alérgicas e não a endocrinopatias.

As alopecias psicogênicas não são tão frequentes como se imagina e as causas físicas devem ser descartadas antes de considerar esse diagnóstico.

INTRODUÇÃO

Alopecia e hipotricose são alterações muito comuns em felinos e frequentemente são razões pelas quais os gatos são levados à consulta veterinária. Independentemente da causa, a alopecia pode ser focal ou difusa, distribuída irregularmente ou de forma simétrica bilateral e, em geral, todas as dermatoses possuem um componente alopécico.

Basicamente, existem três razões pelas quais os gatos podem desenvolver alopecia ou hipotricose: 1) falha no desenvolvimento e crescimento dos pelos; 2) perda de pelos induzida pelo autotraumatismo; 3) queda espontânea e excessiva dos pelos.

Existem muitas causas de alopecia em gatos e a conduta diagnóstica deve ser definida levando-se em consideração histórico, exame físico/dermatológico e, principalmente, presença ou não de prurido, pois essa manifestação clínica acaba sendo determinante para a definição dos diagnósticos diferenciais.

A idade e o padrão racial podem ser fatores predisponentes para o desenvolvimento de algumas dermatoses e é de suma importância que isso seja lembrado no momento de determinar as possíveis causas.

DIAGNÓSTICO DIFERENCIAL

A presença ou ausência de prurido associado à alopecia é crucial para que possa ser determinada a conduta diagnóstica mais correta e para que sejam solicitados os exames complementares mais adequados para cada caso.

Alopecia associada ao prurido

Quando há prurido associado à alopecia, as principais causas a serem consideradas são as listadas na Quadro 1. Nesses casos, a alopecia surge secundariamente ao autotraumatismo cutâneo decorrente de trauma com os membros, lambedura intensa ou arrancamento dos pelos. Muitas vezes isso pode ser confirmado com a realização de tricograma (ver capítulo 116 – Tricograma), no qual são observadas as hastes dos pelos fraturados em função do prurido.

A investigação deve começar descartando-se a presença de ectoparasitas, principalmente pulgas e ácaros. Muitos gatos podem apresentar infestação por pulgas, porém, durante a consulta sua presença pode não ser evidenciada em razão do hábito de lambedura e higienização dos felinos. Nesses casos, havendo histórico e lesões cutâneas compatíveis com puliciose ou dermatite alérgica à picada de ectoparasitos (DAPE), deve-se iniciar o tratamento com uso de ectoparasiticidas.

QUADRO 1

Causas mais frequentes de alopecia associada a prurido nos gatos	
Dermatopatias alérgicas	▪ Dermatite alérgica à picada de ectoparasitos ▪ Hipersensibilidade alimentar ▪ Síndrome cutânea atópica felina
Ectoparasitos	▪ Escabiose (*Notoedres cati*). ▪ Demodiciose (*Demodex gatoi*) ▪ Pediculose ▪ *Lynxacarus radovskyi* ▪ *Cheyletiella* spp
Micoses superficiais	▪ Dermatofitose – *Microsporum canis*. ▪ Malasseziose – *Malassezia* spp
Piodermites	▪ *Staphylococcus* spp
Outras dermatopatias	▪ Neoplasias ▪ Farmacodermias ▪ Dermatoses autoimunes

Além da pesquisa de pulgas, também devem ser feitos exame microscópico do pelame, para investigação de outros ectoparasitos, e exame parasitológico de raspado cutâneo, para pesquisa de ácaros (*Notoedres* e *Demodex*). As lesões mais comumente encontradas nos casos de pediculose e queiletielose são descamação, pápulas e crostas em região torácica dorsal. Nos casos de sarna notoédrica, frequentemente se observa prurido intenso, com presença de eritema, pápulas, crostas e escoriações em região de cabeça, meatos acústicos externos e pescoço, podendo haver generalização. Já na demodiciose felina, a apresentação clínica é bastante variável e podem-se observar quadros localizados ou generalizados, sendo os localizados caracterizados pela perda de pelos de forma irregular, eritema e descamação, e os quadros generalizados marcados por eritema, descamação, crostas, pelo facilmente epilável, e prurido intenso pode estar presente. Nos casos de demodiciose felina, sempre devem ser pesquisadas doenças sistêmicas concomitantes, como *diabetes mellitus*, hiperadrenocorticismo, infecção pelo vírus da imunodeficiência felina (FIV), pelo vírus da leucemia felina (FeLV), toxoplasmose, doenças autoimunes e neoplasias.

Outra doença bastante comum em filhotes, especialmente da raça Persa, e que muitas vezes pode gerar prurido associado à alopecia, é a dermatofitose. As lesões são caracterizadas pela presença de intensa descamação, eritema, crostas, hiperpigmentação em região de cabeça, pescoço, orelhas e membros, podendo haver generalização; algumas vezes pode-se observar dermatite miliar. O diagnóstico deve ser realizado por meio do cultivo micológico, colhendo-se o pelame da borda da lesão em virtude do crescimento centrífugo do fungo.

As dermatopatias alérgicas estão entre as causas mais frequentes de alopecia e prurido em gatos. Dentre as dermatopatias alérgicas em felinos, destacam-se a DAPE, a hipersensibilidade alimentar e a síndrome cutânea atópica felina; a patogênese dessas enfermidades envolve uma combinação de reações de hipersensibilidade dos tipos 1 e 4. A DAPE e a síndrome atópica podem apresentar certa sazonalidade, enquanto a alergia alimentar não possui essa característica.

Como não há teste diagnóstico para diferenciar as dermatites alérgicas e os padrões lesionais podem ser bastante semelhantes entre elas, o diagnóstico deve ser feito por exclusão, partindo-se do uso de medicações para controle de ectoparasitos, passando pelo fornecimento de dietas específicas (de eliminação ou hipoalergênicas), até chegar à prescrição de medicações para controle do prurido a longo prazo, quando necessário. Nas dermatopatias alérgicas, é extremamente comum encontrar prurido intenso e lesões em região de cabeça, pescoço e face, caracterizadas por alopecia, eritema em graus variados, escoriações, exulcerações e crostas hemorrágicas (Figuras 1 e 2). Além disso, podem-se encontrar padrões de reação cutânea extremamente semelhantes nas três enfermidades e isso também pode dificultar o diagnóstico. Dentre eles, podem-se destacar a dermatite miliar em região de cabeça e pescoço, as lesões do complexo granuloma eosinofílico (úlcera indolente, placa eosinofílica e granuloma eosinofílico) e a alopecia bilateral simétrica (Figuras 3 e 4). Geralmente, a partir do desenvolvimento de um desses padrões lesionais, devemos iniciar a investigação da provável doença alérgica de base, iniciando-se pela DAPE, passando pela alergia alimentar, até chegar à síndrome atópica cutânea felina, ou seja, o diagnóstico é feito por exclusão. Aproximadamente 10 a 15% dos gatos com hipersensibilidade alimentar podem apresentar manifestações clínicas gastrintestinais associadas ao quadro cutâneo. Medicações para controle do prurido a curto prazo podem ser utilizadas durante o período do diagnóstico, a fim de promover conforto ao paciente.

O tratamento inicial, mesmo que não tenha sido evidenciada a presença de pulgas no gato, é feito com medicações ectoparasiticidas para controle de pulgas e outros insetos que podem causar alergia. Caso não haja sucesso no controle do prurido e das lesões, deve-se iniciar uma dieta de eliminação caseira baseada em uma fonte proteica inédita (nunca ingerida pelo paciente) ou em uma ração hipoalergênica (proteína hidrolisada) durante pelo menos oito semanas. Havendo controle do quadro, pode-se proceder à reexposição provocativa com o intuito de descobrir a quais alimentos o paciente tem alergia, porém, caso não haja boa

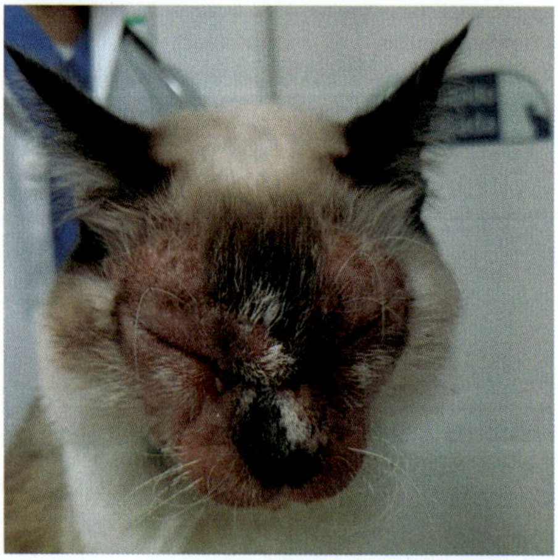

FIGURA 1. Animal com hipersensibilidade alimentar apresentando alopecia e eritema grave em face.

Fonte: arquivo pessoal do autor.

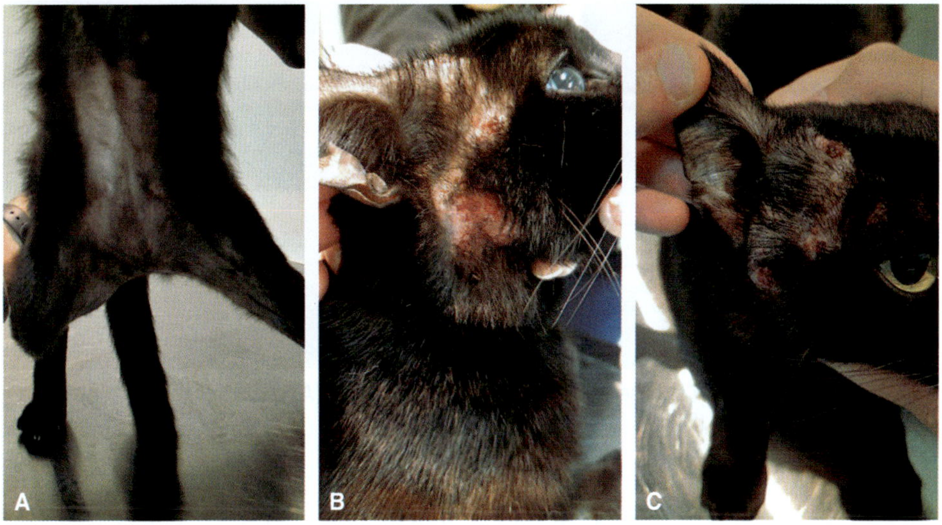

FIGURA 2. **A:** gato com hipersensibilidade alimentar apresentando alopecia bilateral simétrica em região abdominal ventral. **B, C:** alopecia, eritema, exulcerações e crostas hemorrágicas em regiões temporal e cervical lateral.

Fonte: arquivo pessoal do autor.

resposta, esse animal é considerado atópico e deve receber medicações para controle do prurido e das lesões a médio/longo prazo. Piodermites e malassezioses não são complicações frequentes nas dermatopatias alérgicas nos felinos, porém deve-se instituir a terapia com antibióticos ou antifúngicos toda vez que houver confirmação clínica ou laboratorial de um desses problemas.

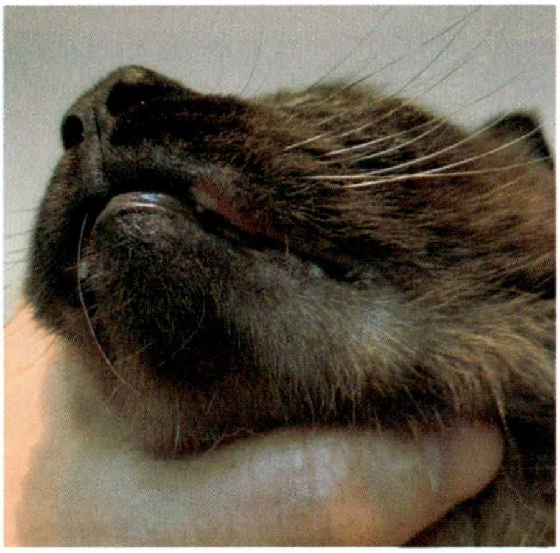

FIGURA 3. Gato atópico apresentando úlcera indolente em lábio superior.

Fonte: arquivo pessoal do autor.

A alopecia psicogênica autoinduzida (tricotilomania) é um distúrbio compulsivo que se confunde com as dermatopatias alérgicas, pois os gatos manifestam lambedura e alopecia autoinfligida, bem como os animais que apresentam prurido. O padrão lesional normalmente é de alopecia bilateral simétrica e ocorre em gatos que estão enfrentando alguma situação de estresse como mudança de residência, chegada de um novo animal, conflitos, ansiedade ou frustração. Vários estudos demonstram que a alopecia psicogênica acaba sendo diagnosticada de maneira equivocada e excessiva, pois a maior parte dos gatos que desenvolvem lambedura intensa e alopecia possui algum tipo de problema físico (prurido) e muitas vezes acaba recebendo o tratamento de forma inadequada.

Em alguns casos, as lesões podem apresentar evolução rápida e serem extremamente

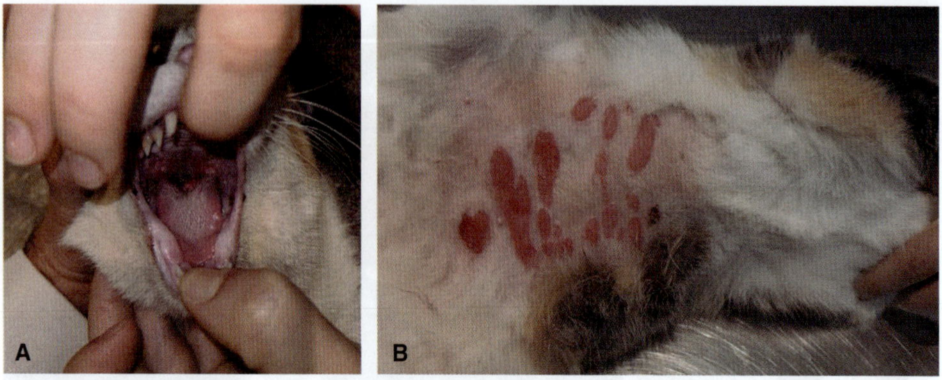

FIGURA 4. Gato atópico apresentando granuloma em língua **(A)** e placas eosinofílicas em região abdominal ventral **(B)**.

Fonte: arquivo pessoal do autor.

graves, muitas vezes necessitando direcionar uma biópsia cutânea de forma imediata para que o diagnóstico possa ser feito com agilidade e o tratamento seja iniciado logo. Normalmente, são situações em que há envolvimento de doenças autoimunes (p. ex., pênfigo foliáceo), farmacodermias e doenças neoplásicas (carcinomas ou linfomas). O prurido e a alopecia nesses casos podem se instalar de forma rápida e grave.

Alopecia não associada ao prurido

As alopecias não relacionadas ao prurido podem ter origem inflamatória ou não inflamatória. As alopecias não pruriginosas inflamatórias induzem queda dos pelos de forma multifocal e irregularmente distribuídas, como nas piodermites, dermatofitoses, demodicioses, vasculites ou síndromes paraneoplásicas. Já nas alopecias não pruriginosas não inflamatórias ocorre queda espontânea dos pelos, normalmente de forma simétrica e difusa, sendo mais bem caracterizadas pelos distúrbios endócrinos ou pelas alterações no crescimento ou no ciclo dos pelos. As principais doenças não associadas ao prurido e não inflamatórias são eflúvio telogênico, hipotricose congênita, alopecia auricular, alopecia areata, alopecia focal associada a medicações (tópicas) e alopecia pós-tosa (Figura 5).

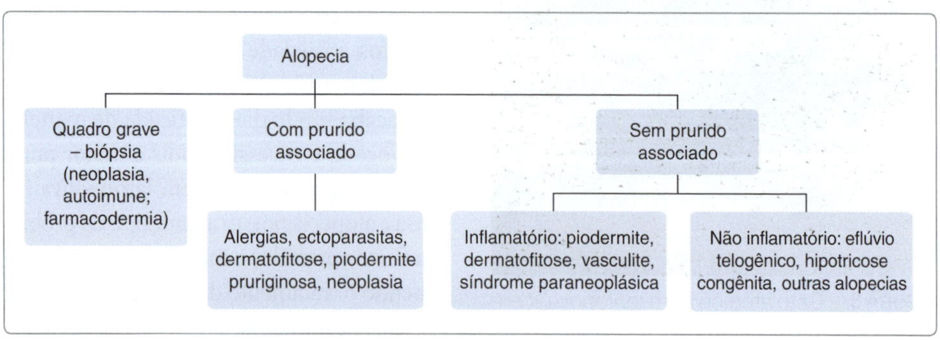

FIGURA 5. Fluxograma de investigação da alopecia em gatos.

LITERATURA SUGERIDA

Beale K. Feline demodicosis: a consideration in the itchy or overgrooming cat. J Feline Med Surg. 2012;14(3):209-13.

Bryan J, Frank LA. Food allergy in the cat: a diagnosis by elimination. J Feline Med Surg. 2010;12(11):861-6.

Frank L. Alopecia. In: Ettinger SJ, Feldman EC. Textbook of veterinary internal medicine: diseases of the dog and the cat. 7. ed. St. Louis: Elsevier Saunders; 2010. p.67-70.

Halliwell R, Pucheu-Haston CM, Olivry T, Prost C, Jackson H, Banovic F, et al. Feline allergic diseases: introduction and proposed nomenclature. Vet Dermatol. 2021;32(1):8-e2.

Moriello KA. Dermatology. In: Little SE. The cat: clinical medicine and management. St. Louis: Elsevier Saunders; 2012. p.371-419.

Mueller RS, Rosenkrantz W, Bensignor E, Karaś-Tęcza J, Paterson T, Shipstone MA. Diagnosis and treatment of demodicosis in dogs and cats: Clinical consensus guidelines of the World Association for Veterinary Dermatology. Vet Dermatol. 2020;31(1):5-27.

O'Dair HA, Foster AP. Focal and generalized alopecia. Vet Clin North Am Small Anim Pract. 1995;25(4):851-70.

Ramos D, Reche-Junior A, Hirai Y, Mills DS. Feline behaviour problems in Brazil: a review of 155 referral cases. Vet Rec. 2020;186(16):e9.

Waisglass SE, Landsberg GM, Yager JA, Hall JA. Underlying medical conditions in cats with presumptive psychogenic alopecia. J Am Vet Med Assoc. 2006;228(11):1705-1709.

33

Andar plantígrado e/ou palmígrado

Marcelo Meller Alievi

O PULO DO GATO

Andares palmígrado e plantígrado unilaterais costumam estar associados a eventos traumáticos e, quando bilaterais, podem ser indicativos de alterações sistêmicas.

Gatos com doenças endócrinas, principalmente diabetes, podem apresentar andar plantígrado por neuropatia periférica.

A tenorrafia costuma ser o tratamento da ruptura do tendão de Aquiles e a artrodese, o tratamento da hiperextensão do carpo.

INTRODUÇÃO

Os gatos são digitígrados, ou seja, andam sobre a ponta dos dedos. Esse tipo de locomoção permite que se desloquem de forma mais rápida e silenciosa. Determinadas alterações podem fazer com que os felinos passem a utilizar toda a palma da mão ou a planta do pé para se deslocarem, passando a ter uma movimentação palmígrada ou plantígrada, respectivamente. Na grande maioria das vezes, essas mudanças estão associadas a eventos traumáticos, entretanto, processos degenerativos e doenças endócrinas também podem provocar tais alterações no andar.

ANAMNESE E HISTÓRICO

A obtenção de dados confiáveis é de fundamental importância para a condução diagnóstica do caso. Uma boa anamnese deve ser capaz de diferenciar se a situação ocorreu de forma aguda ou progressiva. Boa parte das afecções agudas está relacionada a quedas de grandes alturas (síndrome do gato paraquedista), com o animal caindo sobre os membros torácicos e/ou pélvicos, o que pode provocar rupturas ligamentares e/ou tendíneas, ou mesmo fraturas cárpicas ou társicas, podendo levar ao andar palmígrado ou plantígrado. Feridas, recentes ou antigas, ou cicatrizes adjacentes ao tendão de Aquiles ou aos flexores do antebraço, podem estar presentes no histórico. Gatos com diagnóstico ou suspeita de endocrinopatias, especialmente diabetes, podem apresentar alterações neuromusculares que se manifestam por andar plantígrado bilateral e progressivo.

EXAME FÍSICO

Andar palmígrado

O grau de apoio do membro torácico afetado pode ser variável em virtude da causa e do tempo decorrido entre a lesão e o atendimento veterinário. Se o trauma é recente, o animal pode não apoiar o membro afetado. Entretanto, normalmente se encontram animais apoiando toda a extremidade do membro com o peso sendo descarregado sobre a região do carpo. Quando a lesão é unilateral, costuma ser fácil identificar a alteração por comparação com o membro saudável. Durante a manipulação da região do carpo, pode-se encontrar crepitação, que costuma estar associada com fratura dos ossos do carpo. A aplicação de estresse dorsopalmar na extremidade do membro está associada à hiperextensão da articulação do carpo, normalmente bem maior que os 15° considerados fisiológicos.

Andar plantígrado

O grau de hiperextensão do tarso pode estar relacionado com o grau de comprometimento do tendão de Aquiles. Em rupturas completas ou avulsão teno-óssea, é possível hiperflexionar o tornozelo mesmo com o joelho estendido. Já em rupturas parciais, o grau de flexão do tornozelo é menor. Quando o tendão flexor digital superficial está íntegro e os demais rompidos, é possível visualizar as unhas quando se flexiona o tornozelo. Nos casos de ruptura do tendão de Aquiles, é possível identificar, por palpação, a perda de continuidade ou a redução de sua espessura, com aumento de volume na região proximal. A lesão costuma ser unilateral e o grau de dor é variável conforme o tempo decorrido da lesão. Em casos antigos, podem ser percebidas cicatrizes na região próxima ao tendão de Aquiles.

Nos casos de andar plantígrado causados por endocrinopatias, não são identificadas alterações macroscópicas no tendão e, normalmente, a lesão é bilateral. Muitas vezes o animal apresenta hipotrofia muscular generalizada.

EXAMES COMPLEMENTARES

Andar palmígrado

Por mais evidente que seja a lesão, é fundamental a realização de exame radiográfico dorsopalmar e médio-lateral, preferencialmente sob sedação ou anestesia geral, para verificar se há alguma fratura associada com a hiperextensão da articulação do carpo, assim como realizar a radiografia sob estresse da região, permitindo localizar a instabilidade, visto que ela pode envolver as articulações antebraquiocárpica, intercárpica ou carpometacárpica. Também pode haver comprometimento dos ligamentos ou da fibrocartilagem palmar, os quais, porém, não são visíveis nas radiografias. A tomografia computadorizada pode ajudar na identificação de pequenas lesões nos ossos do carpo e a ressonância magnética auxiliaria no diagnóstico de lesões ligamentares, entretanto, ambas ainda são pouco utilizadas para essas alterações.

Nos casos envolvendo lesões bilaterais, sem histórico de trauma, é prudente coletar líquido sinovial para a investigação de artrites inflamatórias. A coleta pode ser feita aproveitando a anestesia geral para os exames de imagens, respeitando os princípios de assepsia e antissepsia.

Andar plantígrado

Apesar de ser possível diagnosticar clinicamente a maior parte das lesões traumáticas, é importante a realização do exame radiográfico para avaliar se houve avulsão da inserção do tendão de Aquiles no calcâneo ou mesmo avulsão do gastrocnêmio na fabela. O exame ultrassonográfico pode ser realizado para auxiliar na localização e acompanhar a cicatrização da lesão.

Nos casos suspeitos de doenças endócrinas, o perfil hematológico e bioquímico, associado à mensuração da glicemia, auxilia no diagnóstico. Além disso, visando confirmar a neuropatia periférica, pode ser realizada a eletromiografia, que identifica a diminuição na velocidade de condução motora em virtude da desmielinização dos nervos motores e sensitivos.

TRATAMENTO

Andar palmígrado

Apesar de o tratamento com coaptação externa já ter sido descrito, os resultados são desestimuladores e, frequentemente, o gato continua com andar palmígrado. O tratamento recomendado é a artrodese pancarpal ou parcial do carpo. Os resultados funcionais são aceitáveis, apesar de não serem infrequentes as complicações relacionadas com os implantes utilizados para a cirurgia.

Andar plantígrado

Nos casos envolvendo a ruptura do tendão de Aquiles, deve ser realizado reparo cirúrgico envolvendo o desbridamento das extremidades e a anastomose com o tecido saudável. Nos casos em que houve avulsão do tendão do calcâneo, ele deverá ser reposicionado e fixado com suturas presas em um ou dois túneis feitos na região proximal do calcâneo. Já nos casos envolvendo avulsão do gastrocnêmio, este deve ser reposicionado e fixado em seu local de origem.

Nos casos provocados por neuropatias endócrinas, principalmente diabetes, a doença de base deve ser tratada, podendo-se esperar alguma melhora. No entanto, não há garantia de que o andar plantígrado regrida totalmente.

LITERATURA SUGERIDA

Bali, MS. Avulsion of the lateral head of the gastrocnemius muscle in a cat. J Feline Med Surg. 2011;13(10):784-6.

Basa RM, Johnson KA. Management of feline carpal injuries. What are the options and when is arthrodesis indicated? J Feline Med Surg. 2019;21(9):809-23.

Cervi M, Brebner N, Liptak J. Short- and long-term outcomes of primary Achilles tendo repair in cats: 21 cases. Vet Comp Orthop Traumatol. 2010;23(5):348-53.

Greeff DR, Owen M, Bush M. Management of carpal hyperextension injury in a cat using combined temporary transarticular internal and external skeletal fixation. J Feline Med Surg. 2014;16(10):842-5.

Harasen G. Feline orthopedics. Can Vet J. 2009;50(6):669-70.

Meeson RL, Strickland R. Traumatic joint luxations in cats. Reduce, repair, replace, remove. J Feline Med Surg. 2021;23(1):17-32.

Renberg WC. Evaluation of the lame patient. Vet Clin North Am: Small Anim Pract. 2001;31(1):1-16.

Voss K, Langley-Hobbs SJ, Montavon PM. Tarsal joint. In: Montavon PM, Voss K, Langley-Hobbs SJ. Feline orthopedic surgery and musculoskeletal disease. Edinburgh: Saunders Elsevier; 2009. p. 507-25.

Anisocoria, discoria, midríase, miose

André Fernandes de Azevedo

O PULO DO GATO

A variação do diâmetro da pupila é um mecanismo natural de resposta a diferentes intensidades de luz.

Para todos os fins, neste capítulo, os termos midríase e miose serão utilizados para retratar as condições não fisiológicas.

Na abordagem diagnóstica, é fundamental que o clínico consiga distinguir se a alteração observada é apenas um problema oftálmico ou se existem componentes neurológicos que necessitariam de uma abordagem mais completa.

INTRODUÇÃO

O termo **midríase** descreve a dilatação da pupila, e **miose**, a sua constrição. A variação do tamanho pupilar faz parte do mecanismo natural de adaptação do olho a diferentes intensidades de luz. Quando a pupila se apresenta em desacordo com o nível de luminosidade do ambiente, trata-se de uma anomalia.

Anormalidades pupilares são frequentemente vistas na medicina felina. Isoladamente, são condições que raramente causam problemas ao paciente. No entanto, sua identificação é um achado importante, uma vez que diversas doenças – muitas delas graves – podem provocar esse tipo de sinal clínico. As principais apresentações incluem miose bilateral, midríase bilateral, ou a **anisocoria**, que é o termo que representa pupilas de tamanhos desiguais, em que o problema – midríase ou miose – ocorre em apenas um olho (Figura 1).

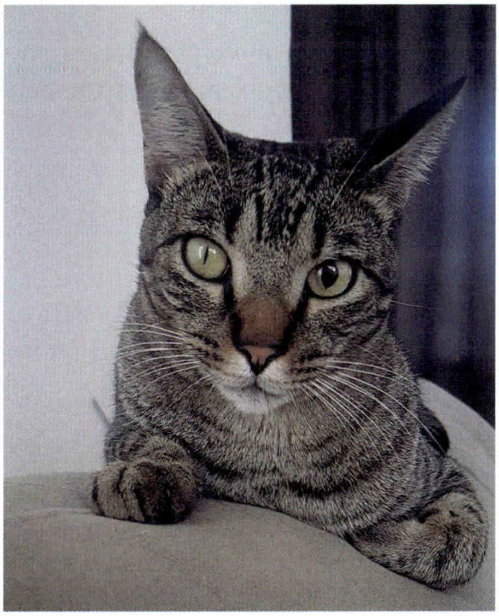

FIGURA 1. Paciente felino apresentando anisocoria.

Fonte: imagem cedida por Dra. Bárbara Bianca – Clínica Veterinária Clinicat.

O funcionamento da íris é garantido por dois grupos de músculos antagônicos: o músculo esfíncter da pupila, inervado pela porção parassimpática do nervo oculomotor (que promove a miose); e o músculo dilatador da pupila, ativado pela inervação simpática do olho (que promove a midríase).

Os felinos domésticos apresentam duas características muito peculiares na íris. A primeira é que as fibras de cada lado do músculo do esfíncter da pupila cruzam-se e ancoram-se nos polos da íris, fazendo com que a contração e dilatação se estabeleçam no plano horizontal, dando, assim, o formato de fenda da pupila. A segunda especificidade dos gatos é que, após a sinapse da inervação parassimpática, do gânglio ciliar emergem apenas dois nervos ciliares curtos, o nervo nasal (medial) e o nervo malar (lateral), e cada um inerva um lado do músculo esfíncter da íris (Figura 2).

ABORDAGEM CLÍNICA

A midríase ou a miose, presentes em ambos os olhos, são problemas relativamente fáceis de identificar. A anisocoria, apesar de também ser prontamente percebida, com frequência traz dúvida ao clínico acerca de qual é o olho afetado. O tamanho das pupilas deve ser avaliado em três condições: 1) sob a luz normal; 2) durante o reflexo pupilar à luz (quando seria esperada a miose, evidenciando-se a midríase anormal); 3) em ambiente com baixa iluminação (em um raciocínio inverso, sob pouca luz seria esperada a midríase, evidenciando-se, assim, a alteração de miose anormal). Depois de reconhecido se um ou ambos os olhos estão afetados, e a natureza da anormalidade (midríase ou miose), elabora-se a lista de diagnósticos diferenciais a serem investigados.

MIDRÍASE

A midríase ocorrerá em situações de excesso de estimulação da inervação simpática, redução do tônus parassimpático e alterações estruturais ou funcionais na íris, além de lesões nos componentes da visão (Quadro 1).

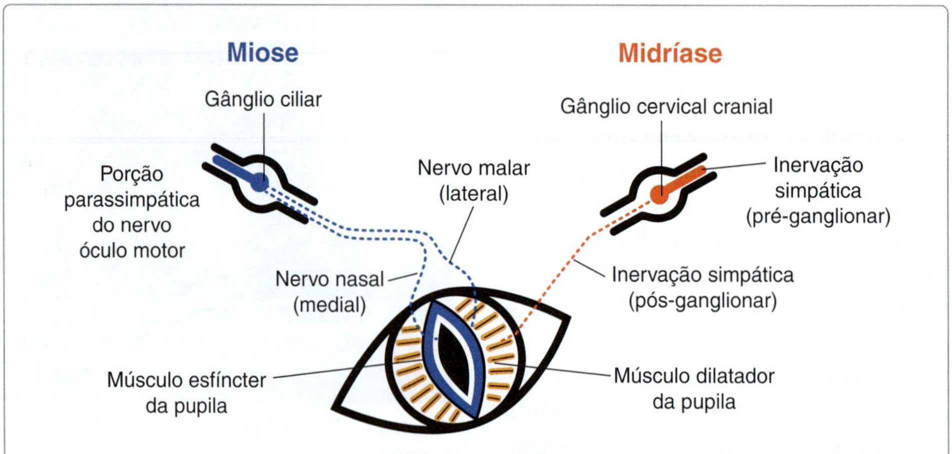

FIGURA 2. Esquema representando os músculos e nervos envolvidos no funcionamento da íris do gato doméstico.

Fonte: arquivo pessoal do autor.

QUADRO 1

Diagnósticos diferenciais para midríase em gatos	
Excesso de estimulação simpática	▪ Fármacos (catecolaminas, simpaticomiméticos) ▪ Medo, estresse ou excitação ▪ Dor
Redução do tônus parassimpático	▪ Fármacos (opioides) ▪ Disfunção da via parassimpática (lesão do nervo oculomotor ou no seu núcleo parassimpático no tronco encefálico) ▪ Disautonomia ▪ Síndrome da pupila espástica felina
Alterações estruturais/ funcionais na íris	▪ Fármacos (atropina) ▪ Glaucoma ▪ Atrofia de íris
Lesões nos componentes da visão (globo ocular e via visual)	▪ Córnea ▪ Cristalino ▪ Retina ▪ Nervo óptico ▪ Quiasma óptico

Investigação

As seguintes avaliações complementares vão ajudar a determinar a etiologia da midríase:

- **Histórico e exame físico:** o histórico vai elucidar se pode ter ocorrido a administração de fármacos causadores de midríase. A observação do comportamento do gato permite identificar sinais de medo ou estresse. A presença de dor pode ser notada por sinais comportamentais (agitação, agressividade, letargia ou hiporexia), durante a marcha (relutância em se movimentar ou claudicação) ou mesmo durante a palpação (resposta consciente de irritação, vocalização ou tentativa de fugir do estímulo doloroso). A disautonomia, doença idiopática que causa disfunção autonômica predominantemente parassimpática, também pode ser suspeitada a partir do histórico e exame físico. Essa afecção costuma causar, além da midríase, sinais clínicos como letargia, anorexia, perda de peso, disúria, atonia vesical, constipação, mucosas secas, protrusão bilateral da terceira pálpebra, regurgitação e redução da produção lacrimal. Por fim, existe ainda a síndrome da pupila espástica felina, condição associada à infecção pelo vírus da leucemia felina (FeLV), que causa midríase/anisocoria que muda de intensidade com o passar do tempo e se alterna entre os olhos, muitas vezes com remissão espontânea e reincidências. Acredita-se que seja causada pela presença do vírus nos nervos ciliares ou no gânglio ciliar. No caso desse padrão de apresentação inconsistente, deve-se sempre investigar a infecção por FeLV.
- **Avaliação oftalmológica completa:** o exame oftalmológico e a fundoscopia são essenciais para verificar alterações nas estruturas do globo ocular. Podem ser identificadas alterações em córnea, cristalino e retina capazes de comprometer a visão, além de alterações da própria íris, como atrofia. A tonometria,

aferição da pressão intraocular, permite o diagnóstico do glaucoma, que frequentemente causa a midríase. Testes de visão são úteis para avaliar a capacidade visual do animal. Tais testes incluem resposta à ameaça, reflexo de ofuscamento, teste de acompanhar objetos e observação da movimentação em um ambiente com obstáculos. Adicionalmente, a eletrorretinografia pode ser empregada para buscar alterações funcionais na retina não identificáveis na fundoscopia.

Casos de cegueira por lesão nos componentes do globo ocular ou da via visual causam midríase secundária ao impedir a correta percepção da luminosidade do ambiente. Porém, vale ressaltar que, se a deficiência visual acometer apenas um dos olhos, essa midríase será discreta. Por causa da decussação parcial das fibras do nervo óptico (cerca de 65% no gato), o componente parassimpático individual de cada olho acaba recebendo o *feedback* da intensidade luminosa a partir das fibras de ambos os olhos. Assim, mesmo que um olho esteja cego, o outro olho fornecerá parte da informação da intensidade luminosa. É o mesmo princípio do reflexo pupilar à luz direta/consensual, em que, ao direcionar o facho de luz em um dos olhos, a miose é provocada tanto no olho exposto à luz (reflexo direto) quanto no olho contralateral (reflexo consensual).

Importante: se a anisocoria for marcante, com midríase unilateral facilmente identificável, é mais provável que você esteja lidando com um problema da íris em si ou da via parassimpática daquele olho, e não com algum grau de deficiência visual unilateral, que geraria apenas midríase.

- **Avaliação neurológica:** o núcleo parassimpático do nervo oculomotor se localiza no tronco encefálico e, em seu trajeto até emergir do crânio, o nervo passa intimamente ligado ao assoalho cerebral. Assim, anormalidades neurológicas concomitantes à midríase podem indicar doenças em tronco encefálico ou cérebro, que estejam interferindo nessa via parassimpática para a íris. Sinais vestibulares, déficits de nervos cranianos, déficits proprioceptivos e queda do nível de consciência são achados comuns de lesões em tronco encefálico. Por outro lado, a disfunção cerebral pode acarretar vocalização excessiva, redução da interação com os donos e com o ambiente, mudanças no padrão sono-vigília, eliminação inapropriada, andar compulsivo ou em círculos, déficits proprioceptivos, pleurotótono e crises epilépticas.

O exame dos nervos cranianos é outra parte fundamental nessa investigação, podendo levantar a suspeita de outras lesões mais específicas: reflexo oculocefálico reduzido medialmente e estrabismo ventrolateral podem indicar a disfunção apenas do nervo oculomotor; oftalmoplegia completa e redução da sensibilidade ocular são sinais da síndrome do seio cavernoso; já uma oftalmoplegia, somada à disfunção do nervo óptico, pode sinalizar doença na região retrobulbar.

Exames avançados de imagem, como tomografia computadorizada e ressonância magnética, serão necessários para a correta identificação da etiologia da lesão neurológica. Afecções vasculares, neoplásicas, inflamatórias, infecciosas, traumáticas, tóxicas, congênitas, degenerativas ou nutricionais podem estar envolvidas.

Em comparação à tomografia computadorizada, o exame de ressonância magnética permite a melhor avaliação do parênquima encefálico e das regiões de tecidos moles da cabeça, sendo mais sensível para as doenças neurológicas em geral. Dessa forma, caso as duas modalidades estejam disponíveis, o exame de ressonância magnética seria o mais indicado, tendo a tomografia computadorizada como alternativa para as localidades onde a ressonância magnética ainda não esteja à disposição. Na suspeita específica de uma afecção na região retrobulbar, a ultrassonografia ocular pode ser uma opção mais rápida e acessível, permitindo a visualização de anormalidades como massas ou abscessos nessa área.

A análise do líquido cerebrospinal também é frequentemente utilizada na investigação de afecções neurológicas. É especialmente útil na investigação de causas inflamatórias e infecciosas, muito frequentes nos felinos.

Importante: a apresentação da midríase em forma unilateral ou bilateral também pode ajudar na investigação. A midríase farmacológica, por estresse, dor ou disautonomia, normalmente se apresenta em ambos os olhos. Assim, em uma apresentação unilateral, essas causas seriam improváveis. De maneira análoga, caso o paciente apresente midríase bilateral, as afecções retrobulbares seriam menos prováveis, pois quase sempre acometem apenas um olho, causando midríase unilateral. Para as outras condições, a midríase pode se apresentar de ambas as formas.

O fluxograma da investigação completa da midríase pode ser visto na Figura 3.

MIOSE

De maneira contrária à midríase, a miose ocorrerá em condições de aumento do tônus parassimpático, redução da estimulação simpática ou alterações estruturais/funcionais na íris. As causas mais comuns para a miose podem ser encontradas no Quadro 2.

A miose decorrente do aumento do tônus parassimpático ocorre por ocasião da administração de fármacos locais ou sistêmicos que vão mimetizar a ação da acetilcolina, ou torná-la disponível por mais tempo, pela inibição de sua enzima degradadora, a acetilcolinesterase. Possíveis administrações podem ser elucidadas facilmente por meio do histórico e da anamnese do paciente. A uveíte é uma condição que provoca o espasmo do músculo esfíncter da íris, induzindo assim a miose, uni ou bilateral. A identificação, a investigação e o tratamento das uveítes em gatos são abordados no capítulo 89 – Uveíte.

Síndrome de Horner

O conjunto dos sinais clínicos miose, enoftalmia, protrusão de terceira pálpebra e ptose palpebral caracteriza a síndrome de Horner (Figura 4). A condição pode afetar um ou ambos os olhos, e pode também se apresentar na forma parcial, causando apenas a miose.

QUADRO 2

Diagnósticos diferenciais para miose em gatos	
Aumento do tônus parassimpático	▪ Fármacos (parassimpaticomiméticos, anticolinesterásicos)
Redução da estimulação simpática	▪ Síndrome de Horner
Alterações funcionais da íris	▪ Uveíte

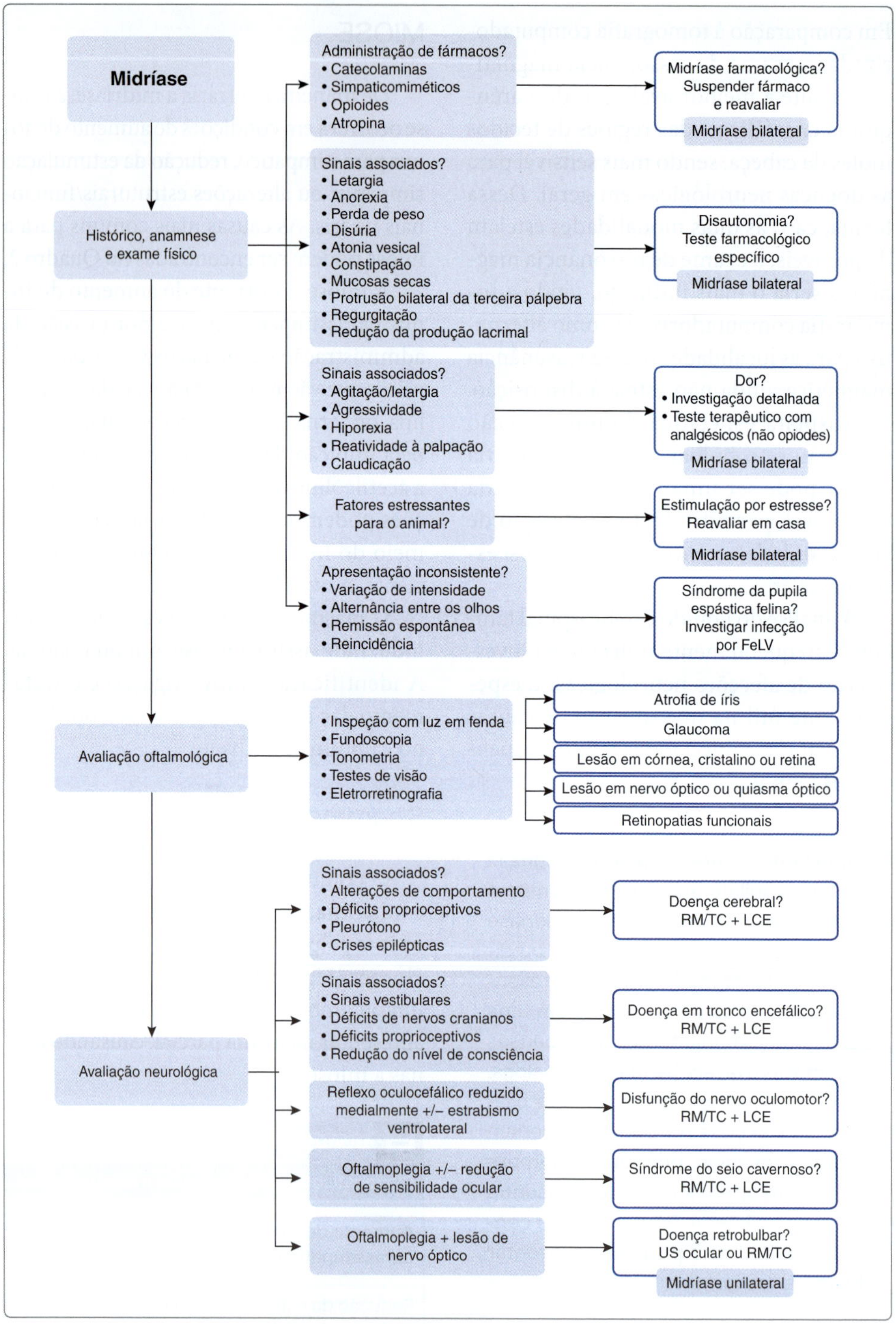

FIGURA 3. Fluxograma para investigação da midríase em gatos.

FeLV: vírus da leucemia felina; LCE: avaliação laboratorial do líquido cerebrospinal. RM: ressonância magnética; TC: tomografia computadorizada;

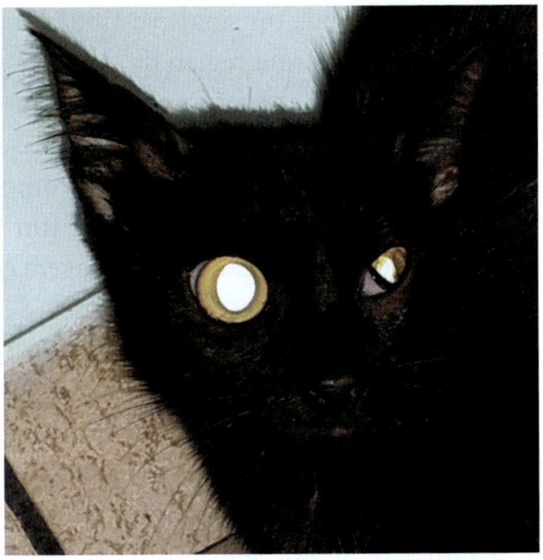

FIGURA 4. Paciente felino após atropelamento, mostrando sinais característicos de síndrome de Horner no olho esquerdo – miose, enoftalmia, protrusão da terceira pálpebra e ptose palpebral.

Fonte: arquivo pessoal do autor.

A síndrome é causada pela disfunção na inervação simpática do olho. A via é composta por três tipos de neurônios: 1) neurônios de primeira ordem, também chamados "centrais", que vão do hipotálamo até o segmento T1 a T3 da medula; 2) neurônios de segunda ordem ou pré-ganglionares, que saem da medula e sobem novamente até o gânglio cervical cranial (próximo à bula timpânica); e 3) os neurônios de terceira ordem ou pós-ganglionares, que vão do gânglio cervical cranial até o olho. Uma lesão em qualquer ponto desse trajeto pode provocar os sinais clínicos associados à síndrome. A representação esquemática da via simpática do olho pode ser vista na Figura 5.

- **Lesões centrais (de primeira ordem):** afecções de primeira ordem que afetem o neurônio normalmente causarão outros sinais associados ao tronco encefálico (sinais vestibulares, déficits de nervos cranianos, déficits proprioceptivos e rebaixamento do nível de consciência) ou associados à medula (tetraparesia/plegia, ataxia proprioceptiva, déficits proprioceptivos nos quatro membros, dor cervical). Se a lesão acometer a região da intumescência, somada a esses sinais medulares pode-se notar diminuição do tônus e dos reflexos nos membros torácicos. Assim, a síndrome de Horner causada

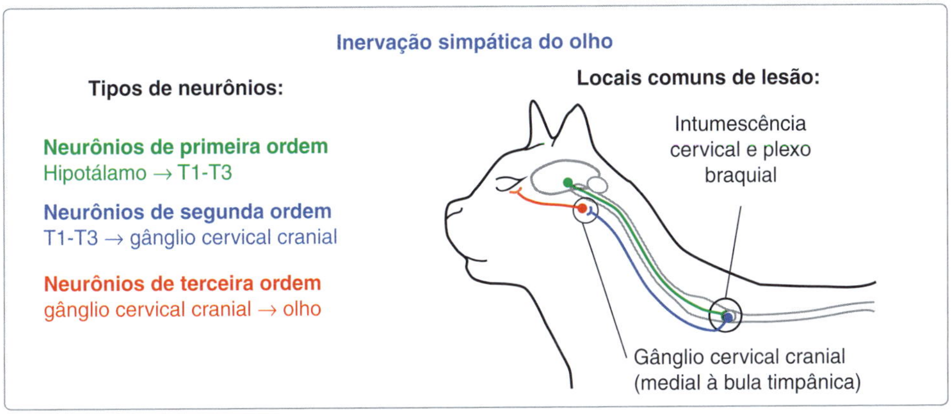

FIGURA 5. Via da inervação simpática do olho, mostrando os tipos de neurônios e os locais mais comuns de lesão.

Fonte: arquivo pessoal do autor.

por uma lesão central normalmente vai acompanhar outros déficits neurológicos mais graves, e a investigação deve seguir com o exame neurológico completo e a realização de exames de imagem avançados e/ou análise do líquido cerebrospinal.

- **Lesões pré-ganglionares (de segunda ordem):** uma causa frequente em gatos são as lesões do plexo braquial (como traumas, avulsões ou neoplasias). Tais afecções, além de causarem monoparesia/plegia, redução de tônus e reflexos, e perda de sensibilidade no membro, também afetam os axônios dos neurônios de segunda ordem que estão saindo da medula pelas mesmas raízes nervosas, gerando os sinais característicos da síndrome de Horner. Nesse caso, assim como nas lesões centrais, a síndrome vai ser apenas mais um achado entre outros problemas mais graves. Outra afecção que pode afetar os axônios pré-ganglionares são massas mediastinais. Na suspeita da síndrome de Horner por uma lesão pré-ganglionar, o exame radiográfico do tórax é indicado para investigação do mediastino. Outras causas menos frequentes de lesões pré-ganglionares são neoplasias cervicais e lesões iatrogênicas após procedimentos cirúrgicos na região cervical (como colocação de tubo esofágico) ou punção jugular para coleta de sangue.
- **Lesões pós-ganglionares (de terceira ordem):** o local mais comum desse tipo de lesão é a região do gânglio cervical cranial. Por estar muito próximo à bula timpânica, qualquer alteração nessa região pode interferir na via simpática do olho e levar à síndrome. A causa mais identificada é a otite média/interna, que pode ou não vir acompanhada de otite externa ou sinais vestibulares. Outras afecções na região da bula timpânica, como neoplasias, pólipos, traumas e lesões iatrogênicas pós-cirúrgicas, também podem ocasionar a síndrome de Horner. A investigação da bula timpânica por meio de exames de imagem é sempre indicada, mesmo na ausência de outros sinais. A radiografia até pode ser utilizada como exame de triagem para tentar identificar lesões mais grosseiras e evidentes, porém lesões mais sutis na bula só serão identificadas por meio de exames de maior sensibilidade, como tomografia computadorizada e ressonância magnética.
- **Síndrome de Horner idiopática:** tal qual a maioria das doenças idiopáticas, seu diagnóstico é realizado por exclusão. Quando nenhuma lesão na via simpática do olho pode ser identificada, a síndrome de Horner é classificada como idiopática. Normalmente tem início agudo, uni ou bilateral, sendo causada por uma disfunção ainda não esclarecida do neurônio pós-ganglionar ou pré-ganglionar. Como não se sabe a causa, não há tratamento específico. O prognóstico é favorável, com resolução total ou parcial em um período de semanas a meses. Nos casos em que não regride completamente, os sinais permanentes não costumam afetar a qualidade de vida do animal.

Um teste terapêutico pode ser realizado para a diferenciação de lesão pré ou pós-ganglionar: ao instilar uma gota de uma diluição de fenilefrina a 1% no olho afetado, a resolução dos sinais clínicos se dará em até 20 minutos no caso de uma lesão do neurônio de terceira ordem (pós-ganglionar). Em uma lesão do neurônio de segunda ordem (pré-ganglionar), a resolução demorará entre 20 e 45 minutos ou, em alguns casos, não haverá resposta.

DISCORIA

A discoria se refere ao formato irregular da pupila. Na maioria das vezes acontece por sinéquias (aderências da íris à córnea ou ao cristalino), secundárias à uveíte, que deformam a íris. Atrofia de íris em estado avançado, membranas pupilares persistentes, neoplasias e cistos na íris também podem provocar deformidades na pupila. Tais alterações podem ser facilmente identificadas no exame oftalmológico.

Um padrão de discoria único dos gatos é a pupila em formato de D ou D invertido (Figura 6). Essa anormalidade ocorre por disfunção de apenas um dos ramos dos nervos ciliares (nervo nasal e nervo malar), que inervam, respectivamente, o lado medial e o lado lateral do músculo do esfíncter da pupila (conforme mostrado no esquema da Figura 2). A lesão do nervo nasal impede a correta miose do lado medial da pupila, enquanto a lesão do nervo malar interfere na miose do lado lateral. Esse tipo de apresentação já foi relatado em casos de trauma, infiltração por linfoma associado à FeLV ou mesmo por um processo idiopático, de resolução espontânea.

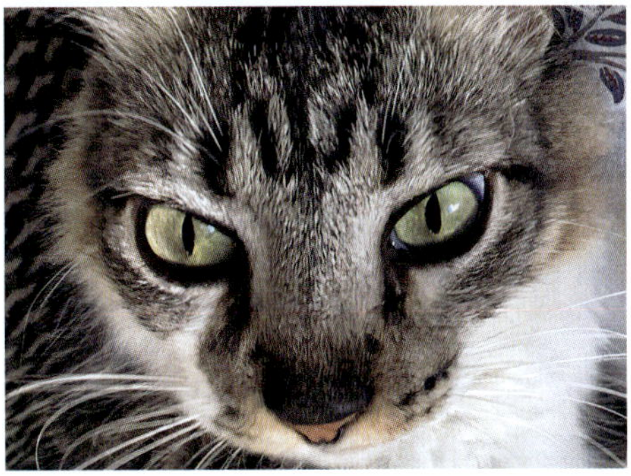

FIGURA 6. Gato apresentando pupila em formato de D invertido no olho esquerdo. A alteração discreta ocorre por disfunção parcial do nervo ciliar nasal e consequente déficit da miose no lado medial.

Fonte: imagem cedida por Dr. Felipe Purcell – Clínica Veterinária Iconvet.

LITERATURA SUGERIDA

de Lahunta A, Glass E, Kent M. Lower motor neuron: general visceral efferent system. In: de Lahunta's veterinary neuroanatomy and clinical neurology. 5. ed. Philadelphia: Elsevier; 2021. p.203-29.

O'Brien DP, Johnson GC. Dysautonomia and autonomic neuropathies. Vet Clin North Am Small Anim Pract. 2002;32:251-65, viii.

Zwueste DM, Grahn BH. A review of Horner's syndrome in small animals. Can Vet J. 2019;60:81-8.

Hollingsworth SR, Holmberg BJ. Ocular disease in the intensive care unit. In: Silverstain DC, Hopper K. Small animal critical care medicine. 2. ed. Philadelphia: Saunders; 2015. p.815-20.

Holmberg BJ. Neuroophthalmology. In: Bruyette DS. Clinical small animal internal medicine. Hoboken: John Wiley & Sons; 2020. p.823-8.

35

Anorexia

Marcela Malvini Pimenta

O PULO DO GATO

Tanto a diminuição da ingestão de alimentos (inferior a 85% da necessidade calórica diária – hiporexia) quanto a ausência completa de ingestão de alimentos por período superior a 3 a 5 dias (anorexia) sempre devem ser consideradas anormais, sendo ocorrências comuns na prática clínica de felinos.

Gatos são muito sensíveis a mudanças e várias doenças cursam com perda de apetite, sendo um dos primeiros sinais percebidos pelos proprietários.

É essencial distinguir se o quadro é decorrente de desinteresse pelo alimento ou da incapacidade de comer (pseudoanorexia).

A anorexia pode resultar em consequências graves para os gatos acometidos, devendo-se investir em diagnóstico, intervenção da causa primária e terapia de suporte nutricional.

INTRODUÇÃO

Anorexia é uma palavra de origem grega, em que "an" significa sem e "orexia" significa apetite, sendo definida como ausência completa de apetite ou desinteresse total pelo alimento, representando frequente queixa nas consultas de rotina na medicina felina.

Tanto a ausência da ingestão de alimentos (anorexia) como sua diminuição (hiporexia) são condições anormais que merecem atenção. Os gatos são sensíveis a mudanças, e muitas doenças cursam com perda de apetite, sendo uma das primeiras alterações percebidas pelos proprietários.

Existem diversos diagnósticos diferenciais a serem pesquisados podendo, inclusive, ocorrer de forma concomitante. Por esse motivo, é necessária uma investigação criteriosa a partir do histórico, exame físico e exames complementares, tanto para a obtenção da causa de base e sua intervenção terapêutica, como para a prevenção de complicações adicionais. Distinguir se o quadro é decorrente de desinteresse pelo alimento ou da incapacidade em comer (pseudoanorexia) é um passo essencial. Deve-se descartar a possibilidade de doenças que interferem na preensão, mastigação e deglutição que podem erroneamente sugerir anorexia, assim como alterações mecânicas que cursam com obstrução das vias de passagem do trato gastrintestinal (TGI). A função digestória também influencia na ocorrência de anorexia, uma vez que é dependente da atuação correta e coordenada de cavidade oral, esôfago, estômago, intestino delgado e grosso, assim como das glândulas salivares, pâncreas exócrino e fígado, além de uma complexa interação com outros sistemas orgânicos, como o musculoesquelético e o neuroendócrino.

A anorexia pode resultar em consequências graves para os gatos afetados, como desidratação, menor capacidade de cicatrização de feridas e reparo de tecidos, maior propensão a alterações no metabolismo de fármacos, supressão do sistema imunológico, disbiose intestinal, translocação bacteriana, anemia, distúrbios metabólicos (hipocalemia, hipoglicemia/hiperglicemia, hipercortisolemia, aumento na produção de norepinefrina), perda de massa muscular e gordura corporal, lipidose hepática e qualidade de vida reduzida, constituindo uma condição que requer investigação e intervenção imediatas.

CLASSIFICAÇÃO DA ANOREXIA E CAUSAS RELACIONADAS

A anorexia de origem primária ocorre em situações em que o centro da fome é diretamente afetado, podendo também estar relacionada a componentes neuroendócrinos, hormonais e metabólicos.

A pseudoanorexia geralmente está associada a problemas mecânicos ou dolorosos e a anorexia secundária relaciona-se a doenças primárias ou fatores externos que influenciam no comportamento alimentar.

As principais causas de anorexia estão listadas na Quadro 1.

ABORDAGEM DIAGNÓSTICA

Diante da possibilidade de vários diagnósticos diferenciais ocorrerem de forma concomitante, é importante uma investigação ampla, capaz de fornecer indícios que direcionem à(s) causa(s) de base para que seja instituída a terapêutica adequada.

Para uma abordagem diagnóstica criteriosa, é primordial a obtenção do histórico completo e de anamnese direcionada, além de um exame físico cuidadoso e da realização de testes diagnósticos complementares. É necessário descartar alterações mecânicas que impedem o paciente de se alimentar. Durante a anamnese e o exame físico, devem ser cuidadosamente pesquisadas alterações clínicas resultantes de distúrbios da cavidade oral e/ou da faringe, especialmente as relacionadas a distúrbios na preensão, dificuldade ou incapacidade de abrir ou fechar a boca e dificuldade de deglutição. Ao considerar a condição de anorexia, é importante distinguir o gato que não pode comer do gato que não quer comer.

A Figura 1 apresenta um resumo da investigação diagnóstica da anorexia em felinos.

No detalhamento da anamnese, é necessário pesquisar o uso de medicamentos que possam resultar em anorexia, como:

- Antibióticos (p. ex., penicilina, sulfametoxazol/trimetoprim, doxiciclina, eritromicina, clindamicina, metronidazol, cefalexina).
- Uso inadequado de anti-inflamatórios não esteroides (Aine) (p. ex., meloxicam).
- Opioides (p. ex., morfina, metadona).
- Diuréticos (p. ex., furosemida).
- Quimioterápicos (p. ex., vincristina, ciclofosfamida).
- Medicamento antitireoidiano (metimazol).
- Glicosídeos cardíacos (p. ex., digoxina).
- Antifúngicos.

QUADRO 1

Causas associadas à anorexia em gatos	
Anorexia primária: ▪ **Centro da fome afetado** ▪ **Alterações primárias no SNC** ▪ **Considerar a possibilidade de anosmia***	▫ Traumatismo cranioencefálico ▫ Lesão encefálica ▫ Componentes neuroendócrinos, hormonais e metabólicos ▫ Neoplasias
Pseudoanorexia (existe intenção de comer, mas o paciente se encontra incapaz de se alimentar) ▪ **Considerar a possibilidade de disfagia** e odinofagia*****	▫ Afecções em estruturas dentárias (alveolite, doença periodontal, fraturas e lesões traumáticas, lesões de reabsorção) ▫ Afecções orais (gengivite, estomatite, úlceras, sialoadenite) ▫ Distúrbios retrobulbares (abscessos/neoplasias) ▫ Afecções nasais (complexo respiratório infeccioso, lesões traumáticas e/ou neoplásicas) ▫ Afecções da articulação temporomandibular ▫ Afecções neurológicas que impossibilitem a preensão do alimento (tronco cerebral, nervos cranianos, doenças neuromusculares)
Anorexia secundária (ocorre secundariamente a uma doença de base ou fatores externos que resultam em restrição alimentar) ▪ **Considerar a possibilidade de anosmia***	▫ Causas associadas à dispneia inspiratória (rinite, obstrução das vias respiratórias) ▫ Causas associadas à dispneia expiratória e/ou mista (bronquite/asma, efusão pleural, ruptura diafragmática) ▫ Alterações endócrinas e metabólicas (cetoacidose diabética, hipertireoidismo, hipotireoidismo, azotemia pré-renal, doença renal crônica, hepatopatias) ▫ Alterações gastrintestinais (doenças associadas a má digestão e má absorção: neoplasia intestinal, doença intestinal inflamatória, pancreatite, intolerância alimentar, hipersensibilidade alimentar, colangite, gastrite; doenças que causam hipomotilidade: pancreatite, lipidose hepática e anormalidades eletrolíticas) ▫ Corpo estranho linear (avaliar frênulo lingual) ▫ Dor, febre ▫ Medicamentos em uso que podem resultar em anorexia ▫ Outras condições: palatabilidade do alimento, preferência dietética, privação alimentar, mudança súbita de dieta, alterações em estímulos sensoriais (auditivo, visual, tátil, textura), recipientes inadequados, aversão ao alimento associado a períodos de doença, alteração no ambiente onde o gato come e, até mesmo, disputa por alimento ▫ Estresse de qualquer origem, superlotação de gatos no mesmo ambiente, ansiedade, medo, espaço e distribuição de recursos de enriquecimento ambiental inadequada

* Anosmia: incapacidade olfativa; ** disfagia: dificuldade de preensão, mastigação ou deglutição; *** odinofagia: deglutição dolorosa.

Um teste terapêutico com antieméticos pode ser útil quando nenhuma causa subjacente for encontrada, tendo como objetivo avaliar a contribuição da náusea no desinteresse do gato em se alimentar. Também existe essa recomendação farmacológica como tentativa de definir se existe resistência alimentar associada à náusea nos casos em que há interesse do gato em se alimentar, porém sem sucesso, tendo em vista que a náusea é uma consequência comum de várias doenças que acometem os felinos, principalmente aquelas sediadas no TGI e a doença renal crônica (DRC).

Histórico/anamnese

O gato tem interesse pelo alimento, mas não come?
Houve mudança recente no ambiente, novos animais ou membros na família?
Existe histórico de doenças prévias?
É possível descartar a ocorrência de aversão alimentar?
Houve mudança de dieta recente? Como o alimento é armazenado?
Tem acesso ao meio externo? Existe possibilidade dele se alimentar em outro lugar ou de caçar?
Está fazendo uso de medicamentos com potencial efeito adverso no apetite?
Estão presentes manifestações clínicas de alterações GI: sialorreia, náusea, vômito, diarreia?

Tem interesse pelo alimento, mas não come

Considerar a possibilidade de disfagia, intolerância alimentar (teste antiemético e com estimulante de apetite para possibilitar avaliação de deglutição)

Exame da cavidade oral: mucosa, língua, frênulo lingual (CEL), articulação temporomandibular
Objetivo: identificação de dor, tumor, fratura, doença periodontal

Exame neurológico: síndrome da dor orofacial felina

Investigação adicional
Radiografia:

- Dentária (investigação de lesões de reabsorção)
- Crânio/mandíbula (investigação de fratura)
- Contraste de bário (motilidade esofágica reduzida)

TC ou RM (investigação de neoplasia cerebral)

Exames citológico ou histopatológico (investigação de processo neoplásico)

Diagnóstico confirmatório
Concentrar a terapia na etiologia e suporte nutricional

Considerar:
- Analgesia
- Suporte nutricional

Desinteresse em se alimentar (perda de apetite)

- Pesquisar uso de medicamentos que podem resultar em anorexia
- Pesquisar lesões localizadas, dolorosas e/ou neoplásicas
- Investigar no exame físico a ocorrência de alterações em:
  - Cavidade oral
  - Cavidade nasal
  - Sistema cardiorrespiratório
  - Abdome
  - Linfonodos
- Pesquisar alterações neurológicas
- Pesquisar alterações ortopédicas

Investigação adicional conforme suspeita clínica
Radiografia e exame ultrassonográfico torácico:
Anormalidades podem sugerir doença inflamatória, infecciosa, neoplásica ou cardiorrespiratória
- Articulações
- Musculoesquelética

Ultrassonografia abdominal
Endoscopia
TC ou RM
Hemograma completo
Testes bioquímicos
Testes complementares: folato, cobalamina
Testes para doenças infecciosas
Exame de urina e fezes
Fatores ambientais (mudança de dieta, estresse ambiental)

Diagnóstico confirmatório
Concentrar a terapia na etiologia e suporte nutricional

Investigação:
Considerar:
- Possibilidade de doença no SNC (gato senil)
- Considerar analgesia e/ou teste antiético e/ou estimulante de apetite
- Considerar suporte nutricional

FIGURA 1. Resumo da investigação diagnóstica da anorexia em felinos.

GI: gastrintestinal; CEL: corpo estranho linear; TC: tomografia computadorizada; RM: ressonância magnética; SNC: sistema nervoso central.

Abordagem terapêutica

O fato de o gato ser um carnívoro estrito deve ser considerado durante a abordagem do paciente com anorexia. O suporte nutricional adequado é necessário para interromper o catabolismo de proteínas estruturais e evitar a perda de peso progressiva, sendo vital para a recuperação dos pacientes com diferentes tipos de doenças.

Embora a anorexia seja uma manifestação comum a muitas doenças, o sucesso da intervenção depende da identificação da causa de base e da intervenção terapêutica imediata. Enquanto o diagnóstico é estabelecido, a conduta deve ser direcionada à interrupção do processo de anorexia, com manejo farmacológico para náusea e realização de analgesia, ainda que tais manifestações clínicas não sejam comprovadas. A utilização de estimulantes de apetite (orexígenos) também é indicada, contudo, eles podem ter efeito apenas temporário e não serem capazes de garantir a ingestão do requerimento calórico adequado. Assim, sua recomendação é restrita:

- Ao período de avaliação diagnóstica, para pacientes com inapetência moderada sem associação à disfagia.
- Quando causas ambientais ou comportamentais estiverem presentes.
- A gatos que não realizam a ingestão calórica adequada.
- Para tentar minimizar a aversão alimentar após a causa de base ter sido resolvida.
- E ao suporte nutricional ao gato com enfermidades crônicas (p. ex., DRC, retroviroses, neoplasias) sob cuidados paliativos. As indicações farmacológicas estão descritas na Quadro 2. Nos casos em que não há resposta aos medicamentos, devem-se fornecer formas alternativas de alimentação.

A alimentação forçada é contraindicada por aumentar o estresse do paciente e pela associação negativa com a ingestão (aversão). Na realidade, a aversão a um determinado tipo de alimento pode ocorrer diante de qualquer situação que resulte em mal-estar aos felinos, podendo persistir por 40 dias ou mais.

Não se deve negligenciar a necessidade de implementar suporte nutricional em todos os casos que cursam com anorexia, mesmo nos pacientes que receberam suporte inicial prévio. A nutrição enteral é a mais preconizada por promover a saúde intestinal da nutrição das microvilosidades. O objetivo é evitar a translocação bacteriana para a circulação sistêmica e a ocorrência de sepse, síndrome da resposta inflamatória sistêmica (SIRS) e disfunção múltipla de órgãos. As principais indicações do suporte nutricional precoce são:

- Anorexia em curso por período superior a três dias em gatos adultos e dois dias em filhotes.
- Perda de peso corporal recente superior a 10% em gatos adultos e 5% em filhotes (redução do escore de condição corporal e escore de condição muscular). Excluir redução de peso decorrente de desidratação.
- Pacientes com doença orofacial impeditiva de alimentação.
- Condição corporal debilitante.
- Evidência de lipidose hepática.
- Situações que causem hipoalbuminemia (inferior a 2 mg/dL), anemia e/ou linfopenia.
- Situações que cursam com perda hídrica e eletrolítica (vômito, diarreia, queimaduras).
- Situações concomitantes à síndrome de má absorção.
- Pacientes em estado crítico (politraumatizados, sepse, SIRS).

QUADRO 2

Fármacos utilizados durante a abordagem multimodal da anorexia

Fármaco	Dose	Indicação	Observações
Mirtazapina*	1,8 mg/gato, 24-72h VO ou transdérmica	Prevenção e tratamento da náusea, vômito e efeito orexígeno	Reduzir 30-50% da dose em pacientes com evidências de *diabetes mellitus*, doença renal e doença hepática ou utilizar menor dose a cada 48-72h
Ciproeptadina	1-4 mg/gato, BID VO	Efeito orexígeno	Contraindicada para gatos com lipidose hepática, obstrução urinária e gastrintestinal
Capromorelina	2 mg/kg	Efeito orexígeno	Efeito similar ao do hormônio grelina (responsável pela sensação de "fome"). Pode causar hiperglicemia
Maropitant	1 mg/kg/24h SC, IV, VO	Prevenção e tratamento de náusea e vômito	Aplicação SC dolorosa
Ondansetrona	1 mg/kg/6-12h VO, SC, IV	Prevenção e tratamento de náusea e vômito	Administração lenta pela via IV
Metoclopramida**	0,25-0,5 mg/kg/8h IV, IM, SC, VO 1-2 mg/kg IV/24h (infusão contínua)	Prevenção e tratamento de náusea e vômito e atraso de esvaziamento gástrico	Aumento do intervalo entre doses para 24h para administração via IV
Cisaprida**	2,5 mg/gato/8-12h VO 7,5 mg/gato grande porte	Atraso de esvaziamento gástrico	Iniciar tratamento BID e progredir para TID se necessário
Metadona	0,1-0,5 mg/kg/6h SC, IM, IV	Analgesia	
Tramadol	2 mg/kg/8-12h VO, SC	Analgesia	Pode causar ou agravar hipomotilidade gastrintestinal
Butorfanol	0,2-0,4 mg/kg/2-4h VO, SC, IM, IV	Analgesia	Efeito teto (doses elevadas não aumentam o poder analgésico e provocam efeitos colaterais indesejados)

* Primeira escolha; ** procinéticos. Os estimulantes de apetite são contraindicados em gatos com hipomotilidade gástrica. A recomendação é para o uso de um promotor de esvaziamento gástrico e nutrição enteral precoce, em associação a terapia antiemética e analgésica. Pode ser necessária a aspiração de conteúdo gástrico.

Dentre as possibilidades de nutrição enteral, a via esofágica é a mais utilizada, por ser capaz de fornecer o requerimento energético basal (REB) de forma mais satisfatória. Entretanto, em situações específicas são utilizadas as vias nasoesofágica, gástrica ou jejunal. Os métodos de nutrição enteral estão detalhadas no capítulo 98 – Nutrição enteral.

A nutrição parenteral é indicada somente para pacientes em estado comatoso, em situações em que não há possibilidade de controle efetivo de vômito ou quando o TGI estiver incapaz de receber alimento.

O REB deve ser alcançado gradativamente (um terço no primeiro dia, dois terços no segundo dia, total do REB no terceiro dia). O retorno rápido ao anabolismo pode resultar em consumo exacerbado de fostato e, consequentemente, hipofosfatemia e anemia hemolítica (síndrome da realimentação). É importante realizar um intervalo de 4 a 6 horas entre as refeições para não ocorrer sobrecarga alimentar, náusea e vômito, devendo ser respeitada a tolerância individual de cada gato. Estima-se que a necessidade nutricional diária seja de 60 a 80 kcal/kg/dia. Porém, é possível obter valores mais compatíveis ao peso de cada animal por meio da equação REB = (30 × peso corporal em kg) + 70 (gatos com mais de 2 kg) e, para gatos com menos de 2 kg, a equação REB = 70 (peso corporal em kg)^{0,75}. O valor obtido deve ser dividido pelo teor energético em kcal por mL da dieta. O resultado equivale ao volume diário a ser fornecido em mL. A despeito do incremento nutricional promovido por meio de sondas de alimentação, a estimulação da ingestão alimentar e hídrica voluntárias é sempre indicada.

O sucesso da intervenção depende ainda da correção de complicações como desidratação, distúrbios de coagulação, anormalidades eletrolíticas e infecções oportunistas. Há necessidade de monitoração dos eletrólitos em paralelo à fluidoterapia, quando requerida, especialmente as concentrações de fosfato e potássio. A reposição de potássio, quando necessária, é de 40 a 60 mEq por litro de fluido calculado. É válido ressaltar que a infusão de fluidos não deve ser realizada utilizando-se solução glicosada. A glicose, além de atuar como diurético osmótico e espoliar ainda mais potássio, é armazenada predominantemente na forma de gordura no fígado, potencializando a condição de lipidose hepática, se presente.

Para uma abordagem eficaz, também se deve priorizar a avaliação do escore de condição corporal, escore de condição muscular e peso diários, além de cuidados específicos de internação. Um ambiente hospitalar tranquilo, limpo e confortável, com manejo amigável, diminui o nível de estresse do paciente e seu tempo de internação e recuperação.

LITERATURA SUGERIDA

Agnew W, Korman R. Pharmacological appetite stimulation: rational choices in the inappetent cat. J Feline Med Surg. 2014;16(9):749-56.

Chan DL. The inappetent hospitalised xat: clinical approach to maximising nutritional support. J Feline Med Surg. 2009;11(11):925-33.

Daniel AGT. Anorexia em gatos. Abordagem diferencial e terapêutica. Agender União Saúde Animal; 2021.

Laflamme D, Gunn-Moore D. Nutrition of aging cats. Vet Clin North Am Small Anim Pract. 2014;44(4): 761-74.

Reche Jr A, Pimenta MM. Lipidose hepática felina. In: Jericó MM, Kogika MM, Neto JPDA, editores. Tratado de medicina interna de cães e gatos. Rio de Janeiro: Guanabara Koogan; 2015. p.3091-102.

Taylor S, Chan DL, Villaverde C, Ryan L, Peron F, Quimby J, et al. 2022 ISFM Consensus Guidelines on Management of the Inappetent Hospitalised Cat. J Feline Med Surg. 2022;24(7):614-40.

Taylor S, Korman R. Anorexia. In: Harvey A, Tasker S, editors. BSAVA Manual of Feline Practice. Gloucester: BSAVA; 2013. p.187-97.

Zufriategui L. Anorexia como motivo de consulta. In: Minovich FG, Rubio AM, Sanz L, editores. Manual prático de medicina felina. São Paulo: Medvet; 2021. p.13-31.

36

Ascite/distensão abdominal

Christine Souza Martins

O PULO DO GATO

A distensão abdominal nos gatos pode estar relacionada a diversas naturezas, associadas a diversas alterações patológicas, apresentando acúmulos sólidos, líquidos ou gasosos.

Para cada natureza de aumento de volume abdominal, devemos seguir um fluxo de diagnóstico diferente.

A ascite é o achado mais frequente em gatos com distensão abdominal, podendo também representar desordens bem diferentes.

Em gatos jovens, a causa mais frequente de ascite é a peritonite infecciosa felina (PIF) e, em gatos idosos, são as neoplasias.

INTRODUÇÃO

O aumento de volume abdominal pode estar associado a uma grande variedade de processos fisiológicos e patológicos em diversos órgãos, sendo, portanto, um achado inespecífico. A desordem primária pode estar localizada no próprio abdome, mas também pode estar relacionada a doenças sistêmicas.

A natureza da distensão abdominal pode nos fornecer informações, a partir das quais prosseguimos na investigação diagnóstica (Figura 1).

As causas mais frequentes de distensão abdominal fisiológica em gatos são gestação e obesidade. A causa mais comum de distensão patológica é o acúmulo de líquido abdominal (ascite) (Figura 2).

Também devemos levar em consideração que, mesmo não havendo acúmulos (sólidos, líquidos ou gasosos) no abdome, ele pode ter a aparência de dilatado ou distendido por fraqueza (hipotonia) dos músculos abdominais.

ABORDAGEM DIAGNÓSTICA

Os sinais clínicos presentes nos gatos com distensão abdominal podem ser causados pela distensão em si ou relacionados à doença que deu origem ao aumento de volume abdominal. Os proprietários podem relatar que o gato "ganhou peso". Outros sinais descritos podem incluir: letargia, fraqueza, relutância em se movimentar, apetite diminuído e alterações nos padrões respiratórios (aumento de frequência e/ou presença de esforço).

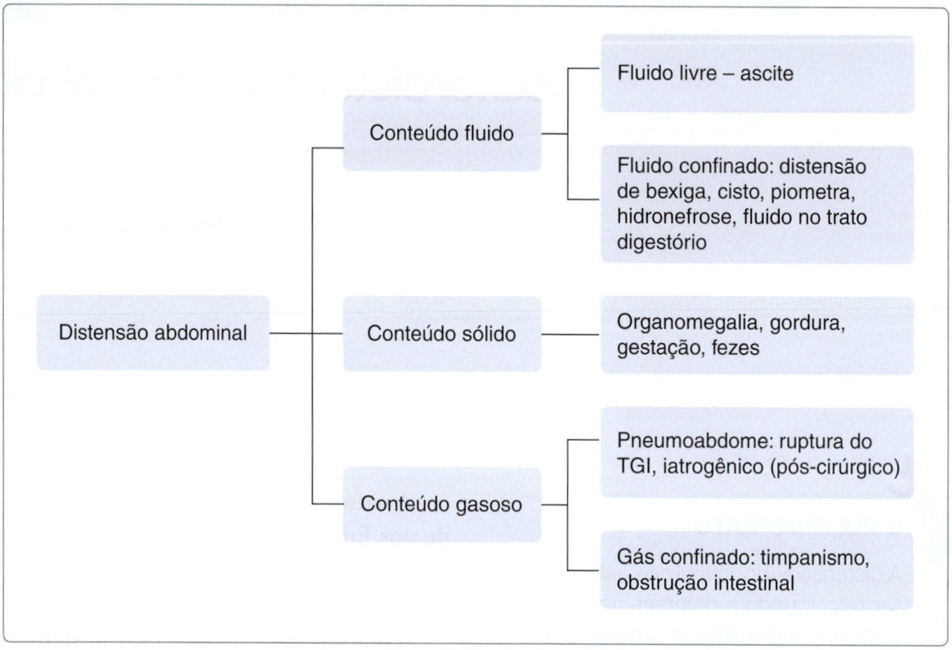

FIGURA 1. Fluxograma de investigação da distensão abdominal em gatos.

TGI: trato gastrintestinal.

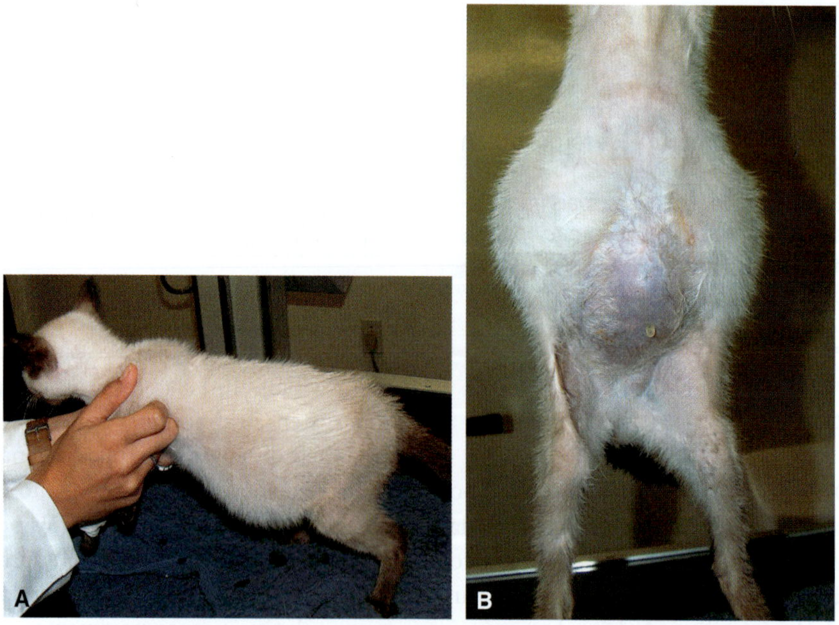

FIGURA 2. Evidente distensão abdominal em gato filhote. No exame físico, rapidamente foi possível constatar a natureza líquida do aumento de volume. Posteriormente foi diagnosticada como peritonite infecciosa felina.

Fonte: arquivo pessoal da autora.

Alguns gatos podem chegar com sinais indicando a necessidade de intervenção imediata, como: taquicardia, dispneia grave, hipotensão, dor abdominal intensa, sinais de choque, febre e profunda letargia.

A anamnese detalhada pode detectar a ocorrência de trauma abdominal (atropelamentos, quedas, ataques de cães) com a possibilidade de hemorragias intra-abdominais ou ruptura de bexiga. Deve-se investigar a possibilidade de gestação em qualquer fêmea com acesso a machos não castrados, que tenha fugido de casa recentemente ou que tenha sido adotada como "castrada", mas que o proprietário não tenha certeza do *status* reprodutivo.

Ao iniciarmos uma investigação diagnóstica para as possíveis causas de distensão abdominal nos gatos, uma boa anamnese pode determinar alguns pontos de tomada de decisão (Figura 3).

A anamnese também deve determinar a velocidade de aumento do volume abdominal e a presença de outros sinais aparentemente não relacionados.

Exame físico

Uma vez determinado que o gato não necessita de intervenção de emergência, um bom exame físico deve ser feito. Além das avaliações básicas realizadas em qualquer exame, como a inspeção visual, aqui damos bastante importância à palpação abdominal. Obviamente o exame físico deve seguir todas as diretrizes de minimização de estresse e desconforto ao paciente (ver capítulo 6 – Particularidades do exame físico). Uma palpação abdominal inadequada pode causar reações de desconforto e agressividade que podem ser confundidas com a presença de dor.

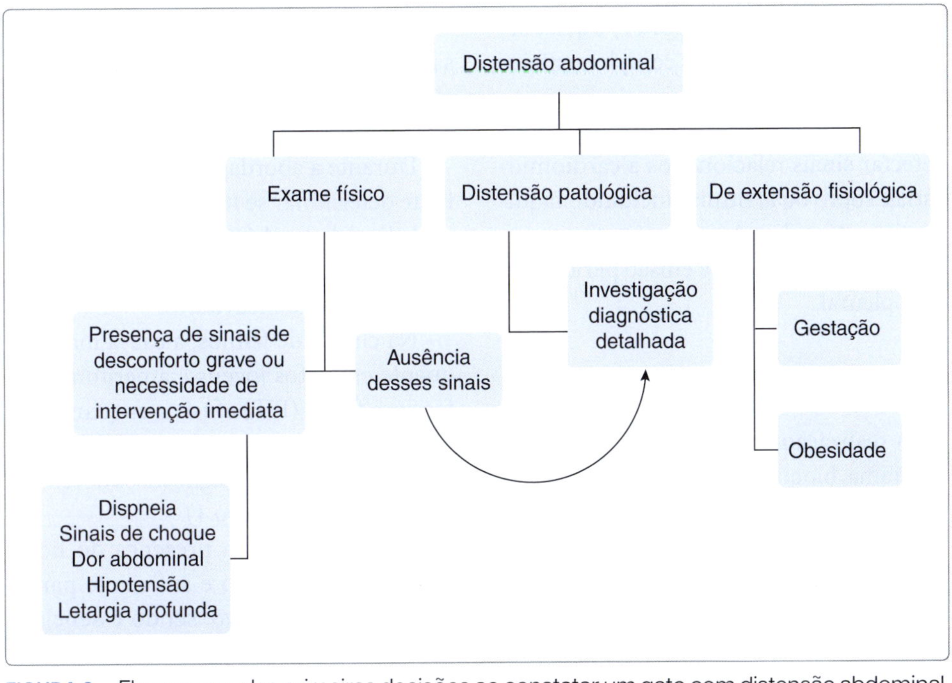

FIGURA 3. Fluxograma das primeiras decisões ao constatar um gato com distensão abdominal.

O exame do abdome deve começar com uma palpação mais superficial, com as duas mãos abertas, uma de cada lado, na tentativa de detectar algum aumento de volume que se apresente como uma proeminência e a fim de definir se a distensão é simétrica ou assimétrica. Em seguida, ainda com as mãos espalmadas, e se o gato permitir, pode-se fazer o teste de ondulação, que consiste em criar um movimento de líquido com uma mão e sentir a onda do lado oposto do abdome. Em seguida, faz-se a tentativa de palpar estruturas mais profundas, usando os dedos de uma ou das duas mãos. Em gatos obesos, tanto o teste de ondulação quanto a palpação profunda podem não resultar em informações úteis. Pequenas quantidades de líquido livre também podem não ser detectadas ao exame físico.

A distensão por gás pode se mostrar bastante óbvia já durante o exame físico inicial por percussão delicada.

Essa abordagem inicial pode indicar a natureza da distensão (Figura 1) e quais seriam os melhores exames complementares a seguir.

A auscultação cardíaca cuidadosa pode detectar sinais relacionados a cardiomiopatias: sopro ou arritmia (incluindo taquicardia e ritmo de galope) e até mesmo sons abafados relacionados à efusão pericárdica e/ou pleural.

Exames complementares

A realização de exames de sangue (hemograma, bioquímicos) e testes para retroviroses (leucemia e imunodeficiência felinas) dará uma ideia da saúde geral do gato.

Se a suspeita da distensão abdominal for a presença de fluido ou conteúdo sólido, a ultrassonografia abdominal será indicada nesse momento, exceto se a suspeita for impactação por fezes (constipação grave), caso em que a radiografia será mais informativa. Se for determinado que o conteúdo é essencialmente gasoso, a radiografia será a mais indicada, visto que a presença de gás cria artefatos na imagem ultrassonográfica, dificultando sua interpretação.

> Devemos lembrar que o processo patológico pode estar localizado fora do abdome.

Os exames de imagem são bastante informativos na localização do processo patológico, mas podem ser pouco específicos na determinação da etiologia, fazendo-se necessária a realização de outros testes diagnósticos (Figura 4). Certamente, na suspeita de cardiomiopatias com causa de ascite, recomenda-se a realização do ecocardiograma.

ASCITE/FLUIDO PERITONEAL

A presença de fluido peritoneal é a causa patológica mais frequente de distensão abdominal nos gatos, mas ocorre com menos frequência em comparação com os cães.

Durante a abordagem inicial, é importante determinar se há indícios da presença de líquido também na cavidade pleural, visto que algumas poucas doenças podem causar acúmulo bicavitário.

Na clínica de felinos, a causa mais frequente em gatos jovens é a peritonite infecciosa felina (PIF) efusiva, enquanto nos gatos idosos são as neoplasias abdominais, mas diversos outros diagnósticos devem ser considerados (Quadro 1).

A constatação da presença do líquido isoladamente não é suficiente para o diagnóstico definitivo, sendo essencial a coleta por abdominocentese (ver capítulo 104 – Abdominocentese) e sua análise

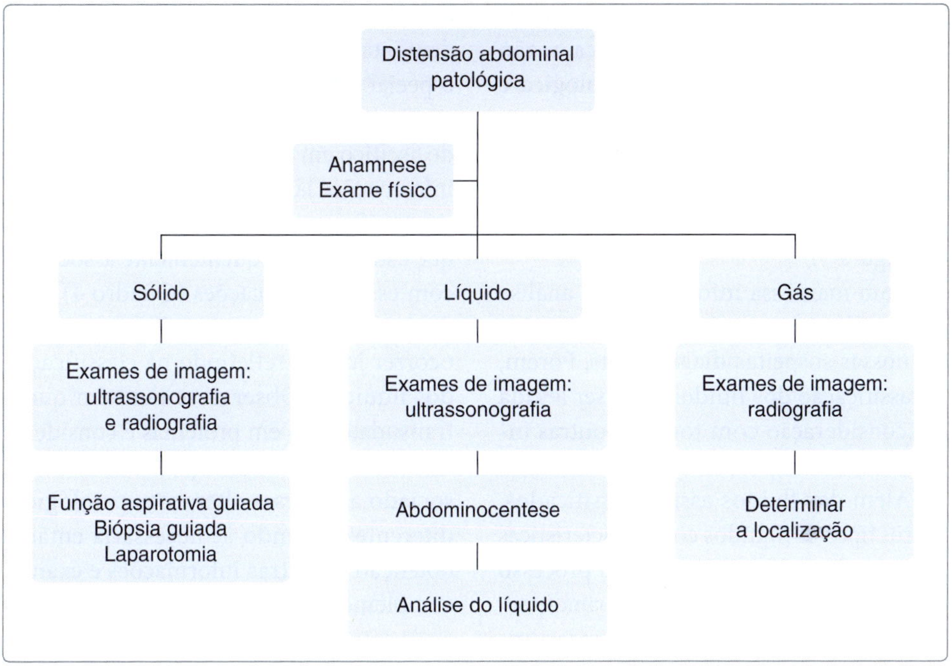

FIGURA 4. Fluxograma da escolha dos métodos diagnósticos complementares da distensão abdominal patológica.

QUADRO 1

Possibilidades diagnósticas em gatos com ascite	
Neoplasias abdominais	Carcinomas, adenocarcinomas Linfoma (menos provável)
Doenças inflamatórias	PIF Pancreatite Peritonite bacteriana Peritonite biliar (por ruptura de vias biliares)
ICC	Cardiomiopatia hipertrófica Cardiomiopatia dilatada Anomalias cardíacas congênitas Efusão pericárdica
Diminuição da pressão oncótica (hipoalbuminemia)	Doença hepática crônica Proteinúria (glomerulopatia) Enteropatias com perda de proteína Desnutrição grave
Hemorragia	Trauma contundente ou aberto Ruptura espontânea de neoplasia Trauma cirúrgico Coagulopatias
Iatrogênica	Sobrecarga de fluido Ruptura de bexiga (durante cistocentese)

ICC: insuficiência cardíaca congestiva; PIF: peritonite infecciosa felina.

laboratorial. Essa avaliação deve incluir análise macroscópica, bioquímica, razão albumina:globulina, análise citológica e cultura.

As informações mais relevantes na classificação dos fluidos peritoneais são sua concentração de proteína e sua celularidade (Figura 5).

Com mais essa informação da análise do líquido peritoneal, podemos restringir nossas suspeitas diagnósticas. Porém, a classificação dos fluidos deve ser levada em consideração com todas as outras informações até aqui obtidas.

Além dos fluidos assim classificados, outros tipos de líquidos com características próprias devem ser incluídos no processo de investigação diagnóstica: a urina (proveniente de ruptura da bexiga ou vias urinárias); o sangue (oriundo de hemorragias traumáticas); a bile (da ruptura da vesícula biliar ou vias biliares); e as efusões quilosas (raras no abdome) (Quadro 2).

Sendo a PIF a causa mais frequente e grave de ascite em gatos jovens (Figura 2), a avaliação do líquido presente é parte fundamental do diagnóstico e merece atenção especial (Quadro 3).

Com os resultados da análise do líquido ascítico em mãos, associados a todas as informações já obtidas nas etapas anteriores, verifica-se agora uma lista de afecções que estão mais frequentemente associadas com essas classificações (Quadro 4), tendo em mente que muitas doenças podem ocorrer juntas, refletindo na classificação dos líquidos. Observa-se também que o transudato rico em proteínas é considerado o mais inespecífico, podendo estar associado a diversas alterações patológicas diferentes, fazendo-se necessária então a obtenção de outras informações e exames complementares.

TRATAMENTO

O manejo das distensões abdominais depende da sua natureza e etiologia, buscando o conforto do gato e o tratamento da doença de base.

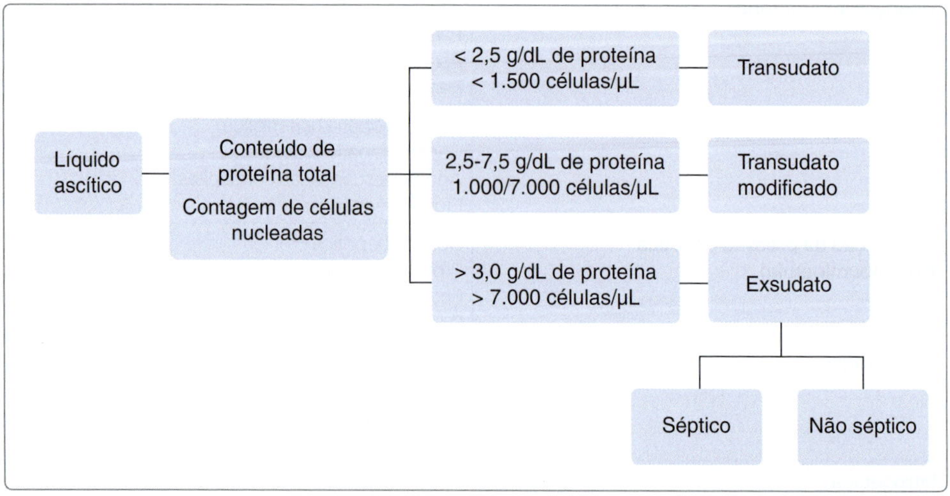

FIGURA 5. Classificação do líquido ascítico baseada em seu conteúdo de proteínas e contagem celular.

QUADRO 2

Alguns testes complementares na caracterização de fluidos específicos

Teste	Indicação	Interpretação
Concentração de bilirrubina	Suspeita de peritonite biliar	A concentração no fluido é maior que o dobro da concentração sérica: confirma peritonite biliar
Creatinina	Suspeita de uroabdome	A concentração no fluido é maior que o dobro da concentração sérica: confirma uroabdome
Triglicerídeos	Líquido com aparência quilosa	Níveis maiores que 100 mg/dL: compatíveis com quilo
Colesterol	Pseudoquilo	Níveis maiores no fluido do que o soro: compatíveis com líquido não quiloso
Hematócrito + esfregaço	Efusão hemorrágica × hemorragia ativa	Efusões hemorrágicas: Ht > 10% e não coagulam, não contêm plaquetas e apresentam eritrofagocitose

Ht: hematócrito

QUADRO 3

Características do líquido ascítico na PIF efusiva

Aparência macroscópica	▪ Frequente: amarelado e viscoso ▪ Ocasional: transparente ou avermelhado
Classificação	▪ Frequente: varia entre transudato modificado e exsudato ▪ Ocasional: altas concentrações celulares (por peritonite bacteriana secundária), quilo
Composição	▪ Frequente: proteínas > 3,5 g/dL ▪ Razão A:G 0,4 e células nucleadas < 5.000/μL
Análise citológica	▪ Frequente: inflamação piogranulomatosa com macrófagos, neutrófilos não degenerados e poucos linfócitos
Teste de Rivalta	▪ Positivo ▪ Obs: apesar de não específico para o diagnóstico da PIF, possui um alto valor preditivo negativo, isto é, se negativo é provável que não seja PIF

Razão A:G: razão albumina:globulina.

QUADRO 4

Principais desordens associadas a diversos tipos de fluidos em gatos

Transudato	▪ Hipoproteinemia, hipertensão portal, ICC direita, sobrecarga de fluido
Transudato modificado (rico em proteínas)	▪ Mais inespecífico ▪ ICC, hipertensão portal, doenças inflamatórias (pancreatite), PIF, neoplasias intra-abdominais ▪ Torção de vísceras ▪ Pós-cirúrgico
Exsudato	▪ Inflamatório (pancreatite, peritonite, colangite), PIF, neoplasias ▪ Sépticos: peritonite bacteriana (ruptura de víscera, ruptura de abscessos, migração de corpos estranhos, contaminação cirúrgica)

ICC: insuficiência cardíaca congestiva.

Considerando a natureza diversa das efusões abdominais, não existe um tratamento padrão para todas. Se o gato estiver desconfortável e com dificuldades de respirar ou comer em decorrência da compressão, o líquido deve ser drenado usando técnicas apropriadas. Outros gatos necessitarão de intervenção cirúrgica com urgências variadas, como na suspeita de ruptura de bexiga, vias biliares ou outras vísceras. Deve-se evitar o uso de diuréticos enquanto não se conhece a fisiopatogenia do acúmulo do fluido, pois pode causar e/ou agravar desidratação e lesão renal.

LITERATURA SUGERIDA

Dempsey SM, Ewing PJ. A review of the pathophysiology, classification, and analysis of canine and feline cavitary effusions. J Am Anim Hosp Assoc. 2011;47(1):1-11.

Hijfte MF. Abdominal effusion. In: Harvey A. Tasker S. BSAVA Manual of Feline Practice. Gloucester: BSAVA; 2013. p.161-5.

Rodan I, Dowgray N, Carney HC, Carozza E, Ellis SLH, Heath S, et al. 2022 AAFP/ISFM Cat Friendly Veterinary Interaction Guidelines: Approach and Handling Techniques. J Feline Med Surg. 2022;24(11): 1093-132.

Thayer V, Gogolski S, Felten S, Hartmann K, Kennedy M, Olah GA. 2022 AAFP/EveryCat Feline Infectious Peritonitis Diagnosis Guidelines. J Feline Med Surg. 2022;24(9):905-33.

Tilley LP. Ascites. In: Norsworthy GD. The feline patient. Hoboken, NJ: Wiley Blackwell; 2018. p.30-1.

Valenciano AC, Rizzi TE. Abdominal, thoracic, and pericardial effusions. In: Valenciano A, Cowell R. Cowell and Tyler's diagnostic cytology and hematology of the dog and cat. St. Louis: Mosby; 2020. p.229-46.

Walter J. Abdominal enlargement. In: Ettinger SJ, Feldman EC, Côté E, editors. Textbook veterinary internal medicine. 8. ed. St. Louis: Mosby; 2017. p.450-5.

37

Assimetria de face

Heloisa Justen Moreira de Souza
Kátia Barão Corgozinho

O PULO DO GATO

A assimetria de face pode ter várias causas, daí a importância de histórico e anamnese completos e um exame físico detalhado. Nem sempre os exames laboratoriais e complementares ajudarão a fechar o diagnóstico.

É importante coletar amostras antes do início do tratamento, pois no caso do envolvimento de agentes infecciosos, pode haver interferência na obtenção de um diagnóstico definitivo, gerando ineficácia terapêutica e prognóstico desfavorável.

A histopatologia é um exame essencial nesses pacientes. Técnicas de histoquímica especiais e imuno-histoquímica são importantes ferramentas diagnósticas.

Apesar de algumas causas de assimetria facial em gatos serem tratáveis, o prognóstico nem sempre será favorável.

INTRODUÇÃO

A assimetria facial é causada por uma deformidade de tecidos moles e/ou dos ossos da face, podendo ter como causas as neoplasias, infecções fúngicas, infecções bacterianas, a rinossinusite crônica ou alterações congênitas (Figura 1) (Quadro 1). Também pode ser causada pela paralisia do nervo facial, caracterizada por uma incapacidade de movimentação dos músculos da expressão facial (p. ex., músculos de pálpebras, lábios, orelhas e bochechas). A paralisia facial é ocasionada por uma disfunção do componente motor do sétimo par do nervo craniano (nervo facial – NC VII). Tanto a paralisia parcial como a paresia causam fraqueza desses músculos.

As principais neoplasias que causam deformidade na face são linfomas (mais comum), carcinomas e sarcomas, entre outras. As infecções fúngicas também são conhecidas por causar remodelação óssea na cavidade nasal (criptococose, esporotricose ou micoses sistêmicas).

Bactérias atípicas e micobactérias podem invadir tecidos moles e ósseos da face. A infecção pode ocorrer via hematogênica, oriunda de doença da cavidade nasal ou oral (periodontite), por trauma penetrante ou inoculação de corpo estranho.

A inflamação da cavidade nasal e dos seios frontais pode estar relacionada a corpo estranho ou doença periodontal, mas às vezes se relaciona com a rinossinusite crônica. A rinossinusite crônica é muito comum em gatos e causa destruição dos

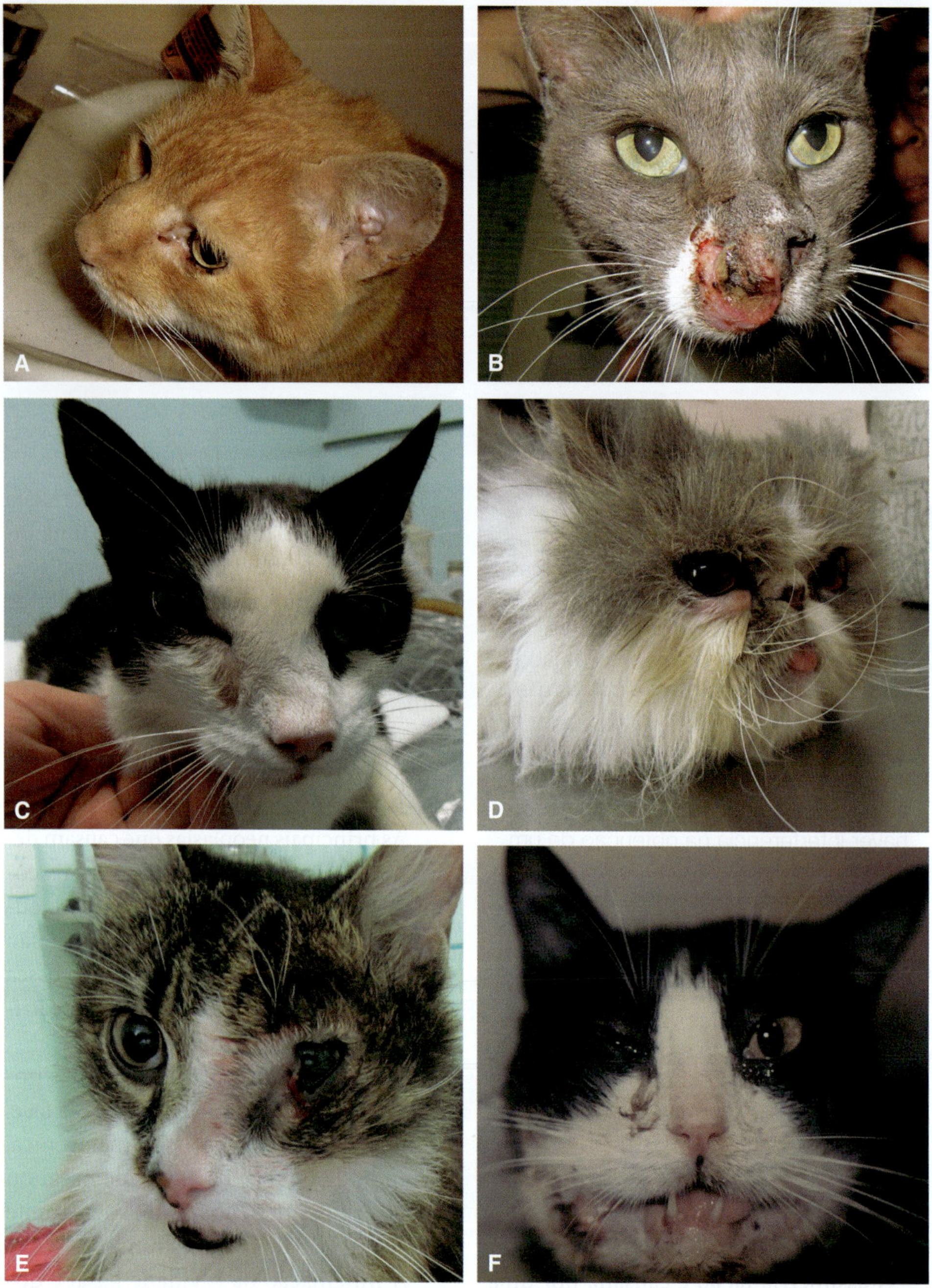

FIGURA 1. Gatos com deformidade na face. **A:** aumento do volume nasal por criptococose. **B:** narina ulcerada por carcinoma epidermoide. **C:** face edemaciada em virtude de um linfoma nasal do lado direito, diminuindo a abertura palpebral. **D:** mastocitoma na pálpebra inferior direita. **E:** linfoma com lado esquerdo edemaciado reduzindo o diâmetro ocular. **F:** edema de face do lado direito, diagnóstico de nocardiose.

Fonte: arquivo pessoal das autoras.

QUADRO 1

Principais causas de deformidade facial nos gatos	
Neoplasias	▪ Linfomas (mais comum) ▪ Carcinomas ▪ Sarcomas
Infecções	▪ Fúngicas (criptococose, esporotricose ou micoses sistêmicas, pitiose) ▪ Bacterianas
Inflamações	▪ Via corpos estranhos ▪ Doença periodontal ▪ Rinossinusite crônica
Congênitas	▪ Microssomia hemifacial
Neurológicas	▪ Paralisia do nervo facial (VII): • Idiopática (25%) • Doenças extracranianas (otites, traumas, cirurgias) • Doenças intracranianas (inflamação ou neoplasia no tronco cerebral) • Desordens metabólicas (hiperquilomicronemia ou hiperlipoproteinemia) • Inflamações periféricas • Neurotoxinas

turbinados nasais, mas geralmente não causa proliferação óssea nem remodelamento dos ossos do crânio. Porém, em alguns casos, pode causar deformação facial e presença de massa na cavidade nasal.

A microssomia hemifacial é uma deformidade congênita das estruturas da face, levando à assimetria de face em animais jovens.

A pitiose felina é causada por um parasita, *Pythium insidiosum*, membro da classe oomycota, que causa um processo inflamatório piogranulomatoso grave. Tem sido descrita nas regiões de pele e tecido subcutâneo, regiões nasal e retrobulbar, cavidade bucal e intestinos. O diagnóstico é feito por imuno-histoquímica para identificação do agente.

A paralisia do nervo facial pode ser idiopática (25% dos casos) ou ter como causas doenças extracranianas (como otite média e/ou interna, trauma craniano, cirurgias de ouvido ou de face que atingem o nervo) ou intracranianas (como inflamação e neoplasia do tronco cerebral), ou até mesmo desordens metabólicas (como a hiperquilomicronemia ou hiperlipoproteinemia), inflamação periférica, neurotoxinas e neoplasia do nervo facial. Na paralisia facial, geralmente o acometimento é unilateral.

A CONSULTA DO GATO

O paciente com deformidade facial deve ter uma avaliação de histórico e anamnese minuciosas, além de exame clínico completo, exames de sangue, exames de imagem, culturas bacterianas e fúngicas, citologia e biópsia para identificar a causa provável (Figura 2). A biópsia nasal é um desafio porque nem sempre a amostra é representativa.

A avaliação da boca, incluindo dentes e gengiva, deve ser realizada com cuidado. Às vezes, mesmo que os pacientes não demonstrem lesões periodontais evidentes, como exposição de raiz e/ou de furca, cálculo dentário ou hiperemia gengival,

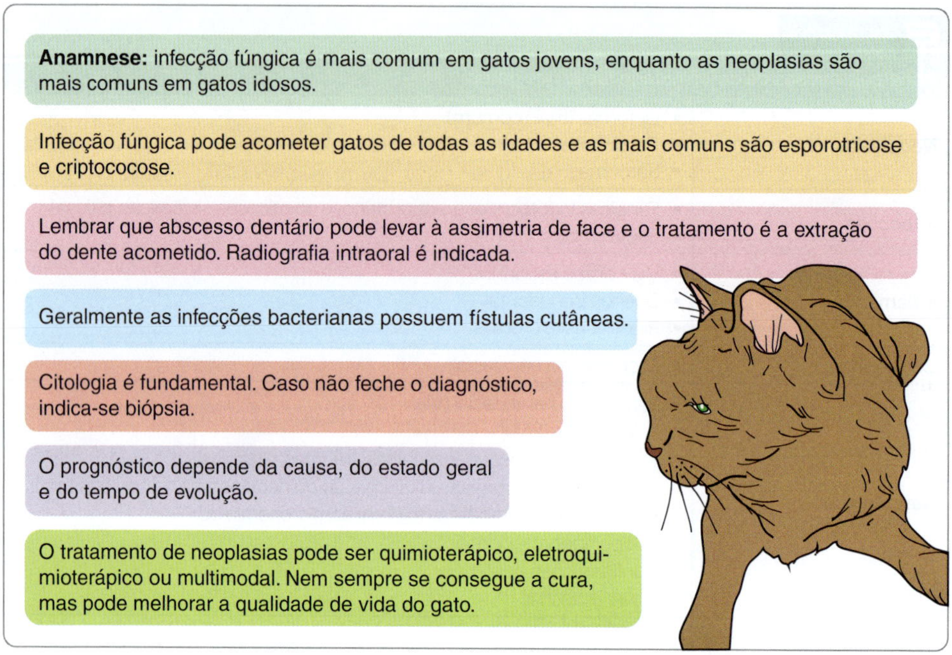

FIGURA 2. Aspectos a serem considerados em gatos com assimetria de face.

podem apresentar abscesso dentário e fístula facial. Nesses casos, indica-se radiografia intraoral do lado acometido. O paciente pode apresentar lesão somente na raiz dentária.

Neoplasias são mais comuns em animais idosos. Gatos jovens infectados pelo vírus da leucemia felina (FeLV) também podem desenvolver linfoma nasal.

Infecções fúngicas acometem pacientes de todas as idades e tanto aqueles que vivem dentro de casa quanto os que passeiam na rua. Porém, a esporotricose acomete mais gatos que têm contato com outros gatos e que passeiam na rua em áreas endêmicas.

Quando o paciente já está sob algum tratamento, pode ser mais difícil fazer o diagnóstico. No caso de infecções fúngicas ou bacterianas, pacientes recebendo medicação podem apresentar cultura negativa para o agente infeccioso. Nesses casos, a histopatologia, associada a técnicas histoquímicas especiais e imuno-histoquímicas pode ajudar na suspeita do agente etiológico envolvido na deformidade facial.

No caso de suspeita de infecção bacteriana, o material coletado (de preferência tecido e não secreção) deve ser manipulado de acordo com a suspeita e enviado corretamente para um laboratório experiente em cultura de bactérias atípicas. Dependendo da bactéria, pode levar mais de 30 dias para haver o crescimento no meio de cultura.

O proprietário deve ser informado de que pacientes com deformidade facial precisarão de um tratamento longo e às vezes procedimentos diferentes, pois podem não responder ao recurso terapêutico indicado. Em algumas infecções bacterianas, além da antibioticoterapia, podem ser necessárias intervenções cirúrgicas para o desbridamento da face para melhor penetração do agente antimicrobiano. Em alguns casos de esporotricose, a aplicação intralesional de medicamentos ou criocirurgia também podem ser indicadas. Em algumas situações, mesmo administrando todos os tratamentos indicados, o gato pode não responder adequadamente.

O diagnóstico da paralisia facial é baseado nos sinais clínicos e nos testes de reflexo dos nervos cranianos. O paciente geralmente tem o histórico de face e orelhas caídas e pode ter dificuldade em comer e beber. O reflexo palpebral está diminuído ou ausente. A resposta à ameaça está anormal ou ausente, pela incapacidade de piscar. Com isso, esse paciente pode desenvolver úlcera de córnea. O exame otoscópico pode detectar membrana timpânica rompida. A lesão periférica no NC VII não está associada com fraqueza de membros, estupor ou com déficit proprioceptivo. A neuropatia facial pode estar associada a sinais vestibulares ou síndrome de Horner.

EXAMES COMPLEMENTARES

O hemograma e o perfil bioquímico podem estar normais ou apresentar alterações inespecíficas. Em geral, não ajudam a fechar o diagnóstico do agente causador da assimetria da face, porém, podem ajudar a detectar alterações concomitantes e a escolher a melhor medicação para aquele paciente. Nos casos de paralisia facial, a coleta de sangue após 12 horas de jejum para avaliar triglicerídeos e colesterol é ideal para descartar hiperlipoproteinemia, uma das causas dessa doença.

A tomografia permite identificar massa e destruição óssea, porém não permite determinar a causa. Em geral, massas inflamatórias não estão associadas com deformidade óssea. Em um estudo, observou-se que o envolvimento unilateral e a extensão da massa para dentro do seio frontal era mais frequente com tumores não linfomatosos (como os carcinomas e os sarcomas) comparados ao linfoma nasal. Nenhum caso de linfoma apresentava calcificação intralesional ou estava associado a padrão de crescimento expansivo e misto e com linfadenomegalia regional.

A cultura de secreção ou tecido para detecção de bactérias pode ser realizada, dando preferência para a cultura de tecido. Lembrando que, quando a suspeita for de actinomicose, o material deve ser coletado e transportado de maneira anaeróbica. É recomendável sempre solicitar teste de sensibilidade a antimicrobianos para determinar o antibiótico mais indicado. Devem-se escolher laboratórios que sejam experientes nesses exames. Para micobacteriose, pode ser realizada a reação em cadeia da polimerase (PCR) em tecido fresco ou na amostra de tecido em formol.

A cultura para fungos ajuda a determinar a espécie envolvida. Deve-se sempre solicitar antifungiograma para determinar o melhor tratamento. Para a suspeita de histoplasmose, realiza-se o teste de antígeno em sangue, tecido, urina ou líquido cefalorraquidiano (LCR), sendo esse o mais confiável. Há também o teste que detecta anticorpos IgG e IgM no soro e no LCR. Para criptococose, existe o teste de aglutinação pelo látex que detecta o antígeno no soro e no LCR, mas não diferencia se o fungo está vivo ou morto e não correlaciona com a gravidade da doença. Para a esporotricose, o teste ELISA pode ajudar a detectar uma fração do peptídeo do antígeno da parede celular do fungo (SsCBF purificado) no soro de animais com a doença.

A análise histopatológica pode ser essencial nos casos de neoplasias e nos casos infecciosos em que a cultura foi negativa.

A histoquímica especial e a imuno-histoquímica também auxiliam no diagnóstico do agente etiológico.

Nos casos de paralisia do nervo facial, a radiografia de cabeça pode avaliar a orelha média e detectar alterações. A tomografia ou a ressonância de cabeça podem não diagnosticar nenhuma alteração nos casos de paralisia facial idiopática ou detectar compressão ou infiltração do nervo por neoplasias. Esses exames também podem evidenciar alterações em orelha média/interna. A eletromiografia dos músculos da face pode estar anormal em casos de paralisia do nervo facial.

TRATAMENTO

O tratamento vai depender da causa da assimetria de face. Não existe nenhum tratamento específico para a paralisia do nervo facial. Nesse caso, o tratamento deve ser voltado para o que causou a paralisia do nervo.

O tratamento para agentes infecciosos é medicamentoso e baseado nos resultados da cultura e teste de sensibilidade a antimicrobianos/antifungiograma. Quando não há resposta à terapia, podem ser indicados desbridamento cirúrgico, aplicação intralesional de medicamentos, criocirurgia ou radioterapia.

As neoplasias podem responder a cirurgia, eletroquimioterapia, radioterapia, terapia a *laser* ou à associação dessas modalidades.

As fístulas/abscessos dentários respondem à extração do dente acometido.

O prognóstico vai depender da causa da assimetria, da duração da lesão, da resposta à terapia e do estado geral do paciente.

LITERATURA SUGERIDA

Baptista VS, Mothé GB, Santos GMP, Melivilu CSI, Santos TO, Virginio ED, et al. Promising application of the SsCBF ELISA test to monitor the therapeutic response of feline sporotrichosis caused by *Sporothrix brasiliensis* from Brazilian epidemics. Braz J Microbiol. 2021;52(1):145-53.

Bouyssou S, Hammond GJ, Eivers C. Comparasion of CT features of 79 cats with intranasal mass lesions. J Fel Med Surg. 2021:23(10):987-95.

Firmino MO, Frade MTS, Nascimento MJR, Silva RAF, Lorenzo C, Pavarini SP, et al. Nocardiose em gatos – achados clínicos, anatomopatológicos e morfotintoriais. Acta Scientiae Veterinariae. 2021;49(Suppl 1):688.

Johnson LR, Vidal SA, Brust KD, Keel MK, Steffey MA. Facial distortion due to chronic inflammation of unknown cause in a cat. JFMS Open Rep. 2020;6(2):2055116920957200.

Nakanishi A, Mashita T, Akiyama K, Nakanishi W, Mori T, Yano M, et al. Suppurative granulomatous sinorhinitis associated with *Nocardia* spp. infection in a cat. J Vet Med Sci. 2015;77(5):597-9.

Polf HD, Bangert AL. What is your diagnosis? JAVMA. 2014;245(7):763-5.

Song RB, Kent M, Glass EN, Davis GJ, Castro FA, Lahunta A. Hemifacial microsomia in a cat. Anat Histol Embryol. 2017:46(5):497-501.

Souto EPF, Maia LA, Virgínio JP, Carneiro RS, Kommers GD, Riet-Correa F, et al. Pythiosis in cats in northeastern Brazil. J Mycol Med. 2020;30(3):1-5.

Walton S, Martin P, Tolson S, Plumridge S, Barrs VR. Orbital actinomycotic mycetoma caused by *Streptomyces cinnamoneus*. JFMS Open Rep. 2015;1(1):2055116915589836.

38

Ataxia e andar em círculos

Bruno Benetti Junta Torres
Hudimila Dutra Mascarenhas de Souza

O PULO DO GATO

Ataxia e andar em círculos são sinais clínicos que podem ocorrer em decorrência de lesões tanto no sistema nervoso central (SNC) quanto no periférico (SNP).

Existem três tipos de ataxia, caracterizadas pela localização da lesão: a ataxia proprioceptiva, a vestibular e a cerebelar.

O andar em círculos é uma manifestação clínica que ocorre por alteração funcional ou estrutural do sistema nervoso.

INTRODUÇÃO

Ataxia significa perda de coordenação motora e deve ser classificada, de acordo com a localização da lesão, em proprioceptiva, vestibular ou cerebelar. O andar em círculos geralmente é observado em lesões prosencefálicas ou nas síndromes vestibulares, embora também possa estar relacionado a distúrbios comportamentais e dor neuropática. O exame neurológico é fundamental para o reconhecimento de outros sinais concomitantes que permitirão identificar o local da lesão e, a partir disso, listar as possibilidades diagnósticas.

ATAXIA

Definição

A palavra ataxia vem do grego e significa "falta de ordem", sendo utilizada para descrever a dificuldade ou incapacidade de coordenar a atividade motora de membros, cabeça e tronco. Embora o sinal clínico seja a incoordenação da função motora, as lesões estão localizadas nas vias sensoriais de propriocepção e/ou equilíbrio. Essas vias são responsáveis por transmitir informações advindas do ambiente, captadas pelos receptores no sistema nervoso periférico (SNP) e carreadas até o prosencéfalo e o cerebelo.

Sinais clínicos

Felinos com ataxia tendem a se manter com ampla base de sustentação e, por vezes, agachados, além de elevarem a cauda na tentativa de compensar a falta de coordenação. Durante a marcha, observa-se dificuldade de coordenar a passada entre os quatro membros e de se manter em uma linha reta. Existem três tipos de ataxia, caracterizadas pela localização da lesão e que podem ser classificadas de acordo com outros sinais concomitantes observados (Quadro 1). Assim, as ataxias podem ser de origem proprioceptiva, cerebelar ou vestibular.

Tipos de ataxia

Ataxia proprioceptiva

Também chamada de ataxia sensorial, caracteriza-se pela incoordenação gerada por um distúrbio nas vias que carreiam informação de propriocepção. Propriocepção é o termo utilizado para nomear a capacidade de reconhecer a localização espacial do corpo, sua posição e orientação, a força exercida pelos músculos e a posição de cada parte do corpo em relação às demais e ao ambiente.

Ocorre principalmente nas afecções que acometem os funículos dorsolaterais da medula espinal, que conduzem essa informação até o encéfalo. Entretanto, a ataxia proprioceptiva também pode ser desencadeada por lesões encefálicas, especificamente lesões no tronco encefálico, tálamo, núcleos basais e córtex cerebral. Isso ocorre porque nessas regiões também estão localizados tratos que carreiam a informação proprioceptiva.

Além dos sinais já citados de incoordenação, na ataxia proprioceptiva o paciente tem a tendência de oscilação do tronco, de cruzar os membros durante as passadas e de arrastar as unhas e/ou o dorso dos dígitos no solo. Ocasionalmente, podem ser observados desgastes assimétricos nas unhas e feridas de abrasão à inspeção cutânea dos dígitos. Normalmente, a avaliação de reações posturais se mostra acometida, com diminuição ou ausência nos testes de posicionamento da pata e saltitamento dos membros envolvidos.

A ataxia proprioceptiva poderá estar acompanhada de sinais neurológicos adicionais de acordo com a localização da lesão. Comumente, animais com doenças da medula espinal apresentam sinais de paresia (ver capítulo 64 – Incontinência urinária), pois os tratos sensoriais e motores estão em íntimo contato. Quando a lesão se localiza no prosencéfalo, além da ataxia proprioceptiva, poderão estar associadas crises epilépticas, distúrbios comportamentais, andar em círculos e déficits visuais, por exemplo. Por fim, nas lesões de tronco encefálico, pode haver alteração do estado mental, paresia e disfunção de nervos cranianos.

Ataxia vestibular

É a incoordenação gerada por um distúrbio nas vias que carreiam informação de equilíbrio. O sistema vestibular é o responsável por manter o equilíbrio e a postura da cabeça em relação aos movimentos de olhos, pescoço, tronco e membros. Esse sistema possui componentes periféricos e centrais. O sistema vestibular periférico é composto pelas estruturas da orelha interna, ou seja, os receptores presentes no labirinto membranoso na porção petrosa do osso temporal, e pelos axônios da porção vestibular do VIII par de nervos cranianos (vestibulococlear). O sistema vestibular central é composto pelos núcleos do nervo vestibulococlear, localizados na medula oblonga, pelo pedúnculo cerebelar caudal e pelo lobo floculonodular do cerebelo.

A informação de posicionamento captada pelos receptores da orelha interna é transmitida via nervo vestibulococlear à medula oblonga e, por meio do pedúnculo cerebelar caudal, chega ao córtex cerebelar. A resposta é a readequação da postura, permitindo equilíbrio e adequação da função motora. A ataxia vestibular será observada em afecções que acometem quaisquer dessas estruturas, periféricas ou centrais.

Além dos sinais gerais já citados de incoordenação, na ataxia vestibular o paciente tem a tendência a andar em círculos, inclinar a cabeça (*head tilt*) e o corpo, cair e rolar, geralmente para o mesmo lado da lesão. Além disso, podem apresentar estrabismo posicional, e nistagmo espontâneo e/ou posicional. Somente nos casos de alterações nas estruturas vestibulares centrais podem estar presentes paresia, déficits proprioceptivos, alterações de nervos cranianos (VI ao XII) e alteração de estado mental. Nas lesões periféricas, o único par de nervos cranianos que poderá estar acometido, além do VIII, é o VII par (nervo facial), por sua proximidade anatômica com a orelha interna.

Ataxia cerebelar

É a incoordenação gerada por uma falha no refinamento da motricidade e na modulação inibitória do tono muscular. O cerebelo é o responsável por essas funções e auxilia na execução precisa de movimentos, postura e equilíbrio. Os hemisférios cerebelares fazem a comunicação cérebro-cerebelar e são responsáveis por refinar o movimento voluntário para os membros, atuando na sincronização e força do movimento. O vermis e o paravermis cerebelares recebem informações somatossensoriais do trato espinocerebelar da medula espinal e são responsáveis pelo ajuste do tono muscular e refinamento da função motora inconsciente, necessária para postura, reflexos e marcha. E, finalmente, o lobo floculonodular, juntamente com os núcleos fastigiais do cerebelo, recebem informação do sistema vestibular e têm como função principal a modulação do equilíbrio e a coordenação dos movimentos de olhos e cabeça.

A ataxia cerebelar ocorre nas afecções que acometem o cerebelo, sendo caracterizada por oscilações marcantes de cabeça e tronco, base ampla, tremores de intenção e dismetria. Essa última caracteriza-se pela incapacidade de controlar a velocidade e a amplitude do passo, que nas afecções cerebelares será vista como hipermetria, ou seja, um passo exagerado, com amplitude de movimento maior que o normal. Além da ataxia marcante, pacientes com distúrbios cerebelares também podem apresentar diminuição ou ausência da reação de ameaça.

QUADRO 1

Principais sinais clínicos que ajudam na diferenciação da ataxia

Proprioceptiva	Vestibular	Cerebelar
▪ Déficit proprioceptivo ▪ Oscilação do tronco ▪ Cruza os membros durante as passadas ▪ Arrasta as unhas e/ou o dorso dos dígitos no solo ▪ Desgastes assimétricos nas unhas ▪ Feridas de abrasão à inspeção cutânea dos dígitos	▪ Inclinação de cabeça (*head tilt*) ▪ Nistagmo espontâneo ou posicional ▪ Estrabismo posicional ▪ Inclinação do corpo, quedas e rolamentos ▪ Andar em círculos ▪ Déficits de nervos cranianos* ▪ Déficits motores e sensoriais* ▪ Alteração de estado mental*	▪ Oscilação de cabeça e tronco ▪ Tremor de intenção ▪ Hipermetria ▪ Déficit de reação de ameaça ▪ Sinais vestibulares contralaterais à lesão

* Quando a lesão está em medula oblonga.

Lesões assimétricas no cerebelo originarão sinais clínicos ipsilaterais. Nas lesões que envolvem as estruturas vestibulares do cerebelo, os sinais são contralaterais (síndrome vestibular central paradoxal).

ANDAR EM CÍRCULOS

O andar em círculos é uma manifestação clínica que ocorre por alteração funcional ou estrutural do sistema nervoso. Nas alterações funcionais, quando as estruturas neurais estão preservadas, desequilíbrio nas concentrações de neurotransmissores e seus receptores pode desencadear distúrbios de comportamento, como transtornos obsessivos-compulsivos. Nesses casos, o andar em círculos tem característica paroxística (episódica), desencadeada por gatilhos estressantes, e comumente vem acompanhado de agressividade. Alguns animais perseguem a própria cauda e podem inclusive mutilá-la. Esses eventos precisam ser adequadamente investigados, a fim de distingui-los de crises epilépticas focais comportamentais, ou até mesmo de dor neuropática em regiões lombossacra, sacrocaudal e/ou cauda.

Por outro lado, lesões estruturais no prosencéfalo ou no sistema vestibular, tanto central quanto periférico, podem produzir o andar em círculos de forma permanente, ou até que a lesão seja revertida. Comumente, a direção do círculo é para o mesmo lado da lesão e, embora alguns autores citem que as lesões cerebrais resultem em círculos amplos e as vestibulares, em círculos estreitos, esse não deve ser um parâmetro fidedigno para definir a localização da lesão. Dependendo da origem da lesão, serão observados sinais associados que auxiliam na neurolocalização (Quadro 2).

ETIOLOGIA

A etiologia das afecções que levam às ataxias e ao andar em círculos incluem doenças **D**egenerativas, **A**nômalas, **M**etabólicas, **N**eoplásicas, **N**utricionais, **I**nflamatórias, **I**nfecciosas, **I**diopáticas, **I**atrogênicas, **T**raumáticas, **T**óxicas e **V**asculares. Como síntese desses diagnósticos diferenciais,

QUADRO 2

Principais sinais clínicos que ajudam na diferenciação do andar em círculos	
Prosencéfalo	**Sistema vestibular**
▪ Estado mental deprimido ▪ Lateralização da cabeça (*head turn*) ▪ Andar compulsivo e sem rumo ▪ Ataxia proprioceptiva ▪ Alteração de visão e olfação ▪ Colide em obstáculos ▪ Para nos cantos/comprime a cabeça contra obstáculos (*head pressing*) ▪ Distúrbios de sono ▪ Crises epilépticas ▪ Disfunções cognitivas e comportamentais ▪ Déficits motores e sensoriais contralaterais	▪ Inclinação de cabeça (*head tilt*) ▪ Nistagmo espontâneo ou posicional ▪ Estrabismo posicional ▪ Ataxia e desequilíbrio ▪ Inclinação do corpo, quedas e rolamentos ▪ Déficits de nervos cranianos* ▪ Déficits motores e sensoriais* ▪ Alteração de estado mental*

* Quando a lesão está em medula oblonga.

QUADRO 3

Principais diagnósticos diferenciais para o andar em círculos de acordo com a evolução e progressão da manifestação clínica			
	Agudo	**Subagudo**	**Crônico**
Progressivo	▪ Encefalopatia hepática, urêmica, eletrolítica, associada a distúrbios endócrinos	▪ Deficiência de tiamina ▪ Meningoencefalite viral ▪ Meningoencefalite bacteriana, protozoária, parasitária, fúngica, riquetsial e de origem desconhecida	▪ Doenças de armazenamento ▪ Hidrocefalia ▪ Neoplasias encefálicas e em orelha média/ interna ▪ Pólipos nasofaríngeos ▪ Otite interna
Não progressivo	▪ Acidente vascular (isquêmico/ hemorrágico) ▪ Síndrome vestibular idiopática ▪ Trauma craniencefálico ▪ Intoxicações*	▪ Fármacos ototóxicos*	▪ Raro
Paroxístico	▪ Crises epilépticas focais comportamentais ▪ Transtornos obsessivos-compulsivos	▪ Dor neuropática	▪ Dor neuropática

* Não progressivo quando a causa-base foi retirada.

é recomendada a utilização do acrônimo DAMNIT V. Com base nesse acrônimo, no Quadro 3 estão listados os principais diagnósticos diferenciais para o andar em círculos e no Quadro 4, para cada tipo de ataxia.

ABORDAGEM DIAGNÓSTICA DA ATAXIA E DO ANDAR EM CÍRCULOS

Ataxia e andar em círculos não são diagnósticos finais, mas sim sinais clínicos. Para a definição do correto diagnóstico, ou seja, da causa-base que leva à manifestação desses achados, é preciso uma correta investigação, que deve seguir uma sequência de raciocínio lógico, conforme ilustrado na Figura 1. Tudo se inicia com a realização de resenha e anamnese detalhada, com as informações sobre início e evolução dos sinais ao longo do tempo. Tais informações são de suma importância pois, apesar de grande parte dos pacientes com ataxia e andar em círculos ter uma doença neurológica primária, alterações sistêmicas podem acometer a função do sistema nervoso de forma secundária.

Em seguida, exames físico e neurológico devem ser realizados para a identificação do local da lesão. A partir daí, devem-se listar as possibilidades diagnósticas levando em consideração todas as informações obtidas. Na sequência, são selecionados os exames complementares adequados para descartar e/ou confirmar as suspeitas, a fim de definir o diagnóstico e instituir o tratamento mais indicado.

QUADRO 4

Principais diagnósticos diferenciais de acordo com o tipo de ataxia

DAMNIT-V	Ataxia proprioceptiva			Ataxia cerebelar	Ataxia vestibular
	Prosencéfalo	Tronco encefálico	Medula espinal		
DAMNIT-V	▪ Ataxia proprioceptiva			▪ Ataxia cerebelar	▪ Ataxia vestibular
	▪ Prosencéfalo	▪ Tronco encefálico	▪ Medula espinal		
Degenerativas	▪ Doenças de armazenamento ▪ Síndrome da disfunção cognitiva	▪ Doenças de armazenamento	▪ Doenças de armazenamento ▪ Doença do disco intervertebral ▪ Estenose lombossacral ▪ Ossificação dural ▪ Mielomalacia hemorrágica progressiva	▪ Abiotrofias ▪ Doenças de armazenamento	▪ Doenças de armazenamento
Anomalias	▪ Hidrocefalia congênita ▪ Lisencefalia ▪ Porencefalia ▪ Divertículo aracnoide	▪ Divertículo aracnoide ▪ Cistos dermoides, epidermoides	▪ Hemivértebra ▪ Espina bífida ▪ Estenose do canal vertebral ▪ Divertículo aracnoide ▪ Disrafismo espinal	▪ Hipoplasia cerebelar ▪ Desmielinogênese ▪ Malformação semelhante à Chiari	▪ Malformação de componentes do labirinto membranoso ▪ Doença vestibular periférica congênita do Birmanês e do Siamês
Metabólicas	▪ Encefalopatia hepática ou urêmica, eletrolítica, hipoglicêmica, associada a distúrbios endócrinos (hipertireoidismo)	▪ Raras	▪ Raras	▪ Raras	▪ Raras
Neoplásicas	▪ Meningioma ▪ Glioma ▪ Ependimoma ▪ Neoplasia de plexo coroide ▪ Neoplasia de hipófise ▪ Linfossarcoma ▪ Neoplasias ósseas ▪ Neoplasias metastáticas	▪ Meningioma ▪ Glioma ▪ Ependimoma ▪ Neoplasia de plexo coroide ▪ Linfossarcoma ▪ Neoplasias ósseas ▪ Neoplasias metastáticas	▪ Linfossarcoma ▪ Meningioma ▪ Glioma ▪ Ependimoma ▪ Osteossarcoma ▪ Fibrossarcoma ▪ Mieloma múltiplo ▪ Neoplasias metastáticas	▪ Meningioma ▪ Glioma ▪ Ependimoma ▪ Neoplasia de plexo coroide ▪ Linfossarcoma ▪ Neoplasias ósseas ▪ Neoplasias metastáticas	▪ Meningioma ▪ Glioma ▪ Ependimoma ▪ Neoplasia de plexo coroide ▪ Linfossarcoma ▪ Neoplasias ósseas ▪ Neoplasias metastáticas ▪ Neoplasias de orelha média/interna

continua

QUADRO 4

Principais diagnósticos diferenciais de acordo com o tipo de ataxia (*continuação*)

DAMNIT-V	Ataxia proprioceptiva			Ataxia cerebelar	Ataxia vestibular
	Prosencéfalo	Tronco encefálico	Medula espinal		
Nutricionais	▪ Deficiência de tiamina	▪ Deficiência de tiamina	▪ Hipervitaminose A ▪ Deficiência de tiamina	▪ Deficiência de tiamina	▪ Deficiência de tiamina
Infecciosas **I**nflamatórias **I**diopáticas	▪ ME viral (PIF, FIV/FeLV, raiva), bacteriana, protozoária, parasitária, fúngica, riquetsial) ▪ ME de origem desconhecida	▪ ME viral (PIF, FIV/FeLV, raiva), bacteriana, protozoária, parasitária, fúngica, riquetsial) ▪ ME de origem desconhecida	▪ MM viral (PIF, FIV/FeLV, raiva), bacteriana, protozoária, parasitária, fúngica, riquetsial) ▪ MM de origem desconhecida	▪ ME viral (PIF, VPF, FIV/FeLV, raiva), bacteriana, protozoária, parasitária, fúngica, riquetsial) ▪ ME de origem desconhecida	▪ ME viral (PIF, FIV/FeLV, raiva), bacteriana, protozoária, parasitária, fúngica, riquetsial) ▪ Otite interna ▪ ME de origem desconhecida ▪ Pólipo de nasofaringe ▪ Síndrome vestibular idiopática (periférica)
Traumáticas **T**óxica	▪ TCE ▪ Intoxicações por metais pesados, organofosforados, piretrinas/piretroides, avermectinas, metaldeído, rodenticidas, brometalina, colicalciferol, fenobarbital	▪ TCE ▪ Intoxicações por metais pesados, organofosforados, piretrinas/piretroides avermectinas, metaldeído, rodenticidas, brometalina, colicalciferol, fenobarbital, metronidazol	▪ Fraturas e luxações vertebrais ▪ Contusão espinal ▪ Extrusão aguda não compressiva do disco não degenerado ▪ Intoxicações por brometalina	▪ TCE ▪ Intoxicações por metais pesados, organofosforados, piretrinas/piretroides, avermectinas, metaldeído, rodenticidas, brometalina, colicalciferol	▪ TCE ▪ Intoxicações por metais pesados, organofosforados, piretrinas/piretroides, avermectinas, metaldeído, rodenticidas, brometalina, colicalciferol, fenobarbital, metronidazol, fármacos ototóxicos (aminoglicosídeos)
Vascular	▪ Acidente vascular isquêmico ou hemorrágico	▪ Acidente vascular isquêmico ou hemorrágico	▪ Mielopatia isquêmica ▪ Embolismo fibrocartilaginoso ▪ Mielomalácia hemorrágica progressiva	▪ Acidente vascular isquêmico ou hemorrágico	▪ Acidente vascular isquêmico ou hemorrágico

FeLV: vírus da leucemia felina; FIV: vírus da imunodeficiência felina; ME: meningoencefalite; MM: meningomielite; PIF: peritonite infecciosa felina; TCE: trauma craniencefálico; VPF: vírus da panleucopenia felina.

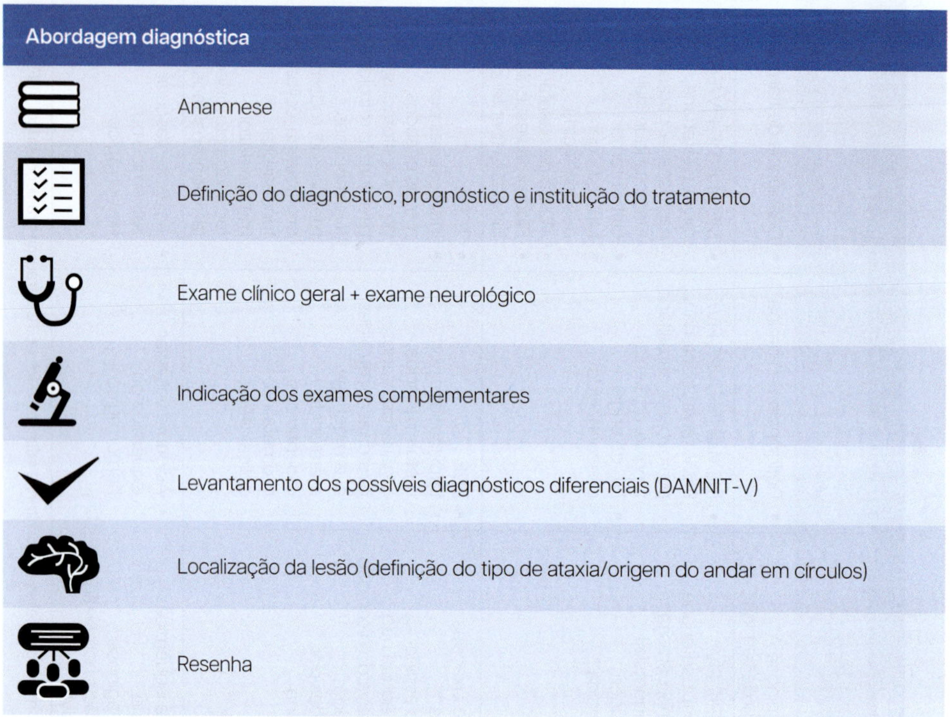

FIGURA 1. Ilustração da abordagem diagnóstica para investigação da ataxia ou andar em círculos.

LITERATURA SUGERIDA

Barone G, Foureman P, de Lahunta A. Adult-onset cerebellar cortical abiotrophy and retinal degeneration in a domestic shorthair cat. J Am Anim Hosp Assoc. 2002;38:51-4.

Cherubini GB, Rusbridge C, Singh BP, Schoeniger S, Mahoney P. Rostral cerebellar arterial infarct in two cats. J Feline Med Surg. 2007;9:246-53.

Crawford AH, Stoll AL, Sanchez-Masian D, Shea A, Michaels J, Fraser AR, Beltran E. Clinicopathologic features and magnetic resonance imaging findings in 24 cats with histopathologically confirmed neurologic feline infectious peritonitis. J Vet Intern Med. 2017;31(5):1477-86.

Kent M, Platt SR, Schatzberg SJ. The neurology of balance: function and dysfunction of the vestibular system in dogs and cats. Vet J. 2010;185(3):247-58.

Le Couteur RA, Vernau KM. Feline vestibular disorders. Part I: anatomy and clinical signs. J Feline Med Surg. 1999;1(2):71-80.

Lorenz MD, Coates JR, Kent M. Ataxia of the head and the limbs. In: Lorenz MD, Coates JR, Kent M, editors. Handbook of veterinary neurology. 5. ed. Philadelphia: W.B. Saunders; 2011. p.254-85.

Sanders SG. Disorders of hearing and balance: the vestibulocochlear nerve (CN VIII) and associated structures. In: Dewey CW, Costa RC, editors. Practical guide to canine and feline neurology. 3. ed. Iowa: John Wiley & Sons; 2016. p.277-98.

Sturges BK, Dickinson PJ, Kortz GD, Berry WL, Vernau KM, Wisner ER, LeCouteur RA. Clinical signs, magnetic resonance imaging features, and outcome after surgical and medical treatment of otogenic intracranial infection in 11 cats and 4 dogs. J Vet Intern Med. 2006;20(3):648-56.

Vernau KM, LeCouteur RA. Feline vestibular disorders. Part II: diagnostic approach and differential diagnosis. J Feline Med Surg. 1999;1(2):81-8.

Zubair HN, Beloozerova IN, Sun H, Marlinski V. Head movement during walking in the cat. Neuroscience. 2016;332:101-20.

39

Balançar de cabeça/inclinação de cabeça

Kátia Barão Corgozinho
Francesca de Oliveira Lemos

O PULO DO GATO

O balançar de cabeça em gatos pode ter origem em uma inflamação da orelha externa ou lesões mais graves como neoplasias. Por isso, a detecção precoce pode determinar o melhor tratamento para o paciente.

A inclinação de cabeça em gatos pode ocorrer por diferentes etiologias e pode também não ter um diagnóstico preciso, como a síndrome vestibular idiopática. Portanto, quanto mais rapidamente forem descartadas as causas do desvio de cabeça, mais rápido pode-se iniciar o tratamento e melhor será a qualidade de vida do paciente.

INTRODUÇÃO

O balançar da cabeça em gatos geralmente está relacionado a problemas na pina ou conduto auditivo, assim como alterações bilaterais no sistema vestibular periférico. Já a inclinação da cabeça está relacionada com lesões na orelha média/interna e no nervo vestibular (sistema vestibular periférico) ou até o tronco encefálico (sistema vestibular central). Por isso, é muito importante estar atento ao histórico clínico e ao exame físico e neurológico na tentativa de diferenciar as apresentações, diagnosticar e estabelecer o melhor tratamento.

CAUSAS

Balançar de cabeça

A inflamação do conduto auditivo externo no gato é a causa mais comum do balançar de cabeça. É causada mais frequentemente por processos alérgicos, pois o conduto é uma extensão da pele. Problemas dermatológicos podem afetar somente o conduto auditivo sem afetar qualquer outra região da pele do corpo. A infecção fúngica não é tão comum pois, como os gatos tomam pouco banho, a presença de água no conduto é pouco frequente e, quando presente, o cerume associado a essas infecções geralmente é escuro e úmido. A infecção bacteriana é menos frequente ainda, geralmente ocorrendo em animais imunossuprimidos ou que apresentam pólipos ou massas dentro do conduto, sendo observada secreção fétida e de coloração branca/amarelada e úmida. A sarna otodécica, essa sim bastante comum, pode levar à otite externa e o cerume detectado é escuro e seco.

O oto-hematoma, acúmulo de sangue entre a pele e a cartilagem da pina, não é comum, e geralmente se desenvolve por uma inflamação da orelha externa em decorrência do trauma causado pelo gato ao coçar a orelha.

Feridas de pele da orelha podem levar ao balançar da cabeça. Podem ocorrer por problemas dermatológicos como hipersensibilidade semelhante à dermatite atópica, reação alérgica ao alimento, reação alérgica à picada de pulga ou de mosquito, sarna notoédrica, infecção fúngica ou doença autoimune. Neoplasias, como carcinoma epidermoide e mastocitoma, também podem acometer a pina e levar ao balançar de cabeça.

A presença de agentes parasitários como carrapatos, pulgas ou miíase pode ser outra causa para o balançar de cabeça, porém é menos frequente.

Massas no interior do conduto auditivo, como adenoma/carcinoma de glândula ceruminosa ou pólipo nasofaríngeo, podem levar à otite bacteriana secundária em gatos ou secreção sanguinolenta no conduto (Figura 1).

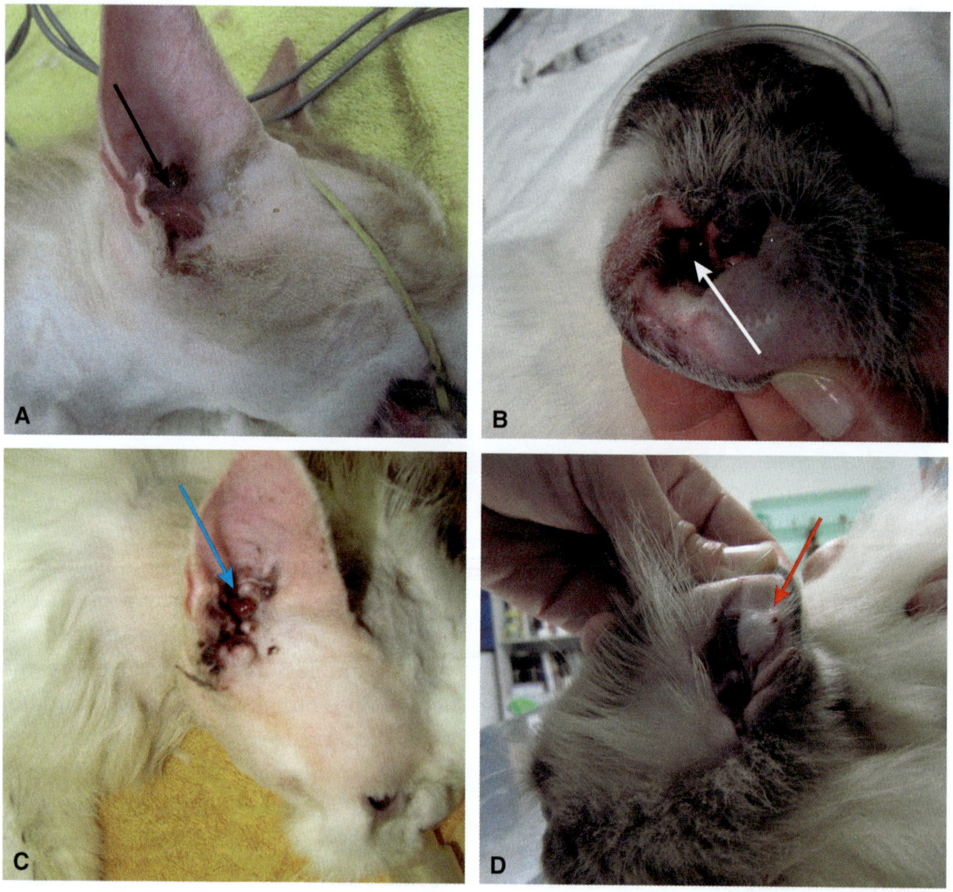

FIGURA 1. Causas do balançar de cabeça em gatos. **A:** presença de massa lisa e rosada (*seta preta*), pólipo nasofaríngeo. **B:** massa escura e irregular dentro do conduto auditivo (*seta branca*) carcinoma de glândulas ceruminosas. **C:** massa rosada na entrada do conduto auditivo (*seta azul*), carcinoma de células escamosas. **D:** presença de uma massa na pina parecendo oto-hematoma em um gato de seis anos de idade (*seta vermelha*), mastocitoma cutâneo.

Fonte: arquivo pessoal das autoras.

Um sinal de balançar de cabeça para ambos os lados (como se o felino olhasse para trás) pode estar relacionado a distúrbios vestibulares periféricos bilaterais (Figura 2).

Inclinação da cabeça

A inclinação ou desvio de cabeça (*head tilt*) pode estar relacionada a uma inflamação da orelha média/interna, porém qualquer lesão na orelha interna ou nervo vestibular (sistema vestibular periférico) ou nas vias vestibulares centrais (núcleos vestibulares), como as causadas por processos inflamatórios/infecciosos, neoplasia ou trauma, pode levar ao desvio de cabeça (Conteúdo complementar 1).

A otite média/interna pode ser secundária a uma otite externa, infecção da orofaringe (via tuba auditiva) ou infecção por via hematogênica. A ausência de sinais de otite externa não descarta a presença de otite média/interna. Os sinais clínicos podem ser agudos ou progressivos e podem estar associados à paralisia de nervo facial e/ou síndrome de Horner (Conteúdo complementar 2).

A síndrome vestibular é comum em gatos e gera inclinação da cabeça, nistagmo, ataxia vestibular, rolamento e andar em círculo, podendo haver náusea ou vômito. Essa síndrome pode ser periférica (doenças que afetam a orelha interna e o nervo vestibular) ou central (doenças que afetam o núcleo vestibular no tronco cerebral) (Quadros 1 e 2).

ATENÇÃO A necessidade de definição da localização da lesão das alterações vestibulares em central ou periférica é de extrema importância para a definição da etiologia, do método diagnóstico que deverá ser empregado e, consequentemente, da causa e possibilidade de tratamento adequado.

CONSULTA DO GATO

Durante a consulta do gato, é importante saber:

- Se o gato possui acesso à rua, permitindo-nos suspeitar de traumas e doenças infecciosas/parasitárias.

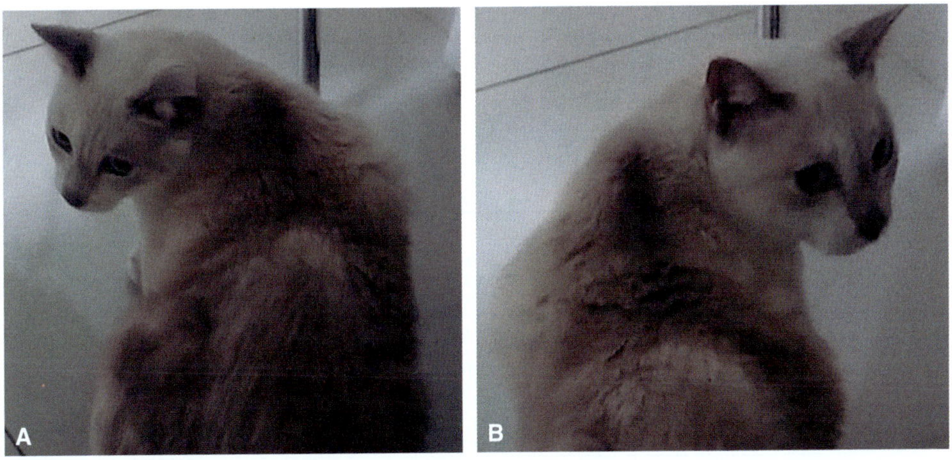

FIGURA 2. A, B: balançar de cabeça para ambos os lados por alteração vestibular periférica bilateral – a mesma gata demonstrando movimentação para ambos os lados.

Fonte: arquivo pessoal das autoras.

QUADRO 1

Diferenças dos sinais clínicos entre as síndromes vestibulares periférica e central

Sinais clínicos	Periférica	Central
Desvio de cabeça	+ ipsilateral	+ ipsilateral (ou contralateral na síndrome vestibular paradoxal)
Ataxia vestibular	+	+
Nistagmo		
• **Horizontal**	+	+
• **Rotatório**	+	+
• **Vertical**	-	+
• **Posicional**	Não tem (exceto na fase inicial)	+
Déficit de reação postural (propriocepção)	Ausente	Sim (ipsilateral)
Estado mental alterado	Não	Possível
Nervos cranianos	Pode afetar o VII	Pode afetar do III ao XII
Andar em círculo	Ipsilateral	Ipsilateral ou contralateral

Presente (+)

QUADRO 2

Etiologia das síndromes vestibulares periférica e central em gatos

Causas	Periférica	Central
Vascular	–	Isquemia: AVE isquêmico Hemorragia: AVE hemorrágico
Inflamatória/infecciosa	Otite média/interna Pólipo nasofaríngeo	Encefalite infecciosa: • Viral (p. ex., PIF) • Protozoária (p. ex., toxoplasmose) • Fúngica (p. ex., criptococose) • Bacteriana
Trauma	TCE	TCE
Tóxica	Aminoglicosídeos Clorexidina tópica	Metronidazol
Anomalia	Doença vestibular congênita	Hidrocefalia (incomum)
Idiopática	Síndrome vestibular idiopática	–
Neoplásica	Neoplasia da orelha média/ interna	Tumor encefálico primário ou metastático
Nutricional	–	Deficiência de tiamina
Degenerativa	–	Doença neurológica degenerativa genética

AVE: acidente vascular encefálico; PIF: peritonite infecciosa felina; TCE: trauma cranioencefálico.

- A idade do animal, pois doenças congênitas e infecciosas são mais comuns em gatos jovens, enquanto doenças neoplásicas e degenerativas ocorrem com mais frequência em gatos idosos (lembrando, entretanto, que a degeneração senil não leva a distúrbios vestibulares).
- Se a condição é aguda ou crônica e se está progredindo ou regredindo.
- Os tratamentos já realizados.

Além disso, é importante saber o tipo de dieta e se o gato apresenta doenças sistêmicas concomitantes. Sempre se deve lembrar que a deficiência de tiamina pode levar à síndrome vestibular.

A observação cuidadosa dos sinais exibidos pelo gato durante a consulta é essencial na busca do diagnóstico. Se o gato apresentar lesões escoriativas na pina, podemos suspeita de doenças dermatológicas (p. ex., alergopatias, sarna notoédrica, infecção fúngica, doença autoimune) ou neoplásica (p. ex., carcinoma epidermoide). Citologia ou até mesmo uma biópsia podem auxiliar na diferenciação. Se a pina apresentar uma lesão parecendo acúmulo de líquido, pode-se suspeitar de oto-hematoma e provavelmente será observada a presença de secreção no conduto auditivo, ou mastocitoma cutâneo, sendo importante a citologia. No entanto, deve-se lembrar que a presença de mastócitos é comum em processos inflamatórios da pele do gato. O mastocitoma cutâneo é mais firme do que o oto-hematoma, o qual tem consistência mais amolecida. Na dúvida, faz-se uma biópsia.

A avaliação do interior do conduto pode evidenciar massas, sarna otodécica, inflamação do conduto e ruptura da membrana timpânica. Para melhor avaliação, podem-se indicar otoscopia com biópsia e/ou cultura com teste de sensibilidade a antimicrobianos.

Se o gato apresenta desvio de cabeça, devem-se avaliar estado mental, presença de déficits de nervos cranianos (do III ao XII par), presença de déficits posturais (Conteúdo complementar 3) e o tipo de nistagmo presente (Tabela 1). Sinais vestibulares periféricos, principalmente causados por otite média/interna, podem estar associados à paralisa facial (VII nervo craniano) e síndrome de Horner (trato simpático) em virtude da proximidade anatômica e da inflamação adjacente do nervo facial e ramo simpático, respectivamente.

A realização de tomografia computadorizada auxiliará muito no diagnóstico no caso de otite média/interna (Conteúdo complementar 4). Já em quadros centrais, a ressonância magnética (Conteúdo complementar 5) é a mais recomendada e, se necessário, associada à coleta e análise de líquido cefalorraquidiano (LCR) para melhor diagnóstico.

EXAMES COMPLEMENTARES

O exame físico permite detectar a presença de feridas na pina e no interior do conduto, assim como detectar a presença de ectoparasitas.

O exame do conduto com o uso do otoscópio permite avaliar a presença de secreção, hiperemia da parede e presença de sarnas e carrapatos, além de avaliação da membrana timpânica e presença de massas e pólipos.

A radiografia do crânio permite a avaliação de calcificação do conduto auditivo, assim como a opacidade da bula timpânica (Conteúdo complementar 6), indicando otite média, porém não é um meio diagnóstico muito sensível e pode não detectar algumas lesões. A tomografia computadorizada e a ressonância magnética ajudam na detecção de massas e inflamação em orelha média, interna e no encéfalo (Figura 3).

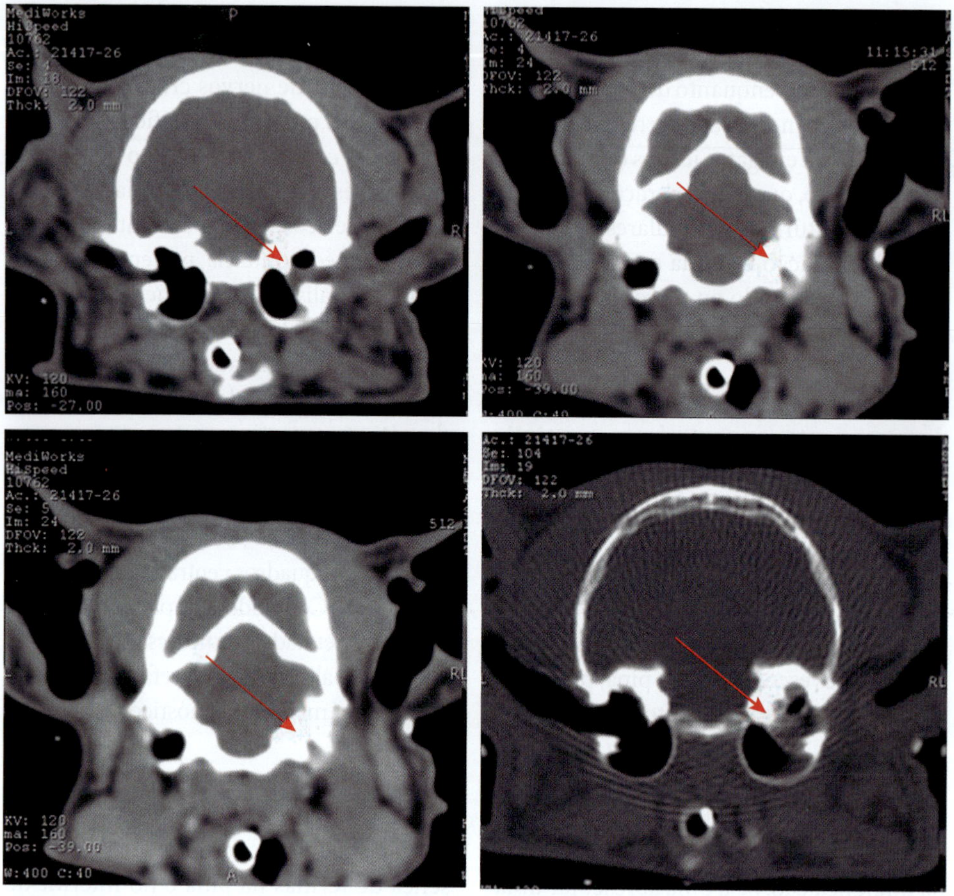

FIGURA 3. Tomografia computadorizada da cabeça. Observam-se lise óssea e presença de opacidade na bula timpânica (seta vermelha) em gata com diagnóstico de carcinoma de células escamosas na orelha média.

Fonte: arquivo pessoal das autoras.

A otoscopia pode ser usada para avaliação do canal auditivo, biópsia de massas e coleta de material para citologia e cultura bacteriana.

TRATAMENTO

O tratamento vai depender da etiologia do balançar ou da inclinação da cabeça. No tratamento da otite externa, pode ser necessário o uso tópico de medicamentos que combinam antibióticos, antifúngicos e corticosteroides, a cada 12 horas, por 2 a 4 semanas. Indica-se o diagnóstico preciso da causa da otite, a fim de evitar medicações desnecessárias. Se houver inflamação grave do conduto, com edema grave do canal ou tecido proliferativo obstruindo o lúmen, prednisolona na dose de 0,5 a 1,0 mg/kg por dia pode ser usada por duas semanas e então retirada de forma progressiva.

Se a causa for parasitária, são necessárias medicações específicas, como selamectina (6-12 mg/kg), aplicada na pele do pescoço entre os ombros uma vez e repetida em quatro semanas, ou fluralaner (40 mg/kg), aplicado na base do pescoço em dose única. Todos os gatos da casa devem ser tratados.

Os pólipos nasofaríngeos devem ser removidos cirurgicamente e o paciente deve estar intubado, pois há sangramento importante após sua tração. Posteriormente, o gato pode apresentar síndrome de Horner, porém é transitória.

Nos quadros de lesões vestibulares periféricas, o tratamento para otite média/interna consiste em antibioticoterapia empírica ou baseada na cultura de secreção coletada da orelha média via miringotomia. O tempo mínimo de tratamento é de 6 a 8 semanas. Antibióticos como amoxicilina com clavulanato, na dose de 15 mg/kg a cada 8 a 12 horas por via oral, fluoroquinolonas (como marbofloxacina, na dose de 2,5-5,0 mg/kg a cada 24 horas por via oral) e cefalosporinas (como cefalexina, na dose de 22 mg/kg a cada 12 horas) são antibióticos com boa ação nesses casos. Nas otites médias, o uso de corticosteroides pode ajudar a reduzir a inflamação e a dor, como prednisolona, na dose de 0,25-0,5 mg/kg, por via oral, a cada 12 horas, por 5 a 10 dias, ou pode-se optar por anti-inflamatórios não esteroides.

A osteotomia de bula por acesso ventral pode ser considerada quando não houve resposta ao tratamento clínico da otite média/interna, ou para retirada de massas auditivas ou pólipos nasofaríngeos.

O tratamento da síndrome vestibular idiopática é apenas de suporte. O uso de maropitant, na dose de 1 mg/kg a cada 24 horas por até cinco dias, e meclizina, 12,5 mg/gato a cada 24 horas, auxilia na náusea desses animais. Manter esses pacientes em um ambiente quieto, calmo e escuro reduz o estresse, já que ficam nervosos por não conseguirem andar e esse ambiente permite a acomodação visual.

Diante de um quadro vestibular central em casos inflamatórios/infecciosos, o tratamento deve ser escolhido após diagnóstico do agente etiológico envolvido, via análise de LCR, métodos sorológicos ou diretos, como a PCR e pesquisa de antígenos.

Nos casos de deficiência de tiamina, é indicada a suplementação com 50 a 100 mg/gato por via intramuscular a cada 12 horas por 3 a 5 dias, seguida por suplementação oral com 50 a 100 mg/gato a cada 12 horas por 2 a 4 semanas.

Os quadros vasculares requerem apenas tratamento de suporte, e avaliação e controle da causa primária.

Para tratamento de neoplasias tanto centrais quanto periféricas, pode-se avaliar a possibilidade de cirurgia, mas nem o acesso cirúrgico sempre é possível e, dependendo do tipo de neoplasia, a radioterapia e/ou a quimioterapia podem ser indicadas em alguns casos. Corticosteroides (como a prednisolona) podem ser usados como paliativo na redução do edema vasogênico causado pela compressão do tumor.

LITERATURA SUGERIDA

Brame B, Cain C. Chronic otitis in cats: clinical management of primary, predisposing and perpetuating factors J Feline Med Surg. 2021;23(5):433-46.

Coyner K. Distinguishing between dermatologic disorders of the face, nasal planum, and ears: great lookalikes in feline dermatology. Vet Clinics North Am Small Anim Pract. 2020;50(4):823-82.

Grapes NJ, Taylor-Brown FE, Volk HA, De Decker S. Clinical reasoning in feline vestibular syndrome: which presenting features are the most important? J Feline Med Surg. 2021;23(8):669-78.

Hiblu MA, Ellraiss OM, Karim ES, Elmishri RA, Duro EM, Altaeb AA, Bennour EM. Otodectic and bacterial etiology of feline otitis externa in Tripoli, Libya. Open Vet J. 2021;10(4):377-83.

Janssens SD, Haagsman AN, Haar GT. Middle ear polyps: results of traction avulsion after a lateral approach to the ear canal in 62 cats (2004-2014). J Feline Med Surg. 2017;19(8):803-8.

Kent MJ. The cat with neurological manifestations of systemic disease. J Feline Med Surg. 2009;11(5):395-407.

LeCouteur RA, Vernau KM. Feline vestibular disorders. Part I: anatomy and clinical signs. J Feline Med Surg. 1999;1(2):71-80.

MacPhail C. Current treatment options for auricular hematomas. Vet Clin North Am Small Anim Pract. 2016;46(4):635-41.

Penderis J. The wobbly cat. Diagnostic and therapeutic approach to generalizes ataxia. J Feline Med Surg. 2009;11(5):349-59.

Rossmeisl Jr JH. Vestibular diseases in dogs and cats. Vet Clin North Am Small Anim Pract. 2010;40(1):81-100.

Swaless N, Foster A, Barnard N. Retrospective study of the presentation, diagnosis and management of 16 cats with otitis media not due to nasopharyngeal polyp. J Feline Med Surg. 2018;20(12):1082-6.

Vernau KM, LeCouteur RA. Feline vestibular disorders. Part II: diagnostic approach and differential diagnosis. J Feline Med Surg. 1999;1(2):81-8.

CONTEÚDO COMPLEMENTAR

Este capítulo contém conteúdo complementar disponibilizado em uma plataforma digital exclusiva.

Utilize o QR code abaixo para ingressar no ambiente virtual (senha: clinicafelinos):

40

Buftalmia e exoftalmia

Marcela Torikachvili
Maiara Poersch Seibel

O PULO DO GATO

A buftalmia é o aumento patológico do tamanho do bulbo ocular.

A exoftalmia é o deslocamento rostral dos olhos em relação à sua posição anatômica normal.

A aparência ao exame físico pode ser semelhante, portanto, cabe aos clínicos uma avaliação detalhada do que é possível observar sem equipamentos específicos, para então encaminhar ao oftalmologista para o diagnóstico definitivo.

INTRODUÇÃO

Este capítulo abordará as doenças relacionadas à buftalmia e à exoftalmia em felinos. Para entendê-las, é importante compreender a diferença entre esses sinais. Enquanto a buftalmia consiste no aumento patológico do tamanho do bulbo ocular em si, a exoftalmia é o deslocamento rostral dos olhos em relação à sua posição anatômica normal. A buftalmia é um sinal frequente em casos de glaucoma, que é uma doença intraocular multifatorial. Já os casos de exoftalmia normalmente estão relacionados às alterações orbitárias e de tecidos associados, em que muitas vezes o olho está saudável.

Na prática, o paciente chega com aspecto de olho edemaciado e grande, o que faz com que o exame clínico seja essencial para compreender se é um caso de buftalmia ou exoftalmia, e assim direcionar melhor o diagnóstico. O Quadro 1 mostra alguns fatores importantes a se avaliar no exame físico.

GLAUCOMA

O glaucoma é uma doença neurodegenerativa que cursa com perda de células ganglionares da retina e de seus axônios, levando à degeneração do nervo óptico e da retina, culminando em cegueira. Pressão intraocular aumentada é o principal fator de risco para glaucoma, uma vez que resulta em compressão do nervo óptico e alteração da circulação retiniana, o que evolui para isquemia, atrofia e degeneração celular. A doença é progressiva, sendo essencial, portanto, o diagnóstico precoce. Ele é realizado por meio de exame oftálmico completo e tonometria (aferição da pressão intraocular).

O equilíbrio da pressão intraocular depende da dinâmica de formação, circulação

QUADRO 1

Sinais clínicos e parâmetros que devem ser comparados para auxiliar o clínico na diferenciação entre buftalmia e exoftalmia

Parâmetros	Buftalmia	Exoftalmia
Pressão intraocular	Aumentada	Normal ou aumentada
Consistência do olho	Aumentada	Normal ou aumentada
Retropulsão	Normal ou reduzida	Reduzida
Abertura da boca	Sem dor	Dor extrema
Posição do olho	Normal	Deslocado (estrabismo)
Rima palpebral	Pode estar aumentada	Normal
Movimento de piscar	Normal ou incompleto	Incompleto
Terceira pálpebra	Normal	Exposta
Ceratite de exposição	Ausente ou presente	Presente
Câmara anterior	Aumentada	Normal
Pupila	Midríase	Midríase ou miose

e drenagem do humor aquoso. Ele é produzido no corpo ciliar, estrutura que faz parte da úvea, mais precisamente nos processos ciliares de seu epitélio não pigmentado, através de difusão, ultrafiltração e secreção ativa (principal). Após a produção, o humor aquoso deixa a câmara posterior, passa pela pupila e chega à câmara anterior, onde encontra o ângulo de drenagem iridocorneano. A drenagem ocorre nesse ângulo, principalmente através dos ligamentos pectinados da fenda ciliar, atingindo a malha trabecular e o plexo venoso escleral, até a circulação geral.

O glaucoma primário tem caráter hereditário e envolve a displasia do ligamento pectinado, o que também é conhecido como goniodisgenesia. O glaucoma congênito é uma das apresentações do glaucoma primário, é raro e pode estar presente ao nascimento ou ocorrer após semanas ou meses. As anomalias no segmento anterior comprometem a drenagem do humor aquoso gerando aumento da pressão intraocular. Um dos principais sinais é a buftalmia grave, decorrente da elasticidade do tecido escleral em jovens (Figura 1). Existe tendência a ser bilateral, embora isso não seja regra, e normalmente cursa com ceratite endotelial e presença das estrias de Haab (estrias horizontais decorrentes de fraturas na membrana de Descemet causadas pela expansão).

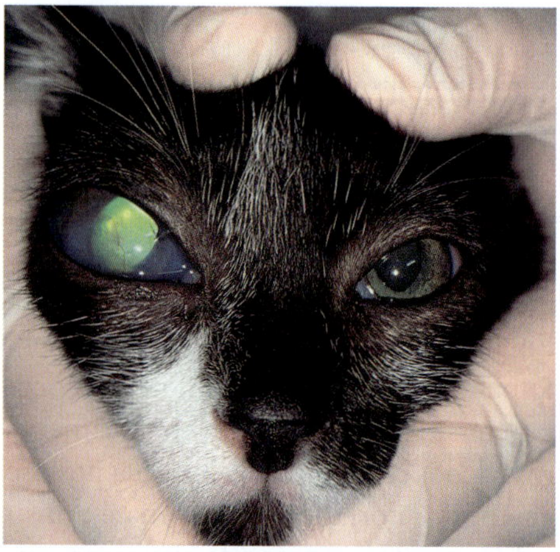

FIGURA 1. Buftalmia em felino de quatro meses de vida, pressão intraocular 50 mmHg, caracterizando glaucoma congênito.

Fonte: arquivo pessoal das autoras.

Em felinos, o glaucoma secundário é mais comum que o primário. Ele não envolve herança genética e costuma ocorrer como consequência de outra doença ocular que gerou impacto na circulação e/ou na drenagem do humor aquoso. As mais comuns são: uveíte, catarata, luxação de lente, neoplasia intraocular e síndrome do mau direcionamento do humor aquoso. Sem dúvidas, o glaucoma secundário à uveíte é o mais comum e, frequentemente, o paciente atendido com glaucoma tem histórico de tratamentos anteriores. A obstrução do ângulo de drenagem pode ocorrer por aumento da celularidade do humor aquoso e por formação de membranas pré-iridais, e a circulação pode estar impedida por bloqueio pupilar em decorrência de sinéquia posterior total ou parcial.

Outra causa importante de glaucoma em felinos são as neoplasias intraoculares, sendo as mais comuns melanoma uveal, linfoma, sarcoma pós-traumático e tumores epiteliais iridociliares. Diferentemente do glaucoma primário, a buftalmia é menos pronunciada e ocorre de forma mais lenta. Além disso, a dor ocular não é óbvia como em cães, pois a pressão intraocular aumenta de forma lenta e gradual. Todavia, a dor não deve ser subestimada e é importante fornecer suporte analgésico ao paciente.

O tratamento do glaucoma visa a preservar a visão e abolir a dor, sendo o manejo da pressão intraocular o principal alvo do tratamento clínico e cirúrgico. Quanto maior a pressão, maior é a lesão ao nervo óptico. O tratamento deve ser contínuo e *ad aeternum*. Antes de iniciar o tratamento, é importante determinar o estágio da doença, a causa e a presença ou não de visão. Para o animal que ainda tem visão, o controle da pressão visa à neuroproteção e à consequente manutenção da saúde ocular. Para pacientes cegos, o objetivo é o controle da dor. A utilização de fármacos hipotensores tópicos representa o principal tratamento clínico disponível. Esses fármacos agem reduzindo a produção de humor aquoso e/ou aumentando sua drenagem. Os mais utilizados atualmente são os betabloqueadores e os inibidores da anidrase carbônica. Para casos não responsivos, indica-se a abordagem cirúrgica, como os procedimentos ciclodestrutivos (que visam destruir o corpo ciliar), os gonioimplantes (utilizados para aumentar a drenagem do humor aquoso) e a enucleação (em casos terminais ou quando há envolvimento neoplásico).

Como o diagnóstico definitivo é uma análise restrita aos oftalmologistas, cabe aos clínicos uma avaliação detalhada do que é possível observar sem equipamentos específicos, como presença ou não de buftalmia, consistência do olho à palpação digital, aspecto da córnea e da câmara anterior, posição da pupila e alterações na íris. Se houver suspeita de uveíte concomitante, é muito importante pesquisar possíveis causas, como infecções pelos vírus da leucemia felina (FeLV) e da imunodeficiência felina (FIV), peritonite infecciosa felina (PIF), toxoplasmose, micoplasmose e linfoma de qualquer origem. Caso não haja um tonômetro disponível, não é indicado iniciar o uso de fármacos hipotensores, pois não seria possível avaliar a resposta ao tratamento sem as aferições iniciais. Além de controlar a dor, o médico-veterinário clínico deve prescrever lubrificantes e antibióticos tópicos em caso de ceratite de exposição e anti-inflamatórios, se houver uveíte concomitante.

DOENÇAS ORBITAIS

A órbita é a cavidade que comporta o bulbo ocular no crânio, formada por tecidos ósseo e conjuntivo. A órbita tem a função de proteger o olho, servindo também para a passagem de nervos, vasos, músculos e fáscias, além de ajudar no posicionamento do eixo visual. Em felinos, a órbita óssea é incompleta e possui o ligamento supraorbitário, que é flexível e complacente, permitindo a abertura total da boca, o que é muito importante para uma espécie predadora. Os ossos que participam da formação da órbita são: lacrimal, zigomático, frontal, esfenoide, palatino e maxilar.

A órbita felina tem espaço relativamente limitado em comparação à do cão. Consequentemente, as inflamações orbitais e as neoplasias que cursam com aumento de volume produzirão de forma muito evidente os sinais clínicos de exoftalmia, desvio do bulbo ocular (estrabismo) e protrusão da terceira pálpebra. Sinais associados ao olho incluem hiperemia conjuntival, ceratite ulcerativa por exposição, alteração de reflexo pupilar fotomotor e perda de visão. Com a diminuição do volume do conteúdo orbital – por exemplo, em casos de desidratação, atrofia de gordura retrobulbar ou atrofia do bulbo em si – ocorrem enoftalmia e entrópio secundário.

Ao atender um felino com exoftalmia, é importante considerar os possíveis diagnósticos: neoplasias orbitais, inflamação ou abscesso orbital, edema orbital, mucocele de glândula zigomática e extensão de processos patológicos das cavidades bucal e nasal.

A avaliação clínica do paciente com exoftalmia deve ser atenta e cuidadosa, pois frequentemente há dor. Observar a direção do desvio do olho ajuda a determinar a localização da lesão. Uma lesão dorsal volumosa deslocará o olho ventralmente; já uma lesão localizada em região nasal deslocará o olho no sentido lateral. Também se deve abrir a boca do paciente: se houver dor, a tendência é que se trate de uma afecção inflamatória, pois os tumores retrobulbares tendem a não causar desconforto na abertura da boca. É extremamente importante procurar por fístulas dentárias e avaliar a região caudal aos últimos dentes molares, já que a presença de abscessos costuma gerar aumento de volume no local.

Convém solicitar imediatamente a realização de ultrassonografia ocular para avaliação dos tecidos moles orbitais. Esse é um exame rápido, indolor e que dispensa anestesia, sendo normalmente o primeiro a ser solicitado. O exame ultrassonográfico pode ajudar a diferenciar um abscesso de uma massa neoplásica, além de servir como guia para punção e coleta de material. Deve-se considerar também a eventual necessidade da realização de ressonância magnética e/ou tomografia computadorizada para melhor entendimento da extensão das lesões e até mesmo para o planejamento cirúrgico.

As doenças inflamatórias podem envolver os tecidos orbitais de forma difusa, o que se denomina celulite orbitária, ou formar um abscesso retrobulbar encapsulado. É bastante comum que o abscesso seja a evolução da celulite orbitária.

Os **abscessos retrobulbares** podem ocorrer em decorrência de:

- Penetração de corpo estranho pela conjuntiva bulbar ou palato mole, alojando-se na região do retrobulbo.
- Doença periodontal grave com fratura dentária, abscesso periapical e fístulas.
- Infecção por via hematogênica.
- Comunicação com a cavidade nasal – sinusites e rinites.

O tratamento de um abscesso retrobulbar é baseado na determinação da causa primária e realização de sua drenagem. A técnica cirúrgica consiste em incisar a mucosa atrás do último dente molar superior e introduzir uma pinça hemostática fechada, de forma

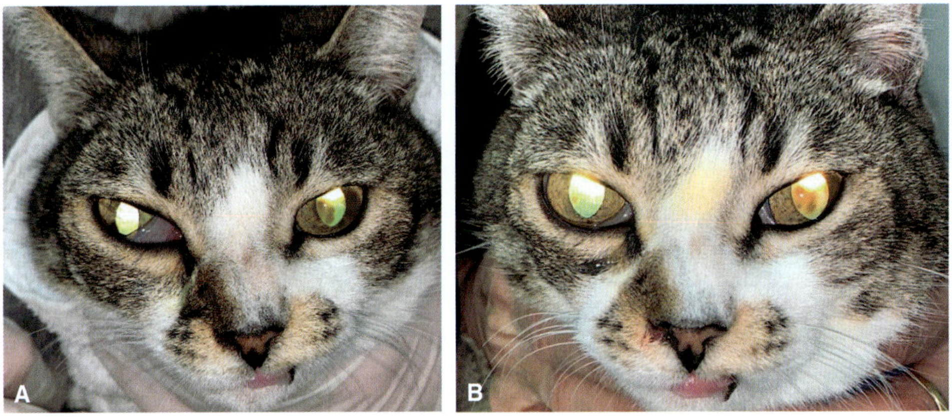

FIGURA 2. Aspecto do olho direito antes **(A)** e após (**B**) drenagem de abscesso retrobulbar em uma gata de oito anos de idade. Notar secreção na narina direita. O paciente posteriormente foi diagnosticado com adenocarcinoma nasal.

Fonte: arquivo pessoal das autoras.

lenta e cuidadosa. Após isso, abre-se a pinça, permitindo a ruptura da cápsula e a drenagem do conteúdo para a boca. Instrumentos pontiagudos são contraindicados pelo risco de ruptura de vasos e dano ao nervo óptico. É de extrema importância ter cuidado para que o conteúdo drenado não desça para o esôfago ou para a traqueia em volta do tubo traqueal. O material deve ser coletado e enviado para cultura bacteriana e fúngica, com teste de sensibilidade a antimicrobianos e antifungigrama. Após a drenagem, os sinais clínicos de exoftalmia, protrusão da terceira pálpebra e dor melhoram significativamente em algumas horas (Figura 2). Convém utilizar antibióticos por via oral e tópica após a drenagem e observar se não haverá recidivas.

As neoplasias orbitais são relativamente comuns na espécie felina, principalmente em idosos. A maioria dos tumores ocorre de forma unilateral e os sinais são os mesmos de qualquer lesão retrobulbar que ocupe volume, com a diferença de que o animal normalmente não apresenta dor. Há relatos da ocorrência de carcinoma de células escamosas, linfoma, carcinoma, fibrossarcoma, osteossarcoma e meningioma. Muitos desses tumores são extensões de processos que se iniciam nos seios nasais, na cavidade nasal ou bucal, e outros são primários. Sabe-se que o tempo de sobrevida após o diagnóstico é muito curto. A realização de orbitotomia é pouco comum, sendo mais frequente a exenteração ou até mesmo a eutanásia.

LITERATURA SUGERIDA

García AR, Alonso-Alegre EG, Álvaro AR. Diagnóstico diferencial de la exoftalmia en el perro y gato. Consulta Difus Vet. 2019;19:21-35.

Lorimier LP. Primary orbital melanoma without ocular involvement in a Balinese cat. Can Vet J. 2006;47(3)225-8.

McLeelan GJ, Miller PE. Feline glaucoma – a comprehensive review. Vet Ophthalmol. 2011;14(1):15-29.

Robat C, Bemelmans I, Marecaux L. Retrobulbar lymphoma associated with a ballistic foreign body in a cat. J Small Anim Pract. 2016;57(4):217-9.

Soussay KA, Jegou J, Clerc B. Retrobulbar tumors in dogs and cats: 25 cases. Vet Ophthalmol. 2001; 4(1):19-27.

Tovar MC, Huguet E, Gomezi MA. Orbital cellulitis and intraocular abscess caused by migrating grass in a cat. Vet Ophthalmol. 2005;8(5):353-6.

Woerdt A. Orbital inflamatory disease and pseudotumor in dogs and cats. Vet Clin Small Anim. 2008;38(2):389-401.

Wray JD, Doust RT, McConell F, Dennis RT, Blunden AS. Retrobulbar teratoma causing exophthalmos in a cat. J Feline Med Surg. 2008;10(2):175-80.

41

Conjuntivite e quemose

João Antonio Tadeu Pigatto
Eduarda Valim Borges de Vargas

O PULO DO GATO

A inflamação da conjuntiva (conjuntivite) é uma afecção que acomete felinos com frequência, estando muitas vezes relacionada a doenças infecciosas.

Os três mecanismos de reação da conjuntiva às inflamações são a hiperemia, a quemose e a secreção ocular.

A quemose se define como edema da conjuntiva, por aumento da permeabilidade dos vasos.

ANATOMIA E FISIOLOGIA DA CONJUNTIVA

A conjuntiva é uma membrana mucosa que reveste a face interna das pálpebras (conjuntiva palpebral) e a parte anterior da esclera (conjuntiva bulbar) e, quando saudável, é fina e semitransparente. A conjuntiva palpebral é separada da conjuntiva bulbar pelo fórnice. É uma estrutura altamente vascularizada, o que explica a cor vermelha que assume durante uma irritação ocular. Histologicamente, é composta por epitélio não queratinizado e substância própria, contém células caliciformes que produzem a parte mucosa da lágrima, tecido linfoide, vasos e nervos. Os vasos conjuntivais superficiais são finos e tortuosos e recobrem os vasos episclerais mais profundos, que são mais calibrosos e retos. A conjuntiva é uma estrutura importante para a dinâmica lacrimal, visto que a mucina é essencial para lubrificação ocular, proteção imunológica ocular e cicatrização corneana.

CONJUNTIVITE FELINA

A inflamação da conjuntiva (conjuntivite) é uma afecção que frequentemente acomete felinos e que em geral resulta de alguma doença infecciosa nessa espécie. A conjuntiva responde a uma agressão por meio de um número limitado de mecanismos e as três reações mais frequentes em um quadro de conjuntivite são a hiperemia, a quemose e a secreção ocular.

A hiperemia conjuntival normalmente ocorre pela liberação de mediadores inflamatórios e sua gravidade é variável, devendo-se diferenciar conjuntivite superficial de congestão episcleral, geralmente presente em quadros mais graves com acometimento intraocular, como uveíte e glaucoma. Essa diferenciação pode ser feita pelo uso tópico de epinefrina, um simpatomimético que estimula a contração da musculatura lisa vascularizada, resultando em constrição dos vasos conjuntivais superficiais.

A conjuntivite muitas vezes vem acompanhada de outros sinais oculares, que incluem secreção ocular, hiperemia, desconforto ocular, lacrimejamento, blefarospasmo e quemose (Figura 1).

A quemose é o edema conjuntival após o aumento da permeabilidade dos vasos sanguíneos (Figura 2).

A quemose é mais evidente em quadros de conjuntivite aguda. A conjuntiva bulbar tende a ser a mais afetada e o inchaço pode ser tão intenso que pode dificultar a visualização da superfície ocular. O edema tende a ser mais grave na clamidiose que nas infecções pelo herpes vírus.

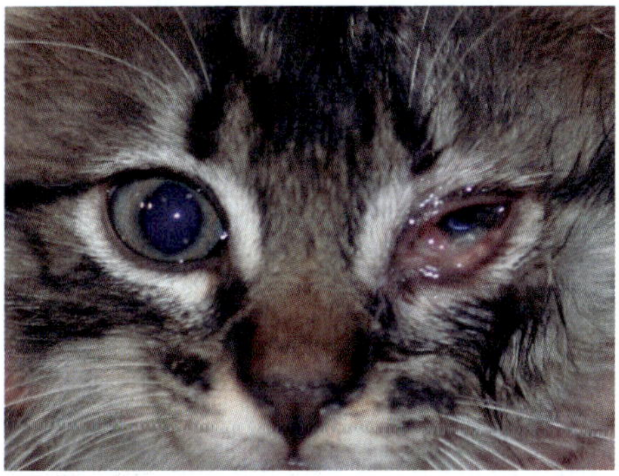

FIGURA 1. Felino com conjuntivite no olho esquerdo. Observam-se secreção ocular e lacrimejamento.

Fonte: arquivo pessoal do autor.

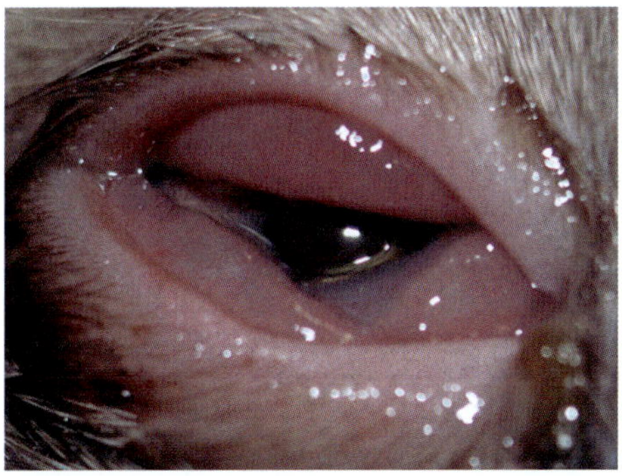

FIGURA 2. Felino com quemose. Observa-se edema grave da conjuntiva.

Fonte: arquivo pessoal do autor.

Em razão da proximidade anatômica, podem coexistir alterações conjuntivais e corneanas. É importante determinar o grau de envolvimento da córnea para o diagnóstico e tratamento corretos, já que algumas alterações na superfície ocular podem comprometer a visão do animal.

Para o diagnóstico, é essencial uma boa anamnese para compreender o início e a duração das alterações oculares, doenças prévias, tratamentos anteriores, vacinação e ambiente onde o animal vive. O exame oftálmico completo deve incluir avaliação dos reflexos pupilares direto e consensual, teste da lágrima de Schirmer, tonometria, teste da fluoresceína, biomicroscopia com lâmpada de fenda, fundoscopia e coleta de amostras, se indicado.

Com uma fonte de luz, a conjuntiva deve ser avaliada quanto a irregularidades na superfície e coloração, edema, fatores mecânicos e acometimento de estruturas oculares adjacentes. Além disso, deve-se determinar se a conjuntivite é primária ou secundária. Uma condição primária pode envolver bactérias, fungos, vírus ou parasitas; uma condição secundária pode envolver deficiência lacrimal, corpo estranho, alterações de pálpebras e cílios, úlcera de córnea ou doenças sistêmicas.

A citologia é um método simples para a avaliação inicial ou até mesmo para o diagnóstico de doenças que acometem a conjuntiva. As amostras podem ser obtidas por suabes, lâmina de bisturi ou escova de citologia. Em um animal saudável, sem alterações conjuntivais, esse exame revela células caliciformes e células de epitélio colunar e escamoso. Os raspados conjuntivais são examinados para alterações celulares utilizando corante de Giemsa e, para bactérias, utilizando coloração de Gram. Essa análise pode não levar a diagnósticos específicos, mas pode fornecer informações importantes sobre o tipo e o estágio do processo inflamatório. Em um quadro de conjuntivite aguda são observados neutrófilos; já os linfócitos e os plasmócitos são mais característicos de conjuntivite crônica. Os eosinófilos podem ser encontrados na conjuntivite alérgica ou imunomediada.

Em geral, a cultura bacteriana é realizada apenas após um resultado insatisfatório da terapia antibiótica. Culturas não devem ser consideradas um procedimento inicial na determinação da causa da conjuntivite, pois geralmente revelam um organismo presente na microbiota conjuntival normal. A falha na resposta aos antibióticos é mais frequente em casos de diagnóstico errôneo e imprecisão em determinar a causa, em vez de escolha incorreta do fármaco. Diversas causas de conjuntivite levam a um aumento da microbiota; portanto, a causa não deve ser baseada em uma bactéria isolada. Outra desvantagem da cultura é a demora dos resultados, sendo o tratamento iniciado antes de estarem disponíveis.

Entre as etiologias infecciosas das conjuntivites em felinos, destacam-se o herpesvírus felino tipo 1 (HVF-1), a *Chlamydia felis* e o *Mycoplasma felis*. A ocorrência de afecções oculares causadas por esses agentes é mais comum em abrigos e domicílios com alta densidade de animais.

O HVF-1 é um vírus espécie-específico, infecta apenas os felinos, sendo o gato doméstico o principal hospedeiro. A infecção é caracterizada pelo acometimento oftálmico e do trato respiratório cranial. O HVF-1 é excretado nas secreções oculares, nasais e orais e a transmissão ocorre principalmente pelo contato com um animal infectado e com excreção viral ativa, mas também pode ocorrer por fômites e por aerossóis. Após a infecção, estima-se que pelo menos 80% dos gatos se tornem portadores latentes do vírus. A reativação do vírus pode acontecer de forma espontânea ou após situações de estresse, uso de corticosteroides tópicos e/ou sistêmicos e imunodepressão por outras doenças. A conjuntivite geralmente é bilateral, com hiperemia conjuntival, quemose, secreção ocular mucopurulenta e blefarospasmo (Figura 3).

Também pode haver ceratite ulcerativa. As úlceras dendríticas são consideradas patognomônicas da infecção pelo HVF-1 e normalmente evoluem para úlceras geográficas. Uma consequência dessas conjuntivites é o simbléfaro, ou seja, aderências da conjuntiva nas pálpebras e/ou na córnea. Para o diagnóstico, é necessária a detecção laboratorial do vírus por meio de isolamento viral, coloração do anticorpo de amostras conjuntivais por fluorescência direta e demonstração do DNA viral por PCR quantitativo. O HVF-1 é o agente infeccioso mais frequentemente encontrado na conjuntivite infecciosa felina.

A *Chlamydia felis* é uma bactéria intracelular obrigatória, sendo a infeção mais comum em colônias e gatis. A transmissão ocorre principalmente pelo contato direto com secreções oculares de um animal infectado e por fômites ou, de forma menos frequente, por aerossóis. O quadro inicial é uma conjuntivite unilateral, mas que pode evoluir para bilateral em poucos dias; rinite com corrimento nasal e espirros também podem estar presentes. A quemose é um sinal clínico frequente. Em casos de envolvimento corneano, deve-se suspeitar de coinfecção por HVF-1. O diagnóstico é feito por meio dos sinais clínicos, histórico de

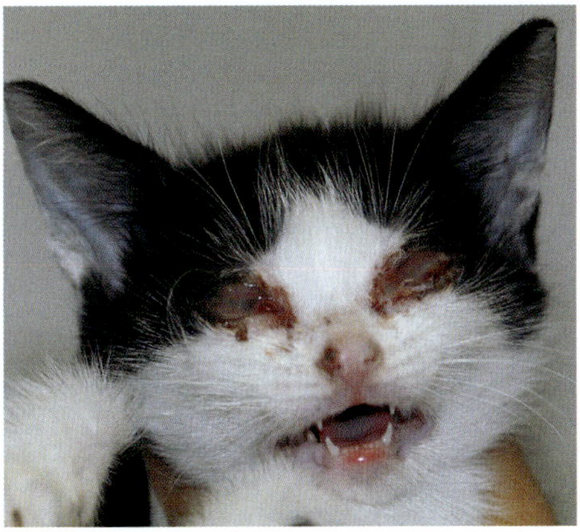

FIGURA 3. Felino com conjuntivite bilateral. Observam-se quemose, secreção ocular e lacrimejamento.

Fonte: arquivo pessoal do autor.

exposição a outros animais e pela detecção da bactéria em raspados conjuntivais. Há uma boa resposta ao tratamento tópico, principalmente em quadros iniciais, mas pode ser necessária antibioticoterapia sistêmica com doxiciclina.

Mycoplasma spp. pertencem à classe *Mollicutes*, ordem *Mycoplasmatales* e família *Mycoplasmataceae*. O *Mycoplasma felis* é a espécie patogênica predominante e a transmissão ocorre pelo contato direto ou fômites, principalmente em ambientes com muitos animais e com condições precárias de higiene. O *Mycoplasma* spp. é isolado de animais saudáveis e doentes. É possível que essa bactéria atue como um agente secundário na presença de um fator inicial, como coinfecção pelo HVF-1 ou *Chlamydia felis*. Geralmente a conjuntivite é moderada e o envolvimento corneano não é comum. O tratamento é semelhante ao da clamidiose felina.

É muito difícil identificar o agente infeccioso apenas com base na conjuntivite. Quadros clínicos de conjuntivite felina não infecciosa incluem agenesia palpebral, entrópio, ceratoconjuntivite seca, conjuntivite lipogranulomatosa e conjuntivite alérgica, entre outras.

LITERATURA SUGERIDA

Andrew SE. Ocular manifestations of feline herpesvirus. J Feline Med Surg. 2001;3(1):9-16.

Büttner JN, Schneider M, Csokai J, Müller E, Eule JC. Microbiota of the conjunctival sac of 120 healthy cats. Vet Ophthalmol. 2019;22(3):328-36.

Eördögh R, Schwendenwein I, Tichy A, Nell B. Impression cytology: a novel sampling technique for conjunctival cytology of the feline eye. Vet Ophthalmol. 2015;18(4): 276-84.

Gould D. Feline herpesvirus-1: ocular manifestations, diagnosis and treatment options. J Feline Med Surg. 2011;13(5):333-46.

Maazi N, Jamshidi S, Kayhani P, Momtaz H. Occurrence of Chlamydophila felis, feline herpesvirus 1 and calcivirus in domestic cats of Iran. Iran J Microbiol 2016;8(5):312-5.

Perazzi A, Bonsembiante F, Gelain ME, Patruno M, Di Iorio E, Migliorati A, Iacopetti I. Cytology of the healthy canine and feline ocular surface: comparison between cytobrush and impression technique. Vet Clin Pathol. 2017;46(1):164-71.

Stiles J. Ocular manifestations of feline viral diseases. Vet J. 2014;201(2):166-73.

Zirofsky D, Rekers W, Powell C, Hawley J, Veir J, Lappin M. Feline Herpesvirus 1 and Mycoplasma spp. conventional PCR assay results from conjunctival samples from cats in shelters with suspected acute ocular infections. Top Companion Anim Med. 2018;33(2):45-8.

42

Claudicação

Marcelo Meller Alievi

O PULO DO GATO

O exame físico ortopédico deve ser cuidadoso, realizado sem pressa e em um ambiente calmo e livre de estímulos aversivos para o gato.

Mudanças comportamentais e claudicação intermitente em pacientes idosos podem estar associadas a afecções articulares degenerativas.

Claudicação aguda está associada a eventos traumáticos e claudicação crônica, a eventos degenerativos progressivos.

INTRODUÇÃO

As afecções ortopédicas envolvendo gatos são frequentes e, apesar das particularidades da espécie, a claudicação associada a mudanças comportamentais costuma ser o principal sinal clínico referido pelo proprietário. Além dos eventos traumáticos, que na grande maioria das vezes produzem manifestações clínicas agudas e facilmente perceptíveis, os eventos articulares degenerativos associados à senilidade são muito comuns, afetando cerca de 90% dos gatos com mais de 12 anos de idade. A abordagem clínica inicial cuidadosa facilita o exame ortopédico e amplia as possibilidades diagnósticas. Muitos veterinários referem que o exame ortopédico em cães costuma ser mais fácil quando comparado ao de gatos, provavelmente referindo-se à facilidade em avaliar a marcha com o cão na coleira, facilidade de contenção física na maioria desses animais e maior tolerância durante exames prolongados. Apesar disso, o baixo peso, os ossos retos e a baixa frequência de doenças hereditárias do desenvolvimento, associadas à capacitação profissional e ao respeito às boas práticas clínicas relacionadas aos felinos, torna o exame ortopédico em felinos mais viável e produtivo, permitindo ou direcionando o diagnóstico.

ANAMNESE E HISTÓRICO

A obtenção de dados confiáveis é de fundamental importância para a condução diagnóstica do caso. Uma boa anamnese deve ser direta e simples, capaz de identificar os principais problemas e o que já foi realizado com o paciente.

A história clínica nem sempre é facilmente obtida, em virtude de muitos gatos terem acesso à rua, o que dificulta a obtenção de respostas sobre o que pode ter ocorrido com o animal. O mais comum é obter-se a informação de que ele retornou para casa claudicando ou com alguma lesão aparente. Entretanto, nem todos os eventos que causam claudicação são traumáticos. Gatos idosos são afetados por processos degenerativos articulares e os jovens podem ter doenças hereditárias que se manifestam durante o desenvolvimento. Uma boa anamnese deve envolver alguns itens em particular, que podem conduzir ao diagnóstico (Quadro 1).

Afecções ortopédicas crônicas e progressivas costumam provocar diminuição das atividades cotidianas, levando à incapacidade de realizá-las. Alterações, mesmo que sutis, mas progressivas, não devem ser negligenciadas, pois podem estar associadas a doenças musculoesqueléticas.

QUADRO 1

Pontos importantes na anamnese de gatos com claudicação

- Há quanto tempo o gato está claudicando?
- Foi desencadeada por algum evento em particular?
- Está associada a algum trauma?
- É intermitente ou constante?
- Está estável ou piorando?
- Houve tratamento prévio e qual a resposta obtida?
- Há evidências de afecções sistêmicas?
- Qual tipo de dieta o animal está ingerindo?
- Quais atividades o gato realiza no ambiente domiciliar?
- Qual é a capacidade de movimentação (caminhar, correr, saltar, subir)?
- Como é a capacidade de realizar sua higiene pessoal?
- Qual posicionamento ele realiza para urinar e defecar?
- Como é a interação com outros animais e com o proprietário?
- Qual é o tempo gasto em inatividade e sono?

EXAME FÍSICO

Antes do início do exame ortopédico, deve-se ter certeza de que o animal não possui outras alterações clínicas que possam colocar sua vida em risco, afinal, boa parte das afecções ortopédicas é de origem traumática e, portanto, pode haver lesões em outros órgãos e tecidos. Somente após haver a segurança de que o animal está clinicamente estável, pode-se realizar o exame ortopédico. Esse deve ser realizado em um ambiente adequado e livre de riscos. As janelas e portas devem ser mantidas fechadas e o consultório, livre de obstáculos, para a melhor movimentação do paciente. O menor número de pessoas possível deve permanecer no ambiente e a presença de outros animais deverá ser evitada, buscando minimizar efeitos adversos ao paciente. A caixa de transporte deve ser mantida aberta e no chão por alguns minutos, permitindo a aclimatação do gato. Caso ele não saia espontaneamente, deve ser gentilmente removido da caixa de transporte e colocado no centro da sala. Normalmente eles relutam em se movimentar e costumam se esconder embaixo de algum móvel ou nos cantos.

Avaliação da marcha

O exame físico se inicia pela observação da marcha do paciente, algo que costuma ser difícil de realizar, em virtude do comportamento medroso de muitos felinos. O ideal é que seja possível avaliar o animal se movimentando livremente pela sala e, quando possível, desviando ou subindo em objetos. Uma alternativa para estimular a movimentação é manter a caixa de transporte aberta e, ao mesmo tempo que o paciente se aproxima dela, afastá-la, permitindo, dessa forma, acompanhar seu deslocamento.

Uma alternativa é utilizar ponteiras luminosas (*laser pointer*), que podem estimular a movimentação de alguns pacientes. Colocar o paciente no topo de uma escada com no mínimo dois degraus pode fazer com que ele dê passos para descer ou mesmo pular, permitindo a identificação de determinadas alterações da marcha.

Em gatos com lesões musculoesqueléticas graves, costuma ser relativamente fácil identificar a claudicação, em virtude da impotência funcional provocada por fraturas ou luxações, por exemplo. Quando o local afetado é identificado, o estímulo à movimentação deve ser descontinuado, evitando traumas desnecessários. Entretanto, nas lesões mais discretas, deve-se observar cuidadosamente a movimentação do animal, observando sua capacidade de deslocamento, de se sentar e de subir ou descer de objetos. Além disso, deve-se comparar um lado com o outro, buscando assimetrias ou desvios. O grau de flexão e extensão das articulações deve ser cuidadosamente observado, tanto com o animal parado (sentado) quanto em movimento. Quando as lesões são unilaterais, é comum o paciente desviar o peso para o lado sem alteração. Se a lesão envolver um dos membros torácicos, o animal costuma elevar a cabeça quando o apoia. Já quando envolver um dos membros pélvicos, ele pode elevar o quadril quando a perna afetada tocar o solo. Além disso, ele pode deslocar a cauda para o lado saudável durante a movimentação. Já quando as lesões são bilaterais, o peso é direcionado para a região oposta, ou seja, se envolver os membros torácicos, o peso é desviado para os pélvicos, e se envolver os membros pélvicos, será desviado para os torácicos.

Quando não é possível realizar a avaliação da marcha, uma alternativa cada vez mais acessível é verificar se o proprietário possui filmagens domésticas que demonstrem a claudicação. Essas filmagens ou mesmo aquelas feitas durante a consulta podem ser de grande valia, pois permitem a execução do vídeo em baixas velocidades (câmera lenta), o que facilita a identificação de alterações mais discretas.

Avaliação em estação

O exame pode ser realizado diretamente no chão do ambulatório ou sobre a mesa de consulta. A escolha entre um ou outro local deve ser baseada no grau de cooperação do paciente. O importante é que, durante a avaliação, seja utilizado o mínimo de força para a contenção do paciente, visando obter respostas relacionadas à afecção ortopédica, sem a influência de qualquer outro fator. O gato deve ser mantido tranquilo durante o exame e, se necessário, um ajudante ou mesmo o proprietário pode colaborar colocando uma das mãos na região toracoabdominal ventral do gato para mantê-lo em estação.

Quando o membro ou o local da lesão fica evidente, esse deve ser avaliado por último, pois assim o animal permanecerá calmo e tranquilo ao longo da maior parte do exame. Essa conduta visa minimizar o efeito de um possível estímulo doloroso durante o exame, o que poderia mascarar outras lesões ou mesmo impedir seu prosseguimento.

O exame se inicia com a manipulação dos membros como um todo, visando identificar alterações mais grosseiras e evidentes. Deve-se flexionar e estender cada membro, buscando restrições de movimento ou sons anormais. O ideal é realizar a palpação gentil e simultânea da mesma região em cada lado (direito e esquerdo), para facilitar a comparação e a identificação de simetrias ou assimetrias. As grandes massas musculares devem ser avaliadas comparativamente, visando identificar hipotrofias ou hipertrofias, por exemplo. Os tendões e os ligamentos são avaliados com o animal apoiando os membros, buscando identificar perdas de continuidade ou mesmo aumentos de volume.

Cada articulação deve ser cuidadosamente movimentada e palpada, avaliando-se grau de mobilidade, presença de dor, crepitação, aumento de volume e efusão articular. Especial atenção deve ser dada aos gatos idosos, pela alta prevalência de processos articulares degenerativos. A avaliação goniométrica articular pode ser realizada com o animal em estação, mas costuma ser mais fácil realizá-la com o animal em decúbito lateral. Algumas vezes, para a realização de determinadas manobras, principalmente envolvendo os membros pélvicos, o animal pode ser mantido suspenso nas mãos (colo) do proprietário ou do examinador. Com isso, ele relaxa o mecanismo do quadríceps e permite a avaliação patelar, por exemplo.

Os ossos longos devem ser palpados buscando perdas de continuidade, aumento de volume ou desvios do eixo. Fraturas envolvendo as regiões abaixo do joelho e do cotovelo costumam ser facilmente percebidas no exame, entretanto, aquelas acima dessas articulações podem ser mais difíceis de identificar, principalmente quando envolvem articulação coxofemoral, ombro e escápula. Os metacarpos ou metatarsos devem ser cuidadosamente avaliados, pois, quando a lesão não envolve todos os ossos, não haverá, necessariamente, grande mobilidade ou desvio do eixo do membro. Os ossos pares (rádio/ulna e tíbia/fíbula) também merecem atenção, pois, quando apenas um deles está fraturado, a instabilidade e a perda de função também podem não ser muito evidentes.

Avaliação em decúbito

Para a realização dessa etapa da análise, o veterinário necessita de um ajudante treinado para manter o animal em decúbito lateral. Essa manobra deve ser realizada de forma cuidadosa e delicada, visando manter o gato confortável e colaborativo. Ao longo do exame, o veterinário deverá manter contato visual com o paciente, buscando identificar sinais de dor ou incômodo e, caso necessário, o exame pode ser interrompido por alguns instantes, visando diminuir a tensão provocada pela contenção.

As mesmas manobras realizadas com o paciente em estação devem ser repetidas na posição em decúbito lateral; especial atenção deverá ser dada aos exames cuja realização só costuma ser possível com o animal em decúbito lateral, como o teste de gaveta ou o sinal de Ortolani. Além disso, as unhas, os coxins digitais e os espaços interdigitais devem ser cuidadosamente avaliados, buscando corpos estranhos ou outras alterações.

Teste de gaveta (avalia a integridade dos ligamentos cruzados cranial e caudal)

Com o gato em decúbito lateral, o examinador posiciona-se na região posterior, segurando firmemente a extremidade distal do fêmur, de forma que o dedo polegar fique na altura da fabela lateral e o indicador na patela. A mão oposta segura a região proximal da tíbia, mantendo o polegar na altura da cabeça da fíbula e o indicador na crista da tíbia. Com o joelho em posição de apoio e o fêmur imóvel, a região proximal da tíbia é tensionada cranial e caudalmente. Se o animal apresentar ruptura do ligamento cruzado cranial, a tíbia se deslocará cranialmente e, se a ruptura envolver o ligamento cruzado caudal, caudalmente. O teste pode ser executado com o joelho em diferentes graus de flexão e extensão, buscando identificar rupturas parciais. Se o animal não cooperar durante o exame ou o resultado não for conclusivo, deve ser realizado sob sedação ou anestesia geral.

Sinal de Ortolani (avalia o grau de flacidez coxofemoral)

Apesar de poder ser realizado com o animal em decúbito dorsal, o mais frequente é executar o exame com o animal em decúbito lateral, com o examinador posicionado na região posterior do paciente. Uma mão é colocada na altura da coluna vertebral lombossacra e a outra segurando firmemente o joelho. Com o fêmur flexionado a 90º em relação à pelve e paralelo ao eixo horizontal, o joelho é tensionado em direção dorsal, ao mesmo tempo que é abduzido. Se o paciente possuir flacidez excessiva provocada por displasia coxofemoral, por exemplo, em algum momento da abdução a cabeça do fêmur, que estaria total ou parcialmente fora do acetábulo pela manobra de tensão dorsal, retornará, gerando um som ("pop") ou sensação visual de reencaixe. Se o animal não cooperar durante o exame ou o resultado não for conclusivo, deve ser realizado sob sedação ou anestesia geral. Atenção para o falso negativo em animais com grau avançado de doença articular degenerativa no quadril.

A avaliação ortopédica deve começar nos membros saudáveis e terminar no alterado, quando isso já foi identificado. Deve ser conduzido de forma minuciosa e sistemática, iniciando na extremidade e se deslocando proximalmente, avaliando ossos, articulações e tecidos moles. Em um primeiro momento, o exame deve ser mais gentil e somente depois a palpação mais profunda pode ser executada. Cada articulação deverá ser movimentada buscando avaliar sua integridade e, para isso, conforme suas características, movimentos de flexão, extensão, rotação, abdução, adução, tensão em valgo ou varo devem ser executados. Crepitação e diminuição da amplitude de movimento articular são achados comuns em animais com doença articular degenerativa.

A avaliação da musculatura, dos tendões e dos ligamentos deve ser feita de forma cuidadosa, buscando rupturas completas ou parciais. Rupturas tendíneas ou ligamentares importantes podem cursar com perda da capacidade de manutenção do membro em posição adequada, levando a andar palmígrado ou plantígrado (capítulo 33 – Andar plantígrado e/ou palmígrado). Os ossos devem ser palpados cuidadosamente, identificando-se perdas de continuidade, desvios, crepitação e dor. Normalmente, quando há uma fratura recente, também haverá lesão nos tecidos moles adjacentes, como hematoma e edema.

O exame físico sob sedação ou anestesia geral pode ser necessário em animais pouco cooperativos ou muito reativos à dor. A contenção química só deverá ser realizada em pacientes com condições clínicas para tal. Apesar de perder a resposta do paciente a determinadas manobras, ganha-se com a tranquilidade para executá-las sem o estresse da contenção. Quando possível, os exames de imagem devem ser realizados aproveitando a sedação ou a anestesia geral.

EXAMES COMPLEMENTARES

A realização de exames complementares é de fundamental importância para a investigação de claudicação em gatos, pois visa confirmar a suspeita obtida durante o exame físico e, mesmo quando não a confirma, abre caminhos para mais investigações diagnósticas. Além disso, nos casos em que o diagnóstico é realizado mesmo sem a necessidade de tais exames, muitas vezes eles podem ajudar no estadiamento da doença e na busca por alterações mais discretas.

O principal exame complementar para animais com claudicação costuma ser a radiografia. Em geral, pelo menos duas imagens radiográficas ortogonais devem ser realizadas com o foco centrado na região de interesse, evitando distorções. Quando se tratar de fratura, pelo menos as articulações proximal e distal devem ser incluídas na imagem, buscando a identificação de envolvimento articular, facilitando o planejamento cirúrgico.

Além das radiografias, pode-se solicitar exames de imagem mais complexos, como a ultrassonografia (US) e a tomografia computadorizada (TC), utilizadas principalmente para a avaliação de tecidos moles, e a ressonância magnética (RM), para a busca de lesões ósseas que necessitam de maior resolução para serem diagnosticadas ou detalhadas. Como limitações, a US ortopédica precisa ser realizada por um profissional capacitado para que seja assertiva e a TC e a RM têm custos que podem ser proibitivos para muitos clientes.

Exames hematológicos e bioquímicos podem ser utilizados principalmente quando há suspeita de doenças sistêmicas que possam ter alguma manifestação ortopédica associada. Além disso, ajudam na avaliação da saúde geral do paciente, visando à melhor conduta terapêutica.

Em casos de aumento do volume articular, a artrocentese pode ser realizada para avaliação do líquido sinovial. Entretanto, em articulações relativamente pequenas, como carpo e tarso, a obtenção de líquido sinovial é particularmente desafiadora. Em articulações maiores, como cotovelo, ombro e joelho, costuma ser mais fácil a obtenção de líquido para uma análise mais adequada. A coleta deve ser realizada com o animal anestesiado e respeitando todos os princípios de assepsia e antissepsia.

LITERATURA SUGERIDA

Harasen G. Feline orthopedics. Can Vet J. 2009;50(6): 669-70.

Kervin, S. Orthopedic examination in the cat. Clinical tips for ruling in/out common musculoskeletal disease. J Feline Med Surg, 2012,14(1):6-12.

Renberg, WC. Evaluation of the lame patient. Vet Clin North Am Small Anim Pract. 2001;31(1):1-16.

Taylor AR, Kerwin SC. Clinical evaluation of the feline neurologic patient. Vet Clin North Am: Small Anim Pract. 2018;48(1):1-10.

Voss K, Steffen F. Patient assessment. In: Montavon PM, Voss K, Langley-Hobbs SJ. Feline orthpedic surgery and musculoskeletal disease. Edinburgh: Saunders Elsevier; 2009. p.3-19.

43

Constipação/tenesmo/disquezia

Heloisa Justen Moreira de Souza

O PULO DO GATO

A constipação é definida como uma defecação difícil, dolorosa ou com menor frequência.

As causas são bastante variadas, podendo incluir desde alterações comportamentais e de manejo, até doenças neurológicas graves.

A abordagem terapêutica deve ser individualizada e proporcional à gravidade.

O atraso no diagnóstico e no manejo pode trazer prejuízos à saúde e ao bem-estar do gato.

INTRODUÇÃO

A constipação é definida como uma defecação difícil, dolorosa ou com frequência reduzida ao longo de um período de dias, semanas ou meses. Os gatos devem evacuar, diariamente e com facilidade, fezes marrons, formadas e macias o suficiente para que o granulado sanitário tenha aderência a elas. Se o gato estiver fazendo esforço ao defecar na bandeja sanitária ou se suas fezes estiverem secas e endurecidas, isso pode ser um indicativo precoce de afecções que comprometem o ato de defecar (Quadro 1).

A retenção prolongada das fezes no cólon leva a um aumento na absorção de água da massa fecal, o que promove um maior endurecimento ou impactação das fezes, gerando outros sinais associados ao quadro, como a disquezia (evacuação dificultosa com muita dor), o tenesmo (retesamento doloroso dos grupos musculares envolvidos na defecação, levando a um esforço ineficaz para defecar, com pouca ou nenhuma emissão de massa fecal) e o megacólon (condição de hipertrofia e posterior dilatação difusa e hipomotilidade do cólon).

A constipação, quando não diagnosticada em tempo hábil e tratada adequadamente, pode se agravar gradativamente, surgindo um quadro de obstipação. A obstipação é a forma da constipação clinicamente intratável, sendo extremamente incômoda para o animal. Nesse caso, a impactação das fezes é tão grave que os animais obstipados geralmente não conseguem eliminar as fezes sozinhos.

O megacólon é definido como a distensão grosseira do diâmetro do intestino grosso, associada a grande comprometimento da motilidade intestinal, sendo classificado como congênito, idiopático ou adquirido, podendo ocorrer por alterações funcionais ou mecânicas (Figura 1).

QUADRO 1

Causas de constipação em gatos		
Dieta	**Corpos estranhos**	**Ambiental e comportamental**
▪ Falta de fibra dietética ▪ Limitada ingestão de água ▪ Obesidade	▪ Tricobezoares ▪ Corpo estranho linear ▪ Fragmentos de ossos ▪ Fibras vegetais ▪ Materiais que se misturam com as fezes	▪ Bandeja sanitária suja ▪ Distúrbios de eliminação ▪ Brigas por território ▪ Estresse ▪ Vida sedentária ▪ Hospitalização
Defecação dolorosa	**Neuromuscular**	**Cólon obstrutivo**
▪ Dor anal ou perianal: • Glândula perianal com abscesso ou ocluída • Estenose colorretal (pós-inflamatória) • Feridas ou abscessos locais • Desordens anorretais ▪ Dor articular ▪ Linfadenopatia sublombar ▪ Pseudocoproestase ▪ Desordens ortopédicas ▪ Doenças ou lesões no cordão espinhal ▪ Lesões em ossos ou membros pélvicos	▪ Doença instalada no cordão espinhal, principalmente na região lombossacra ▪ Lesão bilateral dos nervos pélvicos ▪ Síndrome de Key-Gaskell ▪ Megacólon idiopático ▪ Doenças do sistema nervoso central ▪ Disautonomia ▪ Lesão lombossacral da medula (trauma, tumor, degeneração) ▪ Síndrome da cauda equina ▪ Anomalias congênitas (aganglionose) ▪ Anomalia congênita em gatos da raça Manx ▪ Hipotireoidismo (raro)	▪ Lesões extraluminais: fratura ou má união pélvica, colapso pélvico decorrente do hiperparatireoidismo secundário nutricional, pseudocoproestase, hérnia perianal (raro) ▪ Lesões intraluminais: estreitamento da luz do cólon e reto por tumores como o linfossarcoma ▪ Estreitamento do canal pélvico ▪ Neoplasia uterina (fêmeas) ▪ Perfuração anal ▪ Divertículo anal ▪ Prolapso retal ▪ Impactação do ceco
Distúrbios eletrolíticos	**Fármacos**	**Hormônios**
▪ Desidratação ▪ Hipocalemia ▪ Hipercalcemia ▪ *Diabetes mellitus* ▪ Hipotireoidismo ▪ Hipertireoidismo ▪ Insuficiência cardíaca congestiva	▪ Sucralfato ▪ Hidróxido de alumínio ▪ Compostos orais contendo ferro ▪ Vincristina ▪ Bloqueadores dos canais de cálcio ▪ Opioides ▪ Anticolinérgicos ▪ Benzodiazepínicos e fenotiazínicos ▪ Diuréticos ▪ Anti-histamínicos ▪ Fosfato de alumínio ▪ Sulfato de bário	▪ Prolactina ▪ Glucagon ▪ Secretina ▪ Endorfinas

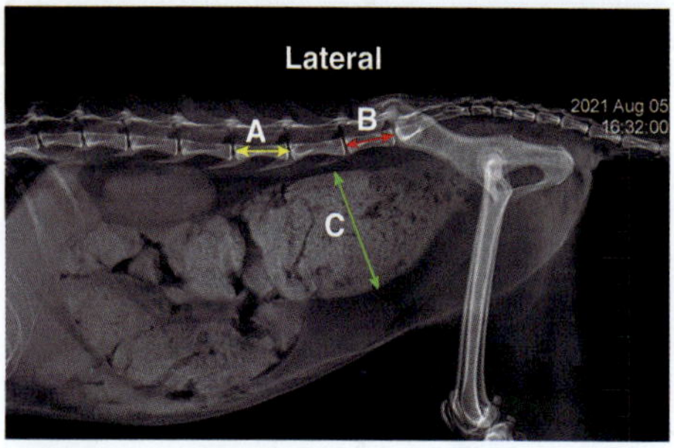

FIGURA 1. Radiografia abdominal lateral de um gato com megacólon adquirido. A barra verde sólida (C) mostra o diâmetro máximo do cólon, com fezes bastante radiopacas. O diagnóstico de megacólon pode ser obtido quando o cólon repleto de fezes atinge o diâmetro de duas vezes ou mais o comprimento da sétima vértebra lombar (B). Da mesma forma, pode ser avaliado por uma razão entre o diâmetro máximo do cólon e o comprimento da quinta vértebra lombar (A), que, se for maior que 1,48, é altamente preditiva de megacólon.

Fonte: arquivo pessoal da autora.

DIAGNÓSTICO

Histórico e sinais clínicos

É muito importante obter um histórico detalhado do paciente, vistas as inúmeras causas que podem gerar um quadro de constipação. Não só a dieta atual (tipo, frequência, apetite) é importante, mas também se deve averiguar se o paciente está desidratado (em virtude da diminuição da ingestão hídrica ou do aumento da perda de água), se tem dores ortopédicas ou se não tem vontade de usar a caixa de areia em razão de fatores estressores sociais ou ambientais.

Os gatos constipados podem apresentar desde uma moderada dificuldade e infrequência para evacuar até uma deficiência grave no ato da defecação, que pode durar dias, meses ou até mesmo anos. Os proprietários relatam que os felinos demonstram um nítido desconforto para defecar. Alguns animais ficam bastante irritados e apresentam episódios de repetidas tentativas de defecar sem sucesso ou com passagem de pequena quantidade de fezes. Os gatos podem apresentar um histórico de trauma, com fratura nos ossos pélvicos ou deformidades na coluna vertebral, previamente à apresentação da constipação.

Anorexia, emagrecimento, anemia e letargia, bem como vômitos, depressão, desidratação e adoção de uma postura curvada, derivada do extremo desconforto abdominal, podem ser observados em gatos gravemente constipados.

> Um gato com tenesmo e postura de desconforto na bandeja sanitária pode estar demonstrando sinais de obstrução uretral e não de constipação, cujas manifestações são bastante semelhantes aos olhos do proprietário.

Exame físico

A constatação da retenção fecal baseia-se no histórico e na anamnese, associados ao exame físico, sendo inicialmente estabelecida pela palpação abdominal, que revela um cólon distendido com a presença de uma massa fecal irregular, tubular e compressível. Os felinos podem apresentar salivação excessiva após a palpação abdominal. Essa palpação também é importante para a identificação da dor.

Nos casos de constipação moderada a grave, a presença das concreções fecais acarreta a secreção de fluidos e muco, que se acumulam e acabam por passar por entre os blocos de fezes retidas e, após isso, são expelidas como uma diarreia aquosa paradoxal durante a tentativa de defecar. As secreções, apesar de abundantes, são incapazes de dissolver a massa fecal. As fezes retidas por longos períodos levam a uma forte irritação da mucosa intestinal, que pode apresentar úlceras denominadas estercorais. Estrias de sangue podem vir misturadas ao muco e à diarreia aquosa, que geralmente acompanham a constipação, mas que também podem ser um sinal de tumor colorretal. A constante umidade e a eliminação de muco contendo grande carga bacteriana e material fecal podem causar o surgimento de irritações e até a presença de úlceras também na região do períneo.

O exame digital anorretal deve ser realizado com o felino anestesiado ou sedado, no qual se observa um reto vazio, com fezes muito duras localizadas na borda pélvica. Esse exame é importante para a detecção de anormalidades das glândulas adanais, próstata e entrada pélvica, a presença de divertículo retal, pólipos ou outras massas obstrutivas e até mesmo uma avaliação neurológica, para a identificação de possível componente nervoso da constipação.

Exames de imagem

A avaliação radiográfica abdominal e de membros pélvicos é recomendada em todos os gatos constipados, preferencialmente em duas incidências radiográficas, laterolateral e ventrodorsal. Além de verificar a presença de concreções fecais endurecidas no cólon, permite identificar fatores predisponentes e avaliar a gravidade da impactação colônica. É importante observar se há corpos estranhos no cólon, fraturas pélvicas, má consolidação óssea, anormalidades espinhais (p. ex., deformidade da medula espinhal sacral em gatos da raça Manx) ou neoplasias.

O diagnóstico de megacólon também pode ser obtido quando o cólon repleto de fezes atinge o diâmetro de duas vezes ou mais o comprimento da sétima vértebra lombar (L7). Da mesma forma, pode-se obter o diagnóstico por uma estimativa radiográfica do diâmetro máximo do cólon em gatos constipados e com megacólon. Em gatos normais, a razão entre o diâmetro do cólon e o comprimento da quinta vértebra lombar (L5) deve ser inferior a 1,28. Já em gatos constipados, essa razão será entre o intervalo de 1,28 a 1,48 e uma razão maior que 1,48 vez o comprimento de L5 é altamente preditiva de megacólon, em que há não só distensão generalizada, mas também perda de motilidade (Figura 1).

A ultrassonografia abdominal é útil para avaliar a motilidade, examinar mais detalhadamente as estruturas abdominais e coletar biópsias com agulha fina para que se determine a natureza histológica da lesão. A colonoscopia pode ser necessária para realizar biópsia de massas murais ou intraluminais. A ressonância magnética (RM) ou tomografia computadorizada (TC) pode ser usada se uma lesão intrapélvica estiver presente ou se houver déficits neurológicos.

A colonoscopia e as radiografias utilizando-se de recursos como o enema de bário são bastante apropriadas após a remoção das fezes retidas, quando se suspeita de lesões obstrutivas intraluminais como a causa da constipação ou mesmo da obstipação. Deve ser realizada biópsia das lesões encontradas durante a proctoscopia ou colonoscopia para que se determine a natureza histológica da lesão.

Exames complementares

Em pacientes felinos gravemente obstipados, especialmente os que estão deprimidos e vomitando, devem-se avaliar as consequências metabólicas por meio de perfil bioquímico, urinálise, hemograma completo e T4 total. Nesses casos, os achados hematológicos são típicos de um paciente com um processo inflamatório. Os achados de leucocitose neutrofílica com desvio à esquerda com neutrófilos tóxicos são bastante frequentes.

TRATAMENTO

O tratamento clínico da constipação objetiva corrigir a causa primária, com atenção especial aos problemas de manejo, comportamentais e ambientais, associada ao emprego de dietas que contenham muito líquido e, principalmente, alimentos próprios para gatos ricos em fibras indigeríveis, para alterar o peristaltismo e levar a uma reeducação intestinal. A escovação dos animais deve ser frequente, para a retirada do excesso de pelos que possam vir a ser ingeridos e alterar a densidade fecal, assim como evitar a ingestão de qualquer outro material abrasivo. A manutenção da limpeza das bandejas sanitárias e o fácil acesso a elas incentivam o gato a uma defecação regular. Por outro lado, a prática frequente de exercícios ajuda a viabilizar o trânsito intestinal normal. As mudanças bruscas de ambiente devem ser evitadas, pois inibem o estímulo da defecação.

Hidratação

A maioria, senão todos os medicamentos que visam alterar a consistência fecal, são eficazes apenas em gatos suficientemente hidratados. A base da terapia para a constipação é a reidratação e a manutenção de um estado hidratado, que deve ser feita preferencialmente por via intravenosa ou subcutânea.

ENEMA

Em casos de constipação leve, o sorbitol + lauril sulfato de sódio (Minilax®, Momenta, SP) é um laxativo osmótico e emoliente no qual a cânula é inserida no reto e o conteúdo da bisnaga é impelido. Ele promove fluidificação ou amolecimento do material fecal, o que causa distensão da parede intestinal, estímulo para a contração da musculatura e evacuação. O tempo para início de ação varia de 5 a 40 minutos em humanos e a anestesia não se faz necessária.

Em casos graves de constipação, as soluções de enema (salina isotônica ou água morna), administradas no volume de 5 mL/kg de peso, são usadas para amaciar as fezes duras e impactadas e promover o esvaziamento do cólon. Elas podem ser amornadas antes de sua administração, e o volume deve ser administrado lentamente; para isso, usam-se uma seringa e uma sonda de borracha flexível lubrificada. Se o paciente for anestesiado ou sedado, um tubo endotraqueal com balonete deve ser colocado para evitar aspiração se ocorrer vômito. Deve-se evitar a adição de compostos irritantes na solução que prejudiquem a mucosa colônica já inflamada. Em sequência, a massa fecal é quebrada e "ordenhada" manualmente, em sentido distal, para extração.

A remoção das fezes por enemas ou extração manual pode ser feita enquanto o paciente está sendo reidratado. Entretanto, o uso de terapia dietética, agentes procinéticos e laxantes não deve ser iniciado até que o paciente tenha sido reidratado e a presença de obstrução intestinal seja descartada. A fibra dietética e a terapia medicamentosa aumentam a água fecal ou interferem nas tentativas do cólon de reabsorver a água necessária para a hidratação celular.

O enema muitas vezes é inevitável, no entanto, esse procedimento não deve ser repetido inúmeras vezes. A etiologia deve ser investigada e, em casos mais graves, outras opções terapêuticas podem ser consideradas.

Laxativos osmóticos

O grupo de laxativos osmóticos é composto basicamente pelos dissacarídeos de difícil absorção, lactose e lactulose, pelos compostos iônicos como o hidróxido de magnésio, pelo citrato de magnésio e pelos agentes osmóticos inertes como o polietilenoglicol, que retêm osmoticamente a água no lúmen intestinal, levando à maciez, ou até mesmo à fluidificação fecal.

O polietilenoglicol (Peg-lax®, Ativus Farmacêutica, SP) é um polímero solúvel em água de grande peso molecular, amplamente utilizado na medicina humana como laxante osmótico. Não é metabolizado pela microbiota bacteriana intestinal e é minimamente absorvido pelo intestino, sendo, portanto, retido no lúmen intestinal. Está prontamente disponível na forma de pó, sem sabor, que pode ser adicionado, na dose de meia colher de chá a cada 12 horas, à comida normal do gato. Também pode ser utilizado em soluções de enema. A dose final é baseada na resposta individual de cada paciente. Múltiplas metanálises demonstraram que o PEG3350 é um tratamento mais eficaz do que a lactulose e muitos outros laxantes orais. A lactulose (Lactulona®, Daiichi Sankyo Brasil Farmacêutica, SP) pode ajudar no controle da constipação. A dose é 0,5 a 1,0 mL/kg a cada 8 a 12 horas por via oral.

Agentes procinéticos

Os fármacos cisaprida, mosaprida, prucaloprida e tegaserode são agentes procinéticos gastrintestinais, que aumentam e coordenam a motilidade propulsora, impedindo, assim, a estase e o refluxo. No entanto, são contraindicados quando a motilidade está comprometida ou há oclusão parcial do intestino. Ou seja, seu uso só deve ser considerado após outras terapias terem sido instituídas e se mostrado insuficientes. É necessário que a inervação entérica esteja preservada e que a musculatura lisa do cólon esteja funcional para que se obtenha o efeito clínico com o uso desses fármacos. Eles devem ser administrados por via oral, pois a via transdérmica não atinge níveis terapêuticos adequados.

A cisaprida provou ser benéfica no controle da constipação em gatos, ao contrair o músculo liso do cólon. Entretanto, foi removida do mercado farmacêutico há mais de 20 anos por seus efeitos colaterais, mas ainda está disponível em farmácias veterinárias. A dose terapêutica indicada é de 0,5 mg/kg a cada 8 ou 12 horas. Esse fármaco deve ser administrado 30 minutos antes das refeições. A prucaloprida, atualmente em teste em humanos, não está licenciada para gatos, mas nessa espécie tem sido usada na dose de 0,01 a 0,2 mg/kg, resultando em aumento da defecação na primeira hora de administração, sem afetar a consistência fecal. A ranitidina e a nizatidina (antagonistas dos receptores de H_2) estimulam a motilidade colônica pelo aumento da quantidade de acetilcolina disponível para se ligar aos receptores colinérgicos muscarínicos da musculatura lisa do cólon.

Dieta

Para controlar a constipação em gatos, a dieta ideal deve fornecer uma combinação de fontes de fibras solúveis e insolúveis (ou seja, uma mistura de fibras).

Os nutrientes mais importantes que podem ser modificados no tratamento da constipação são a umidade e o teor de fibras dos alimentos. Fibras solúveis, como polpa de beterraba, pectina de frutas, *psyllium* e goma guar, têm a capacidade de reter água e são facilmente fermentadas por bactérias do intestino delgado. O *psyllium* em pó (como cápsulas ou incorporado em uma ração seca) é extremamente útil para o tratamento de gatos constipados. A atividade bacteriana e a fermentação têm um efeito positivo altamente benéfico na mucosa colônica ao liberar ácidos graxos de cadeia curta que representam uma fonte de energia para os colonócitos e estão envolvidos na regulação da motilidade colônica. Se administrada em quantidades excessivas, a fibra solúvel pode amolecer as fezes.

A fibra insolúvel estimula a motilidade colônica e é pouco degradada ou não é afetada pelas bactérias entéricas. A celulose e outras fibras insolúveis podem absorver grandes quantidades de água, o que aumenta o volume fecal. Observe que esse tipo de fibra reduz a digestibilidade geral da ração e, portanto, não deve ser usado indiscriminadamente.

As fibras também podem ser caracterizadas por diferenças na fermentabilidade. Fibras altamente fermentáveis, como a pectina e a goma guar, podem produzir gás em excesso (dióxido de carbono, hidrogênio ou metano) e podem contribuir para as cólicas. Fibras moderadamente fermentáveis (como polpa de beterraba) são preferíveis. O ajuste na quantidade de fibras deve ser feito individualmente, pois sabe-se que a resposta varia em cada gato.

Correção cirúrgica

A colectomia é o "último recurso" para o gato com megacólon que é refratário ao tratamento médico e luta contra a obstipação há mais de seis meses. Se o trauma pélvico que resultou em consolidação óssea ocorreu mais de seis meses antes, a colectomia é igualmente justificada. No entanto, caso o trauma pélvico tenha ocorrido há menos de seis meses, a osteotomia pélvica pode ser suficiente para prevenir o desenvolvimento do megacólon.

Com o uso da técnica cirúrgica adequada, esperam-se poucas complicações pós-operatórias e observa-se a recuperação das funções intestinais, exceto nos casos de danos neurológicos permanentes, havendo também melhora nítida na qualidade de vida do gato afetado.

LITERATURA SUGERIDA

Atallah FA, Silva RS, Oliveira ALA, Souza HJM. Subcolectomia e distração da sínfise púbica com espaçador de fio ortopédico espiralado: uma opção de tratamento para gatos com estenose do canal pélvico, megacólon e obstipação. Cienc Rural. 2016;46(8):1472.

Benjamin SE, Drobatz KJ. Retrospective evaluation of risk factors and treatment outcome predictors in cats presenting to the emergency room for constipation. J Feline Med Surg. 2020;22(2):153-60.

Tam FM, Carr AP, Myers SL. Safety and palatability of polyethylene glycol 3350 as an oral laxative in cats. J Feline Med Surg. 2011;13(10):694-7.

44

Crepitações e sibilos

Christine Souza Martins

O PULO DO GATO

Crepitações e sibilos são sons adventícios (patológicos) que podem ser detectados durante a auscultação respiratória.

Alterações no volume ou padrão dos sons pulmonares normais também podem ser indicadores de doença respiratória, mesmo na ausência de sons adventícios.

A ausência de alterações na auscultação também não descarta a presença de doença respiratória.

A auscultação pulmonar tem baixa sensibilidade para a detecção de edema pulmonar nos gatos.

Gatos que apresentam sons adventícios devem ser submetidos a exame radiográfico do tórax.

INTRODUÇÃO

Os sons respiratórios normais, produzidos pelo turbilhonamento do ar ao ser sugado para dentro das vias aéreas, geralmente é suave e contínuo, sendo mais bem auscultado durante a inspiração, em especial nas vias aéreas de maior calibre, como traqueia e brônquios.

Além dos sons normais e suas alterações de intensidade, é importante a detecção da presença dos chamados sons ou ruídos adventícios, considerados anormais, com diagnósticos e gravidades variados.

Em contraste com os estertores e estridores, que podem ser ouvidos sem o auxílio do estetoscópio, as crepitações e sibilos são sons adventícios detectados somente pela auscultação.

As **crepitações** são definidas como ruídos respiratórios descontínuos, de curta duração e que não apresentam qualidade musical. Podem simular o som de papel sendo amassado ou tração sendo aplicada a uma superfície com velcro, mas em volumes bem mais baixos. As crepitações são classificadas em ásperas (ou grosseiras) e finas (ou suaves). As crepitações ásperas com frequência estão associadas a bolhas de secreção ou muco acumuladas no lúmen das vias aéreas, estourando durante a passagem do ar. Já as crepitações finas estão associadas com a equalização da pressão de abertura das vias aéreas que se encontram parcialmente colabadas por desordens intersticiais.

Os **sibilos** são sons contínuos mais agudos, com características musicais, semelhantes a um assovio. Eles ocorrem quando o fluxo de ar passa por vias aéreas que estão estreitadas e provoca vibração em suas paredes. Os sibilos podem ser inspiratórios, menos comuns, ocorrendo com estreitamento de vias aéreas craniais (extratorácicas) e, dependendo da intensidade, podem se manifestar como estridores ou estertores (ver capítulo 54 – Estertor/estridor). Os sibilos expiratórios são mais comuns e geralmente estão relacionados com estreitamentos nas vias caudais, como broncoconstrição, espessamento das paredes brônquicas, acúmulo de secreção ou presença de massa no lúmen bronquial. Sibilos relacionados com a presença de secreções podem desaparecer ou se deslocar após uma crise de tosse.

AUSCULTAÇÃO

A auscultação das vias respiratórias e campos pulmonares é parte essencial da avaliação de qualquer paciente com suspeita de doenças cardiorrespiratórias.

Independentemente das suspeitas diagnósticas, muitas informações no exame físico são obtidas simplesmente observando-se a respiração do gato, antes mesmo da auscultação.

A auscultação é um método classicamente utilizado na medicina humana para o diagnóstico e a localização das doenças respiratórias. Entretanto, na medicina veterinária, em especial na medicina felina, algumas dificuldades se apresentam quando tentamos obter informações precisas pela auscultação. Em primeiro lugar, não contamos com a colaboração do paciente na hora de solicitar que segure a respiração e solte sob comando, a fim de aumentar o fluxo de ar e deixar mais evidentes as perturbações na passagem do ar. Segundo, os campos pulmonares são bem pequenos, fazendo com que os sons produzidos pelo turbilhonamento do ar sejam bastante discretos. Terceiro, se o gato estiver ronronando, será praticamente impossível detectar qualquer outro som durante a auscultação.

Considerando as dificuldades intrínsecas da auscultação, é importante ter em mente que a ausência de sons respiratórios anormais não significa ausência de doença respiratória.

O fluxo inspiratório de ar normal atinge o pico de velocidade no fim da inspiração e o fluxo expiratório atinge sua máxima velocidade no início da expiração, portanto, a auscultação de fluxo normal fica mais fácil neste momento: fim da inspiração e início da expiração.

Devemos lembrar que as doenças respiratórias podem não só gerar esses sons adventícios, mas também modificar as características dos sons normais, fazendo com que fiquem mais ou menos auscultáveis. O aumento de volume dos sons pulmonares normais pode estar associado a um aumento de esforço respiratório, enquanto sua diminuição pode ser resultado de alterações estruturais no interstício pulmonar, alvéolos ou espaço pleural. Também levamos em consideração que a dificuldade de auscultar os sons normais pode ser maior em animais obesos. Por outro lado, os sons normais podem se apresentar com maior volume em gatos caquéticos e em situações de hiperventilação, por calor ou estresse.

Uma vez apreciados os sons normais, partimos para a detecção dos sons adventícios (anormais), como crepitações e sibilos.

Quando conseguimos auscultar com clareza esses sons adventícios, provavelmente a alteração das vias aéreas já está bastante avançada, já podendo ter sido detectada por outros métodos, como inspeção visual dos padrões e ritmos respiratórios ou presença de tosse e secreções nasais.

Além dos óbvios cuidados amigáveis e sem aumentar o estresse, algumas medidas devem ser tomadas para otimizar a auscultação do paciente felino (Quadro 1).

DIAGNÓSTICO DIFERENCIAL

A auscultação é apenas uma de diversas manobras diagnósticas nos pacientes com suspeita de doenças respiratórias. Como mencionado anteriormente, a inspeção visual cuidadosa do gato antes mesmo da auscultação é fundamental até para determinar se é necessária alguma medida emergencial de estabilização (ver capítulos 23 – Dispneia e 99 – Oxigenoterapia).

Uma vez descartada a necessidade de procedimentos emergenciais ou suporte respiratório, a auscultação feita com os devidos cuidado e atenção pode acrescentar informações valiosas. Alguns diagnósticos podem estar associados com o mecanismo de formação das crepitações e sibilos (Quadro 2).

Sabe-se que os gatos são mais afetados pelas doenças do trato respiratório cranial, sendo bastante comum a incidência de rinite e rinossinusite crônicas. Essas afecções estão muito mais relacionadas a ruídos audíveis, como os estridores e estertores (capítulo 54). Quando sofrem com doenças do trato respiratório caudal, as doenças bronquiais (bronquite/asma) são bem mais frequentes que as doenças pulmonares intersticiais (pneumonias, neoplasias e edemas). Já foi observado que cerca de 65 a 100% dos gatos com doenças inflamatórias bronquiais apresentam uma combinação de crepitações inspiratórias ou sibilos expiratórios. Mas a ausência desses ruídos não descarta a presença de inflamação das vias

QUADRO 1

Recomendações para otimizar a auscultação do paciente felino

- Ambiente silencioso
- O gato deve ficar em uma posição de conforto, sentado, de pé ou em decúbito esternal
- Utilização de estetoscópio adequado de boa qualidade (de preferência pediátrico ou neonatal)
- Iniciar com breve auscultação do coração, a fim de isolar mentalmente esses sons quando prosseguir para a auscultação respiratória
- Começar a auscultação pela traqueia cranial e prosseguir no sentido caudal
- Auscultar vários ciclos respiratórios em ambos os lados, comparando suas características
- Podem ser necessárias manobras para cessar o ronronar: distrair o gato com cheiros fortes (petisco, álcool) ou sons diferentes (abrir uma torneira)

QUADRO 2

Principais afecções associadas a crepitações e sibilos

Crepitações	▪ No final da inspiração: edema pulmonar grave, pneumonia, neoplasia ▪ Início da inspiração/ início da expiração: doenças obstrutivas, broncopneumonia, presença de fluido no lúmen da traqueia ou brônquios
Sibilos	▪ Inspiração: obstrução de vias extratorácicas (paralisia de laringe, compressão traqueal, corpo estranho, neoplasia) ▪ Expiração: obstrução das vias intratorácicas (compressão de traqueia torácica, desordens pulmonares obstrutivas, bronquite/asma)

aéreas, visto que os gatos podem se apresentar completamente assintomáticos quando não estão "em crise".

Finalmente, devemos enfatizar que gatos com edema pulmonar grave (de qualquer origem) frequentemente não exibem nenhuma alteração na auscultação, nem mesmo crepitações finas, considerando que o volume alveolar é muito pequeno para produzir sons, fisiológicos ou patológicos. A suspeita de edema deve partir do histórico e da atenta observação de alterações de padrão respiratório. Se possível, sua confirmação deve ser feita com radiografias torácicas.

A radiografia de tórax é o exame complementar mais útil quando nos deparamos com ruídos adventícios na ausculta pulmonar. A partir da radiografia, outros exames podem ser necessários para o diagnóstico definitivo: ecocardiograma, lavado broncoalveolar, broncoscopia, tomografia, aspiração por agulha e biópsia pulmonar.

LITERATURA SUGERIDA

Dye JA, McKiernan BC, Rozanski EA, Hoffmann WE, Losonsky JM, Homco LD, et al. Bronchopulmonary disease in the cat: historical, physical, radiographic, clinicopathologic, and pulmonary functional evaluation of 24 affected and 15 healthy cats. J Vet Intern Med. 1996;10(6):385-400.

Hamlin RL. Physical examination of the pulmonary system. Vet Clin North Am Small Anim Pract. 2000;30(6):1175-85.

Miller CJ. Approach to the respiratory patient. Vet Clin North Am Small Anim Pract. 2007;37(5): 861-78.

Padrid P. Pulmonary diagnostics. Vet Clin North Am Small Anim Pract. 2000;30(6):1187-206.

Rozanski E. Feline lower airway disease. In: Little SE, editor. August's Consultations in Feline Internal Medicine. v. 7. St. Louis: Mosby; 2016. p.447-51.

Trzil JE. Feline asthma: diagnostic and treatment update. Vet Clin North Am Small Anim Pract. 2020;50(2):375-91.

45

Deficiência de crescimento

Fernanda Vieira Amorim da Costa

O PULO DO GATO

A falha no crescimento pode ser causada por distúrbios não endócrinos e endócrinos. Distúrbios não endócrinos são muito mais comuns e compreendem desnutrição, disfunção de quase todos os órgãos do corpo e qualquer doença crônica.

A comparação com irmãos de ninhada e a revisão dos gráficos de peso podem revelar a extensão e o início do retardo de crescimento.

História completa e exame físico devem ser realizados em qualquer animal que apresente falha de crescimento. Exames complementares podem ser necessários para detectar doenças específicas.

INTRODUÇÃO

O crescimento natural é definido como o aumento normal do tamanho de um indivíduo. Muitos fatores contribuem para o desenvolvimento e crescimento normais de um animal. Genética, influências ambientais, processos endócrinos e metabólicos, nutrição e doenças concomitantes devem ser considerados quando se observa a falha de crescimento. Essa falha pode se manifestar como uma taxa de crescimento anormal ou uma extensão diminuída do crescimento.

A determinação do crescimento adequado para um indivíduo deve ser confirmada. Em um animal de raça pura, animais de mesma idade, sexo e raça podem ser usados como referência quando o desenvolvimento do crescimento é incerto (Figura 1). Em animais mestiços, companheiros de ninhada do mesmo sexo podem ser usados para comparação, se estiverem disponíveis. A revisão dos gráficos de peso (Figura 2) pode revelar a extensão e o início do retardo de crescimento.

DIAGNÓSTICO

Histórico completo e exame físico devem ser realizados em qualquer animal que apresente falha de crescimento (Quadro 1). A história também deve incluir a dos pais, irmãos de ninhada, animais aparentados e se algum animal da mesma raça (gatil) apresentou algum dos mesmos sinais clínicos.

Um exame físico cuidadoso pode revelar dismorfia facial (p. ex., deficiência de hormônio do crescimento, mucopolissacaridose, hipotireoidismo), membros curtos (p. ex.,

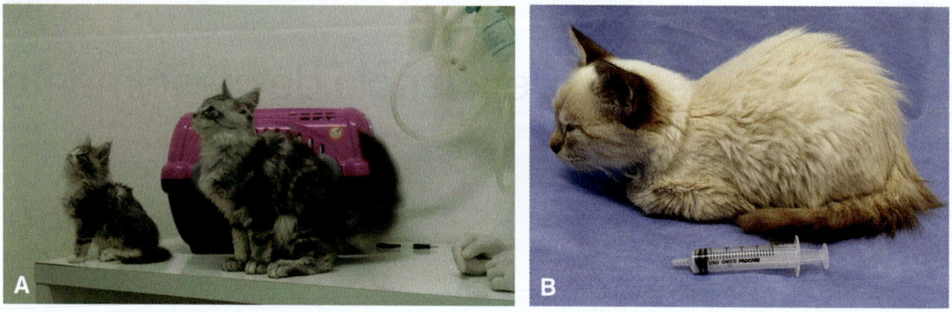

FIGURA 1. **A:** deficiência de crescimento em um filhote de uma ninhada de Maine Coon. **B:** gata de 8 meses de idade com atraso no desenvolvimento causado por hipotireoidismo congênito.
Fonte: arquivo pessoal da autora (A); imagem cedida por Chirstine Souza Martins (B).

QUADRO 1

Sinais clínicos e possíveis doenças associadas à deficiência de crescimento	
Embotamento mental	Hidrocefalia Hipotireoidismo Deficiência de hormônio do crescimento (GH) Encefalopatia hepática Doença renal crônica
Ingestão inadequada de alimentos	Doença oral Doença faríngea Doença esofágica Doença gastrintestinal Doença hepática Doença renal Hipoadrenocorticismo Doença cardíaca Doença inflamatória
Pelagem alterada/anormal	Hipotireoidismo Deficiência de hormônio do crescimento (GH)
Regurgitação	Doença esofágica
Vômito	Doença gastrintestinal Doença hepática Falência renal Desordens neurológicas Hipoadrenocorticismo Insuficiência pancreática exócrina
Diarreia	Doença gastrintestinal Hipoadrenocorticismo Insuficiência pancreática exócrina
Sopro e/ou arritmia cardíaca	Doença cardíaca congênita
Mucosas hipocoradas	Anemia Doença cardíaca
Poliúria/polidipsia	*Diabetes mellitus* Hipoadrenocorticismo Hiperparatireoidismo Doença renal crônica Doença hepática

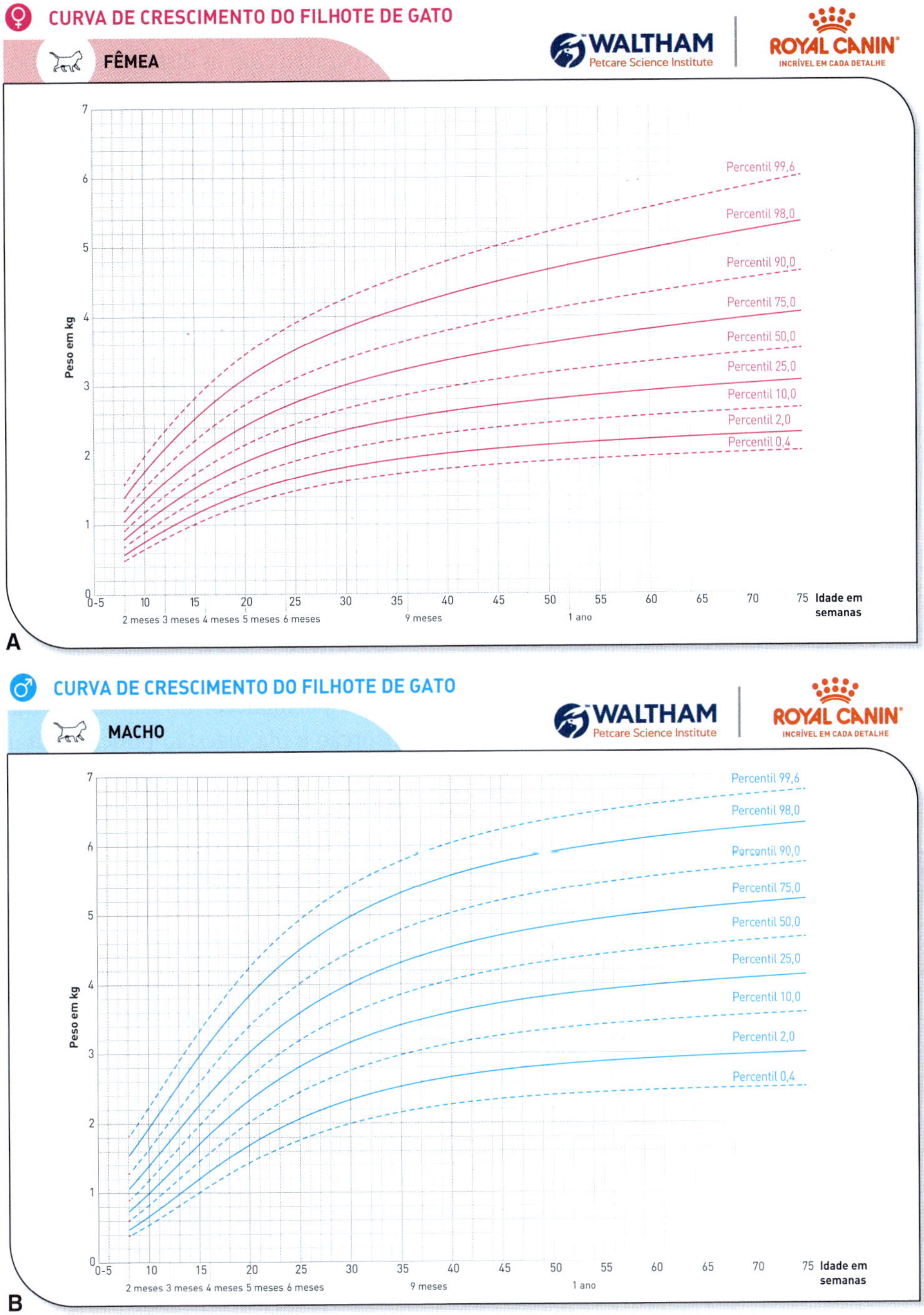

FIGURA 2. Curvas de crescimento sugeridas para filhotes de gatos. Devem-se realizar vários registros do peso em sequência e marcá-los na curva de crescimento correspondente, o que permite avaliar a progressão do crescimento do filhote de gato e determinar se ele está seguindo o padrão normal, se está crescendo muito rapidamente ou muito lentamente. **A:** fêmea; **B:** macho.

Fonte: material gentilmente cedido pela Royal Canin Brasil.

acondroplasia) ou catarata (p. ex., *diabetes mellitus*). A presença de taquicardia ou sopro cardíaco pode ser um sinal de anormalidade cardíaca. Regurgitação ou vômito podem ser consequência de distúrbios da deglutição, como megaesôfago ou anomalia do anel vascular. A diarreia pode sugerir má digestão ou má absorção causada por distúrbios pancreáticos ou parasitas intestinais. Polidipsia e poliúria podem estar presentes em distúrbios renais e hepáticos. Na presença de embotamento mental, deve-se suspeitar de desvio portossistêmico ou distúrbios do sistema nervoso central (SNC).

Exames complementares devem incluir hemograma completo, perfil bioquímico sérico e urinálise. Exames laboratoriais específicos podem ser indicados dependendo dos achados clínicos (Quadro 2). Uma tentativa terapêutica de vermifugação e modificação da dieta pode ser iniciada se o animal estiver em boas condições físicas e se infecção parasitária ou dieta inadequada forem possíveis causas do crescimento deficiente. Perguntas importantes e aspectos do exame físico ajudam a esclarecer pontos importantes para a investigação diagnóstica:

- O proprietário deve ser questionado sobre o tempo da falta de crescimento. O crescimento lento desde o nascimento sugere a presença de um distúrbio congênito, já as condições adquiridas devam ser consideradas quando o crescimento foi normal até certo ponto no tempo.
- Deve-se questionar o proprietário sobre a quantidade e o tipo de alimento ingerido pelo animal, bem como a presença ou ausência de outros sinais clínicos, que podem auxiliar na identificação de anormalidades concomitantes.
- A maioria das endocrinopatias que resultam em crescimento retardado deixa o animal em boa condição corporal, em comparação com os distúrbios metabólicos.
- A raça do animal, assim como seu estado mental e sua condição corporal geral, devem ser avaliados. Um animal com crescimento atrasado e má condição corporal provavelmente sofre de deficiência nutricional ou doença hepática, renal, gastrintestinal ou cardíaca.
- Doenças hepáticas, renais, adrenais (isto é, hipoadrenocorticismo), gastrintestinais, inflamatórias e cardíacas podem suprimir o apetite do animal.
- Traumas, deformidades e inflamações da cavidade oral e da faringe podem impedir que o animal ingira alimentos suficientes. Com distúrbios que causam regurgitação ou vômito, quantidades insuficientes de alimento podem chegar ou permanecer no estômago. Má absorção e má digestão podem causar diminuição da absorção de nutrientes.
- Parasitismo intestinal, insuficiência pancreática exócrina, intolerância a substâncias alimentares (p. ex., intolerância à lactose em alguns gatos), infecção (p. ex., histoplasmose), doenças gastrintestinais inflamatórias e infiltrativas (p. ex., inflamação linfoplasmocitária, linfoma, outras neoplasias) ou linfangiectasia podem resultar em diminuição da absorção de nutrientes e energia insuficiente para sustentar o crescimento normal.
- Doenças hepáticas (p. ex., desvio hepático portossistêmico, hepatite, doença do armazenamento de glicogênio), renais (p. ex., doença renal crônica – DRC –, doença glomerular, pielonefrite) e inflamatórias podem alterar o metabolismo de carboidratos. A produção de proteínas pode ser reduzida na doença hepática.

QUADRO 2

Distúrbios que causam falta de crescimento em gatos e como deve ser feito o diagnóstico desses distúrbios

Causas de falha de crescimento em gatos	Testes de diagnóstico específicos	Desfecho
Tamanho pequeno e boa condição corporal		
Hipotireoidismo	T4 total e TSH	Baixo T4 e alto TSH
Hiperadrenocorticismo	Teste de supressão com baixa dose de dexametasona	Supressão inadequada do cortisol em 8 horas
	Teste de estimulação com ACTH	Resposta excessiva do cortisol
Deficiência de GH	Concentração de IGF-1	Baixa concentração
Condrodistrofias	Radiografias do esqueleto	Irregularidades no tamanho e na forma dos ossos, hipoplasias articulares
Tamanho pequeno e má condição corporal		
Dieta		
Subalimentação	Aumentar o consumo de alimentos e monitorar	Melhora do tamanho e condição corporal
Dieta de má qualidade	Mudar para uma dieta de boa qualidade e monitorar	Melhora do tamanho e condição corporal
Desordens cardíacas		
Doença congênita	Eletrocardiograma	Arritmia
	Radiografias torácicas	Cardiomegalia
	Ecocardiograma	Fluxo ou padrão de pressão anormal, aumento de câmara cardíaca
Doenças hepáticas		
Anomalia vascular portossistêmica	Concentrações de ácidos biliares em jejum e pós-prandial	Aumento da concentração de ácidos biliares
	Radiografias e US abdominal	Micro-hepatia, visualização do desvio (US)
	Portograma contrastado	Visualização do desvio
Hepatite	Perfil bioquímico sérico	Elevação da atividade sérica das enzimas hepáticas
	US abdominal	Fígado hiperecogênico
	Biópsia hepática	Inflamação hepática
Doença do armazenamento de glicogênio	Triagem metabólica de urina	Metabólitos anormais, inclusões metacromáticas em leucócitos

continua

QUADRO 2

Distúrbios que causam falta de crescimento em gatos e como deve ser feito o diagnóstico desses distúrbios (*continuação*)

Causas de falha de crescimento em gatos	Testes de diagnóstico específicos	Desfecho
Doença oral		
Fenda palatina	Exame oral	Presença de fenda no palato
Doença dentária	Exame oral	Presença de doença dentária
Doença faríngea	Fluoroscopia	Acalásia faríngea presente
Desordens esofágicas		
Megaesôfago	Radiografias torácicas	Esôfago distendido; possível pneumonia por aspiração
	Fluoroscopia	Esôfago hipomotílico distendido
Anomalia do anel vascular	Radiografias torácicas	Megaesôfago; possível pneumonia por aspiração
	Radiografias contrastadas com bário	Esôfago estreito perto da base do coração
Obstrução esofágica (corpo estranho, estenose)	Radiografias torácicas	Megaesôfago; presença de corpo estranho radiodenso
	Radiografias contrastadas com bário	Delineamento do corpo estranho; estreitamento do esôfago no local da estenose
Doença gastrintestinal		
Parasitas	Flutuação fecal e exame direto	Presença de parasitas ou ovos
Doença inflamatória intestinal	Biópsias	Inflamação intestinal
Obstrução parcial	Radiografias abdominais	Possível corpo estranho radiodenso
	Estudo gastrintestinal contrastado	Área de estreitamento do contraste
Histoplasmose	Biópsias	Presença do organismo
	Citologia de suabe retal	Presença do organismo
Insuficiência pancreática exócrina	Teste de imunorreatividade semelhante à tripsina sérica	Baixa concentração

continua

QUADRO 2

Distúrbios que causam falta de crescimento em gatos e como deve ser feito o diagnóstico desses distúrbios (*continuação*)

Causas de falha de crescimento em gatos	Testes de diagnóstico específicos	Desfecho
Doença renal		
Falência renal	Perfil bioquímico sérico e urinálise	Azotemia, hiperfosfatemia, isostenúria
	Radiografias abdominais	Rins pequenos ou grandes
	Ultrassonografia renal	Rins pequenos hiperecoicos, pelve renal distendida
Doença glomerular	Perfil bioquímico sérico	Albumina sérica baixa
	Urinálise	Proteinúria
Pielonefrite	Ultrassonografia renal	Pelve renal dilatada
	Urinálise	Piúria, bacteriúria, cilindros
Diversos		
Hiperparatireoidismo (a condição corporal pode variar com a gravidade dos sinais clínicos)	Perfil bioquímico sérico	Hipercalcemia, hipofosfatemia
	Concentração sérica do paratormônio	Alta concentração
Diabetes mellitus	Perfil bioquímico sérico	Hiperglicemia em jejum
	Urinálise	Glicosúria

ACTH: hormônio adrenocorticotrófico; GH: hormônio do crescimento; IGF-1: fator de crescimento semelhante à insulina tipo I; TSH: hormônio tireoestimulante; US: ultrassonografia.

- Quantidades inadequadas de hormônio do crescimento (GH) ou somatomedina (IGF-1) podem resultar de aplasia ou neoplasia hipofisária ou hipotalâmica. Hipotireoidismo ou excesso de cortisol de fontes endógenas ou exógenas podem diminuir a atividade do GH.
- A insulina tem um efeito positivo na produção de somatomedina; como tal, a deficiência de insulina decorrente de *diabetes mellitus* ou desnutrição retarda o crescimento. Além disso, a deficiência de insulina diminui a capacidade das células de utilizar a glicose.
- A energia pode ser perdida como resultado de uma taxa metabólica aumentada, causada por febre, inflamação ou neoplasia. Com a febre, perde-se o aumento do calor corporal, ao passo que, com inflamação ou neoplasia, os nutrientes podem ser preferencialmente consumidos e se tornam, portanto, indisponíveis para o crescimento.
- A energia também pode ser perdida como resultado da glicosúria na *diabetes mellitus*, mas a glicosúria renal primária ou a síndrome de Fanconi não resultam em crescimento atrofiado. Esse achado aparentemente contraditório pode ser o resultado do metabolismo energético anormal concomitante encontrado no *diabetes mellitus*.
- A perda de proteína pode ocorrer na doença glomerular ou na enteropatia com perda proteica.
- As doenças sistêmicas que podem causar desenvolvimento esquelético anormal em gatos incluem desequilíbrios nutricionais como:
    - Hiperparatireoidismo nutricional secundário (dieta apenas à base de carne).
    - Hipovitaminose D (raquitismo em animais em crescimento).
    - Hipervitaminose A (gatos alimentados com quantidades excessivas de fígado): causa múltiplas exostoses ósseas, frouxidão articular e impacto nos nervos, levando a distúrbios da medula espinhal ou nervos periféricos e plexos).
    - Osteogênese imperfeita (doença óssea hereditária caracterizada por mineralização deficiente e fragilidade óssea excessiva).
- Os gatos da raça Scottish Fold possuem um gene autossômico dominante que determina a ocorrência das orelhas dobradas para a frente e graus variados de osteocondrodisplasia. Os gatos afetados apresentam caudas curtas, grossas e inflexíveis, e pés encurtados.

CAUSAS ENDÓCRINAS

Causas endócrinas de retardo de crescimento incluem hipopituitarismo, hipotireoidismo juvenil, *diabetes mellitus* tipo I juvenil e hiperadrenocorticismo juvenil.

As anormalidades do crescimento endócrino podem ser divididas em dois grupos com base no tipo de nanismo presente. Um anão proporcional exibe pequena estatura, mas exatamente as mesmas dimensões do animal adulto (nanismo proporcional); é característico da deficiência isolada do hormônio do crescimento (GH). Em contraste, um anão desproporcional tem cabeça e tronco de tamanho normal com pernas curtas (nanismo desproporcional) e é característico do nanismo mediado por hipotireoidismo e hiperadrenocorticismo.

Outras causas endócrinas de crescimento anormal (ou seja, *diabetes mellitus* juvenil) resultam em estatura subnormal (não em nanismo verdadeiro) e em um animal de proporções normais, mas emaciado.

Nanismo pituitário

O GH precisa estar presente para estimular a produção de somatomedina, produzida no fígado, e subsequentemente síntese proteica, proliferação celular e crescimento esquelético. A falta de GH resulta em nanismo proporcional. A falta de GH leva ao nanismo verdadeiro como resultado da diminuição da condrogênese e do crescimento esquelético, bem como diminuição da síntese de proteínas e proliferação celular em tecidos extraesqueléticos. Isso contrasta com o nanismo desproporcional observado no hipotireoidismo, em que cabeça e corpo são de tamanho normal, mas as pernas são encurtadas. O hipossomatotropismo congênito resulta em nanismo hipofisário e é extremamente raro em gatos. Recentemente, foi descrito o gene do nanismo felino. A alteração estrutural do genoma interrompeu a UDP-glicose 6-desidrogenase, um gene envolvido na biossíntese de glicosaminoglicanos, ainda não descrito no nanismo humano.

A deficiência de GH pode ser decorrente de um defeito congênito na diferenciação das células endócrinas da glândula pituitária ou de um distúrbio adquirido, como traumatismo craniencefálico (TCE) ou neoplasia, resultando em deficiência isolada de GH ou deficiência de múltiplos hormônios, como estimulante da tireoide, prolactina, adrenocorticotrófico (ACTH), foliculoestimulante e luteinizante. Essas outras formas de nanismo não foram documentadas em gatos, apenas deficiência de GH. Os primeiros sinais clínicos observáveis de nanismo hipofisário são crescimento lento observado nos primeiros 3 a 5 meses de vida e retardo mental.

Os achados do exame físico podem incluir nanismo proporcional, alterações nos centros de ossificação, retardo no fechamento das placas de crescimento e retardo na erupção dentária (geralmente com dentição normal), atrofia muscular, retenção de pelos secundários e falta de pelos primários, descamação, alopecia simétrica bilateral, hiperpigmentação cutânea, opacidade corneana bilateral, criptorquidia uni ou bilateral, atrofia testicular, anestro persistente, ovários imaturos, letargia, apatia, embotamento mental, cardiomiopatia dilatada e sinais de hipotireoidismo secundário. Alguns pacientes podem ter convulsões em decorrência da hipoglicemia.

As características clinicopatológicas incluem anemia normocítica normocrômica leve, eosinofilia, linfocitose, hipofosfatemia e hipoglicemia intermitente, resultante de insuficiência adrenal secundária. O diagnóstico diferencial inclui outras causas de crescimento atrofiado, como nanismo hipotireoidiano, desvio portossistêmico, *diabetes mellitus*, hiperadrenocorticismo, desnutrição e parasitismo.

O diagnóstico é feito medindo-se as concentrações séricas de GH (não mais disponível comercialmente) ou somatomedina C sérica (fator de crescimento semelhante à insulina 1 – IGF-1). A vantagem do IGF-1 é que ele não é específico da espécie. Geralmente há uma resposta subnormal aos testes de estimulação exógena de TSH e corticotropina; além disso, o TSH endógeno e a corticotropina estão diminuídos como resultado do pan-hipopituitarismo. Os resultados de um teste de estimulação do hormônio liberador de tireotropina (TRH) também seriam anormais. Recentemente, um gato foi tratado com sucesso com GH recombinante humano por via subcutânea. A dose foi extrapolada (0,24-0,37 mg/kg/semana) a partir da dose de pacientes pediátricos com deficiência de GH humano. Como o metabolismo dos hormônios é muito mais rápido em gatos do que em humanos, a dose foi 10 vezes maior que a dose máxima recomendada em humanos.

Hipotireoidismo

O hormônio tireoidiano tem um efeito facilitador nas ações da somatomedina. Portanto, muitos dos sinais clínicos observados no hipotireoidismo se sobrepõem aos observados no nanismo hipofisário. O hipotireoidismo primário congênito causando nanismo desproporcional é reconhecido com mais frequência em gatos do que o hipotireoidismo de início na idade adulta. Causas relatadas de hipotireoidismo congênito incluem defeito na biossíntese do hormônio tireoidiano, principalmente na organificação do iodo, e disgenesia tireoidiana. Uma suspeita de defeito hereditário autossômico recessivo na organificação do iodo foi documentada em uma família de gatos Abissínios com hipotireoidismo congênito. Embora rara, a deficiência de iodo pode causar hipotireoidismo em gatinhos alimentados com uma dieta restrita à base de carne.

Os gatinhos afetados geralmente parecem normais ao nascimento, mas o atraso no crescimento quase sempre se torna evidente por volta das oito semanas de idade. O nanismo desproporcional se desenvolve nos meses seguintes, com cabeça grande, pescoço curto e largo e membros curtos se desenvolvendo nos gatinhos afetados. Achados adicionais incluem letargia, embotamento mental, constipação, hipotermia, bradicardia e retenção prolongada de dentes decíduos. A pelagem pode consistir principalmente em um subpelo com pelos primários de proteção espalhados finamente por todo o corpo.

O diagnóstico de hipotireoidismo é feito quando se encontram baixas concentrações séricas de T4 e altas concentrações endógenas de hormônio estimulante da tireoide (TSH). A disgenesia epifisária é vista radiograficamente. A levotiroxina sintética é recomendada, inicialmente em uma dosagem inicial de 0,05 ou 0,1 mg, uma vez ao dia. Um mínimo de quatro semanas deve decorrer antes que a resposta do gato ao tratamento seja avaliada clinicamente. O retardo mental não pode ser corrigido, mas as anormalidades esqueléticas podem ser reversíveis se o tratamento for iniciado precocemente.

Diabetes mellitus tipo I juvenil

O *diabetes mellitus* tipo I ou *diabetes mellitus* dependente de insulina (DMDI) raramente é observado em filhotes de gatos. O crescimento retardado nesses casos é observado como resultado da privação de calorias.

O tratamento do *diabetes mellitus* juvenil pode ser desafiador e consiste na administração exógena de insulina. Como esses animais estão crescendo rapidamente, as necessidades de insulina podem mudar drasticamente, diária ou semanalmente. Uma dieta de crescimento, em vez de alimentos ricos em fibras, deve ser fornecida aos filhotes. A presença concomitante de insuficiência pancreática exócrina deve ser investigada por meio do teste de imunorreatividade semelhante à tripsina sérica.

Hiperadrenocorticismo

O hiperadrenocorticismo é incomum em gatos. Os níveis de cortisol podem estar elevados por causas endógenas ou exógenas. Questionar o proprietário sobre o uso de qualquer medicamento para olhos, ouvidos ou pele pode revelar o uso de um produto corticosteroide. O excesso de glicocorticoides, especialmente se administrados por um longo período, inibe as funções hipofisária e hipotalâmica normais. A diminuição reversível resultante da secreção de GH e hormônio tireoidiano pode resultar em crescimento deficiente em filhotes jovens. Se houver histórico de causa iatrogênica, o medicamento deve ser descontinuado, se possível, e deve ser procurada uma alternativa que não contenha corticosteroides. O hiperadrenocorticismo juvenil espontâneo não foi relatado em gatos.

LITERATURA SUGERIDA

Buckley RM, Davis BW, Brashear WA, Farias FHG, Kuroki K, Graves T, et al. A new domestic cat genome assembly based on long sequence reads empowers feline genomic medicine and identifies a novel gene for dwarfism. PLoS Genet. 2020;16: e1008926.

Donaldson D, Billson FM, Scase TJ, Sparkes AH, McConnell F, Mould JR, Adams V. Congenital hyposomatotropism in a domestic shorthair cat presenting with congenital corneal oedema. J Small Anim Pract. 2008;49(6):306-9.

Gelens HC, Ihle SL. Failure to grow. Vet Clin North Am Small Anim Pract. 1999;29(4):989-1001.

Greco DS. Pediatric endocrinology. Vet Clin North Am Small Anim Pract. 2006;36(3):549-56.

König ML, Henke D, Adamik K, Pérez Vera C. Juvenile hyposomatotropism in a Somali cat presenting with seizures due to intermittent hypoglycaemia. JFMS Open Rep. 2018;4(1):2055116918761441.

Lutz B, Betting A, Kovacevic A, Durand A, Gurtner C, Kaiponen TS, et al. Dilated cardiomyopathy in a cat with congenital hyposomatotropism. JFMS Open Rep. 2022;8(1):20551169221086437.

Načeradská M, Návojová Horáčková K, Fridrichová M. Case report: human recombinant growth hormone therapy in a DSH cat presented with dwarfism. Front Vet Sci. 2021;8:773355.

46

Depressão/prostração/letargia

Christine Souza Martins

O PULO DO GATO

O relato de depressão pode ser uma manifestação vaga de doença sistêmica, mas também pode estar associado com respostas comportamentais do gato a inadequações ou acontecimentos no seu ambiente.

A depressão ou letargia pode acompanhar virtualmente qualquer alteração em órgãos ou sistemas.

Uma vez determinado que se trata de uma manifestação física e não comportamental, a abordagem inicial visa descartar causas mais óbvias: dor, febre, desidratação, hipotensão, anemia e hipoglicemia.

INTRODUÇÃO

As definições de depressão são variadas e influenciam como vamos abordar o paciente felino. A depressão pode ser definida como diminuição da consciência ou da atividade física voluntária. A depressão como diminuição da consciência ou alteração do estado mental é tratada no capítulo 22 – Depressão, estupor e coma. Um gato com fraqueza muscular/paresia também pode ser descrito como deprimido com base na sua relutância, ou incapacidade, de se movimentar (ver capítulo 73 – Paresia e paralisia).

Abordaremos aqui, então, a depressão como diminuição voluntária da atividade física, que pode ser observada pelo proprietário. Essa menor atividade física voluntária pode ser descrita como tentativas de isolamento e retração ou pode ainda estar associada com outras manifestações: diminuição dos hábitos de higiene, micção ou defecação em locais inapropriados, diminuição de apetite, alterações nos padrões de sono, menor interação com as pessoas ou outros animais, diminuição de interesse pelas atividades de brincadeira ou brinquedos outrora favoritos. Eventualmente, em determinadas situações, a definição da depressão está associada a distúrbio de comportamento, em que o gato, mesmo em perfeita saúde física, demonstra vários desses sinais. Nesses casos, a abordagem psíquica/comportamental seria a mais apropriada.

O termo **letargia** pode ser empregado para uma alteração mais grave do estado de consciência ou sinônimo de depressão quando relatado na anamnese. O termo **prostração** geralmente é definido como condição de extrema exaustão, fraqueza e falta de energia. Ambos os termos serão usados como sinônimos.

Os relatos de alterações subjetivas de comportamento, manifestação de depressão ou letargia podem estar associados virtualmente a qualquer órgão ou sistema.

Os ancestrais dos nossos gatos de hoje eram indivíduos caçadores solitários, para os quais esconder sinais de doença era vital para a sobrevivência. Por isso, até hoje os gatos demonstram mínimas alterações de comportamento associadas a doenças, dor e estresse. Mesmo em um ambiente em que se sinta seguro, o gato mantém o hábito de se isolar quando algo está errado ou quando uma situação nova se apresenta. Ele prefere se afastar da situação (ou indivíduo) causador de estresse e monitorar a distância. Isso torna a detecção de sinais de doença muito desafiadora para os proprietários, mais ainda para os veterinários. Muitas vezes, é bastante difícil identificar uma alteração de comportamento como uma doença comportamental ou como a manifestação de uma doença física.

Mesmo assim, os proprietários mais sensíveis e observadores com frequência relatam como motivo da consulta que seus animais não estão se comportando de maneira típica. Os relatos podem variar: "Não sei o que está acontecendo, mas ele não está normal"; "Há algo diferente com meu gato"; "Ele parece triste". Considerando que os gatos são indivíduos com hábitos bastante previsíveis, particularmente do ponto de vista das pessoas que convivem com eles, as alterações de comportamento, em especial o comportamento menos interativo e classificado como depressivo, pode ser bastante preocupante.

O médico-veterinário deve ter em mente que a grande maioria dos proprietários que convivem com seus gatos há muito tempo tem um conhecimento bem profundo de seus hábitos e reações esperadas. Alterações nesses aspectos podem causar estranheza e preocupação, sendo motivo de levá-los à consulta veterinária. Infelizmente, muitas vezes essas preocupações e observações subjetivas são desconsideradas pelo médico-veterinário, que espera um relato mais objetivo ou um sinal clínico mais concreto, como vômitos, diarreia, alterações nas características da urina, espirros etc.

Por outro lado, o relato do proprietário pode sim estar mesclado com seus próprios sentimentos de preocupação e impotência diante das alterações no comportamento de seu gato querido. Esses sentimentos podem inclusive fazer com que criem histórias ou fatos para explicar a recém-observada mudança de comportamento, como possibilidade de traumas, envenenamentos, maus-tratos e ingestão de corpos estranhos. Cabe ao veterinário filtrar essas informações e certificar-se de que essas possibilidades podem ser verificadas e comprovadas e questionar outros fatos, por vezes ignorados pelas pessoas durante a anamnese.

O comportamento deprimido ou letárgico está muito comumente associado com a diminuição do apetite ou até mesmo com a anorexia total, outra fonte de angústia para os proprietários (ver capítulo 35 – Anorexia).

Os objetivos iniciais na abordagem de queixas subjetivas como depressão e letargia são: determinar se há uma doença física real, determinar sua gravidade e assegurar ao proprietário que suas preocupações serão levadas em consideração.

SUSPEITAS CLÍNICAS

O sinal de depressão/letargia é extremamente inespecífico, mas, associando com informações de anamnese, podem-se listar algumas causas (Quadro 1).

QUADRO 1

Causas mais frequentes de depressão/letargia	
Síndromes inespecíficas	▪ Febre ▪ Dor ▪ Anemia ▪ Desidratação ▪ Hipotensão ▪ Choque ▪ Sepse
Alterações endócrinas ou metabólicas (primárias ou secundárias)	▪ Diabetes descompensado (CAD) ▪ Hipotireoidismo: · Iatrogênico (tratamento inadequado do hipertireoidismo): mais comum · Primário: raro em gatos ▪ Hipoglicemia: ▪ Primária: filhotes doentes e anoréticos ▪ Iatrogênica: dosagem inadequada de insulina ou remissão espontânea em gatos em tratamento de DM ▪ Hipocalemia: · Perda aumentada (vômitos, diarreia, poliúria) · Anorexia · Hiperaldosteronismo (raro) ▪ Lipidose hepática
Fármacos (dosagens inadequadas ou desnecessárias)	▪ Anti-hipertensivos ▪ Analgésicos opioides ▪ Antiepilépticos ▪ Metimazol ▪ Insulina ▪ Psicofármacos
Outras desordens causando disfunções e desconfortos diversos	▪ Osteoartrite ▪ Disfunção cognitiva ▪ Encefalopatia hepática ▪ Pancreatite ▪ Cardiomiopatia/ICC ▪ Obstrução uretral ▪ Intoxicações ▪ Efusão pleural
Desordens verdadeiramente comportamentais	▪ Ansiedade, medo

CAD: cetoacidose diabética; DM: *diabetes mellitus*; ICC: insuficiência cardíaca congestiva.

ABORDAGEM DIAGNÓSTICA

Anamnese

Informações importantes na abordagem diagnóstica começam pela resenha, visto que, em um gato jovem, as suspeitas vão ser diferentes das de um gato idoso, por exemplo (Quadro 2).

O proprietário deve ser incentivado a descrever um dia típico na vida do gato, isto é, seus hábitos mais triviais, e verificar quais desses comportamentos se alteraram. Um gato descrito como deprimido pode simplesmente estar evitando uma situação estressante ou dolorosa, por exemplo um gato idoso que tem dores articulares e parou de brincar ou subir nos móveis.

QUADRO 2

Anamnese para investigação de quadros de depressão

- Há outros sinais associados: anorexia, distúrbios de micção/defecação, vocalizações, agressividade?
- Há quanto tempo foi observada a depressão e como está evoluindo?
- Poderia descrever o ambiente interno e informar se há acesso ao meio externo?
- Houve recentes alterações na dinâmica familiar: perda de um membro da família (humano ou animal), nascimento de um bebê, adoção de um filhote, visitas, eventos?
- Houve alguma mudança de casa ou na rotina?
- Foi administrado recentemente algum medicamento (prescrito ou não)?
- Já apresentou alguma destas doenças: endocrinopatias, doenças bucais, osteoartrites, obesidade?

Em um gato jovem, especialmente um filhote, a queda súbita no nível de atividade pode representar uma doença séria. No caso dos gatos idosos, a diminuição gradual de atividade frequentemente é considerada apenas uma consequência da idade, e várias doenças e alterações podem já estar presentes há algum tempo sem que o proprietário as considere relevantes (ver Capítulo 9 – Particularidades do gato idoso)

Exame físico e exames complementares

O exame físico pode prontamente detectar alterações bastante evidentes que nos guiarão na busca do diagnóstico, como hipotermia, hipotensão, mucosas pálidas ou ictéricas, lesões traumáticas aparentes, postura ou expressão facial indicando dor etc. (Figura 1). A auscultação cardíaca pode detectar bradicardia (que pode ser indício de choque) ou

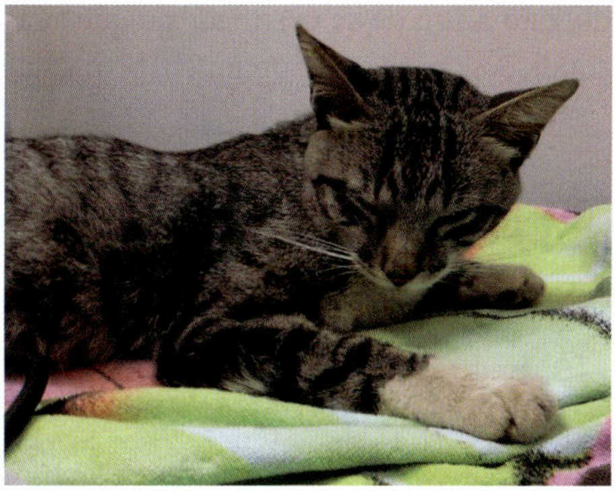

FIGURA 1. Gato com aspecto de depressão mental, postura e expressão facial indicando desconforto e dor. No exame físico, também foram constatadas baixa temperatura e hipotensão. O animal foi posteriormente diagnosticado com pancreatite.

Fonte: arquivo pessoal da autora.

taquicardia (com ritmo de galope), sugerindo cardiomiopatia.

Considerando o gato um verdadeiro "especialista" em esconder dor, inúmeros estudos recentes têm contribuído para melhorar as habilidades do médico veterinário na detecção, avaliação e manejo de dor no paciente felino (ver capítulo 16 – Dor e analgesia).

Os exames complementares necessários evidentemente serão guiados pelo conjunto de informações obtidas, podendo ter caminhos bem diversos. Mas algumas avaliações devem fazer parte da rotina de abordagem de qualquer paciente felino exibindo sinais inespecíficos como depressão e/ou letargia, como: glicemia, hemograma completo e potássio sérico.

Como enfatizado anteriormente, algumas alterações de comportamento não são verdadeiramente desordens comportamentais, sendo sim um reflexo adaptativo do felino aos fatores estressantes e causadores de frustração e desconforto em seu dia a dia. Os médicos-veterinários têm o dever de questionar sobre o ambiente e manejo do gato a fim de se certificar de que suas condições de vida proporcionem bem-estar e saúde mental.

LITERATURA SUGERIDA

Ettinger SJ, Feldman EC, Côté E. "Ain't doing right": the nonspecific chief concern of ill thrift. In: Ettinger SJ, Feldman EC, Côté E, editors. Textbook of veterinary internal medicine: diseases of the dog and the cat. 8. ed. St. Louis: Mosby; 2017. p.43-45.

Horwitz DF, Rodan I. Behavioral awareness in the feline consultation: understanding physical and emotional health. J Feline Med Surg. 2018;20(5):423-36.

Krasztel MM, Czopowicz M, Szaluś-Jordanow O, Moroz A, Mickiewicz M, Kaba J. Application of a complete blood count to screening lethargic and anorectic cats for pancreatitis. BMC Vet Res. 2021;17(1):383.

Monteiro BP. Feline chronic pain and osteoarthritis. Vet Clin North Am Small Anim Pract. 2020;50(4):769-88.

Steagall PV. Analgesia: what makes cats different/challenging and what is critical for cats? Vet Clin North Am Small Anim Pract. 2020;50(4):749-67.

Steagall PV, Robertson S, Simon B, Warne LN, Shilo-Benjamini Y, Taylor S. 2022 ISFM Consensus Guidelines on the Management of Acute Pain in Cats. J Feline Med Surg. 2022;24(1):4-30.

Stelow E. Behavior as an Illness Indicator. Vet Clin North Am Small Anim Pract. 2020;50(4):695-706.

47 Dermatite perivulvar

Fernanda Vieira Amorim da Costa

O PULO DO GATO

Intertrigo refere-se a um crescimento excessivo de micróbios (bactérias, leveduras ou ambos) dentro do ambiente quente/úmido de uma dobra cutânea. É comum ao redor da vulva de gatas com dobras perivulvares profundas e outras áreas intertriginosas em animais obesos.

Dobras cutâneas na área perivulvar não são descritas em gatos e podem passar despercebidas pela falta de sinais clínicos.

Causa bastante desconforto às gatas acometidas, que podem apresentar frequentes episódios de cistite bacteriana ascendente.

INTRODUÇÃO

A dermatite perivulvar das dobras cutâneas, ou dermatite intertriginosa, desenvolve-se nos recessos das dobras excessivas da pele, onde duas áreas da pele estão intimamente opostas. As dobras cutâneas perivulvares podem ser criadas pelo espessamento da derme ou pelo acúmulo de tecido adiposo, como resultado da obesidade. Quantidades variáveis de urina ficam retidas nas dobras, causando dermatite amoniacal.

Ela ocorre principalmente em gatas obesas, e frequentemente está infectada em virtude do acúmulo de urina após a micção. A capacidade de o gato lamber a área e mantê-la limpa pode prevenir a dermatite. Por causa da obesidade, as gatas não conseguem lamber sua região perineal, propiciando acúmulo de urina e a consequente dermatite (Figura 1).

SINAIS CLÍNICOS

A dermatite ou piodermite que se inicia nas dobras cutâneas pode se espalhar para todo o períneo e para a face ventral da cauda. A inflamação primária, como a causada por doenças alérgicas, exacerba o intertrigo. Muitos pacientes apresentam infecções urinárias recorrentes, principalmente cistite bacteriana ascendente. Células inflamatórias e um supercrescimento microbiano misto são achados citológicos comuns. A presença de bastonetes no exame citológico pode ser explicada pela proximidade do ânus e do material fecal às pregas vulvares.

O corrimento fétido associado à dermatite perivulvar é causado pelos produtos da ação bacteriana nas secreções da pele e nos

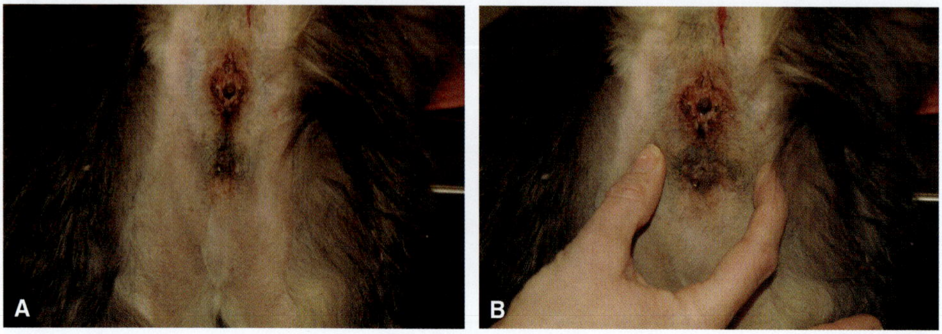

FIGURA 1. Dermatite perivulvar em gata obesa. **A:** as dobras cutâneas anormais estão localizadas lateralmente à vulva. Quando presentes, a vulva não é visível. **B:** o tamanho das dobras pode ser avaliado ao abrir as pregas cutâneas.

Fonte: arquivo pessoal da autora.

depósitos de urina. Os organismos mais comumente associados à dermatite de pregas cutâneas são espécies de *Staphylococcus* e *Streptococcus*.

DIAGNÓSTICOS DIFERENCIAIS

A dermatite perivulvar felina é frequentemente confundida com algumas doenças:

- Dermatite perineal que pode resultar de processos alérgicos.
- Doença gastrintestinal ou urogenital, porque muitas vezes há secreções sebáceas copiosas que podem mimetizar secreções uterinas, fecais ou urinárias.
- Dermatite por contato fecal ou urinário associado a diarreia ou incontinência urinária, respectivamente.
- Pseudocoprostase, que é um emaranhamento de pelos na região perineal, geralmente incluindo fezes e urina, de modo que as fezes não podem passar ou gerar dor e a inibição da defecação (Figura 2).
- Impactação, infecção e abscedação dos sacos anais, que podem resultar em feridas perineais (Figura 2).

TRATAMENTO

O tratamento médico da dermatite perivulvar, como a administração de antibióticos, pomadas tópicas e agentes cicatrizantes, tem sido recomendado como tratamento paliativo, mas a resolução a longo prazo não pode ser esperada sem intervenção cirúrgica, caso a paciente não perca peso.

A episioplastia (Figura 3) é mais comumente indicada quando a dermatite intertriginosa está associada a umidade crônica e maceração dentro da dobra cutânea. Um benefício secundário da episioplastia para o intertrigo da prega vulvar é a eliminação da predisposição a infecções recorrentes do trato urinário. O tempo relativamente curto até o desaparecimento da dermatite perivulvar em um caso descrito na literatura corrobora essa conclusão. Se houver dermatite perineal ou piodermite de prega cutânea, ela deve ser resolvida antes da cirurgia. O tratamento com antibiótico sistêmico e o tratamento local podem levar de 1 a 4 semanas para resolver a infecção.

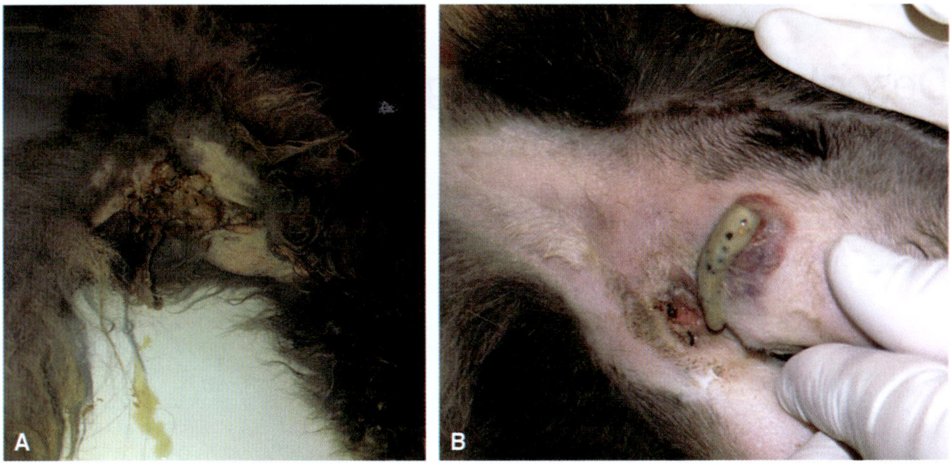

FIGURA 2. **A:** retenção de fezes e urina em um grande nó nos pelos formados da região perineal de um gato Persa, levando à pseudocoprostase. **B:** saco anal esquerdo com abscesso. Foi aberto cirurgicamente com uma incisão sobre o abscesso, drenando material purulento tingido de sangue.

Fonte: arquivo pessoal da autora.

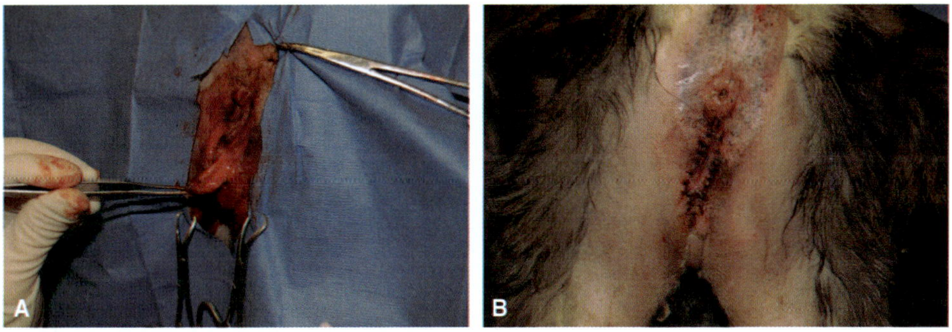

FIGURA 3. **A**, **B:** episioplastia para correção da dermatite perivulvar causada pela obesidade. Incisões espelhadas, elípticas e verticais são feitas lateralmente à vulva, largas o suficiente para remover completamente as dobras cutâneas. Pelo menos 2 mm de pele devem permanecer laterais à vulva para permitir a sutura.

Fonte: arquivo pessoal da autora.

Se as incisões elípticas não forem idênticas, haverá assimetria. A falha em remover a pele adequadamente pode causar recorrência. Se a gata ganhar peso após a cirurgia, novas dobras cutâneas podem se formar. A perda de peso deve ser incentivada para prevenir a recorrência.

LITERATURA SUGERIDA

Bellah JR. Tail and perineal wounds. Vet Clin North Am Small Anim Pract. 2006;36(4):913-29.

Norsworthy GD, Romeo A. Perivulvar skin fold removal. In: Norsworthy GD, Restine LM, editors. The feline patient. 5. ed. Hoboken: Wiley-Blackwell; 2018. p.807-9.

Ranen E, Zur G. Perivulvar dermatitis in a cat treated by episioplasty. J Small Anim Pract. 2005;46(12):582-4.

48

Descolamento/hemorragia de retina/coriorretinite

Fernanda Vieira Amorim da Costa
Marcela Torikachvili

O PULO DO GATO

A fundoscopia é indicada como parte do exame físico de rotina, mas principalmente nos casos de animais com distúrbios visuais, quando há uveíte anterior, em casos de doença sistêmica conhecida e em pacientes com anormalidades sistêmicas sem diagnóstico, como a febre de origem desconhecida.

O olho é um órgão único, que permite ao clínico, usando um oftalmoscópio, visualizar os vasos sanguíneos *in vivo*. Portanto, os distúrbios que afetam o fluxo sanguíneo sistêmico podem ser prontamente diagnosticados na retina com métodos não invasivos.

Descolamento e hemorragia de retina podem ser resultado de hipertensão arterial sistêmica, e a coriorretinite pode estar presente nas doenças inflamatórias e infecciosas.

INTRODUÇÃO

O exame de fundo de olho é um componente importante de um exame oftalmológico completo e de um exame físico completo (capítulo 111 – Exame oftálmico). A fundoscopia pode parecer justificada apenas quando o paciente apresenta perda de visão; no entanto, os resultados de um exame de fundo de olho podem ser úteis na determinação de diagnósticos diferenciais e prognósticos. Pacientes com potencial para doenças infecciosas, imunomediadas, vasculares, neoplásicas, nutricionais ou metabólicas podem apresentar manifestações oculares de doença sistêmica. O exame adequado do fundo de olho não é uma habilidade inerentemente fácil mas, uma vez dominada com prática e paciência, é uma ferramenta inestimável.

Dentre as alterações que podem ser diagnosticadas na fundoscopia, destacam-se o descolamento e a hemorragia de retina, por serem resultado de hipertensão arterial sistêmica, e a coriorretinite, que está presente nas doenças inflamatórias e infecciosas. Essas serão comentadas a seguir. Porém, estimula-se o médico-veterinário a também saber identificar alterações como displasia, atrofia e degeneração de retina, importantes quando se suspeita de cegueira como sequela de panleucopenia viral felina, doença hereditária em algumas raças de gatos (capítulo 10 – Doenças de padrão racial em gatos) e na deficiência de taurina. É importante ressaltar que o antibiótico enrofloxacina é associado à degeneração tóxica da retina em gatos, que pode resultar em cegueira aguda permanente. Um estudo sugeriu que os fatores de risco incluem altas doses, administração intravenosa rápida, terapia prolongada e idade avançada.

DESCOLAMENTO DE RETINA

O descolamento de retina é a separação da retina da coroide subjacente. Mais precisamente, a separação da retina geralmente ocorre entre a camada de fotorreceptores e o epitélio pigmentar da retina (EPR). Isso ocorre porque a retina neurossensorial e o EPR são duas camadas embriologicamente distintas, com um espaço potencial entre elas. O contato íntimo entre os fotorreceptores e as células epiteliais pigmentares é interrompido, e os metabólitos não estão mais disponíveis na coroide, nem os produtos finais do metabolismo podem ser removidos. Em razão da alta taxa metabólica da retina, alterações graves e irreversíveis podem ocorrer logo após a separação. O descolamento da retina resulta em perda de visão, que pode ser completa ou parcial, dependendo da extensão do descolamento.

Os sinais clínicos que resultam de um descolamento de retina incluem:

- **Perda aguda da visão:** a cegueira é observada em casos de descolamento completo. Descolamentos focais geralmente são menos graves e seu efeito no campo visual não é percebido pelo proprietário.
- **Pupila dilatada que não responde à luz:** no entanto, se o outro olho não for afetado, haverá uma resposta de luz consensual ao olho afetado (capítulo 111 – Exame oftálmico).
- **A aparência de um véu flutuante** (ou seja, a retina descolada) pode ser vista atrás da lente a olho nu (Figura 1). O véu pode ser transparente, branco ou sanguinolento, dependendo do tipo de líquido (seroso, exsudativo ou hemorrágico, respectivamente) envolvido na patogênese do descolamento. Os vasos retinianos são claramente visíveis na retina à medida que ela se move contra o cristalino.

As possíveis causas de descolamento/separação da retina são:

- Hipertensão sistêmica.
- Trauma.

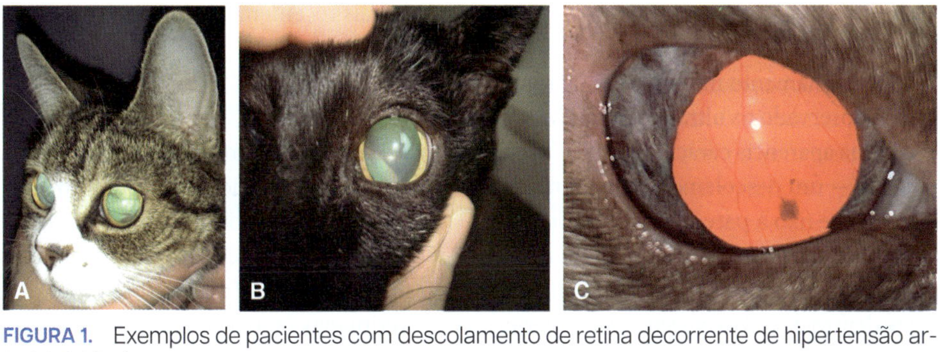

FIGURA 1. Exemplos de pacientes com descolamento de retina decorrente de hipertensão arterial sistêmica.

Fonte: arquivo pessoal das autoras.

- Inflamação.
- Neoplasia.
- Hiperviscosidade do sangue.
- Cirurgia intraocular.
- Envenenamento por etilenoglicol.

Hipertensão sistêmica

A hipertensão sistêmica é comum em gatos idosos e é importante reconhecer os sinais oculares, que podem ser anteriores e/ou posteriores (Quadro 1). Os sinais oculares são geralmente bilaterais, porém não necessariamente simétricos. Os valores indicativos de hipertensão são variáveis, porém pressões sistólicas acima de 160 mmHg em gatos geralmente justificam a terapia, principalmente quando associadas a sinais clínicos.

O descolamento seroso da retina ocorre como consequência da quebra da barreira hematorretiniana normal, permitindo que células inflamatórias, fluidos e até mesmo sangue vazem da coroide para o espaço sub-retiniano. A retina pode desenvolver:

- Edema e descolamento em áreas localizadas (descolamento bolhoso multifocal).
- Descolamento total (descolamento infundibular).
- Ruptura em suas origens (desinserção retiniana).

O descolamento infundibular é prontamente observado na ultrassonografia ocular com uma aparência característica de "asa de gaivota" – um descolamento de retina que permanece fixo à parede posterior do olho na papila do nervo óptico e na *ora ciliaris retinae*. É comum haver hemorragia concomitante dentro da retina, vítreo e úvea anterior, com as várias formas de descolamento da retina causadas por hipertensão sistêmica.

QUADRO 1

Sinais oculares de hipertensão sistêmica
Anterior
▪ Hifema ▪ *Rubeosis iridis* (iris vermelha pelo ingurgitamento da vasculatura da íris) ▪ Midríase
Posterior
▪ Hemorragia vítrea ▪ Anormalidades das arteríolas da retina: • Maior tortuosidade • Estreitamento • Alterações no diâmetro, aparência de "contas" ▪ Hemorragia retiniana ▪ Edema retiniano ▪ Descolamento de retina: • Descolamentos bolhosos multifocais • Descolamento seroso total

Com o tratamento apropriado para a hipertensão sistêmica, a retina geralmente se recoloca fisicamente, mas pode ou não ser funcional. O prognóstico para a recuperação visual é ruim se a retina tiver sofrido descolamento por vários dias. Em termos práticos, gatos idosos hipertensos geralmente apresentam cegueira de início súbito quando a retina no segundo olho afetado se desprende, portanto, alguma visão de orientação funcional pode retornar no olho mais recentemente afetado.

HEMORRAGIA

As hemorragias retinianas são comuns e podem ser classificadas de acordo com sua aparência, relacionando a camada da retina afetada. São reconhecidas hemorragias pré-retinianas (dentro do vítreo), intrarretinianas (superficiais e profundas) e sub-retinianas. No entanto, essa classificação não é clinicamente importante no que diz respeito à causa subjacente da hemorragia. Estão geralmente associadas a distúrbios de coagulação (p. ex., trombocitopenia, coagulopatias) ou hipertensão sistêmica. A hemorragia sub-retiniana grave também pode levar ao descolamento da retina. Em muitos casos, o sangramento não se restringe à retina, podendo ocorrer também hemorragia vítrea e/ou hifema.

Causas de hemorragia retiniana:

- Hipertensão.*
- Trauma (contuso ou penetrante).*
- Inflamação.*
- Neoplasia (p. ex., linfoma).
- Hiperviscosidade do sangue.
- Anemia (p. ex., anemia relacionada à leucemia felina).
- Deficiência de tiamina.

* causas mais comuns

Hipertensão sistêmica

Alterações precoces nos vasos retinianos são difíceis de reconhecer, mas se tornam mais óbvias em casos crônicos. A largura e o trajeto dos vasos sanguíneos podem mudar. As arteríolas tornam-se mais tortuosas e estreitas, com variações de diâmetro conferindo um aspecto de "contas". Essa última característica é mais facilmente observada nas arteríolas próximas ao disco óptico usando um oftalmoscópio direto ou uma lente de 20 dioptrias sob iluminação focal. As alterações no diâmetro representam regiões alternadas de vasoconstrição, vasodilatação, esclerose e oclusão do lúmen. Essa oclusão das arteríolas pode levar a isquemia e degeneração da retina. As veias retinianas não são afetadas em grande parte. Sinais posteriores concomitantes incluem hemorragias retinianas, edema retiniano e descolamento retiniano (Figura 2).

A detecção de hemorragia retiniana, alterações nos vasos sanguíneos retinianos e assim por diante deve orientar o clínico a realizar uma avaliação diagnóstica adicional, como aferição da pressão arterial (capítulo 93 – Mensuração de pressão arterial), hemograma completo, bioquímica sérica e perfis de coagulação. Da mesma forma, o tratamento deve ser direcionado à causa primária; o tratamento ocular não é necessário, exceto em casos de hemorragia e inflamação, para os quais o tratamento sintomático deve ser fornecido.

CORIORRETINITE (OU UVEÍTE POSTERIOR)

A coroide é a porção posterior da úvea ou túnica vascular; contém vasos sanguíneos, melanina e, dorsalmente, o *tapetum lucidum*. A coroide fornece nutrição e remove resíduos da retina; possui uma função de resfriamento, ajudando a dissipar o calor gerado pelo processo visual; e facilita a visão com pouca luz. Para realizar essas funções, a coroide tem um enorme fluxo sanguíneo, muito mais que o necessário para a oxigenação. Embora isso assegure a saúde da retina, também resulta em risco significativo para a retina e para a coroide quando ocorrem anormalidades vasculares sistêmicas, doenças disseminadas por via hematogênica e doenças imunomediadas. A coriorretinite é mais frequentemente bilateral, mas pode ocorrer doença unilateral e não exclui a etiologia sistêmica.

Pela proximidade da retina e da coroide, a retina raramente apresenta inflamação isolada; a coroide geralmente também está envolvida. De fato, na maioria dos casos, a manifestação ocular primária da doença é

---

*Causas mais comuns.

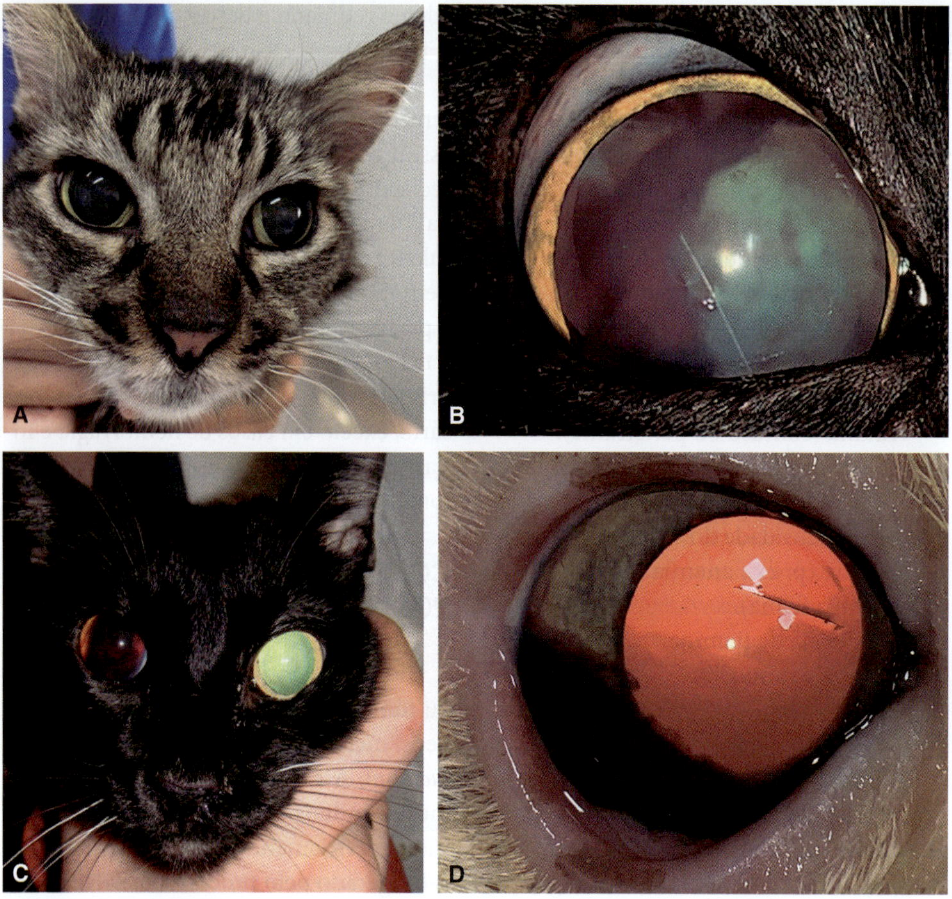

FIGURA 2. Sinais oftálmicos de hipertensão arterial. **A:** midríase bilateral. **B:** hemorragia vítrea. **C**, **D:** hifema.

Fonte: arquivo pessoal das autoras.

uma inflamação da coroide – coroidite ou uveíte posterior. Como resultado da quebra da barreira hematorretiniana, a inflamação se espalha da coroide para a retina, resultando em coriorretinite.

Dada a predileção por coriorretinite em muitas doenças sistêmicas, um exame de fundo de olho dilatado também deve fazer parte do exame físico de rotina em animais com febre de origem desconhecida e quando há suspeita de neoplasia disseminada, micose, toxoplasmose, vasculite, doenças transmitidas por carrapatos ou quando condições semelhantes são consideradas possíveis diferenciais.

Os sinais clínicos da retinite ativa são semelhantes aos da inflamação em qualquer outro órgão. Edema, exsudato e infiltração celular podem ser vistos como bainhas brancas ou borradas ao redor dos vasos sanguíneos da retina.

A coriorretinite aparece clinicamente como uma mudança de cor ou perda de clareza dos tecidos no exame de fundo de olho. Com a coriorretinite ativa, a adição de líquido, proteína e células dentro da retina e dos tecidos sub-retinianos obscurecerá o tapete ou pigmento da coroide (hiporrefletivo) e pode elevar ou descolar a retina e borrar a imagem. O envolvimento vascular pode resultar em manguito perivascular, vasculite, hemorragia e exsudato. Com coriorretinite ativa, o envolvimento do segmento anterior é comum (uveíte anterior), resultando em *flare* aquoso, miose, hipópio, precipitados ceráticos, catarata, edema corneano e alterações da pressão intraocular (PIO). Com a cronicidade, a coriorretinite leva à degeneração retiniana focal ou difusa, hiper-refletividade tapetal, despigmentação, hiperpigmentação e atenuação vascular (Figura 3).

Esses sinais de inflamação do segmento posterior não devem ser considerados um problema primário, mas sim manifestações oculares de uma doença sistêmica. Portanto, a avaliação diagnóstica sistêmica é necessária. No caso da coriorretinite, a causa primária da inflamação geralmente é um agente infeccioso. Portanto, hemograma completo, avaliação sorológica e outros testes diagnósticos (p. ex., exame de urina, radiografia) devem ser realizados. Se um diagnóstico não for alcançado por meio de investigação sistêmica, é possível coletar uma amostra de humor aquoso, através de paracentese da câmara anterior, para avaliação citológica, sorológica ou molecular.

No entanto, é importante observar que, em casos de coriorretinite infecciosa, o agente infeccioso primário nem sempre entra no olho. Nesses casos, a coroide e a retina não são infectadas. Em vez disso, elas estão inflamadas pela presença de imunócitos e anticorpos sensibilizados. Consequentemente, a menos que contraindicado pela condição sistêmica (ou ocular) do paciente, o tratamento da causa primária deve ser complementado com anti-inflamatórios sistêmicos e tópicos, para tratar a inflamação do segmento posterior do olho, e agentes midriáticos para prevenir a formação de sinéquias e uma possível evolução para hipertensão ocular.

As sequelas da coriorretinite incluem descolamento e degeneração da retina, cegueira, *phthisis bulbi*, catarata, glaucoma, degeneração vítrea, atrofia do nervo óptico e perda do olho.

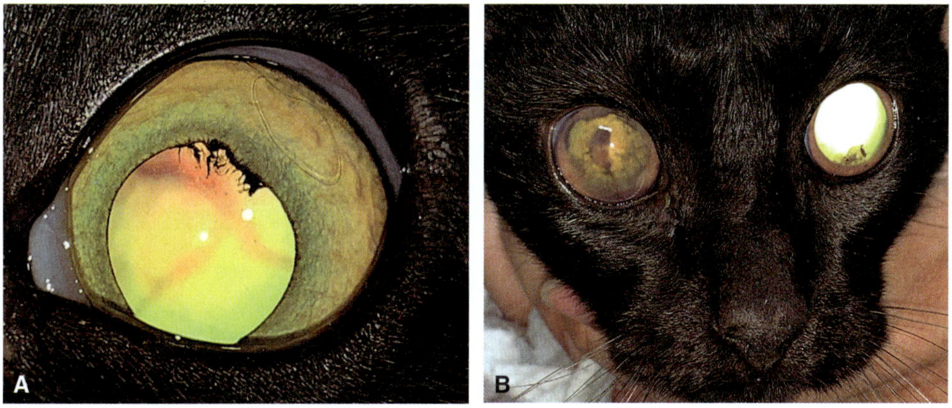

FIGURA 3. Sinais de coriorretinite. **A:** descolamento de retina e sinéquia posterior. **B:** discoria, midríase, sinéquia posterior e *flare* aquoso, hiporrefletividade em olho direito (ativa) e hiper-refletividade em olho esquerdo (inativa).

Fonte: arquivo pessoal das autoras.

LITERATURA SUGERIDA

Carter J. Hypertensive ocular disease in cats: a guide to fundic lesions to facilitate early diagnosis. J Feline Med Surg. 2019;21(1):35-45.

Crispin S, Mould JRB. Systemic hypertensive disease and the feline fundus. Vet Ophthalmol. 2001(2):131-40.

Maggio F, DeFrancesco TC, Atkins CE, Pizzirani S, Gilger BC, Davidson MG. Ocular lesions associated with systemic hypertension in cats: 69 cases (1985-1998). J Am Vet Med Assoc. 2000;217(5):695-702.

Maggs D, Miller P, Ofri R. Slatter's Fundamentals of Veterinary Ophthalmology. 4. ed. St. Louis: Saunders Elsevier; 2008.

Moretto L, Lavaud A, Suter A, Günther C, Pot S, Glaus T. Reliability of detecting fundus abnormalities associated with systemic hypertension in cats assessed by veterinarians with and without ophthalmology specialty training. J Feline Med Surg. 202;23(10):921-7.

Wiebe V, Hamilton P. Fluoroquinolone-induced retinal degeneration in cats. J Am Vet Med Assoc. 2002;221(11):1568-71.

49

Diarreia

Christine Souza Martins

O PULO DO GATO

Os gatos, em comparação aos cães, são menos propensos a diarreias agudas, pois não têm o hábito de ingerir "qualquer coisa".

A diarreia, considerada de forma individual, pode ser resolvida com uma simples modificação dietética ou pode necessitar de exames e procedimentos gradativamente mais sofisticados, invasivos e dispendiosos.

O exame das fezes é indispensável em qualquer caso de diarreia.

As diarreias crônicas, especialmente em gatos idosos, devem ser abordadas de maneira diferente, considerando a possibilidade da real necessidade de coleta de amostra de tecido dos órgãos gastrointestinais para exame histopatológico, se a condição clínica permitir.

Os cuidados de suporte são importante nos casos de desidratação e hipoglicemia.

INTRODUÇÃO

Diarreia é definida como o aumento de volume e/ou frequência de defecações com fezes com maior conteúdo de água. É uma queixa bastante frequente na clínica de felinos e cada caso deve ser abordado de forma individual, evitando manejos genéricos e inespecíficos.

A maior parte (cerca de 96%) de toda a água apresentada ao trato digestório é absorvida de volta, incluindo água bebida, ingerida na comida, contida na saliva e secreções gástricas, hepáticas e pancreáticas. Qualquer perda não programada pode trazer consequências sérias, especialmente em gatos jovens. Nas diarreias volumosas do intestino delgado, há perdas significativas também de eletrólitos e até de moléculas grandes e células, se a lesão intestinal assim permitir. Podemos inferir então que as diarreias têm potencial de consequências sérias, além da óbvia desidratação, entre elas: desequilíbrios eletrolíticos e acidobásicos, hipoproteinemia, anemia, desnutrição e outras em curto ou longo prazo. No caso dos filhotes, que possuem mecanismos compensatórios imaturos, as diarreias graves podem levar à morte.

ABORDAGEM DIAGNÓSTICA

Ao nos depararmos com um caso de diarreia em um gato, devemos responder algumas questões essenciais para facilitar a decisão dos próximos passos, com o objetivo de otimizar recursos e manter o bem-estar do paciente, ao mesmo tempo que manejamos as angústias e preocupações dos proprietários (Quadro 1).

Uma diarreia considerada grave pode vir acompanhada de outros sinais: desidratação, febre, letargia profunda, anorexia e rápida perda de peso. Nesses casos, há necessidade de rápida intervenção de suporte, especialmente fluidoterapia e reposição eletrolítica.

A abordagem das diarreias agudas deve ser diferente das diarreias crônicas. Nos casos de diarreia aguda, as causas mais comuns e óbvias, como a dieta, devem ser consideradas primeiro. Nas diarreias classificadas como crônicas, que persistem por mais de 2 a 3 semanas, a abordagem diagnóstica deve ser mais aprofundada e provavelmente será mais demorada, sendo mais frequente, mas não exclusiva, nos gatos adultos e de meia-idade.

QUADRO 1

Informações iniciais para definir a abordagem da diarreia

- A diarreia apresenta sinais de gravidade, necessitando de intervenção imediata?
- A diarreia é aguda, crônica ou recorrente?
- Tem características de alterações no intestino delgado, grosso ou ambos?
- A diarreia tem possibilidade de ser parte de uma doença sistêmica?

Tendo em vista que as funções orgânicas dos intestinos delgado e grosso são diferentes, as diarreias associadas a doenças ou disfunções nas diversas partes do intestino tendem a ter características diferentes tanto no aspecto quanto no ato da defecação (Quadro 2). No entanto, devemos considerar que outros fatores externos podem afetar as funções digestivas e absortivas do intestino delgado, incluindo doenças sistêmicas, hepáticas e pancreáticas. Lembrando também que muitas diarreias apresentam características mistas, isto é, de intestino tanto delgado (ID) quanto grosso (IG).

Nos gatos, as diarreias de intestino delgado são mais comuns e frequentemente estão associadas com perda de peso significativa, principalmente as crônicas. Elas também podem vir acompanhadas de outros sinais, como vômitos, halitose e flatulências.

Poucas doenças sistêmicas estão associadas com diarreia em gatos, mais frequentes em animais idosos, sendo o hipertireoidismo a mais comum.

QUADRO 2

Classificação da diarreia quanto à origem: intestino delgado × grosso

Características das fezes	Intestino delgado	Intestino grosso
Volume	Muito aumentado	Pouco aumentado ou normal
Presença de muco	Rara	Comum
Sangue	Digerido (melena)	Vivo (hematoquezia)
Esteatorreia	Presente	Ausente
Alimentos não digeridos	Pode haver	Ausente
Coloração	Variável	Não varia
Defecações		
Urgência/necessidade	Geralmente ausente	Presente
Frequência	Normal ou pouco aumentada	Aumentada
Tenesmo	Ausente	Presente
Disquezia	Ausente	Presente

Diagnóstico diferencial

De maneira geral, as diarreias são causadas por desequilíbrios nos mecanismos de absorção (de água e nutrientes), secreção e motilidade que ocorrem no trato digestório como um todo, em especial nos intestinos. Portanto, qualquer alteração que atrapalhe a absorção de água e nutrientes (desordens infiltrativas), cause estímulo à secreção de água, permita a perda de moléculas grandes ou células (desordens secretórias ou ulcerativas) e comprometa a motilidade tem o potencial de causar diarreia. Muitas doenças ou circunstâncias podem interferir nesses mecanismos de maneira conjunta, fazendo com que os quadros de diarreia manifestem gravidades e apresentações diferentes. **Diferentemente do que muitos pensam, a grande maioria das diarreias, especialmente por enterites, é caracterizada por diminuição, e não aumento, de motilidade intestinal.**

As possíveis causas para um gato apresentar diarreia são inúmeras, mas o bom senso leva a pensar primeiro nas possibilidades mais comuns e prosseguir no processo para descartá-las e ir gradativamente diminuindo o número de hipóteses (Quadro 3).

QUADRO 3

Principais causas de diarreia em gatos	
Causas intestinais	▪ Dieta: • Reação adversa • Intolerância • Alergia • Sobrecarga, indiscrição alimentar, ingestão de corpo estranho • Mudanças bruscas (mais comum em cães) • Enteropatia responsiva ao alimento ▪ Parasitas • Nematódeos (*Toxocara cati, Ancylostoma, Trichuris)* • Protozoários (*Giardia* sp., *Cystoisospora, Tritrichomonas*) ▪ Infecções: • Virais (FPV) • Bacterianas (*Salmonella* spp., *Campylobacter* spp., *Clostridium perfringens*) • Fúngicas ▪ Inflamações • Enterites agudas (autolimitantes, causas diversas) • Enterites crônicas: doença intestinal inflamatória ▪ Neoplasias • Linfoma alimentar • Adenocarcinoma • Mastocitoma ▪ Desequilíbrios na microbiota (disbiose)
Causas extraintestinais ou sistêmicas	▪ Hipertireoidismo ▪ Neoplasias fora do trato digestório ▪ Doenças relacionadas a infecções por FeLV/FIV ▪ DRC ▪ Doenças hepáticas: colangites ▪ Pancreatite ▪ IPE ▪ Desordens neurológicas: disautonomia
Induzida por fármacos ou toxinas	▪ Fármacos: antibióticos (amoxicilina, cefalosporinas, tetraciclinas, clindamicina, metronidazol); anti-inflamatórios, quimioterápicos ▪ Toxinas: organofosforados, metais pesados, plantas tóxicas

DRC: doença renal crônica; FeLV: vírus da leucemia felina; FIV: vírus da imunodeficiência felina; FPV: vírus da panleucopenia felina; IPE: insuficiência pancreática exócrina.

Histórico e anamnese

As características individuais de cada paciente felino já devem nos guiar para as causas mais evidentes de diarreia. Diarreias agudas em gatos jovens têm como causas mais comuns as alterações dietéticas, os parasitas gastrintestinais e infecções (virais e/ou bacterianas). Nos gatos adultos, especialmente os de meia-idade e idosos, as diarreias crônicas são mais frequentes e, uma vez descartadas as doenças sistêmicas, apresentam como causas mais comuns, além da dieta, as doenças infiltrativas intestinais, como câncer e doença intestinal inflamatória (Figura 1). Partimos daí nossas suspeitas e investigações. Sendo a dieta o ponto em comum para qualquer faixa etária, a anamnese dietética deve ser a mais detalhada possível.

Logicamente que existem inúmeras outras causas, mas o objetivo aqui é enfatizar o papel da dieta na maior parte das diarreias. No tópico dieta, pode estar incluído o alimento que é fornecido ao gato, mas também a possibilidade de corpos estranhos ou outros itens ingeridos (alimentares ou não) que possam ter causado reação, intoxicação ou dificuldade de digestão. Tendo em vista que os gatos com acesso ao meio externo podem ingerir alimentos, incluindo os produtos de suas caças, sem o conhecimento (ou a observação) do proprietário, o item dieta deve permanecer na lista de suspeitas caso essas condições sejam possíveis. Solicita-se também o relato de alterações recentes na dieta e a possibilidade de compartilhamento de alimentos humanos, informação que pode ser omitida por receio de reprovação por parte do veterinário.

A dieta é culpada até que se prove o contrário.

As diarreias podem vir acompanhadas de outros sinais que também apontam para a gravidade ou cronicidade da doença: vômitos, melena ou hematoquezia (ver capítulo 59 – Hematoquezia e melena), desidratação e emagrecimento lento e progressivo. O relato de vômitos crônicos pode inclusive preceder a diarreia por meses, em casos de doenças crônicas do intestino (ver capítulo 91 – Vômitos).

O proprietário deve ser incentivado a descrever com detalhes ou fotografar as fezes para que seja possível a observação das características macroscópicas da diarreia como volume, coloração, presença de sangue, muco ou outros materiais estranhos

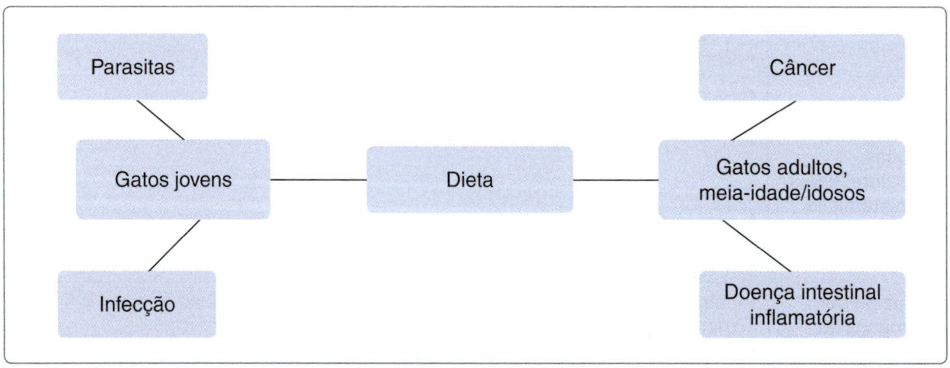

FIGURA 1. Principais suspeitas, por faixa etária, das diarreias em gatos.

(Figura 2), além de odor diferente. Como os gatos são bastante cuidadosos com seus hábitos higiênicos, a ocorrência de "acidentes", isto é, defecações ocorrendo fora do lugar usual, pode representar urgência, mais comum nas diarreias do intestino grosso, por exemplo.

No entanto, a eventual presença de estrias ou gotas de sangue vivo dispostas sobre fezes normais ou pastosas pode significar apenas esforço na hora de defecar ou efeito abrasivo dos pelos ingeridos e concentrados sobre a mucosa do cólon e reto.

A detalhada descrição das condições do ambiente onde o gato vive pode incluir a suspeita de causas infecciosas e parasitárias, especialmente se ele vive confinado em local com alta densidade de animais. Em locais com condições sanitárias inadequadas e superpopulação, também se considera importante o estresse físico e emocional causado por essas condições, contribuindo para a queda na imunidade ou proporcionando aumento de períodos de "crises" em gatos com doenças inflamatórias crônicas.

A possibilidade de livre acesso ao meio externo também aumenta as chances de doenças infecciosas, parasitas e exposição a toxinas em todas as faixas etárias. Deve-se sempre pedir a descrição detalhada, se existente, do esquema de vermifugação realizado. Não é raro que filhotes sejam vermifugados de maneira inadequada ou que, mesmo tratados, continuem convivendo

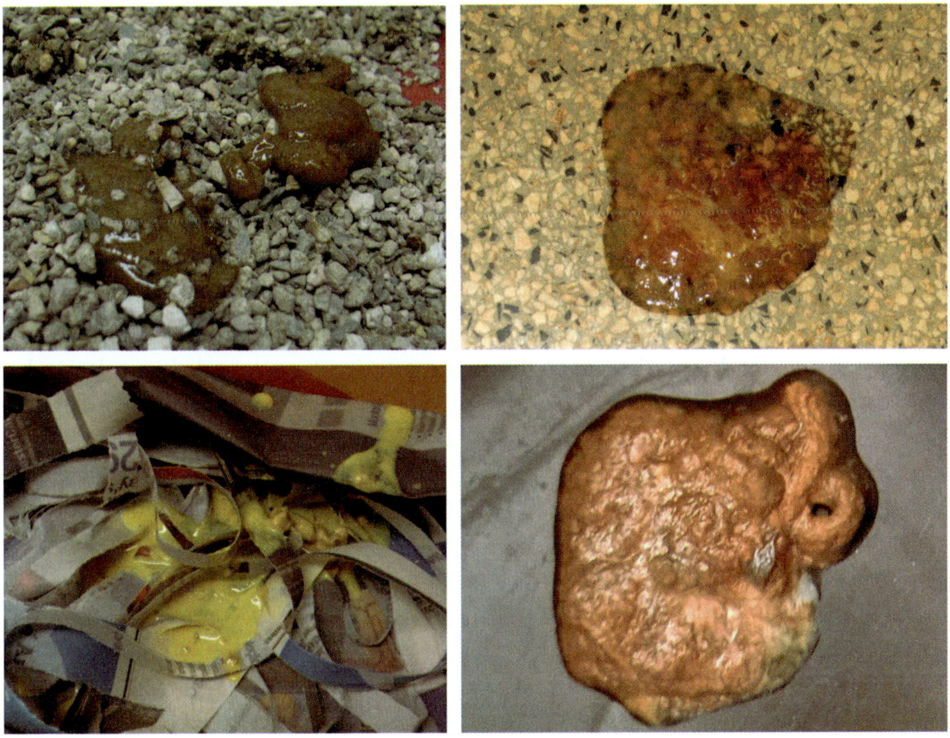

FIGURA 2. As diarreias podem se apresentar sob diversas aparências, com variações de volume, cor e presença de outros elementos (muco, sangue).

Fonte: arquivo pessoal da autora.

com gatos adultos assintomáticos e portadores de agentes parasitários (especialmente *Giardia* sp.), mantendo uma contaminação ambiental constante.

Exame físico

O exame físico pode ser pouco informativo por si só quanto às causas da diarreia, mas pode detectar facilmente suas consequências e acrescentar dimensão de gravidade ou de duração aos quadros diarreicos. A detecção de desidratação, perda de peso, baixo índice de condição corporal, baixo índice de massa muscular, mucosas pálidas, pelagem sem brilho e arrepiada muitas vezes acompanha as diarreias agudas e crônicas.

A palpação abdominal é obrigatória e necessária na avaliação dos quadros diarreicos. Apesar de fornecer informações apenas subjetivas, pode ampliar o conjunto de suspeitas quando se detectam espessamentos focais ou difusos de alças intestinais, linfonodos mesentéricos reativos (facilmente palpáveis), massas ou reações de dor.

A febre pode acompanhar doenças inflamatórias ou neoplásicas.

Em gatos mais idosos, além do foco gastrintestinal, o exame físico deve ser ainda mais detalhado, tendo em vista a possibilidade que a diarreia seja reflexo de uma doença sistêmica. Além disso, a enteropatia crônica pode fazer parte da tríade inflamatória, podendo vir acompanhada de pancreatite e colangite, responsáveis por outros sinais clínicos e achados laboratoriais.

Uma vez completada essa etapa inicial de abordagem, o médico-veterinário já deve ser capaz de tomar decisões quanto aos próximos passos, sejam eles imediatos, sejam planejados com cuidado, ao mesmo tempo que mantém a comunicação clara e direta com o proprietário.

Exames complementares

A sequência da investigação diagnóstica deve levar em consideração todas as informações obtidas até aqui e não deve ser influenciada por condutas "de rotina". Por exemplo, um gato jovem com diarreia aguda e com histórico de vermifugação obscuro não precisa de exame ultrassonográfico e sim de um coproparasitológico (Figuras 3 e 4).

O exame de fezes deve incluir as técnicas de flutuação, mas também exame direto de fezes frescas, em que existe a possibilidade de detectar ovos e cistos dos parasitas mais frequentes. Os exames mais detalhados, que incluem esfregaço com citologia, podem ser necessários se os básicos não produzem resultados diagnósticos.

Os exames de sangue podem contribuir pouco para o diagnóstico específico de diarreia, mas são importantes especialmente em gatos idosos, com a possibilidade de doenças sistêmicas, e para avaliar as consequências da diarreia. Eletrólitos essenciais podem estar diminuídos pelas perdas consequentes, em especial potássio, sódio e cloro. A hipocalemia é importante causa de hipomotilidade gastrintestinal, o que pode agravar ainda mais o quadro clínico, criando um círculo vicioso de hipocalemia, hipomotilidade e diarreia. Também é importante a detecção de indícios de disfunção em fígado e pâncreas nos exames iniciais.

Outras avaliações laboratoriais podem ser solicitadas para complementar informações de função e localização de desordens gastrintestinais, como as dosagens séricas de cobalamina (vitamina B12) e folato.

MANEJO TERAPÊUTICO

Muitos casos de diarreia aguda em gatos jovens e adultos são autolimitantes, não

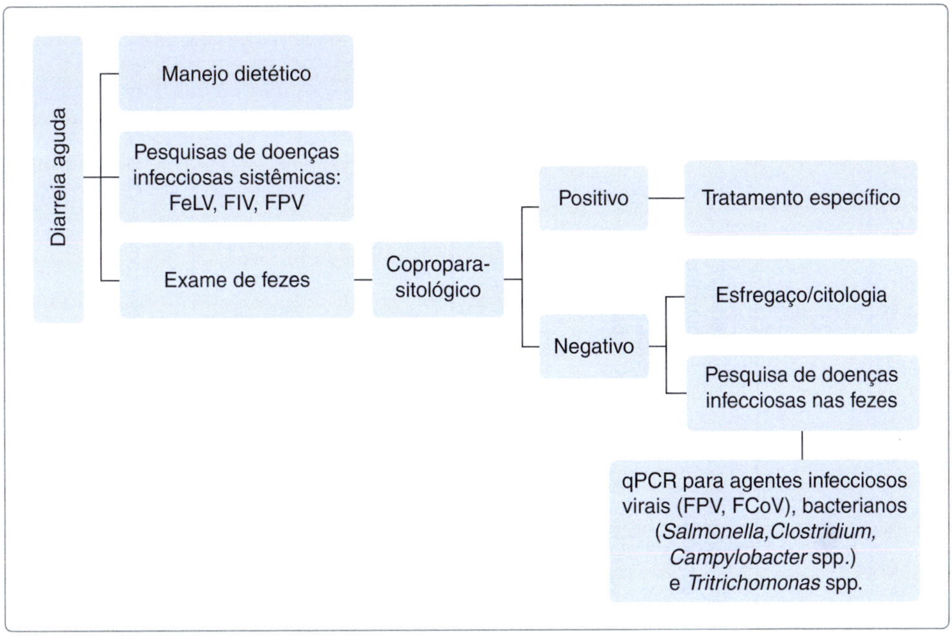

FIGURA 3. Fluxograma de investigação das diarreias agudas.

FCoV: coronavírus entérico felino; FeLV: vírus da leucemia felina; FIV: vírus da imunodeficiência felina; FPV: vírus da panleucopenia felina; qPCR: reação em cadeia da polimerase quantitativa.

necessitando de intervenção. Mesmo assim, é uma prática comum a prescrição de medicamentos desnecessários ou que podem até agravar a diarreia, como os antibióticos, atitude que deve ser evitada. O uso desnecessário de antibióticos pode causar mais desequilíbrios na microbiota.

A maioria das diarreias agudas responde a manejos de suporte como fluidoterapia e dieta de alta digestibilidade. As dietas úmidas de boa qualidade podem ser boas opções para o manejo inicial. Eventualmente, dependendo do caso, há a indicação de uma dieta coadjuvante, formulada para desordens gastrointestinais. Essas dietas têm em comum sua alta digestibilidade e abundância em prebióticos, que vão garantir o sustento da microbiota saudável. Outro manejo alimentar que pode ser indicado são as dietas classificadas como hipoalergênicas, que têm benefício maior nas diarreias crônicas. No caso das diarreias exclusivamente originadas das disfunções do intestino grosso, dietas com maior teor de fibras insolúveis podem ser indicadas, pois facilitam a formação de fezes e modulam a motilidade colônica.

O jejum absoluto não é indicado nos casos de diarreia.

Outra prática comum é a prescrição de probióticos para as diarreias agudas. Como não há uma padronização dos produtos disponíveis, nem consenso sobre seus efeitos benéficos, o clínico deve avaliar se o estresse da administração do medicamento vale a pena diante dos resultados obtidos.

No caso das diarreias crônicas, recomenda-se empreender todos os esforços para

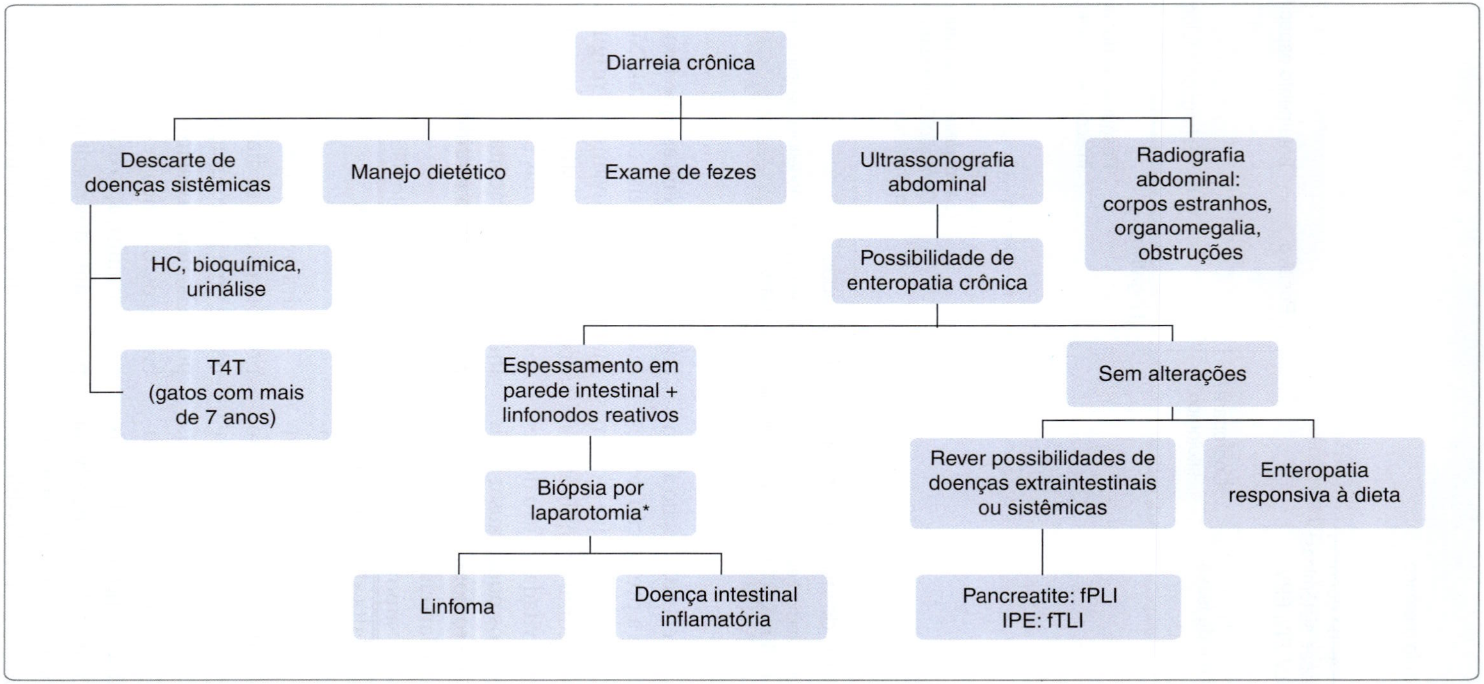

FIGURA 4. Fluxograma de investigação das diarreias crônicas.

*A coleta de material para biópsia por endoscopia tem limitações que devem ser consideradas (somente lesões em mucosa e que estejam ao alcance do aparelho).

fPLI: imunorreatividade da lipase pancreática felina; fTLI: imunorreatividade semelhante à tripsina; HC: hemograma completo; IPE: insuficiência pancreática exócrina; T_4T: tiroxina total.

chegar a um diagnóstico definitivo, visto que as tentativas terapêuticas utilizando inúmeros medicamentos não só não trazem benefícios, mas também podem agravar o quadro clínico e causar estresse ao gato e seu proprietário. **Enquanto o diagnóstico não é determinado, deve-se evitar a administração de múltiplos medicamentos, como já enfatizado, pois pode agravar ou mascarar o processo patológico em curso. Deve-se evitar sobretudo o uso de glicocorticoides e antibióticos sem uma indicação precisa.**

LITERATURA SUGERIDA

Baral RM. Approach to the cat with diarrhea. In: Little SE, editor. The cat: clinical medicine and management. St. Louis: Elsevier Saunders; 2012. p.459-80.

Chandler M. Gastrointestinal disorders and diet. Companion Anim. 2018;23:381-7.

Cook AK. Feline infectious diarrhea. Top Companion Anim Med. 2008;23(4):169-76.

Guttin T, Walsh A, Durham AC, Reetz JA, Brown DC, Rondeau MP. Ability of ultrasonography to predict the presence and location of histologic lesions in the small intestine of cats. J Vet Intern Med. 2019;33(3):1278-85.

Jergens AE. Feline idiopathic inflammatory bowel disease: what we know and what remains to be unraveled. J Feline Med Surg. 2012;14(7):445-58.

Lidbury JA, Mooyottu S, Jergens AE. Triaditis: truth and consequences. Vet Clin North Am Small Anim Pract. 2020;50(5):1135-56.

Marsilio S. Feline chronic enteropathy. J Small Anim Pract. 2021;62(6):409-19.

Mueller RS, Unterer S. Adverse food reactions: pathogenesis, clinical signs, diagnosis and alternatives to elimination diets. Vet J. 2018;236:89-95.

Thomason JM. Diarrhea. In: Norsworthy GD, editor. The feline patient. 5. ed. Hoboken: Wiley; 2018. p.146-8.

50

Distúrbio de eliminação: urina e fezes

Giovana Adorni Mazzotti
Humberto Martins

> **O PULO DO GATO**
>
> Os distúrbios relacionados com micção e defecação em locais considerados inapropriados são importantes causas de abandono ou devolução de gatos adotados.
>
> Uma anamnese bem detalhada pode auxiliar na diferenciação de causas de origem clínica ou alterações de origem comportamental, princípio básico para uma abordagem adequada.
>
> Deve-se questionar ativamente o proprietário a respeito do manejo da bandeja sanitária, visto que erros relacionados a ela são causas frequentes de distúrbios de eliminação.

INTRODUÇÃO

Os distúrbios de eliminação são caracterizados pela evacuação ou micção em locais que o proprietário considera inapropriados, porém o local escolhido pode ter algum significado para o gato. Pode ser uma preferência pelo local, uma necessidade de comunicação ou até mesmo ter uma causa clínica. Assim, observa-se que, apesar do termo consagrado, muitas vezes não se trata de um distúrbio, mas de uma preferência ou hábito do animal, podendo ser empregado o termo **eliminação inapropriada**. Essa representa uma das principais queixas de proprietários quando buscam ajuda de um profissional. Outro fato importante é que os problemas relacionados à eliminação são uma das principais causas de abandono ou de devolução aos abrigos, portanto essa queixa nunca deve ser negligenciada pelo médico-veterinário.

Sempre que um gato muda seu comportamento de eliminação, inicialmente devem-se investigar causas clínicas para poder realizar um plano terapêutico adequado (Quadro 1).

Para isso, é fundamental que seja realizada uma detalhada consulta clínica, a fim de identificar possíveis agentes motivadores para o comportamento. A alteração clínica pode justificar a mudança de comportamento.

QUADRO 1

Fatores clínicos que podem ocasionar distúrbios de eliminação

- Cistites relacionadas à urolitíase
- Cistites bacterianas
- Cistite idiopática
- Neoplasias vesicais
- Doença renal crônica
- *Diabetes mellitus*
- Hipertireoidismo
- Artrites/artroses
- Diarreia
- Constipação
- Disfunção cognitiva

Um gato com poliúria ou polaciúria pode não conseguir chegar a tempo na bandeja sanitária e, dessa forma, buscará um novo local para a eliminação. Um gato com disúria pode fazer uma associação da sensação de desconforto com a caixa ou substrato e, dessa forma, buscar uma nova superfície ou uma nova postura durante a micção, passando a "errar" a bandeja. O mesmo pode ocorrer com gatos constipados ou com diarreia. A dor ou desconforto na eliminação podem gerar apreensão e estresse no gato, que passará a buscar um alívio imediato e, dessa forma, opta por usar outros locais para eliminação que não a bandeja sanitária.

Após descartar as causas médicas, as causas relacionadas ao comportamento e à ansiedade (um misto de causa médica com comportamental) deverão ser investigadas (Figura 1).

CAUSAS COMPORTAMENTAIS

Excluindo as causas clínicas, devem-se avaliar outras possíveis causas para o comportamento e diferenciar se o gato está realizando micção inapropriada por problemas com o banheiro (*toileting*) ou por marcação (*spraying*). A ansiedade pode ser fator causador e/ou intensificador tanto para os casos de marcação quanto para problemas com o banheiro, mais uma vez sendo de fundamental importância uma consulta comportamental que abranja perguntas e avalições do cenário completo, não apenas no que foi relatado pelo proprietário. A ansiedade tem causa multifatorial, tendo os componentes genético e ambiental mesclados para sua manifestação (Quadro 2).

QUADRO 2

Fatores que podem desencadear ansiedade em gatos

- Alterações no grupo social
- Conflitos sociais
- Estação reprodutiva
- Poucas bandejas sanitárias
- Outros gatos
- Ausência do proprietário

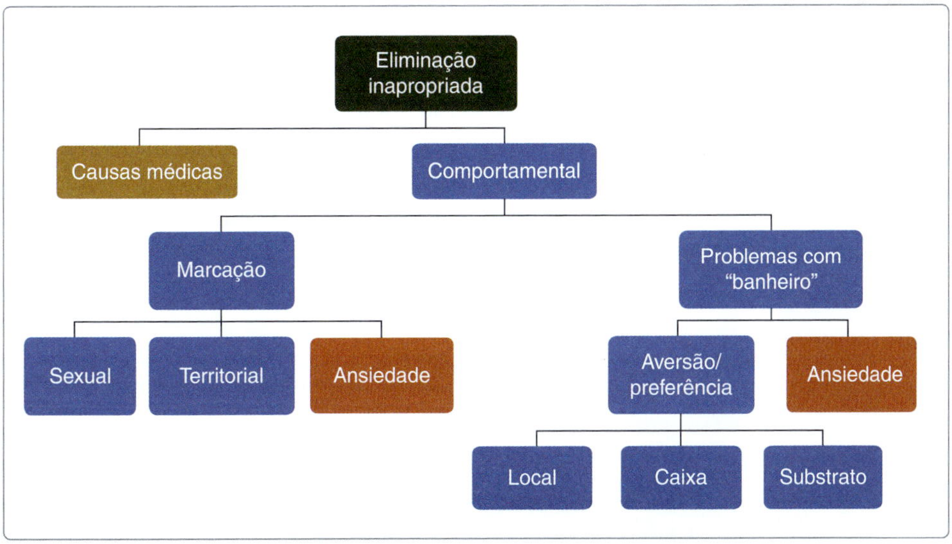

FIGURA 1. Fluxograma do plano diagnóstico para eliminação inapropriada.

A descrição detalhada de como e onde o gato urina pode auxiliar no plano diagnóstico, porém, é válido ressaltar que o gato pode manifestar eliminação inapropriada tanto com marcação quanto por problemas com a bandeja sanitária (Quadro 3).

Problemas com o banheiro

O banheiro do gato é constituído pelas características do **local** onde estão as bandejas sanitárias, as características das **bandejas** e as características da **areia sanitária (granulado)**. Em casas com mais de um gato, deve haver mais de um banheiro. As bandejas devem estar dispostas em locais distintos, de forma que um gato não consiga bloquear o acesso a todas as bandejas (diversos banheiros com diversas bandejas). Se não houver nenhum tipo de conflito na residência, é provável que os gatos não deixem de usar a caixa por um dos animais estar deitado no corredor de acesso a elas, por exemplo. Entretanto, essa condição deve ser muito bem avaliada antes de ser descartada, pois proprietários tendem a não perceber os conflitos silenciosos. Os banheiros devem estar em locais limpos, silenciosos, reservados e de fácil acesso. Devem-se evitar locais barulhentos e movimentados, assim como pontos de passagem, e não devem estar próximos aos alimentos.

A bandeja deve ter um tamanho confortável para que o gato possa realizar os movimentos de eliminação; para isso, a bandeja deve ter no mínimo 1,5 vez o tamanho do gato. Bordas laterais também podem acabar inibindo o uso da bandeja, principalmente gatos que tenham sua mobilidade comprometida. Caixas fechadas em casas onde pode haver conflito entre gatos devem ser evitadas, pois podem gerar uma certa insegurança por parte de um dos gatos ao ser encurralado durante seu uso e, dessa forma, causar um trauma, passando a evitá-las. Não é da natureza do gato depositar seus dejetos em tocas e as caixas fechadas mimetizam esses locais de descanso. É desaconselhado o treinamento de gatos para uso do vaso sanitário ou o uso de caixas automatizadas. É preconizado que se tenha um número de bandejas igual ao número de gatos da residência e uma sobressalente. As bandejas devem ser totalmente esvaziadas e limpas ao menos uma vez por semana, e substituídas por bandejas novas uma vez ao ano.

De maneira geral, os gatos preferem substratos que formam um torrão consistente, permitem total remoção dos dejetos, têm granulação fina e não possuem desodorizantes. Alguns gatos não utilizam a bandeja se ela estiver com dejetos, mesmo que seja do próprio gato. A frequência de remoção dos torrões de urina e fezes deve ser de pelo menos duas vezes ao dia, entretanto, em alguns casos, essa frequência poderá ser intensificada. O volume de substrato deve ser o suficiente para o gato enterrar seus

QUADRO 3

Características observadas para facilitar o plano diagnóstico de eliminação inapropriada

	Marcação	Problemas com o banheiro
Postura	Em pé, em jato ou agachado	Agachado
Volume	Pequeno	Normal
Uso da caixa de areia	Normal	Reduzido ou ausente
Localização	Significado social	Substrato aceitável

Fonte: adaptado de Nielson, JC, 2004.

dejetos e não expor o fundo da caixa. É importante aguardar que o gato termine seu ritual e deixe o banheiro antes de entrar no espaço para fazer a limpeza. A troca total do substrato deve ser feita com frequência e a limpeza das bandejas sempre deve ser realizada com produtos neutros, sem odores fortes que possam causar aversão no gato.

Marcação

As marcas de urina ou fezes dentro de casa são encontradas em **locais socialmente significativos**, como objetos ou roupas do proprietário ou em locais de destaque. Gatos machos ou fêmeas, castrados ou não, podem marcar com urina. Os machos não castrados marcam mais por questões sexuais, sociais e territoriais. A marcação é uma **forma de comunicação**, que pode ser intensificada em animais ansiosos, sendo nesse caso tratada como um distúrbio. A marcação territorial tem a característica de ocorrer no perímetro da residência, próximo às portas e janelas, por exemplo. A presença de gatos da vizinhança pode ser o fator causador desse tipo de marcação. A marcação por *status* social costuma ser caracterizada pelos dejetos depositados em locais e objetos relacionados à figura de apego (proprietário ou outro animal).

Em geral, gatos fazendo marcação também continuam a eliminar fezes e urina na bandeja sanitária, não evidenciando aversão a ela.

SOLUCIONANDO A ELIMINAÇÃO INAPROPRIADA

É fundamental estabelecer o diagnóstico causal da eliminação inapropriada para o correto tratamento do fator de base. Entretanto, alguns pontos devem ser considerados para a limpeza correta do local impróprio impregnado pelo odor dos dejetos (Quadro 4).

QUADRO 4

Manejo terapêutico da eliminação inapropriada	
Problemas com o banheiro	▪ Adequar banheiro, bandeja e granulado às necessidades do gato (vide as indicações no texto) ▪ Limpar as áreas onde o gato esteja depositando os dejetos de forma inapropriada com produtos que inativam o odor da ureia (produtos com ação enzimática) ▪ Tornar menos atrativas as áreas onde o gato esteja depositando os dejetos de forma inapropriada, talvez alterando a função da área (retirar tapetes, colocar vasilha de água ou alimento, tocas etc.) ▪ Considerar reduzir a ansiedade grave com o uso de fármacos ansiolíticos ▪ Realizar o enriquecimento ambiental ▪ Não punir o animal
Marcação	▪ Castrar os animais inteiros ▪ Identificar e reduzir os agentes estressores ▪ Disponibilizar outras formas de marcação (arranhadores) ▪ Limpar as áreas onde o gato esteja depositando os dejetos de forma inapropriada com produtos que inativam o odor da ureia (produtos com ação enzimática) ▪ Tornar menos atrativas as áreas onde o gato esteja depositando os dejetos de forma inapropriada ▪ Reduzir a ansiedade grave com o uso de fármacos ansiolíticos ▪ Realizar o enriquecimento ambiental ▪ Não punir o animal

LITERATURA SUGERIDA

Carney HC, Sadek TP, Curtis TM, Halls V, Heath S, Hutchison P, et al. AAFP and ISFM Guidelines for diagnosing and solving house-soiling behavior in cats [published correction appears in J Feline Med Surg. 2018;20(6):NP2]. J Feline Med Surg. 2014;16(7):579-98.

Ellis JJ, McGowan RTS, Martin F. Does previous use affect litter box appeal in multi-cat households? Behav Processes. 2017;141(Pt 3):284-90.

Horwitz DF. Common feline problem behaviors: urine spraying. J Feline Med Surg. 2019;21(3):209-19.

Neilson JC. Feline house soiling: elimination and marking behaviors. Clin Tech Small Anim Pract. 2004;19(4):216-24.

Disúria/estrangúria/polaciúria/hematúria

Tathiana Mourão dos Anjos

O PULO DO GATO

Sinais urinários podem ocorrer por inúmeras causas, especialmente pelas doenças do trato urinário inferior.

Uma extensa anamnese é fundamental para o direcionamento diagnóstico e a implementação de técnicas de manejo e terapêutica apropriadas.

INTRODUÇÃO

As doenças do trato urinário inferior felino (ou dos felinos), conhecidas pela sigla DTUIF (em inglês FLUTD – *feline lower urinary tract disease*), referem-se a qualquer condição, de etiologia conhecida ou não (Quadro 1), que acometam bexiga e/ou uretra dos gatos.

A causa mais comum de DTUIF (obstrutiva ou não) é idiopática (cistite intersticial ou idiopática felina – CIF), correspondendo a mais de 50 a 60% dos casos, chegando a 80%, seguida pela urolitíase (15-20%). Fatores como inflamação e cristalúria, que podem levar à formação de tampões mucosos (*plugs* uretrais), bem como urólitos, cistite, obstrução uretral e demais causas de DTUIF, têm em comum a apresentação clínica, comumente manifestada por sinais de desconforto durante a micção.

O gato é a espécie mamífera doméstica que mais concentra a urina. Em gatos que se alimentam exclusivamente de dieta seca, é esperada uma densidade urinária (DU) acima de 1,035, podendo chegar a 1,060 a 1,080, especialmente no momento pós-prandial. Já naqueles que se alimentam de dieta

QUADRO 1

Diferentes causas de doenças do trato urinário inferior felino (DTUIF)	
Cistite intersticial (idiopática) felina	Síndrome de Pandora
Plug ou tampão uretral	Urolitíase
Distúrbios comportamentais	Infecção do trato urinário (ITU)
Defeitos anatômicos congênitos	Trauma
Iatrogenia	Neoplasia
Distúrbios neurológicos (adquiridos ou não)	Distúrbios musculoesqueléticos (adquiridos ou não)

úmida, é esperada uma DU acima de 1,030. A cristalúria, fração soluta da urina, pode ser apenas um achado, especialmente quando não há nenhum sinal urinário associado. No entanto, a alta concentração urinária pode se tornar um fator predisponente à formação de *plugs* e urólitos além de cistite, sendo importante melhorar o manejo hídrico e de micção como prevenção. O estilo de vida atual do gato domiciliado, associado a um manejo ambiental inadequado, favorece a ocorrência de DTUIF. Se os gatos bebem menos água, ingerem apenas dieta seca e têm menos acesso à bandeja sanitária, naturalmente apresentarão urina mais concentrada, menor frequência de micção e, consequentemente, maior período de retenção urinária. Desse modo, o urotélio vesical estará exposto por mais tempo às substâncias irritantes presentes na urina supersaturada e, dependendo da predisposição biológica e de manejo, poderá haver perda da integridade física da bexiga, com consequentes cistite e formação de *plugs* e urólitos, levando aos sinais de DTUIF (Figura 1).

Independentemente da etiologia da DTUIF, hematúria, disúria, estrangúria, polaciúria, periúria, iscúria (vide capítulo 18 – Anúria/oligúria/iscúria), além de lambedura excessiva da genitália e/ou do abdome ventral, vocalização e mudança de comportamento, são sinais comuns, exigindo a realização de diagnóstico diferencial por meio de extensa anamnese e exames clínico, de sangue, de urina e de imagem. Porém, nem sempre é possível definir a etiologia, sendo, portanto, considerada idiopática após a exclusão de outras causas. Prostração, inapetência e vômitos são mais comuns em quadros mais graves, como aqueles associados a processo obstrutivo.

SINAIS URINÁRIOS

Hematúria

A hematúria (presença de sangue na urina) nos gatos, diferentemente dos cães, dificilmente está relacionada a uma causa infecciosa, mas sim inflamatória, seja por

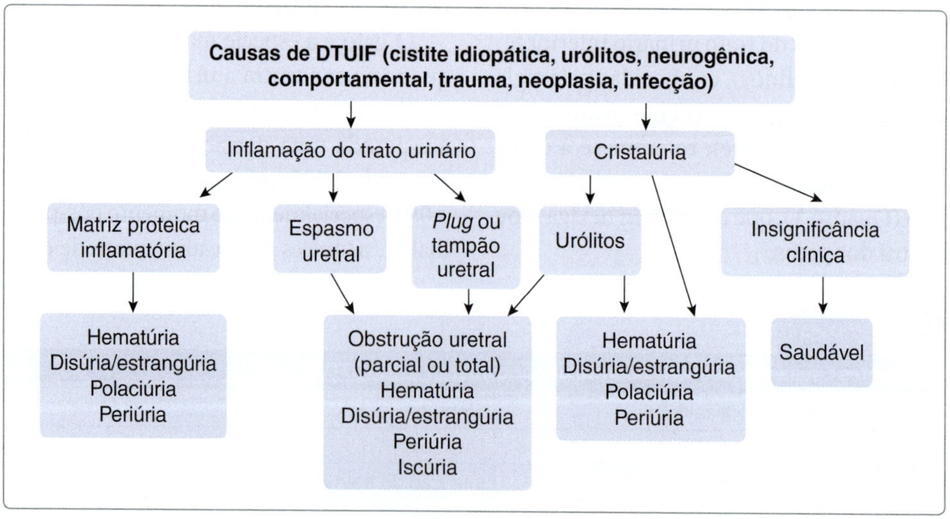

FIGURA 1. Sinais urinários de DTUIF como resultado da combinação (ou não) de inflamação do trato urinário e cristalúria, de diferentes etiologias.

DTUIF: doenças do trato urinário inferior felino.

cistite idiopática, seja por urolitíase, comportamental, traumática ou neoplásica. Claro que a infecção de trato urinário (ITU) ocorre e pode induzir hematúria em gatos, mas é muito mais frequente ser observada na espécie canina, uma vez que o ambiente urinário felino é bastante concentrado e menos favorável à colonização microbiana. Ao atender um gato com hematúria, não é incomum que o clínico muitas vezes prescreva antibióticos, mesmo sem um exame de urocultura, assumindo que seja ITU. Como na maioria dos casos essa hematúria pode ter origem idiopática (CIF), sendo condição autolimitante, em alguns dias a hematúria não mais é identificada e o clínico infere erroneamente que de fato era infecciosa, já que antibioticoterapia foi instituída e houve resolução. Nesse caso, a causa-base não foi devidamente identificada e corretamente tratada, havendo provável recidiva futura. Em situações como essa, o "diagnóstico terapêutico" deve ser desencorajado, uma vez que a ITU é bastante infrequente em felinos (cerca de apenas 2% das DTUIF), quando comparados aos cães. Além disso, a antibioticoterapia é recomendada somente nos casos de infecção comprovada sob pena de contribuir para a seleção de microrganismos resistentes. Outra situação errônea, além do raciocínio de que toda hematúria ocorre por ITU, é atribuir toda hematúria à CIF, especialmente quando é intermitente. Embora seja a causa mais comum de sinais urinários, a CIF deve ser confirmada apenas por exclusão, ou seja, quando a urocultura é negativa e à imagem (radiográfica e/ou ultrassonográfica) não é identificada a presença de urólitos e/ou outras lesões, como trauma, má formação ou neoplasia. Não é incomum que eventos estressores ou dolorosos gerem hematúria em gatos. Crises convulsivas, febre, condições sistêmicas e pós-cirúrgicos bastante dolorosos, como mastectomia radical, sem o devido controle analgésico, podem cursar com hematúria, muitas vezes observada em até 48 horas do evento. Alguns fármacos quimioterápicos, como a ciclofosfamida, podem induzir hematúria, embora não seja tão frequente nos gatos.

Nem sempre o proprietário consegue identificar a hematúria em razão da coloração do granulado presente na bandeja sanitária, que dificulta essa observação, ou porque às vezes o gato urina fora de casa, como em jardins, o que acaba impossibilitando não somente a percepção da hematúria, mas também muitas vezes o próprio ato de micção (volume de urina, frequência de micção, dificuldade ou dor durante a micção e até mesmo impossibilidade de micção). Essa situação dificulta o reconhecimento precoce das desordens urinárias, bem como não responde aos questionamentos realizados ao proprietário durante a anamnese. Menos comumente, lesões e/ou urólitos em rins e ureteres podem cursar com hematúria, devendo ser cuidadosamente examinados, especialmente pelo diagnóstico por imagem. Não podemos esquecer que a própria coleta de urina, seja por cistocentese, seja por cateterização uretral ou compressão vesical, pode ocasionar hematúria micro ou macroscópica. Em caso de dúvida, especialmente em caso de hematúria microscópica em paciente assintomático, um novo exame de urina deve ser realizado, porém por micção espontânea. Caso seja detectada a presença de hemácias na urina, essa hematúria deve ser então considerada, uma vez que a micção foi espontânea, sem a possibilidade iatrogênica de lesão no ato da coleta. Hematúria macroscópica (Figura 2) no início da micção ou gotas de sangue percebidas pelo proprietário, não estando associadas à micção, podem ser um indício

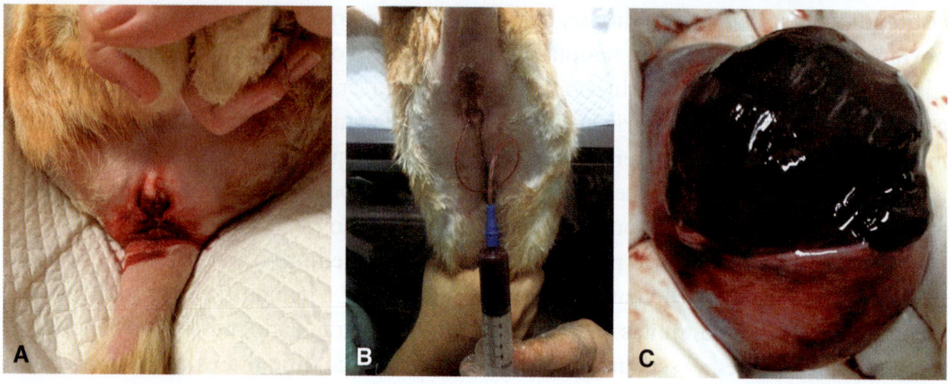

FIGURA 2. Exemplos de hematúria visualizada por micção natural (**A**), por coleta de urina com sonda (**B**) e pela formação de um coágulo enorme na bexiga, que pode ocorrer por consequência da hematúria (**C**).

Fonte: arquivo pessoal da autora.

de que a uretra e/ou o trato genital estejam acometidos. Quando a hematúria ocorre no fim da micção, é mais provável o envolvimento de bexiga e trato urinário superior (ureteres e rins).

Polaciúria

Também conhecida como polaquiúria refere-se ao aumento na frequência de micção, sem relação com o volume de urina produzida, e sim com um intervalo menor entre as micções. Não deve ser confundida com poliúria, que se refere ao aumento da produção de urina. Portanto, a abordagem durante a anamnese deve ser clara e, especialmente, deve-se saber interpretar o que o proprietário fala. Para que não haja confusão de interpretação, o ato de micção pode ser exemplificado e o tamanho do torrão de urina formado (Figura 3) dentro da bandeja, questionado.

Durante a anamnese, os seguintes questionamentos devem ser considerados:

- "Qual a frequência habitual de micção do seu gato?"
- "Parece ir mais vezes ao dia à bandeja sanitária que o de costume?"
- "Com que frequência seu gato tem ido à bandeja, várias vezes ao dia (aumento da frequência), com a mesma frequência, mais que os demais gatos da casa?"
- "A urina de seu gato está formando pequenos torrões (menores que de costume)?"
- "A urina de seu gato está formando torrões maiores do que antes, e por isso, ele aparenta ir mais vezes à bandeja?"
- "Além de ir mais vezes à bandeja, há algum comportamento diferente no momento da micção, como algum tipo de vocalização, ou o gato está ficando em posição de micção por mais tempo que de costume?"
- "Consegue me dizer se o diâmetro do jato de urina aparenta estar normal, como de costume?"
- "Ao urinar, parece que o jato de urina está descontinuado, com interrupção do fluxo?"

Havendo dificuldade de compreensão pelo proprietário, talvez a demonstração de vídeos de gatos urinando com e sem

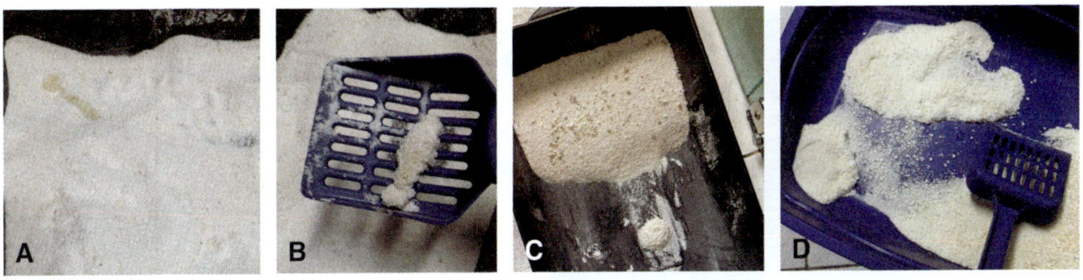

FIGURA 3. Diferentes tamanhos de torrão de urina. **A, C:** torrao pequeno, **B:** torrão médio e **D:** torrão grande.

Fonte: arquivo pessoal da autora.

sinais possa ajudá-lo a fazer uma analogia com seu paciente. Se o proprietário diz que o tamanho do torrão está maior do que o habitual, significa um provável aumento na produção de urina, ou seja, poliúria, e não polaciúria. Nesse caso, a investigação clínica deve contemplar como diagnóstico diferencial doenças que podem ocasionar poliúria, como doença renal crônica (DRC), diabetes e hipertireoidismo. Indiretamente, um aumento na frequência de micção urinária, com aumento do volume do torrão na bandeja sanitária, pode indicar que esse gato esteja produzindo mais urina e/ou provavelmente ingerindo maior volume de água, ou seja, um quadro de poliúria e polidipsia compensatória e não algum tipo de DTUIF. Nessa situação, é importante questionar se o paciente passou a comer dieta úmida recentemente ou se está comendo esta dieta em maior quantidade, e/ou se o proprietário disponibilizou fontes hídricas e se tem observado que o gato está bebendo mais água do que antes. Se for esse o caso, o aumento do tamanho do torrão pode ser simplesmente fisiológico pelo maior consumo hídrico e não representar problema. Um termo pouco utilizado na medicina veterinária é a oligosúria, que se refere a uma diminuição na frequência de micção, significando exatamente o oposto da polaciúria.

Disúria e estrangúria

A disúria (dificuldade e desconforto na micção) e a estrangúria (micção lenta e dolorosa) são sinais que podem ser confundidos pelo proprietário, por serem semelhantes, pois ambos remetem à dor e dificuldade na micção, estando comumente associados. O gato mantém a postura de micção por um longo período, não só dentro da bandeja sanitária, mas também fora dela, em locais distintos, não habituais. Quando isso ocorre, inicialmente o proprietário tende a pensar que o gato faz isso para chamar sua atenção ou é algum tipo de pirraça. Deve-se explicar ao proprietário que isso ocorre em razão da urgência e dor na micção e/ou eventualmente por associação negativa com a bandeja sanitária, já que, quando o gato vai urinar na caixa, sente dificuldade, desconforto e dor. Gatos nessas condições costumam manter essa postura de esforço até mesmo no consultório, dentro da caixa de transporte ou até mesmo em cima da mesa de atendimento ou no chão. Além disso, também é importante ressaltar que muitos proprietários confundem essa postura de esforço para urinar como tentativa, sem sucesso, de defecar (ver capítulo 43 – Constipação/tenesmo/disquezia) (Figura 4). Não é incomum acreditarem que seu gato esteja constipado ou obstipado

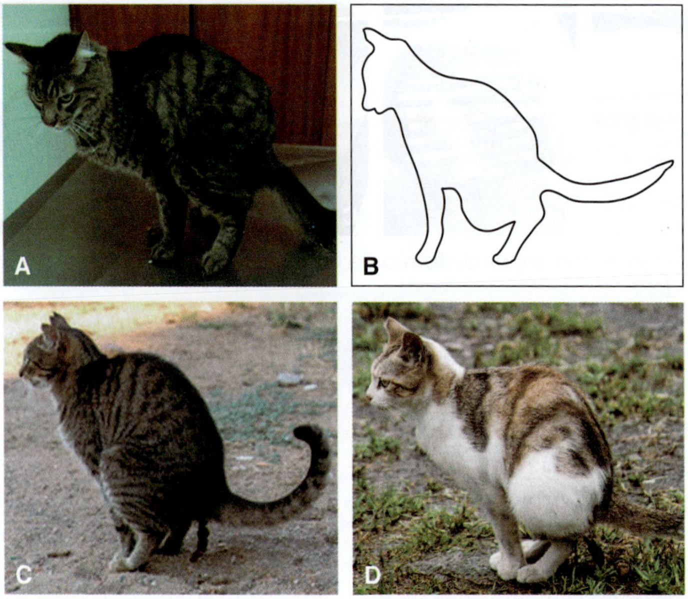

FIGURA 4. **A**, **B**: postura de esforço na micção e **C**, **D**: postura normal de defecação.
Fonte: arquivo pessoal da autora.

e essa observação equivocada pode ocasionar prescrição desnecessária de laxativos, além de retardar o diagnóstico do quadro urinário, podendo comprometer a vida do paciente. Por isso, é imprescindível palpar o abdome, especialmente a bexiga, uma vez que uma obstrução uretral completa, caso exista, deve ser tratada como emergência (ver capítulo 106 – Desobstrução uretral).

ABORDAGEM CLÍNICA

A capacidade urinária vesical felina é de aproximadamente 6 a 8 mL/kg. Quando o volume urinário atinge essa capacidade, ocorre o estímulo para micção (contração vesical e relaxamento uretral). Em condições normais, após micção completa, a bexiga felina deve conter não mais que 0,2 a 0,3 mL/kg de volume urinário residual, ser pequena e de difícil palpação e/ou detecção à imagem. Se a bexiga estiver palpável e maior que uma ameixa após a micção, é bastante provável que o gato esteja sofrendo de um distúrbio de micção ou quadro obstrutivo. Gatos que apresentam sinais de desconforto durante a micção devem ser sempre avaliados clinicamente, laboratorialmente (sangue e urina) e por imagem (ultrassonografia e/ou radiografia) (Figura 5).

É mandatório que a anamnese e o exame físico sejam bem detalhados. Muitas vezes a anamnese deve ser iniciada na chamada telefônica para o agendamento da consulta ou na própria triagem na recepção da clínica. Um proprietário que quer agendar uma consulta ao telefone e diz à recepcionista que acredita que seu gato não esteja urinando e/ou defecando não pode aguardar dias para ser atendido, pois o gato pode estar obstruído. Ter uma equipe treinada para triar o que é eletivo, urgência e emergência faz a diferença para salvar a vida desse

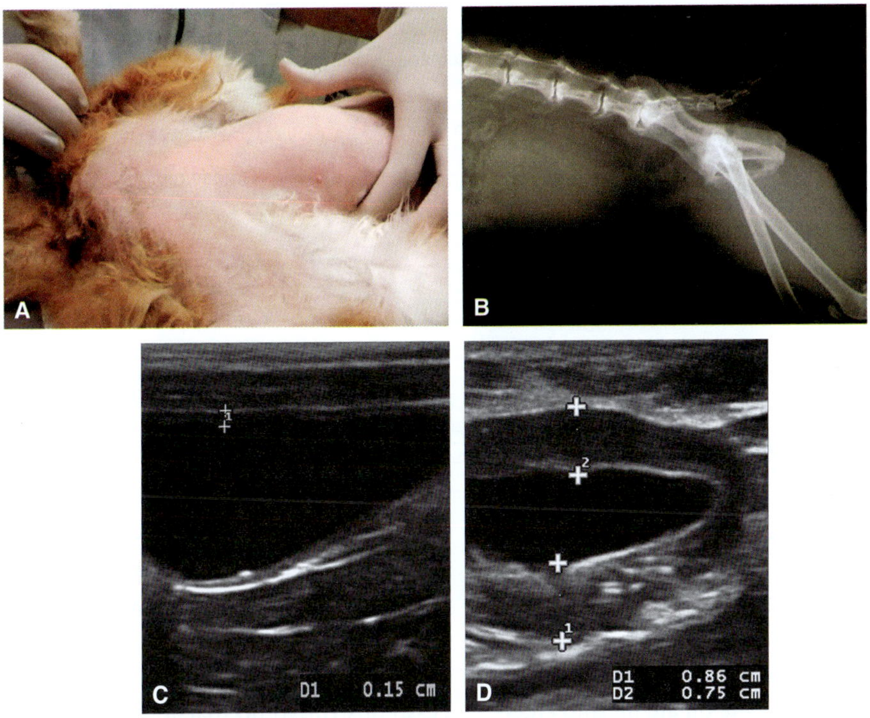

FIGURA 5. **A:** grande repleção vesical ao exame físico, **B:** bexiga repleta em decorrência de urólitos em uretra peniana ao exame radiográfico, **C, D:** espessura vesical normal e espessura vesical aumentada ao exame ultrassonográfico.

Fonte: arquivo pessoal da autora.

paciente. Esse gato pode estar "apenas" com uma cistite não obstrutiva ou pode já estar quase (ou até mesmo) comatoso, com risco de óbito em decorrência de uma lesão renal por um processo obstrutivo. Se o proprietário chega se queixando de sinais urinários, um médico-veterinário ou auxiliar treinado deve ser prontamente comunicado pela recepção para que a gravidade da situação possa ser avaliada ali mesmo na sala de espera. Não é incomum proprietários se desesperarem em virtude de uma cistite não obstrutiva e apressarem todo o corpo clínico como se fosse um processo emergencial, bem como é comum o proprietário não se preocupar com um quadro grave por desconhecimento e esse paciente romper a bexiga ou até mesmo vir a óbito, antes mesmo de ser atendido. Situações como essa ocorrem pelo simples fato de não ter havido boa comunicação e triagem na recepção. Essa triagem serve apenas para determinar se aquele paciente pode aguardar os demais atendimentos para então ser atendido ou se precisa ser priorizado. Uma simples palpação abdominal pode indicar a importância do caso e se pode ou não aguardar (Figura 6).

Se a bexiga se encontra vazia ou pouco repleta e o paciente aparenta estar relativamente bem, provavelmente estamos diante de uma cistite e/ou uretrite, sem risco iminente à vida. Mas se, à palpação, a bexiga está repleta e o paciente não aparenta estar

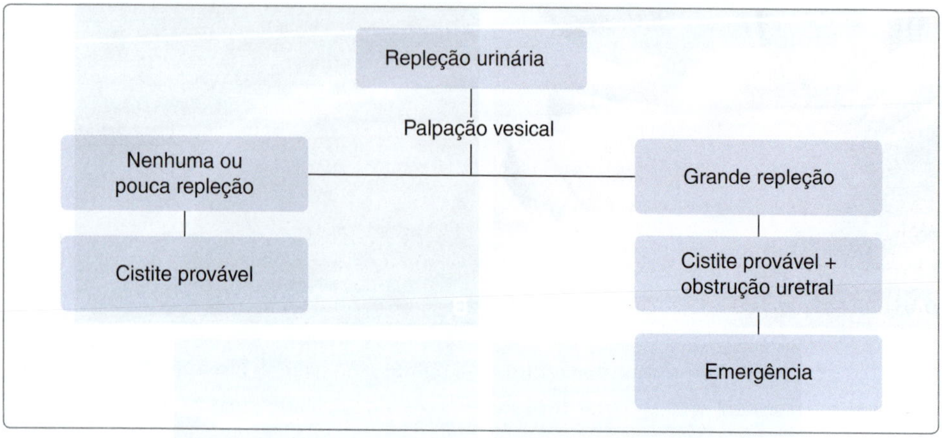

FIGURA 6. Abordagem inicial do gato com sinais urinários.

bem, muito provavelmente estamos diante de uma cistite com obstrução uretral, assim, é necessária uma avaliação imediata, independentemente de quantos outros pacientes estejam agendados antes dele, já que a condição é urgente ou até mesmo emergencial e pode determinar o risco de óbito.

Independentemente da causa dos sinais urinários, a abordagem terapêutica envolve o uso de analgésicos e relaxantes (Tabela 1), a fim de minimizar ou até mesmo evitar um processo obstrutivo uretral funcional, pelo excesso de espasmo ou pela uretrite.

Muitos gatos continuam com sinais dolorosos de micção, mesmo após a identificação da causa, por manterem o espasmo vesical e/ou uretral, especialmente se forem machos, em razão de seu menor diâmetro uretral. Anatomicamente, é muito mais provável a ocorrência de processo obstrutivo no macho pois, além de a uretra ser mais estreita, também é mais longa e curva, enquanto a uretra da gata é mais curta, de maior diâmetro e retilínea (Tabela 2).

Ao se deparar com uma queixa de periúria e periquezia (urinar e defecar em locais inapropriados, respectivamente), é indispensável a realização de extensa anamnese, exame físico completo e exames

TABELA 1 Fármacos indicados para analgesia e relaxamento das vias urinárias

Alprazolam	Relaxante da uretra pós-prostática	0,125-0,25 mg/gato BID
Amitriptilina	Relaxante vesical	0,5-1 mg/kg/SID ou BID
Buprenorfina	Analgésico	0,01-0,03 mg/kg/BID
Butorfanol	Analgésico	0,1-0,4 mg/kg/BID
Diazepam	Relaxante da uretra pós-prostática	1,25-2,5 mg/gato/BID
Dipirona	Analgésico	25 mg/kg/SID
Gabapentina	Analgésico	3-5 mg/kg/BID
Metadona	Analgésico	0,1-0,2 mg/kg/BID
Tansulosina	Relaxante de uretra pré-prostática	0,004 mg/kg a 0,006 mg/kg SID ou BID

BID: duas vezes ao dia. SID: uma vez ao dia.

TABELA 2 Diferentes diâmetros de cada segmento uretral do macho e da fêmea

Gato					Gata
Pré-prostático	Prostático	Pós-prostático	Bulbo uretral	Peniano	Cranial e caudal
2,4 mm	2,0 mm	2,3 mm	1,3 mm	0,7 mm	Até 5 mm

complementares (sangue, urina e imagem ultrassonográfica abdominal e radiografia) para exclusão ou confirmação de causas médicas. Um gato com dor articular, especialmente obeso e/ou maduro (acima de 7 anos), pode começar a urinar fora da bandeja, sendo necessário, nesse caso, tratamento para dor e provável manejo da bandeja sanitária (mais acessível a esse gato). Se os exames físico e complementares indicarem causa médica, essa deverá ser tratada para resolução da periúria e/ou periquezia. Sabe-se que o gato pode apresentar periúria quando coexistem comorbidades e problemas de manejo. Então, de nada adianta tratar a causa médica se as questões comportamentais e de manejo não forem resolvidas (ver capítulo 50 – Distúrbio de eliminação: urina e fezes).

Em qualquer situação de alteração na micção, por disúria, estrangúria, polaciúria, periúria, hematúria e/ou iscúria, questões como o manejo ambiental também devem ser abordadas durante a anamnese, como: acesso limitado ao lado de fora da casa, introdução de novos gatos, expectativas do proprietário em relação ao gato, como o gato foi adquirido, como é a relação do gato com seus contactantes, mudanças recentes no ambiente, interações estressantes com gatos externos, mudança para uma nova casa, presença de novos objetos inanimados, relacionamento difícil com as pessoas da casa, novo membro na família, mudança na rotina, menos tempo dedicado ao gato, configuração do ambiente e dos recursos disponíveis (água, comida, banheiro, descanso etc.). Todos esses são fatores primordiais e precisam ser investigados e discutidos com o proprietário, principalmente sobre as necessidades ambientais dos gatos. No que se refere à bandeja sanitária, discutir número, tamanho, substrato utilizado, frequência de limpeza e localização espacial no ambiente. O estilo de vida (*indoor* × *outdoor*), bem como se o animal é ou não castrado e sua personalidade influenciam diretamente nos hábitos e na postura de micção.

Além de extensa anamnese, etapas de conduta (Quadro 2) devem ser seguidas para que a causa dos sinais urinários seja encontrada (Figura 7), e um plano terapêutico e de manejo seja traçado. Caso não se obtenham bons resultados, mesmo após ajustes, talvez seja o caso de encaminhar o paciente para um profissional especializado em medicina felina.

QUADRO 2

Etapas de atendimento e conduta em gatos com sinais urinários

- Anamnese
- Exame físico
- Exames complementares (sangue, urina, imagem)
- Diagnóstico (causas médicas, comportamentais, CIF, distúrbios de eliminação etc.)
- Plano de tratamento + abordagem sobre as necessidades ambientais
- Reavaliação do paciente + ajuste ou modificação terapêutica
- Encaminhamento ao colega especializado em medicina felina

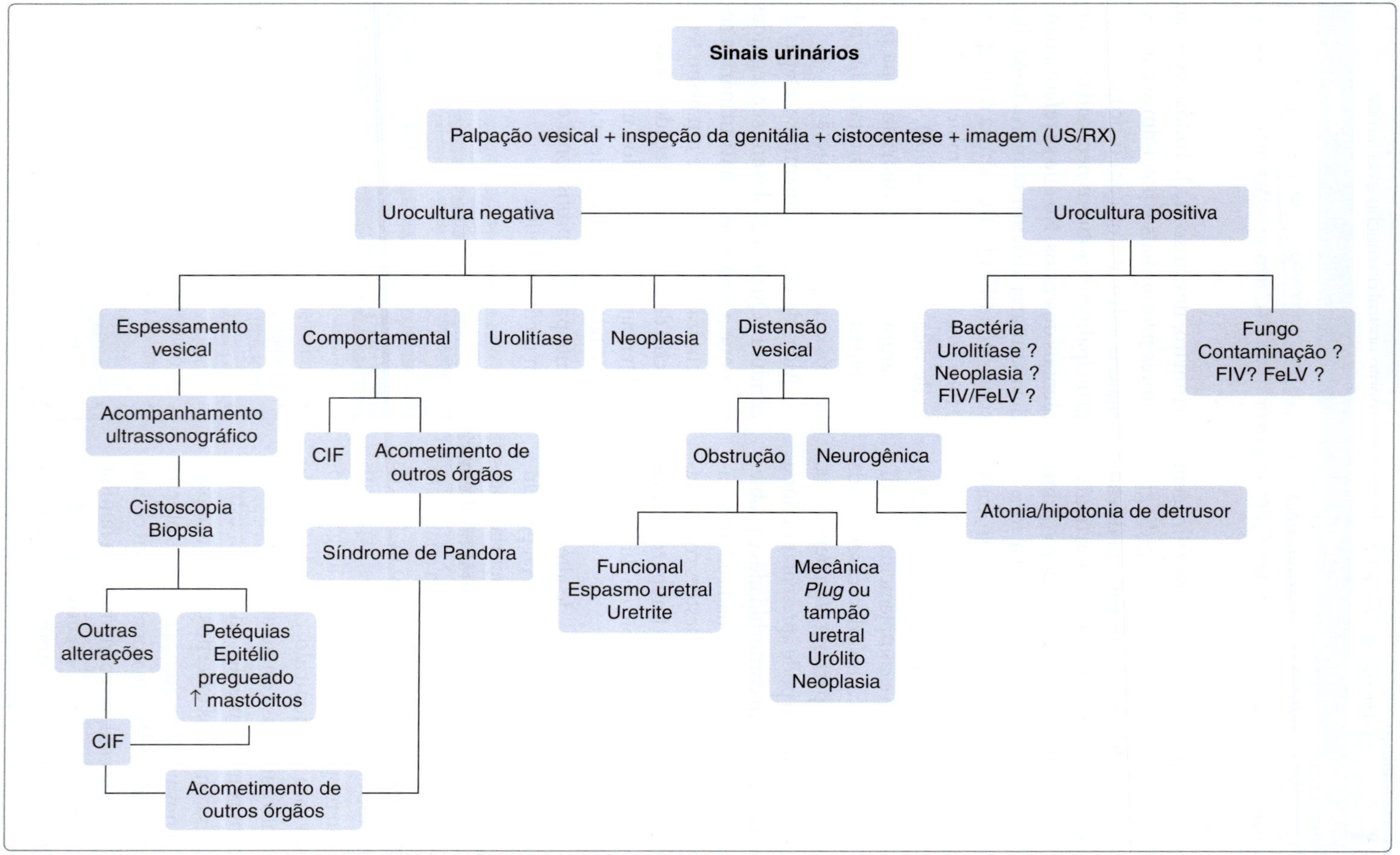

FIGURA 7. Fluxograma para fins diagnósticos em gatos com sinais urinários.

FeLV: vírus da leucemia felina; FIV: vírus da imunodeficiência felina.

LITERATURA SUGERIDA

Buffington CA, Westropp JL, Chew DJ, Bolus RR. Clinical evaluation of multimodal environmental modification (MEMO) in the management of cats with idiopathic cystitis. J Feline Med Surg. 2006;8(4):261-8.

Carney HC, Sadek TP, Curtis TM, Halls V, Heath S, Hutchison P, et al. AAFP and ISFM Guidelines for diagnosing and solving house-soiling behavior in cats. J Feline Med Surg. 2014;16(7):579-98.

Costa FVA. Contribuição ao estudo da doença do trato urinário inferior felino (DTUIF): revisão de literatura/ Feline lower urinary tract disease study contribution: literature review. MEDVEP. 2009;7(23):448-63.

Ellis SL, Rodan I, Carney HC, Heath S, Rochlitz I, Shearburn LD, et al. AAFP and ISFM feline environmental needs guidelines. J Feline Med Surg. 2013;15(3):219-30.

Gunn-Moore D. Feline lower urinary tract disease. J Feline Med Surg. 2003;5(2):133-8.

Heath S. Common feline problem behaviours: unacceptable indoor elimination. J Feline Med Surg. 2019;21(3):199-208.

Horwitz DF, Rodan I. Behavioral awareness in the feline consultation: understanding physical and emotional health. J Feline Med Surg. 2018;20(5):423-36.

Hostutler RA, Chew DJ, DiBartola SP. Recent concepts in feline lower urinary tract disease. Vet Clin North Am Small Anim Pract. 2005;35(1):147-70.

Kaul E, Hartmann K, Reese S, Dorsch R. Recurrence rate and long-term course of cats with feline lower urinary tract disease. J Feline Med Surg. 2020;22(6):544-56.

Overall KL, Rodan I, Beaver BV, Carney H, Crowell-Davis S, Hird N, et al.; Panel on Feline Behavior Guidelines; American Association of Feline Practitioners. Feline behavior guidelines from the American Association of Feline Practitioners. J Am Vet Med Assoc. 2005;227(1):70-84.

52

Edema subcutâneo/anasarca

Fernanda Vieira Amorim da Costa

O PULO DO GATO

Edema subcutâneo é o acúmulo excessivo focal ou difuso de líquido tecidual dentro do interstício, podendo ser localizado ou generalizado.

O edema subcutâneo localizado geralmente está associado a obstrução venosa ou linfática regional, vasculite e lesão tecidual local.

O edema subcutâneo generalizado é chamado de anasarca, com acúmulo de líquido intratorácico e intraperitoneal. Ocorre por insuficiências cardíaca, renal ou hepática, cirrose, reações alérgicas e doenças do sistema linfático.

INTRODUÇÃO

O edema subcutâneo é um acúmulo palpável de líquido intersticial nos tecidos superficiais. A matriz intersticial é uma malha densa, composta por filamentos de proteoglicanos, glicoproteínas, ácido hialurônico, colágeno e fibras de elastina, criando um tecido que é flexível, mas notavelmente forte. Normalmente, há muito pouco líquido livre nesse compartimento, mas, em estados de doença, o interstício é capaz de conter uma quantidade considerável de edema.

A homeostase dos fluidos (forças de Starling) entre os compartimentos intravascular e extravascular é mantida por meio da interação das seguintes forças:

- Pressão hidrostática intravascular.
- Pressão oncótica plasmática.
- Pressão hidrostática extravascular.
- Pressão oncótica intersticial.
- Permeabilidade vascular.
- Função linfática.

A filtração de fluido no interstício é, em média, maior no lado arterial do capilar pela pressão hidrostática intravascular mais alta. No entanto, uma maior absorção no lado venoso, relacionada aos efeitos oncóticos e da pressão hidrostática mais baixa, juntamente com a captação linfática do líquido intersticial, normalmente mantém uma pressão intersticial ligeiramente negativa e uma quantidade mínima de líquido intersticial. Existem fatores de segurança consideráveis incorporados a esse sistema, de modo que uma diminuição na função de um fator será compensada por um ganho na função de outros, impedindo qualquer alteração nos estágios iniciais da doença.

MECANISMOS DA FORMAÇÃO DE EDEMA

O edema tecidual se desenvolve quando o equilíbrio das forças de Starling ou da função linfática é interrompido. Ele pode ocorrer com baixa pressão oncótica capilar, principalmente por aumento da pressão hidrostática capilar, hipoalbuminemia e permeabilidade capilar aumentada, como na inflamação ou obstrução linfática. Existem muitas fontes potenciais de edema periférico em pequenos animais e certas anormalidades podem contribuir para o desenvolvimento de edema por mais de um mecanismo (Quadro 1).

QUADRO 1

Mecanismos gerais e causas específicas de edema periférico em pequenos animais
Aumento da pressão hidrostática
▪ Doença renal crônica* ▪ Insuficiência cardíaca congestiva direita* ▪ Hiper-hidratação (administração de fluido intravenoso) ▪ Trombose venosa ▪ Fístula arteriovenosa ▪ Massa mediastinal cranial ▪ Massa abdominal caudal ▪ Constrição ou compressão do tecido (p. ex., elástico, esparadrapo ou bandagem) ▪ Trauma ▪ Cirurgia
Diminuição da pressão oncótica plasmática* (albumina < 1,5-2,0 g/dL)
▪ Perda de proteína ▪ Enteropatia com perda de proteína ou glomerulopatia* ▪ Síntese de albumina reduzida ▪ Doença hepática ▪ Desnutrição
Aumento da permeabilidade capilar
▪ Vasculite ▪ Anafilaxia (p. ex., secundária a picadas de aranha ou de insetos, reação a medicamentos) ▪ Inflamação secundária a neoplasia ▪ Sepse ▪ Envenenamento ▪ Queimaduras ▪ Trauma ▪ Inflamação, infecção tecidual local ▪ Mixedema
Disfunção linfática
▪ Obstrução linfática (linfoma, outra neoplasia que causa infiltração ou compressão linfática) ▪ Displasia linfática congênita ▪ Linfangiossarcoma

* Pode causar edema periférico e/ou ascite e anasarca.

A expansão do volume plasmático decorre de doenças que resultam em retenção de sódio por meio da ativação do sistema renina-angiotensina-aldosterona (p. ex., insuficiência cardíaca e doença renal). Nos estágios iniciais dessas doenças, o edema é prevenido por um aumento concomitante da captação linfática e da pressão hidrostática intersticial, o que diminui o gradiente para a movimentação de fluidos. No entanto, como os vasos linfáticos acabam devolvendo o líquido ao sistema circulatório, o edema é inevitável se as anormalidades subjacentes progredirem. Os achados do exame físico que indicam a presença de expansão do volume plasmático incluem distensão das veias jugulares e vasculatura superficial. Esse último achado é particularmente óbvio na região pouco pilosa do abdome caudal.

Enquanto o edema periférico é uma manifestação muito comum da insuficiência cardíaca congestiva em humanos, é raro em pequenos animais. Isto pode ser decorrente de diferenças na homeostase de fluidos entre as espécies, ou simplesmente ser uma função do aumento da pressão hidrostática nos membros inferiores de humanos (orientados verticalmente) em comparação com pequenos animais (orientados horizontalmente). Embora seja observado em alguns casos, o aumento da pressão hidrostática capilar secundário à alta pressão de enchimento cardíaco causa, na maioria das vezes, edema pulmonar e efusão pleural (com insuficiência do ventrículo esquerdo) ou derrame de cavidades corporais (com insuficiência do ventrículo direito ou biventricular). O edema generalizado (anasarca – Figura 1) também é raro, mas pode ocorrer em condições como a insuficiência cardíaca congestiva grave, que produz retenção de líquidos e congestão venosa intensa.

A compressão da veia cava cranial, geralmente relacionada a uma massa mediastinal cranial ou trombose completa dessa veia, leva à chamada "síndrome da veia cava cranial". Isso é caracterizado por edema simétrico bilateral de cabeça, pescoço e membros torácicos. O derrame pleural também é comum nesses casos. O linfoma do mediastino cranial e o timoma são as causas neoplásicas mais comuns da síndrome da veia cava cranial. A trombose da veia cava tem sido associada a doenças que induzem um estado de hipercoagulabilidade (p. ex., trombocitopenia imunomediada ou anemia hemolítica, sepse, síndrome nefrótica e algumas neoplasias), em conjunto com a colocação de cateter venoso central. A obstrução neoplásica do fluxo venoso e linfático dentro da entrada pélvica pode causar edema bilateralmente simétrico dos membros pélvicos.

Embora incomum, uma fístula arteriovenosa periférica pode causar edema tecidual por aumento da pressão venosa (e capilar) local relacionada ao alto fluxo. Nesses casos, também ocorrem dilatação e tortuosidade venosa.

Outra fonte potencial de edema periférico é uma diminuição na pressão oncótica plasmática, decorrente da perda de proteínas (p. ex., enteropatia com perda de proteínas ou glomerulopatia) ou diminuição de sua síntese (p. ex., insuficiência hepática, desnutrição). Inicialmente, o desenvolvimento de edema em estados hipoproteinêmicos é prevenida por um declínio paralelo na pressão oncótica intersticial, pela diminuição da entrada de albumina no interstício. Isso diminui o gradiente oncótico entre o interstício e o espaço vascular. Além disso, a entrada de fluido no interstício causa um aumento concomitante na pressão hidrostática intersticial, que também se opõe à formação de edema. É importante notar que a hipoproteinemia deve ser bastante grave para causar edema evidente. É improvável que o edema se desenvolva até que a albumina esteja abaixo de 2,0 g/dL, a menos que outro processo também esteja ocorrendo. Em pequenos animais, a hipoproteinemia se manifesta mais comumente como derrame peritoneal (ascite), em vez de edema periférico.

O aumento da permeabilidade vascular é a base da resposta edematosa à inflamação. Esses processos incluem reações de hipersensibilidade (p. ex., urticária, angioedema) e sepse. A permeabilidade vascular é influenciada por uma miríade de sinalizadores químicos, incluindo citocinas inflamatórias, prostaglandinas vasodilatadoras, óxido nítrico, bradicinina e histamina, entre outros. O aumento também pode ocorrer em decorrência de dano celular direto por trauma mecânico ou químico. Infelizmente, não há métodos clínicos práticos para medir o aumento da permeabilidade vascular e, portanto, ele deve ser inferido por outras anormalidades, como alterações inflamatórias no hemograma completo, hiperglobulinemia e hipoalbuminemia na bioquímica sérica, e hiper ou hipotermia no exame físico.

As anormalidades linfáticas são outra causa importante de edema periférico em pequenos animais. O líquido linfático é rico em proteínas e sua presença aumenta o gradiente oncótico no interstício, aumentando ainda mais a formação de edema. As anormalidades linfáticas podem ser primárias ou secundárias. O linfedema congênito é muito raro em gatos. Pacientes com linfedema congênito apresentam linfonodos pequenos ou ausentes nos membros afetados. Os animais afetados geralmente apresentam evidências de edema ao nascimento ou nas primeiras semanas de idade, embora em alguns casos possa levar muitos meses até que ele se manifeste. A apresentação mais comum em animais afetados é o edema dos membros pélvicos, com um membro geralmente sendo mais gravemente afetado que o outro. No entanto, em alguns casos, todos os membros ou mesmo a cabeça e o ventre são afetados. O diagnóstico pode ser realizado a partir dos sinais clínicos e da idade na apresentação, mas o diagnóstico definitivo requer imagem linfática ou biópsia. Existem muitas causas secundárias

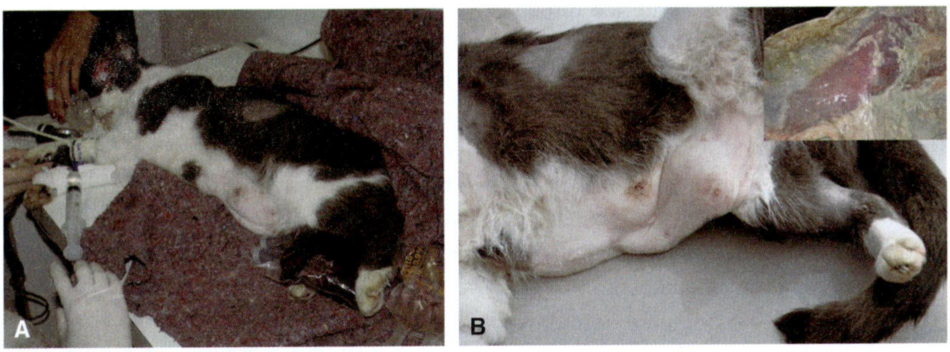

FIGURA 1. **A:** anasarca em gato com cardiomiopatia restritiva. **B:** distensão abdominal decorrente de edema. No detalhe, observa-se a deposição de material gelatinoso amarelo translúcido no tecido subcutâneo da região abdominal.

Fonte: arquivo pessoal da autora.

de doença linfática, incluindo obstrução ou destruição secundária a neoplasia, infecção, dirofilariose, cirurgia e traumas.

O mixedema, uma manifestação de hipotireoidismo, está relacionado à deposição de ácido hialurônico na derme, e não ao edema subcutâneo. Isso resulta em edema não depressível ao exame físico, bem como hipotermia, depressão respiratória e bradicardia.

EXAME FÍSICO

A história e o exame físico podem fornecer informações importantes sobre a causa do edema superficial. Os efeitos da gravidade fazem com que o edema tecidual periférico seja mais proeminente em áreas dependentes do corpo, em virtude das forças gravitacionais e hidrostáticas. O edema subcutâneo pode ser perceptível apenas ao longo do tronco ventral, sob a mandíbula ou nos membros torácicos e/ou pélvicos.

Deve-se observar se o edema está localizado em um membro ou região ou se está generalizado por todo o corpo (Figura 2). Avaliar a distribuição do edema e a resposta à palpação são etapas diagnósticas cruciais para ajudar a diagnosticar a causa subjacente do edema. O edema periférico difuso é provavelmente o resultado de uma resposta inflamatória sistêmica (p. ex., sepse, angioedema) ou de aumento do volume plasmático (p. ex., síndrome nefrótica ou insuficiência cardíaca congestiva direita). Em contraste, o edema localizado é mais comumente resultado de anormalidades venosas ou linfáticas, ou possivelmente envenenamento.

Determinar se o edema é depressível (sinal de Godet) ou não também ajudará a diagnosticar a causa. O edema depressível é reconhecido por uma depressão persistente na pele após a aplicação de pressão firme com o dígito. Ele indica deslocamento de fluido dentro do espaço intersticial, enquanto o edema sem depressões indica inchaço intracelular ou retenção de fluido intersticial com fibrinogênio coagulado, o que impede o deslocamento dos fluidos.

Em pequenos animais, o edema depressível é mais comumente uma manifestação do aumento de permeabilidade vascular (p. ex., inflamação), obstrução venosa (p. ex., massa, trauma) ou anormalidades linfáticas (p. ex., obstrução, hipoplasia). Edema depressível não doloroso é mais frequente em razão de um mecanismo subjacente relacionado a alta pressão hidrostática capilar, hipoalbuminemia ou obstrução linfática. Se o local está dolorido e é mais quente do que o tecido circundante, está mais provavelmente associado ao aumento da permeabilidade capilar (p. ex., inflamação ou infecção). Edemas quentes também são relatados com fístulas arteriovenosas. Outros sinais de doença geralmente são evidentes e ajudam a orientar a seleção do teste diagnóstico.

Os estados edematosos que não são depressíveis incluem angioedema, edema pós-cirúrgico ou traumático, linfedema crônico, linfangiossarcoma e mixedema. O angioedema não é depressível em virtude do processo que ocorre nas camadas mais profundas da pele abaixo da derme. O linfedema crônico se transformará gradualmente em um estado sem depressões pela deposição de colágeno e pelo desenvolvimento de fibrose nos tecidos afetados. Uma vez que a fibrose ocorre, há pouco a se fazer terapeuticamente para resolver o edema.

DIAGNÓSTICO E TRATAMENTO DE DOENÇAS EDEMATOSAS

A abordagem diagnóstica do paciente edematoso deve ser baseada nos achados da

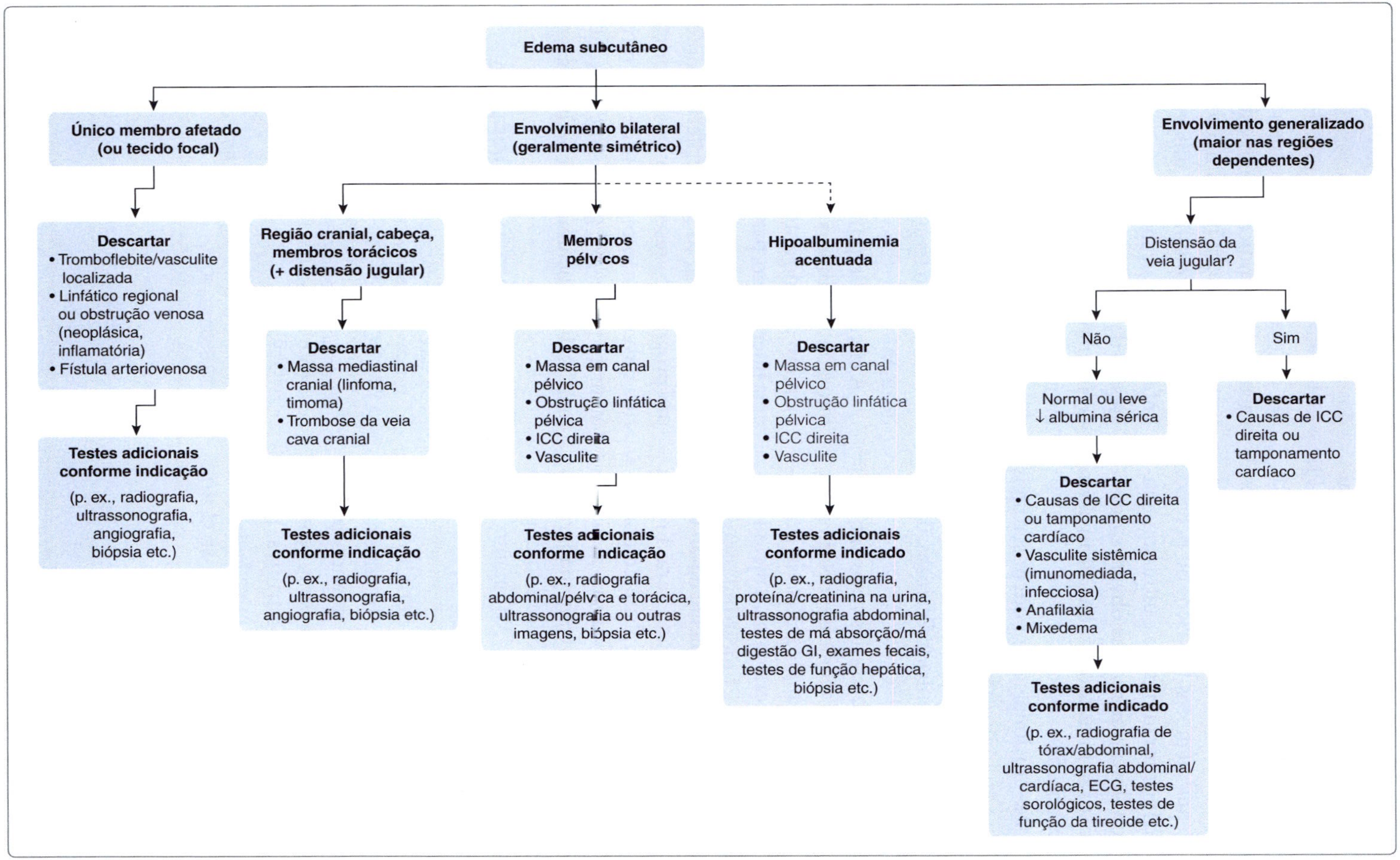

FIGURA 2. Abordagem clínica ao paciente com edema subcutâneo.

ECG: eletrocardiograma; GI: gastrintestinal; ICC: insuficiência cardíaca congestiva.

história e do exame físico. O edema generalizado justifica uma abordagem sistêmica, incluindo hemograma completo, perfil bioquímico sérico, concentração sérica de tiroxina livre, TSH e urinálise. Os diagnósticos realizados na presença de edema localizado nos membros torácicos ou pélvicos devem incluir radiografia e ultrassonografia para descartar massas óbvias e determinar se são indicados exames de imagem mais avançados.

Testes adicionais que podem ser úteis incluem aspirados/biópsias de linfonodos regionais, ecocardiograma, testes sorológicos (p. ex., para agentes infecciosos, dirofilariose) e angiografia.

A imagiologia direta dos vasos linfáticos e linfonodos requer técnicas especializadas. No passado, a linfangiografia via canulação linfática direta era o único método para avaliar estrutura e função linfáticas. Esse procedimento é tecnicamente desafiador e atualmente sua realização é rara. Em vez disso, foi amplamente suplantado por técnicas de imagem não invasivas, incluindo cintilografia, tomografia computadorizada (TC), ressonância magnética e tomografia por emissão de pósitrons. No entanto, essas modalidades têm disponibilidade limitada e são relativamente caras.

A terapia para edema periférico deve sempre ser direcionada ao tratamento da anormalidade subjacente quando possível (p. ex., transfusão de plasma, remoção cirúrgica de uma massa obstrutiva, tratamento com levotiroxina de mixedema etc.). Nas situações em que não é possível um tratamento definitivo, podem ser oferecidos cuidados paliativos.

Exceto em estados de aumento da pressão hidrostática, os diuréticos são relativamente contraindicados em estados edematosos. Embora inicialmente ajudem a diminuir o tamanho de um membro no linfedema, eles acabam aumentando a progressão da doença, concentrando proteínas no interstício e agindo como um atrativo para uma posterior translocação de fluidos. Esses pacientes podem se beneficiar de bandagem crônica, tratamento cirúrgico paliativo ou terapia com rutina, embora essa última não tenha sido avaliada cientificamente.

A eficácia do tratamento pode ser monitorada medindo-se a circunferência do membro afetado antes e depois de realizar uma intervenção, para avaliar objetivamente a resposta terapêutica. Na maioria dos casos, o achado de edema periférico confere um prognóstico reservado e os proprietários devem ser informados de que o tratamento paliativo é geralmente uma meta mais realista que uma cura definitiva.

LITERATURA SUGERIDA

Argenta FF, Vielmo A, Slaviero M, da Silva CC, Rufino SV, da Costa, FVA, et al. Anasarca associated with restrictive cardiomyopathy in cats. Acta Scientiae Veterinariae. 2022;50

Fine-Ferreira DM. Peripheral edema. In: Ettinger SJ, Feldman EC, editors. Textbook of veterinary internal medicine. 8. ed. St. Louis: Saunders; 2016. p.456-61.

Trayes KP, Studdiford JS, Pickle S, Tully AS. Edema: diagnosis and management. Am Fam Physician. 2013;88(2):102-10.

53
Espirro e secreção nasal

Gustavo Faria Parreiras de Andrade

O PULO DO GATO

Secreção nasal, espirros e estertores são sinais clínicos recorrentes na clínica médica felina.

A reativação viral de herpes vírus deve ser evitada, e casos de rinite viral aguda devem ser rapidamente diagnosticados e controlados, para evitar a evolução para rinite crônica, de difícil manejo e geralmente sem perspectiva de cura.

Doenças nasais fúngicas são cosmopolitas, porém podem ocorrer variações regionais, como no caso da hiperendemia de esporotricose na região Sudeste do Brasil.

A doença nasal neoplásica geralmente está relacionada a gatos de meia-idade a idosos, sendo mais comuns linfomas, adenocarcinomas e sarcomas.

INTRODUÇÃO

O espirro consiste em uma expiração forçada, com intuito de expulsar o material estranho das passagens nasais e ocorre em decorrência da estimulação de receptores subepiteliais nasais. O espirro reverso é uma ação de asfixia paroxística e inspiratória, provocada para mover o material da nasofaringe para a orofaringe, sendo importante delinear momento, início, frequência e duração desses sinais. A secreção nasal pode ser serosa, mucoide, purulenta, sanguinolenta ou mista. É muito importante saber se houve alteração no tipo de secreção nasal ao longo do curso da doença e, especialmente, se é unilateral ou bilateral.

Os sinais clínicos das doenças nasais compreendem espirros, exsudações, epistaxe, estertores e epífora. Doenças que abrangem a nasofaringe podem cursar com espirros reversos, engasgos e disfagia, estando a dispneia inspiratória presente em ambas as situações. Assimetria e deformidade facial podem estar relacionadas a doenças neoplásicas, rinite crônica grave e rinites fúngicas. A presença de halitose pode estar associada com doenças dentais, fístula oronasal, fenda palatina ou corpos estranhos.

Todas as faixas etárias podem ser afetadas. Gatos com peculiaridades morfológicas, seja por má formação, sejam raciais, como os braquicefálicos e indivíduos com narinas pequenas, são predispostos à inflamação mais intensa e de difícil resolução. Gatos vivendo em altas densidades populacionais e com histórico de vacinação incompleto têm a tendência a desenvolver casos de rinites infecciosas, como infecção ou reativação viral por herpesvírus felino, calicivírus, *Bordetella bronchiseptica*, *Mycoplasma* spp., *Chlamydia felis*, ou outros micro-organismos. As doenças nasais fúngicas são mais frequentes em gatos com acesso ao exterior da residência, contato íntimo com jardins e outros animais, principalmente quando em regiões com alta prevalência dos patógenos. Gatos de meia-idade a idosos são propensos a ter envolvimento neoplásico nas doenças nasais. Felinos que apresentam surtos sazonais ou têm doença brônquica e asma felina podem tem espirros e secreções nasais relacionados à rinite alérgica.

RINITE AGUDA

Inúmeras infecções do trato respiratório podem provocar rinites agudas em felinos. Agentes virais comuns são herpesvírus felino tipo 1 (FHV-1), abrangendo até 90% dos gatos, e o calicivírus felino (CVF). Quadros agudos bacterianos primários frequentemente estão associados a *Chlamydia felis*, *Mycoplasma* spp. ou *Bordetella bronchiseptica*, podendo ainda haver infecções secundárias por micro-organismos comensais oportunistas da cavidade nasal ou ambientais, que incluem *Pasteurella* spp., *Staphylococcus* spp., *Streptococcus* spp., *Pseudomonas* spp. e anaeróbios. Os sinais variam conforme os agentes envolvidos, compreendendo espirros, secreções nasais, febre, anorexia, ceratite, conjuntivite, secreção e ulcerações oral e ocular. Gatos que vivem em altas densidades populacionais e com vacinação insuficiente ou variável são mais suscetíveis ao estresse fisiológico, que favorece a reativação viral em indivíduos infectados de forma latente, bem como contato com outros agentes causadores de doença respiratória do trato cranial.

A secreção nasal relacionada à infecção viral é serosa e, com envolvimento bacteriano, tende a evoluir para mucopurulenta; nesses casos, as secreções nasais tendem a ser bilaterais e pode haver ulceração de plano nasal em casos mais graves. Quadros de secreção nasal espessa tendem a causar obstrução das vias aéreas rostrais e, consequentemente, estertores e fase inspiratória prolongada, favorecendo anorexia e desidratação. A intensidade dos sinais pode variar conforme a resposta imunológica do gato e da virulência dos agentes envolvidos.

Para conclusão diagnóstica, estão disponíveis reação em cadeia da polimerase quantitativa (qPCR) e culturas bacteriana e viral. A amostra deve ser coletada de *swab* orofaríngeo, lembrando que, pelo risco de o paciente mastigar e engolir o objeto, o procedimento deve ser realizado sob sedação. Contudo, há a possibilidade de falso-negativos e, mesmo com um resultado positivo em algum desses exames, não é possível afirmar que aquele patógeno é o agente causal da doença clínica, além de poder detectar vírus vacinal atenuado de herpesvírus felino tipo 1 (FHV-1). Por tudo isso, esses exames são restritos a fins de estudo e, como consequência, o diagnóstico clínico geralmente é aplicado para as rinites agudas.

Para gatos com rinites herpéticas, o tratamento antiviral com fanciclovir 90 mg/kg por via oral (PO) BID por 2 a 3 semanas obtém recuperação clínica mais rápida e aumento de peso maior do que em gatos não tratados com esse fármaco. Muito embora outro estudo que avaliou a eficácia do fanciclovir em dois grupos, um tratado com doxiciclina e fanciclovir e o outro grupo apenas com doxiciclina, não tenha obtido diferenças significativas entre eles, isso se deve à possibilidade de doença viral autolimitante, o que leva à conclusão de que o fanciclovir pode beneficiar gatos com síndromes clínicas crônicas e recidivantes. Já para o calicivírus, não há tratamento antiviral eficaz descrito na literatura. O interferon-ômega felino diminui a replicação viral *in vitro*, porém não há evidências de que ele, ou o interferon-alfa humano, tragam benefícios para gatos com doença clínica.

Terapias antimicrobianas de suporte são frequentemente prescritas para o tratamento e a prevenção de infecções bacterianas secundárias. Quando há suspeita ou diagnóstico de *Mycoplasma* spp., *Chlamydia felis* ou *Bordetella bronchiseptica*, a administração de tetraciclinas, principalmente a doxiciclina (10 mg/kg PO SID), é uma boa opção de tratamento. Boas respostas também são vistas com fluoroquinolonas como a pradofloxacina (5-10 mg/kg PO SID), para *Mycoplasma* spp. e outras infecções bacterianas secundárias.

Sempre que se for prescrever a doxiciclina, deve-se lembrar de dar alimento ou 5 mL de água após essa medicação, para evitar esofagite.

O tratamento de suporte é indicado para pacientes desidratados e anoréticos, a fluidoterapia pode ser instituída por via subcutânea ou intravenosa e a alimentação facilitada na seringa é uma boa opção, visto que a incapacidade de sentir o cheiro do alimento afeta diretamente o apetite. Em sinais clínicos graves de dor e pirexia, dipirona 25 mg/kg SID , 12,5 mg BID e meloxicam 0,05 mg/kg SID são boas opções terapêuticas. Alguns autores indicam o uso de descongestionantes, como oximetazolina a 0,025%. Nebulização ou *flushing* nasal com solução fisiológica hidratam e descongestionam as vias aéreas craniais.

Segregação e tratamento de gatos clinicamente doentes, vacinação e desinfecção ambiental são consideradas boas medidas profiláticas.

RINITE CRÔNICA

A rinite ou rinossinusite crônica pode acometer gatos de qualquer idade, com pacientes levados para o atendimento clínico por apresentar espirros, corrimento nasal geralmente bilateral e mucopurulento, tendendo a sanguinolento em casos mais graves, respiração ruidosa, com ou sem pirexia, inapetência e assimetria de face.

A rinite crônica pode ser consequência de uma rinite aguda ou ter etiologia distinta. É consenso que uma resposta imunológica ineficaz ao FHV-1 e ao FCV gera replicação viral e lise dos epitélios e cornetos nasais, que se agrava pelas recorrentes infecções bacterianas secundárias. A destruição irreversível dos cornetos pode resultar em perpetuação da citólise por mediadores inflamatórios. Em virtude dessa destruição dos tecidos nasais que predispõe à recorrência de infecções, as rinites/sinusites crônicas raramente têm cura e o tratamento tem como objetivo dar qualidade de vida ao gato e aumentar o tempo livre de sinais clínicos.

O exame radiográfico permite avaliar a presença de doenças dentárias e de orelha média, obstrução da nasofaringe, opacidade de tecidos moles e secreções dentro dos seios frontais, perda de definição dos cornetos e septo nasais. Há correlação entre o achado de perda de definição óssea com rinite pós-viral crônica, neoplasia, rinite fúngica ou reação a corpo estranho e associação do aumento da opacidade de tecidos moles e secreções com a rinite pós-viral crônica, neoplasias ou pólipos inflamatórios.

A radiografia deve ser realizada antes de procedimentos como lavagem nasal, rinoscopia e biópsia, a fim de evitar interferências de interpretação radiográfica.

A rinoscopia é indicada para permitir uma avaliação das vias aéreas rostrais, sendo eficaz no diagnóstico e na remoção de pólipos inflamatórios e corpos estranhos. Permite ainda a visualização de estenoses de nasofaringe, granulomas inflamatórios e tumores malignos, além da coleta de amostras de tecido para histopatologia e culturas bacterianas (anaeróbia e aeróbia) e fúngicas. Mesmo que a mucosa nasal pareça normal, é indicado coletar amostras para biópsia, pois a aparência macroscópica pode ser enganosa. Os tipos de câncer mais frequentes na nasofaringe de gatos (linfomas, adenocarcinomas e sarcomas) tendem a ser bastante invasivos localmente (Figura 1).

A tomografia computadorizada (TC), associada à rinoscopia, confere melhor investigação da extensão das lesões e os achados da TC também podem auxiliar na diferenciação dos tipos de tumor.

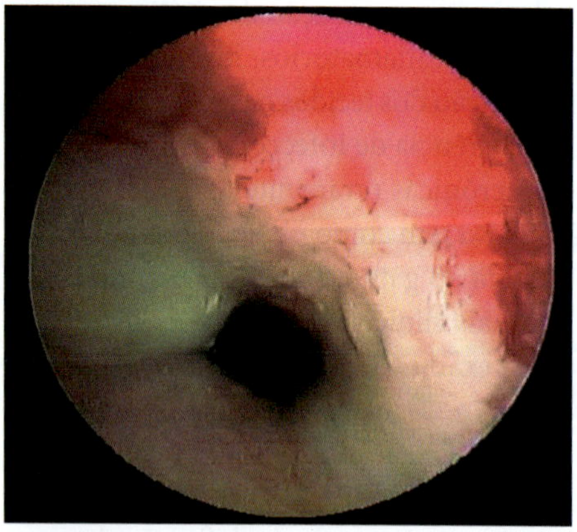

FIGURA 1. Imagem de rinoscopia evidenciando estreitamento compatível com estenose de nasofaringe e mucosa hiperêmica em decorrência de rinite crônica. Técnicas de excisão cirúrgica da membrana estenótica, retalho de avanço, dilatação com balão e *stent* de silicone removível são descritas como tratamento, sendo a última a que demonstra menos recidivas.
Fonte: arquivo pessoal do autor.

Embora os *swabs* nasais sejam pouco invasivos, raramente fornecem informações úteis relacionadas à amostragem de secreção nasal para diagnóstico microbiológico. A lavagem nasal com solução salina estéril, através das câmaras nasais com o uso de sondas, tem o efeito terapêutico de remoção vigorosa de secreções, exsudações e detritos. O lavado resultante fornece boas amostras para culturas microbiológicas. Esse método deve ser obrigatoriamente realizado sob sedação, com o gato intubado (*cuff* inflado) e monitorado para evitar aspiração de material infeccioso pelas vias aéreas caudais. O posicionamento da cabeça do paciente com o plano nasal em direção ao chão diminui a chance de broncoaspiração e facilita a coleta do lavado (Figura 2).

Após a investigação diagnóstica completa, caso nenhuma causa subjacente seja identificada, gatos com secreção e espirros crônicos terão o diagnóstico de rinite ou rinossinusite crônicas, caso em que o resultado da biópsia apresenta inflamação linfoplasmocitária/eosinofílica crônica.

Os responsáveis pelo animal devem entender que raramente a rinossinusite crônica alcança a cura e que o tratamento tem como ênfase o manejo para a redução de espirros e do corrimento nasal.

A cultura é fortemente recomendada a fim de conhecer o agente causador, possibilitando um tratamento antimicrobiano assertivo. Se houver o crescimento de vários micro-organismos em cultura, o significado do crescimento pode ser questionável (amostra contaminada). A terapia deve ser continuada por 6 a 8 semanas com o mesmo antibiótico se houver resposta inicial positiva; logo, é imprescindível escolher um antimicrobiano de administração segura em longo prazo. Exemplos de antibióticos com boa biodisponibilidade na cartilagem, ossos e mucosa nasal são as fluoroquinolonas, a doxiciclina, a amoxicilina com clavulanato, a clindamicina, o metronidazol e a azitromicina, sendo a escolha baseada nos resultados do teste de sensibilidade a antimicrobianos.

Curetagem e trepanação dos seios frontais e cavidade nasal não devem ser empregadas levianamente, pois, embora alguns gatos apresentem melhora, são frequentes as recidivas em curto e médio prazos. Caso o tratamento cirúrgico seja preconizado, o controle de dor é essencial, pois o pós-operatório pode ser bastante doloroso.

A instilação de solução salina nas narinas, para estimular os espirros e desobstruir as vias aéreas rostrais, pode ser extremamente útil.

RINITE FÚNGICA

As leveduras do gênero *Cryptococcus* spp. são citadas como os micro-organismos mais diagnosticados em gatos com rinite fúngica em países como os Estados Unidos. No Brasil, a esporotricose é uma micose em estado de hiperendemia na região Sudeste, com expansão geográfica de casos para outros estados do país e outros países da América do Sul. Portanto, presumivelmente os fungos do complexo *Sporothrix schenckii* são os mais recorrentes causadores de rinite fúngica em gatos brasileiros.

Os fungos do complexo *Sporothrix* são transmitidos por inoculação traumática na pele, pelo contato com plantas e solo contaminados ou por mordidas e arranhaduras de animais doentes. A infecção por inalação dos conídios é menos frequente; em contrapartida, é a principal forma de adquirir a criptococose, sendo a aspiração dos

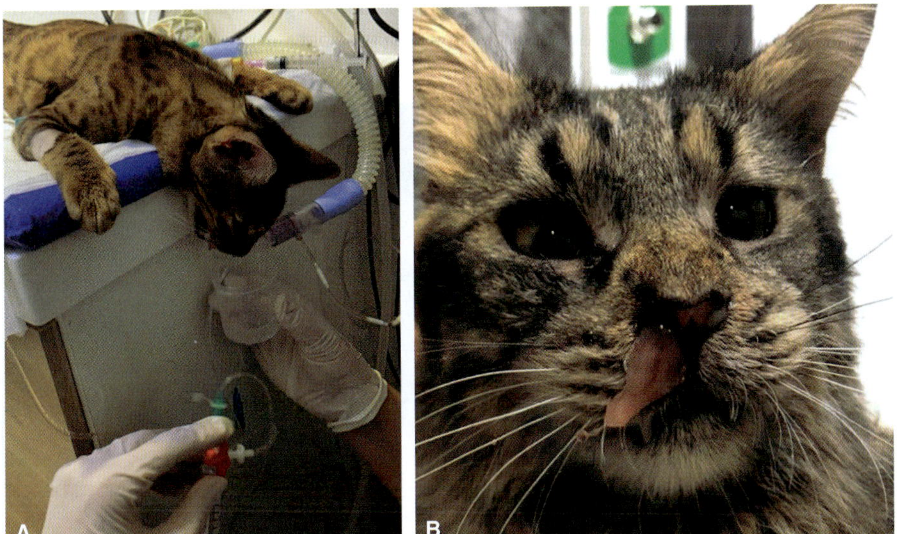

FIGURA 2. **A:** exemplo do procedimento de lavagem nasal com sonda, solução salina e pote coletor estéreis para melhora clínica e coleta de amostras microbiológicas. **B:** paciente com rinite crônica apresentando secreção nasal intensa, bilateral, purulenta e sanguinolenta.

Fonte: arquivo pessoal do autor.

basidiósporos provenientes de excrementos de aves (principalmente pombos) e vegetação em decomposição a forma predominante de infecção, embora a inoculação também possa ocorrer.

Essas doenças podem se apresentar sob diversas formas clínicas. Na criptococose, por exemplo, os sinais podem incluir a forma nasal (manifestação mais comum), a forma neurológica (que pode derivar da doença nasal ou ocorrer de forma independente), e as formas cutânea e sistêmica. Já a esporotricose é frequentemente caracterizada por múltiplas lesões de pele, com envolvimento de mucosas, principalmente a nasal, e os gatos comumente podem desenvolver a forma sistêmica disseminada. As micoses nasais por esses patógenos geralmente apresentam secreção crônica, mucopurulenta ou sanguinolenta, dispneia estertorosa e inspiratória, espirros e linfadenopatia submandibular. Elas induzem inchaço nasofacial com subsequente ulceração que não cicatriza, sendo importante incluir essas micoses nos diagnósticos diferenciais de rinite crônica mesmo sem inchaço ou ulceração, e os granulomas fúngicos podem estar presentes em uma ou ambas as narinas, nasofaringe e cavidade bucal (Figura 3).

A detecção de antígenos é o padrão-ouro para o diagnóstico de criptococose nasal, sendo detectado o antígeno capsular criptococótico no soro sanguíneo. Atualmente, já há alternativas de diagnóstico para a esporotricose através de amostras de sangue: a detecção sorológica e quantificação de anticorpos IgG pelo teste SsCBF-ELISA (*Sporothrix schenckii ConA Binding Fraction*) é uma opção recomendada para casos de esporotricose intranasal, em que a coleta de amostras representativas para citologia, cultura e biópsia é mais difícil, em comparação com lesões ulceradas.

A citologia pode ser uma ferramenta fácil para o diagnóstico de criptococose e esporotricose, pois o número de leveduras costuma ser elevado e os micro-organismos de fácil identificação, sendo mais sensível para amostras colhidas de lesões

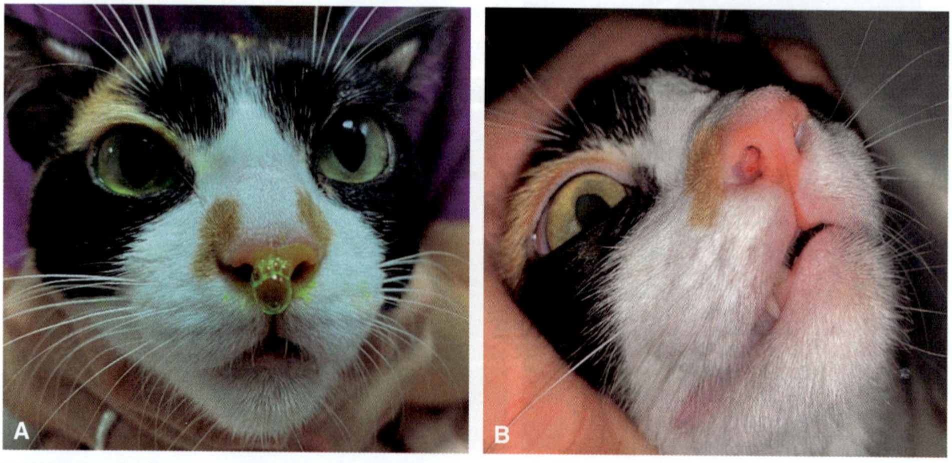

FIGURA 3. A: figura representando o teste de Jones, evidenciando obstrução do ducto nasolacrimal na cavidade nasal direita. **B:** granuloma fúngico de esporotricose no mesmo paciente (confirmado por sorologia IgG ELISA) projetando-se para a narina direita.

Fonte: arquivo pessoal do autor.

ulceradas; porém, o resultado negativo não exclui a possibilidade de doença. A cultura fúngica é o padrão-ouro para o diagnóstico de esporotricose, sendo sua principal desvantagem o crescimento lento do fungo no laboratório. A cultura micológica para *Cryptococcus* deve ser realizada a partir de uma amostra de tecido, pois a presença desse patógeno em culturas de secreção nasal não representa evidência de doença. Biópsia e histopatologia podem ser empregadas para ambas as doenças nasais quando há suspeita e os exames citados geraram resultados possivelmente falso-negativos.

O itraconazol (100 mg/gato ou 20 mg/kg PO SID) é o fármaco de escolha para o tratamento. As formulações manipuladas não são recomendadas para esse composto azólico. Principalmente os gatos com esporotricose com sinais respiratórios e casos recrudescentes podem se beneficiar da associação com iodeto de potássio (2,5-5 mg/kg PO SID). Recentemente, um estudo preliminar avaliou o emprego da solução de clotrimazol 1%, por meio de aplicação com *spray* intranasal, um jato em cada narina SID, associada ao itraconazol, demonstrando eficácia em acelerar a resolução de lesões nodulares, ulceradas e granulomas fúngicos intranasais. Não são recomendados outros tratamentos tópicos. O tempo de tratamento varia de acordo com alguns fatores, como a patogenicidade do agente e a sensibilidade ao fármaco utilizado. A cura clínica é alcançada com a resolução dos sinais, porém pode ocorrer recrudescência da doença com reativação das lesões. O tratamento deve ser prolongado por 60 dias após a cura clínica em casos de doença nasal, no intuito de alcançar a cura micológica e prevenir a resistência aos medicamentos administrados.

Em casos de criptococose, o itraconazol (50-100 mg/gato PO SID) consegue boas respostas. Existe a recomendação do uso de fluconazol (50 mg/gato) em casos refratários ao itraconazol ou que tenham atingido o sistema nervoso, olhos ou trato urinário. O tratamento deve ser continuado até que o teste de antígeno seja negativo; para casos não diagnosticados com esse método, deve-se estender o tratamento por 2 a 4 meses após a cura clínica.

Infecções bacterianas secundárias são frequentes na esporotricose e criptococose nasais, sendo os antibióticos preconizados por quatro semanas.

O principal efeito adverso do tratamento das rinites fúngicas relatados é a hepatotoxicidade, havendo consenso de que o perfil hepático sérico deve ser avaliado mensalmente ao longo de todo tratamento.

DOENÇAS NASAIS NEOPLÁSICAS

O pólipo inflamatório é um crescimento pedunculado benigno do tecido conjuntivo, encontrado comumente em gatos. Felinos com essa doença apresentam disfagia, estertores e secreção serosa, que pode evoluir para purulenta (infecção bacteriana secundária), geralmente unilateral, sendo os espirros menos frequentes. É uma ocorrência mais comum em felinos jovens e frequentemente associada à rinite crônica. Radiografias, tomografia e rinoscopia são efetivas em diagnosticar pólipos nasofaríngeos. Esses pólipos podem ser removidos com tração suave e consistente durante a rinoscopia, cirurgia ou com *laser*. O prognóstico é bom, porém foram relatadas taxas de recidiva de até 30%.

Entre as neoplasias malignas nasais em gatos, o linfoma nasal é a mais comum, seguido de carcinoma (adenocarcinoma, carcinoma de células escamosas); já os sarcomas (fibrossarcoma e osteossarcoma) são menos relatados. Sinais clínicos nasais comuns a todas as neoplasias malignas compreendem epistaxe, estertores, secreção nasal uni ou bilateral, deformidade facial e lesões proliferativas ou ulceradas (Figura 4). A infiltração intracraniana através da placa cribriforme pode acarretar sinais neurológicos, sendo um fator prognóstico negativo.

Exames de imagem como rinoscopia, tomografia computadorizada e ressonância magnética podem demonstrar lesões sugestivas dessas doenças neoplásicas, porém o

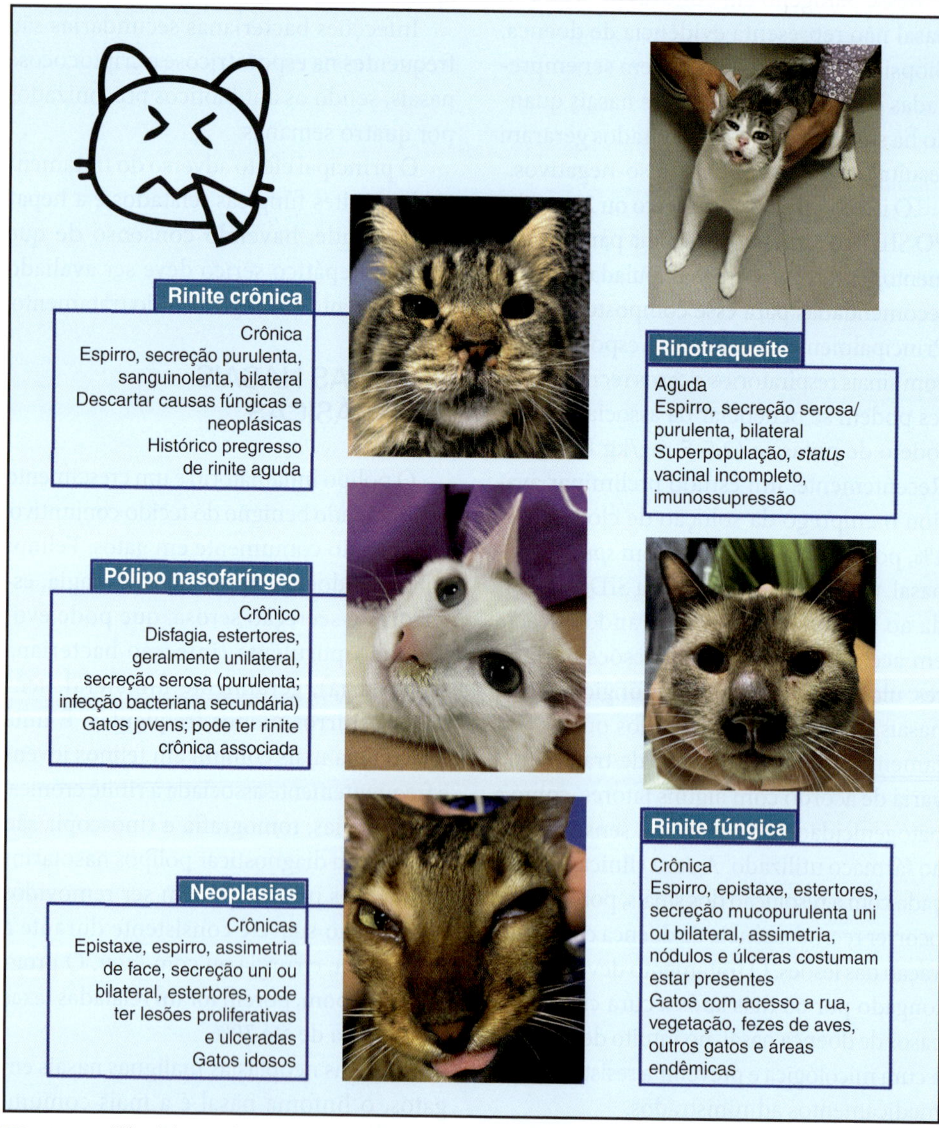

FIGURA 4. Histórico e sintomas de espirros e secreção nasal.

Fonte: arquivo pessoal do autor.

diagnóstico definitivo é feito pela combinação de histopatologia e imuno-histoquímica, exames que favorecem a plena diferenciação entre essas neoplasias. Embora a citologia possa apoiar o diagnóstico, esse método tem o risco de não obter amostras representativas ou apresentar resultados errôneos.

Pode haver resposta a tratamentos antineoplásicos como radioterapia e/ou quimioterapia, combinadas ou não. Gatos com linfoma têm melhor prognóstico (com sobrevida de 8 meses a 4 anos) em comparação a gatos com diagnóstico histopatológico de adenocarcinoma (sobrevida de 1 ano). Gatos com diagnóstico de carcinoma de células escamosas dispõem ainda de exérese cirúrgica (nosectomia), criocirurgia, eletroquimioterapia e outros tratamentos variados, aplicáveis aos diferentes sítios e à gravidade das lesões.

LITERATURA SUGERIDA

Bouyssou S, Hammond GJ, Eivers C. Comparison of CT features of 79 cats with intranasal mass lesions. J Feline Med Surg. 2021;23(10):987-95.

Ferguson S, Smith KC, Welsh CE, Dobromylskyj MJ. A retrospective study of more than 400 feline nasal biopsy samples in the UK (2006-2013). J Feline Med Surg. 2020;22(8):736-43.

Giuliano A, Dobson J. Clinical response and survival time of cats with carcinoma of the nasal cavity treated with palliative coarse fractionated radiotherapy. J Feline Med Surg. 2020;22(10):922-7.

Gremião IDF, Martins SRE, Montenegro H, Carneiro AJB, Xavier MO, de Farias MR, et al. Guideline for the management of feline sporotrichosis caused by *Sporothrix brasiliensis* and literature revision. Braz J Microbiol. 2021;52(1):107-24.

Kopecny L, Maggs DJ, Leutenegger CM, Johnson LR. Effects of famciclovir in cats with spontaneous acute upper respiratory tract disease. J Feline Med Surg. 2020;22(6):492-9.

Reed N, Gunn-Moore D. Nasopharyngeal disease in cats: 2. Specific conditions and their management. J Feline Med Surg. 2012;14(5):317-26.

Scherk M. Snots and snuffles: rational approach to chronic feline upper respiratory syndromes. J Feline Med Surg. 2010;12(7):548-57.

54

Estertor/estridor

Renata Camozzi

O PULO DO GATO

A presença de sons adventícios na respiração deve ser um sinal de alerta de que algum processo patológico está ocorrendo e que deve ser investigado.

O estertor e o estridor podem estar presentes ao mesmo tempo ou individualmente no paciente e indicam doença do trato respiratório cranial.

INTRODUÇÃO

A passagem do ar pelas vias respiratórias, em condições normais, é silenciosa. Quando há qualquer condição que obstrua a entrada do ar em algum grau, há produção de sons adventícios, isto é, anormais. O estertor e o estridor são ruídos respiratórios adventícios audíveis sem a necessidade de estetoscópio, resultantes do fluxo turbulento de ar pelas vias aéreas craniais. O estridor e o estertor são audíveis primordialmente, mas não exclusivamente, na inspiração e pacientes que apresentem esses ruídos estão fazendo um esforço respiratório intenso e frequentemente também apresentam dispneia.

O **estertor** é um som de baixa frequência, que geralmente resulta da vibração de secreções ou de um tecido relaxado ou flácido. Pode ser comparado ao som de amassar embalagens plásticas ou até simulado pelo atrito de fios de cabelo entre dois dedos próximo à orelha. É comum que os pacientes que apresentam estertores respiratórios quando acordados ronquem ao dormir. Esse ruído caracteriza tipicamente as doenças obstrutivas das cavidades nasais e nasofaringe, e suas causas mais comuns são neoplasias (sendo o linfoma a mais comum), doenças inflamatórias (pólipos nasofaríngeos, estenose nasofaríngea) e infecciosas (doenças granulomatosas fúngicas/bacterianas/atípicas).

O **estridor** é um som de alta frequência, áspero e estridente, provocado pela passagem turbulenta do ar através das vias respiratórias craniais estreitadas. Corresponde à vibração de um tecido rígido. Está relacionado especialmente às doenças da laringe, mas também à obstrução da traqueia e até da faringe. Costuma ser mais intenso se auscultado sobre a laringe, mas geralmente é alto o suficiente para ser ouvido sem a necessidade de estetoscópio. Dentre as doenças laríngeas, destacam-se: as neoplasias, sendo o linfoma o mais comum, seguido dos carcinomas; a paralisia de laringe

– o acometimento bilateral parece ser mais comum, mas não se sabe ao certo se as paralisias unilaterais acabam passando despercebidas e, portanto, são menos diagnosticadas; e as inflamações, que podem ser linfoplasmocíticas, neutrofílicas, granulomatosas ou mistas.

O estertor e o estridor podem estar presentes ao mesmo tempo ou individualmente no paciente e indicam doença do trato respiratório cranial. Outras manifestações clínicas estão frequentemente presentes de forma concomitante, como a disfonia (alteração na tonalidade do miado) ou até afonia, aumento dos sons respiratórios, secreções nasais, halitose, espirros, espirro reverso, tosse, engasgos/deglutição excessivos e dispneia inspiratória com padrão obstrutivo. A deformidade nasal pode acontecer em casos de traumas, neoplasias e doenças fúngicas (Figura 1). Meneios cefálicos, desvio de cabeça, síndrome vestibular e síndrome de Horner podem indicar evolução da doença para otite média/interna em decorrência da oclusão da tuba auditiva por uma massa (granuloma, pólipo, neoplasia) nasofaríngea e/ou ascensão de bactérias da orofaringe. Vale ainda ressaltar que os gatos não respiram com a boca aberta para trocar calor, como fazem os cães; portanto, um gato que apresente respiração oral persistente deve ser investigado para doença nasofaríngea.

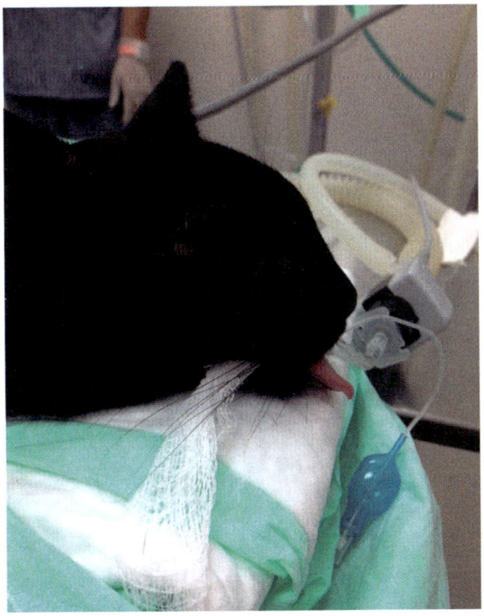

FIGURA 1. Abaulamento da região frontal em um gato, macho, sem raça definida, 12 anos de idade, com diagnóstico de carcinoma nasal.
Fonte: arquivo pessoal da autora.

Gatos de raças braquicefálicas, como Persas, Himalaios e Exóticos, podem apresentar ruídos respiratórios decorrentes das particularidades anatômicas do próprio padrão racial, como um dos sinais da chamada síndrome do braquicefálico, caracterizada por uma associação das seguintes condições: estenose das narinas, prolongamento de palato mole e eversão dos sacos laríngeos.

A respiração ruidosa em si não impõe risco à vida do animal, mas, dependendo da intensidade e das manifestações clínicas concomitantes, pode representar uma emergência respiratória, já que indica redução no fluxo de ar. Além disso, a inflamação resultante da condição obstrutiva de base piora a condição respiratória, além de acentuar os ruídos, portanto, a causa de base deve ser investigada sempre que houver estridor e/ou estertor.

DIAGNÓSTICO

A investigação diagnóstica do estridor e/ou estertor é fundamental para determinar a etiologia e, consequentemente, o tratamento apropriado para cada caso. Alguns pacientes com doenças do trato respiratório cranial podem chegar ao atendimento em quadro emergencial, com dispneia grave, e uma traqueostomia de emergência ser necessária antes mesmo da determinação da causa de base (ver capítulo 23 – Dispneia/taquipneia/cianose). O clínico deve estar preparado para tais situações. As principais causas relacionadas à presença de estridor e/ou estertor estão listadas na Quadro 1. Saber distinguir entre os dois tipos de ruídos auxilia a estreitar os diagnósticos diferenciais, pois estão relacionados a condições em diferentes regiões do trato respiratório. De forma simplificada, os estertores inspiratórios indicam doença na cavidade nasal/nasofaringe, ao passo que o estridor (também inspiratório) indica doença laríngea.

A conduta diagnóstica começa com anamnese e exame físico completos. Na anamnese, devem ser investigadas informações como cronicidade, início dos sintomas e evolução do quadro; se o gato tem acesso à rua e contato com outros animais, o que torna o paciente predisposto a quadros infecciosos ou traumáticos; presença de demais sinais respiratórios, como espirros, tosse ou engasgos, secreção nasal ou ocular, aumento de volumes faciais; estado geral do paciente, apetite, perda de peso, entre outros. Ao exame físico, o paciente deve ser avaliado por completo, pois alguns quadros como neoplasias e infecções fúngicas podem ter repercussões sistêmicas.

QUADRO 1

Principais causas de estertor/estridor em gatos	
Inflamatórias/ infecciosas	▪ Edema ou inflamação de palato, faringe, laringe – secundário a tosse, vômitos, regurgitação, infecção respiratória ▪ Rinite linfoplasmocítica (com ou sem infecção secundária) ▪ Rinossinusite crônica (frequentemente secundária ao dano aos turbinados por infecções virais) ▪ Laringites (linfoplasmocíticas, neutrofílicas, granulomatosas ou mistas) ▪ Infecção fúngica nasal em laringe, faringe ou traqueia (criptococose, aspergilose, esporotricose) ▪ Infecções bacterianas atípicas (micobacteriose) ▪ Acúmulo de secreção (purulenta, mucosa, sanguinolenta) nas vias aéreas ▪ Estenose de nasofaringe ▪ Pólipos nasofaríngeos ▪ Pólipos inflamatórios dos turbinados nasais
Neoplásicas	▪ Neoplasias nasais/nasofaringe, palato, laringe ou traqueia
Anatômicas	▪ Síndrome do braquicefálico (estenose de narinas, prolongamento de palato, eversão dos sacos laríngeos) ▪ Mucosa redundante de aritenoides ▪ Fenda palatina ▪ Estenose de laringe ▪ Paralisia de laringe (congênita ou adquirida, uni ou bilateral) ▪ Estenose ou colapso de traqueia ▪ Atresia de coanas
Outras	▪ Acromegalia ▪ Doenças neuromusculares ▪ Fratura nasal ▪ Fístula oronasal ▪ Corpo estranho em qualquer parte das vias aéreas craniais ▪ Sedação/anestesia (especialmente em pacientes com particularidades anatômicas, como prolongamento de palato mole)

Exames de sangue como hemograma, perfil bioquímico completo, análise de urina, sorologia para os vírus da imunodeficiência e da leucemia felinas (FIV/FeLV) e T4 total fazem parte da avaliação geral do gato e devem ser realizados como triagem.

Uma vez que o paciente tenha sido clinicamente avaliado, a conduta diagnóstica específica acontece em duas fases. A primeira inclui exames não invasivos e raramente requer a sedação do paciente. Já a segunda inclui exames mais invasivos e requer anestesia geral. Nem todos os pacientes precisarão ser submetidos a todos os exames.

Fase 1

- **Otoscopia:** avaliam-se a integridade e as características das membranas timpânicas, bem como os condutos auditivos. Gatos com pólipos nasofaríngeos podem ter otite externa, pólipos no canal horizontal e alteração na coloração das membranas timpânicas. Abaulamentos timpânicos podem ser observados em casos de otite interna, assim como presença de formações/pólipos.
- **Exame neurológico:** gatos com doença nasofaríngea podem cursar com otite média e síndrome de Horner ou síndrome vestibular secundárias. Paralisia do nervo facial e ptose, miose, enoftalmia e prolapso da terceira pálpebra podem ser observados ipsilaterais à bula timpânica afetada. O exame físico deve distinguir entre quadros centrais e periféricos.
- **Citologia e culturas bacteriana e fúngica:** a citologia da cavidade nasal com uso de um *swab* uretral (bem fino) é um método de triagem simples e bastante eficaz para o diagnóstico de doenças neoplásicas e fúngicas. No entanto, é inespecífico para doenças inflamatórias e bacterianas. O *swab* deve ser ser introduzido na cavidade nasal até a altura do canto medial dos olhos, portanto, a sedação do paciente é necessária para garantir o sucesso do exame. É muito importante que esse limite não seja ultrapassado, pelo risco de penetração na placa cribiforme. Deve-se ter em mente que gatos sadios podem abrigar o *Cryptococcus* spp. em suas cavidades nasais e, portanto, o diagnóstico depende da presença de grande quantidade de fungos ou evidência citológica de processo inflamatório associado. A cultura fúngica pode ser feita, mas o resultado leva semanas e isso pode retardar o tratamento. A cultura bacteriana deve ser interpretada com cautela, já que a cavidade nasal não é um ambiente estéril e as infecções bacterianas geralmente são secundárias.
- **Sorologia:** a soroaglutinação em látex positiva para criptococose indica infecção ativa e deve ser feita para confirmação diagnóstica nos casos suspeitos. Pacientes cuja citologia não demonstre agentes fúngicos também devem ser submetidos a esse exame, pois o fungo pode não estar presente rostralmente na cavidade nasal.
- **Radiografias:** cavidade nasal, nasofaringe, seios frontais e bulas timpânicas devem ser avaliados por meio de radiografias do crânio. As projeções laterolateral, dorsoventral, dorsoventral intraoral, rostrocaudal com a boca aberta e oblíqua lateral oferecem informações distintas e complementares. O mau posicionamento pode comprometer a qualidade do exame e, por isso, muitas vezes a sedação do paciente é necessária. As imagens devem ser avaliadas para doença dentária, evidência de doença

da orelha média (radiopacidade das bulas timpânicas), presença de radiopacidades de tecidos moles (neoformação) ou água (secreção) na nasofaringe, integridade do septo nasal, lise ou proliferação óssea dos ossos turbinados, entre outros. As alterações raramente são específicas e a lise óssea, por exemplo, pode estar presente em casos de neoplasias, doença fúngica, rinite crônica pós-viral, reação a corpo estranho, entre outras causas. Da mesma forma, a presença de conteúdo radiopaco pode indicar neoplasia, granuloma fúngico, pólipo ou presença de secreções. Em casos de suspeita de neoplasias ou doenças fúngicas, as radiografias torácicas também são importantes para avaliação de metástase ou acometimento pulmonar secundário (pneumonia fúngica).

Fase 2

Caso o diagnóstico não tenha sido possível com os dados obtidos na primeira etapa da conduta diagnóstica, o próximo passo é anestesiar o paciente para exames mais invasivos.

- **Inspeção da cavidade oral:** já durante a intubação orotraqueal, inspecionam-se o palato mole e a cavidade oral. Formações nasofaríngeas, como pólipos, podem resultar em abaulamento ventral do palato e serem observadas logo no início da avaliação. Com o paciente posicionado em decúbito dorsal, é feita a retração do palato mole e, com o uso de um espelho odontológico, a nasofaringe é inspecionada. Na evidência de uma estrutura, ela deve então ser gentilmente conduzida pela palpação através do palato em direção à orofaringe para que seja feita biópsia incisional ou sua remoção total por meio da tração com uma pinça curva.
- **Citologia:** nos casos em que não seja possível realizar a biópsia incisional ou a tração e excisão da massa e não haja acesso ao procedimento de rinoscopia nesse momento, pode-se tentar a citologia aspirativa através do palato mole.
- **Lavagem da cavidade nasal:** esse procedimento tem o objetivo de lavar as vias aéreas craniais e remover secreção, debris celulares, fragmentos de tumores friáveis, coágulos ou até algum pequeno corpo estranho que possa estar causando algum grau de obstrução (ver capítulo 53 – Espirro e secreção nasal). Os pacientes frequentemente apresentam melhora do padrão respiratório após a lavagem, mas a causa de base deve ser investigada e tratada. Pacientes com rinites crônicas, por exemplo, podem apresentar perda da integridade do epitélio ciliar e acumular grandes quantidades de secreção. Esses animais se beneficiam de lavagens periódicas. Com o paciente em decúbito ventral e intubado, a entrada da traqueia é protegida com gazes secas para evitar que o gato aspire o fluido de lavagem e o conteúdo drenado. Essas gazes devem ser trocadas quando molhadas, visando à proteção das vias respiratórias caudais. O *cuff* da sonda orotraqueal adequadamente inflado também serve para proteger o paciente do risco de aspiração. Uma sonda uretral 4 ou 6 Fr é introduzida ventralmente na cavidade nasal até a altura do canto medial do olho e então volumes de solução fisiológica são vigorosamente injetados a partir de seringas de 10 mL acopladas à sonda. Alguns autores recomendam tampar a narina contralateral para garantir maior eficiência

da lavagem. O material que é deslocado durante o procedimento pode ser submetido a análise histopatológica, citologia e cultura. Esse procedimento deve ser repetido bilateralmente até que o conteúdo eliminado esteja límpido (Figura 2).

- **Diagnóstico por imagem:** a tomografia computadorizada do crânio é superior às radiografias para a avaliação do trato respiratório cranial, já que sofre menos interferência da presença de fluidos e secreções. Além disso, é melhor para a delimitação de massas, definição da integridade da placa cribriforme e turbinados nasais.

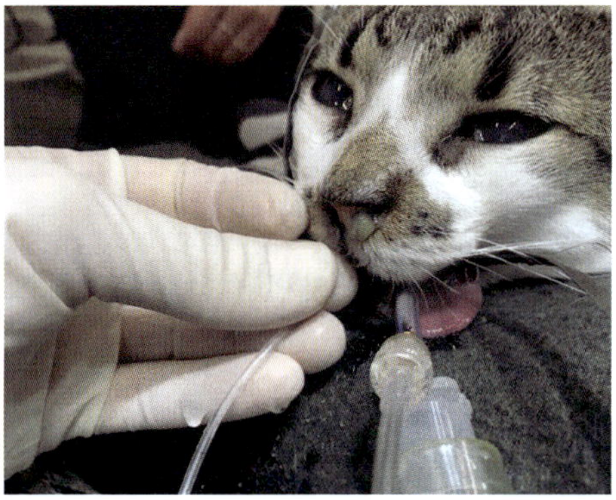

FIGURA 2. Lavagem nasal com o paciente intubado – note a sonda orotraqueal para anestesia e proteção das vias respiratórias caudais e a sonda uretral introduzida em narina direita, com o conteúdo sendo drenado pela narina esquerda.

Fonte: arquivo pessoal da autora.

- **Endoscopia nasofaríngea/rinoscopia/laringoscopia:** possibilita a inspeção direta de todo o trato respiratório cranial e é útil na coleta de material para citologia, biópsia e histopatológico, cultura e antiobiograma, culturas de bactérias anaeróbias e fúngica. Além disso, em alguns casos possibilita a desobstrução das vias respiratórias por meio da lavagem da cavidade nasal e remoção de secreção, assim como da excisão de pólipos, granulomas e massas (Figura 3A). É o método de escolha para diagnóstico da paralisia de laringe (Figura 3B). Previamente à endoscopia, é importante avaliar os tempos de coagulação do paciente, já que a mínima manipulação da cavidade nasal pode resultar em hemorragias.

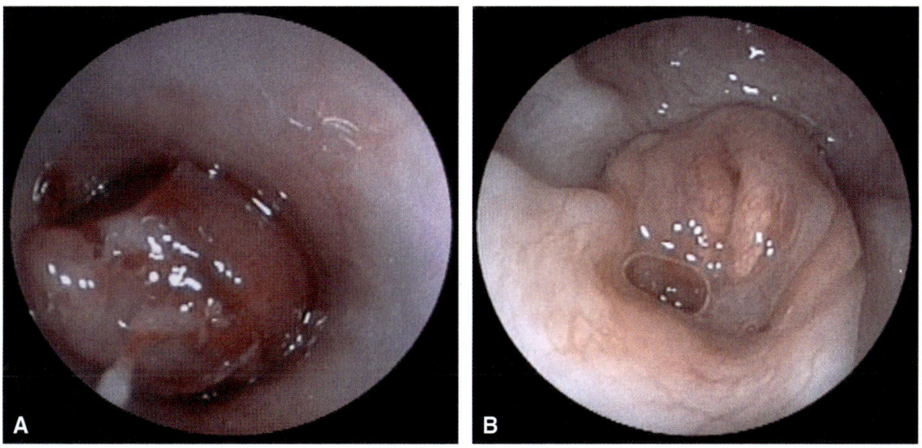

FIGURA 3. **A:** imagem endoscópica de um pólipo nasofaríngeo. **B:** visão endoscópica de paralisia de laringe.

Fonte: arquivo pessoal da autora.

TRATAMENTO

Nem todo paciente com estertor ou estridor necessariamente precisará de um tratamento. A terapia apropriada dependerá da causa de base e da magnitude dos sinais e pode variar de acompanhamento clínico até intervenções cirúrgicas, quimioterapia ou radioterapia. Na dependência do grau de obstrução do trato respiratório cranial, os cuidados deverão ser realizados em um contexto de internação, a fim de garantir patência das vias aéreas e oxigenação do paciente por meio, por exemplo, de intubação orotraqueal ou traqueostomia e suporte de oxigênio (ver capítulo 99 - Oxigenoterapia).

Evitar estresse, manipulações bruscas, temperaturas altas e excitação do paciente são medidas imprescindíveis para evitar o agravamento do quadro clínico. A abordagem *cat friendly* é fundamental para todo e qualquer paciente, sobretudo para aqueles com distúrbios respiratórios, e a sedação em situações mais críticas deve ser considerada (p. ex., butorfanol 0,2-0,4 mg/kg SC, IM, IV).

Uma vez que o gato esteja estabilizado, o tratamento direcionado à causa de base é instituído e pode contar com o uso de antibióticos, anti-inflamatórios esteroidais, antifúngicos, lavagem nasal e/ou cirurgia.

LITERATURA SUGERIDA

MacPhail CM. Laryngeal disease in dogs and cats: an update. Vet Clin North Am Small Anim Pract. 2020;50(2):295-310.

MacPhail C. Laryngeal disease in dogs and cats. Vet Clin North Am Small Anim Pract. 2014;44(1):19-31.

Reed N, Danièlle Gunn-Moore D. Nasopharyngeal disease in cats 1. Diagnostic investigation. J Feline Med Surg. 2012;14:306-15.

Reed N, Danièlle Gunn-Moore D. Nasopharyngeal disease in cats 2. Specific conditions and their management. J Feline Med Surg. 2012;14:317-26.

Taylor SS, Harvey AM, Barr FJ, Moore AH, Day MJ. Laryngeal disease in cats: a retrospective study of 35 cases. J Feline Med Surg. 2009;11:954-62.

55
Febre/hipertermia

Pedro Villela Pedroso Horta

O PULO DO GATO

Os aumentos de temperatura detectados no exame físico podem ser importantes indícios de doenças graves e não devem ser negligenciados.

É imprescindível determinar se o aumento de temperatura é por fonte de calor externo (hipertermia) ou por alterações no termostato hipotalâmico como resposta a diversos fatores (febre).

A febre é um mecanismo de defesa e o uso de fármacos antitérmicos pode mascarar o processo patológico envolvido em sua etiologia, se esta ainda não foi determinada.

INTRODUÇÃO

Processos febris são comuns na clínica de felinos. São caracterizados pelo aumento da temperatura corporal acima de 39,2°C, apesar de não ser comum estar acima de 38,9°C em animais hígidos. As infecções bacterianas são as causas mais comuns, mas diversos outros processos podem cursar com febre, como inflamações, neoplasias, viroses, micoses e processos imunomediados.

O diagnóstico pode ser simples e direto, mas muitas vezes é complexo e frustrante, sendo necessários muitos exames seriados e avaliação de respostas a terapias.

É preciso cuidado com animais idosos, caquéticos ou desidratados, que têm menos massa muscular e menor capacidade de elevar a temperatura – esses animais podem ter sintomas mais leves ou mesmo ausentes com doenças mais graves.

FEBRE *VERSUS* HIPERTERMIA

A febre é a elevação da temperatura corporal por produção endógena de calor, causada por doenças, toxinas ou fármacos. Nela, há alteração do ponto termorregulatório no hipotálamo anterior. Já na hipertermia, a termorregulação corpórea está preservada e o aumento da temperatura ocorre por uma fonte de calor externo (como exposição solar). O aumento de metabolismo (como no hipertireoidismo) também pode causar hipertermia.

A febre é uma síndrome com outros sinais associados, como apatia, anorexia, dor articular, tremores e taquipneia (*a priori* é raro um animal febril estar bem, sem outros sinais). A febre pode ser benéfica, pois potencializa a fagocitose, aumenta a liberação de interferon e auxilia a transformação linfocitária. Ela é mediada por citocinas pirogênicas liberadas por leucócitos, como interleucinas e fator de necrose tumoral.

Apesar de benéfica, a febre pode ser prejudicial em longo prazo, por causar desidratação e desnutrição, além do mal-estar que interfere na recuperação do paciente. Nesses casos, deve ser controlada.

O gato com febre tende a "sentir frio" e buscar fontes de calor, enquanto o gato com hipertermia tende a buscar locais mais frios e modifica suas posturas corporais.

DIAGNÓSTICO DA CAUSA DA FEBRE

O diagnóstico pode ser um desafio em gatos. Muitos não têm causas aparentes nem alterações laboratoriais que possam justificar o sintoma. Por isso, qualquer informação pode ser valiosa, sendo recomendados anamnese e exame físico detalhados.

É preciso conhecer o estilo de vida do animal, seu acesso à rua, exposição a outros animais e ectoparasitas. O histórico de viagens também deve ser questionado. Datas de imunizações informam sobre a proteção ativa contra patógenos e a possibilidade de febre pós-vacinal (geralmente 1 a 2 semanas após a imunização).

O exame físico deve ser minucioso, procurando qualquer alteração que possa justificar o quadro clínico. Deve-se buscar a presença de abscessos, massas, linfoadenopatias, dores articulares, efusões e alterações na auscultação cardiopulmonar. Devem-se inspecionar a cavidade oral, condutos auditivos, unhas e períneo, assim como realizar um exame oftalmológico completo.

Exames laboratoriais trazem muitas informações. Sempre devem ser feitos exames básicos (hemograma, perfil bioquímico, urinálise, sorologias para leucemia e imunodeficiência felinas, e dosagem de T4 total em animais idosos). Deve-se analisar material coletado de todas as massas e aumentos de volumes encontrados, assim como considerar cultura das amostras. Testes sorológicos específicos e análise de medula óssea podem ser indicados.

Estudos mostram que os exames que mais auxiliam no diagnóstico (além do hemograma, perfil bioquímico e urinálise) são os exames de imagem, especialmente a ultrassonografia de abdome (assim como tomografia de tórax e ressonância magnética). Depois da ultrassonografia, os melhores exames são citopatologia, histopatologia e análise de líquidos. As Figuras 1 e 2 resumem o algoritmo do atendimento de gatos com febre.

CAUSAS DE FEBRE

Vale ressaltar que as infecções são as principais causas, mas diversos outros processos podem estar envolvidos. Infecções não só bacterianas, mas também virais e fúngicas, podem cursar com febre. As principais causas são apresentadas na no no Quadro 1.

Em um estudo com 106 gatos apresentando febre, a etiologia mais comum foram as infecções, responsáveis por 38,7% dos casos (Figura 3). Entre as infecções, mais da metade era por peritonite infecciosa felina (PIF). Isso demonstra como o diagnóstico de PIF é desafiador, ainda mais por apresentar febre intermitente, que pode erroneamente sugerir melhora com outras terapias. A PIF precisa ser considerada em todos gatos com febre, especialmente filhotes. Outras causas infecciosas comuns foram celulite, piotórax e pielonefrite.

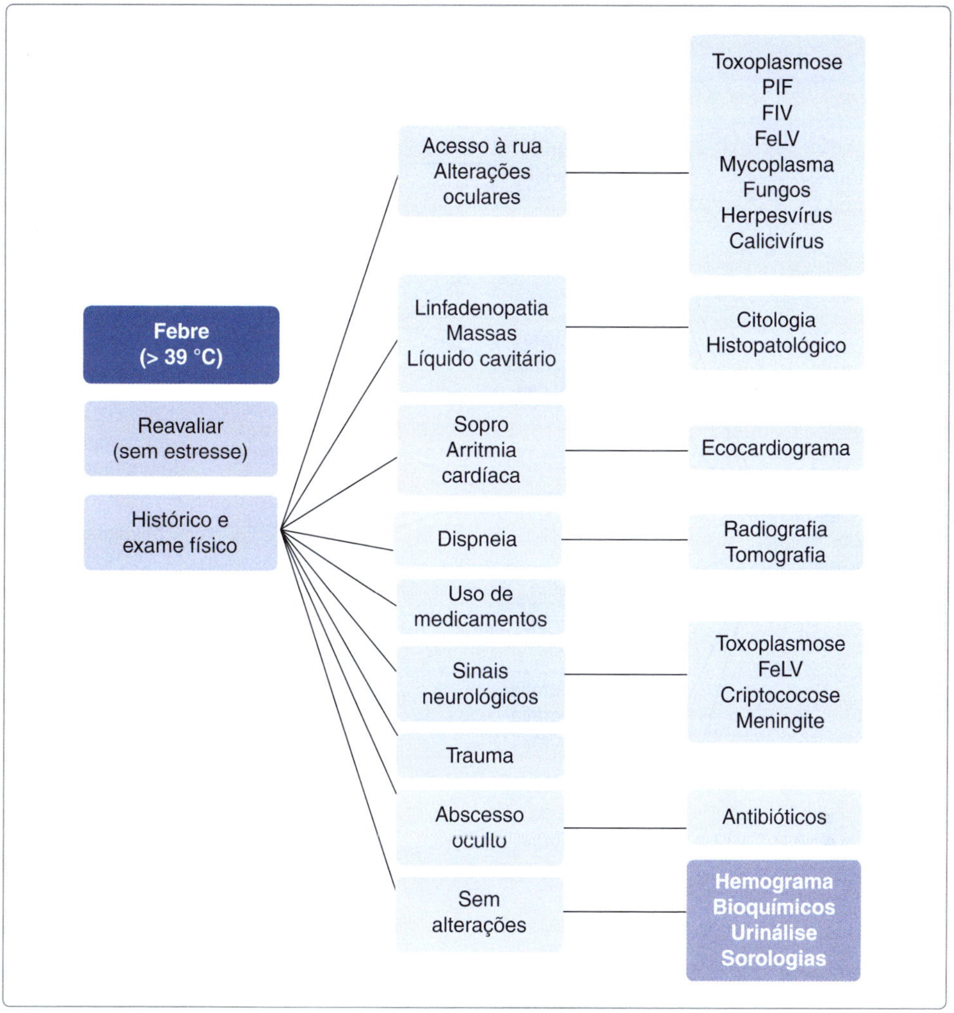

FIGURA 1. Fluxograma de investigação do gato com febre baseada nas informações de histórico e achados clínicos.

FeLV: vírus da leucemia felina; FIV: vírus da imunodeficiência felina; PIF: peritonite infecciosa felina.

No mesmo estudo, as inflamações corresponderam a 17,9% dos casos (as mais comuns foram pancreatite, peritonite e inflamações pulmonares), seguidas de neoplasias (12,3%, sendo linfoma a mais comum). Interessante notar que, excluindo os casos de PIF, a incidência de febre por infecções e por inflamações se torna a mesma.

A febre de origem indeterminada (FOI) é considerada quando persiste por mais de duas semanas sem a causa ter sido identificada no histórico, exame físico, exames laboratoriais e de imagem. A FOI é definida somente após diversos exames inconclusivos e, infelizmente, não é rara em felinos. É necessária investigação detalhada nesses casos, muitas vezes repetindo os mesmos

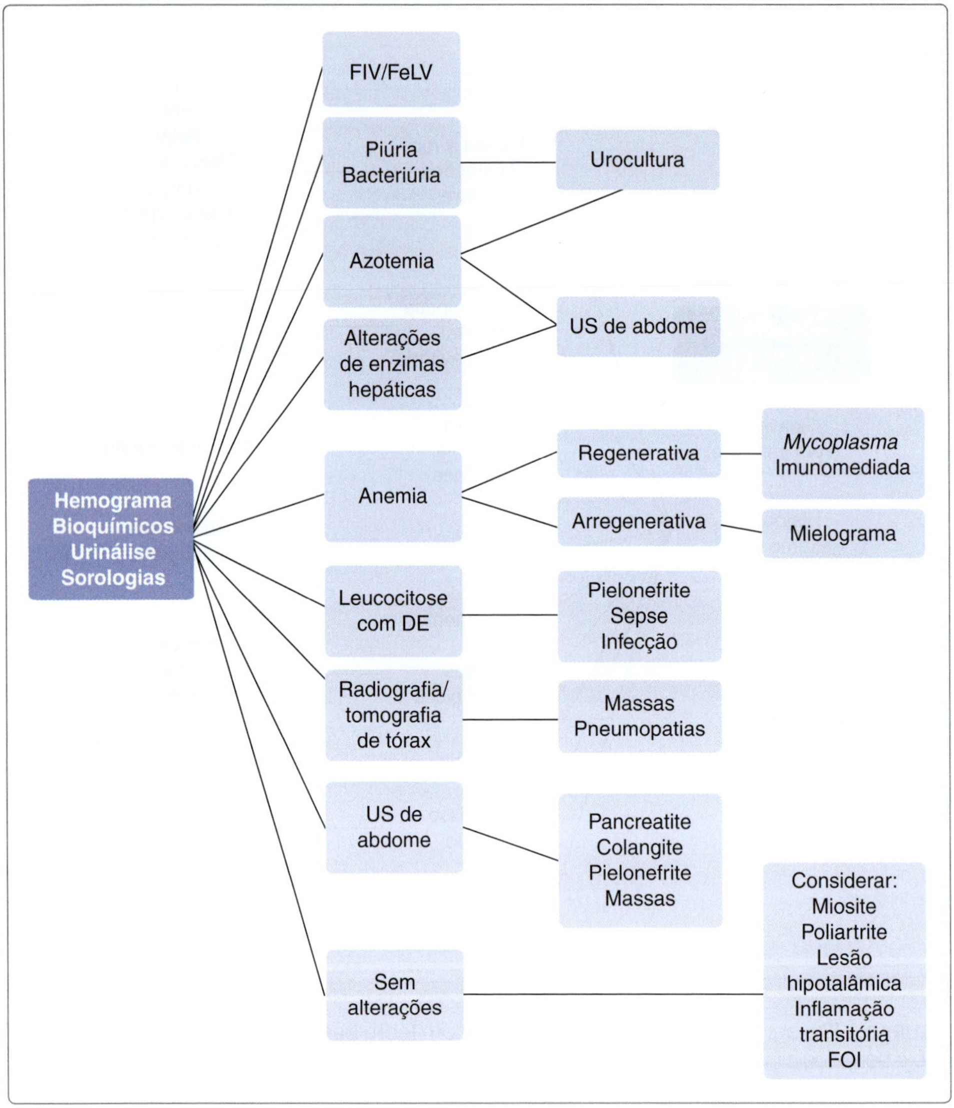

FIGURA 2. Fluxograma de investigação do gato com febre, baseada nos achados de exames de laboratório e de imagem.

DE: desvio à esquerda; FIV: vírus da imunodeficiência felina; FOI: febre de origem indeterminada; FeLV: vírus da leucemia felina; US: ultrassonografia.

exames e com reavaliações constantes, o que se torna frustrante para o veterinário e angustiante para os proprietários. Na medicina humana, há mais 200 causas de FOI descritas. Apesar de indicadas, sorologias não costumam auxiliar nesses casos, pois as infecções geralmente manifestam outros sinais com o tempo. Ciclos de antibiótico de amplo espectro podem ser recomendados. Há suspeita de que a FOI pode estar relacionada a infecções autolimitantes ou focos inflamatórios transitórios.

QUADRO 1

Algumas causas de febre em gatos		
Causas	**Doenças**	**Observações**
Metabólica	▪ Hipertireoidismo	▪ Discreta hipertermia pelo aumento de metabolismo, mais comum em animais acima de 10 anos
Neoplásica	▪ Linfoma, carcinoma, sarcoma, leucemias	▪ Antígenos tumorais estimulando a produção de anticorpos, síndrome paraneoplásica
Imunomediada	▪ Anemia hemolítica imunomediada	▪ Rara em gatos, pode estar associada a infecções, neoplasias ou imunização
	▪ Poliartrite	▪ Geralmente não erosiva (sem alterações radiográficas), pode estar relacionada com reação vacinal e calicivirose clínica
Infecções virais	▪ FeLV	▪ Ocorre durante a viremia ou com complicações (neoplasias, inflamações ou imunossupressão)
	▪ FIV	▪ Nas fases agudas ou terminais, associada a infecções
	▪ PIF	▪ Animais jovens, febre intermitente sem boa resposta a tratamento antitérmico
	▪ Panleucopenia	▪ Início súbito em animais jovens, vômitos e anorexia, leucopenia. Diarreia 1 a 2 dias após sinais iniciais
	▪ Herpesvírus	▪ Associada a sinais nasais (espirros, secreção mucopurulenta nasal) e lesões oculares
	▪ Calicivírus	▪ Febre inconstante, sinais respiratórios e ulceração na língua, sialorreia
Infecções bacterianas e rickettsiais	▪ Abscesso cutâneo	▪ Apatia, anorexia, aumento de volume e dor no local
	▪ Clamídia	▪ Conjuntivite com secreção mucopurulenta, febre leve
	▪ *Yersinia pestis* (peste)	▪ Febre aguda, anorexia e aumento importante de linfonodos. Forma pneumônica mais rara
	▪ Salmonelose	▪ Anorexia, vômitos e diarreia. Rara em gatos
	▪ *Francisella tularensis* (tularemia)	▪ Hábitos de caça ou contato com coelhos. Anorexia, linfonodomegalia periférica, ulceração oral e hepatomegalia
	▪ Erlichiose e anaplasmose	▪ Febre intermitente, hiperestesia e dor articular
	▪ *Micoplasmose hemotrópica*	▪ Anemia regenerativa. Pode ocorrer icterícia
	▪ Bartonelose (doença da arranhadura do gato)	▪ Febre leve e autolimitante somente em infecções experimentais
Infecções protozoárias	▪ Toxoplasmose	▪ Anorexia, dispneia, sinais oculares (uveíte e coriorretinite), sinais neurológicos
	▪ *Cytauxzoon felis*	▪ Febre aguda, anemia, icterícia e esplenomegalia
Infecções fúngicas	▪ Blastomicose	▪ Sinais respiratórios (tosse e dispneia) com aumento de linfonodos, secreção ocular. Mais comum em cães
	▪ *Coccidioides immitis*	▪ Raramente causa sinais clínicos, nódulos cutâneos que podem abscedar
	▪ Criptococose	▪ Febre baixa, anorexia e perda de peso, associadas a secreção nasal, espirros e deformidade facial
	▪ Histoplasmose	▪ Podem ocorrer dispneia, linfadenopatia, anemia, sinais gastrintestinais e oculares

continua

QUADRO 1

Algumas causas de febre em gatos (*continuação*)		
Causas	**Doenças**	**Observações**
Inflamatórias	▪ Pancreatite	▪ Sinais inespecíficos, apatia, vômitos, desidratação
	▪ Colangite	▪ Anorexia e apatia, aumento da atividade sérica de enzimas hepáticas, icterícia
	▪ Meningoencefalite	▪ Duração de 1 a 4 semanas, sinais neurológicos
	▪ Miocardite	▪ Linfadenopatia e insuficiência cardíaca podem estar associadas
Fármacos	▪ Diversos medicamentos	▪ Tetraciclinas, anfotericina B, opioides, metimazol, griseofulvina, sulfas, cefalosporinas, penicilinas
Trauma	▪ Trauma	▪ Leve hipertermia pela inflamação, 10 a 14 horas pós-trauma (inclusive cirúrgico)

FeLV: vírus da leucemia felina; FIV: vírus da imunodeficiência felina; PIF: peritonite infecciosa felina.

TRATAMENTO DA FEBRE

O tratamento deve ser voltado para a doença causadora do sintoma. Terapias de suporte podem ser indicadas. Muitos animais com febre estão desidratados; logo, a fluidoterapia pode ser benéfica, assim como suporte nutricional para os animais em anorexia, tanto medicamentoso como por sondas de alimentação.

O uso de antitérmicos só é recomendado em casos graves, com temperatura acima de 41°C. Além de a febre ser protetora e benéfica, estudos mostram que o uso de antitérmicos dificulta o diagnóstico e diminui a capacidade de avaliar a efetividade terapêutica. O meloxicam (0,03 mg/kg cada 24-48 horas) ou a dipirona (12,5 mg/kg a cada 12 horas) são opções nesses casos (ressaltando que o meloxicam não deve ser usado em animais desidratados e que o uso prolongado da dipirona pode causar oxidação da hemoglobina e anemia).

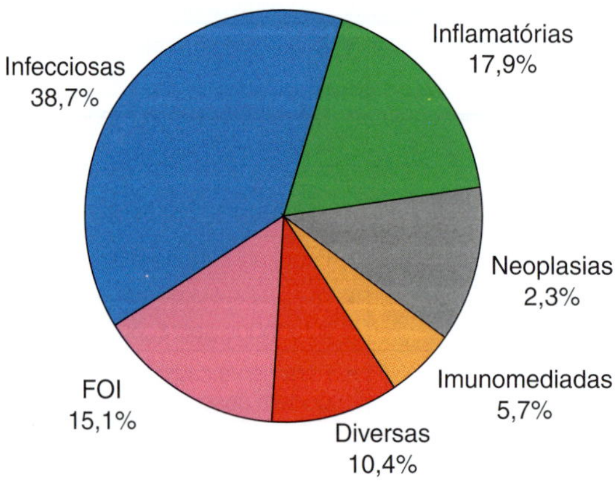

FIGURA 3. Causas de febre em 106 gatos.

FOI: febre de origem indeterminada.
Fonte: adaptado de Spencer et al., 2017.

HIPERTERMIA

A hipertermia ou intermação é o aumento da temperatura corporal por fatores externos, sem alteração do sistema termorregulador. Já foi descrita em gatos deixados no interior de veículos sob o sol ou que entram em secadoras de roupas, procurando locais aquecidos. Animais obesos, idosos e braquicéfalos podem ser os mais acometidos. É uma condição grave com prognóstico ruim, em que altas temperaturas (maiores que 41°C) causam desnaturação de proteínas e afetam todos os órgãos. Os achados incluem (além da hipertermia) mucosas hiperêmicas, taquicardia, taquipneia, ataxia, vômitos, diarreia e convulsões. Com a evolução, podem ocorrer coagulopatias e coagulação intravascular disseminada, lesões renais e hepáticas agudas, alcalose respiratória pela taquipneia, distúrbios eletrolíticos e aumento de hematócrito pela perda de água livre.

É importante diminuir a temperatura corporal umedecendo o animal com água em temperatura ambiente e ventilação. O uso de água fria, gelo, ar-condicionado ou álcool é contraindicado, pois causa vasoconstrição periférica e diminui a troca de calor. Como há perda do controle térmico, o resfriamento deve ser feito somente até 39,4°C; depois disso, deve-se evitar a hipotermia, que piora o prognóstico. Como não há alterações no sistema termorregulador, o uso de antitérmicos é ineficaz.

É preciso manter a hidratação e suportes cardíaco, renal e hepático. Distúrbios eletrolíticos e acidobásicos devem ser corrigidos. Algumas condições podem demorar até 48 horas para se manifestar, como falência renal, mioglobinúria, edema cerebral e coagulação intravascular disseminada. Os animais devem ser monitorados por esse período, apesar de a maior mortalidade ocorrer nas primeiras 24 horas.

REFERÊNCIA

Spencer SE, Knowles T, Ramsey IK, Tasker S. Pyrexia in cats: retrospective analysis of signalment, clinical investigations, diagnosis, and influence of prior treatment in 106 referred cases. J Feline Med Surg. 2017;19(11):1123-30.

LITERATURA SUGERIDA

Couto CG. Fever of undetermined origin. Nelson RW, Couto CG. Small animal internal medicine. Canada: Elsevier; 2014. p.1279-82.

Crystal MA, Levine PB. Fever. In: Norsworthy GD. The feline patient. Hoboken, NJ: Wiley Blackwell; 2018. p.187-8.

Davies C, Shell L. Fever/hyperthermia. In: Common small animal diagnoses. Philadelphia: WB Saunders; 2002. p.6-9.

Dowers KL, Lappin MR. The pyrexic cat. In: Rand J. Problem-based feline medicine. St. Louis: Elsevier; 2007. p.364-92.

Ford RB, Mazzaferro E. Hyperthermia and heat induced illness (heat stroke). In: Ford RB, Mazzaferro E. Veterinary procedures and emergency treatment. St. Louis: Elsevier; 2012. p.145-6.

Ramsey IK, Tasker S. Fever. In: Ettinger S, Feldman EC, Cote E. Textbook of veterinary internal medicine. St Louis: Elsevier; 2017. p.195-203.

56

Feridas/mordeduras/abscessos/tratos drenantes

Carlos Alberto Geraldo Jr.

O PULO DO GATO

As feridas causadas por mordeduras decorrentes de brigas entre gatos são comuns na rotina clínica.

Essas feridas podem ter como consequência a formação de abscessos ou tratos drenantes.

Gatos semidomiciliados, que têm acesso à rua, especialmente os machos não castrados, estão sob maior risco.

A bactéria *Pasteurella multocida* é a mais comumente isolada de feridas infectadas oriundas de mordeduras.

Feridas que não respondem ao tratamento inicial ou apresentam recidivas devem ser investigadas para a presença de agentes pouco usuais.

INTRODUÇÃO

As feridas por mordedura são problemas bastante frequentes na rotina de atendimento da clínica de felinos. Os abscessos subcutâneos e os tratos drenantes surgem como suas principais complicações, necessitando de abordagem terapêutica específica. Existem outras condições em que vemos formações de abscessos subcutâneos sem o envolvimento de mordeduras, como os abscessos de sacos anais ou abscessos dentários, que também podem gerar quadros álgicos e complicados para os gatos.

Tratos drenantes ou fistulosos (fístulas) são definidos como trajetos que conectam uma área ou foco de inflamação até a superfície da pele. Estão comumente associados a processos infecciosos bacterianos ou fúngicos em que há formação de nódulos que acabam se rompendo e dando origem às fístulas. A secreção oriunda desses tratos drenantes pode ser escassa ou abundante, de característica serosa, sanguinolenta ou purulenta.

As feridas ou tratos drenantes, quando não são decorrentes de infecção oriunda de mordedura ou que tendem à não cicatrização, necessitam de atenção especial, pois podem ter etiologias muito diversas e o diagnóstico pode se tornar bastante desafiador.

ETIOLOGIA

A bactéria mais frequentemente associada às infecções por mordedura é a *Pasteurella multocida*. Em cultivos aeróbicos, *Pasteurella* é isolada em mais de 80 a

90% das amostras colhidas da gengiva dos gatos e em torno de 40% das amostras de gengiva de cães. Outras bactérias isoladas de feridas infectadas foram *Staphylococcus intermedius*, cepas de *Streptococcus* beta-hemolítico e vários anaeróbicos, como *Bacteroides* spp., *Fusarium* spp., *Clostridium* spp. e *Porphyromonas* spp. Em um estudo prospectivo com 78 seres humanos que apresentaram feridas infectadas por mordedura de gatos, a *P. multocida* foi isolada em 70% dos indivíduos, enquanto *Sthaphylococcus* foi isolado em apenas dois pacientes e bactérias anaeróbicas, em 16% dos casos em infecção associada com *P. multocida*. Vale ressaltar que, nesse mesmo estudo, a *P. multocida* foi isolada em 80% das amostras colhidas da faringe dos gatos envolvidos nas mordidas.

Nas situações em que se observam feridas que não cicatrizam ou episódios de recidiva, principalmente quando envolve a existência de tratos drenantes, com presença ou não de nódulos, devem ser considerados fatores como imunossupressão (infecções por vírus da leucemia viral felina – FeLV ou da imunodeficiência felina – FIV), outros agentes infecciosos bacterianos e infecções fúngicas como possibilidades diagnósticas (Quadro 1).

Em um estudo prospectivo incluindo 967 gatos e 134 clínicas/hospitais veterinários, foram avaliadas as soroprevalências de FeLV e FIV em gatos com abscessos ou feridas por mordedura. Nesses gatos, detectou-se aproximadamente 19% de positividade nos testes para um dos retrovírus (187 gatos) diagnosticados durante o período de tratamento das lesões. Os fatores de risco associados com as retroviroses foram idade (gatos adultos), ser macho, ter acesso à rua e histórico de outras feridas no passado. Portanto, é extremamente importante que seja feita testagem para retrovírus em gatos que apresentem feridas por mordedura ou abscessos durante o período de tratamento e 60 dias após o término dele.

Em gatos que apresentam abscessos ou tratos drenantes e que falham em responder aos tratamentos com antibióticos betalactâmicos, devem ser consideradas possibilidades de outras infecções bacterianas, como por *Mycoplasma* sp., *Actinomyces* spp., *Nocardia* spp. e micobacteriose.

Em um estudo-piloto, foi avaliado se as espécies de *Mycoplasma* são contaminantes comuns de abscessos por mordida de gato e se estão associadas a doença clínica resistente a betalactâmicos. Foram avaliadas 26 amostras de pacientes que sofreram mordidas de gatos e em 4 (15%) foram detectadas espécies de *Mycoplasma* por meio de técnica de PCR. Apenas um gato desse estudo não respondeu à terapia com antibiótico betalactâmico. Outro relato de caso reporta o isolamento de *Mycoplasma elephantis* em um gato com abscesso recidivante.

A nocardiose é uma doença rara, causada por uma bactéria chamada *Nocardia* spp., que possui característica oportunista e

QUADRO 1

Diagnósticos diferenciais de causas infecciosas e não infecciosas de nódulos e tratos drenantes em felinos

Bacterianas	Furunculose, actinomicose, nocardiose, micobacteriose, *Anthrax*, melioidose, tularemia
Fúngicas	Blastomicose, histoplasmose, criptococose, coccidioidomicose, aspergilose, micetomas, esporotricose, pitiose, candidíase
Não infecciosas	Granuloma eosinofílico, paniculite nodular estéril, xantomatose, piogranuloma estéril, histiocitose e neoplasias

normalmente gera lesões supurativas a granulomatosas, localizadas ou generalizadas. Acomete animais normalmente imunossuprimidos e que têm o hábito de viver fora da residência, ficando mais expostos a brigas, ferimentos por corpos estranhos e outros traumas físicos. A apresentação cutâneo-panicular é a mais comum em felinos e inclui nódulos gomosos ou abscessos e tratos drenantes com exsudação de material purulento.

As micobacterioses tegumentares são causadas por bactérias do gênero *Mycobacterium* e que nos felinos podem gerar feridas ou abscessos semelhantes às decorrentes de mordedura. As regiões mais frequentemente acometidas são as axilares, os flancos ou mesmo a região abdominal ventral e inguinal. Além da mordedura e de acidentes por material perfurocortante, pode ocorrer transmissão por material cirúrgico mal higienizado ou não esterilizado, surgindo lesões próximas ao local incisado no período pós-operatório.

Dentro dos possíveis agentes etiológicos para os quadros em que detectamos tratos drenantes e nódulos, podemos incluir infecções fúngicas, como micetomas, criptococose, esporotricose e candidíase, e processos não infecciosos, como algumas doenças inflamatórias e neoplásicas.

MANIFESTAÇÕES CLÍNICAS

As regiões do corpo onde é mais comum observar feridas e abscessos por mordedura no gato são membros torácicos (Figura 1A), pescoço (Figura 1B) e base da cauda.

As lesões por mordedura de gato normalmente são pequenas e acabam cicatrizando rapidamente, muitas vezes sendo até de difícil identificação no exame físico, principalmente em gatos com pelame

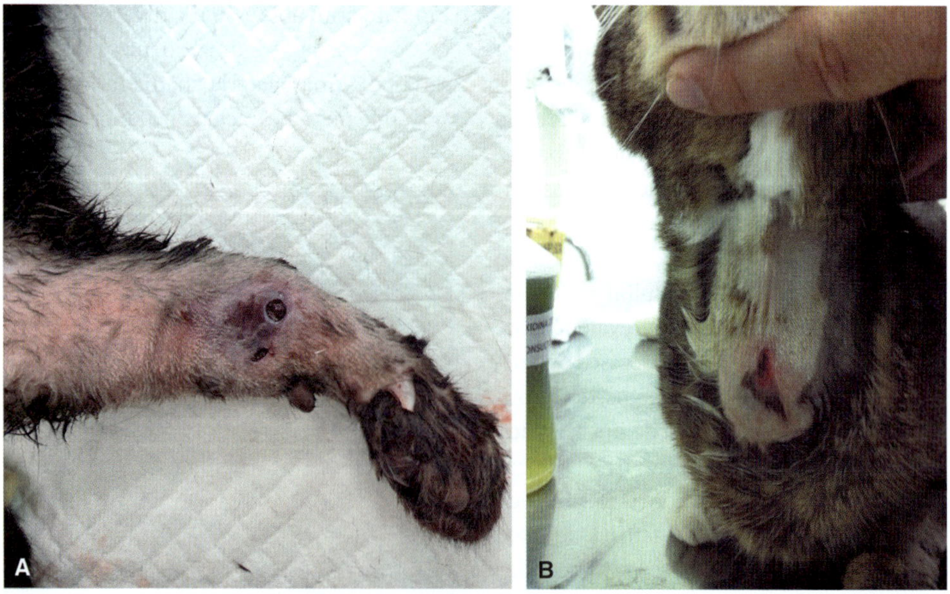

FIGURA 1. **A:** abscesso fistulado decorrente de mordedura em membro torácico. **B:** abscesso fistulado decorrente de mordedura em região cervical.

Fonte: arquivo pessoal do autor.

exuberante. Após 2 a 4 dias, pode-se começar a observar sinais de infecção local envolvendo dor de intensidade variável (geralmente intensa), eritema e aumento de volume regional (formação do abscesso). Caso não tratadas, as lesões progridem, havendo necrose da pele e ruptura do abscesso, com consequente drenagem do material purulento e formação de ferida aberta (Figura 2). A cicatrização ocorre após 2 a 3 semanas.

Em feridas por mordedura mais graves, forças de cisalhamento, tração e compressão geralmente se combinam para danificar os tecidos. Forças de cisalhamento são responsáveis pelas lacerações lineares observadas em alguns casos. Em uma simples lesão de cisalhamento, pouca energia é transmitida aos tecidos feridos e a desvitalização do tecido cutâneo geralmente é mínima, mas pode acontecer em casos mais graves. Todas as feridas por mordedura abertas e a maioria das feridas fechadas devem ser consideradas contaminadas, o que significa que contêm bactérias, tecido desvitalizado e, às vezes, corpos estranhos. Sem tratamento, as bactérias proliferam rapidamente, resultando em uma ferida infectada e, possivelmente, em um abscesso.

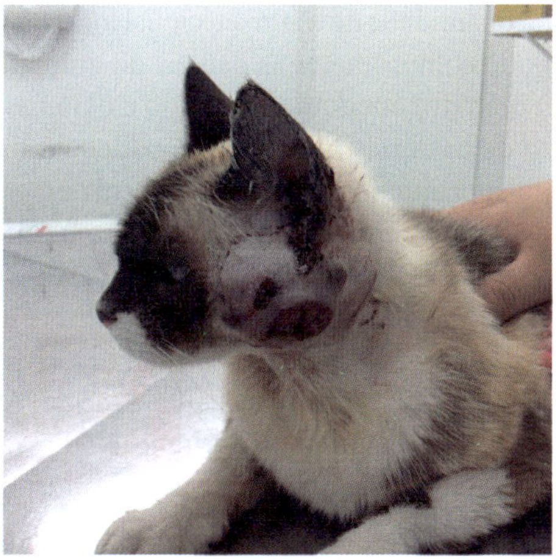

FIGURA 2. Abscesso e ferida infectada decorrente de mordedura em região cervical ventral. *Fonte:* arquivo pessoal do autor.

Nos casos crônicos, serão observados abscessos recidivantes, feridas que tendem a não cicatrizar e tratos drenantes persistentes, com presença de exsudação purulenta e, muitas vezes, paniculite localizada ou difusa. Também podem surgir lesões nodulares ou gomosas.

Apatia, letargia, diminuição do apetite e febre são manifestações sistêmicas comuns em gatos com abscessos. Também é comum observar claudicação e dor à palpação regionalizada quando o abscesso se desenvolve em algum membro e, nessas situações, o gato pode apresentar intolerância à manipulação, certa agressividade e tendência a preferir ficar escondido.

DIAGNÓSTICO

Na maior parte dos casos, o diagnóstico é dado pelas características individuais do paciente, como ser um adulto jovem, macho, não castrado e ter acesso à rua, associado ao histórico de brigas fora de casa ou mesmo dentro de casa, em ambientes com muitos animais. Tais características predispõem ao surgimento das feridas e abscessos decorrentes de mordeduras. Raça e procedência podem ser importantes em situações em que se suspeite de alguma enfermidade infecciosa comum em determinada região ou país. Deve ser feita uma avaliação dermatológica detalhada, com descrição de todas as lesões, bem como todo o histórico de evolução do caso e padrão lesional (dermograma). Isso se torna bastante importante e relevante em gatos com abscessos recidivantes e feridas que não cicatrizam. Outro dado importante é a resposta a tratamentos anteriores, principalmente ao uso de antibióticos e de medicações imunossupressoras.

No hemograma, pode ser verificada leucocitose, com ou sem desvio à esquerda, e presença de granulações tóxicas em neutrófilos. O painel bioquímico completo e o exame de urina podem ser solicitados para a avaliação de possíveis alterações sistêmicas em razão de processos infecciosos, principalmente nos casos mais crônicos.

O *status* de infecção pelas retroviroses (FIV e FeLV) é de suma importância, pois é bastante frequente haver transmissão desses vírus em gatos que participam de brigas e sofrem mordeduras, o que vai gerar diferentes graus de imunossupressão e predispor esses animais às doenças infectocontagiosas.

Nos casos agudos em animais com acesso à rua e evidente ocorrência de briga, normalmente acaba não sendo necessária a realização de testes de sensibilidade para definição diagnóstica, porém em casos nos quais há recidivas de abscessos, tratos drenantes persistentes e feridas que não cicatrizam, é fundamental a realização de cultura e teste de sensibilidade a antimicrobianos para aeróbicos e anaeróbicos, exame citológico e biópsias de pele, muitas vezes com solicitação de colorações específicas para melhor definição diagnóstica.

No caso de suspeita de infecção por bactérias de difícil cultivo, como *Mycoplasma* e micobactérias, podem ser solicitados, além do exame histopatológico, testes de PCR para detecção de material genético específico do agente suspeito. Sem os testes de sensibilidade, exames histopatológicos realizados a partir de amostras de biópsia e provas de PCR, fica praticamente impossível determinar o diagnóstico e iniciar a terapia apropriada.

TRATAMENTO

O tratamento dos abscessos por mordedura consiste em realizar drenagem do conteúdo purulento por meio de incisão cirúrgica e lavagem da área com solução de NaCl 0,9% ou soluções antissépticas contendo clorexidina. Além disso, deve ser iniciada terapia com antibióticos sistêmicos da classe das penicilinas naturais ou semissintéticas (amoxicilina, amoxicilina com ácido clavulânico ou penicilinas), durante 5 a 7 dias. Nos abscessos, raramente há problemas com a resistência bacteriana da *P. multocida* aos antibióticos betalactâmicos.

Em relação às feridas por mordedura em que há maior perda tecidual ou com grande quantidade de material necrótico e acúmulo de sujidades e corpos estranhos, após o paciente estar clinicamente estável, deve ser realizado procedimento cirúrgico, sob anestesia geral, para lavagem intensa e desbridamento das lesões. O objetivo é converter uma ferida contaminada em uma ferida limpa e que possa ser suturada. O cirurgião deve julgar uma ferida não só com base no tempo de lesão, mas também na quantidade de trauma tecidual local que pode comprometer as defesas do animal, o grau de contaminação, o tipo e o número de bactérias inoculadas e a adequação do suprimento de sangue da ferida antes de decidir sobre o tratamento como ferida aberta ou fechada. O fechamento deve ser adiado se houver qualquer dúvida sobre a viabilidade do tecido ou a quantidade de contaminação remanescente na ferida. A colocação de um ou mais drenos pode ser necessária para manejo de espaço morto. Quando tratada de forma aberta, devem-se utilizar bandagens para cobertura das lesões e manter acompanhamento do processo cicatricial trocando-se as bandagens diariamente até que se obtenha um estágio mais avançado de cicatrização (segunda intenção). Em algumas situações, a perda extensa de pele requer o uso de enxerto ou retalho de pele para reparo definitivo.

O uso de antibióticos no caso de feridas contaminadas (não infectadas) é controverso e não há evidências suficientes para recomendar seu uso em todos os casos. Seu uso de forma profilática é sempre contraindicado, porém, o tratamento com antibióticos é justificado em feridas clinicamente infectadas e provavelmente em feridas recentes que apresentam perfurações ou lacerações com lesões por esmagamento, celulite ou avulsão circundantes, bem como em animais com imunossupressão. Os antibióticos não devem ser usados como substituição ao tratamento adequado da ferida.

Nos casos crônicos com diagnósticos de infecções bacterianas mais raras ou fúngicas, há necessidade de terapia antimicrobiana ou antifúngica específica para a resolução de feridas ou abscessos e tratos drenantes. Nos casos de nocardiose, o tratamento envolve desbridamento cirúrgico, lavagem das lesões e uso de antibióticos sistêmicos, como as sulfonamidas associadas ao trimetoprim, porém nem todas as espécies de *Nocardia* são sensíveis a essa categoria. Nesses casos, deve-se optar pelos betalactâmicos de última geração, como as cefalosporinas de terceira geração ou imipeném e meropeném. A melhora clínica deve ser observada após 7 a 10 dias do início do tratamento, que deve ser mantido por 1 a 3 meses quando não houver envolvimento sistêmico. Já nas infecções por micobactérias, o tratamento é longo, deve ser constantemente reavaliado e pode ser necessária associação com procedimentos cirúrgicos para a ressecção de lesões mais graves e extensas. As medicações de primeira escolha nas micobacterioses são doxiciclina, claritromicina ou fluoroquinolonas, isoladas ou em associação (p. ex., doxiciclina associada a quinolona).

LITERATURA SUGERIDA

Daigle JC, Kerwin S, Foil CS, Merchant SR. Draining tracts and nodules in dogs and cats. Clin Tech Small Anim Pract. 2001;16(4):214-8.

Goldkamp CE, Levy JK, Edinboro CH, Lachtara JL. Seroprevalences of feline leukemia virus and feline immunodeficiency virus in cats with abscesses or bite wounds and rate of veterinarian compliance with current guidelines for retrovirus testing. J Am Vet Med Assoc. 2008;232(8):1152-8.

Holt DE, Griffin G. Bite wounds in dogs and cats. Vet Clin North Am Small Anim Pract. 2000;30(3): 669-78.

Maruyama S. Micobacterioses tegumentares. In: Larsson CE, Lucas R. Tratado de medicina externa: dermatologia veterinária. 2. ed. São Caetano do Sul: Interbook; 2020. p.541-6.

Obeiter ST, Sneed A, Odemuyiwa SO, Royal A. Cytologic diagnosis of Mycoplasma in a recurrent abscess from a cat. Vet Clin Pathol. 2022;51(1):112-4.

Scott DW, Miller WH, Griffin CE. In: Bacterial skin diseases. In: Muller & Kirk's Small Animal Dermatology. 6. ed. Philadelphia: Saunders; 2001. p.274-335.

Seixas G. Nocardiose tegumentar. In: Larsson CE, Lucas R. Tratado de medicina externa: dermatologia veterinária. 2. ed. São Caetano do Sul: Interbook; 2020. p.541-6.

Torres-Henderson C, Hesser J, Hyatt DR, Hawley J, Brewer M, Lappin MR. Pilot study to evaluate the role of Mycoplasma species in cat bite abscesses. J Feline Med Surg. 2014;16(12):997-1000.

Westling K, Farra A, Cars B, Ekblom AG, Sandstedt K, Settergren B, et al. Cat bite wound infections: a prospective clinical and microbiological study at three emergency wards in Stockholm, Sweden. J Infect. 2006;53(6):403-7.

57

Halitose/ptialismo

Christine Souza Martins

O PULO DO GATO

A halitose e o ptialismo estão mais frequentemente associados com desordens na cavidade oral e é por ela que se devem começar as investigações.

A halitose é considerada um marcador tardio de doença.

Ao observar um gato com sialorreia ("babando"), inicialmente podem-se considerar reações fisiológicas e causas frequentes, como medicações orais e náusea.

Tanto a halitose quanto o ptialismo podem estar associados com desordens sistêmicas.

INTRODUÇÃO

Halitose é definida como a presença de odor atípico, desagradável, por vezes repugnante, no ar expirado pela boca (hálito). Considera-se que a frequência de halitose como queixa primária na medicina felina seja menor que entre os cães. Na maioria dos casos, as causas residem na cavidade oral, mas alterações em cavidade nasal, faringe, esôfago, estômago e até doenças sistêmicas podem causar halitose.

O **ptialismo** é definido como aumento na produção de saliva por uma ou todas as glândulas salivares. O termo **pseudoptialismo** é mais adequado quando a produção de saliva não está aumentada, mas o gato não está conseguindo degluti-la. Em ambos os casos, a manifestação evidente de saliva escorrendo pela boca também pode ser chamada de **sialorreia** ("baba"). Os gatos não manifestam sialorreia com tanta frequência quanto os cães, o que faz com que essa observação chame a atenção do proprietário e estimule o veterinário à investigação diagnóstica.

HALITOSE

A halitose é motivo de preocupação frequente por parte dos proprietários, estimulando-os a levar seus gatos para a consulta veterinária. Mas deve-se enfatizar que, nos casos de doenças na cavidade oral, a halitose é um marcador tardio de doença e alterações patológicas já podem estar presentes bem antes de sua manifestação. A presença de halitose também pode prejudicar o bom relacionamento entre os proprietários e seus gatos, pois a aversão causada pelo odor muitas vezes leva à recusa de contato físico, gerando frustação para ambas as partes.

Causas

A halitose pode ser classificada de acordo com sua origem: oral, vias aéreas, gastroesofágica, sistêmica ou subjetiva (Quadro 1).

A proliferação bacteriana na cavidade oral é considerada o mecanismo mais comum associado à produção de odor fétido no hálito. A metabolização de resíduos de alimentos, saliva, muco, células epiteliais descamadas e componentes sanguíneos, realizada por populações de bactérias anaeróbicas e Gram-negativas, dá origem a substâncias químicas com odor desagradável. Entre essas substâncias, destacam-se os compostos sulfúricos voláteis, os ácidos graxos de cadeia curta e as diaminas (cadaverina e putrescina). Sabe-se que esses compostos não só causam odor desagradável, mas também são tóxicos para os tecidos e têm papel ativo na patogenia da periodontite. Em um animal saudável, a saliva tem várias propriedades que inibem o metabolismo bacteriano; portanto, condições patológicas que diminuem a produção de saliva ou que ressecam a cavidade oral também podem contribuir para a geração de odores desagradáveis.

As principais alterações patológicas causando halitose estão associadas com necrose, infecção, inflamação, ulceração ou hemorragia na região orofaríngea (Figura 1).

QUADRO 1

Principais causas de halitose em gatos	
Oral	▪ Proliferação bacteriana na bolsa periodontal ▪ Doença periodontal: gengivite, periodontite ▪ Tonsilite ▪ Faringite ▪ Abscesso dentário ▪ Fístula oronasal ▪ Neoplasia ▪ Xerostomia ▪ Fendas ou traumas no palato
Vias aéreas	▪ Rinite ▪ Obstrução nasal ▪ Neoplasia ▪ Pneumonia ▪ Bronquiectasia ▪ Abscesso ▪ Fístula broncoesofágica
Gastroesofágica	▪ Corpo estranho no esôfago ▪ Refluxo gastroesofágico ▪ Megaesôfago ▪ Ulceração gastroduodenal ▪ Obstrução na saída do estômago (piloro, duodeno) ▪ Má absorção
Sistêmica	▪ Uremia ▪ Cetoacidose diabética ▪ Insuficiência hepática
Subjetiva	▪ Consumo de alimentos com odor forte ▪ Lambedura anal, de abscessos ou coprofagia ▪ Respiração de boca aberta

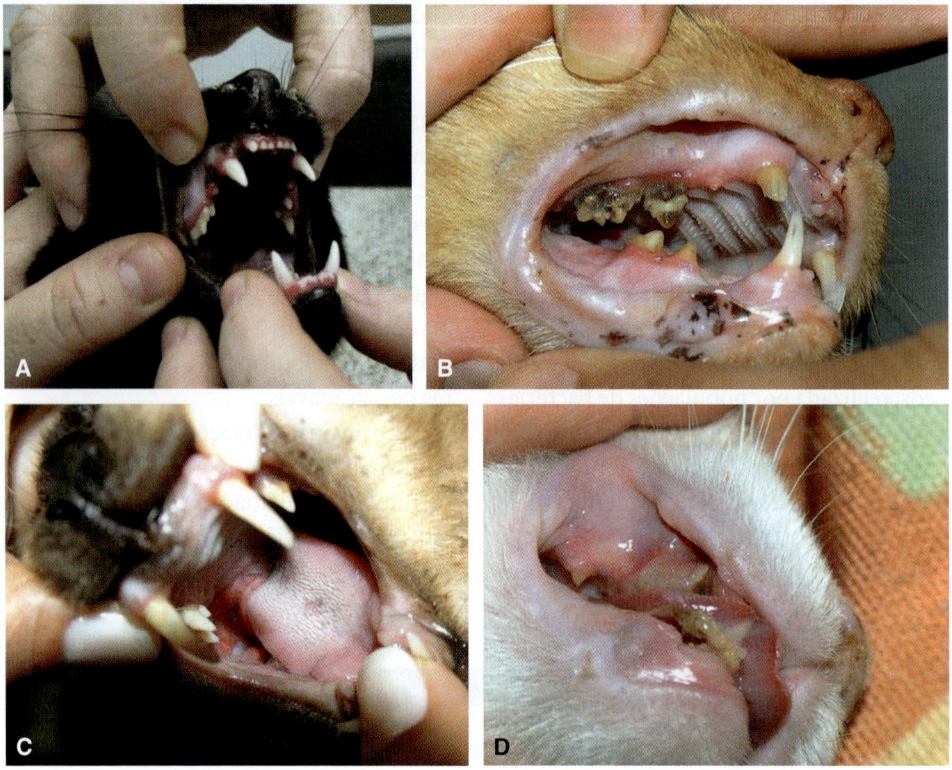

FIGURA 1. Gatos que apresentaram intensa halitose ao exame físico. **A:** gato jovem com margem gengival hiperêmica (gengivite), possivelmente de etiologia viral. **B:** gato com avançada doença periodontal, com acúmulo de cálculo dentário e retração gengival. **C:** gato com gengivoestomatite caudal crônica. **D:** gato com fístula oronasal, associada a secreção nasal unilateral. Observam-se também pelos acumulados ao redor do dente canino inferior, contribuindo para a retenção do odor fétido.

Fonte: arquivo pessoal da autora.

Diagnóstico

Os proprietários que têm contato bem próximo com seus gatos notam mais precocemente o aparecimento da halitose. Outros sinais relatados podem estar relacionados às causas de base, como preferência por dietas úmidas ou anorexia que ocorre na presença de lesões inflamatórias da cavidade oral. Observa-se também a relutância em se lamber, como parte de seus rituais de higiene, ou, quando o fazem, também deixam a pelagem com cheiro desagradável. Diferentemente dos cães, os gatos não costumam lamber seus proprietários com frequência, mas, se assim fizerem, a halitose pode ser prontamente detectada.

Devemos questionar os hábitos alimentares do gato, pois componentes da dieta podem ser os responsáveis únicos pela halitose, especialmente gatos que consomem alimentos úmidos que contenham peixe.

Desordens respiratórias são acompanhadas de sinais como espirros, secreções nasais purulentas, tosse ou alterações de padrão/frequência respiratória. Doenças gastrintestinais primárias podem se manifestar com vômitos, regurgitação, dor abdominal e diarreia. As doenças sistêmicas podem apresentar sinais inespecíficos e brandos, como anorexia, apatia e vômitos.

No exame físico, uma boa avaliação da cavidade oral pode determinar prontamente a origem da halitose, como nos casos de doença periodontal e cálculos, massas, sangramentos e corpos estranhos (Figura 1). O gato pode manifestar relutância ou agressividade durante a manipulação da boca, principalmente pela dor intensa causada por inflamações proliferativas e ulcerativas ali presentes. Se o gato não permite a inspeção detalhada da cavidade oral, pode ser necessária a administração de analgesia prévia ou até sedação. A inspeção detalhada deve incluir a região embaixo da língua na busca de corpos estranhos (especialmente os lineares).

Métodos diagnósticos mais avançados podem ser necessários, como radiografia dentária e tomografia da cabeça, caso permaneça a suspeita de causas orais não localizadas ou na cavidade nasal.

O achado de lesões proliferativas deve ser seguido da coleta de material para avaliação citológica ou histopatológica. A suspeita ou visualização parcial de alterações na faringe deve ser seguida de inspeção visual sob anestesia ou endoscopia.

Na ausência de lesões na boca, o exame físico deve prosseguir na busca de alterações nos tratos digestório e respiratório. Os exames de sangue podem indicar causas sistêmicas, como diabetes ou doença renal.

As inflamações crônicas do trato digestório, incluindo gastrite crônica e doença intestinal inflamatória, podem estar associadas com hipomotilidade e atraso no esvaziamento gástrico contribuindo para a halitose. Nesses casos, será necessária investigação por meio de ultrassonografia abdominal e, dependendo da localização, exame endoscópico ou laparotomia.

Manejo

A escolha do manejo da halitose deve ser individualizada, pois o estabelecimento de rotinas de profilaxia dentária (escovação, limpeza) em casa pode não ser viável ou possível. Gatos adultos com inflamações graves certamente não permitirão a manipulação da boca para procedimentos de limpeza. Os procedimentos de profilaxia/limpeza devem começar quando o gato é jovem, gradativamente sendo "treinado" a permitir a manipulação da cavidade oral. O tratamento periodontal deve ser realizado de maneira adequada e profissional, sob anestesia, e sua periodicidade também será determinada individualmente.

As inflamações crônicas não diretamente relacionadas à doença periodontal, como a gengivoestomatite linfoplasmocitária crônica, devem ser abordadas agressivamente segundo as recomendações.

PTIALISMO

Enquanto nos cães a presença de "baba" escorrendo pela boca é praticamente uma observação corriqueira e típica da espécie, nos gatos, na maioria das vezes, esse achado vai ser considerado não característico ou fora do comum.

Causas

A produção e o fluxo de saliva têm controle parassimpático (na produção) e simpático (contração muscular dos ductos glandulares); dessa forma, o aumento do estímulo tanto parassimpático como simpático aumenta a produção de saliva.

Enquanto o ptialismo tem influências diversas no aumento da quantidade de saliva produzida, o pseudoptialismo é resultado de mecanismos que interferem na deglutição, de maneira voluntária ou involuntária. Um gato pode evitar repetidos movimentos de deglutição quando esses causam dor ou desconforto. A interferência involuntária ocorre, por exemplo, quando há desordens obstrutivas.

Deve-se considerar também que a sialorreia pode ser uma reação fisiológica que ocorre em algumas circunstâncias, como durante o ronronar, em situações de excitação, secundária a estresse, ansiedade, medo ou dor e como resposta ao ver ou sentir o cheiro do alimento.

As causas de ptialismo e pseudoptialismo são abordadas em conjunto, visto que a observação da sialorreia é o achado que estimula a investigação diagnóstica. A sialorreia pode estar associada a alterações primárias e secundárias na cavidade oral, toxinas, desordens metabólicas sistêmicas, doenças neurológicas e muitas outras (Quadro 2).

QUADRO 2

Principais causas de ptialismo e pseudoptialismo em gatos	
Cavidade oral	▪ Desordens específicas nas glândulas salivares (necrose, inflamação, câncer): sialoadenite, mucocele ▪ Dor ▪ Inflamação, ulceração: estomatite, gengivite* ▪ Obstrução: corpos estranhos, massas (inflamatórias ou neoplásicas) ▪ Traumas – incapacidade de deglutir ou de manter a boca fechada: fraturas ou luxações de mandíbula ou de ATM ▪ Má oclusão dentária ▪ Lesões na língua: corpo estranho, glossite, neoplasia ▪ Infecções: calicivírus*, herpesvírus
Gastrintestinal	▪ Náusea* ▪ Refluxo gastroesofágico ▪ Desordens faríngeas ▪ Desordens esofágicas: esofagite, obstrução, corpo estranho, hipomotilidade/dilatação (megaesôfago)
Desordens neuromusculares	▪ Disfagias de origem neuromuscular ▪ Incapacidade de deglutir ou diminuição de tônus e mobilidade da língua e lábios: déficits em nervos cranianos V, VII, IX, X e XII ▪ *Miastenia gravis* ▪ Crises epilépticas ▪ Infecções: raiva
Doenças respiratórias	▪ Obstrução nasal
Desordens metabólicas	▪ Uremia ▪ Encefalopatia hepática ▪ Hipertermia
Toxinas	▪ Efeito nocivo diretamente na produção de saliva: organofosforados, piretroides ▪ Efeito local causando inflamação na mucosa ▪ Que causem náusea
Fármacos	▪ Sabor amargo ou desagradável*

* Mais comuns.
ATM: articulação temporomandibular.

Diagnóstico

Deve ser realizada uma anamnese bem detalhada. Muitas causas de ptialismo/sialorreia também estão associadas com halitose, em especial as alterações em cavidade oral e outras desordens gastrintestinais. No caso das doenças gastrintestinais, outros sinais podem ser evidentes, como disfagia, regurgitação, vômitos, perda de apetite e diarreia. Portanto, o exame físico sempre começa pela boca, sendo por vezes evidente a etiologia do ptialismo. A coloração da saliva também pode ajudar na localização da doença, pois a presença de sangue ou pus sugere lesão localizada na cavidade oral (Figura 2).

Dependendo dos achados na cavidade oral, ou da ausência deles, prosseguimos com os procedimentos diagnósticos (Figura 3).

Manejo

Além do manejo específico, após o diagnóstico, gatos com ptialismo/sialorreia podem necessitar de suporte nutricional, considerando que muitas causas estão relacionadas a desordens orais ou gastrintestinais.

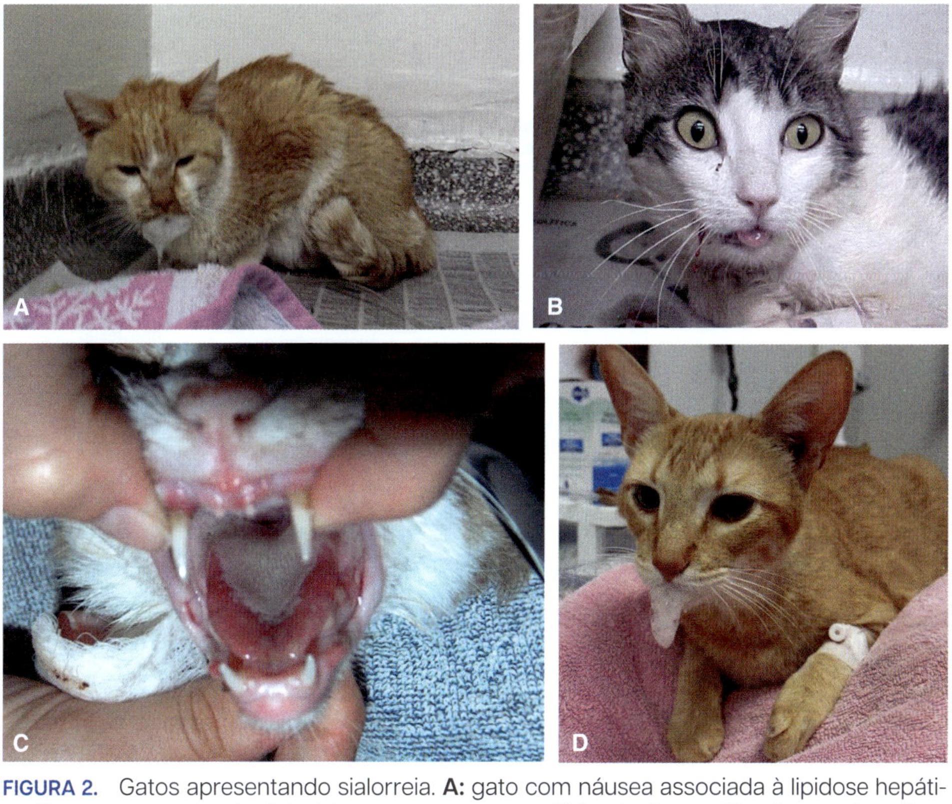

FIGURA 2. Gatos apresentando sialorreia. **A:** gato com náusea associada à lipidose hepática. **B:** gato apresentando sialorreia com sangue secundária a lesões proliferativas e ulcerativas na cavidade oral por gengivoestomatite crônica. **C:** lesões ulcerativas na língua secundárias à infecção por calicivírus causando sialorreia. **D:** sialorreia provocada por medicação (tramadol).

Fonte: arquivo pessoal da autora.

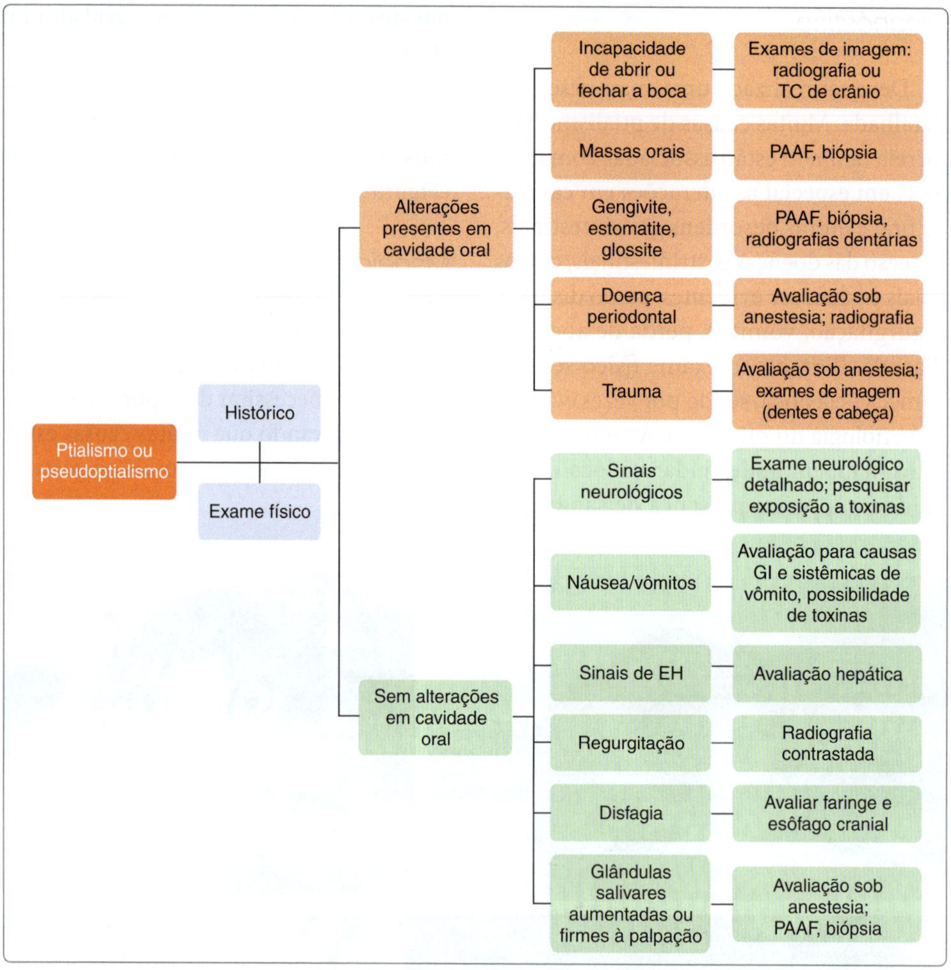

FIGURA 3. Fluxograma da abordagem diagnóstica de ptialismo/pseudoptialismo em gatos.

EH: encefalopatia hepática; GI: gastrintestinal; PAAF: punção aspirativa por agulha fina; TC: tomografia computadorizada;

LITERATURA SUGERIDA

Anderson JG, Hennet P. Management of severe oral inflammatory conditions in dogs and cats. Vet Clin North Am Small Anim Pract. 2022;52(1):159-84.

Barko P. Drooling. In: Hall EJ, Williams DA, Kathrani A, editors. BSAVA Manual of Canine and Feline Gastroenterology. 3. ed. Gloucester: BSAVA; 2020. p.56-9.

Barko P. Halitosis. In: Hall EJ, Williams DA, Kathrani A, editors. BSAVA Manual of Canine and Feline Gastroenterology. 3. ed. Gloucester: BSAVA; 2020. p.60-3.

Clarke DE, Caiafa A. Oral examination in the cat: a systematic approach. J Feline Med Surg. 2014;16(11): 873-86.

Furman R, Niemiec BA. Salivation. In: Washabau RJ, Day MJ, editors. Canine and feline gastroenterology. St. Louis: Elsevier; 2013. p.162-6.

Heinze C, Niemiec BA. Ptyalism and halitosis. In: Ettinger SJ, Feldman EC, Côté E, editors. Textbook of veterinary internal medicine: diseases of the dog and the cat. 8. ed. St. Louis: Elsevier; 2017. p.575-99.

Lee DB, Verstraete FJM, Arzi B. An update on feline chronic gingivostomatitis. Vet Clin North Am Small Anim Pract. 2020;50(5):973-82.

McFadden T, Marretta SM. Consequences of untreated periodontal disease in dogs and cats. J Vet Dent. 2013;30(4):266-75.

Milella L. The negative effects of volatile sulphur compounds. J Vet Dent. 2015;32(2):99-102.

58

Hematêmese/hemoptise/epistaxe

Christine Souza Martins

O PULO DO GATO

Sangramentos nasais (epistaxe) podem estar relacionados a causas locais ou sistêmicas, com gravidades variadas.

A epistaxe observada em gatos idosos sempre deve ser considerada grave, com grande possibilidade de ser uma doença neoplásica.

A hemoptise também pode ser um sério sinal de comprometimento respiratório ou cardiovascular.

A hematêmese está mais comumente associada à ulceração gastroduodenal, sendo o diagnóstico de neoplasia o mais comum em gatos.

INTRODUÇÃO

A epistaxe é definida como hemorragia originada na cavidade nasal, facilmente visível nas narinas. A hemoptise refere-se ao sangramento advindo de expectoração ou tosse, geralmente originado do trato respiratório, por vezes misturado com conteúdo espumoso. A hematêmese é definida como vômitos (êmese) com sangue, cujo aspecto pode variar segundo a velocidade e a gravidade da perda.

EPISTAXE

A presença de secreção sanguinolenta ou sangue puro a partir das narinas pode estar relacionada a causas locais (na cavidade nasal ou laringe) ou sistêmicas (p. ex., coagulopatias – Quadro 1).

Diagnóstico

As informações obtidas na anamnese são fundamentais para chegar às suspeitas das causas do sangramento nasal (Quadro 2).

Deve-se investigar também se esse é o primeiro episódio de epistaxe ou se já ocorreram outros episódios antes. A presença de sangramentos bilaterais e em outros locais (melena, hematúria, subcutâneo) aumenta a chance de ser uma coagulopatia, enquanto a presença de sangramento unilateral aumenta a suspeita de ser uma alteração apenas local. Porém, neoplasias localmente invasivas podem avançar a ponto de causar sangramentos bilaterais. O relato de episódios anteriores de secreções mucopurulentas ou crises de espirros também pode apontar para uma desordem nasal (rinossinusite).

QUADRO 1

Causas de epistaxe no gato	
Afecções nasais locais	▪ Trauma ▪ Corpo estranho ▪ Rinossinusite crônica ▪ Neoplasias ▪ Infecções virais, bacterianas ou fúngicas ▪ Doenças dentárias com fístula nasal ▪ Pólipos inflamatórios
Afecções sistêmicas	▪ Coagulopatias ▪ Hipertensão sistêmica ▪ Fármacos (antitrombóticos) ▪ Policitemia, síndrome de hiperviscosidade

QUADRO 2

Informações de anamnese na investigação da epistaxe	
Idade	▪ Gatos jovens: doenças infecciosas, traumas, corpos estranhos ▪ Gatos idosos: neoplasias, hipertensão
Possibilidade de trauma	▪ Acesso ao ambiente externo ▪ Fugas recentes ▪ Quedas de grandes alturas
Ambiente	▪ Possível acesso a rodenticidas
Medicações	▪ AINE ▪ Antitrombóticos ▪ Metimazol
Outras doenças já diagnosticadas	▪ DRC ▪ Hipertensão arterial ▪ Cardiomiopatia ▪ Crises de espirros agudos ou crônicos
Outros sangramentos	▪ Melena, hematúria, hematomas ▪ Tempos de coagulação anormais

AINE: anti-inflamatórios não esteroides; DRC: doença renal crônica.

A presença de sangramento nasal prolongado pode levar o gato a engolir parte do sangue e ficar com as fezes mais escuras, dando a impressão de que tem também sangramento gastrintestinal.

No exame físico, pode-se constatar se o sangramento é uni ou bilateral, se há sinais de traumas craniofaciais (Figuras 1A e 1B), deformidades, assimetrias, lesões e sangramentos também na cavidade bucal. Neoplasias invadindo a cavidade nasal podem causar abaulamento e assimetria também no palato. A presença de febre pode estar relacionada a doenças infecciosas. O exame físico também deve ser capaz de detectar alterações hemodinâmicas que podem estar relacionadas à causa da epistaxe ou como consequência da perda de sangue.

Massas nasais podem estar comprimindo o globo ocular ou interferindo na produção lacrimal. Além do exame externo, um exame de fundo de olho permite constatar

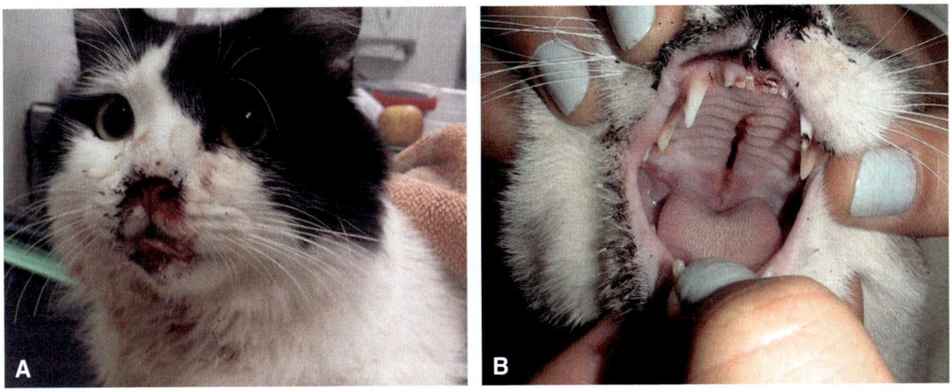

FIGURA 1. **A:** gato com histórico de ter caído da janela apresentando sangramento nasal profuso e deformidade mandibular decorrente da fratura. **B:** gato com histórico de queda de grande altura apresentando epistaxe secundária à fratura de palato duro.

Fonte: arquivo pessoal da autora.

alterações secundárias à hipertensão sistêmica, como hemorragias, edema ou descolamento da retina (ver capítulo 111 – Exame oftálmico).

Gatos com trauma facial comprovado também podem ter sofrido trauma craniencefálico ou torácico, ambos representando ameaça à vida.

A pressão arterial deve ser avaliada assim que possível e valores elevados aumentam a suspeita de a hipertensão ter sido a causa do sangramento. Considerar, no entanto, o momento da avaliação da pressão, tentando evitar a influência do estresse e da ansiedade da manipulação nos valores aferidos.

Após cuidadoso exame físico sem sedação, se a causa da epistaxe não for determinada ou sua extensão não for bem avaliada, pode ser necessária a realização de exames complementares laboratoriais (Quadro 3) ou uma avalição com o gato sedado ou anestesiado.

Outra importante modalidade de investigação das causas de epistaxe, especialmente as locais, são as técnicas de diagnóstico por imagem. Os objetivos da imagem nesses casos são localizar a doença, determinar sua gravidade e guiar procedimentos de coleta de amostras para biópsia. Se for decidido que a imagem radiográfica ou a tomografia será útil para o diagnóstico, elas devem ser realizadas antes da rinoscopia ou das tentativas de coleta de material, visto que a manipulação excessiva e consequente piora da hemorragia pode alterar as imagens obtidas, criando artefatos indesejáveis.

As radiografias da cavidade nasal devem incluir incidências laterais, oblíquas, com a boca aberta, ventrodorsais, intraorais e tangenciando os seios frontais. Pode ser necessário anestesiar o gato para a obtenção de imagens diagnósticas úteis. A tomografia computadorizada obtém imagens nasais de melhor qualidade, com vantagens de permitir avaliar também os tecidos moles.

A rinoscopia só deve ser realizada após descartada a presença de uma coagulopatia e se os equipamentos adequados estiverem disponíveis, considerando o tamanho reduzido das narinas e da cavidade nasal dos

QUADRO 3

Exames laboratoriais na investigação da epistaxe	
Hemograma	▪ Leucocitose com desvio à esquerda: pode indicar uma doença inflamatória ▪ Leucocitose grave: pode indicar desordens mieloproliferativas afetando número ou função plaquetária ▪ Anemia regenerativa: pode indicar perda significativa contínua ou em outros locais ▪ Trombocitopenia: como causa do sangramento ou secundária ao consumo de plaquetas em excesso ▪ Policitemia
Bioquímicos	▪ Azotemia grave: pode causar trombocitopatia ou vasculite ▪ Insuficiência hepática: afeta fatores de coagulação
Perfil de coagulação	▪ Tempo de sangramento gengival ▪ Tempo de coagulação ativado ▪ TP ▪ TTPa
Pesquisa de doenças infecciosas	▪ Testes para FeLV/FIV ▪ Fungos: *Aspergillus, Cryptococcus*

FeLV: vírus da leucemia felina; FIV: vírus da imunodeficiência felina; TP: tempo de protrombina; TTPa: tempo de tromboplastina parcial ativado.

gatos. Para mais informações sobre coleta de material da cavidade nasal, ver capítulo 53 – Espirro e secreção nasal.

Manejo

Se o sangramento nasal foi decorrente de um trauma recente, ao chegar para o atendimento o gato pode ainda estar bastante assustado com o episódio que causou o trauma (atropelamento, queda) e com dificuldade de respirar, o que causa mais estresse e ansiedade. Nessa situação, recomenda-se sedação do paciente, para que seja possível o manejo adequado. Também é recomendado manter a cabeça do gato levemente elevada, para minimizar a aspiração do sangue.

Uma vez garantida a via aérea, as tentativas de contenção da hemorragia podem começar com compressão leve, instilação de gotas de adrenalina para causar uma vasoconstrição ou compressas frias. Se essas manobras não surtirem o efeito desejado, pode-se tentar aplicar compressas intranasais ou procedimentos mais invasivos na tentativa de localizar o vaso lesado.

Se o sangramento não for considerado emergencial, todas as tentativas devem ser feitas no sentido do diagnóstico e determinação da causa, a fim de possibilitar um manejo adequado.

Se a epistaxe for associada com hipertensão, o manejo imediato também é recomendado (ver capítulo 60 – Hipertensão arterial sistêmica).

HEMOPTISE

A hemoptise verdadeira está relacionada com a expectoração de sangue ou secreção mucossanguinolenta a partir do trato respiratório, caudal à laringe. Eventualmente se pode observar pseudohemoptise, isto é, a expectoração de sangue que não se originou no trato respiratório, mas foi drenado a partir de sangramentos na cavidade bucal, nasofaringe ou laringe.

Os gatos são muito acometidos por lesões inflamatórias na cavidade bucal, como as gengivoestomatites linfoplasmocitárias crônicas, que por vezes se manifestam com lesões proliferativas e ulcerativas, e com sangramentos evidentes, podendo ser confundidos com hemoptise.

Assim como na investigação da epistaxe, deve-se determinar se a causa se localiza no trato respiratório ou se uma coagulopatia sistêmica está presente (Quadro 4). A presença de episódios de tosse associada à hemoptise pode nos guiar no diagnóstico correto das causas. Para a abordagem diagnóstica das causas de tosse, ver capítulo 85 – Tosse.

Na ausência de tosse evidente ou coagulopatia, deve-se determinar se o sangue realmente se origina do trato respiratório. Deve-se verificar a possibilidade de hemorragia pulmonar, de origem traumática ou não. A hemoptise também pode ser de origem orotraqueal iatrogênica, causada por procedimentos como intubação traqueal ou broncoscopia.

Os objetivos no manejo do gato com hemoptise grave devem ser a manutenção da patência das vias aéreas, tentativas de localizar e parar a hemorragia ativa e evitar novas hemorragias. Certamente, no manejo emergencial podem ser necessárias medidas mais agressivas, como anestesia geral e intubação.

HEMATÊMESE

Considera-se que a eventual presença de sangue no vômito seja originada do trato

QUADRO 4

Diagnóstico diferencial de hemoptise	
Desordens traqueais e brônquicas	▪ Traqueobronquite grave ▪ Pneumonia aspirativa ▪ Neoplasia bronquial primária ou metastática ▪ Bronquite ▪ Aspiração de corpo estranho ▪ Trauma traqueobrônquico
Lesões pulmonares	▪ Localizadas ▪ Infecções fúngicas ▪ Metástases ▪ Abscessos ▪ Contusões ▪ Difusas ▪ Pneumonia ▪ Edema pulmonar: cardiogênico ou não cardiogênico
Desordens cardiovasculares	▪ Cardiopatia congênita ▪ ICC ▪ Tromboembolismo pulmonar ▪ Hipertensão pulmonar
Desordens hematológicas	▪ CID ▪ Intoxicação por rodenticidas ▪ Trombocitopenia
Outras causas	▪ Trauma torácico ▪ Iatrogênicas

CID: coagulação intravascular disseminada; ICC: insuficiência cardíaca congestiva.

digestório, desde esôfago, estômago e duodeno. Mas também existe a possibilidade de que o sangue tenha se originado no trato respiratório ou na boca e tenha sido deglutido e posteriormente vomitado. Uma vez determinada a origem do sangramento no trato digestório, a causa mais óbvia é a presença de lesões ulcerativas, em especial em estômago e duodeno. Sabe-se que a ulceração gastroduodenal nos gatos ocorre com muito menos frequência quando comparados aos cães. As causas mais frequentes relatadas nos gatos estão relacionadas principalmente a neoplasias gástricas (com maior frequência do linfoma). Outras causas também descritas, em menor número, são lesões inflamatórias associadas a doença intestinal inflamatória, síndrome hipereosinofílica e uso de fármacos (anti-inflamatórios não esteroides, corticosteroides). As coagulopatias são consideradas causas raras de sangramento gastrintestinal.

Sangramentos localizados apenas no duodeno podem não refluir para o estômago e não aparecer no vômito.

Os gatos que apresentam ulceração gastroduodenal podem manifestar diversos sinais clínicos antes do sangramento evidente, como hiporexia, apatia, perda de peso e melena, além dos vômitos que eventualmente estarão com sangue (Figura 2).

Durante a investigação das causas de vômito em gatos (ver capítulo 91 – Vômito), a presença de sangue até facilita a escolha dos próximos passos na obtenção de informações para o diagnóstico definitivo. O sangramento sinaliza lesões presentes e potencialmente visíveis na superfície mucosa, o que faz com que a endoscopia seja o método diagnóstico mais indicado. A endoscopia, considerada minimamente traumática e invasiva, é definida como padrão-ouro para o diagnóstico de lesões ulcerativas gastroduodenais.

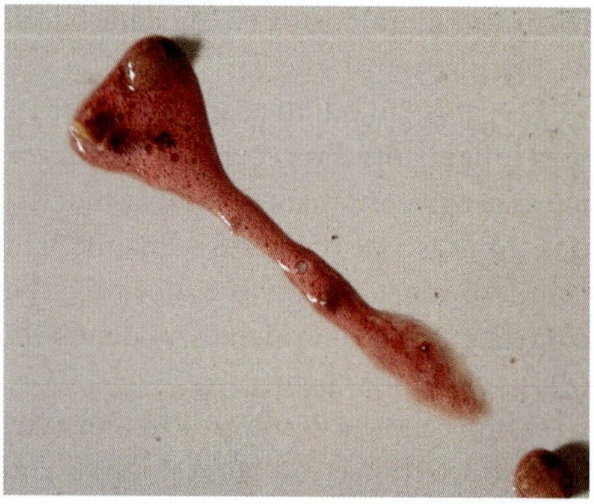

FIGURA 2. Hematêmese fotografada pelo proprietário de um gato de seis anos de idade com diagnóstico de linfoma de alto grau no estômago.

Fonte: arquivo pessoal da autora.

Na abordagem terapêutica da hematêmese, deve-se levar em consideração o bem-estar do paciente, que pode estar com dor e anorexia pelo desconforto da lesão ulcerativa. Enquanto se planejam os próximos passos diagnósticos, pode-se dar início a um manejo terapêutico geral (Tabela 1).

TABELA 1 Manejo terapêutico do gato com hematêmese

▪ Suspender medicações potencialmente ulcerogênicas (AINE, corticosteroides)
▪ Tratamento de suporte: fluidoterapia, antieméticos
▪ Administração de bloqueadores da secreção ácida: • Omeprazol (1 mg/kg q. 12h) • Famotidina (1 mg/kg q. 12h)
▪ Sucralfato suspensão (250 mg/gato)
▪ Analgesia (p. ex., buprenorfina)

O uso de antibióticos de amplo espectro deve ser reservado para casos mais graves, especialmente em gatos com risco de sepse, perfuração (e peritonite), com leucopenia ou leucocitoses graves e febre.

LITERATURA SUGERIDA

Bottero E, Pierini A, Ruggiero P, Cattaneo D, Campanile A, Benvenuti E. Gastroduodenal ulceration detected endoscopically in cats: retrospective study of 61 patients. J Feline Med Surg. 2022;24(10):e347-e352.

Elie M, Sabo M. Basics in canine and feline rhinoscopy. Clin Tech Small Anim Pract. 2006;21(2):60-3.

Hackett TB. Epistaxis and hemoptysis. In: Ettinger SJ, Feldman EC, Côté E, editors. Textbook of veterinary internal medicine: diseases of the dog and the cat. 8. ed. St. Louis: Elsevier; 2017. p.523-30.

Lefman S, Prittie JE. High-rise syndrome in cats and dogs. J Vet Emerg Crit Care (San Antonio). 2022; 32(5):571-81.

Marks SL, Kook PH, Papich MG, Tolbert MK, Willard MD. ACVIM consensus statement: Support for rational administration of gastrointestinal protectants to dogs and cats. J Vet Intern Med. 2018;32(6): 1823-40.

Mukaratirwa S, van der Linde-Sipman JS, Gruys E. Feline nasal and paranasal sinus tumours: clinicopathological study, histomorphological description and diagnostic immunohistochemistry of 123 cases. J Feline Med Surg. 2001;3(4): 235-45.

Neiger R, Robertson E, Stengel C. Gastrointestinal endoscopy in the cat: diagnostics and therapeutics. J Feline Med Surg. 2013;15(11):993-1005.

Vekšins A. Feline upper respiratory tract disease – computed tomography and laboratory diagnostic. Vet World. 2022;15(7):1880-6.

59

Hematoquezia e melena

Christine Souza Martins

O PULO DO GATO

A presença de sangue nas fezes é um achado inespecífico e deve ser investigado detalhadamente.

A hematoquezia, apesar de mais assustadora para o proprietário, raramente está associada a doenças graves.

A melena, por outro lado, pode passar despercebida por algum tempo e tem como causa mais frequente as lesões ulcerativas do trato digestório.

Em ambas as situações, o exame das fezes é fundamental.

INTRODUÇÃO

A presença de hemorragias gastrintestinais não é tão frequente nos gatos em comparação aos cães, mas quando ocorrem podem ser lentas e discretas ou até significativas, com ameaça à vida. As hemorragias podem se manifestar por vômitos com sangue (ver capítulo 58 – Hematêmese/hemoptise/epistaxe) ou aparecimento de sangue nas fezes.

A hematoquezia é a presença de sangue fresco vermelho-vivo, não digerido, sobre as fezes, mesmo sem diarreia (Figura 1). A aparência do sangue indica que a hemorragia está localizada nas porções distais do trato digestório: colón, reto, ânus e sacos anais. O mais comum é que o sangramento esteja sendo causado por lesões ulcerativas ou traumáticas nessas regiões, como na presença de pólipos, tumores, inflamação ou parasitas. Porém, existe a possibilidade de sangramentos desproporcionais secundários a desordens de coagulação sistêmicas. Em raras ocasiões, sangramentos muito extensos no intestino delgado podem chegar às fezes ainda com coloração intensa.

A melena refere-se a fezes escuras resultantes de sangue que foi digerido ao longo do trato digestório. A coloração pode variar desde marrom-avermelhada até totalmente preta, com aspecto de piche (Figura 2). As causas de melena podem ser as mesmas da hematêmese, isto é, sangramentos mais craniais no trato digestório (boca, esôfago, estômago, duodeno) ou deglutido a partir do trato respiratório. Independentemente da origem, a coloração enegrecida das fezes é bastante influenciada pelo tempo que o sangue esteve presente no lúmen do intestino e até hemorragias em intestino grosso podem se manifestar como melena se houver uma grave diminuição da motilidade colônica.

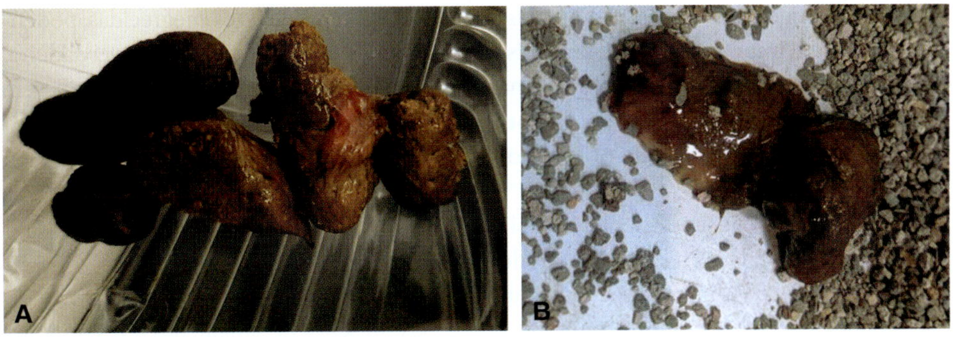

FIGURA 1. Exemplos de hematoquezia em fezes com consistências diferentes. **A:** fezes de aparência e consistência normais com estria de sangue e um pouco de muco na superfície. **B:** fezes diarreicas com sangue e muco mesclados.

Fonte: imagens cedidas por Cristiana Vieira de Souza e Silva (A); Dra. Giovana Mazzotti (B).

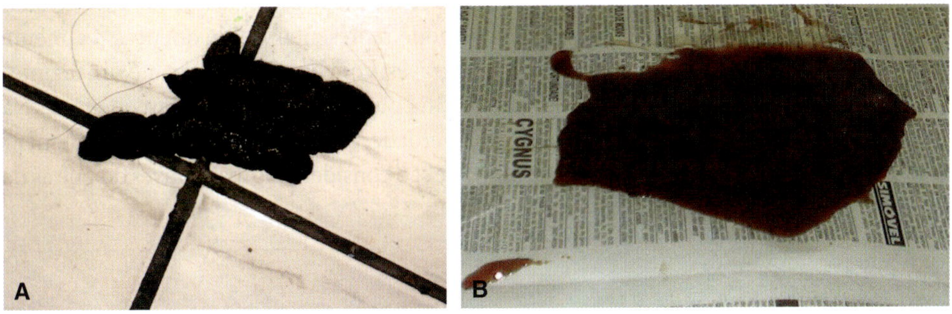

FIGURA 2. Exemplos de melena em gato. **A:** fezes escuras, com aspecto de piche, semiformadas, em gato com linfoma intestinal. **B:** melena em fezes aquosas, contendo também coágulos.

Fonte: arquivo pessoal da autora.

A hematoquezia e a melena podem ocorrer simultaneamente. Por outro lado, alguns pacientes podem estar sofrendo hemorragia gastrintestinal significativa sem que os sinais se tornem evidentes no início.

> A ausência de melena ou hematoquezia não descarta a possibilidade de sangramentos gastrintestinais.

ABORDAGEM DIAGNÓSTICA

Durante a investigação das causas de hematoquezia, há de se considerar se o sangramento ocorre somente quando o gato defeca ou se há sangramento retal independentemente da passagem de fezes, aumentando a suspeita de alterações nos sacos anais, por exemplo.

Muitas vezes, o sangramento pode estar relacionado a um aumento de esforço defecatório (tenesmo) causado por fezes ressecadas em gatos constipados (ver capítulo 43 – Constipação/tenesmo/disquezia) ou por pelos acumulados no bolo fecal com ação abrasiva na mucosa colônica ou retal, em especial em gatos de pelo longo. O proprietário também é estimulado a descrever as fezes em detalhes, relatando, além de sua consistência, tamanho e distorções de formato (sugerindo a presença de massa). Também é importante observar a distribuição do sangue nas fezes, se está só na superfície (sugerindo sangramento anorretal) ou misturado (sugerindo origem colônica proximal).

A princípio, as causas de hematoquezia estão localizadas nas partes mais distais do trato digestório, como inflamações, neoplasias, pólipos, corpos estranhos e traumas na região que engloba cólon, reto, ânus, sacos anais e tecidos perianais. Sugere-se abordar de maneira diferenciada os gatos com diarreia (Figura 3).

A ocorrência de intussuscepção é incomum, mas é considerada uma causa importante e grave de hematoquezia. Muitas causas de hematoquezia vêm acompanhadas de tenesmo e disquezia, em especial as colites de origem inflamatória ou parasitária.

Já as causas de fezes enegrecidas, podendo ou não representar melena verdadeira, são diversas, com a possibilidade de serem causadas por lesões ulcerativas no trato digestório ou até desordens de coagulação sistêmicas (Quadro 1).

Histórico

A presença de sangue nas fezes pode ser assustadora para os proprietários, sendo um achado dificilmente ignorado por eles e considerado urgente, com tendência até de exagerarem na descrição de quantidade e frequência. Logicamente, esse achado pode representar desde doenças realmente graves, com ameaça à vida, até um acontecimento eventual e sem consequências. Na verdade, as causas de melena frequentemente são consideradas mais graves do que as de

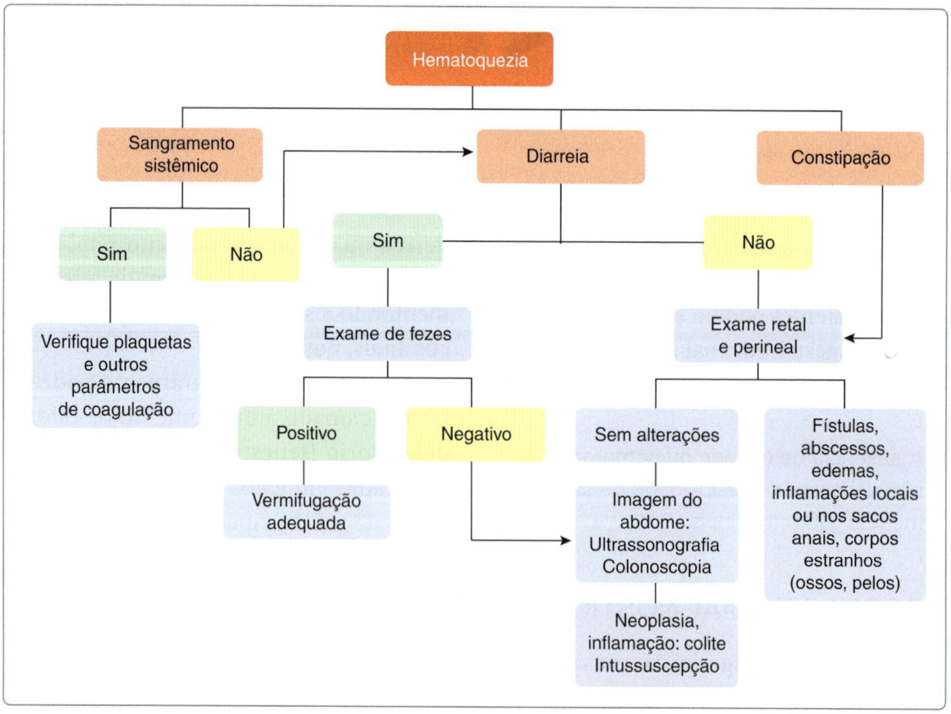

FIGURA 3. Fluxograma de investigação da hematoquezia em gatos.

QUADRO 1

Principais causas de fezes com aspecto de melena em gatos	
Lesões ulcerativas	▪ Trato digestório: lesões inflamatórias ou neoplásicas em esôfago, estômago, duodeno, jejuno ou íleo ▪ Corpos estranhos
Ingestão de sangue	▪ Originário das vias respiratórias (epistaxe e hemoptise*) ▪ Sangramentos de lesões na cavidade bucal ▪ Dieta contendo carne crua, fígado, ossos
Parasitas	▪ *Ancylostoma braziliense*
Fármacos	▪ Compostos que contêm ferro, bismuto, carvão ativado
Pós-cirúrgico	▪ Cirurgias gástricas ou intestinais
Desordens de coagulação**	▪ Trombocitopenias, trombocitopatias ▪ Intoxicações ▪ CID ▪ Deficiências de fatores de coagulação

* Ver capítulo 58; ** ver capítulo 25.
CID: coagulação intravascular disseminada.

hematoquezia. Na anamnese da hematoquezia também pode haver relatos de disquezia, tenesmo, tentativas repetidas de defecação, aumento de volume perianal, lambedura frequente da região, entre outros.

A simples descrição de fezes escuras não basta para a comprovação de que seja realmente melena. Pode haver outras influências na coloração das fezes do gato tornando-as mais escuras ou pretas. O Quadro 1 descreve algumas possibilidades.

Uma vez determinado que realmente se trata de melena, é essencial obter algumas informações (Quadro 2).

A perda significativa de sangue pelo trato digestório pode acarretar consequências sérias, como anemia, hipoproteinemia, hipovolemia e hipotensão, além das consequências das lesões ulcerativas, como dor, anorexia, possibilidade de perfuração, peritonite e sepse. Essas consequências podem ser as principais queixas na anamnese.

Exame físico

O exame físico tem como objetivos coletar informações da saúde geral do gato enquanto explora as possíveis causas de hematoquezia e melena. Nos casos de hematoquezia, é importante uma palpação abdominal cuidadosa, a fim de detectar aumentos de volume ou dor, assim como boa inspeção e palpação da região dos sacos anais. Se for observado que o sangramento

QUADRO 2

Informações de anamnese na investigação da melena
▪ Tipo de dieta ▪ Administração de medicamentos ▪ Presença e características de diarreia ▪ Presença de outros sinais e/ou sangramentos: epistaxe, tosse, anorexia, vômitos, regurgitações, hemoptise, hematêmese ▪ Acesso ao meio externo

é anorretal ou nos sacos anais, pode ser necessária sedação ou anestesia, a fim de possibilitar um exame mais minucioso e sem desconforto ao paciente. A palpação retal é considerada o método diagnóstico mais importante nesses casos. Os possíveis achados na palpação retal são: presença de massas, estreitamentos, irregularidades na mucosa e corpo estranho (ossos, pelos), além da possibilidade de irregularidades e instabilidades ósseas pós-traumáticas (pelve e ílio).

Alterações encontradas no exame físico apropriado, especialmente durante a palpação retal, podem indicar outros métodos complementares, como radiografia ou colonoscopia.

Nos casos de melena, os achados no exame físico podem refletir uma substancial perda de sangue que pode estar ocorrendo, como mucosas pálidas ou alterações hemodinâmicas (pulso, pressão arterial). Deve-se lembrar, no entanto, que a melena pode não ter sido relatada na anamnese e ser um achado no exame físico, como a presença de fezes muito escuras no termômetro após a aferição de temperatura retal.

Animais com ulcerações gastroduodenais podem manifestar dor à palpação abdominal, assim como em casos de pancreatite ou presença de corpos estranhos.

Exames complementares

Nos casos de hematoquezia, o teste diagnóstico mais importante é o exame das fezes (inicialmente o coproparasitológico), mas também pode ser necessária uma avaliação citológica, especialmente se forem detectadas alterações na palpação retal. Diante de anormalidades na palpação retal, pode ser necessária a investigação mais detalhada por colonoscopia e coleta de material para exame histopatológico.

> Os parasitas mais frequentemente associados com hematoquezia nos gatos são *Giardia* spp e *Tritrichomonas foetus*.

A melena também deve ser inicialmente investigada com exame de fezes, a fim de descartar principalmente causas parasitárias, como o *Ancylostoma* spp.

Gatos com sangramentos gastrintestinais mais difusos e crônicos podem apresentar anemia na avaliação hematológica. Outras alterações no hemograma podem ocorrer: leucocitose e neutrofilia nos casos de úlcera perfurada, peritonite, enterites bacterianas graves, neoplasias, pancreatite e corpos estranhos gastrintestinais. Ocasionalmente, infestações parasitárias podem vir acompanhadas de eosinofilia, assim como reações adversas ao alimento e outras inflamações gastrintestinais. As causas de hematoquezia não costumam estar associadas à anemia ou a outras alterações laboratoriais.

A trombocitopenia pode ser um achado secundário aos sangramentos gastrintestinais (por consumo) ou estar relacionada a coagulopatias sistêmicas. A suspeita de coagulopatia deve ser mais explorada com testes específicos (ver capítulo 25 – Hemorragias/sangramentos).

A bioquímica sanguínea pode demonstrar evidências de doenças hepáticas e pancreáticas graves; ambas podem causar desordens de coagulação e/ou lesões ulcerativas.

A ultrassonografia abdominal é útil na suspeita de neoplasias ou corpos estranhos, mas é considerada pouco sensível para o diagnóstico de lesões ulcerativas. Esse exame também pode sugerir alterações menos comuns, como inversão cecal ou intussuscepção ileocólica.

Na suspeita de lesões ulcerativas em esôfago, estômago ou duodeno, há a indicação de realização de exame endoscópico, especialmente em gatos idosos, com possibilidade de causas neoplásicas.

Uma vez descartada a hipótese de coagulopatias e fármacos ulcerogênicos, em gatos idosos, a possibilidade de neoplasia deve ser prontamente considerada.

MANEJO

O princípio básico do manejo logicamente é determinar a causa e a gravidade do sangramento presente e agir de forma individualizada. O manejo nos casos de lesões ulcerativas deve começar imediatamente enquanto se planejam os próximos passos, objetivando o bem-estar do paciente e evitando agravamento. Eventualmente pode ser necessária intervenção cirúrgica. Gatos desidratados ou anêmicos devem ter tratamento apropriado.

Nos casos de hematoquezia, podem ser necessárias uma boa vermifugação e limpeza ambiental ou uma simples prevenção da ingestão excessiva de pelos com recomendações de escovação, por exemplo. Nas afecções dos sacos anais, faz-se o manejo adequado com cuidados para prevenir consequências em longo prazo, como estenose.

LITERATURA SUGERIDA

Corbee RJ, Woldring HH, van den Eijnde LM, Wouters EGH. A cross-sectional study on canine and feline anal sac disease. Animals (Basel). 2021;12(1):95.

Keyte S. Differential diagnosis and management of haematochezia in dogs and cats. In Pract. 2018;40: 326-33.

Safian AM, Bolton T. *Escherichia coli*-associated granulomatous colitis in a cat. Vet Rec Case Reports. 2021;9.

Tefft KM. Melena and hematochezia. In: Ettinger SJ, Feldman EC, Côté E, editors. Textbook of veterinary internal medicine: diseases of the dog and the cat. 8. ed. St. Louis: Elsevier; 2017. p.625-32.

Willard MD. Hemorrhage (gastrointestinal). In: Washabau RJ, Day MJ, editors. Canine and feline gastroenterology. St. Louis: Elsevier; 2013. p.129-34.

Willard MD. Haematochezia. In: Hall EJ, Williams DA, Kathrani A, editors. BSAVA Manual of Canine and Feline Gastroenterology. 3. ed. Gloucester: BSAVA; 2020. p.99-101.

Willard MD. Melaena. In: Hall EJ, Williams DA, Kathrani A, editors. BSAVA Manual of Canine and Feline Gastroenterology. 3. ed. Gloucester: BSAVA; 2020. p.96-8.

60

Hipertensão arterial sistêmica

Tathiana Mourão dos Anjos

O PULO DO GATO

A hipertensão arterial é a doença vascular mais importante da espécie felina e cardiovascular mais importante do gato idoso.

É classificada em primária, secundária e situacional.

Apesar de ser uma doença comum, o monitoramento da pressão arterial ainda é pouco realizado na rotina, gerando subdiagnóstico da hipertensão.

Lesões em órgãos-alvo ocorrem por dano hipertensivo e devem ser minimizadas.

INTRODUÇÃO

A hipertensão arterial sistêmica (HAS) é a elevação anormal e persistente da pressão arterial sistólica (PAS acima de 160 mmHg), que acarreta inúmeras alterações sistêmicas em diferentes órgãos considerados alvos (olhos, rins, coração e cérebro). Apesar de bem reconhecida, ainda é subdiagnosticada em gatos. Sua principal causa é a doença renal crônica (DRC), seguida pelo hipertireoidismo. Tem sido demonstrado que a PAS tende a aumentar com o avançar da idade, aumentando potencialmente o risco de desenvolvimento de HAS.

TIPOS E CAUSAS DE HIPERTENSÃO ARTERIAL SISTÊMICA

A HAS pode ser classificada de acordo com diferentes situações e etiologias (Quadro 1).

Situacional

Decorrente de um momento de excitação/ansiedade relacionada com a ativação do sistema nervoso simpático. Alterações neuro-hormonais associadas ao estresse no ambiente clínico veterinário, muito comuns em gatos, podem criar um aumento fisiológico temporário na pressão arterial (PA) de até 80 mmHg e, consequentemente, um diagnóstico errôneo de HAS. Por isso, padronizar a mensuração de PA, com técnicas e ambiente amigável

QUADRO 1

Tipos de hipertensão arterial sistêmica

- Situacional (síndrome do jaleco branco, hipertensão de estresse ou efeito do ambiente clínico)
- Primária (idiopática ou essencial)
- Secundária

(ver capítulo 93 – Mensuração de pressão arterial), é essencial para evitar esse tipo de hipertensão.

Primária

Ocorre quando nenhuma causa de base é encontrada. Está presente em até 20% dos casos. No entanto, mais estudos são necessários para determinar se, nesses casos, a HAS é verdadeiramente primária ou se pode ocorrer em gatos não azotêmicos, mas que já sejam portadores de DRC ainda não diagnosticada, ou, ainda, se existem fatores genéticos ou ambientais como nos seres humanos com esse tipo de HAS.

Secundária

Algumas doenças sistêmicas contribuem ou causam a HAS secundária, sendo a mais comum da espécie felina. Essa relação entre doença subjacente e HAS nem sempre é bem compreendida. Para o bom controle da PA, tanto a HAS como a causa subjacente precisam ser controladas simultaneamente. As doenças mais comumente observadas são a DRC (causa mais comum), hipertireoidismo (segunda causa), hiperaldosteronismo primário, hiperadrenocorticismo e feocromocitoma. A cardiomiopatia muitas vezes cursa com HAS, mas não como causa, podendo se desenvolver e/ou se agravar em função dela. Pouco se sabe sobre a prevalência e as consequências de anormalidades cardíacas em gatos acometidos por HAS e/ou hipertireoidismo. Ainda faltam estudos em gatos hipertensos com um foco particular no sistema cardiovascular.

A prevalência de gatos hipertensos com DRC é de 19 a 65%, tendo sido demonstrada em 74% dos gatos hipertensos azotêmicos no momento do diagnóstico. Em um estudo, o percentual encontrado de nefropatas crônicos, com e sem comorbidades associadas, foi de 48% (n = 81) de normotensos e 52% (n = 87) de hipertensos. Ainda não está bem estabelecido se a prevalência e a gravidade da HAS estão ou não relacionadas com a gravidade da DRC, podendo estar presentes em qualquer estágio (I, II, III ou IV) da doença. Em humanos, fatores como sódio e retenção hídrica, ativação do sistema renina-angiotensina-aldosterona (SRAA) e sistema nervoso simpático, alterações estruturais nas arteríolas renais, disfunção endotelial, estresse oxidativo e genética desempenham papel na patogênese da DRC associada à HAS. No entanto, pouco é sabido sobre a patogênese da HAS felina. Ainda não existem evidências de que a HAS sensível a ingestão de sal ocorra em gatos como ocorre em humanos, não havendo, portanto, necessidade de privação importante nos níveis de sódio dietético. Disfunção renal, ativação do SRAA, incluindo sua ativação local (tecido-específica) e natriurese pressórica provavelmente desempenham um papel importante, e são cada vez mais reconhecidas como fatores predisponentes, embora mais estudos sejam necessários. Pequenas oscilações nos níveis de renina, aldosterona ou da própria PA, em resposta ao uso de inibidores da enzima conversora de angiotensina (IECA), sugere que a ativação do SRAA como principal fator envolvido na HAS felina é improvável. A elevação de aldosterona é observada em alguns pacientes humanos hipertensos, podendo também ser um fator importante na HAS em gatos. A excelente resposta ao uso de vasodilatadores como o besilato de anlodipino, observada em muitos gatos hipertensos, sugere que o aumento do tônus vascular pode ser um componente particularmente importante e comum da HAS felina, embora ainda não tenha sido especificamente investigado.

A HAS relacionada ao hipertireoidismo felino foi diagnosticada em 10 a 23% dos casos, embora alguns desses gatos também possam ser nefropatas crônicos. Quase 25% dos gatos hipertireóideos normotensos no momento do diagnóstico podem desenvolver HAS mesmo após controle terapêutico do hipertireoidismo. A relação patológica entre hipertireoidismo e HAS ainda permanece pouco compreendida. Estudos em outras espécies sugerem que o hipertireoidismo pode aumentar a sensibilidade às catecolaminas circulantes, além dos efeitos diretos dos hormônios tireoidianos sobre os cardiomiócitos. Parece também diminuir a resistência vascular periférica, com efeitos diretos e indiretos nos vasos sanguíneos, com subsequente estimulação do SRAA. No entanto, em gatos hipertireóideos não há evidências de que a ativação do SRAA cause HAS, embora a disfunção do SRAA possa estar presente em alguns gatos que desenvolvem HAS após tratamento para hipertireoidismo.

O hiperaldosteronismo primário (HAP) ocorre por excesso de aldosterona independente de seu regulador, a angiotensina II. A HAS é relatada em cerca de 50 a 100% dos gatos com HAP. Inicialmente, pode ocorrer por consequência de retenção de sódio e expansão de volume, levando a um aumento do débito cardíaco mas, sustentada a HAS, deve resultar em natriurese pressórica, com o volume plasmático retornando, dessa maneira ao normal. Associado a isso, nem todos os gatos com HAP desenvolvem HAS, sendo sugestivo que outros mecanismos estejam potencialmente envolvidos, como efeitos nos vasos sanguíneos e no tônus vascular, remodelação vascular e resposta à estimulação simpática. Gatos com baixos níveis séricos de potássio, fraqueza, poliúria, polidipsia e HAS não responsiva à terapia anti-hipertensiva devem ser mais bem investigados e as adrenais, visualizadas na ultrassonografia.

O feocromocitoma é um tumor raro em gatos, sendo associado à circulação excessiva de catecolaminas, que pode resultar em crises paroxísticas de HAS e HAS grave. Assim como o feocromocitoma, o hiperadrenocorticismo (HAC) também é uma condição pouco comum em gatos. Aproximadamente 19% dos gatos com HAC são hipertensos.

Diabetes mellitus (DM) é bem reconhecido como fator de risco para HAS humana, mas poucas são as evidências que demonstram o mesmo em felinos. Já foi demonstrado que a PA normal de gatos diabéticos pode ser maior que a de gatos hígidos. Uma prevalência de até 15% de DM já foi relatada, bem como doença ocular hipertensiva, em gatos diabéticos sem nenhuma outra causa subjacente identificada, indicando que possa existir alguma relação entre DM felino e HAS. Gatos diabéticos hipertensos geralmente cursam com comorbidades como a DRC.

São medicações que podem ocasionar HAS, além de substâncias vasoativas: agentes estimulantes da eritropoiese (eritropoetina, darbepoetina), efedrina, fenilpropanolamina, cloreto de sódio de forma crônica em altas doses e albuterol (dose alta). Gatos com DRC estádios 3 e 4 que fazem uso de eritropoetina devem ter a PA frequentemente monitorada.

SINAIS CLÍNICOS E LESÕES EM ÓRGÃOS-ALVO

Os tecidos de maior suprimento arteriolar são os mais vulneráveis e acometidos pela lesão hipertensiva, bem como o sistema cardiovascular, como resultado do aumento da resistência vascular periférica. As lesões em órgãos-alvo (LOA – olhos, cérebro, coração e rins) podem ser bastante evidentes e serem o motivo de atendimento médico-veterinário. Nem sempre as LOA estão presentes, apenas os sinais clínicos característicos da doença subjacente causadora da HAS, mas também pode não haver nenhum sinal.

Olhos

Alterações oculares hipertensivas (Figura 1) podem estar presentes em 50% dos felinos hipertensos e as alterações retinianas já podem se desenvolver em gatos com PAS de aproximadamente 160 mmHg ou superior. Em um estudo, alterações oculares foram observadas em gatos com a média de PAS em torno de 168 mmHg. A alta prevalência de relatos de lesões oculares pode refletir o diagnóstico tardio da HAS, reforçando a importância da mensuração da PA, especialmente em pacientes com comorbidades potencialmente causadoras de HAS. A retina e a coroide recebem suprimento sanguíneo separadamente e ambas podem sofrer pelo dano hipertensivo, que pode ser identificado na oftalmoscopia de fundo de olho (Figura 1).

A retinopatia hipertensiva pode se manifestar como hemorragias de tamanho e número variados. A coroidopatia hipertensiva pode ocasionar alterações na aparência dos vasos retinianos. Edema retiniano e perda da barreira hemato-ocular na retina podem dar a impressão de estreitamento vascular, especialmente das arteríolas. A

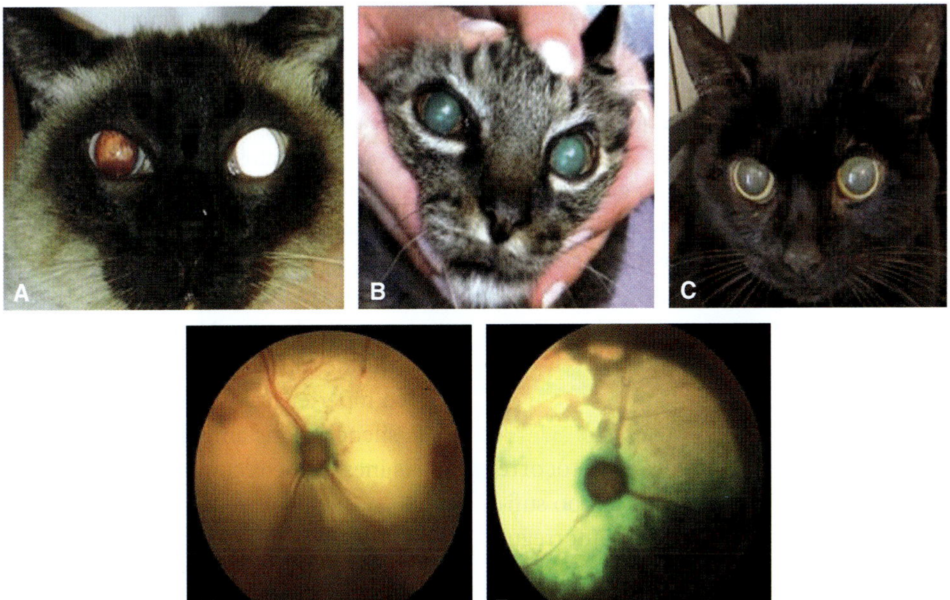

FIGURA 1. **A, B:** alteraçoes oculares hipertensivas (hifema e midríase bilateral; **C:** midríase não responsiva à luz; **D, E:** descolamento de retina e hemorragia retiniana.

Fonte: arquivo pessoal da autora.

coroidopatia também pode ocasionar descolamento da retina, que pode ter aspecto bolhoso, plano ou envolver toda a retina com as arteríolas retinianas subjacentes, muitas vezes aparentando estarem mais tortuosas que o normal. O descolamento da retina leva a reações irreversíveis dos fotorreceptores e o paciente não apresenta resposta pupilar à luz no exame clínico. A neuropatia óptica hipertensiva raramente é diagnosticada em gatos, provavelmente porque o disco óptico parece recuado, tornando difícil de evidenciar essa alteração. Hifema e hemorragia vítrea podem estar presentes, as quais, por sua vez, podem levar ao glaucoma secundário. Gatos com hipertensão ocular grave apresentam midríase bilateral e cegueira resultante do descolamento completo da retina e/ou da hemorragia intraocular, as quais são alterações irreversíveis (ver capítulo 48 – Descolamento/hemorragia de retina/coriorretinite).

Lesões oculares que não estejam associadas a um déficit de resposta à ameaça ou de resposta pupilar à luz são muito mais passíveis de reversibilidade quando identificadas precocemente e com a PA devidamente controlada. Todos os gatos hipertensos ou que tenham doenças que causam HAS devem ser submetidos a avaliação oftálmica periódica para que as lesões possam ser diagnosticadas precocemente.

Cérebro

A encefalopatia hipertensiva ocorre quando a HAS é mantida por tempo suficiente para superar a capacidade autorreguladora vascular cerebral, sendo mais provável que ocorra após um aumento súbito da PA (acima de 180 mmHg). Edema cerebral e arteriosclerose são descritos. Estudos relatam que 29 a 46% dos gatos com HAS apresentam sinais neurológicos (Figura 2) como desorientação, convulsões, ataxia, depressão e sinais vestibulares (de equilíbrio), perda de visão e/ou auditiva, alteração mental, vocalização noturna e alterações comportamentais. Achados clínicos consistentes com lesão intracraniana, além dos já citados, são inclinação da cabeça, nistagmo, evidência de acidente vascular encefálico (AVE) e paralisia, além de mielopatia isquêmica da medula espinhal cervical cranial, que pode causar tetraparesia ou tetraplegia. Alterações de comportamento podem não ser observadas durante o exame clínico.

A confirmação de que tais sinais clínicos sejam decorrentes de encefalopatia hipertensiva se dá por meio de exame de imagem avançada como a ressonância magnética, mas o diagnóstico presuntivo pode ser realizado se os sinais clínicos melhorarem após normalização da PA. Curiosamente, proprietários relatam melhora em alguns sinais comportamentais como vocalização, depressão e/ou letargia após tratamento anti-hipertensivo, demonstrando a importância da realização de uma boa anamnese. Não é incomum que gatos hipertensos vocalizem especialmente à noite e, sendo mais idosos, muitas vezes esse comportamento é atribuído à disfunção cognitiva ou senilidade, sem que a PA seja mensurada e a HAS descartada como provável causa. Na medicina humana, a dor de cabeça pode ser o único sinal clínico hipertensivo e a doença é considerada silenciosa justamente por apresentar sinais inespecíficos como a cefaleia. Desse modo, na medicina veterinária, a HAS pode ser considerada uma doença "muda", já que nossos pacientes não nos contam que sofrem de dor de cabeça. Vocalização, prostração, depressão e letargia podem ser os únicos sinais presentes e sempre devem ser mais bem investigados, especialmente em gatos acima

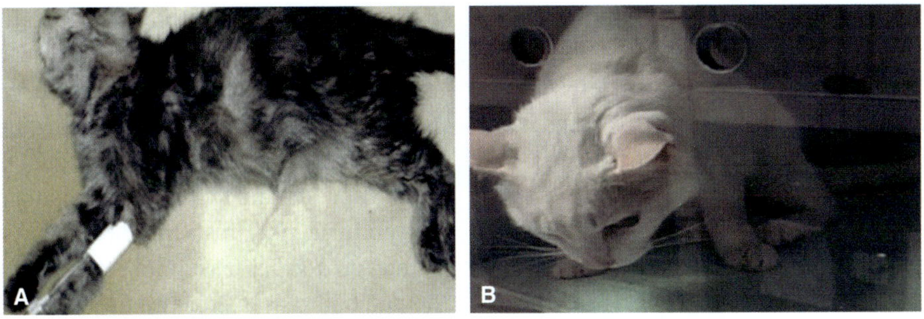

FIGURA 2. **A:** alterações cerebrais hipertensivas (opistótono) e **B:** *head pressing*.

Fonte: arquivo pessoal da autora.

de sete anos de idade, período etário que há maior chance de desenvolvimento de doenças causadoras de HAS.

CORAÇÃO E VASOS

O aumento da resistência vascular periférica associado à HAS pode ocasionar estresse ao coração, em especial uma hipertrofia ventricular esquerda (HVE) concêntrica (Figura 3), que resulta em cardiomiopatia. Sinais como letargia, fraqueza, colapso, claudicação, incapacidade funcional dos membros e dor podem ou não estar presentes. À ausculta cardíaca, sons de ritmo de galope, sopros e arritmias podem ser identificados em gatos hipertensos. Eventos tromboembólicos (geralmente na trifurcação da artéria aorta ou ilíaca), mais comuns em PAS acima de 180 mmHg, ocorrem com ausência de pulso ao Doppler, extremidades frias, cianose nos leitos ungueais, dor, taquicardia, taquipneia, distensão da veia jugular (insuficiência cardíaca congestiva) e/ou epistaxe. O exame que confirma a HVE é a ecocardiografia, embora o grau de hipertrofia não corresponda à magnitude da HAS. Complicações graves, como insuficiência cardíaca ou dissecção aórtica, podem ser observadas.

Rins

O aumento de glomeruloesclerose e arteriosclerose em gatos hipertensos também é observado na DRC. Como muitos nefropatas crônicos são hipertensos, a importância da HAS em causar a nefrosclerose ou

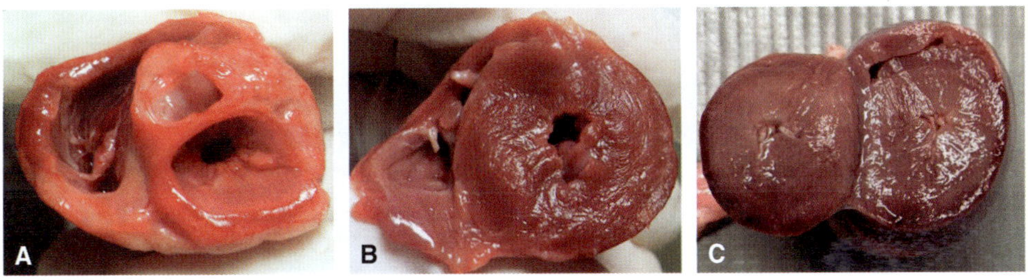

FIGURA 3. Alterações cardíacas hipertensivas (**A:** coração normal, **B:** hipertrofia ventricular concêntrica moderada e **C:** hipertrofia ventricular concêntrica grave).

Fonte: arquivo pessoal da autora.

em contribuir para a progressão da DRC permanece incerta, embora seja altamente sugestiva. A associação entre HAS e a magnitude da proteinúria em gatos com DRC é conhecida e o tratamento anti-hipertensivo com besilato de anlodipino reduz a proteinúria aumentando a sobrevida, o que demonstra um efeito benéfico indireto do controle da PA, já que a proteinúria está associada à redução da sobrevida em gatos com DRC e/ou HAS, sendo, portanto, fundamental o controle da HAS. Ainda não há estudos demonstrando o benefício direto na sobrevida de gatos hipertensos nefropatas, como foi demonstrado indiretamente pelo controle da proteinúria. Na medicina humana e nos cães, a HAS é reconhecida como um fator causal importante para a progressão da DRC. Gatos com DRC e HAS apresentam sinais de nefropatia como poliúria, polidipsia, perda de peso, diminuição do apetite, vômito, letargia, lesão ocular, hálito urêmico, estomatite, ventroflexão cervical (Figura 4), escore de condição corporal e muscular diminuídos, rins pequenos e/ou irregulares, rim grande/rim pequeno ou não apresentam nenhum sinal, especialmente em estádios 1 e 2 da DRC.

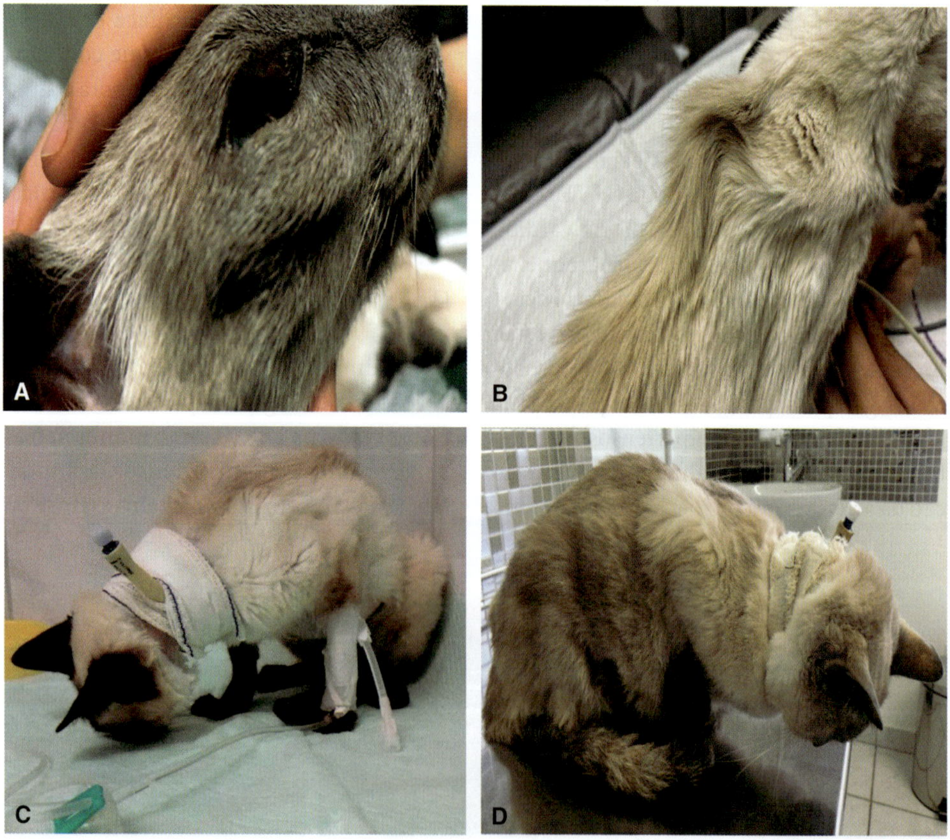

FIGURA 4. **A:** desidratação grave demonstrada por enoftalmia, **B:** teste de turgor cutâneo alterado e **C, D:** ventroflexão cervical.

Fonte: arquivo pessoal da autora.

O estabelecimento de valores basais de biomarcadores renais e a observação das tendências de valores para que o início da disfunção renal seja prontamente reconhecido são essenciais para monitorar a progressão da doença e a resposta à terapia. Um gato com 1,5 mg/dL de creatinina sérica não apresenta azotemia e, em teoria, não inspira preocupação, mas se o valor sérico prévio for 1 mg/dL, significa que esse gato apresentou um aumento de 0,5 mg/dL em sua concentração sérica de creatinina. Embora esteja ainda dentro dos valores de referência para a espécie, qualquer elevação acima de 0,3 mg/dL na creatinina deve ser investigada.

DIAGNÓSTICO E CONDUTA TERAPÊUTICA

A avaliação inicial de gatos com suspeita de HAS, além de considerar mensurações fidedignas de PA (vide capítulo 93 – Mensuração de pressão arterial), deve incluir o reconhecimento de condições que possam contribuir para o aumento da PA, bem como identificar e caracterizar LOA e se há alguma condição concomitante aparentemente não relacionada que possa complicar a terapia anti-hipertensiva (Figura 5). As avaliações devem incluir anamnese e exame físico completo (avaliação neurológica e oftálmica), ultrassonografias cardíaca e renal, urinálise, razão proteína-creatinina urinária (RPC), avaliação sérica de creatinina e SDMA, T4 total, sódio, potássio, fósforo, cloreto e cálcio. Se disponíveis, deve-se realizar também dosagem de aldosterona sérica, idealmente com renina sérica ou atividade da renina, além de testes endócrinos adicionais quando apropriado, como teste dinâmico de função adrenal e monitoramento glicêmico associado com dosagem sérica de frutosamina.

A terapia anti-hipertensiva deve ser individualizada para o paciente e suas condições concomitantes. Independentemente da PAS inicial, o objetivo da terapia ideal deve ser reduzir ao mínimo o risco de LOA. Em casos de HAS secundária, a causa subjacente deve ser tratada. A meta inicial é a PAS abaixo de 160 mmHg. A International Renal Interest Society (IRIS) sugere que o risco de LOA seja baixo se a PAS se mantiver abaixo de 150 mmHg, devendo esse ser o valor a ser alcançado ao longo do tratamento (Tabela 1).

Na maioria das circunstâncias, a redução da PA deve ser alcançada de forma gradual e persistente ao longo de várias semanas. A presença de LOA ocular ou central justifica o tratamento emergencial, com redução rápida da PAS em poucas horas. Infelizmente, danos oculares graves geralmente estão associados a lesões retinianas crônicas, de modo que o animal pode permanecer cego mesmo se o regime anti-hipertensivo for eficaz. Como a HAS muitas vezes é uma condição silenciosa e

TABELA 1 Subestadiamento da doença renal crônica felina (pressão arterial sistólica)

PAS (mmHg)	Subestádio	Risco de LOA
> 140	Normotensão	Mínimo
140-159	Hipertensão limítrofe	Baixo
160-179	Hipertensão	Moderado
≥ 180	Hipertensão grave	Elevado

LOA: lesão de órgão-alvo; PAS: pressão arterial sistólica.
Fonte: modificado de IRIS, 2019.

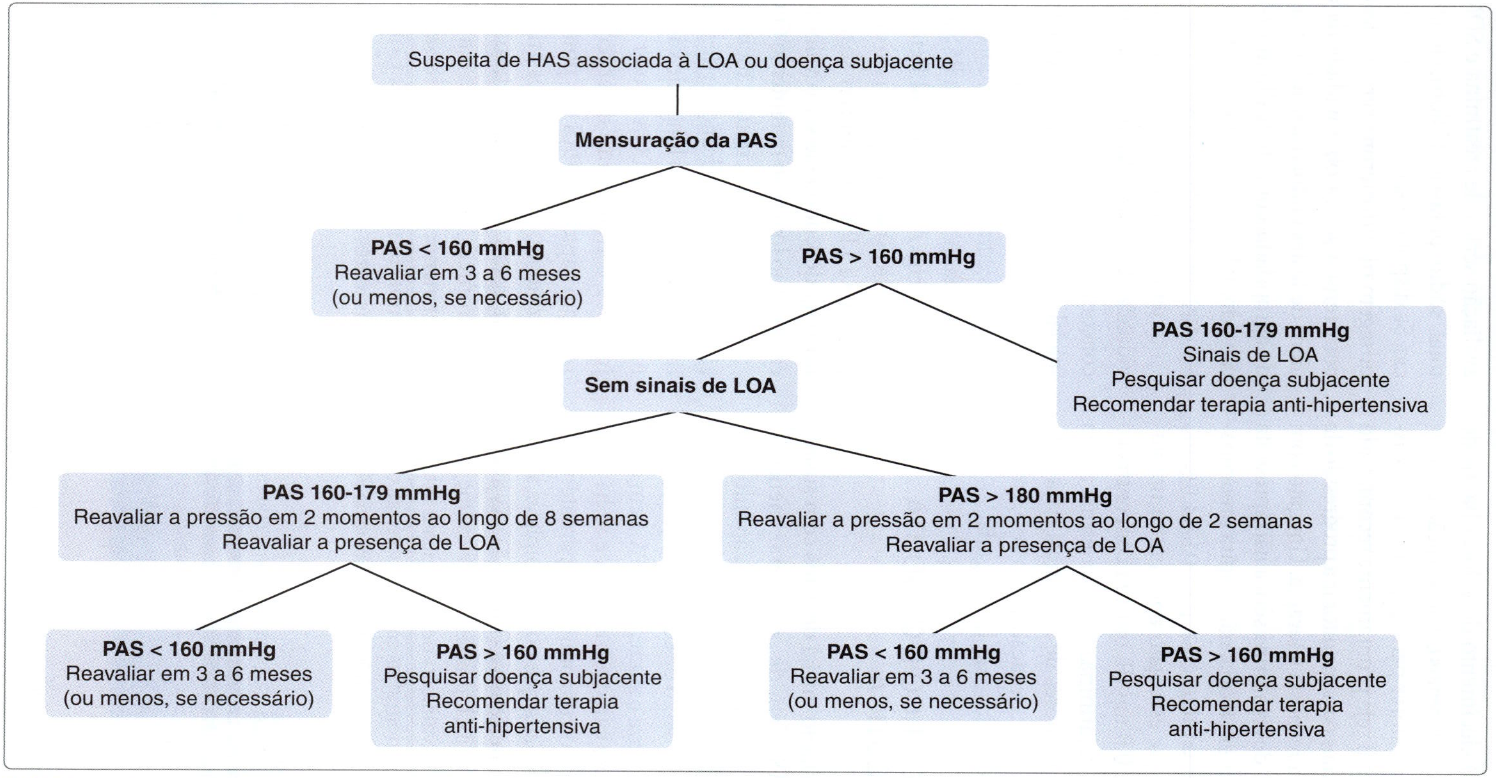

FIGURA 5. Fluxograma para identificação da HAS e necessidade de terapia anti-hipertensiva.

HAS: hipertensão arterial sistêmica; LOA: lesões em órgãos-alvo; PAS: pressão arterial sistólica.

lentamente progressiva que requer vigilância e terapia ao longo da vida, é importante estar "absolutamente" certo sobre o diagnóstico para não tratar erroneamente uma hipertensão situacional. Critérios devem ser seguidos para a instituição de terapia anti-hipertensiva (Quadro 2).

O besilato de anlodipino (bloqueador dos canais de cálcio) é o tratamento de escolha (Figura 6), sendo eficaz na maioria dos gatos, com a dose necessária para controlar a HAS podendo variar entre indivíduos. Alguns gatos necessitam de tratamento de longo prazo para um bom controle e, ocasionalmente, também podem exigir terapia adicional, em especial no caso de gatos proteinúricos, bem como para manejo emergencial em crises hipertensivas (PAS > 240 mmHg). Durante essas crises, o paciente deve ser hospitalizado e sua PA monitorada, de preferência por método invasivo intra-arterial para controle mais fidedigno, várias vezes ao dia, até que a PA desejada seja alcançada e, posteriormente, esse monitoramento possa ser feito com menor frequência. A dose de anlodipino pode ser repetida após 4 a 8 horas da primeira administração, se necessário, até atingir um máximo de 2,5 mg/gato nas primeiras 24 horas. A monoterapia com anlodipino pode ser eficaz e suficiente em situações emergenciais e, sempre que a administração oral seja possível, deve ser escolhida. Em humanos, a concentração sérica máxima ocorre após 6 a 8 horas. Em gatos, o pico da concentração sérica é atingida em 3 a 6 horas, com meia-vida de 53 horas. Já foi relatado um efeito na redução da PA em gatos após quatro horas e duração de até 30 horas em ambiente hospitalar. Caso o anlodipino não possa ser usado ou se a resposta à terapia oral seja inadequada, medicamentos parenterais como hidralazina (0,2-0,5 mg/gato/SC), acepromazina (0,05-0,1 mg/gato/SC), nitroprussiato (1-3 µg/kg/min), labetalol (0,25 mg/kg/IV ao longo de 2 minutos) ou esmolol (50-100 µg/kg/min) podem ser utilizados de forma emergencial. Porém, esses fármacos emergenciais raramente são necessários. Uma vez que o paciente esteja estabilizado, o tratamento com anlodipino deve ser retomado. É importante salientar que esse manejo parenteral só deve ser instituído visando interromper LOA contínua e evitar mais danos se houver risco de morte iminente. Em humanos, o objetivo inicial da terapia emergencial é a redução de até 25% do valor da PAS nas primeiras duas horas, almejando alcançar uma PAS de 160 mmHg em até seis horas. Reduções abruptas e descontroladas da PAS ou desenvolvimento de

QUADRO 2

Critérios que justificam a terapia anti-hipertensiva

- **PAS < 150 mmHg e possível evidência de LOA** → sinais clínicos e PA monitorados cuidadosamente; outras possíveis causas devem ser investigadas
- **PAS < 150 mmHg e evidências claras de LOA ocular** → monitoramento cuidadoso; se houver alguma dúvida sobre o diagnóstico de HAS e o paciente se mantiver estável, a necessidade de terapia anti-hipertensiva de longo prazo deve ser reavaliada retirando-se a medicação, em caráter experimental, e monitorando-se a PA e os sinais clínicos
- **PAS ≥ 150 mmHg em uma única ocasião e evidência clara de LOA ocular ou neurológica** → se os sinais clínicos não responderem adequadamente ao tratamento anti-hipertensivo, o diagnóstico deve ser reavaliado e outras causas potenciais para tais sinais devem ser investigadas
- **PAS ≥ 160 mmHg em pelo menos dois momentos distintos** e evidência de LOA, incluindo lesão ocular, danos neurológicos, cardíacos e/ou renais
- **PAS ≥ 170 mmHg em pelo menos dois momentos distintos** e hipertensão situacional descartada

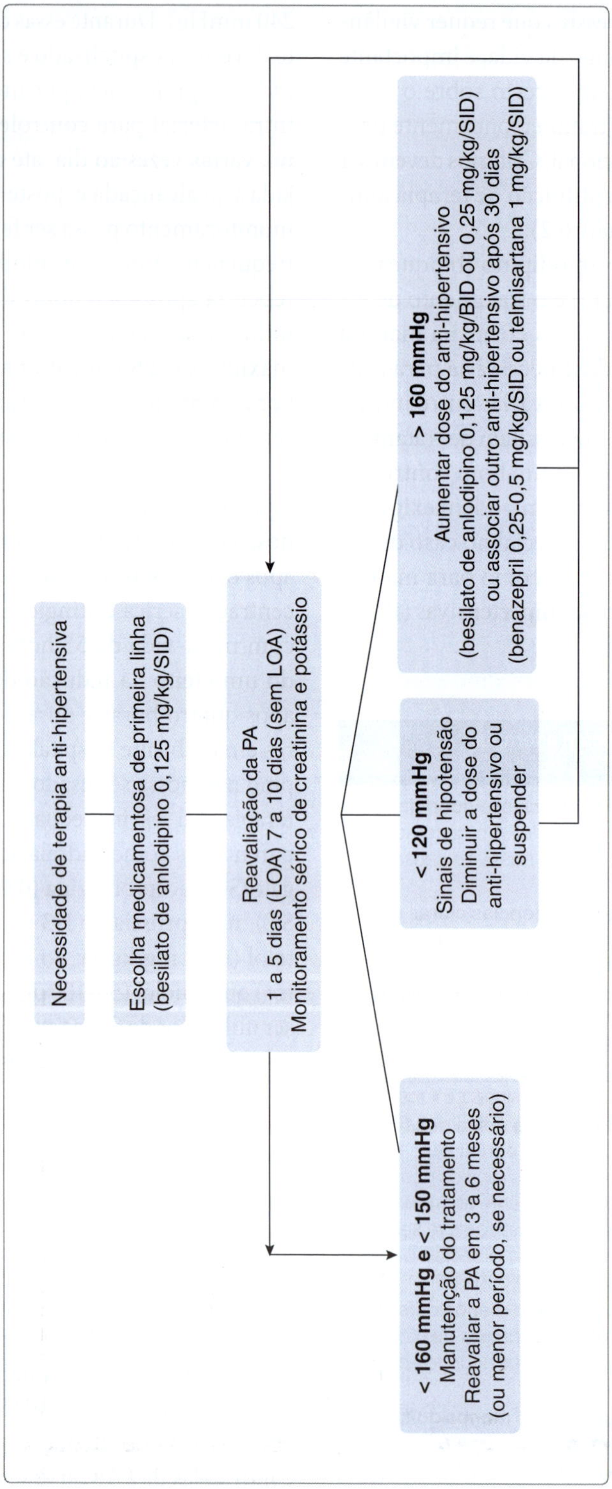

FIGURA 6. Fluxograma de como a terapia anti-hipertensiva deve ser introduzida e mantida.

hipotensão medicamentosa devem ser evitados, pois podem precipitar isquemia miocárdica, cerebral e/ou renal.

Embora o besilato de anlodipino seja o fármaco de eleição na terapia anti-hipertensiva felina, em situações de HAS e proteinúria associadas, a telmisartana (bloqueador de receptor de angiotensina – BRA) pode ser considerada um agente alternativo de primeira escolha, já que ensaios clínicos recentes demonstraram a redução da PA com eficácia semelhante à do anlodipino. A ocorrência de pancreatite associada à instituição terapêutica de telmisartana já foi relatada (nível de evidência 4) em gatos e em cães, o que requer maior investigação. Estudos em gatos hipertensos medicados com anlodipino, bem como a experiência da autora, demonstram redução significativa da proteinúria apenas com a monoterapia de anlodipino, sendo ainda a primeira opção farmacológica. Os IECA (benazepril) são considerados de segunda escolha por não serem bons agentes anti-hipertensivos como monoterapia em gatos, podendo ser coadministrados com anlodipino, caso a PA não tenha sido satisfatoriamente controlada ou o gato seja proteinúrico. A terapia tripla (anlodipino, telmisartana e benazepril) é desnecessária e não recomendada, já que a associação de BRA e IECA pode potencializar efeitos adversos. Pacientes desidratados, azotêmicos ou urêmicos, em quadro de descompensação, não devem receber terapia com IECA ou BRA até que estejam normovolêmicos, hidratados e compensados se apresentarem insuficiência renal. Se já estão usando esses fármacos, a terapia deve ser suspensa imediatamente até que o paciente esteja compensado.

Algumas condições podem ser mais bem tratadas adicionando outros fármacos, como alfabloqueadores (prazosina, 0,25-0,5 mg/gato), betabloqueadores (atenolol, 0,1-1 mg/kg) ou excisão cirúrgica da glândula adrenal nos casos de feocromocitoma, e bloqueador de receptor de aldosterona (espironolactona, 1-2 mg/kg) associada ao hiperaldosteronismo. Os diuréticos raramente são usados como anti-hipertensivos, mas podem ser úteis tanto na hipertensão concomitante quanto na hiper-hidratação crônica. Deve-se tomar muito cuidado ao administrar furosemida (diurético de alça), já que pode ocasionar queda importante na PA, além de hipocalemia grave, dependendo da dose instituída. Esses efeitos já são observados com dose de apenas 1 mg/kg.

LITERATURA SUGERIDA

Acierno MJ, Brown S, Coleman AE, Jepson RE, Papich M, Stepien RL, Syme HM. ACVIM consensus statement: guidelines for the identification, evaluation, and management of systemic hypertension in dogs and cats. J Vet Intern Med. 2018;32(6):1803-22.

American Association of Feline Practitioners; Academy of Feline Medicine. American Association of Feline Practitioners/Academy of Feline Medicine Panel Report on Feline Senior Care. J Feline Med Surg. 2005;7(1):3-32.

Anjos TM. Hipertensão arterial sistêmica em medicina felina [pós-graduação *lato sensu* em Clínica Médica e Cirúrgica de Felinos]. Belo Horizonte: Universidade Paulista; 2012.

Anjos TM. Variáveis preditoras da doença renal crônica e suas comorbidades em gatos (*Felis catus*) [tese de doutorado em Ciência Animal]. Belo Horizonte: Universidade Federal de Minas Gerais; 2018.

Brown S, Atkins C, Bagley R, Carr A, Cowgill L, Davidson M, et al. Guidelines for the identification, evaluation, and management of systemic hypertension in dogs and cats. J Vet Intern Med. 2007;21(3):542-58.

International Renal Interest Society. IRIS Staging of CKD (modified 2019). 2019. Disponível em: http://www.iris-kidney.com/pdf/IRIS_Staging_of_CKD_modified_ 2019.pdf. Acesso em 13 mar. 2023.

Quimby JM, Smith ML, Lunn KF. Evaluation of the effects of hospital visit stress on physiologic parameters in the cat. J Feline Med Surg. 2011;13(10):733-7.

Taylor SS, Sparkes AH, Briscoe K, Carter J, Sala SC, Jepson RE, et al. ISFM Consensus Guidelines on the Diagnosis and Management of Hypertension in Cats [published correction appears in J Feline Med Surg. 2018;20(6):NP1]. J Feline Med Surg. 2017;19(3):288-303.

Sparkes AH, Caney S, Chalhoub S, Elliott J, Finch N, Gajanayake I, et al. ISFM Consensus Guidelines on the Diagnosis and Management of Feline Chronic Kidney Disease. J Feline Med Surg. 2016;18(3):219-39.

61

Hipópio, hifema, *flare* aquoso e precipitados ceráticos

João Antonio Tadeu Pigatto
Eduarda Valim Borges de Vargas

O PULO DO GATO

O hipópio é a sedimentação abundante de leucócitos e fibrina na câmara anterior.

O hifema se caracteriza pela presença de sangue na câmara anterior.

O *flare* aquoso é resultado da passagem de proteínas, células e fibrina do sangue para a câmara anterior, em virtude das alterações inflamatórias do trato uveal.

A deposição de proteínas e células inflamatórias no endotélio corneano é denominada precipitado cerático.

A uveíte é a inflamação de componentes da túnica vascular, onde essas alterações podem estar presentes. A uveíte felina tem inúmeras causas, no entanto, as doenças sistêmicas infeciosas são as mais frequentes.

ANATOMOFISIOLOGIA OCULAR

O bulbo ocular divide-se em três túnicas ou camadas: a túnica fibrosa, a túnica vascular e a túnica nervosa. A túnica vascular ou média é composta por íris, corpo ciliar e coroide e é altamente vascularizada, pigmentada e inervada. Através dos vasos sanguíneos da coroide que nutrem a retina, essa camada tem papel fundamental na nutrição do olho e regula a forma da lente e o tamanho da pupila através da musculatura lisa do corpo ciliar e da íris, respectivamente. Além disso, o corpo ciliar é responsável pela produção de humor aquoso por secreção ativa e ultrafiltração do plasma. A produção e drenagem contínuas do humor aquoso mantêm a pressão intraocular (PIO), que confere rigidez ao olho.

INFLAMAÇÃO

Os sinais de inflamação que ocorrem em outros órgãos também acometem o olho, como aumento da permeabilidade vascular, vasodilatação e quimiotaxia, mas também há sinais oculares bem específicos, como miose, alteração da PIO e quebra da barreira hemato-ocular, discutida mais adiante.

A inflamação de qualquer componente da túnica vascular é denominada uveíte e pode ser classificada conforme a estrutura afetada. Os termos ciclite, coroidite e irite correspondem a inflamações do corpo ciliar, da coroide e da íris, respectivamente. Porém, dificilmente esse processo inflamatório acometerá apenas uma zona, já que não há isolamento dos mediadores inflamatórios em razão da presença do humor aquoso. Assim, geralmente a classificação da uveíte é feita da seguinte forma: uveíte anterior, que corresponde à íris e ao corpo ciliar, e uveíte posterior, que corresponde à retina.

O olho possui um ambiente imunologicamente privilegiado. Isso é possível por fatores anatômicos, celulares e solúveis no humor aquoso, permitindo que haja um controle de processos inflamatórios. Anatomicamente, a barreira hemato-ocular é composta pelas barreiras hematoaquosa e hematorretiniana. A barreira hematoaquosa regula as trocas entre sangue e humor aquoso e tem permeabilidade seletiva, evitando a passagem de elementos celulares e proteínas. Apesar desse controle, existem situações que podem levar a sua falha, desencadeando um processo inflamatório como a uveíte.

Os sinais clínicos dessa inflamação variam conforme a duração, a causa, a gravidade e a extensão da inflamação no trato uveal. A córnea perderá sua transparência e ficará azulada e opaca em virtude do edema. O edema de córnea pode variar de leve a grave e até mesmo impossibilitar a visualização das estruturas intraoculares. As alterações no humor aquoso decorrentes de inflamação intraocular são frequentemente diagnosticadas em gatos. A deposição de proteínas e células inflamatórias no endotélio corneano é uma alteração denominada **precipitados ceráticos**. São manchas esbranquiçadas ou amarronzadas que tendem a se depositar na metade inferior da córnea em razão da densidade e dos movimentos do humor aquoso. O tamanho dos precipitados é variável, podendo ser desde pequenos pontos ou até ter alguns milímetros de diâmetro. Tamanhos maiores geralmente estão relacionados com processos inflamatórios granulomatosos, como a peritonite infecciosa felina (PIF) e a toxoplasmose.

A inflamação do trato uveal leva à quebra da barreira hematoaquosa, havendo aumento da permeabilidade vascular da íris e do corpo ciliar. Com isso, há passagem de proteínas plasmáticas, células sanguíneas e fibrina (Figura 1) para a câmara anterior, aumentando a densidade e a opacidade do humor aquoso. Essa alteração é conhecida como ***flare* aquoso** e é um sinal clínico patognomônico de uveíte anterior.

Por meio da biomicroscopia com a lâmpada de fenda, é possível notar a presença de partículas muito finas na câmara anterior que refletem o feixe de luz, denominado efeito Tyndall. Quando a produção de exsudatos ocorre de forma mais abundante, leucócitos e fibrina sedimentam na câmara anterior, caracterizando o **hipópio**.

Outro sinal clínico frequentemente encontrado em quadros de inflamação ocular é o **hifema** (Figura 2). Denomina-se hifema a presença de sangue na câmara anterior do globo ocular (Figura 3). Essa hemorragia costuma envolver o corpo ciliar e a íris, normalmente tem início agudo e o organismo consegue reabsorvê-la de forma espontânea. Pode haver preenchimento total (hifema total) ou parcial (hifema parcial)

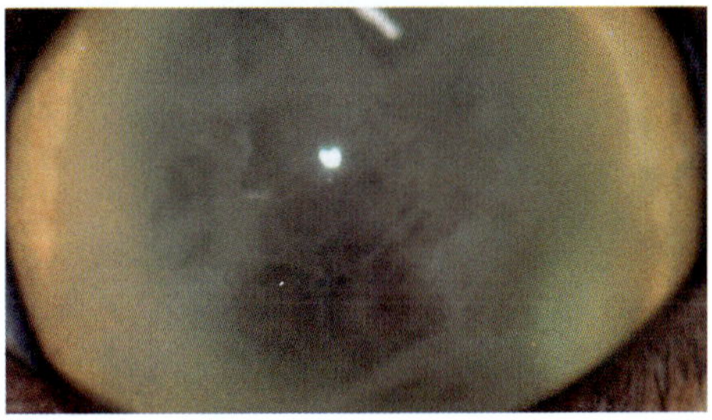

FIGURA 1. Olho de um felino presença de fibrina na câmara anterior.

Fonte: arquivo pessoal do autor.

da câmara anterior. Em casos de hifema bilateral, haverá a suspeita de etiologia sistêmica (hipertensão ou linfoma). Em casos unilaterais, pode-se suspeitar de traumas ou neoplasias intraoculares. A presença de sangue vermelho-vivo indica um sangramento agudo e, quando o quadro está presente por mais de sete dias, pode apresentar uma coloração mais escura.

A PIF, causada por um coronavírus, geralmente leva a uma uveíte anterior e bilateral, associada ou não a sinais sistêmicos (letargia, anorexia, febre). Há uma quebra

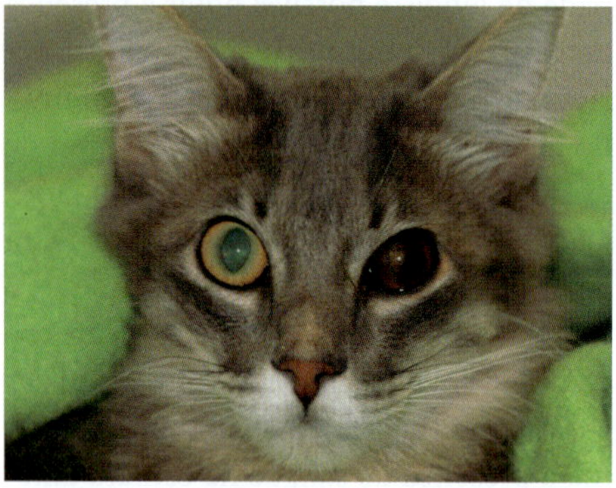

FIGURA 2. Felino com perda da transparência do humor aquoso do olho esquerdo decorrente de inflamação intraocular. Observa-se hifema no olho esquerdo.

Fonte: arquivo pessoal do autor.

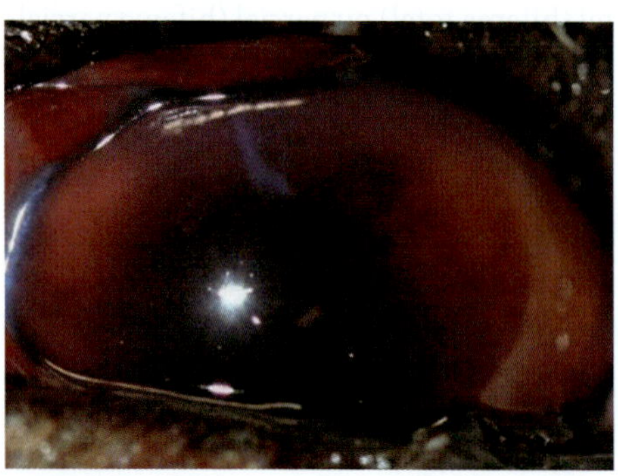

FIGURA 3. Olho de um felino com presença de sangue na câmara anterior (hifema).

Fonte: arquivo pessoal do autor.

da barreira hematoaquosa com posterior desenvolvimento de uma uveíte piogranulomatosa, hipópio e *flare* aquoso. A uveíte pode evoluir para panoftalmite, uma inflamação generalizada do bulbo ocular.

O vírus da leucemia felina (FeLV) é um retrovírus imunossupressor com potencial oncogênico. Geralmente os gatos infectados acabam desenvolvendo uveíte por uma infecção secundária por outro agente, em decorrência da ação imunossupressora do FeLV, ou por neoplasias oculares também induzidas pelo vírus. O linfoma é o tipo de tumor mais frequente em animais com FeLV. O linfoma ocular leva a uma alteração de coloração e a um espessamento da íris, podendo obstruir o ângulo de drenagem do humor aquoso por células neoplásicas e inflamatórias, resultando em glaucoma secundário.

A imunodeficiência felina pode causar uma inflamação ocular por ação direta do vírus (FIV) ou de forma secundária à imunossupressão por infecções oportunistas. Frequentemente há uveíte anterior com conjuntivite associada. A uveíte felina tem inúmeras causas, no entanto, as doenças sistêmicas infeciosas são as mais frequentes, incluindo Toxoplasma gondii, *Bartonella* spp, herpesvírus felino, vírus da leucemia felina, vírus da imunodeficiência felina, vírus da peritonite infecciosa felina (coronavírus felino) e micoses incluindo criptococose, histoplamose, blastomicose e coccidiomicose. As causas não infecciosas são autoimune, úlcera ou perfuração corneal, neoplasia e idiopática.

LITERATURA SUGERIDA

Colitz CM. Feline uveitis: diagnosis and treatment. Clin Tech Small Anim Pract. 2005;20(2):117-20.

Crossfield L, Fortuna L, Carling R, Scurrell E, Matas Riera M, Chang YM, et al. Immunohistochemical characterization of feline lymphoplasmacytic anterior uveitis. Vet Ophthalmol. 2019;22(2):206-12.

Maggs DJ. Feline uveitis. An 'intraocular lymphadenopathy'. J Feline Med Surg. 2009;11(3):167-82.

Jinks MR, English RV, Gilger BC. Causes of endogenous uveitis in cats presented to referral clinics in North Carolina. Vet Ophthalmol. 2016;19 Suppl 1(Suppl 1):30-7.

Linn-Pearl RN, Powell RM, Newman HA, Gould DJ. Validity of aqueocentesis as a component of anterior uveitis investigation in dogs and cats. Vet Ophthalmol. 2015;18(4):326-34.

Telle MR, Betbeze C. Hyphema: considerations in the small animal patient. Top Companion Anim Med. 2015;30(3):97-106.

Wegg ML, Jeanes EC, Pollard D, Fleming L, Dawson C. A multicenter retrospective study into endogenous causes of uveitis in cats in the United Kingdom: ninety-two cases. Vet Ophthalmol. 2021;24(6):591-8.

Wiggans KT, Vernau W, Lappin MR, Thomasy SM, Maggs DJ. Diagnostic utility of aqueocentesis and aqueous humor analysis in dogs and cats with anterior uveitis. Vet Ophthalmol. 2014;17(3):212-20.

Ziółkowska N, Paździor-Czapula K, Lewczuk B, Mikulska-Skupień E, Przybylska-Gornowicz B, Kwiecińska K, Ziółkowski H. Feline infectious peritonitis: immunohistochemical features of ocular inflammation and the distribution of viral antigens in structures of the eye. Vet Pathol. 2017;54(6): 933-44.

62

Hipotermia

Fernanda Vieira Amorim da Costa

O PULO DO GATO

Considera-se hipotermia quando a temperatura corporal é < 37°C.

A hipotermia pode ocorrer por exposição ambiental (acidental) ou pode ser secundária a doenças, medicamentos, anestesia ou trauma.

Pacientes pediátricos, idosos e anestesiados são mais sensíveis e predispostos à hipotermia.

O reaquecimento passivo e ativo deve ser executado dependendo do grau de hipotermia.

O calor deve visar ao aquecimento do tronco e não das extremidades.

INTRODUÇÃO

A faixa de referência de temperatura central em gatos é de 37,7 a 39,3°C. A hipotermia, uma temperatura corporal abaixo do normal em um organismo homeotérmico, é definida como quando há uma temperatura central do corpo (TCC) < 37°C.

Para o diagnóstico de hipotermia, as medições de TCC são ideais. Na medicina humana, uma sonda inserida no terço distal do esôfago é preferida para a medição da temperatura central em pacientes hipotérmicos e intubados. A medição da temperatura retal a 15 cm é recomendada em pessoas quando a medição esofágica não é possível, mas tende a ficar atrasada em até 1 hora em relação às mudanças de temperatura centrais. As medições infravermelhas de temperatura da pele, auricular e de termômetros orais são muitas vezes imprecisas em pessoas hipotérmicas, presumivelmente secundárias à vasoconstrição e ao aumento acima do normal do gradiente de temperatura central-periférico. Além disso, os termômetros retais comumente usados na medicina veterinária não registram temperaturas nas faixas de hipotermia moderada a grave. Isso pode levar à subestimação da gravidade da condição do paciente.

Descartar a morte em pacientes gravemente hipotérmicos pode ser um desafio. A combinação de inconsciência, bradicardia, pulsos pouco palpáveis e hipoventilação pode levar a um diagnóstico errado de morte. Em humanos, é importante determinar se um paciente está realmente morto ou se tem chance de recuperação com cuidados agressivos, pois isso pode direcionar uma equipe de resgate a interromper os esforços de ressuscitação. A delimitação entre hipotermia nível IV (morte aparente) e hipotermia nível V (morte por hipotermia irreversível) é feita com base nos achados eletrocardiográficos e do exame físico, além de concentração sérica de potássio, e pode ser correlacionada com a temperatura central. Um eletrocardiograma deve ser realizado para confirmar a falta de atividade elétrica e a ultrassonografia da sala de emergência pode ser utilizada para visualizar as contrações cardíacas. Mesmo os pacientes que apresentam assistolia verdadeira podem ser capazes de se recuperar após algumas horas de parada cardíaca.

CLASSIFICAÇÃO

A hipotermia resulta da incapacidade de o corpo manter a homeostase termorreguladora e normalmente é causada por perda excessiva de calor, diminuição da produção de calor ou interrupção das funções termorreguladoras normais. Se não tratada, a hipotermia pode resultar em efeitos fisiológicos profundos nos sistemas cardiovascular, respiratório, neurológico e metabólico (incluindo eletrólitos, regulação ácido-base e coagulação), morbidade e mortalidade potencialmente crescentes no paciente gravemente doente (Quadro 1).

A hipotermia pode ser primária ou secundária. A hipotermia primária ocorre quando um animal com produção normal de calor é exposto a um ambiente frio por um período prolongado. A hipotermia secundária é mais comumente observada na medicina veterinária e é uma sequela de doenças (p. ex., hipotireoidismo, neoplasia etc.), lesão (p. ex., com hipoperfusão secundária), cirurgia ou alterações induzidas por medicamentos na termorregulação e produção de calor (p. ex., anestésicos, analgésicos). A hipotermia secundária pode ocorrer mesmo em ambientes relativamente quentes.

QUADRO 1

Efeitos fisiológicos da hipotermia leve, moderada e grave		
Cardiovasculares	Leve	▪ Vasoconstrição periférica inicial secundária à estimulação simpática, aumento na pressão venosa central, resultando em aumento da resistência vascular sistêmica ▪ Taquicardia inicial seguida de bradicardia progressiva, arritmias, distúrbios de condução ▪ Eletrocardiograma: alongamento dos intervalos PR, QRS e QT e presença de ondas patognomônicas de Osborn, também conhecidas como ondas J em humanos
	Moderada/ grave	▪ Redução da afinidade dos receptores α-1 às catecolaminas, levando a vasodilatação progressiva e hipotensão secundária ▪ Diminuição progressiva da pressão arterial média (PAM) e deslocamentos de fluidos secundários ▪ Hipovolemia secundária aos efeitos diuréticos do frio, contribuindo para a hipotensão ▪ Redução da frequência cardíaca em 50% por despolarização espontânea das células do marca-passo cardíaco, não responsiva à atropina ▪ Bradicardia eventualmente progride para fibrilação ventricular e assistolia

continua

QUADRO 1

Efeitos fisiológicos da hipotermia leve, moderada e grave (*continuação*)

Respiratórios	Leve	▪ Taquipneia, aumento das secreções respiratórias e broncoespasmo
	Moderada/grave	▪ Produção de dióxido de carbono diminui secundariamente à diminuição do metabolismo, com redução da frequência respiratória, da ventilação por minuto e do volume corrente. ▪ Hipoventilação alveolar secundária, hipercapnia e acidose respiratória ▪ Deslocamentos de fluidos para o espaço alveolar, que podem afetar as trocas gasosas, contribuindo para a hipoxemia ▪ Hipoxemia secundária com aumento da viscosidade sanguínea ▪ Aumento da afinidade da hemoglobina pelo oxigênio (ou seja, um desvio à esquerda na curva de dissociação oxigênio-hemoglobina), resultando em redução da liberação de oxiemoglobina no nível tecidual ▪ O dano celular é minimizado apesar do ambiente hipóxico, pois o consumo de oxigênio e a produção de dióxido de carbono diminuem para 50% a 30°C
Renais	Leve	▪ "Diurese fria": aumento da produção de urina, inicialmente causado pelo aumento do fluxo sanguíneo renal secundário à vasoconstrição periférica, que ocorre antes de qualquer redução na temperatura central, independentemente do estado de hidratação ▪ Redução da função tubular, acidose e hiperglicemia como resultado da diminuição da excreção de íons H^+ e da depuração renal de glicose ▪ Alterações eletrolíticas, como hipofosfatemia, hipomagnesemia e hipocalemia, secundárias a desvios intracelulares induzidos pela hipotermia
	Moderada/grave	▪ Diurese aumentada pela redução da concentração do hormônio antidiurético e da capacidade de resposta do túbulo distal a esse hormônio ▪ Perda de líquidos drástica e hipovolemia resultante ▪ Fluxo sanguíneo renal reduzido em razão do baixo débito cardíaco e da hipovolemia da diurese anterior ▪ Lesão renal aguda por lesão isquêmica
Hepáticos e gastrintestinais		▪ Redução do fluxo sanguíneo hepático, da atividade das enzimas hepáticas, do metabolismo hepático e do fluxo biliar ▪ Insuficiência hepática com baixa depuração de substâncias endógenas, como lactato e medicamentos, p. ex., propranolol, fentanil, morfina, midazolam, fenobarbital, pentobarbital, propofol, anestésicos voláteis e agentes bloqueadores neuromusculares ▪ Motilidade gastrintestinal diminuída em temperaturas centrais de 34°C, e íleo paralítico em 28°C ▪ Risco aumentado de ulceração gastrintestinal, provavelmente decorrente de redução da perfusão local, aumento da produção de ácido gástrico e redução da secreção duodenal de bicarbonato ▪ Pancreatite secundária à má perfusão e trombose microcirculatória ▪ Produção de insulina diminuída, que pode resultar em hiperglicemia

continua

QUADRO 1

Efeitos fisiológicos da hipotermia leve, moderada e grave (*continuação*)		
Neuromusculares	Leve	▪ Autorregulação cerebral perturbada, diminuição do fluxo sanguíneo cerebral e depressão do sistema nervoso central, como resultado da diminuição do metabolismo cerebral ▪ Para cada diminuição de 1 grau Celsius na TCC, há uma queda de 6 a 7% no metabolismo cerebral ▪ Ataxia, hiporreflexia e diminuição do nível de consciência
	Moderada/ grave	▪ Eletroencefalograma plano com TCC de 19 a 20°C, que pode resultar no diagnóstico incorreto de morte cerebral
Clinicopatológicos (ácido-base, coagulação, eletrólitos)	Leve	▪ Aumento da produção de catecolaminas e cortisol, resultando em hiperglicemia, que pode ser agravada pela diminuição da sensibilidade à insulina e redução da secreção de insulina pelo pâncreas ▪ Acidose metabólica decorrente de má perfusão periférica, com aumento na produção de ácido lático por aumento da atividade muscular (secundário a tremores) ▪ Leucopenia atribuída a um *pool* reduzido de leucócitos circulantes, liberação prejudicada da medula óssea e migração comprometida de neutrófilos e monócitos para os tecidos ▪ Comprometimento da função imune, decorrente da redução da quimiotaxia e fagocitose de granulócitos e diminuição da mobilidade dos macrófagos.Hipocoagulabilidade pela trombocitopenia (sequestro de plaquetas no fígado e baço), disfunção dos fatores de coagulação, disfunção plaquetária reversível e interrupção do equilíbrio fibrinolítico
	Moderada/ grave	▪ Hipoglicemia causada por comprometimento da gliconeogênese e depleção de glicogênio ▪ Acidemia decorrente de acidoses metabólica e respiratória ▪ Hiponatremia e hipercalemia decorrentes da função reduzida das bombas de sódio/potássio das membranas ▪ Estado de hipercoagulabilidade fisiológica ou coagulação intravascular disseminada

A hipotermia foi recentemente classificada com base na temperatura corporal e nos sinais clínicos (Tabela 1).

TERMORREGULAÇÃO NORMAL

Normalmente, mecanismos complexos ajudam a manter a temperatura corporal. O calor é produzido como resultado do metabolismo normal. Em repouso, os contribuintes principais são o cérebro metabolicamente ativo e os principais órgãos internos, com 20 a 30% do calor gerado no músculo esquelético. Isso pode ser alterado por mudanças na taxa metabólica basal, atividade muscular, hormônios como tiroxina e hormônio do crescimento e estimulação simpática.

Em humanos, o compartimento central compreende a cabeça e o tronco e é definido como contendo tecidos bem perfundidos, onde a temperatura é mantida razoavelmente constante. Isso compreende 50 a 60% da massa corporal em adultos. O compartimento periférico é composto pelos

TABELA 1 Classificação e sinais clínicos de hipotermia

Categoria	Temperatura	Sinais clínicos
Leve	36,7-37,7°C	↑ FC, PAM normal, FR normal, NDC normal
Moderada	35,5-36,7°C	↓ FC, ↓ PAM, embotamento mental
Grave	33-35,5°C	↓ FC, ↓ PAM, depressão respiratória, depressão grave do SNC
Crítica	< 33°C	Moribundo, pode parecer morto, alta taxa de mortalidade

FC: frequência cardíaca; FR: frequência respiratória; NDC: nível de consciência; PAM: pressão arterial média; SNC: sistema nervoso central.

membros, contendo temperatura não homogênea. Tipicamente, esse compartimento está de 2 a 4°C abaixo da temperatura do compartimento central, e a temperatura tende a diminuir distalmente nos membros e em direção à superfície da pele.

O hipotálamo atua como o "termostato" do corpo, com mudanças de temperatura detectadas pelos núcleos pré-óptico e hipotalâmico anterior, juntamente com sensores em todo o corpo (pele, medula espinhal, grandes veias e vísceras abdominais). Se a temperatura estiver muito alta, o hipotálamo pode iniciar vários processos para baixá-la. Esses processos incluem o aumento da circulação do sangue para a superfície do corpo, para permitir a dissipação do calor através da pele, e o início da transpiração, para permitir a evaporação da água na pele para resfriar sua superfície. Por outro lado, se a temperatura cair abaixo da temperatura central definida, o hipotálamo pode iniciar os tremores para gerar calor.

Existem receptores de calor e frio, com predomínio dos receptores de frio. A estimulação dos receptores de frio resulta em respostas rápidas, como vasoconstrição generalizada e piloereção para minimizar a perda de calor, mediada pelo sistema nervoso simpático. Um animal saudável também responde à exposição ao frio e à hipotermia leve por meio de mudanças comportamentais, como procurar abrigo ou se enrolar. Respostas fisiológicas mais tardias visam aumentar a produção de calor por meio do aumento da atividade muscular esquelética (ou seja, tremores) e da secreção de tiroxina.

Em humanos, para cada queda de 1°C na temperatura central, há um declínio de 6 a 7% no fluxo sanguíneo cerebral, resultando em uma deterioração concomitante da atividade mental (Tabela 1). A alteração do estado mental pode resultar em comportamento mal adaptativo, como deixar de procurar abrigo. Em temperaturas corporais < 33°C, há mudanças significativas na atividade elétrica cerebral e as enzimas dependentes da temperatura no cérebro param de funcionar. Abaixo de 29°C, o hipotálamo perde toda a capacidade de regular a temperatura corporal, piorando a hipotermia. O eletroencefalograma não mostra atividade a 20°C. O edema cerebral é possível em hipotermia moderada a grave, secundária a diminuição do fluxo sanguíneo cerebral e lesão isquêmica. Apesar disso, a redução acentuada das demandas metabólicas inerentes à supressão das atividades cerebral e muscular aumenta significativamente a tolerância à isquemia. Em estado normotérmico, o cérebro pode suportar de 5 a 6 minutos de isquemia. A cada redução de 5°C na temperatura central, esse tempo dobra. A hipotermia tem sido aplicada terapeuticamente na medicina humana para uma variedade de condições, incluindo parada cardíaca. Na medicina veterinária, a técnica tem sido aplicada em cirurgias cardíacas que requerem *bypass* e em pacientes com convulsões intratáveis.

As causas da hipotermia ocorrem em virtude da perda de calor, por quatro mecanismos principais:

- **Convecção:** transferência de calor para o ar que envolve a pele. O ar aquecido se afasta do corpo e é substituído por ar mais frio, que é posteriormente aquecido. A convecção também pode ocorrer na água. Quando a temperatura da água é inferior à do corpo, o corpo perde calor aquecendo a água mais próxima da pele, que se afasta para ser substituída por água mais fria.
- **Condução:** transferência de calor por dois objetos que estão em contato direto um com o outro. Ocorre quando a pele entra em contato com um objeto frio ou quente. Por exemplo, um paciente anestesiado em uma mesa de exame de aço inoxidável.
- **Radiação:** perda de calor para as estruturas circundantes que não estão em contato direto com o corpo. Fótons são emitidos de qualquer objeto que tenha uma temperatura acima do zero absoluto, resultando em transferência de energia.
- **Evaporação:** a perda de calor por evaporação ocorre quando a umidade da pele ou do trato respiratório muda de estado líquido para gasoso. Quando ocorre a evaporação, o calor é dissipado. Um exemplo disso é um animal que tem uma grande área da superfície corpórea molhada, secundária à excessiva antissepsia cirúrgica.

A perda de calor em animais normais ocorre principalmente por convecção ou condução, ao contrário da perda de calor por radiação em seres humanos. A perda de calor por evaporação por respiração ofegante também é um mecanismo importante em cães. O conteúdo de calor do compartimento periférico pode mudar drasticamente com alterações no ambiente circundante. O fluxo de calor do centro para a periferia depende da condução de calor através de grandes vasos para os membros e, subsequentemente, para os tecidos. A condução depende principalmente do coeficiente de difusão do próprio tecido. A gordura é um isolante eficaz, conduzindo apenas um terço do calor de outros tecidos. Os pelos atuam como um isolante térmico, prendendo o ar contra a pele, que tem uma baixa condutividade térmica. No entanto, se os pelos estiverem molhados, não isolam efetivamente a temperatura, pois a água tem uma alta condutividade térmica, e um paciente molhado está predisposto à hipotermia. Outros fatores predisponentes ao desenvolvimento de hipotermia incluem gordura corporal mínima, alta relação área de superfície/massa corporal, idade, imobilidade, doença subjacente e falta de aclimatação.

Pacientes idosos, em particular, são suscetíveis a desenvolver hipotermia, pois normalmente apresentam muitos fatores predisponentes, bem como respostas fisiológicas limitadas ao frio. Recém-nascidos têm uma predisposição semelhante, por sua elevada relação área de superfície/massa corporal e diminuição da produção de calor.

TRATAMENTO

Para minimizar os perigos fisiológicos da hipotermia, os objetivos da terapia devem incluir:

- Detecção precoce e correção imediata da hipotermia (ao mesmo tempo que se fornecem taxas seguras de reaquecimento).

- Prevenção de perda adicional de calor.
- Suporte da função cardiopulmonar e orgânica vital (p. ex., fluidoterapia intravenosa).
- Obtenção de normotermia.
- Redução dos riscos de complicações de reaquecimento.

Essas metas podem ser abordadas por meio de técnicas de aquecimento passivo e ativo, e ambas devem ser implementadas, conforme descrito a seguir.

Reaquecimento passivo

O aquecimento passivo refere-se à técnica de minimizar a perda de calor para o ambiente e aumentar a capacidade do próprio paciente de gerar calor. O reaquecimento passivo da superfície permite que a produção de calor intrínseco do animal aumente a temperatura central por meio de tremores, evitando mais perda de calor. Esse método inclui secar o pelo molhado e cobrir o gato com cobertores (Figura 1) ou plástico bolha, e é mais adequado para um paciente saudável com hipotermia leve. O reaquecimento passivo de superfície provavelmente será ineficaz como único tratamento na ausência de tremores.

Como prevenção da perda de calor, deve-se fornecer isolamento de superfícies frias (p. ex., mesas de aço inoxidável durante a anestesia), envolver o paciente em cobertores, manter o animal o mais seco possível (p. ex., usando esponjas de antissepsia apenas no local da cirurgia e removendo o excesso de solução) e prevenir a evaporação de fluidos corporais ou líquidos usados para preparação cirúrgica.

Reaquecimento ativo

O aquecimento ativo é realizado com o uso de fontes exógenas de calor e geralmente é usado para hipotermia moderada a grave. Normalmente, o paciente é incapaz de gerar calor suficiente para conseguir se reaquecer adequadamente. Exemplos de técnicas de reaquecimento externo ativo (REA) comumente usadas em medicina veterinária incluem as seguintes:

- Dispositivos de aquecimento externo (p. ex., cobertores de água quente, almofadas aquecidas, cobertores de aquecimento elétrico, calor radiante, bolsas ou garrafas de água quente (Figura 1), pacotes de pano aquecidos com cereais ou sementes etc.). No entanto, com algumas dessas modalidades, existe o risco de lesão térmica por contato direto ou indireto.
- Reaquecimento de ar forçado, que fornece ar forçado através de cobertores descartáveis para permitir a transferência convectiva de calor para os pacientes.
- Aquecimento resistivo (p. ex., cobertor de aquecimento), que transfere calor para o paciente usando um tecido polimérico semicondutor não descartável, que aquece por resistência elétrica (p. ex., eletricidade de baixa voltagem).

O reaquecimento ativo central envolve o fornecimento direto de calor ao compartimento central (tronco) e pode envolver uma série de intervenções. Estas incluem fluidos intravenosos aquecidos, ar inalado aquecido/umidificado, enemas de água morna, lavagem vesical/peritoneal/pleural com líquido cristaloide isotônico estéril aquecido ou ar quente inalado (se o paciente estiver intubado).

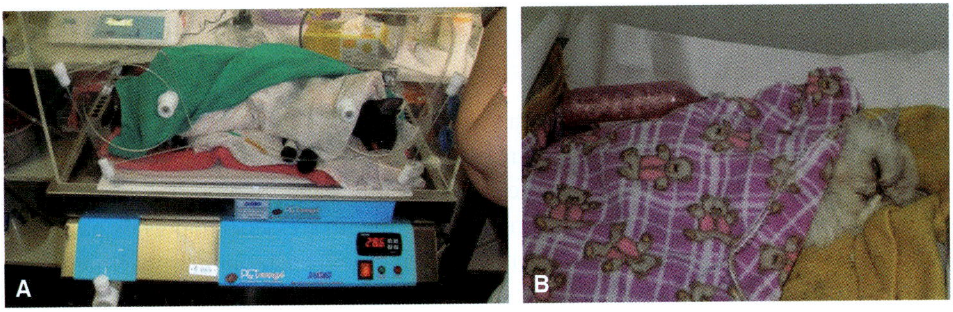

FIGURA 1. Métodos de reaquecimento passivo e ativo sendo utilizados ao mesmo tempo em pacientes hipotérmicos. **A:** cobertores e incubadora com colchão térmico; **B:** cobertores e garrafa de água quente.

Fonte: arquivo pessoal da autora.

Recomenda-se aquecer fluidos para uso intravenoso a 40-42°C e para lavagem peritoneal/pleural a 40-43°C. Os fluidos podem ser aquecidos usando vários métodos, incluindo, entre outros, imersão do equipo intravenoso em água morna, aquecimento da bolsa de fluido no micro-ondas, uso de aquecedores de linha de fluido e preaquecimento de fluidos em um forno de convecção. O aquecimento da bolsa de fluido por si só pode ser insuficiente para fornecer fluidos mornos ao paciente, pois o calor é significativamente perdido na linha de fluido. Um dispositivo de aquecimento em linha pode aumentar significativamente a temperatura de saída dos fluidos.

As metas de reaquecimento devem ser limitadas a um aumento de 0,5 a 2°C/hora. As recomendações gerais de segurança para as taxas de reaquecimento encontram-se na Tabela 2.

Quando o reaquecimento central é instituído, o reaquecimento ativo da superfície sempre deve ser realizado simultaneamente para evitar a criação de gradientes de temperatura. Os métodos de reaquecimento do tronco são normalmente reservados para hipotermia grave a profunda, embora não haja contraindicação para o uso de alguns dos métodos menos invasivos, como ar inalado aquecido e fluidos intravenosos aquecidos, na hipotermia moderada. Recomenda-se manter o reaquecimento ativo até 37°C para restaurar a coagulação e a função cardiovascular. Uma vez que o paciente tenha sido reaquecido a essa temperatura, é prudente retirar as formas ativas de reaquecimento e manter o reaquecimento passivo contínuo, para evitar hipertermia. A temperatura corporal deve ser monitorada de perto, mesmo após a interrupção do reaquecimento ativo, para que as reduções subsequentes da temperatura possam ser identificadas e o reaquecimento ativo restabelecido conforme indicado.

TABELA 2 Taxas de reaquecimento (graus Celsius por hora)

	Reaquecimento externo passivo	Reaquecimento externo ativo	Inalação de ar quente	Lavagem peritoneal (menos frequentemente realizada)
1ª hora	1,4	1,5	1,0-2,5	1,5
2ª hora	1,4	2,4	2,0	2,5

COMPLICAÇÕES DO REAQUECIMENTO

Raramente, podem ocorrer complicações do reaquecimento, incluindo choque de reaquecimento, aumentos na taxa metabólica e subsequentes aumentos no consumo de oxigênio, lesão térmica e hipertermia. O calor deve visar ao aquecimento do tronco e não das extremidades; isso ajuda a minimizar a vasodilatação periférica e o acúmulo secundário de sangue, que pode levar ao choque de reaquecimento. Quando as regiões superficiais estão sendo reaquecidas, pode ocorrer vasodilatação periférica, resultando em potencial hipovolemia. Um sistema cardiovascular já comprometido é incapaz de compensar isso, resultando em hipotensão e choque distributivo.

Outra complicação inclui o risco de lesão térmica, que pode ser evitada com alternativas mais seguras de suporte térmico. O superaquecimento também deve ser evitado. Os dispositivos de reaquecimento ativo devem sempre deixar uma área da incubadora ou piso do gatil livre de calor externo, para que o animal possa se afastar da fonte de calor quando estiver normotérmico se o calor for excessivo. Os médicos veterinários devem estar cientes dos parâmetros fisiológicos normais, quando se trata de reaquecimento. Isso é especialmente importante ao fornecer suporte de calor para recém-nascidos (p. ex., temperatura retal normal de 36-37°C ao nascimento).

Em humanos, após o período de reaquecimento, há uma alta taxa de disfunção de múltiplos órgãos, presumivelmente secundária à lesão de isquemia-reperfusão. Isso pode levar à necessidade de hemodiálise, ventilação mecânica e internações hospitalares prolongadas. A frequência de disfunção de múltiplos órgãos após hipotermia em pacientes veterinários é desconhecida.

OUTRAS TERAPIAS

A reposição de fluidos durante o reaquecimento é essencial, pois os pacientes normalmente estarão hipovolêmicos, em virtude da diurese fria anterior. A sobrecarga de fluidos pode ocorrer se forem administrados volumes normais de choque, pelo retorno do tônus vascular com reaquecimento e vazamento endotelial, particularmente em gatos. Os fluidos devem ser suplementados com glicose e eletrólitos, de acordo com as alterações clinicopatológicas. Além disso, a administração de fluidos em temperatura ambiente pode resultar em queda adicional na temperatura central e, portanto, os fluidos devem ser aquecidos para evitar isso. Os vasopressores devem ser reservados para os pacientes com hipotensão que não respondem à fluidoterapia, mas provavelmente serão ineficazes, a menos que o reaquecimento adequado também seja fornecido.

Como a função dos neutrófilos diminui na hipotermia e ocorre sequestro de leucócitos, antibióticos profiláticos podem ser administrados a critério do médico-veterinário, principalmente no caso de pacientes pediátricos, idosos ou imunocomprometidos. Pacientes hipotérmicos podem ter seu metabolismo hepático reduzido e, portanto, é razoável evitar a administração de antibióticos até que a normotermia seja alcançada.

Não há nenhum benefício observado na administração de corticosteroides ou tiroxina em humanos; portanto, seu uso rotineiro em pacientes veterinários hipotérmicos não é recomendado. Da mesma forma, apesar da presença de coagulopatia em pacientes hipotérmicos, a transfusão de plasma não é recomendada. Como não há deficiência inerente de fatores de coagulação, a suplementação de plasma não corrigirá a coagulopatia; somente o reaquecimento pode reverter a situação.

A atividade mental deve ser monitorada com o reaquecimento e, se não melhorar apesar do aumento da temperatura central, pode haver edema cerebral, que deve ser tratado com agentes hiperosmóticos, como o manitol.

A terapia antiarrítmica pode ser justificada e deve ser adaptada à arritmia específica presente. A fibrilação ventricular pode não responder à desfibrilação até que ocorra um reaquecimento significativo. O aumento excessivo da frequência cardíaca em um paciente hipotérmico pode diminuir a contratilidade miocárdica.

Se a parada cardiorrespiratória estiver presente em um paciente gravemente hipotérmico, pode ser necessária a reanimação prolongada, que pode ser bem-sucedida.

LITERATURA SUGERIDA

Brodeur A, Wright A, Cortes Y. Hypothermia and targeted temperature management in cats and dogs. J Vet Emerg Crit Care (San Antonio). 2017;27(2): 151-63.

Justin AL. Hypothermia. In: Ettinger SJ, Feldman EC, editors. Textbook of veterinary internal medicine. 8. ed. St. Louis: Saunders; 2016. p.695-701.

Soto N, Towle Millard HA, Lee RA, Weng HY. In vitro comparison of output fluid temperatures for room temperature and prewarmed fluids. J Small Anim Pract. 2014;55:415-9.

Todd JM. Hypothermia. Silverstein DC, Hopper K. Small animal critical care medicine. 2. ed. St Louis: Elsevier; 2015. p.789-95.

Lau B, Tsui BC. A simple calculation for warming saline using a microwave. Can J Anaesth. 2004; 51(s1):A5.

63

Icterícia

Christine Souza Martins

O PULO DO GATO

A icterícia é um sinal clínico muito comum na medicina felina, mas infelizmente é bastante inespecífica e é necessária uma investigação profunda e minuciosa.

Um bom exame físico e a escolha adequada dos exames complementares são fundamentais para alcançar o diagnóstico definitivo.

O valor da concentração de bilirrubina total, associado a outros exames complementares, é mais útil para avaliar o gato ictérico. O valor das frações de bilirrubina varia durante o curso da doença e as tentativas de relacioná-las ao diagnóstico definitivo pode trazer mais confusão.

O aumento da bilirrubina nos gatos é bem pouco específico para o diagnóstico de doenças hepáticas, mas ela se torna um parâmetro sensível, tendo em vista que as doenças hepáticas nos gatos são quase sempre colestáticas.

INTRODUÇÃO

A icterícia se caracteriza pela coloração amarelada da pele, mucosas e esclera, causada por um aumento na quantidade de bilirrubina circulante no soro (hiperbilirrubinemia) e sua consequente deposição nos tecidos, onde é detectada clinicamente.

A presença da hiperbilirrubinemia antecede a detecção clínica da icterícia. Os valores de referência das concentrações de bilirrubina sérica nos gatos variam de 0,15 a 0,5 mg/dL. Concentrações acima de 1,5 mg/dL são detectadas visualmente no soro e apenas concentrações maiores que 2,0 mg/dL causam deposição tecidual suficiente para serem detectadas no exame físico.

É importante compreender o metabolismo fisiológico da bilirrubina para otimizar a interpretação do real significado da hiperbilirrubinemia e da consequente icterícia (Figura 1).

A bilirrubina é oriunda principalmente da degradação da hemoglobina a partir de eritrócitos senescentes, com pequena contribuição de outras hemoproteínas (mioglobina, citocromos, peroxidase e catalase). As concentrações séricas de bilirrubina refletem um equilíbrio final entre a taxa de liberação do pigmento heme, seu processamento inicial pelo sistema fagocítico monocitário, sua apresentação ao hepatócito e sua captação, armazenamento e conjugação hepatocelular e excreção biliar.

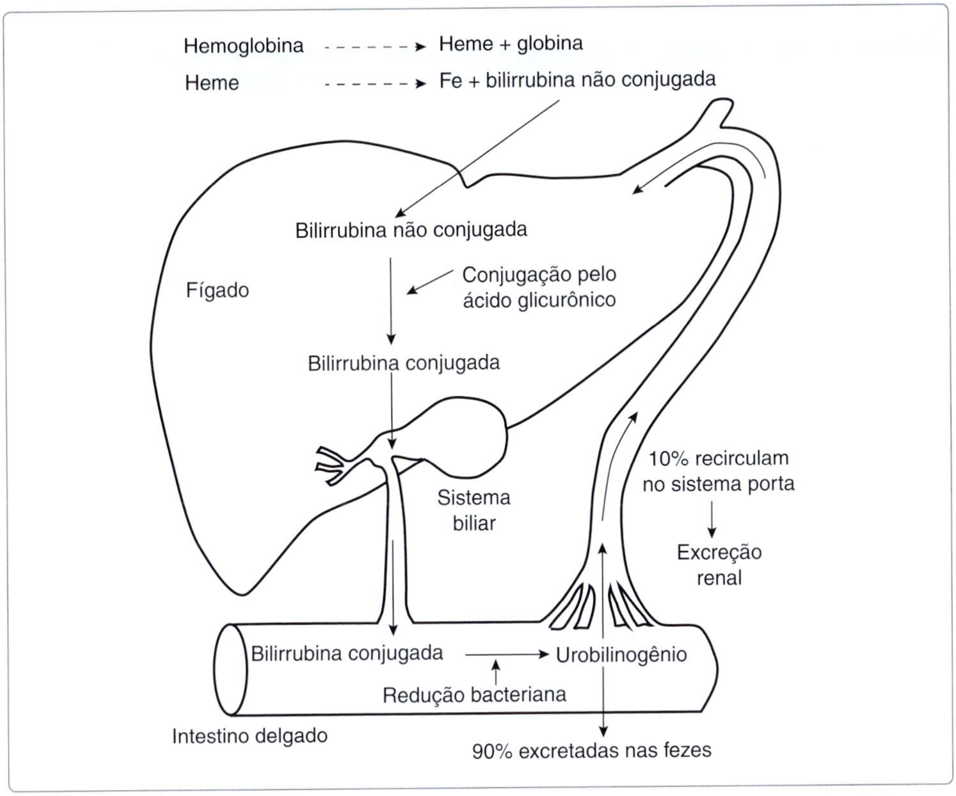

FIGURA 1. Metabolismo normal da bilirrubina (bilirrubina não conjugada = bilirrubina indireta e bilirrubina conjugada - bilirrubina direta).

Fonte: Thrall, 2014.

Podem-se resumir os mecanismos fisiopatológicos da hiperbilirrubinemia e da icterícia como: 1) aumento da produção da bilirrubina a partir de acelerada destruição dos eritrócitos (hemólise); 2) diminuição dos processos hepáticos de captação, conjugação e secreção da bilirrubina; 3) excreção biliar deficiente. Esses processos correspondem às três categorias tradicionais de icterícia: pré-hepática, hepática e pós-hepática. Essa classificação auxilia no melhor entendimento de como essas diferentes categorias de doenças acarretam prejuízo ao metabolismo da bilirrubina. Entretanto, há considerável sobreposição e inter-relação entre elas, limitando sua aplicação precisa no paciente individualmente.

Mesmo com as limitações associadas a essa abordagem, tal divisão pode ser útil nos momentos iniciais de investigação. Ao nos depararmos com um gato apresentando evidente icterícia, as principais causas devem ser consideradas (Quadro 1).

DIAGNÓSTICO

A icterícia é inicialmente detectável na mucosa do palato mole (Figura 2). Com o aumento das concentrações de bilirrubina e gradual deposição tecidual, a coloração amarelada também será visualizada

QUADRO 1

Principais causas de icterícia nos gatos	
Pré-hepáticas (hemólise)	▪ Hemoplasmose (*Mycoplasma* spp.) ▪ Reações transfusionais ▪ Isoeritrólise neonatal ▪ Corpúsculos de Heinz ▪ AHIM (idiopática, associada ao FeLV) ▪ Hipofosfatemia ▪ Sepse
Hepáticas	▪ Lipidose hepática* ▪ Hepatopatias inflamatórias (colangites)* ▪ Parasitas (*Platynosomum* spp.) ▪ PIF ▪ Hepatotoxicidade (fármacos, toxinas) ▪ Sepse ▪ Amiloidose ▪ Neoplasias primárias ou metastáticas
Pós-hepáticas	▪ Pancreatites* ▪ Colecistite ▪ Colelitíases ▪ Massas duodenais, hepatobiliares ou pancreáticas

* Mais comuns
AHIM: anemia hemolítica imunomediada; FeLV: vírus da leucemia felina; PIF: peritonite infecciosa felina.

na mucosa orofaríngea, terceira pálpebra, esclera, íris, face interna das orelhas e, finalmente, na pele por todo o corpo do gato.

Diante da constatação clínica de icterícia, o processo de diagnóstico deve levar em consideração as informações obtidas na anamnese e no histórico e outros achados clínicos. A partir desse conjunto de dados, pode-se estabelecer a lista de diagnóstico diferencial e qual a melhor combinação de exames complementares com maior potencial para alcançar o diagnóstico definitivo.

Anamnese

Entre as categorias de desordens com potencial para causar icterícia, as doenças hepáticas são as mais frequentes, portanto, as informações obtidas na anamnese podem ser bem vagas e inespecíficas, como relato de anorexia, letargia e vômitos. Outras informações aumentam a suspeita de desordens específicas, como a ocorrência de anorexia e consequente perda de peso em um gato previamente obeso, com suspeita de lipidose. Um gato obeso também tem maior risco de apresentar *diabetes mellitus* resultante de pancreatite. A informação da ingestão acidental ou intencional de fármacos ou toxinas pode levar à suspeita de hepatotoxicidade. Gatos com acesso ao meio externo têm maior risco de exposição a doenças infecciosas (FeLV, FIV) ou parasitárias (pulgas, carrapatos, *Platynosomum*), especialmente se têm o hábito de caçar.

Exame físico

Além da constatação da icterícia (Figura 2), outros achados no exame físico podem auxiliar na avaliação do estado geral e

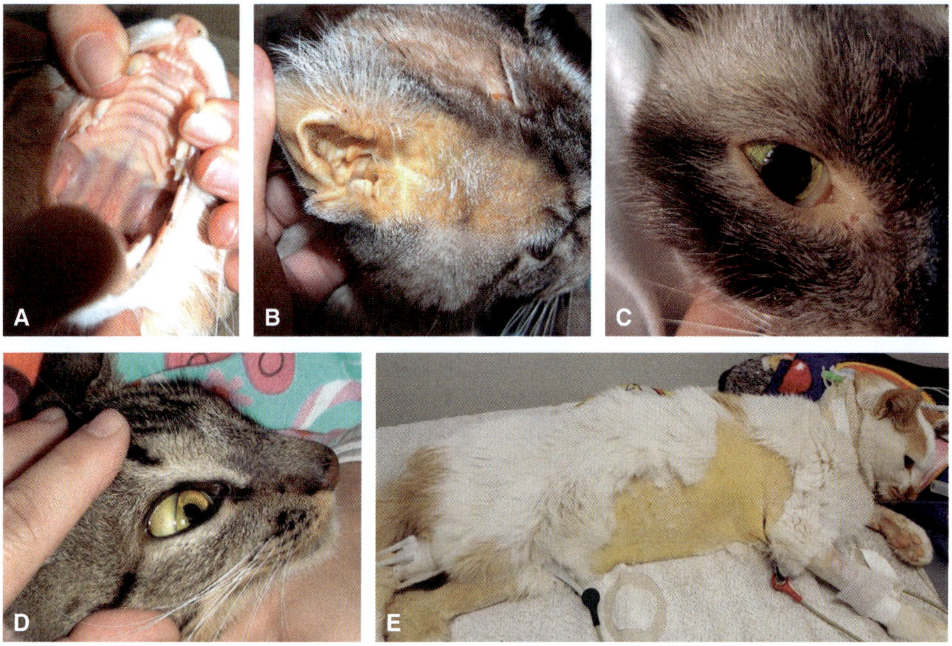

FIGURA 2. Icterícia facilmente detectável ao exame físico na mucosa palatina **(A)**, na face interna das orelhas **(B)**, alterando a coloração da íris **(C)**, na esclera **(D)** e na pele **(E)**.

Fonte: arquivo pessoal da autora.

servir como guia para os próximos passos na investigação diagnóstica. A mucosa ictérica também pode estar muito pálida (associada a anemia grave). A anemia causada por hemólise também pode estar associada a outras observações no exame físico, como taquicardia, taquipneia, sopro e hepatoesplenomegalia, além de fraqueza e letargia.

Durante a palpação abdominal, pode ser possível constatar hepatomegalia, associada a doenças hepáticas primárias ou secundárias. A presença de dor abdominal, apesar de difusa e inespecífica, aumenta a suspeita de doença hepática grave (colangite, colecistite, obstrução) ou pancreatite.

A presença de sinais neurológicos (profunda letargia, demência, estupor, pressão de cabeça, amaurose, ptialismo) pode ser indicativa de encefalopatia hepática associada à insuficiência hepática.

Na presença de doenças multissistêmicas, como peritonite infecciosa felina (PIF), linfoma e infecções por retrovírus, podem surgir outros sinais aparentemente não relacionados, como uveíte, distensão abdominal, distrição respiratória e infecções oportunistas.

Exames complementares

Ao realizar um hemograma completo, já se pode ter uma boa noção da presença ou não de doenças hemolíticas. Somente episódios hemolíticos agudos e muito graves tendem a causar icterícia, geralmente com valores de hematócrito < 15%. Essa queda brusca na disponibilidade de sangue acaba causando hipóxia nas áreas centrolobulares do fígado, prejudicando suas funções de conjugação e a excreção de pigmentos como a própria bilirrubina.

Outros achados no esfregaço sanguíneo também são úteis na confirmação da hemólise e suas causas, como a presença de corpúsculos de Heinz e hemoparasitas (*Mycoplasma haemofelis*). A presença de alterações morfológicas nos eritrócitos (poiquilocitose) pode acompanhar doenças hepáticas.

Alterações no leucograma são bastante inespecíficas, com achados de neutrofilia podendo ser vistos em diversas desordens associadas à icterícia, como sepse, PIF, pancreatite ou colangite neutrofílica.

Na bioquímica sanguínea, o achado mais óbvio é a hiperbilirrubinemia, na qual se devem considerar mais úteis apenas as dosagens de bilirrubina total. A avaliação dos valores das frações de bilirrubina (direta ou indireta) não contribui muito para o diagnóstico definitivo, considerando que, em todas as categorias de icterícia (pré-hepática, hepática e pós-hepática), há aumento de todas as frações, com predomínio da fração direta (conjugada) (Quadro 2). Além disso, os valores das frações podem flutuar durante o curso da doença, trazendo mais dúvidas que informações úteis.

A magnitude de aumento dos valores da bilirrubina total também pode variar entre as diversas categorias de doenças. A hemólise raramente causa valores de bilirrubina acima de 3 a 6 mg/dL. Desordens como PIF, pancreatite, amiloidose e sepse também costumam manter os níveis de bilirrubina menores que 6 mg/dL. Os maiores aumentos de bilirrubina (> 10 mg/dL) estão mais frequentemente associados a desordens colestáticas graves, como lipidose hepática ou obstrução pós-hepática.

O aumento nas atividades séricas das enzimas hepáticas é esperado na maioria dos gatos com icterícia em qualquer categoria. As atividades das transaminases alanina aminotransferase (ALT) e aspartato aminotransferase (AST) podem estar bastante aumentadas nas lesões hepatocelulares, mas não se pode deixar de considerar que as transaminases também podem estar elevadas nos episódios hemolíticos, considerando a lesão por hipóxia afetando os hepatócitos.

QUADRO 2

Sobreposição de valores das frações de bilirrubina nos diferentes mecanismos de doenças causadoras de hiperbilirrubinemia/icterícia

- Desordens hemolíticas agudas causam aumento da bilirrubina não conjugada inicialmente. Com a função do fígado ainda normal, rapidamente haverá também aumento da fração conjugada
- A hemólise aguda causa hipóxia, que eventualmente vai comprometer a função do fígado, levando à colestase → aumenta as duas frações
- Colestases intra e extra-hepáticas diminuem o fluxo biliar nos canalículos e causam absorção de bilirrubina conjugada acumulada para o plasma
- A colestase acarreta o acúmulo de bilirrubina conjugada no hepatócito, diminuindo o processo de conjugação → também aumenta a fração não conjugada.
- Doenças hepatobiliares graves podem diminuir a vida dos eritrócitos circulantes, aumentando de 2 a 5 vezes a produção de bilirrubina não conjugada → as duas frações aumentam
- A bilirrubina conjugada liga-se menos fortemente à proteína, sendo, portanto, excretada mais facilmente pela filtração glomerular, fazendo com que seus valores diminuam mais rápido que a não conjugada, independentemente da causa

Por outro lado, a atividade sérica da fosfatase alcalina (FA) e a gamaglutamiltransferase (GGT) estão aumentadas em resposta à colestase. Geralmente, nas doenças colestáticas, ambas estão aumentadas, com exceção da lipidose hepática, em que a GGT permanece em níveis normais ou apenas ligeiramente aumentados.

Outras anormalidades não específicas encontradas nas doenças hepáticas podem incluir hipoalbuminemia, níveis baixos de ureia, hiper ou hipoglicemia, hiper ou hipocolesterolemia e alterações eletrolíticas.

Na suspeita de pancreatite como causa única ou concomitante da icterícia, o teste de escolha inicialmente é a imunorreatividade da lipase pancreática felina (fPLI), considerada com boa sensibilidade e alta especificidade para o diagnóstico.

A detecção de bilirrubina no exame de urina dos gatos é sempre considerada anormal e deve ser investigada. Diferentemente dos cães, cujo limiar de excreção de bilirrubina nos rins é bem menor, além de terem a capacidade de conjugar a bilirrubina nos túbulos renais proximais.

Outras avaliações devem incluir pesquisa de retrovírus (FeLV e FIV) e exame de fezes para a detecção de ovos de trematódeos (*Platynosomum* sp.), dependendo da frequência dessas doenças no ambiente do gato ou de sabida exposição a esses agentes.

Após a coleta de dados de anamnese, exame físico e exames laboratoriais, os exames de imagem podem ser de grande valia, considerando a possibilidade de doença hepática e/ou pancreática. Na radiografia abdominal, podem-se avaliar o tamanho do fígado e a presença de áreas radiopacas compatíveis com a presença de colélitos.

A ultrassonografia abdominal pode avaliar o tamanho e a arquitetura de fígado e pâncreas, a patência do sistema biliar, a estrutura e o conteúdo da vesícula biliar, além da presença de lama biliar ou colélitos. O tamanho da vesícula biliar não é um achado específico para doenças hepatobiliares, pois gatos anoréticos podem ter vesícula aumentada. Além disso, a observação de uma vesícula pequena não descarta a possibilidade de obstrução pós-hepática, e o achado ultrassonográfico de ducto biliar comum dilatado e tortuoso é muito mais indicativo de obstrução pós-hepática. O exame ultrassonográfico pode também detectar nódulos neoplásicos, cistos e abscessos hepáticos.

Os achados dos exames de imagem servem como guia para a realização da biópsia hepática, sendo esse o exame mais informativo e específico necessário para a obtenção do diagnóstico definitivo de doenças como lipidose, colangite e neoplasias. Os métodos de obtenção de material para análise podem ser: punção aspirativa por agulha fina (PAAF), biópsia percutânea guiada por ultrassonografia ou biópsia incisional por laparoscopia ou laparotomia. A escolha do método vai depender da distribuição das lesões (difusas ou focais), suspeita clínica, estado geral do gato quanto ao risco cirúrgico, habilidade do cirurgião, disponibilidade de equipamentos, entre outros fatores.

Tendo em vista a frequente ocorrência de icterícia na rotina da clínica de felinos, cada caso deve ser considerado único e todos os esforços devem ser empregados na busca do diagnóstico definitivo. Considera-se que uma abordagem racional e cuidadosa carrega grande potencial de intervenção positiva, evitando generalizações indevidas (Figura 3).

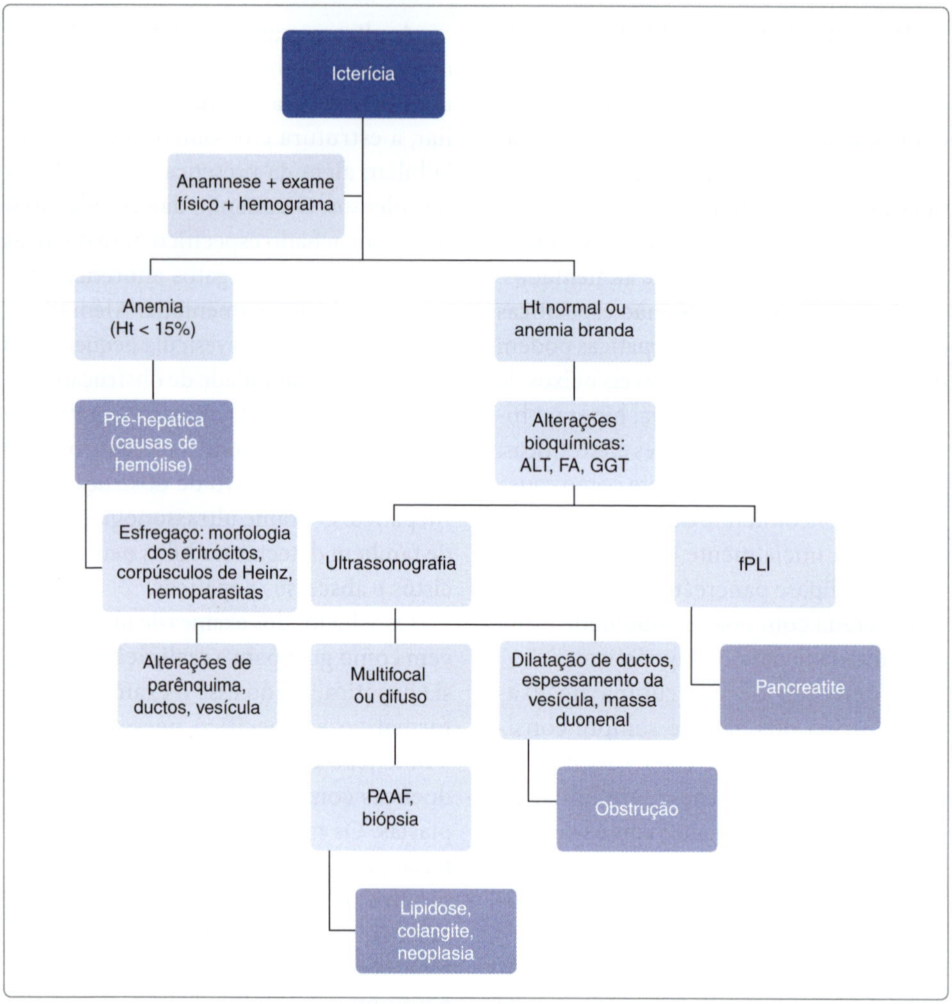

FIGURA 3. Fluxograma de investigação da icterícia em gatos.

ALT: alanina aminotransferase; FA: fosfatase alcalina; fPLI: imunorreatividade da lipase pancreática felina; GGT: gamaglutamiltransferase; PAAF: punção aspirativa por agulha fina.

REFERÊNCIA

Thrall MA. Hematologia e bioquímica clínica veterinária. 2. ed. Rio de Janeiro: GEN; 2014.

LITERATURA SUGERIDA

Boland L, Beatty J. Feline cholangitis. Vet Clin North Am Small Anim Pract. 2017;47(3):703-24.

Center S. Current considerations for evaluating liver function. In: August JR. Consultations in feline medicine. 5. ed. St. Louis: Elsevier Saunders; 2006. p.89-108.

Forman MA, Steiner JM, Armstrong PJ, Camus MS, Gaschen L, Hill SL, et al. ACVIM consensus statement on pancreatitis in cats. J Vet Intern Med. 2021;35(2):703-23.

Grace SF. Icterus. In: Norsworthy GD, editor. The feline patient. Hoboken: Wiley Blackwell; 2018. p.338-40.

Harvey A. Jaundice. In: Harvey A, Tasker S. BSAVA Manual of Feline Practice. Gloucester: BSAVA; 2013. p.256-8.

Sherding RG. Feline jaundice. J Feline Med Surg. 2000;2(3):165-9.

64

Incontinência urinária

Álan Gomes Pöppl
Luciana de Jesus

O PULO DO GATO

Apesar de menos comum, a incontinência urinária (IU) pode acometer os gatos, e uma das primeiras etapas de investigação é avaliar se a origem do problema é neurológica ou não.

Quando a queixa principal é a incontinência urinária, é importante avaliar uma possível obstrução da uretra.

Algumas causas iatrogênicas de IU estão associadas a uretrostomia perineal, cateterização da uretra, anestesia peridural e colocação de *stents* uretrais ou ureterais.

Gatos com lesão na medula espinhal têm prognóstico mais reservado quanto à recuperação da continência, com relação a gatos com algum tipo de obstrução uretral.

O tratamento medicamentoso pode promover cura ou melhora dos sinais clínicos.

INTRODUÇÃO

A eliminação involuntária de urina, apesar de mais comum em cães, pode acometer felinos em menor proporção. Ela pode ser de origem congênita ou adquirida, ocorrendo por lesão ou alteração na bexiga, uretra, mecanismo do esfíncter uretral, medula espinhal ou nos nervos pudendo, hipogástrico ou pélvico, responsáveis pela inervação da região da bexiga e uretra. Diante de uma suspeita de incontinência urinária (IU), faz-se necessária uma investigação cuidadosa para diferenciá-la de micção inapropriada e polaciúria, e para determinar sua origem, se congênita ou adquirida, neurológica ou não.

Estudos apontam que a IU em gatos afeta machos e fêmeas na mesma proporção, ao contrário do que acontece com cães, e é causada por distúrbios da fase de enchimento (mais comum em fêmeas) com uma frequência muito similar à dos distúrbios da fase de esvaziamento (mais comum em machos). Alguns autores sugerem que, ao contrário do que acontece com cães, a maior parte dos casos de incontinência em felinos é de origem neurológica, principalmente afecções congênitas ou adquiridas que envolvam a medula espinhal. Outros locais mais comuns de lesões que resultam em IU são uretra, bexiga e ureter, tendo um prognóstico mais favorável do que quando a lesão envolve a medula. Nos casos de incontinência não neurológica, as causas descritas são ureter ectópico, obstrução e/ou estreitamento de uretra, anormalidades congênitas ou mesmo incompetência do mecanismo do esfíncter uretral (IMEU), nesse caso causada por castração, infecção pelo vírus da leucemia felina (FeLV) ou anomalias anatômicas, como hipoplasia ou displasia uretral.

INCONTINÊNCIA URINÁRIA NEUROGÊNICA

Pacientes com incontinência urinária neurogênica podem apresentar alterações significativas em exames radiográficos, como discoespondilite, fraturas espinhais, estenose do canal espinhal lombossacro, malformação ou mau alinhamento lombossacral. Exames de mielografia e ressonância magnética frequentemente são necessários para demonstrar tais alterações, como lesões na cauda que afetem a cauda equina, levando a disfunções sensoriais e/ou motoras.

Lesões sacrocaudais podem desencadear a síndrome da cauda equina (compressão lombossacral), e são relativamente comuns em acidentes que envolvam a cauda, como atropelamentos, que podem fazer tração da região e culminar em déficits de membros pélvicos, cauda, esfíncter anal ou da bexiga, dependendo do grau de acometimento. A incontinência urinária acaba sendo uma das consequências mais graves, podendo culminar em abandono ou eutanásia do animal. O prognóstico para retomada de função é favorável nos casos em que os nervos sofreram apenas uma lesão temporária. No caso de acidentes nos quais a interrupção da inervação é total, não há possibilidade de melhora dos déficits. Um teste clínico rápido para avaliar a dor na base da cauda, em casos de luxação sacrocaudal dos gatos, pode ser feito como triagem, com os animais que respondem à dor tendo um prognóstico favorável de retomada do controle da micção. A não resposta à dor, no entanto, não indica que o paciente não poderá se tornar continente novamente nos próximos 30 dias.

Lesões por tração da cauda podem ocorrer durante tentativas de contenção inadequadas em casa ou no consultório veterinário. Esses episódios devem ser questionados e incluídos como possíveis causas de incontinência neurológica.

Lesões em neurônio motor inferior (caudais a L5) podem afetar a função dos nervos pudendo e pélvico, comprometendo a função do esfíncter uretral externo e do músculo detrusor. A bexiga dos pacientes acometidos é flácida e de fácil compressão manual, e pode aparecer excessivamente flácida ou dilatada no exame de ultrassonografia. O exame neurológico deve avaliar tônus do esfíncter anal e reflexo perineal, sendo capaz de demonstrar a integridade ou não do estímulo neurológico. Cateterização pode ser necessária para diferenciar uma possível obstrução da uretra de doença neurogênica.

Lesões em neurônios motores superiores (craniais a L5) podem resultar em esvaziamento incompleto da bexiga e um órgão de difícil compressão manual, com musculatura hiperexcitada, que resulta nos sinais clínicos de incontinência.

INCONTINÊNCIA URINÁRIA NÃO NEUROGÊNICA

Nos casos de incontinência não neurológica, a queixa principal é, com maior frequência, o extravasamento de urina, com alguns outros sinais clínicos podendo ser relatados, como polaciúria, disúria, estrangúria, hematúria, períneo molhado de urina e gotejamento de urina ao caminhar. Em gatos adultos, cistites e neoplasias vesicais estão entre as causas mais comuns de aumento da frequência urinária. No entanto, diante de queixas envolvendo sinais clínicos do trato urinário inferior, uma possível obstrução da uretra deve ser previamente descartada. Obstruções da uretra são causas comuns de incontinência urinária paradoxal em gatos. Quando o volume de urina dentro da bexiga causa um aumento de pressão suficiente para se sobrepor à pressão de fechamento da uretra obstruída, ocorre o gotejamento.

A anamnese completa pode revelar distúrbios prévios do trato urinário inferior, como uma provável atonia do músculo detrusor após processo de desobstrução uretral ou mesmo uretrostomia perineal, que pode resultar em incontinência em gatos por lesões às fibras do nervo pudendo e do plexo pélvico, o que também pode deixar o paciente mais suscetível a infecções do trato urinário. O quadro clínico geralmente se estabelece quando há lesão tanto na musculatura lisa da uretra como no esfíncter uretral externo.

Todo paciente felino que chega ao clínico com suspeita de incontinência urinária deve, primeiro, passar por um detalhado exame neurológico para que se possa decidir qual a melhor maneira de abordar o diagnóstico do paciente. Uma vez descartada qualquer alteração neurológica significativa, o diagnóstico da causa de base da IU não neurológica passa por uma série de exames clínicos, de imagem e laboratoriais, que possam apontar a origem do extravasamento de urina. O exame clínico detalhado pode revelar sinais clínicos concomitantes com a queixa de incontinência, como dor à palpação abdominal, bexiga de fácil ou difícil compressão, dermatite urêmica, balanopostites, vaginites ou presença de massas na região do períneo causando compressão da uretra.

A ultrassonografia abdominal com ênfase no trato urinário inferior permite uma avaliação da bexiga nos casos em que há suspeita de cistite. Quando presente, a inflamação do trato urinário inferior é geralmente uma consequência da IU, mas pode, em alguns casos, ser sua causa. A urinálise (exame qualitativo de urina), associada ou não a cultura e teste de sensibilidade a antimicrobianos quando existe a suspeita de infecção, e exames de imagem contrastados, como a uretrocistografia retrógrada, podem auxiliar na avaliação de possíveis cálculos ou estenoses da uretra. Exames de sangue (hemograma completo, bioquímica sérica, eletrólitos, hemogasometria) podem esclarecer suspeitas de alterações metabólicas como base da IU, como encefalopatia hepática, ou mesmo sugerir alterações tumorais, com o histórico clínico e exames de imagem, podendo ser necessário um exame histopatológico nesses casos.

Uma vez que a causa de base da incontinência é identificada e seja possível corrigi-la, o prognóstico geralmente é bom.

TRATAMENTO MEDICAMENTOSO DA INCONTINÊNCIA URINÁRIA

Dependendo da causa da incontinência, algumas medicações podem auxiliar no tratamento e controle do sinal clínico. Nesse sentido, é fundamental que um diagnóstico seja determinado, a fim de permitir a eleição de uma terapêutica mais adequada. A distinção se a IU está relacionada à fase de armazenamento ou à fase de eliminação da urina é de especial importância no início da determinação de um plano terapêutico adequado. A Tabela 1 apresenta uma lista de fármacos com potencial aplicabilidade em gatos com IU, dependendo da relação do problema a distúrbios de armazenamento ou a distúrbios de eliminação de urina.

A incontinência urinária pós-castração é incomum em gatas, com poucos relatos na literatura. O mecanismo exato que leva à IMEU não está elucidado, mas altas concentrações de FSH e LH, uma vez eliminado o *feedback* negativo após a gonadectomia, parecem contribuir para o problema. Dessa forma, o tratamento com implante subcutâneo de acetato de deslorelina, um análogo do hormônio liberador de

TABELA 1 Opções farmacológicas para a incontinência urinária

Algumas opções de fármacos que podem ser utilizados nos distúrbios de armazenamento			
Fármaco	**Dose**	**Mecanismo de ação**	**Uso**
Oxibutinina	0,5-1,25 mg/gato PO q. 8-12h	Efeito antimuscarínico na musculatura lisa da bexiga	Suspeita de bexiga hiperativa ou instabilidade do detrusor
Propantelina	5,0-7,5 mg/gato PO q. 8-72h	Efeito antimuscarínico na musculatura lisa da bexiga	Casos de hiper-reflexia do detrusor com IU associada (não usar em caso de obstrução urinária)
Deslorelina (implantes)	4,7 mg – 6 meses; 9,4 mg – 12 meses	Inibe a secreção de LH e FSH	Tratamento da incontinência urinária pós-castração; IMEU
Algumas opções de fármacos que podem ser utilizados nos distúrbios de eliminação			
Prazosina	0,25-1,0 mg/gato PO q. 8-12h	Inibidor não seletivo de receptor $\alpha 1$	Tratamento de obstrução uretral funcional e uretroespasmos causados por obstruções ou uretrites (risco de hipotensão)
Tansulosina	0,004-0,006 mg/kg PO q. 12-24h	Inibidor seletivo de receptor $\alpha 1$ no trato urinário	Tratamento de uretroespasmos em casos de uretrite ou cálculos uretrais
Fenoxibenzamina	2,5-7,5 mg/gato PO q. 12-24h	Bloqueador α-adrenérgico	Reduz pressão uretral (risco de hipotensão)
Acepromazina	0,55-2,2 mg/kg PO q. 6-12h	Bloqueador α-adrenérgico e efeito antiespasmódico	Tratamento de obstrução uretral funcional (risco de hipotensão)
Dantroleno	0,5-2 mg/kg PO q. 12h	Relaxante muscular	Tratamento de obstrução uretral funcional (não recomendado em pacientes com disfunção hepática)
Betanecol	1,25-7,5 mg/gato PO	Promove estimulação colinérgica direta no músculo detrusor	Usado para retenção urinária, estimula eliminação da urina (não usar em casos de obstrução)
Cisaprida	2,5-7,5 mg/gato PO	Agonista de receptor 5-HT4 que leva à liberação indireta de acetilcolina e contração do músculo detrusor	Usado para retenção urinária, estimula eliminação da urina (não usar em casos de obstrução)

IMEU: incompetência do mecanismo do esfíncter uretral; IU: incontinência urinária.

gonadotrofinas (GnRH) já se mostrou eficaz no controle dos sinais clínicos em gatas, assim como em cadelas. Fisiologicamente, a secreção do GnRH é pulsátil, e o padrão de pulsatilidade coordena a secreção de LH e FSH ao longo do ciclo estral. Por promover uma concentração constante de GnRH na circulação, o fármaco inibe a secreção de LH (hormônio luteinizante) e FSH (hormônio folículo estimulante), controlando, assim, os sinais clínicos. A reposição de estrógeno é uma maneira eficaz de controlar a IMEU em cadelas, mas, até o momento, não há relatos sobre sua eficácia e segurança em gatas acometidas.

LITERATURA SUGERIDA

Byron JK. Drugs used to manage urinary incontinence in dogs & cats. Plumb's Therapeutics Brief. 2017:53-8.

Gookin JL, Stone EA, Sharp NJ. Urinary incontinence in dogs and cats. Part I. Urethral pressure profilometry. Compendium. Contin Educ Pract Vet. 1996;18: 407-11.

Gookin JL, Stone EA, Sharp NJ. Urinary incontinence in dogs and cats. Part II. Diagnosis and management. Compend Contin Educ Pract Vet. 1996;18:525-37.

Lonc KM, Kaneene JB, Carneiro PAM, Kruger JM. Retrospective analysis of diagnoses and outcomes of 45 cats with micturition disorders presenting as urinary incontinence. J Vet Intern Med. 2020;34(1): 216-26.

Mérindol I, Dunn M, Vachon C. Feline urinary incontinence: a retrospective case series (2009-2019). J Feline Med Surg. 2022;24(6):506-16.

Pisu MC, Veronesi MC. Effectiveness of deslorelin acetate subcutaneous implantation in a domestic queen with after-spaying urinary incontinence. J Feline Med Surg. 2014;16(4):366-8.

Silverman S, Long CD. The diagnosis of urinary incontinence and abnormal urination in dogs and cats. Vet Clin North Am Small Anim Pract. 2000;30(2):427-48.

Tatton B, Jeffery N, Holmes M. Predicting recovery of urination control in cats after sacrocaudal injury: a prospective study. J Small Anim Pract. 2009;50(11):593-6.

65

Infertilidade

Christine Souza Martins

O PULO DO GATO

A infertilidade é uma causa de prejuízos e frustrações para criadores comerciais.

A gata é poliéstrica estacional, isto é, apresenta vários ciclos nos períodos do ano com maior incidência de luz.

A ovulação é induzida pelo coito, mas ovulações espontâneas podem ocorrer esporadicamente.

Os gatos machos são territorialistas e preferem receber as fêmeas em seu próprio ambiente.

Caso os gatos não sejam destinados à criação comercial, o médico veterinário deve recomendar que sejam castrados, a fim de evitar superpopulação e abandono.

INTRODUÇÃO

A infertilidade pode ser definida como a incapacidade de a fêmea reprodutora produzir uma ninhada por falhas no cruzamento, na concepção ou para levar a gestação a termo.

A infertilidade na reprodução dos gatos destinados à criação comercial pode trazer frustrações e prejuízos emocionais e financeiros aos criadores. As causas de infertilidade devem ser investigadas detalhadamente, incluindo a saúde dos reprodutores (fêmeas e machos), o ambiente e o manejo reprodutivo do gatil.

As taxas de infertilidade são tradicionalmente consideradas baixas entre as gatas sem raça definida, mas mesmo nessa população podem chegar a 20%. As taxas de fertilidade e de gestação nas populações de gatos criados para fins comerciais podem ser bastante variáveis e poucas pesquisas estão disponíveis com dados consistentes a esse respeito. Há grandes variações, inclusive entre diferentes raças.

DIAGNÓSTICO

A infertilidade não é um diagnóstico em si, mas sim um sinal de que pode estar ocorrendo um ou vários problemas relacionados ao processo reprodutivo como um todo.

A infertilidade pode ser resultado de anormalidades na fêmea, no macho ou nas práticas de manejo e ambiente.

Fatores relacionados à fêmea

As gatas apresentam ovulação induzida, isto é, os oócitos são fertilizados durante a ovulação que ocorre após a cópula ou a estimulação artificial da genitália. A cópula induz uma rápida liberação de LH pela hipófise, e múltiplas cópulas podem ser necessárias para garantir que a ovulação ocorra.

Idealmente, deve ser feita uma boa avaliação da fêmea reprodutora antes que seja colocada no programa de reprodução. Deve-se avaliar a presença de alterações anatômicas que possam dificultar futuros cruzamentos e gestações, como malformações de vulva e vagina. Também seria ideal a realização de uma ultrassonografia para a detecção de alterações uterinas ou ovarianas.

Quando a detecção da infertilidade ocorre após a gata ter sido inserida no programa reprodutivo, a avaliação começa pelos históricos reprodutivo e de saúde detalhados. O histórico reprodutivo deve incluir outros casos de infertilidade na família. Segue-se então a uma avaliação de saúde geral, com hemograma completo, bioquímica sanguínea, urinálise e testes específicos para agentes infecciosos (FeLV, FIV). A partir daí, seguimos com a avaliação reprodutiva, levando em consideração as possibilidades da presença de um ou mais fatores relacionados à fêmea (Quadro 1).

Anestro primário: ausência de cio nos primeiros 24 meses de vida.

Anestro secundário: intervalos prolongados entre os estros ou ciclos estrais pouco frequentes.

Diante do histórico de infertilidade, o foco de nossa investigação pode variar, dependendo de informações sobre a presença ou ausência do ciclo estral. Essa investigação pode necessitar de esfregaço/citologia vaginal e mensurações de progesterona sérica, a fim de determinar a fase do ciclo em que a gata se encontra e se está ovulando (Figura 1).

A detecção do cio nem sempre é fácil, pois as características do estro na gata são basicamente comportamentais e podem variar bastante entre raças e entre indivíduos. Observa-se que as raças orientais (como os Siameses) apresentam comportamentos muito mais chamativos em comparação às raças de pelo longo, como os Persas, muito mais discretos em suas manifestações. As raças orientais também começam a puberdade mais cedo.

Outras investigações podem ser necessárias à medida que as causas mais comuns sejam descartadas. Outros testes hormonais e genéticos podem encontrar alterações consideradas incomuns.

Ao realizar o *swab* vaginal para a determinação da fase do ciclo, deve-se tomar cuidado, pois o excesso de estímulo pode induzir a ovulação se a gata estiver em estro.

Uma vez investigadas as causas físicas, parte-se para a verificação de características de temperamento e comportamento da fêmea que possam afetar os cruzamentos. Fêmeas extremamente estressadas ou agressivas podem não aceitar o cruzamento. Também há relatos de gatas que exibem preferências por determinados machos. Além disso, gatas muito jovens e inexperientes podem dificultar cruzamentos bem-sucedidos.

Gatas muito tímidas ou medrosas podem apresentar "cios silenciosos", nos quais os eventos hormonais estão ocorrendo normalmente, mas não há alterações de comportamento e muito menos aceitação de cruzamento.

Recomenda-se que os proprietários observem os cruzamentos a fim de detectar se há algum problema e verificar as reações pós-coito da gata, em que ela se deita de costas e rola de um lado para o outro freneticamente. Esse comportamento é uma boa indicação de que houve penetração bem-sucedida.

QUADRO 1

Fatores de infertilidade relacionados à fêmea	
Anormalidades estruturais	▪ Anormalidades congênitas • Agenesia de ovário • Hipoplasia ovariana • Aplasia ou agenesia uni ou bilateral de cornos uterinos • Aplasia vaginal • Estenoses, membranas vaginais • Intersexo ▪ Anormalidades adquiridas • Aderências ovarianas • Estenoses vaginais por traumas anteriores • Piometra, mucometra ▪ Neoplasias: ovário, útero, vagina
Anormalidades funcionais	▪ Puberdade tardia ▪ Anestro prolongado ▪ Estro silencioso ▪ Estro prolongado ▪ Falha na ovulação ▪ Pseudogestação (por ovulação espontânea) ▪ Cistos ovarianos ▪ Falha ovariana prematura (anestro permanente) ▪ Senilidade ▪ Abortamento habitual
Agentes infecciosos	▪ Agentes oportunistas • Bactérias ascendentes ▪ Infecções específicas • FeLV • Herpesvírus • Vírus da panleucopenia • PIF • *Toxoplasma gondii* • *Chlamydia felis*
Outros	▪ Hiperplasia endometrial cística e piometra ▪ Nutrição inadequada ▪ Uso de fármacos (glicocorticoides, progestágenos, esteroides anabolizantes)

FeLV: vírus da leucemia felina; PIF: peritonite infecciosa felina.

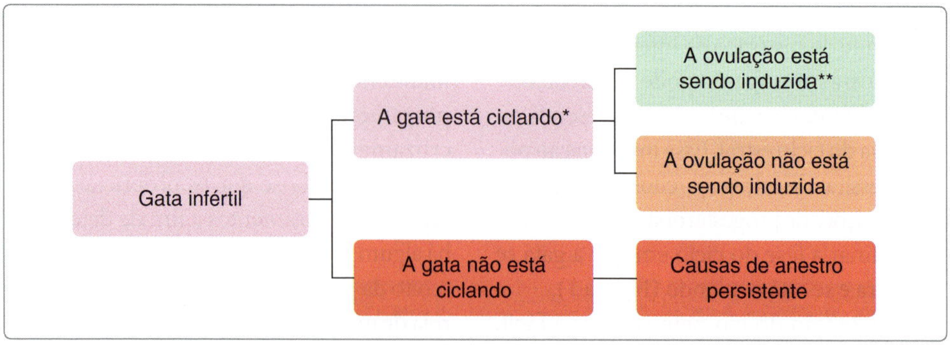

FIGURA 1. Fluxograma de investigação de infertilidade na gata.

* Pode ser determinado pela citologia vaginal. ** Pode ser determinado pelos níveis de progesterona.

Gatas com histórico de infertilidade devem ser submetidas a dosagens de progesterona cerca de 5-7 dias após o último cruzamento observado. Se os níveis permanecerem basais, confirma-se que a gata não ovulou.

Após o descarte da presença de qualquer fator relacionado à fêmea, especialmente se ela já teve gestações anteriores, o próximo passo será investigar fatores relacionados ao macho e ao manejo.

Fatores relacionados ao macho

Os gatos machos reprodutores geralmente são escolhidos pela sua aparência e comportamento, não por suas características reprodutivas. Assim, por vezes os problemas de fertilidade só se tornam aparentes quando o gato já está inserido no programa reprodutivo.

As causas de infertilidade em gatos machos são naturalmente mais complicadas de serem investigadas considerando as dificuldades técnicas na obtenção de amostras de sêmen em comparação com outras espécies. Novas técnicas de coleta de sêmen a partir da sondagem da uretra possibilitam a avaliação da qualidade do sêmen dos gatos.

Machos reprodutores devem estar suficientemente maduros sexual e fisicamente, além de serem socialmente seguros. Como são bastante territorialistas, eles terão um comportamento muito mais confiante se estiverem em seu próprio ambiente e a fêmea for trazida até ele, não o contrário.

Deve-se determinar se a infertilidade é primária, ou seja, o gato nunca gerou uma ninhada, ou se é secundária, em que houve perda da fertilidade em um macho previamente fértil.

O histórico de cruzamentos anteriores e a descrição do comportamento podem auxiliar na abordagem diagnóstica (Figura 2).

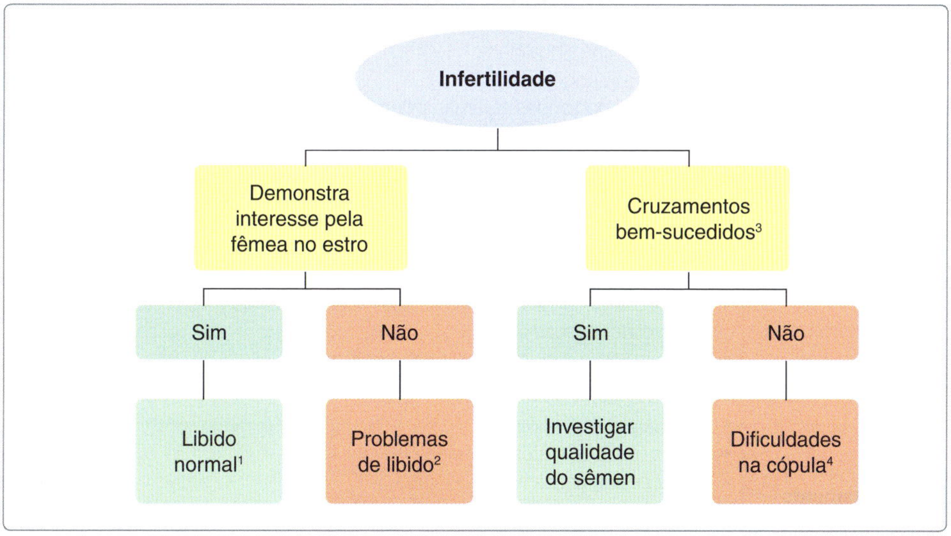

FIGURA 2. Fluxograma de investigação de infertilidade no macho.

[1] Proceder a avaliações do sêmen e de manejo.[2] Avaliação do comportamento e da saúde em geral.[3] A fêmea apresenta comportamento pós-coito e/ou sêmen é encontrado na vagina.[4] Checar problemas neurológicos ou ortopédicos.

Assim como na fêmea, uma cuidadosa investigação da saúde geral do macho é recomendada. Desordens na cavidade bucal, osteoartrites e doenças debilitantes de maneira geral podem afetar sua motivação e/ou capacidade de realizar cruzamentos.

O exame físico reprodutivo deve incluir avaliação cuidadosa do pênis, verificando capacidade de exposição, presença de espículas (indicando normalidade hormonal) e avaliação do prepúcio. Prossegue-se então para a avaliação dos testículos quanto a número, simetria, consistência e sensibilidade.

A partir de então, consideram-se as diversas causas de infertilidade relacionadas ao macho e, dependendo do diagnóstico, pode-se recomendar que ele seja retirado dos programas reprodutivos (Quadro 2).

Exames mais específicos podem ser necessários para completar a avaliação do reprodutor, como ultrassonografia dos testículos, dosagens hormonais e avaliação da qualidade do sêmen.

Mensurações de testosterona devem ser interpretadas com cuidado, visto que valores considerados baixos não necessariamente estão relacionados com infertilidade. Uma boa indicação de níveis adequados de testosterona é a presença das espículas no pênis.

As possibilidades de tratamento para a infertilidade do macho podem ser simples, como ajustes ambientais ou tosar pelos em excesso ao redor do prepúcio. Tratamentos hormonais para melhora da libido ou da qualidade do sêmen devem ser feitos com

QUADRO 2

Fatores de infertilidade relacionados ao macho	
Anormalidades físicas	▪ Anel de pelos ao redor do prepúcio em gatos de pelo longo ▪ Falta de dentes ou dor na boca ou mandíbula impedindo de segurar a fêmea durante o coito ▪ Obesidade ▪ Incapacidade de se posicionar para o cruzamento (dor articular ou na coluna) ▪ Sêmen de baixa qualidade ▪ Desordens congênitas ▪ Desordens adquiridas: traumas, inflamações, degenerações testiculares ▪ Alterações genéticas/cromossômicas ▪ Hipospadia ▪ Persistência de frênulo peniano ▪ Fimose (congênita ou adquirida) ▪ Criptorquidismo, monorquidismo ▪ Outras alterações testiculares (orquite, neoplasia) ▪ Desordens genéticas/cromossômicas: machos tricolores ou com pelagem *tortoiseshell* ("escaminha") ▪ Hermafroditismo ou pseudo-hermafroditismo
Comportamento	▪ Inexperiência e/ou imaturidade ▪ Baixa libido ▪ Baixos níveis de testosterona ▪ Doenças que causam dor ▪ Obesidade ou má nutrição ▪ Rejeição pela fêmea ▪ Experiência anterior ruim com a fêmea ou com o local ▪ Estresse: transporte, mudanças de ambiente, posição social

muito cuidado. O uso de testosterona e seus análogos não é recomendado. Outras maneiras de induzir a produção de testosterona podem ser tentadas. Recomenda-se consultar referências especializadas.

Fatores de manejo

Posteriormente à extensa avaliação dos reprodutores, deve-se verificar se os protocolos de manejo reprodutivo e ambiental estão adequados para garantir a fertilidade dos cruzamentos intencionais (Quadro 3).

As condições gerais do gatil devem ser avaliadas detalhadamente, visto que podem interferir nos ciclos das gatas ou na interação entre os reprodutores. Devem-se checar o número e a densidade de gatos no ambiente, as condições de alojamento, incluindo temperatura, ventilação, luminosidade (natural e artificial), e manejo sanitário e higiênico (limpeza, uso de desinfetantes, manutenção das bandejas sanitárias).

As interações entre os reprodutores também devem ser registradas: se existem fatores estressores, como a presença de outros animais, conflitos, disputas e interferências externas.

As falhas de ovulação das gatas também podem estar relacionadas com o manejo inadequado dos cruzamentos, visto que a escolha do momento para permitir a cópula é essencial para maximizar as chances de indução da ovulação e o consequente cruzamento fértil. Os proprietários devem considerar não somente o número de cópulas, mas também a frequência em que elas ocorrem.

TRATAMENTO DA INFERTILIDADE

Diversas providências podem ser tomadas diante de um caso de infertilidade (Quadro 4), antes de lançar mão de tratamentos hormonais, que podem ter consequências indesejáveis.

O uso de hormônios para induzir o cio só deve ser tentado após a eliminação de quaisquer fatores que possam estar envolvidos no anestro e somente em gatas saudáveis entre 1 e 5 anos de idade.

QUADRO 4

Possibilidades de manejo da infertilidade

- Alojar gatas com cios pouco frequentes com aquelas ciclando normalmente
- Gatas com "cios silenciosos" devem ser alojadas sozinhas ou em ambientes mais calmos
- Alojar as gatas com "cios silenciosos" com os machos antes do cio
- Gatas que já apresentaram ovulação espontânea devem ser alojadas mais isoladas, a fim de evitar estimulações
- As fêmeas devem ser levadas até os machos e não o contrário

QUADRO 3

Práticas de manejo que podem estar relacionadas à infertilidade

Característica de manejo	Comentários
Momento do cruzamento	▪ Falha na detecção do estro e escolha inadequada dos dias para cruzamento
Cruzamentos consanguíneos	▪ Podem diminuir o vigor e causar subfertilidade
Manejo de luminosidade	▪ São necessárias 14 horas de luz artificial por dia
Fatores estressantes	▪ Superpopulação, viagens, variações extremas de temperatura

Se for confirmado que a gata não está ovulando (pelos níveis de progesterona), assim que estiver no cio novamente, a ovulação pode ser estimulada por manobras mecânicas ou hormonais, desde que bem estudadas e se confirmado que valem a pena diante das consequências futuras.

Machos e fêmeas com inúmeros problemas de fertilidade devem ser tirados da reprodução, a fim de evitar mais insatisfações e frustações dos criadores. O médico-veterinário deve instruir que a escolha dos reprodutores é fundamental antes de serem inseridos nos gatis.

LITERATURA SUGERIDA

England GCW. Infertility in the bitch and queen. In: Noakes DE, Parkinson TJ, England GCW, editors. Veterinary Reproduction & Obstetrics. 10. ed. London: Elsevier; 2019. p.593-612.

Fontbonne A, Prochowska S, Niewiadomska Z. Infertility in purebred cats – a review of the potential causes. Theriogenology. 2020;158:339-45.

Fontbonne A. Infertility in queens: clinical approach, experiences and challenges. J Feline Med Surg. 2022;24(9):825-36.

Johnson AK. Normal feline reproduction: the tom. J Feline Med Surg. 2022;24(3):212-20.

Johnston SD, Root-Kustritz MV, Olson PNS. Clinical approach to the complaint of infertility in the queen. In: Johnston SD, Root-Kustritz MV, Olson PNS, editors. Canine and feline theriogenology. Philadelphia: WB Saunders; 2001. p.486-95.

Little S. Female reproduction. In: Little S, editor. The cat, clinical medicine and management. St. Louis: Saunders Elsevier; 2012. p.1195-227.

Little S. Male Reproduction. In: Little S, editor. The cat, clinical medicine and management. St. Louis: Saunders Elsevier; 2012. p.1184-94.

Prochowska S, Niżański W. Infertility in toms: clinical approach, experiences and challenges. J Feline Med Surg. 2022;24:837-46.

Zambelli D, Prati F, Cunto M, Iacono E, Merlo B. Quality and in vitro fertilizing ability of cryopreserved cat spermatozoa obtained by urethral catheterization after medetomidine administration. Theriogenology. 2008;69(4):485-90.

Lesões nos coxins plantares e palmares/pododermatite

Fernanda Vieira Amorim da Costa

O PULO DO GATO

A pododermatite é um achado clínico de uma lesão dermatológica regional, não um diagnóstico final, e pode causar dor e transtornos de locomoção aos animais afetados.

É importante observar se é apenas uma pata afetada ou várias e o tipo de lesões primárias. Os dermatófitos devem ser descartados sempre que as unhas forem afetadas, pois eles têm propensão a afetar a queratina e as unhas.

Um diagnóstico definitivo depende da histopatologia e a terapia, embora geralmente envolva imunomodulação, é diferente para cada doença, assim como o prognóstico.

INTRODUÇÃO

Pododermatite é o nome dado à apresentação clínica de uma inflamação que afeta a parte distal dos membros, embora possa envolver os coxins, a pele, os espaços interdigitais e/ou as pregas ungueais (capítulo 74 – Paroníquia e outras alterações das garras).

É importante observar se a doença se limita à pele dos espaços interdigitais ou se também atinge as unhas e os coxins. Algumas doenças afetam as unhas (p. ex., dermatofitose) e outras tendem a afetar as patas, mas não as unhas (p. ex., pênfigo). É importante observar a presença de prurido e a distribuição do prurido e das lesões no resto do corpo.

A pododermatite pode ser a única anormalidade detectada, ou pode ser acompanhada de outros sinais clínicos dermatológicos ou sistêmicos, portanto, qualquer gato com lesões nas patas requer um exame físico e dermatológico completo. Muitas das lesões são diagnosticadas apenas por avaliação histopatológica de amostras de biópsia, portanto, esse exame deve ser realizado na maioria dos casos de pododermatite felina. Porém, as infecções secundárias devem ser adequadamente diagnosticadas e tratadas antes da biópsia.

A prevalência geral de pododermatite entre os diagnósticos dermatológicos de gatos é baixa. As doenças que afetam as patas dos felinos incluem principalmente:

- Pododermatite linfoplasmocitária.
- Dermatites eosinofílicas.
- Pênfigo foliáceo.
- Hipersensibilidade à picada de mosquito.
- Adenocarcinoma metastático (denominado "síndrome dígito-pulmonar").

Diagnósticos extremamente raros podem incluir trauma, vasculite, calcinose em gatos com doença renal crônica (DRC) ou hipertireoidismo, neoplasias como carcinoma de células escamosas, fibrossarcoma, osteossarcoma e mastocitoma, nocardiose, infecções fúngicas e virais, além de reações medicamentosas.

PODODERMATITE LINFOPLASMOCITÁRIA

Etiologia e sinais clínicos

A pododermatite linfoplasmocitária (PLP) é uma condição dermatológica infrequente em gatos, caracterizada por edema nos coxins palmoplantares, que podem eventualmente ulcerar, causando dor e claudicação. Plasmocitose tecidual, hipergamaglobulinemia consistente, presença frequente de infecção pelo vírus da imunodeficiência felina (FIV) e resposta positiva à doxiciclina ou à excisão cirúrgica sugerem algum estímulo local infeccioso ou antigênico. No entanto, a localização em coxins e a resposta favorável à cirurgia também podem sugerir um componente estrutural para a etiologia.

Um estudo recente falhou em detectar vários agentes infecciosos (incluindo *Bartonella* spp., *Ehrlichia* spp., *Anaplasma phagocytophilum*, *Chlamydophila felis*, *Mycoplasma* spp., *Toxoplasma gondii* e herpes-vírus felino) em amostras de tecido por imunohistoquímica e reação em cadeia da polimerase (PCR). Publicações anteriores relataram infecção concomitante pelo FIV em 44 a 62% dos casos, mas a associação é possivelmente incidental e não causal. Uma etiologia alérgica também já foi sugerida, em razão da aparente sazonalidade.

A doença pode afetar gatos de quase todas as idades (6 meses a 12 anos de idade), e os machos castrados aparentam estar mais predispostos. Os sinais clínicos podem variar desde edema e flacidez indolor dos coxins, com eritema, estrias e descamações finas, até ulceração e, consequentemente, sangramento, dor e claudicação, que podem ser graves (Figura 1). **Tipicamente,**

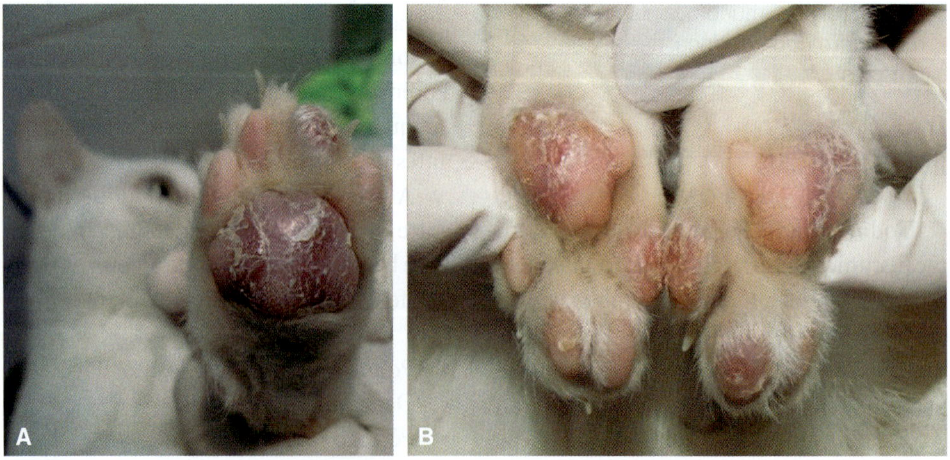

FIGURA 1. **A, B:** edema flácido e descamação nos coxins de um gato positivo para vírus da leucemia felina com pododermatite linfoplasmocitária.

Fonte: arquivo pessoal da autora.

múltiplas patas são afetadas, com lesões predominantemente nos coxins metacarpais ou metatarsais. Os coxins digitais também podem ser afetados, mas geralmente em menor frequência e gravidade. É comum haver infecção bacteriana secundária. Com a cronicidade, pode ocorrer despigmentação e até mesmo perda da arquitetura do coxim.

A claudicação é a queixa inicial mais comum, embora alguns gatos possam ser assintomáticos. A claudicação nem sempre se correlaciona com os coxins ulcerados. Os gatos ocasionalmente apresentam hemorragia recorrente de áreas ulceradas ou nodulares de um coxim plantar. Linfadenopatia, pirexia e letargia podem ser observadas em alguns gatos afetados. Uma minoria de gatos com pododermatite plasmocitária também apresenta estomatite linfoplasmocitária. Também foi observado edema nasal com infiltrados de plasmócitos. Além disso, glomerulonefrite imunomediada ou amiloidose renal também foram relatadas. Alguns gatos apresentam úlceras indolentes concomitantes ou granulomas eosinofílicos. Os achados hematológicos podem incluir anemia, leucocitose e trombocitopenia. Uma gamopatia policlonal está presente em todos os casos e pode persistir após o tratamento.

Diagnóstico

Um diagnóstico provisório pode ser dado com base em sinais clínicos típicos, já que a marca registrada da PLP é um edema flácido dos coxins centrais, com ou sem ulceração, e geralmente em mais de um membro. Quando essas alterações estão presentes, sem outras lesões dermatológicas, a suspeita deve ser muito forte, e a citologia por aspiração com agulha fina de um coxim afetado mostrando plasmócitos deve confirmar a suspeita clínica. O diagnóstico definitivo é baseado na histopatologia, mas deve-se evitar a amostragem de lesões ulceradas. As características histopatológicas geralmente incluem infiltração difusa de plasmócitos em toda a derme e no tecido subcutâneo, além de um número variável de linfócitos, neutrófilos e eosinófilos, além de células de Mott (plasmócitos contendo corpos de Russell). Fibrose e tecido de granulação podem ser vistos em casos crônicos.

O principal diagnóstico diferencial da PLP é o granuloma eosinofílico, embora este frequentemente apresente lesões cutâneas concomitantes em outros lugares, raramente afete múltiplas patas e frequentemente acometa os espaços interdigitais, e não apenas os coxins. **Quando um único coxim é acometido, deve-se considerar neoplasia ou corpo estranho como suspeita clínica importante**. Múltiplas patas acometidas, principalmente quando acompanhadas de paroníquia, podem sugerir etiologia infecciosa.

A maioria dos gatos nos relatos originais eram negativos para o vírus da leucemia felina (FeLV) e FIV. Estudos mais recentes mostram que a infecção por FIV está frequentemente presente e todos os casos devem ser testados.

Tratamento

A PLP é caracterizada por um curso de aparecimento e desaparecimento dos sinais clínicos, com alguns casos apresentando remissão espontânea, enquanto outros necessitam de terapia ao longo da vida. A base atual do tratamento é a terapia imunomoduladora e a terapia inicial de escolha é a doxiciclina oral, um antibiótico com propriedades imunomoduladoras. Esse fármaco é barato, seguro e eficaz na resolução de cerca de um terço dos casos e na melhora de mais de 80% deles. A dose recomendada é de 10 mg/kg a cada 24 horas ou 5 mg/kg a cada 12 horas até a resolução clínica, que pode levar até 12 semanas. Uma vez que os gatos são propensos a desenvolver esofagite induzida por fármacos, e subsequente estenose esofágica com esse antibiótico, é imperativo administrar os comprimidos ou cápsulas com posterior alimento e/ou água. Casos com sinais clínicos graves e/ou nos quais a doxiciclina é ineficaz exigirão o uso de imunodepressores sistêmicos:

- Prednisolona (2-4 mg/kg q. 24h).
- Triancinolona (0,4-0,6 mg/kg q. 24h).
- Dexametasona (0,5 mg/kg).
- Ciclosporina (7 mg/kg q. 24h).

A excisão cirúrgica também foi relatada como curativa, sem recidiva nos coxins tratados cirurgicamente após um período de acompanhamento de dois anos. Nos casos que exigem tratamento crônico, a medicação imunomoduladora deve sempre ser reduzida para a frequência mínima efetiva, que permita ao paciente permanecer confortável.

GRANULOMA EOSINOFÍLICO

Etiologia e sinais clínicos

O granuloma eosinofílico felino (GE) afetando as patas é uma manifestação de uma das três apresentações comuns da dermatite eosinofílica felina (DEF) (capítulo 81 – Prurido/lambedura excessiva), também chamada de complexo granuloma eosinofílico felino. Embora a etiopatogenia exata da DEF não seja clara, a maioria das evidências aponta para uma hipersensibilidade subjacente a insetos (principalmente pulgas), alérgenos ambientais ou alimentos. Portanto, a DEF é um padrão de reação cutânea e raramente um diagnóstico final. Alguns casos são idiopáticos, embora a causa genética também possa ser considerada. Excluindo-se as formas hereditárias que se manifestam em animais mais jovens, não existe predileção por raça, sexo ou idade para o GE. **A apresentação clínica é muito variável, pois as lesões podem ocorrer em qualquer parte do corpo, inclusive na cavidade oral. Em geral, são não pruriginosas, bem demarcadas, elevadas a nodulares, eritematosas a amarelo-alaranjadas e, ocasionalmente, ulceradas.** As lesões interdigitais e nos coxins palmoplantares são tipicamente crostosas e/ou ulceradas. No hemograma, a eosinofilia pode estar presente, embora não seja essencial para o diagnóstico.

Diagnóstico

Um exame dermatológico completo deve ser realizado quando um gato apresenta lesões crostosas e/ou ulceradas nas patas, para excluir o envolvimento de locais adicionais, incluindo o exame da cavidade oral. **Lesões características em outras localizações devem levantar a suspeita de EG. Os gatos afetados também podem apresentar simultaneamente outras lesões eosinofílicas e/ou dermatite miliar, consolidando ainda mais a suspeita de doença eosinofílica** (Figura 2). Citologia por *imprints* de lesões ulceradas ou sob lesões crostosas, ou punção aspirativa por agulha fina (PAAF) de lesões nodulares, ajudarão no diagnóstico. As amostras geralmente mostram reação inflamatória mista, com infiltrado predominantemente eosinofílico. A eosinofilia tecidual, embora favorável, não é diagnóstica por si só para EG, sendo necessária avaliação histológica para estabelecer o diagnóstico definitivo.

Os diagnósticos diferenciais para granulomas eosinofílicos nas patas incluem neoplasias (carcinoma espinocelular e mastocitoma), granuloma infeccioso (foliculite bacteriana e furunculose, micobactérias, dermatófitos ou infecção fúngica profunda), abscesso, reação de corpo estranho e doença granulomatosa estéril. O diagnóstico final é feito pela histopatologia, obrigatória nas lesões nodulares solitárias para descartar neoplasias ou corpos estranhos. As características histopatológicas consistem em dermatite granulomatosa nodular a difusa, com infiltrado eosinofílico proeminente e áreas multifocais de colágeno circundadas por eosinófilos degranulados, conhecidas como "figuras de chama". Uma vez confirmado o diagnóstico de EG, todo esforço deve ser feito para identificar a etiologia subjacente.

Tratamento

Assim como na PLP, o prognóstico para EG é variável e a resolução espontânea é possível. Nos casos em que uma causa subjacente é identificada e tratada com sucesso (ou seja, dermatite alérgica a pulgas ou alergia alimentar), o prognóstico é muito bom, desde que os gatilhos possam ser evitados. Em casos idiopáticos ou relacionados à síndrome atópica felina, é necessário fazer tratamento por toda a vida. A terapia consiste em imunomodulação, especificamente com prednisolona oral (1-2 mg/kg diariamente), então reduzida para dosagem em dias alternados, quando possível. Às vezes, doses mais altas (até 4 mg/kg) podem ser necessárias e alguns casos responderão melhor à dexametasona, 0,1-0,2 mg/kg (diminuindo para uma dose de manutenção de 0,05-0,1 mg/kg a cada 72 horas) ou triancinolona (0,2-0,3 mg/kg diariamente). O objetivo é sempre manter o gato na menor dose possível e – mais importante – na menor frequência possível, que o mantenha confortável. Todo esforço deve ser feito para evitar injeções de acetato de metilprednisolona, pelo maior risco de efeitos adversos, combinado com a impossibilidade de interromper o tratamento se ocorrerem efeitos indesejáveis e o fato de que maiores doses podem ser necessárias nos casos de resposta insuficiente. Os efeitos adversos da terapia com glicocorticoides,

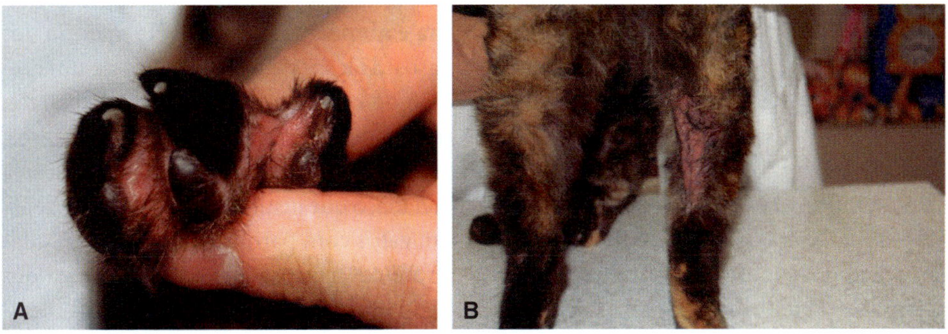

FIGURA 2. **A, B:** lesões ulceradas úmidas eritematosas nas regiões interdigital e caudal do membro pélvico de uma gata (granulomas eosinofílicos).

Fonte: arquivo pessoal da autora.

embora menos comuns em comparação aos cães, incluem polidipsia, polifagia, ganho de peso, *diabetes mellitus*, infecção do trato urinário, hiperadrenocorticismo iatrogênico, síndrome da fragilidade cutânea felina, insuficiência cardíaca congestiva, demodicidose e dermatofitose.

A ciclosporina a 7 mg/kg SID também se mostrou eficaz para GE. Em razão de uma fase de latência de 2 a 3 semanas, o tratamento deve continuar por pelo menos quatro semanas e depois diminuir para dias alternados quando possível, com alguns casos administrados com sucesso em um regime q. 72h. Os efeitos adversos não são comuns, embora 25% dos gatos possam sofrer efeitos gastrintestinais transitórios, incluindo anorexia, vômitos e diarreia. A coadministração de maropitant (2 mg/kg) durante as primeiras 2 a 3 semanas e/ou o aumento gradual da dose diária de ciclosporina pode reduzir o risco de vômitos. Outros efeitos adversos descritos são perda de peso e (raramente) hiperplasia gengival, hipersalivação, anorexia e lipidose hepática. Os gatos que recebem prescrição de ciclosporina devem ser FIV, FeLV e toxoplasmose negativos e não devem ser autorizados a caçar ou comer carne crua, em razão do risco de desenvolver toxoplasmose fatal.

PÊNFIGO FOLIÁCEO

Etiologia e sinais clínicos

O pênfigo foliáceo (PF) é a dermatose autoimune mais comum em gatos, correspondendo a quase 1% de todos os casos atendidos por dermatologistas. **É uma dermatose pustulosa, erosiva e crostosa, que acomete face, orelhas e patas.** A recidiva é frequente e a maioria dos casos exige terapia de longo prazo, que deve ser individualizada para cada paciente. A maioria dos casos parece ser idiopática, sendo o restante decorrente de reações a medicamentos (principalmente antibióticos, metimazol, radioiodoterapia) e vacinas, timoma e leishmaniose.

A doença é caracterizada por autoanticorpos produzidos contra as conexões intercelulares entre as células da epiderme superficial e o epitélio folicular, conhecidas como desmossomos. Estes provocam a perda da adesão célula a célula e a formação de células acantolíticas, que se acumulam em pústulas subcorneanas e intraepidérmicas, que podem eventualmente irromper em crostas, dando à doença seu aspecto clínico crostoso clássico. Embora os autoanticorpos IgG antiqueratinócitos circulantes e ligados ao tecido sejam detectados na maioria dos gatos com PF, o mecanismo exato da doença ainda não foi descoberto e o principal autoantígeno alvo em gatos ainda é desconhecido.

A idade mediana do início dos sintomas é de 6 anos, variando de 0,25 a 16 anos. As fêmeas podem ser mais propensas à condição. **O PF se apresenta como uma doença pustular bilateral simétrica, mas como as pústulas se rompem facilmente, os sinais clínicos típicos geralmente incluem crostas amareladas, erosões, ulcerações, eritema e alopecia** (Figura 3). Na maioria dos casos, as lesões envolvem mais de uma região do corpo, destacando-se cabeça/face, dobras de unhas e coxins. Em alguns casos, as dobras das unhas podem ser a única área afetada, o que justifica a consideração de PF em gatos com paroníquia erosiva, exsudativa e/ou crostosa afetando a maioria dos dedos. O prurido é variável e mais da metade dos casos apresenta sinais sistêmicos como letargia, febre e anorexia. Claudicação e dor são comuns se houver lesões graves

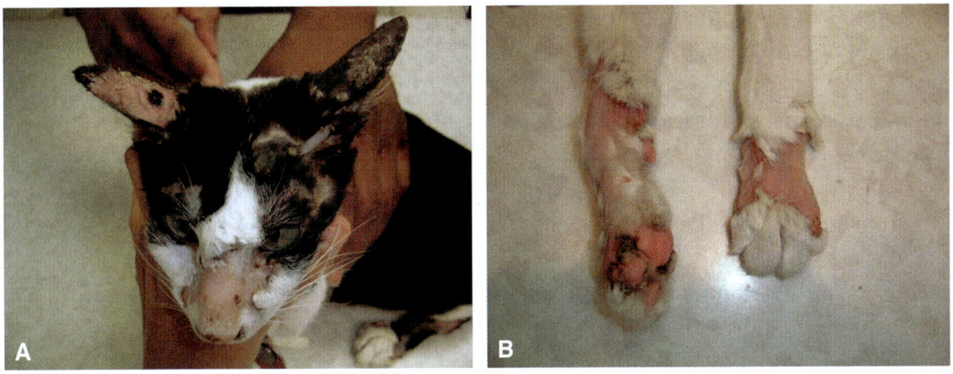

FIGURA 3. **A, B:** gato com lesões de pênfigo foliáceo; crostas amareladas, ulcerações, alopecia na face e extremidade distal das patas e paroníquia.

Fonte: arquivo pessoal da autora.

afetando as patas. Achados clinicopatológicos de leucocitose, neutrofilia, hiperglobulinemia e anemia estão presentes de forma variável.

Diagnóstico

Quando sinais clínicos típicos estão presentes, mais comumente pústulas e crostas afetando vários locais do corpo com simetria bilateral ou múltiplos dígitos, a citologia deve ser obtida diretamente das pústulas ou sob as crostas. Os achados característicos incluem células acantolíticas (queratinócitos arredondados com citoplasma escuro, lembrando um "ovo frito") com neutrófilos íntegros e, ocasionalmente, eosinófilos. **O diagnóstico definitivo é baseado em biópsias, de pústulas inteiras ou, quando uma pústula não pode ser amostrada, de crostas**. Os achados histopatológicos típicos consistem em crostas que frequentemente abrangem numerosos folículos pilosos, pústulas subcórneas ou intragranulares, numerosos queratinócitos acantolíticos e um infiltrado dérmico predominantemente neutrofílico, frequentemente acompanhado por eosinófilos, mastócitos e plasmócitos.

Tratamento

O PF felino apresenta um prognóstico favorável, com a maioria dos gatos apresentando remissão dentro de algumas semanas após o início do tratamento. É importante ressaltar que o controle da doença é definido como a cessação das lesões ativas e a cicatrização das lesões originais, mas não necessariamente o desaparecimento completo de todos os sinais. A maioria dos gatos responde muito bem à monoterapia com glicocorticoide, em geral prednisolona em uma dose inicial de 2 a 4 mg/kg diariamente, com a maioria dos casos documentados respondendo à dose mais baixa. Outras opções incluem triancinolona oral (0,2-0,6 mg/kg) ou dexametasona (0,1-0,2 mg/kg). A redução gradual da dose (redução de 20-25% a cada 2-4 semanas) é recomendada quando a doença estiver inativa por pelo menos duas semanas e a maioria das lesões cutâneas originais tiver cicatrizado. Medicações não esteroides relatadas para induzir o controle da doença em gatos incluem ciclosporina (5-10 mg/kg diariamente) e clorambucil (0,1-0,3 mg/kg diariamente), e são recomendadas nos casos que não respondem à monoterapia com esteroides, quando os efeitos adversos graves são vistos com esse tratamento, ou quando os corticosteroides não podem ser reduzidos gradualmente. A maioria dos gatos requer tratamento em longo prazo pela alta frequência de recaídas, que podem ser devidas à redução ou descontinuação do medicamento, mas também podem ocorrer em casos bem controlados. Os proprietários devem estar cientes dessa última possibilidade desde o momento do diagnóstico, e a discussão de diferentes protocolos de tratamento e efeitos adversos é importante.

HIPERSENSIBILIDADE À PICADA DE MOSQUITO

Etiologia e sinais clínicos

A alergia à picada de mosquito (APM) tem uma distribuição mundial onde os gatos são expostos sazonalmente a mosquitos. É uma dermatite pruriginosa que afeta tipicamente as áreas da pele com poucos pelos, incluindo face, orelhas e coxins; a picada do mosquito causa reação de hipersensibilidade a IgE tipo I. Não há predileção por idade, sexo ou raça. **As lesões são vistas em áreas com pouca pelagem em focinho, pinas, áreas periaural e periorbital e nos coxins palmares e plantares, pois os gatos frequentemente se deitam com as patas estendidas.** As lesões cutâneas incluem úlceras puntiformes, crostas e alterações pigmentares em face, orelhas e plano nasal. Hiperqueratose e pigmentação variável dos coxins são comuns, e o prurido pode ser intenso. O prurido associado causa escoriações por trauma na face e no nariz, resultando em sangramento. Em alguns gatos, ocorrem hiperqueratose dos coxins palmoplantares, crostas e alterações pigmentares.

Diagnóstico

O diagnóstico diferencial dependerá do número de patas acometidas, devendo-se considerar as causas de pododermatite já citadas. A citologia das lesões e dos linfonodos pode dar suporte ao diagnóstico de APM se houver predominância de eosinófilos. Os achados histopatológicos típicos consistem em foliculite e furunculose eosinofílicas, exocitose eosinofílica, inflamação eosinofílica dérmica difusa e ocasionais figuras de chamas. Quando a suspeita é alta e há um histórico de sazonalidade, evitar o mosquito resultará na resolução clínica em alguns dias.

Tratamento

Normalmente, um curto período de corticosteroides sistêmicos é necessário para controlar os sinais clínicos agudos, mas evitar o mosquito é a base da terapia. Os gatos devem ser mantidos dentro de casa durante as horas em que há mosquitos ativos e/ou usar uma coleira protetora antiparasitária.

ADENOCARCINOMA METASTÁTICO

Etiologia e sinais clínicos

A síndrome dígito-pulmonar felina (SDPF) descreve um padrão incomum de metástase de tumores pulmonares primários, mais comumente adenocarcinoma, para um ou mais dígitos. Os tumores pulmonares primários são considerados raros no gato, sendo o adenocarcinoma o mais comum. **Acredita-se que a disseminação metastática para os dedos se deva às propriedades angioinvasivas dessas lesões e à subsequente disseminação**

hematológica. Os gatos têm um alto fluxo sanguíneo digital, oferecendo uma possível explicação para a taxa significativa de disseminação metastática para esse local. É uma doença incomum, que afeta principalmente gatos mais velhos, com idade média de 12 anos (variando de 4 a 20 anos). Múltiplos dígitos são comumente envolvidos, muitas vezes em várias patas. Os sinais típicos incluem dor nos membros acometidos, claudicação, edema digital, secreção purulenta no leito ungueal e lesão permanente da bainha das unhas ou perda da unha (Figura 4). Todos os dedos podem estar envolvidos, com exceção do dedo medial, em que essa condição ainda não foi descrita. No entanto, estudos retrospectivos sugerem que os dedos de sustentação de peso são os mais comumente afetados. Raramente são vistos sinais clínicos sistêmicos inespecíficos, como mal-estar, inapetência, perda de peso e pirexia. Sinais clínicos respiratórios associados ao tumor pulmonar primário pulmonar geralmente estão ausentes.

Diagnóstico

O diagnóstico pode ser facilmente confirmado por radiografias dos dígitos, que classicamente mostrarão osteólise da terceira falange, potencialmente invadindo o espaço intra-articular (P2-P3), e possível osteólise de P2. Além disso, a radiografia torácica demonstra uma massa circunscrita solitária, geralmente nos lobos pulmonares caudais (Figura 4). Raramente uma radiografia torácica se mostrará pouco sensível, caso em que a tomografia computadorizada é recomendada. Em caso de dúvida, a histopatologia de um dedo amputado confirmará o diagnóstico.

Tratamento

O prognóstico é grave, com tempo de sobrevida relatado de 12 até 125 dias. Os gatos geralmente são eutanasiados em decorrência de dor, letargia e anorexia, e pode ocorrer morte súbita. A tentativa de amputação cirúrgica deve ser considerada com cautela, pelo mau prognóstico.

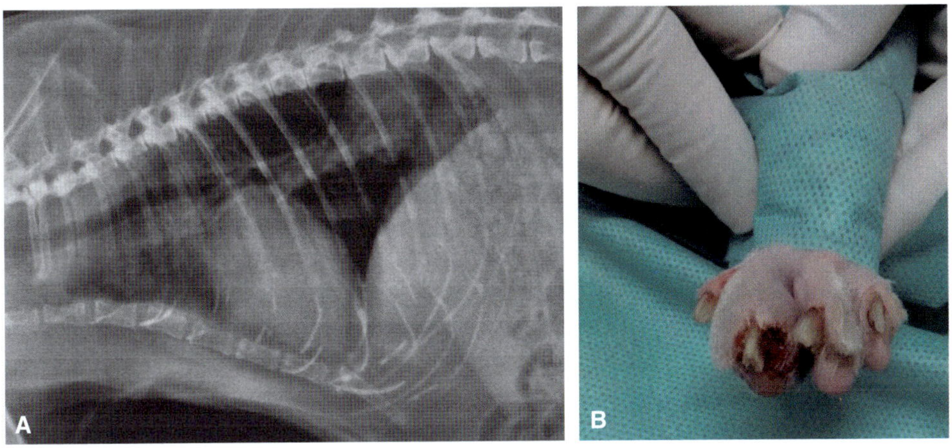

FIGURA 4. **A:** neoplasia pulmonar primária evidenciada nos campos pulmonares caudais em radiografia torácica (laterolateral) de um gato Persa de 14 anos. **B:** metástase digital em P2 do mesmo gato.

Fonte: arquivo pessoal da autora.

LITERATURA SUGERIDA

Bertazzolo W, Toscani L, Calcaterra S, Crippa L, Caniatti M, Bonfanti U. Clinicopathological findings in five cats with paw calcification. J Feline Med Surg. 2003;5(1):11-7.

Bettenay SV, Lappin MR, Mueller RS. An immunohistochemical and polymerase chain reaction evaluation of feline plasmacytic pododermatitis. Vet Pathol 2007;44:80-3.

Brosseau G. Feline plasma cell pododermatitis. Can Vet J. 2022;63(5):545-8.

Buckley L, Nuttall T. Feline eosinophilic granuloma complex(ities): some clinical clarification. J Feline Med Surg. 2012;14(7):471-81.

Declercq J, Bhatti S. Calcinosis involving multiple paws in a cat with chronic renal failure and in a cat with hyperthyroidism. Vet Dermatol. 2005;16(1):74-8.

Goldfinch N, Argyle DJ. Feline lung-digit syndrome: unusual metastatic patterns of primary lung tumours in cats. J Feline Med Surg. 2012;14(3):202-8.

Guaguere E, Hubert B, Delabre C. Feline pododermatoses. Vet Dermatol. 1992;3(1):1-12.

Jordan TJM, Affolter VK, Outerbridge CA, Goodale EC, White SD. Clinicopathological findings and clinical outcomes in 49 cases of feline pemphigus foliaceus examined in Northern California, USA (1987-2017). Vet Dermatol. 2019;30(3):209-e65.

Kauffman R. Feline pododermatitis. Veterinary Focus. 2021;31(1):26-32.

Pray B, Diaz Campos D, van Balen JC, Cole L, Jennings RN. Diagnostic challenge in veterinary pathology: chronic ulcerative pododermatitis in a cat. Vet Pathol. 2022;59(6):890-3.

Wobeser BK, Kidney BA, Powers BE, Withrow SJ, Mayer MN, Spinato MT, Allen AL. Diagnoses and clinical outcomes associated with surgically amputated feline digits submitted to multiple veterinary diagnostic laboratories. Vet Pathol. 2007;44(3):362-5.

67

Lesões papulocrostosas

Alessandra Vieira Pereira

O PULO DO GATO

As lesões papulocrostosas estão associadas a inflamações ou doenças autoimunes.

A dermatite miliar não é um diagnóstico definitivo, mas sim um padrão de resposta cutânea.

Nem sempre essas lesões estão associadas a prurido.

Uma boa anamnese, exame físico e exames complementares dermatológicos devem ser empregados a fim de buscar o diagnóstico definitivo e permitir o tratamento específico.

INTRODUÇÃO

As pápulas são lesões sólidas, circunscritas, eritematosas, com até um centímetro de diâmetro, inflamatórias localizadas na derme. As crostas são decorrentes da morte de células epidérmicas, associadas às células inflamatórias que migraram para a epiderme. As células inflamatórias migram para as camadas superficiais da pele em resposta à presença de agentes infecciosos, parasitas e alérgenos, ou podem ser a expressão de uma doença autoimune como o pênfigo foliáceo. As lesões podem ser solitárias ou múltiplas, localizadas ou disseminadas, observadas em qualquer região corpórea do gato. Quando são múltiplas, recobertas com crostas e pruriginosas, representam uma apresentação clínica específica, a dermatite miliar (Figura 1). A distribuição corpórea pode auxiliar na confirmação diagnóstica; por exemplo, lesões de dermatite miliar observadas nas bordas de pavilhão auricular, face e região cervical dorsal podem sugerir escabiose felina. Para tal confirmação, será necessário realizar o exame parasitológico cutâneo por raspado superficial ou fita de acetato e a observação dos ácaros notoédricos nas amostras colhidas.

É importante ressaltar que a dermatite miliar é um padrão de resposta cutânea e não o diagnóstico definitivo. Frequentemente, esse padrão é visto nas dermatopatias alérgicas em que o prurido as desencadeia. Vale lembrar que são lesões inflamatórias, as quais também podem ser vistas em casos comumente não pruriginosos, como na dermatofitose. A investigação da causa de base é mandatória. Essas lesões podem ser ainda identificadas na piodermite superficial e, nesse caso, o diagnóstico é feito por exame citológico da lesão, que mostrará bactérias cocoides fagocitadas por neutrófilos.

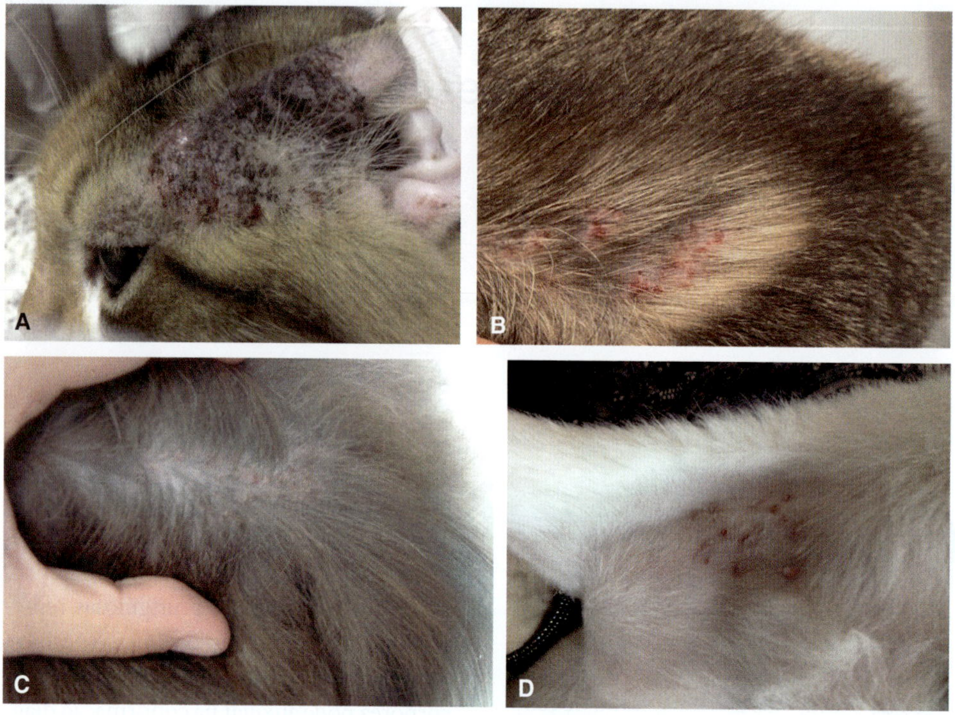

FIGURA 1. **A:** gato adulto com lesões de dermatite miliar em região temporal; causa de base: dermatite alérgica a pulgas. **B:** gato adulto com lesões papulocrostosas no dorso secundárias à síndrome atópica cutânea felina (SACF). **C:** gato adulto com dermatite miliar secundária a dermatofitose por *Microsporum canis*. **D:** gato adulto com dermatite miliar em abdome secundária à SACF.

Fonte: arquivo pessoal da autora.

DIAGNÓSTICO

Identificação

A identificação do paciente quanto a idade, raça e sexo é o primeiro passo para a investigação diagnóstica. Em filhotes, a dermatite miliar geralmente tem como causa de base a dermatofitose e as dermatopatias parasitárias, como pediculose, puliciose, escabiose e otoacaríase. Os adultos podem apresentar, além das condições já citadas, as alergopatias e, menos frequentemente, as doenças autoimunes, como o pênfigo foliáceo. A predisposição racial a determinadas doenças é outro ponto relevante e deve ser considerado. Os gatos da raça Sphynx por exemplo, são predispostos à urticária pigmentosa e, assim, devemos incluí-la no plano diagnóstico (Figura 2).

Histórico clínico

A história clínica é o segundo passo para a condução diagnóstica. É importante questionar a procedência do felino, se ele foi adotado, resgatado ou se foi adquirido em um gatil, pois geralmente gatos oriundos de locais com grande número de gatos são mais propensos a adquirir doenças infecciosas e parasitárias, que podem justificar a dermatite miliar. Deve-se investigar se o

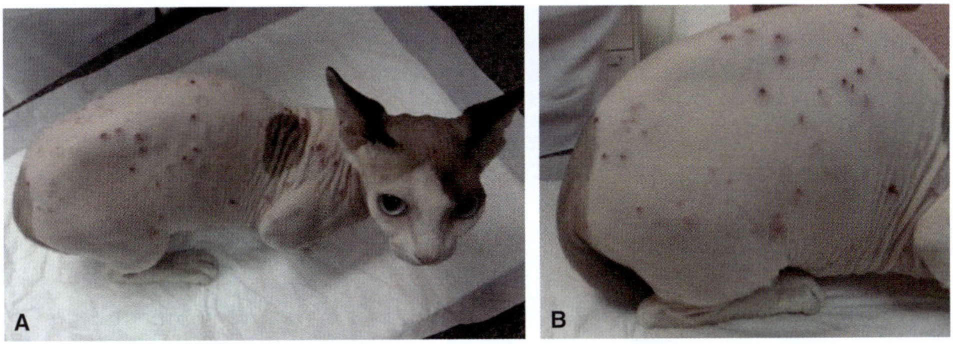

FIGURA 2. **A, B:** gato Sphynx adulto com lesões papulocrostosas de distribuição generalizada – urticária pigmentosa.

Fonte: arquivo pessoal da autora.

animal é extradomiciliado, domiciliado ou semidomiciliado e se há contactantes caninos e felinos que vivem com ele. Deve-se questionar ainda que tipo de alimentação é ofertada, como é o ambiente em que ele vive, se há outras alterações exceto as dermatológicas e quais os tratamentos realizados anteriormente, como antiectoparasitários, corticosteroides, antibióticos etc.

Exame físico

Ao exame físico, primeiro se observa a distribuição corpórea das lesões. À palpação, é possível sentir a elevação das lesões, lembrando que são inflamatórias. Logo a seguir, é feita a inspeção a fim de encontrar algum ectoparasita, como pulgas e seus dejetos, piolhos e outros. O uso de ferramentas de triagem diagnóstica, como a lâmpada de Wood e o dermatoscópio, é indicado para descartar inicialmente a dermatofitose por *Microsporum canis*. A inspeção da cavidade oral é sempre importante, pois é possível observar outros padrões lesionais em associação, como o granuloma eosinofílico, que podem estar associados a doenças alérgicas, por exemplo.

Exames complementares dermatológicos

Os exames parasitológicos cutâneo e de cerúmen devem ser realizados em casos de dermatite miliar, a fim de descartar causas parasitárias, como demodiciose, otoacaríase, linxacariose e puliciose.

O exame direto para dermatófitos confirma a infecção quando positivo, porém quando negativo não a descarta; nesses casos, o ideal é realizar coleta de material para cultivo micológico. Na suspeita de dermatofitose ocasionada por *Microsporum canis*, o ideal é coletar os pelos fluorescentes à lâmpada de Wood.

A amostra para exame citopatológico pode ser coletada pela técnica de escarificação. Esse exame é importante e revelará se a causa é inflamatória (presença de eosinófilos e neutrófilos) ou infecciosa, visto que a presença de fagocitose de cocos confirma a piodermite.

O exame histopatológico não é mandatório para essas lesões e deve ser realizado em casos suspeitos de urticária pigmentosa e doenças autoimunes.

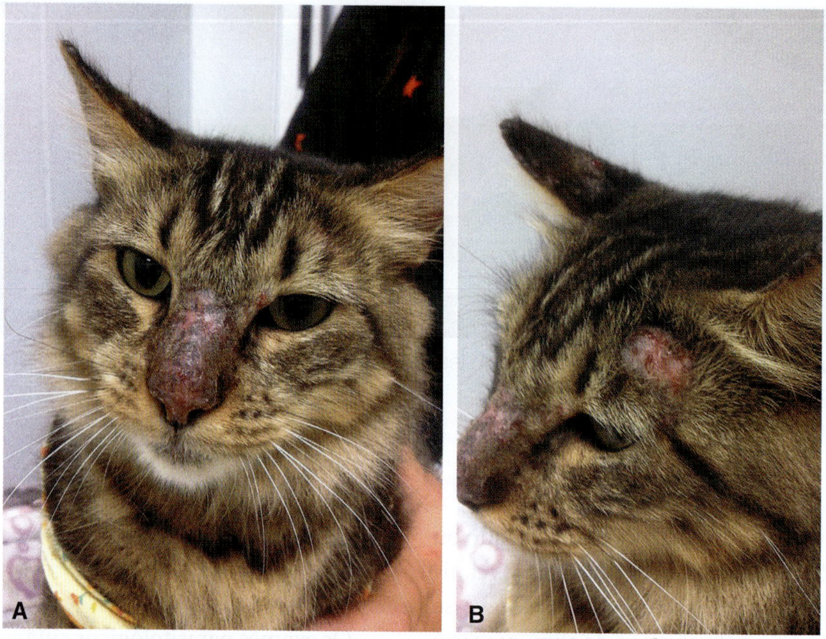

FIGURA 3. **A**, **B:** gato SRD com eritema e lesões de dermatite miliar em ponte nasal e região temporal – hipersensibilidade a picada de mosquitos.

Fonte: arquivo pessoal da autora.

Diagnóstico diferencial

O diagnóstico diferencial da dermatite miliar inclui as dermatopatias parasitárias, como queiletielose, linxacariose, demodiciose, escabiose e puliciose, dermatofitose, hipersensibilidade à picada de mosquitos (Figura 3), reação adversa alimentar, síndrome atópica felina, farmacodermias e pênfigo foliáceo.

LITERATURA SUGERIDA

Colombo S. Papules, pustules, furuncles and crusts. In: Noli C, Colombo S, editors. Feline dermatology. Cham: Springer; 2020.

Genovese DW, Johnson TL, Lamb KE, Gram WD. Histological and dermatoscopic description of sphynx cat skin. Vet Dermatol. 2014;25(6):523-9, e89-90.

Miller WH, Griffin CE, Campbell KL. Miscellaneous alopecia. In: Miller WH, Muller & Kirk's Small Animal Dermatology. 7. ed. St. Louis: Elsevier/Saunders; 2013. p.566-72.

68

Linfadenopatia periférica

Fernanda Vieira Amorim da Costa

O PULO DO GATO

O aumento dos linfonodos é um achado clínico comum em gatos com vários estados patológicos subjacentes, mas às vezes pode ser a queixa principal.

Os linfonodos aumentam como consequência da proliferação de células normais que geralmente residem no linfonodo ou da infiltração com células externas normais ou anormais. Raramente os linfonodos aumentam como resultado de alterações vasculares (p. ex., hiperemia, congestão, neovascularização, edema).

A maioria dos casos de linfadenopatia solitária ou regional superficial em gatos resulta de processos inflamatórios ou infecciosos localizados ou de neoplasia metastática, enquanto a maioria dos casos de linfadenopatia solitária ou regional profunda (p. ex., intra-abdominal, intratorácica) resulta de neoplasia metastática ou de doenças infecciosas sistêmicas (p. ex., micoses sistêmicas).

INTRODUÇÃO

Os gânglios linfáticos e o baço constituem a principal fonte de células imunológicas e mononucleares fagocíticas (MP) no corpo. Como essas estruturas linfoides estão em um estado dinâmico constante, elas se remodelam continuamente e mudam de tamanho em resposta a estímulos antigênicos.

Tecnicamente, o termo linfadenomegalia é a descrição correta para o aumento dos linfonodos, mas a linfadenopatia (doença dos linfonodos) geralmente é usada como sinônimo. A linfadenopatia também pode abranger situações em que os gânglios linfáticos são reduzidos em tamanho, como na senilidade, caquexia ou durante uma infecção viral ou imunossupressão, quando há o esgotamento do tecido linfoide. Além disso, os gânglios linfáticos podem apresentar alteração patológica (p. ex., presença de tumor metastático), sem necessariamente estarem aumentados.

A linfadenopatia pode envolver linfonodos periféricos (palpáveis) e/ou linfonodos viscerais internos (conforme determinado por exame de imagem). **Linfadenopatia solitária** refere-se ao aumento de um único linfonodo. **Linfadenopatia regional** é o aumento de uma cadeia de gânglios linfáticos que drenam uma área anatômica específica. **Linfadenopatia generalizada** é um aumento multicêntrico de linfonodos que afeta mais de uma área anatômica.

As linfadenopatias também podem ser classificadas como superficiais ou profundas (ou viscerais), de acordo com sua localização anatômica.

Quando as células normais proliferam dentro de um linfonodo em resposta a estímulos antigênicos (p. ex., vacinação, infecção), o termo **linfadenopatia reativa** (ou hiperplasia linfonodal) é usado. Células linfoides e mononucleares fagocíticas apresentadoras de antígenos (MF-AP) proliferam em resposta a estímulos imunológicos e infecciosos. Como essas estruturas linfoides geralmente apresentam muitos antígenos simultaneamente, a proliferação celular que ocorre nas linfadenopatias reativas é policlonal, isto é, uma grande variedade de tipos morfológicos de linfoides e tipos de células MF-AP estão presentes em uma amostra citológica ou histopatológica.

Quando leucócitos polimorfonucleares ou macrófagos predominam no infiltrado celular, utiliza-se o termo **linfadenite**. Isso geralmente é resultado de processos infecciosos. Dependendo do tipo celular predominante no infiltrado, a linfadenite é classificada como supurativa (predominam neutrófilos), granulomatosa (predominam macrófagos), piogranulomatosa (predominam macrófagos e neutrófilos) ou eosinofílica (predominam eosinófilos).

As linfadenopatias infiltrativas geralmente resultam do deslocamento de estruturas linfonodais normais por células neoplásicas e, raramente, por hematopoiese extramedular. As neoplasias que afetam os gânglios linfáticos podem ser tumores hematopoiéticos primários ou neoplasias secundárias (metastáticas). **A infiltração de linfonodos por tumores hematopoiéticos constitui uma das causas mais comuns de linfadenopatia generalizada em cães, mas não em gatos.**

INVESTIGAÇÃO CLÍNICA

Os sinais clínicos em gatos com linfadenopatia são vagos e inespecíficos e geralmente estão relacionados à doença primária e não ao aumento do gânglio. Eles incluem anorexia, perda de peso, fraqueza, febre, poliúria-polidipsia (hipercalcemia paraneoplásica) ou uma combinação desses. Linfonodos aumentados podem ocasionalmente resultar em sinais obstrutivos ou compressivos (p. ex., disfagia resultante de linfonodos retrofaríngeos aumentados – Figura 1, tosse e dispneia resultante de linfonodos cervicais aumentados).

A distribuição da linfadenopatia também é de relevância diagnóstica. **Em pacientes com linfadenopatia solitária ou regional, a área drenada pelo(s) linfonodo(s) deve ser examinada meticulosamente, prestando atenção especial a pele, tecido subcutâneo e ossos. Na linfadenopatia generalizada, é importante a avaliação de outros órgãos hemolinfáticos, como baço, fígado e medula óssea.**

Os gânglios linfáticos são firmes, irregulares e indolores; sua temperatura é normal ao toque e não aderem às estruturas circundantes. No entanto, em pacientes com linfadenite, os gânglios linfáticos podem estar mais macios que o normal e mais sensíveis e quentes, além de também poderem aderir às estruturas circundantes (linfadenopatia fixa). Linfadenopatias fixas também podem ser a característica de apresentação em gatos com lesões metastáticas, linfomas com invasão extracapsular ou certas doenças infecciosas (p. ex., micobacteriose).

Em gatos, a síndrome de hiperplasia linfonodal característica geralmente resulta em linfadenopatia maciça – o tamanho dos gânglios linfáticos é de 5 a 10 vezes o normal (Figura 1). O aumento leve a moderado

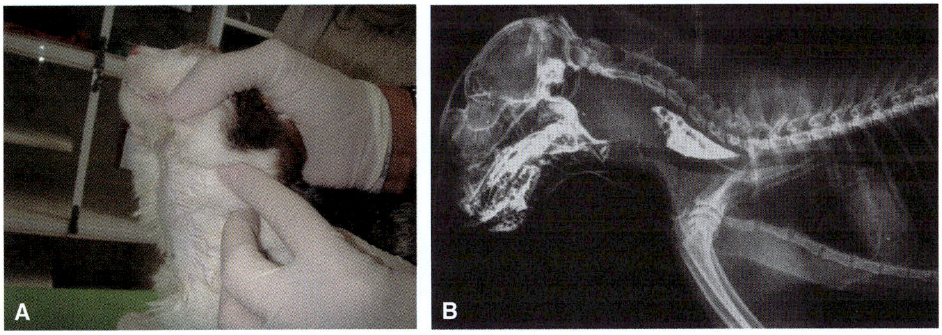

FIGURA 1. A: linfadenopatia generalizada em um gato positivo para vírus da leucemia felina. B: os linfonodos retrofaríngeos estavam inclusive causando disfagia por compressão esofágica, demonstrada na radiografia cervical lateral contrastada com sulfato de bário.

Fonte: arquivo pessoal da autora.

dos linfonodos (2 a 4 vezes o tamanho normal) ocorre em uma variedade de linfadenopatias reativas e inflamatórias (p. ex., bartonelose, micoses sistêmicas, leishmaniose, doenças imunomediadas, doenças de pele) e nas leucemias.

A administração de metimazol para o tratamento do hipertireoidismo foi associada a uma hiperplasia linfoide atípica caracterizada pela proliferação de células B e T. A resolução ocorre após a retirada da medicação.

DIAGNÓSTICO

Hemograma completo (CBC), perfil bioquímico sérico e exame de urina devem ser obtidos, principalmente se o paciente não estiver clinicamente bem (Figura 2). Alterações no hemograma podem indicar um processo inflamatório sistêmico (p. ex., anemia arregenerativa leve, leucocitose com neutrofilia, desvio à esquerda, monocitose) ou neoplasia hemolinfática (p. ex., blastos circulantes na leucemia aguda ou linfoma, linfocitose acentuada sugestiva de leucemia linfocítica crônica). Ocasionalmente, o agente causador pode ser identificado durante o exame de esfregaço de sangue (criptococose, histoplasmose, micoplasmose). O ensaio de reação em cadeia da polimerase (PCR) para clonalidade e imunofenotipagem com citometria de fluxo pode ser usado em pacientes com células anormais circulantes ou linfocitose. A PCR para agentes infecciosos deve ser sempre realizada em pacientes com hiperplasia linforreticular.

Duas grandes anormalidades bioquímicas séricas têm valor diagnóstico em gatos com linfadenopatia: hipercalcemia e hiperglobulinemia. A hipercalcemia pode representar uma síndrome paraneoplásica e a hiperglobulinemia monoclonal ocorre comumente nos casos de mieloma múltiplo e, ocasionalmente, linfoma ou leishmaniose. A hiperglobulinemia policlonal ocorre comumente nas micoses sistêmicas e peritonite infecciosa felina (PIF).

Estudos sorológicos e microbiológicos devem sempre ser conduzidos em gatos com suspeita de linfadenopatia infecciosa para determinar o diagnóstico definitivo (Quadro 1). Amostras de linfonodos para culturas bacterianas e fúngicas também devem ser obtidas, se necessário.

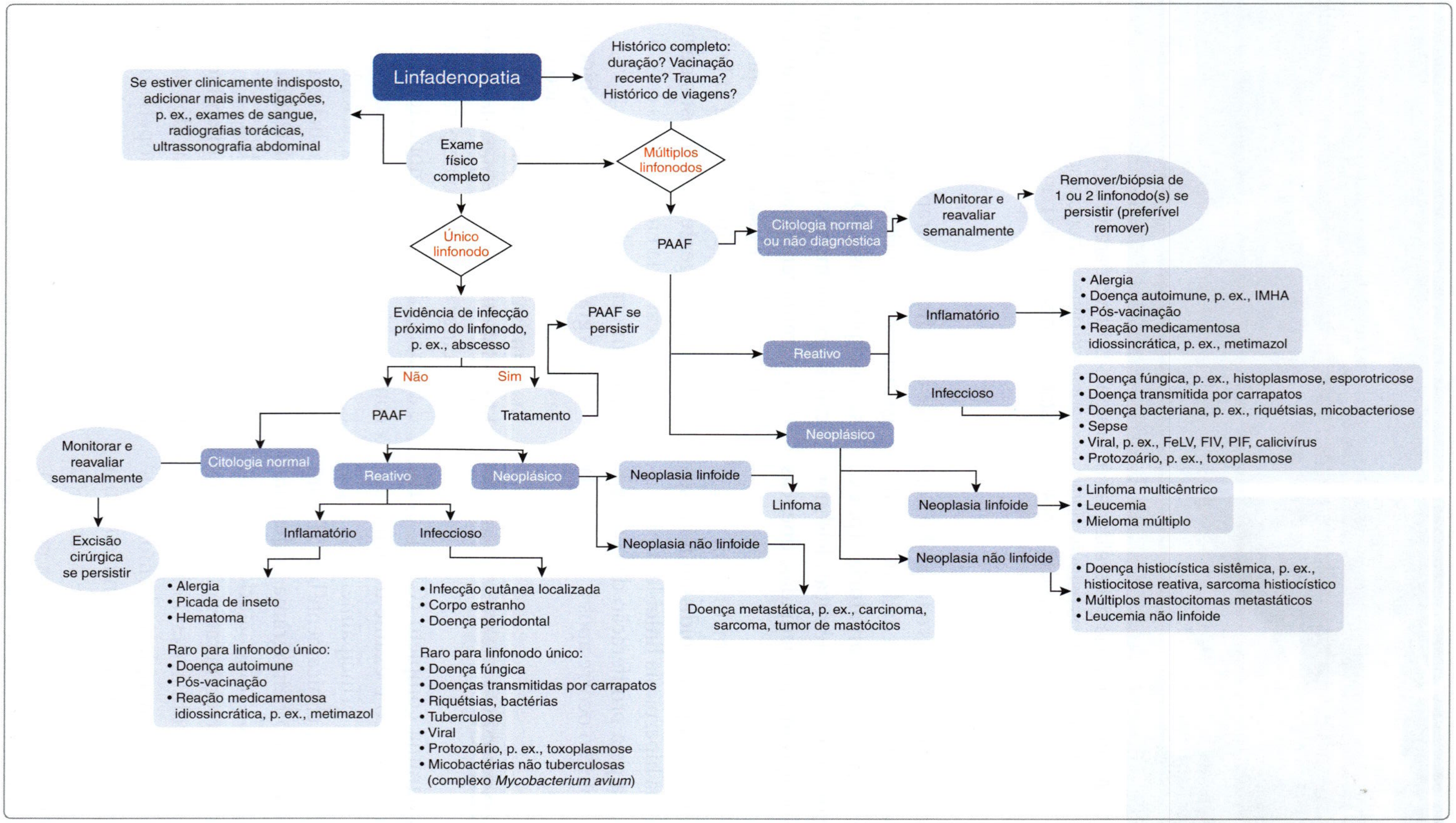

FIGURA 2. Fluxograma de orientação da investigação da linfadenopatia periférica em gatos.

FIV: vírus da imunodeficiência felina; IMHA: anemia hemolítica imunomediada; FeLV: vírus da leucemia felina; PIF: peritonite infecciosa felina; PAAF: punção aspirativa por agulha fina.

QUADRO 1

Diagnóstico diferencial da linfadenopatia periférica em gatos

- Neoplásica:
  - Linfoproliferativa.
    - Linfoma.
  - Neoplasia metastática (causas comuns):
    - Carcinoma (p. ex., da glândula mamária, carcinoma oral de células escamosas).
    - Mastocitoma.
- Reativa:
  - Infecciosa:
    - Infecção fúngica sistêmica.
      - Esporotricose (*Sporothrix schenckii*).
      - Criptococose (*Cryptococcus neoformans*).
      - Histoplasmose (*Histoplasma capsulatum*).
    - Micobacteriose.
    - Doenças transmitidas por vetores (coinfecção é comum):
      - Leishmaniose (*Leishmania* spp.).
      - Erliquiose (*Ehrlichia* spp.).
      - Bartonelose (*Bartonella henselae*).
      - Citauxzoonose (*Cytauxzoon felis*).
      - Hepatozoonose (*Hepatozoon* spp.).
    - Toxoplasmose (*Toxoplasma gondii*).
    - Micoplasma hemotrópico (*Mycoplasma* spp.).
    - Retrovírus:
    - **FeLV – uma das causas mais frequentes de linfadenopatia periférica generalizada**.
    - FIV.
- Inflamatória ou relacionada ao sistema imunológico:
  - Síndrome linfoproliferativa autoimune de gatos British Shorthair.
- Reação a fármacos:
  - Metimazol.
  - Pseudolinfoma induzido por fenobarbital.
- Idiopática:
  - Vasculopatia plexiforme de linfonodos cervicais ou inguinais.
  - Linfadenopatia generalizada semelhante a linfoma.
  - Hiperplasia linfonodal periférica distinta de gatos jovens.

O diagnóstico preciso, baseado na avaliação cito ou histológica, é obrigatório para indicar o tratamento mais adequado. As técnicas geralmente utilizadas para obter amostras de qualquer linfonodo periférico ou interno aumentado são a biópsia por agulha fina sem aspiração (BAF) ou a punção aspirativa por agulha fina (PAAF). A técnica de coleta com agulha pode ser usada quando a arquitetura do tecido não é importante para o diagnóstico, como na suspeita de doença infecciosa. A citologia também é especialmente sensível e específica no diagnóstico de neoplasia, independentemente de ser primária ou metastática.

Em um paciente com linfadenopatia generalizada, o veterinário deve decidir qual linfonodo aspirar. Obviamente, é importante que a aspiração seja realizada em um linfonodo no qual as alterações teciduais são representativas da doença em curso. Portanto, uma amostra não deve ser obtida do maior linfonodo porque a necrose pode impedir um diagnóstico definitivo. Como a gengivite clínica e subclínica é comum em gatos mais velhos, os linfonodos submandibulares não devem ser rotineiramente aspirados, porque geralmente são reativos e os achados podem obscurecer o diagnóstico primário.

Múltiplos esfregaços devem ser preparados e corados para exame citológico. Artefatos são comuns nesses aspirados, pois muitas vezes há contaminação por sangue e tecido adiposo. Amostras de aspirado de linfonodo produzem material celular muito frágil e as células podem, portanto, ser facilmente rompidas durante o processo de amostragem.

O método padrão-ouro para tentar definir a causa do aumento do linfonodo é a excisão cirúrgica com avaliação histológica. Como o principal objetivo da histopatologia é obter informações sobre a arquitetura do tecido, esse método deve ser sempre considerado se o paciente puder ser anestesiado com segurança. Biópsias com agulhas manuais ou automáticas (tipo *tru-cut*) podem ser utilizadas, porque a técnica é direta e requer apenas sedação ou anestesia leve. No entanto, as amostras obtidas dessa maneira geralmente não fornecem amostras apropriadas e adequadas para histopatologia.

TRATAMENTO

Não existe tratamento específico para cães ou gatos com linfadenopatia local, regional ou generalizada difusa. O tratamento deve ser direcionado para a(s) causa(s) da linfadenopatia.

O clínico ocasionalmente encontra um paciente no qual o linfonodo aumentado comprime ou oclui mecanicamente uma via aérea, esôfago ou vaso. Nesses casos, pode-se discutir a possibilidade de excisão cirúrgica do linfonodo em questão ou o uso de doses anti-inflamatórias de corticosteroides (1-2 mg/kg PO a cada 24h), assim como a antibioticoterapia sistêmica pode ser benéfica em animais com linfadenite supurativa.

LITERATURA SUGERIDA

Fernandez-Gallego A, Feo Bernabe L, Dalmau A, Esteban-Saltiveri D, Font A, Leiva M, et al. Feline leishmaniosis: diagnosis, treatment and outcome in 16 cats. J Feline Med Surg. 2020;22(10):993-1007.

Hohenhaus A. Differential diagnosis: peripheral lymphadenopathy in cats. Clinician's Brief. 2022; June: 1-5.

Lieser J, Schwedes CS. Pseudolymphoma in a cat on phenobarbital treatment. J Small Anim Pract. 2018;59(7):444-7.

Lucke VM, Davies JD, Wood CM, Whitbread TJ. Plexiform vascularization of lymph nodes: an unusual but distinctive lymphadenopathy in cats. J Comp Pathol. 1987;97(2):109-19.

Niessen SJ, Voyce MJ, de Villiers L, Hargreaves J, Blunden AS, Syme HM. Generalised lymphadenomegaly associated with methimazole treatment in a hyperthyroid cat. J Small Anim Pract. 2007;48(3):165-8.

Mooney SC, Patnaik AK, Hayes AA, MacEwen EG. Generalized lymphadenopathy resembling lymphoma in cats: six cases (1972-1976). J Am Vet Med Assoc. 1987;190(7):897-900.

Moore FM, Emerson WE, Cotter SM, DeLellis RA. Distinctive peripheral lymph node hyperplasia of young cats. Vet Pathol. 1986;23(4):386-91.

Walton RM, Hendrick MJ. Feline Hodgkin's-like lymphoma: 20 cases (1992-1999). Vet Pathol. 2001; 38(5):504-11.

69

Miíase

Christine Souza Martins

O PULO DO GATO

A miíase, também conhecida como "bicheira", é a invasão do tecido vivo por larvas de insetos dípteros.

A miíase pode ser cutânea ou cavitária.

Geralmente os gatos diagnosticados com miíase vivem sob condições de negligência e/ou péssimas condições sanitárias. É frequente ocorrer em gatos vivendo na rua, com ferimentos de brigas e em estado grave de debilidade física.

O Brasil é o local com o maior número de relatos de miíase em gatos, favorecido pelo clima e pelo grande número de animais errantes.

INTRODUÇÃO

A miíase é definida como a invasão de larvas de moscas dípteras nos tecidos de animais vivos. A miíase típica, vulgarmente chamada de "bicheira", na maioria das vezes é causada por moscas da família *Calliphoridae*, sendo a espécie mais comum a *Cochliomyia hominivorax*. Essa mosca adulta tem cerca de 8 a 10 mm, apresenta uma face laranja amarelada e três listras longitudinais escuras no tórax. As larvas maduras podem chegar a 17 mm de comprimento.

Outras espécies de moscas podem estar envolvidas na miíase, mas serão consideradas secundárias, facultativas ou acidentais.

Feridas abertas atraem as moscas fêmeas recém-fecundadas, que armazenam cerca de 2.800 ovos e realizam várias posturas, em diferentes locais, com intervalos de 3 a 4 dias, depositando de 100 a 300 ovos por vez nas margens mais secas da ferida. A fêmea se alimenta dos exsudatos ali presentes. Os ovos vão eclodir após cerca de 12 a 24 horas e as larvas imediatamente começam a se alimentar dos tecidos do hospedeiro. As larvas estarão maduras entre 4 e 12 dias e, enquanto isso, o cheiro característico vindo da ferida atrai mais moscas, que vão depositar ainda mais ovos, caracterizando uma miíase secundária.

A miíase pode ser considerada rara em gatos domiciliados e bem cuidados. Ela é principalmente uma doença relacionada com negligência, abandono ou animais muito debilitados, com paresias/paralisias, incontinências urinárias ou fecais, em decúbito prolongado, apresentando feridas úmidas e não tratadas, em especial gatos ferais e doentes vivendo nas ruas, incapazes de cuidar de suas feridas. Gatos de pelo longo também podem acumular material fecal na região perianal que, se não higienizada, pode atrair moscas.

Outro tipo de miíase é a chamada miíase furuncular ou nodular, popularmente chamada de "berne". Esse tipo, considerado raro nos gatos, é causado por moscas da família *Oestridae* (subfamília *Cuterebrinae*), que são capazes de invadir tecidos íntegros, e a lesão de pele que causam abriga somente uma ou duas larvas. A espécie mais comum no Brasil é a *Dermatobia hominis*. Essa mosca não deposita os ovos diretamente na pele do hospedeiro, mas sim no abdome de vetores foréticos – insetos zoofílicos, como mosquitos e outras moscas (p. ex., *Musca domestica* e *Stomoxys calcitrans*) – e estes levam os ovos operculados até os hospedeiros. A lesão típica é um nódulo com uma abertura central exsudando fluido serossanguinolento ou purulento, e por onde pode ser evidenciada a presença da larva.

PATOGENIA E DIAGNÓSTICO

A infestação por larvas ocorre tipicamente em locais com acúmulo de umidade e sem cuidados adequados: ao redor dos olhos, nariz, boca, genitália, ânus ou adjacente a uma ferida, traumática ou cirúrgica (Figura 1A). As moscas são atraídas pelo odor e depositam seus ovos na pele úmida ou ferida, de onde as larvas eclodem. As larvas são capazes de produzir enzimas proteolíticas que digerem os tecidos e facilitam sua penetração e permanência. As lesões se caracterizam por úlceras crateriformes que podem coalescer e se aprofundar de acordo com o número de larvas presente (Figura 1B).

Além da miíase cutânea, também pode ocorrer a miíase cavitária, quando as moscas depositam os ovos em cavidades corporais como boca, narinas, orelhas, ânus e vagina.

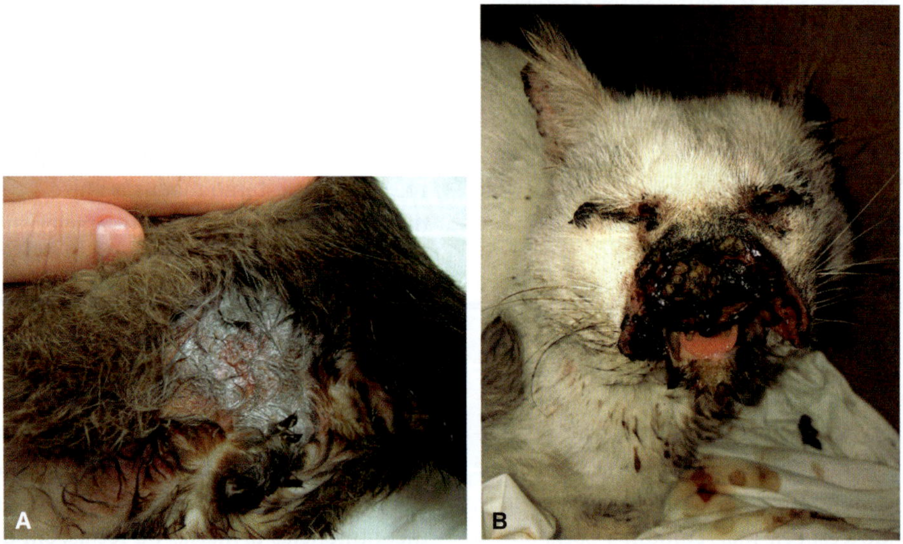

FIGURA 1. Gatos com miíase em diferentes fases. **A:** observam-se larvas ainda pequenas na superfície de uma área úmida, suja de urina e fezes, em um gato que não recebeu os devidos cuidados após um trauma de coluna. Observa-se também a presença de substância de coloração prateada, aplicada depois que as larvas já estavam presentes (inseticida). **B:** gato de rua resgatado com miíase avançada na face, tomando grande parte da cavidade nasal.

Fonte: (A) arquivo pessoal da autora; (B) imagem cedida por Fernanda Vieira Amorim da Costa.

Nesses casos, é evidente que o estado de debilidade do gato também é grave (Figura 2).

A maior incidência ocorre em gatos machos com acesso à rua e que se envolvem em brigas, caracterizando a maior parte das lesões nas porções craniais do corpo, justamente os locais mais atingidos por ferimentos de briga, isto é, face, orelhas, pescoço e membros torácicos. Esses gatos frequentemente também estão infectados com os vírus da imunodeficiência felina (FIV) e/ou da leucemia felina (FeLV).

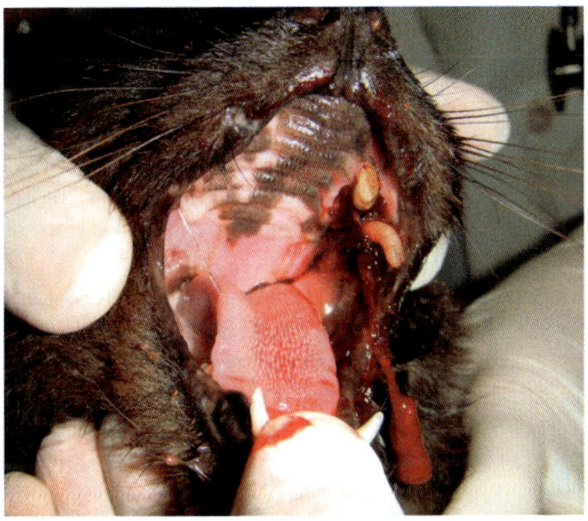

FIGURA 2. Gato com miíase na cavidade oral.
Fonte: imagem cedida por Fernanda Vieira Amorim da Costa.

As miíases também podem começar em feridas não traumáticas ulcerativas, secundárias a neoplasias de pele (carcinomas) ou lesões causadas pela esporotricose.

O diagnóstico é bem simples e direto, baseado na visualização dos ovos, das larvas, do exsudato sero-hemorrágico e no cheiro pútrido e desagradável oriundo da lesão.

Tendo em vista que as miíases são mais frequentes nos gatos já doentes, a abordagem diagnóstica deve abranger uma avaliação mais ampla do estado geral do gato, com exames de sangue, urina e testes para retroviroses.

TRATAMENTO

Inicialmente, o gato deve receber os cuidados de estabilização, hidratação, analgesia, suporte nutricional e uma boa avaliação de seu estado geral, tendo em vista que a ocorrência da miíase por si só já é uma indicação de seu grave estado de debilidade (Quadro 1).

Durante a remoção mecânica das larvas, deve-se ter cuidado para evitar seu

QUADRO 1

Manejo terapêutico de gatos com miíase

1. Estabilização de parâmetros vitais: temperatura, pressão, estado de hidratação
2. Considera-se a sedação ou anestesia do gato
3. Tricotomia e antissepsia das regiões afetadas
4. Tratamento larvicida:
    a. Nitenpiram (um comprimido de 11,4 mg para gatos acima de 1 kg).* OU
    b. Ivermectina (0,2-0,4 mg/kg SC, dose única): menor custo
    c. Isoxazolinas (afoxolaner, fluralaner, lotilaner, sarolaner): eficácia parecida com a do nitenpiram, porém com ações mais lentas**
5. Remoção mecânica cuidadosa das larvas com pinça
6. Uma vez eliminadas as larvas, realizar desbridamento das feridas com remoção de tecido necrótico sob anestesia (se as condições do gato assim permitirem)
7. Antibióticos sistêmicos
8. Manutenção e proteção da ferida
9. Manter o gato em um ambiente livre de moscas até que a ferida cicatrize

* Eficácia comprovada em gatos. ** Estudos em cães.

rompimento, pois pode haver liberação de grandes quantidades de proteínas exógenas, que podem ser prontamente absorvidas na ferida aberta e com potencial para desencadear reações anafiláticas, choque e até morte.

Não é recomendado o uso de inseticidas em *spray* com indicações para tratamento de "bicheiras" em outros animais. Esses produtos são compostos organofosforados, carbamatos ou piretroides, considerados bastante tóxicos para os gatos.

Uma vez eliminadas as larvas, a tendência é a ferida cicatrizar rapidamente, desde que garantidas as mínimas condições de higiene e que o gato esteja recebendo alimentação e cuidados de enfermagem.

Devemos lembrar que não há nenhum tipo de repelente de insetos, nem veterinário nem humano, que seja seguro para usar nos gatos, visto que eles se lambem constantemente.

O prognóstico vai depender do grau de debilidade do gato, que pode estar padecendo de outras doenças; depende também do tempo de evolução e da localização das lesões. O gato pode morrer de toxemia, hemorragias ou sepse.

As medidas preventivas devem estar focadas nos cuidados de enfermagem de ferimentos e lesões ulceradas na pele e para gatos com déficits neurológicos, especialmente aqueles com incontinências urinárias ou fecais. As medidas ambientais visam manter a limpeza, a fim de evitar a atração de moscas.

LITERATURA SUGERIDA

Alexander JL. Zoonosis update: screwworms. J Am Vet Med Assoc. 2006;228:357-67.

Colleran E. Myiasis. In: Norsworthy GD, editor. The feline patient. Hoboken: Wiley Blackwell; 2018. p.418-9.

Correia TR, Scott FB, Verocai GG, Souza CP, Fernandes JI, Melo RM, et al. Larvicidal efficacy of nitenpyram on the treatment of myiasis caused by *Cochliomyia hominivorax* (Diptera: *Calliphoridae*) in dogs. Vet Parasitol. 2010;173(1-2):169-72.

Francesconi F, Lupi O. Myiasis. Clin Microbiol Rev. 2012;25:79-105.

Han HS, Chen C, Schievano C, Noli C. The comparative efficacy of afoxolaner, spinosad, milbemycin, spinosad plus milbemycin, and nitenpyram for the treatment of canine cutaneous myiasis. Vet Dermatol. 2018;29:312-e109.

Mendes-de-Almeida F, Labarthe N, Guerrero J, Landau-Remy G, Rodrigues DP, Borja GE, Pereira MJ. *Cochliomyia hominivorax* myiasis in a colony of stray cats (*Felis catus* Linnaeus, 1758) in Rio de Janeiro, RJ. Vet Parasitol. 2007;146(3-4):376-8.

Pezzi M, Bonacci T, Leis M, Mamolini E, Marchetti MG, Krčmar S, et al. Myiasis in domestic cats: a global review. Parasit Vectors. 2019;12(1):372.

Souza CP, Verocai GG, Ramadinha RH. Myiasis caused by the New World screwworm fly Cochliomyia hominivorax (Diptera: Calliphoridae) in cats from Brazil: report of five cases. J Feline Med Surg. 2010;12(2):166-8.

Verocai GG, Fernandes JI, Correia TR, de Souza CP, Melo RM, Scott FB. Furuncular myiasis caused by the human bot-fly *Dermatobia hominis* in a domestic cat from Brazil. J Feline Med Surg. 2010;12(6):491-3.

70

Nistagmo

André Fernandes de Azevedo

O PULO DO GATO

Nistagmo é um sinal inespecífico, mas na maioria dos casos está ligado a vestibulopatias.

Síndrome vestibular é o conjunto de sinais de nistagmo, inclinação de cabeça, estrabismo e ataxia vestibular.

Constatada a presença de síndrome vestibular, a questão mais importante a ser esclarecida inicialmente é se ela é de origem central ou periférica.

O nistagmo vertical quase sempre está relacionado a uma vestibulopatia central.

INTRODUÇÃO

O movimento rítmico, involuntário e repetitivo dos olhos é chamado de nistagmo. O nistagmo espasmódico, causado por disfunções vestibulares, comumente apresenta uma **fase lenta**, em que o globo ocular gira lentamente, desviando-se do centro; e uma **fase rápida**, em que o olho se corrige rapidamente de volta ao centro. A direção desse movimento pode ser **horizontal, vertical ou rotatória** e, por convenção, o nistagmo horizontal ou rotatório também é nomeado com a direção da fase rápida, como nos exemplos "nistagmo horizontal para a esquerda" ou "nistagmo horizontal com a fase rápida para a esquerda". Na seção de Conteúdo complementar, são mostrados alguns vídeos dos tipos de nistagmo.

Vídeo 1. Gato com nistagmo horizontal com fase rápida para a esquerda.
Vídeo 2. Gato com nistagmo vertical.
Vídeo 3. Gato com nistagmo rotatório com fase rápida para a esquerda.

A direção da fase rápida do nistagmo horizontal ou rotatório é importante para a localização do problema, pois indica o lado oposto da lesão. Uma forma de lembrar é imaginar que os olhos "fogem da lesão". Portanto, um nistagmo com fase rápida para a direita indica lesão vestibular no lado esquerdo e, analogamente, uma fase rápida para a esquerda vai indicar lesão no lado direito.

O nistagmo pode ainda ser classificado como **nistagmo espontâneo**, quando acontece espontaneamente, com a cabeça no animal em repouso, ou **nistagmo posicional**, quando não ocorre em repouso, mas pode ser elicitado pelo movimento da cabeça do animal. Nesse último caso, ao mover dorsalmente a cabeça do animal, forçando-o a olhar para cima, ou colocar o animal em decúbito dorsal, fazendo-o observar o ambiente de cabeça para baixo, desafia-se o sistema vestibular e, em caso de disfunção, o nistagmo se apresenta. É relativamente comum o nistagmo se iniciar de forma espontânea e bem pronunciada e, com o passar dos dias, ocorrer uma certa compensação do sistema vestibular, diminuindo a intensidade do nistagmo ou até cessando-o por completo. Porém, ao realizar o "desafio", mudando a posição da cabeça do animal, o nistagmo posicional acontece, indicando que a disfunção vestibular inicial ainda está presente.

SISTEMA VESTIBULAR

O sistema vestibular é o responsável pela manutenção do equilíbrio, orientação da postura e coordenação dos movimentos dos olhos, tronco e membros em relação à posição da cabeça. Pode-se dizer que funciona como o "giroscópio" do organismo, detectando a movimentação da cabeça

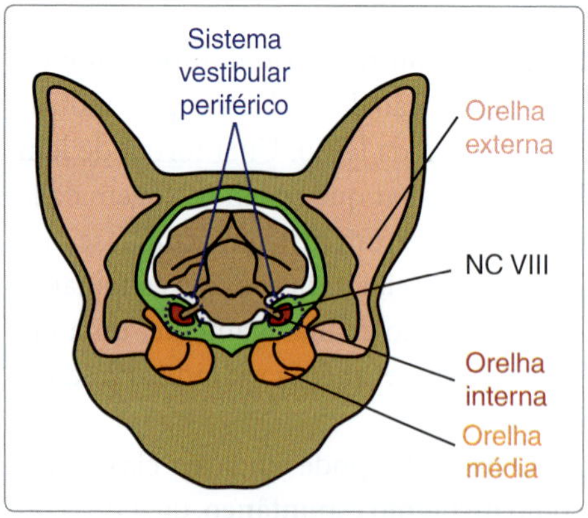

FIGURA 1. Orelhas externa, média e interna. O sistema vestibular periférico, formado pelos receptores vestibulares na orelha interna e o nervo vestibulococlear (NC VIII), estão destacados pelos círculos vermelhos.

e procedendo aos ajustes necessários para garantir o equilíbrio.

Anatomicamente, o sistema vestibular pode ser dividido em componentes periférico e central. O **sistema vestibular periférico** compreende **os receptores vestibulares na orelha interna**, na porção petrosa do osso temporal, e **a porção vestibular do nervo vestibulococlear (NC VIII)** (Figura 1).

O **sistema vestibular central** é formado por quatro núcleos vestibulares em cada lado do tronco encefálico (8 no total – Figura 2). Esses núcleos vão receber a informação captada pelos receptores vestibulares e formar circuitos com diversas outras áreas do encéfalo e da medula espinhal.

Lesões tanto no componente periférico quanto no componente central do sistema vestibular podem provocar os mesmos sinais vestibulares.

SINAIS VESTIBULARES

Além do nistagmo, disfunções vestibulares também são responsáveis por causar outros sinais bem característicos.

Inclinação de cabeça

A inclinação de cabeça (Figura 3) é uma alteração de postura caracterizada pela rotação da cabeça para a direita ou a esquerda. Uma forma fácil de notar o problema (principalmente em casos discretos) é traçar uma linha imaginária passando por ambos os olhos, que deve ser perfeitamente horizontal em relação ao solo. Se a linha estiver inclinada, está ocorrendo inclinação de cabeça. Normalmente a cabeça se inclina para o lado da lesão vestibular (ver também capítulo 39 – Balançar de cabeça/inclinação de cabeça).

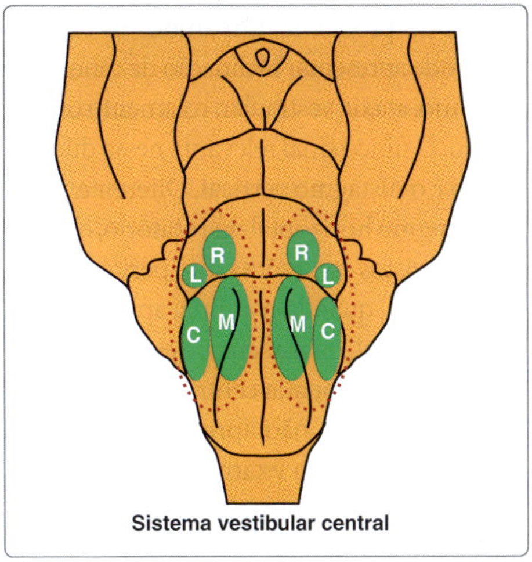

FIGURA 2. Esquema mostrando uma visão ventral do encéfalo. O sistema vestibular central é formado por quatro núcleos vestibulares em cada lado do tronco encefálico (circulados): R – núcleo vestibular rostral; C – núcleo vestibular caudal; L – núcleo vestibular lateral; M – núcleo vestibular medial.

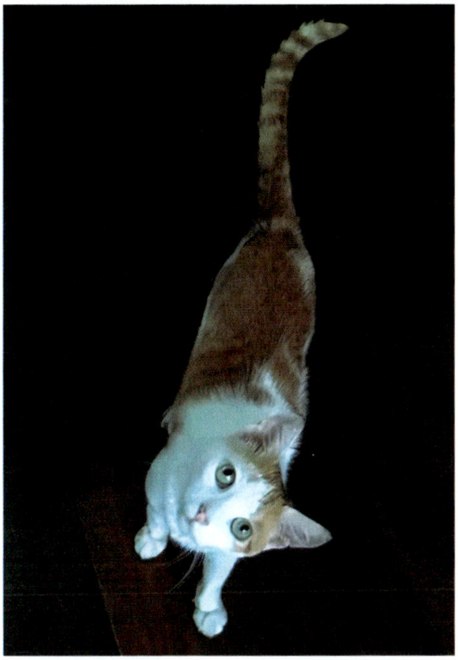

FIGURA 3. Gato apresentando inclinação de cabeça para a esquerda.

Fonte: arquivo pessoal do autor.

Estrabismo

O olho no lado afetado pode se desviar ventral ou ventrolateralmente. Assim como o nistagmo, pode se manifestar em repouso, ou como um **estrabismo posicional**, sendo evidente apenas quando a posição da cabeça do animal é elevada (Figura 4).

Ataxia vestibular

O gato com ataxia vestibular vai apresentar desequilíbrio, andando inclinado e pendendo para o lado afetado, como se fosse cair, ou até chegando a cair efetivamente. Muitas vezes esse desequilíbrio para um único lado acaba fazendo com que o animal ande em círculos. Contudo, o andar em círculos da ataxia vestibular, em que o animal está claramente desequilibrado, não deve ser confundido com o andar em círculos secundário a uma doença cortical, em que o gato estaria andando perfeitamente equilibrado, sem tombar, sem nenhum outro sinal vestibular (ver capítulo 38 – Ataxia e andar em círculos).

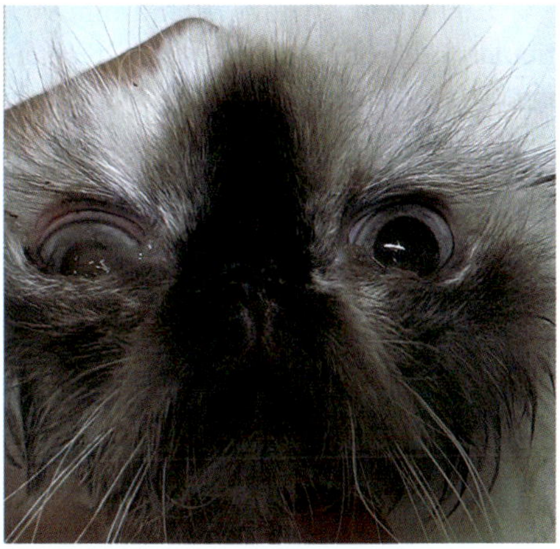

FIGURA 4. Gato apresentando estrabismo posicional ventral no olho direito.

Fonte: arquivo pessoal do autor.

Rolamento

O desequilíbrio pode ser tão acentuado que o animal não consegue se manter em estação e, quando tenta se movimentar, apenas gira em torno do próprio eixo, rolando pelo chão. O rolamento, apesar de ser uma apresentação um tanto "assustadora" para o dono do animal, pode ocorrer mesmo em quadros de menor gravidade, como síndrome vestibular idiopática, ou causado por otite interna, não tendo relação direta com o prognóstico. Por isso, o rolamento não deve ser interpretado como sinal de doença grave ou irreversível.

Conteúdo complementar - vídeo 4. Gato com rolamento por crise vestibular aguda, após trauma cranioencefálico.

> Ao conjunto de sinais de nistagmo, inclinação de cabeça, estrabismo e ataxia vestibular, damos o nome de **síndrome vestibular**.

ABORDAGEM CLÍNICA

Diante de um quadro de síndrome vestibular, toda a abordagem se inicia respondendo a uma pergunta: estamos diante de uma vestibulopatia periférica (problema na orelha interna) ou de uma vestibulopatia central (problema no tronco encefálico)? Uma disfunção periférica terá uma lista de diagnósticos diferenciais (e respectivos exames complementares) completamente diferente de uma disfunção central. Outro ponto importante nessa diferenciação é que lesões centrais comumente têm maior risco de óbito ou de deixar sequelas importantes na qualidade de vida do paciente.

As alterações vestibulares primárias pouco revelam sobre a origem periférica ou central do problema. Em ambos os casos, o gato pode apresentar inclinação de cabeça, estrabismo, ataxia vestibular, rolamento ou nistagmo. O único sinal relevante nessa diferenciação é o nistagmo vertical. Diferentemente do nistagmo horizontal ou rotatório, que podem ser vistos em lesões tanto periféricas como centrais, quando o animal apresenta nistagmo vertical, quase sempre estamos diante de uma vestibulopatia central.

Se o paciente não apresentar nistagmo vertical, o foco do exame será identificar outros sinais clínicos não vestibulares comumente vistos com vestibulopatias periféricas ou associados a disfunções centrais.

Outros sinais periféricos

- **Paralisia facial:** o nervo facial cursa parte de seu caminho junto ao nervo vestibulococlear e sai do crânio dorsalmente à bula timpânica. Por essa proximidade com a orelha interna (e o sistema vestibular periférico), doenças nessa região que causem vestibulopatia periférica também podem afetar o nervo facial, causando paralisia facial ipsilateral.
- **Síndrome de Horner:** da mesma forma que o nervo facial, a inervação simpática do olho passa próxima à bula timpânica, podendo também ser afetada por doenças naquela região, gerando os sinais característicos da síndrome (miose, enoftalmia, protrusão da terceira pálpebra e ptose palpebral) no olho ipsilateral à lesão. Mais detalhes sobre a síndrome de Horner podem ser encontrados no capítulo 34 – Anisocoria, discoria, midríase, miose.

Conteúdo complementar - vídeo 5. Gato apresentando paralisia facial esquerda e síndrome de Horner no olho esquerdo, secundárias à otite.

Outros sinais centrais

Aqui, procuram-se sinais associados a disfunções de tronco encefálico ou cerebelo. Nem sempre esses sinais estarão presentes, porém, se forem notados, não poderiam ser explicados por uma alteração periférica, indicando então um possível envolvimento central. Dentre eles, podem-se notar:

- Redução do nível de consciência.
- Tetraparesia.
- Déficits proprioceptivos.
- Respiração de Cheyne-Stokes.
- Déficits de nervos cranianos (anisocoria, déficit no reflexo pupilar à luz, atrofia de músculos mastigatórios, perda de sensibilidade facial/ocular, assimetria ou paralisia de língua, disfagia etc.).
- Sinais cerebelares (tremor de intenção, base ampla, hipermetria).

Um resumo dos sinais clínicos associados a vestibulopatias periféricas e centrais pode ser visto na tabela a seguir (Quadro 1).

Avaliando os sinais clínicos encontrados, o médico-veterinário poderá concluir se o quadro se trata de uma vestibulopatia periférica ou central. Se o paciente apresentar apenas sinais vestibulares inespecíficos, sem nenhum outro sinal (central ou periférico), é mais provável de que se trate de uma vestibulopatia periférica e a investigação é conduzida dessa forma. Contudo, esse paciente deve ser monitorado quanto ao possível surgimento de sinais centrais, o que vai exigir mudanças no plano diagnóstico.

DIAGNÓSTICO

De acordo com a apresentação periférica ou central, monta-se a lista dos diagnósticos diferenciais. Utilizando o acrônimo VITAMIN-D, as causas mais comuns para disfunções vestibulares periféricas e centrais em gatos foram listadas nas Quadros 2 e 3.

Reparando nos diferenciais para vestibulopatias periféricas e centrais, **a síndrome vestibular idiopática e a otite interna estão listadas apenas como vestibulopatias periféricas**. E, de fato, são as causas mais comuns para problemas vestibulares periféricos em gatos. Todavia, essas duas causas não justificam sinais centrais.

QUADRO 1

Sinais clínicos associados a vestibulopatias periféricas x centrais

Sinal clínico	Vestibular periférica	Vestibular central
Inclinação de cabeça	Presente	Presente
Ataxia, quedas, rolamento	Presente	Presente
Estrabismo	Presente	Presente
Nistagmo	Horizontal, rotatório	Horizontal, rotatório, vertical
Redução de consciência	Não	Possível
Déficits proprioceptivos	Não	Geralmente presentes
Envolvimento de NC	Somente VII (n. facial)	Possível
Síndrome de Horner	Possível	Raramente
Sinais cerebelares	Não	Possíveis

QUADRO 2

Diagnósticos diferenciais para vestibulopatias periféricas em gatos	
Origem	**Diferenciais**
Vascular	–
Inflamatório/infeccioso	Otite interna, pólipos
Traumático/tóxico	Trauma em orelha interna, aminoglicosídeos de uso tópico
Anomalia congênita	Doença vestibular congênita
Metabólico	Hipotireoidismo (raro em gatos)
Idiopático/iatrogênico	Síndrome vestibular idiopática
Neoplásico/nutricional	Neoplasia em orelha interna ou NC VIII, colesteatoma
Degenerativo	–

QUADRO 3

Diagnósticos diferenciais para vestibulopatias centrais em gatos	
Origem	**Diferenciais**
Vascular	Acidente vascular encefálico (AVE), ataque isquêmico transitório (TIA)
Inflamatório/infeccioso	Meningoencefalites (infecciosas ou de origem autoimune)
Traumático/tóxico	Trauma cranioencefálico, intoxicação por metronidazol
Anomalia congênita	–
Metabólico	Hipotireoidismo (raro em gatos)
Idiopático/iatrogênico	–
Neoplásico/nutricional	Neoplasia em tronco encefálico ou cerebelo, deficiência de tiamina
Degenerativo	Doenças de acúmulo lisossomal

Com frequência pacientes com sinais centrais claros recebem erroneamente o diagnóstico presuntivo de otite ou síndrome vestibular idiopática. Não cometa esse erro!

De acordo com a suspeita, os exames complementares podem ser selecionados. De maneira geral, vestibulopatias periféricas são investigadas primeiro com otoscopia e radiografia das bulas timpânicas. Em muitos casos, para a melhor investigação da orelha interna, podem ser necessários exames de imagem avançada, como tomografia computadorizada e ressonância magnética. **Para os casos de vestibulopatias centrais, a investigação já deve partir da ressonância magnética e da análise do líquido cerebrospinal, sem perda de tempo.**

TRATAMENTO

O tratamento deve ser feito de acordo com a doença primária específica causadora dos sinais vestibulares. Durante a crise vestibular aguda, os animais podem apresentar forte náusea decorrente da cinetose. Caso o gato esteja apresentando vômitos, sialorreia ou inapetência, deve-se instituir o tratamento sintomático com meclizina (12,5 mg/gato SID) ou dimenidrinato (4-8 mg/kg TID), associado ao maropitant (1 mg/kg SID).

SÍNDROME VESTIBULAR IDIOPÁTICA

Como o nome já diz, trata-se de uma doença idiopática, responsável por causar apenas sinais vestibulares periféricos. Ao contrário dos cães, nos quais a doença está associada a pacientes geriátricos, nos gatos ela pode acometer indivíduos de qualquer idade. É caracterizada pelo início agudo de sinais vestibulares, que permanecem graves por 24 a 48 horas. Não costuma acompanhar sinais de síndrome de Horner, mas alguns animais podem apresentar simultaneamente sinais de paralisia facial (também idiopática).

Como a maioria das doenças idiopáticas, o diagnóstico é por exclusão. Exames hematológicos, inspeção por otoscopia e exames de imagem costumam se mostrar dentro da normalidade. Não há tratamento específico; os animais acometidos podem receber apenas tratamento sintomático para a cinetose. O prognóstico é favorável, normalmente tendo melhora visível dos sinais clínicos em até três semanas. Não costuma apresentar recidivas do lado já afetado, mas pode-se observar com certa frequência um segundo episódio, meses ou anos depois, afetando o lado oposto ao do primeiro evento.

NISTAGMO PENDULAR

Alguns gatos podem apresentar pequenas e rápidas oscilações horizontais dos olhos, sem fase lenta e rápida, denominadas **nistagmo pendular**. É um achado benigno e incidental, comumente observado nas raças Siamês, Birmanês e Himalaio. Esse tipo de nistagmo não está relacionado à doença vestibular, e não requer nenhum tipo de tratamento. Acredita-se que ocorra por uma anormalidade congênita na via visual.

Conteúdo complementar – vídeo 6. Gato apresentando nistagmo pendular (benigno).

LITERATURA SUGERIDA

Grapes NJ, Taylor-Brown FE, Volk HA, De Decker S. Clinical reasoning in feline vestibular syndrome: which presenting features are the most important? J Feline Med Surg. 2021;23(8):669-78.

Kent M, Arnold SA, Perlini M, Glass EN, Barber RM. Unilateral laryngeal paralysis secondary to otitis media/interna in two cats. J Am Anim Hosp Assoc. 2022;58:42-7.

Kent M, Platt SR, Schatzberg SJ. The neurology of balance: function and dysfunction of the vestibular system in dogs and cats. Vet J. 2010;185(3):247-58.

Parent JM. The cat with a head tilt, vestibular ataxia or nystagmus. In: Rand J, editor. Problem-based feline medicine. Edinburgh: W.B. Saunders; 2006. p.835-51.

CONTEÚDO COMPLEMENTAR

Este capítulo contém conteúdo complementar disponibilizado em uma plataforma digital exclusiva.

Utilize o QR code abaixo para ingressar no ambiente virtual (senha: clinicafelinos):

71

Opacidade da córnea, vascularização e simbléfaro

João Antonio Tadeu Pigatto
Eduarda Valim Borges de Vargas

O PULO DO GATO

A transparência da córnea saudável pode ser comprometida por opacidades e neovascularizações que podem estar associadas à resposta a estímulos, podendo levar a uma perda visual temporária ou até mesmo permanente.

Em processos inflamatórios, são produzidos fatores de crescimento endotelial vascular e fatores de crescimento de fibroblastos. Ambos contribuem para a proliferação de vasos e a perda da transparência.

Diversos processos, com gravidades variadas, estão envolvidos na opacificação da córnea.

Simbléfaro é a adesão de qualquer parte da conjuntiva a si mesma ou à córnea, ocorrendo após um quadro inflamatório grave e após a destruição de grandes porções do epitélio da conjuntiva.

ANATOMIA E FISIOLOGIA DA CÓRNEA

A córnea e a esclera formam a túnica fibrosa do bulbo do olho. Nos gatos, a córnea possui quatro camadas: o epitélio, o estroma, a membrana de Descemet e o endotélio. A espessura normal da córnea nessa espécie é de aproximadamente 0,45 a 0,55 mm. O epitélio que recobre a face anterior da córnea é formado por várias camadas e possui elevada capacidade de regeneração. O estroma corresponde a 90% da espessura total córnea e é formado por matriz extracelular. A membrana de Descemet é a membrana basal do endotélio, composta por fibrilas de colágeno. O endotélio é a camada mais interna da córnea e consiste em uma monocamada de células poligonais com limitada capacidade de replicação. A córnea é inervada por nervos derivados da divisão oftálmica do nervo trigêmeo.

A transparência corneana é possível em decorrência da superfície lisa do epitélio fornecida pelo filme lacrimal, da ausência de vascularização e pigmento, da organização das fibras de colágeno do estroma e do relativo estado de desidratação (deturgescência). A córnea responde a estímulos adversos por meio de vascularização, pigmentação, fibrose e edema, que podem levar a uma perda visual temporária ou até mesmo permanente. Suas principais funções são a refração, a transmissão da luz incidente e a proteção das estruturas intraoculares de patógenos e de traumas.

NEOVASCULARIZAÇÃO DA CÓRNEA

A córnea saudável é uma estrutura transparente. Como o estroma normal é avascular, sua neovascularização é sempre considerada uma resposta patológica e consiste no crescimento de vasos sanguíneos do limbo para o estroma, sendo considerada uma resposta inespecífica a diversas afecções oculares. Nesse processo, há um desequilíbrio entre fatores pró-angiogênicos e antiangiogênicos, que resulta na proliferação e migração de células endoteliais vasculares para o estroma corneano. Em doenças oculares que cursam com inflamação, as células epiteliais e endoteliais da córnea, macrófagos e certas células inflamatórias produzem fatores de crescimento endotelial vascular (VEGF) e fatores de crescimento de fibroblastos. O VEGF estimula a formação de novos vasos sanguíneos ao regular positivamente a produção de metaloproteinases de matriz pelas células endoteliais no plexo vascular límbico.

A neovascularização da córnea poderá ser superficial ou profunda. Em determinadas condições clínicas, ambas poderão ocorrer concomitantemente. Normalmente, novos vasos aparecem na córnea entre 3 e 5 dias após a lesão inicial. Esses neovasos têm uma taxa de crescimento em direção à lesão de cerca de 1 mm por dia. Normalmente, nas úlceras crônicas, a córnea apresenta intensa neovascularização. Inúmeras afecções oftálmicas poderão cursar com vascularização da superfície ocular, incluindo úlcera de córnea (Figura 1), inflamação intraocular, sequestro corneano, ceratite proliferativa, entre outras.

A ceratite eosinofílica, também chamada de ceratoconjuntivite proliferativa, é uma doença inflamatória imunomediada. As lesões se iniciam por uma vascularização corneana superficial próxima ao limbo e vão progredindo para uma aparência granular branca a rosada, levando a uma diminuição na transparência da córnea. No sequestro de córnea, a apresentação clínica é uma placa escurecida na córnea, geralmente central ou paracentral, com processo de neovascularização e edema em casos mais crônicos (Figura 2). É uma doença que acomete o epitélio e o estroma da córnea. A causa não é totalmente estabelecida, mas também há evidências de envolvimento do

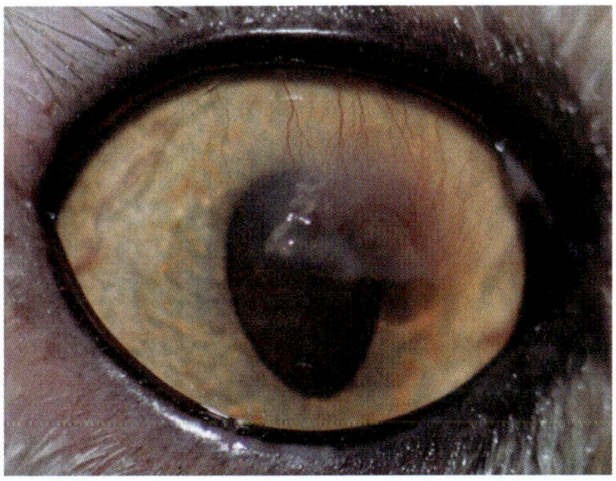

FIGURA 1. Felino com úlcera e neovascularização da córnea. Observam-se vasos sanguíneos próximos ao local da lesão.

Fonte: arquivo pessoal do autor.

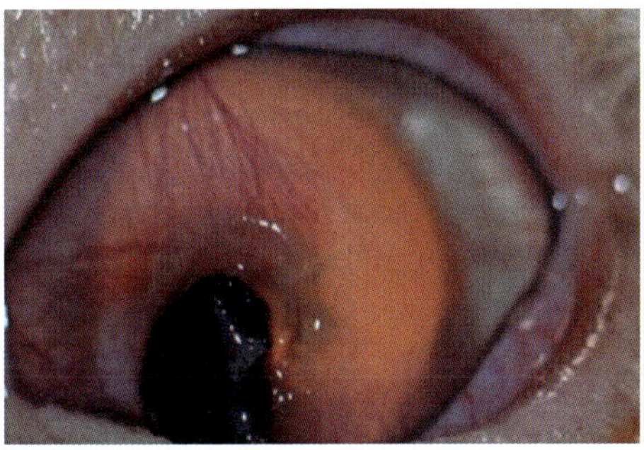

FIGURA 2. Olho de um felino com sequestro de córnea. Observam-se placa escurecida e neovascularização da córnea.

Fonte: arquivo pessoal do autor.

herpesvírus felino tipo 1 (FHV-1), além de trauma ocular, alterações palpebrais e ceratoconjuntivite seca.

Os vasos sanguíneos localizados no estroma mais profundo estão frequentemente associados a afecções intraoculares como glaucoma e uveíte. Em lesões mais complicadas, pode haver vascularização intensa, com formação de tecido de granulação.

OPACIDADE DA CÓRNEA

A opacificação da córnea é a perda da transparência normal da córnea. O edema corneano difuso frequentemente está associado com doença intraocular (glaucoma ou uveíte). Na inflamação intraocular, alterações na câmara anterior (hifema, hipópio e precipitados ceráticos) normalmente estão associados (ver capítulo 61 – Hipópio, hifema, *flare* aquoso e precipitados ceráticos). É de extrema importância investigar a possibilidade de doença sistêmica associada à uveíte em gatos. Nas úlceras, em decorrência do dano epitelial, a córnea apresenta-se edemaciada. Além dessas condições, poderão ocorrer opacidade da córnea decorrente de *Florida spots*, distrofia endotelial e ceratopatia bolhosa aguda.

Florida spots consistem em opacidades focais cinza-esbranquiçadas. Geralmente são bilaterais e assintomáticas. A apresentação clínica é caraterizada por opacidades de diâmetro variável acometendo o estroma anterior da córnea (Figura 3).

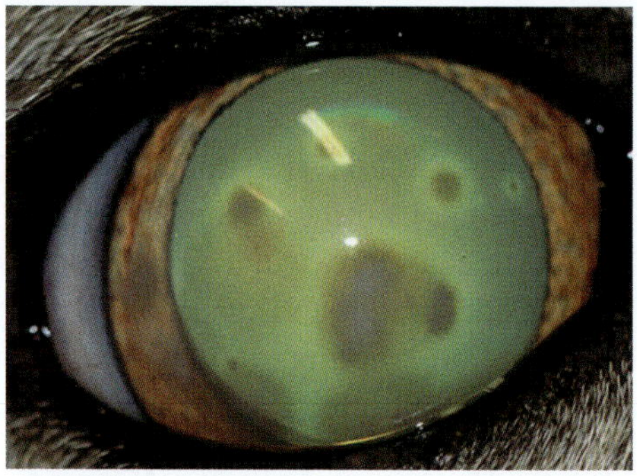

FIGURA 3. Olho de felino com *Florida spots*. Observam-se várias opacidades corneanas multifocais.

Fonte: arquivo pessoal do autor.

A fibrose da córnea também causará perda da transparência. A fibrose ocorre em resposta a lesões que levam à deposição irregular de matriz extracelular dentro do estroma. Cinicamente, as cicatrizes da córnea são classificadas de acordo com seu tamanho e densidade. Os três graus de opacidades da córnea são nébula, mácula e leucoma.

SIMBLÉFARO

Simbléfaro é a adesão de qualquer parte da conjuntiva a si mesma ou à córnea. Inclui a adesão da conjuntiva bulbar à conjuntiva palpebral, a adesão da conjuntiva bulbar à córnea ou ainda a adesão entre a conjuntiva da terceira pálpebra e a conjuntiva palpebral ou bulbar. É uma alteração que ocorre após um quadro inflamatório grave e após a destruição de grandes porções do epitélio da conjuntiva. É mais comumente visto em animais jovens, como consequência de uma conjuntivite grave após a infecção pelo FHV-1. Pode ser tanto unilateral quanto bilateral. São observadas distorções palpebrais, dificuldade de piscar normalmente, aderência da terceira pálpebra e córnea recoberta por membrana vascular (Figura 4). Secreção ocular e epífora, em decorrência da oclusão dos pontos lacrimais, também podem ser observadas. Muitas vezes ocorre doença respiratória associada aos sinais oculares.

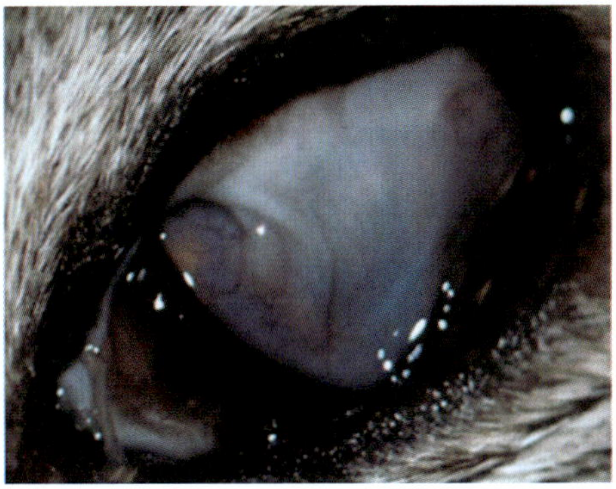

FIGURA 4. Olho de felino com simbléfaro. Observa-se a córnea recoberta pela conjuntiva.

Fonte: arquivo pessoal do autor.

LITERATURA SUGERIDA

Dean E, Meunier V. Feline eosinophilic keratoconjunctivitis: a retrospective study of 45 cases (56 eyes). J Feline Med Surg. 2013;15(8):661-6.

Graham KL, White JD, Billson FM. Feline corneal sequestra: outcome of corneoconjunctival transposition in 97 cats (109 eyes). J Feline Med Surg. 2017;19(6):710-16.

Jacobi S, Dubielzig RR. Feline early life ocular disease. Vet Ophthalmol. 2008;11(3):166-9.

Ledbetter EC, Joslin AR, Spertus CB, Badanes Z, Mohammed HO. In vivo confocal microscopic features of naturally acquired canine herpesvirus-1 and feline herpesvirus-1 dendritic and punctate ulcerative keratitis. Am J Vet Res. 2021;82(11):903-11.

Lucyshyn DR, Good KL, Knickelbein KE, Chang MW, Strøm AR, Hollingsworth SR, et al. Subcutaneous administration of triamcinolone as part of the management of feline eosinophilic keratoconjunctivitis. J Feline Med Surg. 2021;23(6):575-83.

Lucyshyn DR, Vernau W, Maggs DJ, Murphy CJ, Leonard BC. Correlations between clinical signs and corneal cytology in feline eosinophilic keratoconjunctivitis. Vet Ophthalmol. 2021;24(6):620-6.

Multari D, Perazzi A, Contiero B, Carobbi B, Bertoldi M, Iacopetti I. Corneal sequestra in cats: 175 eyes from 172 cases (2000-2016). J Small Anim Pract. 2021;62(6):462-7.

Stiles J, Coster M. Use of an ophthalmic formulation of megestrol acetate for the treatment of eosinophilic keratitis in cats. Vet Ophthalmol. 2016;19(Suppl 1):86-90.

Uhl LK, Saito A, Iwashita H, Maggs DJ, Mochel JP, Sebbag L. Clinical features of cats with aqueous tear deficiency: a retrospective case series of 10 patients (17 eyes). J Feline Med Surg. 2019;21(10):944-50.

Sharif Z, Sharif W. Corneal neovascularization: updates on pathophysiology, investigations & management. Rom J Ophthalmol. 2019;63(1):15-22.

72

Palidez de mucosas

Christine Souza Martins

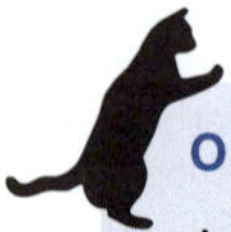

O PULO DO GATO

A presença de palidez de mucosas no paciente felino pode estar relacionada a dois principais mecanismos patológicos: anemia e baixa perfusão.

A princípio, gatos muito pálidos devem ser manejados como pacientes instáveis e emergenciais.

O bom exame físico vai determinar gravidade, urgência e necessidades diagnósticas e terapêuticas de gatos com mucosas pálidas.

INTRODUÇÃO

A inspeção visual das mucosas aparentes deve fazer parte de todo exame físico inicial no paciente felino. A abordagem necessária para essa avaliação deve estar de acordo com as técnicas amigáveis de manipulação dos gatos, como foi abordado nos capítulos 3 – Particularidades *cat friendly* do atendimento clínico e 6 – Particularidades do exame físico.

No paciente felino, as principais mucosas a serem avaliadas com potencial de obtenção de informações úteis durante o exame físico são a mucosa da cavidade oral e a conjuntiva. A terceira pálpebra, por sua constituição parcialmente cartilaginosa, tem uma coloração bem mais clara que a conjuntiva, não devendo ser considerada na avaliação de palidez (Figura 1).

As mucosas do gato saudável são cor de rosa, úmidas e brilhantes. Essa coloração normal é determinada pela quantidade de hemoglobina oxigenada no sangue e pelo grau de perfusão tecidual. Alguns gatos apresentam mucosas pigmentadas na cavidade oral, o que pode dificultar a avaliação

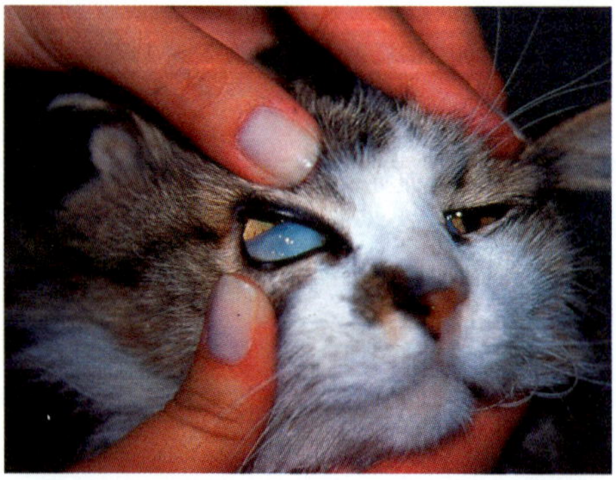

FIGURA 1. Gato com anemia grave apresentando conjuntiva bastante pálida. Observar que a terceira pálpebra também tem coloração branca, porém não deve ser considerada na avaliação.

Fonte: arquivo pessoal da autora.

(Figura 2), fazendo-se necessário abrir a boca para uma avaliação das outras áreas.

Outras mucosas visíveis também podem ser avaliadas, como as das regiões urogenitais (pênis e prepúcio ou vulva e vagina). Avaliar mucosas distantes entre si pode sugerir se as alterações vistas são secundárias a desordens sistêmicas ou se refletem mecanismos locais de vasoconstrição ou vasodilatação e inflamações.

A palidez será definida quando esse tom de rosa se torna mais claro ou, em casos graves, branco (Figura 3). Ao examinar a mucosa oral, devemos considerar que o revestimento mais fibroso confere à mucosa dos gatos, especialmente nas gengivas, uma coloração mais clara em comparação à dos cães. Portanto, recomenda-se abrir a boca do gato e observar a coloração também na língua e em palatos duro e mole. Os filhotes também apresentam mucosas ligeiramente mais claras que os adultos.

A observação da coloração das mucosas deve ser realizada sob boa iluminação ambiente, a fim de permitir um julgamento mais preciso.

A palidez e suas causas obviamente estarão presentes em todos os tecidos e, em determinadas situações, pode se tornar evidente também na pele e ser observada em locais onde normalmente teriam coloração rósea, como plano nasal e coxins.

DIAGNÓSTICO

A palidez de mucosas ocorre principalmente por dois processos, anemia e baixa perfusão tecidual periférica, ou uma combinação deles. Pode-se considerar também que muitas vezes as causas de palidez podem ser as mesmas em um gato apresentando depressão e prostração (ver capítulo 46 – Depressão/prostração/letargia).

Tendo em vista as duas principais linhas de investigação a partir do achado de mucosas pálidas, os próximos passos no processo diagnóstico vão depender do conjunto de informações adquiridas (Figura 4).

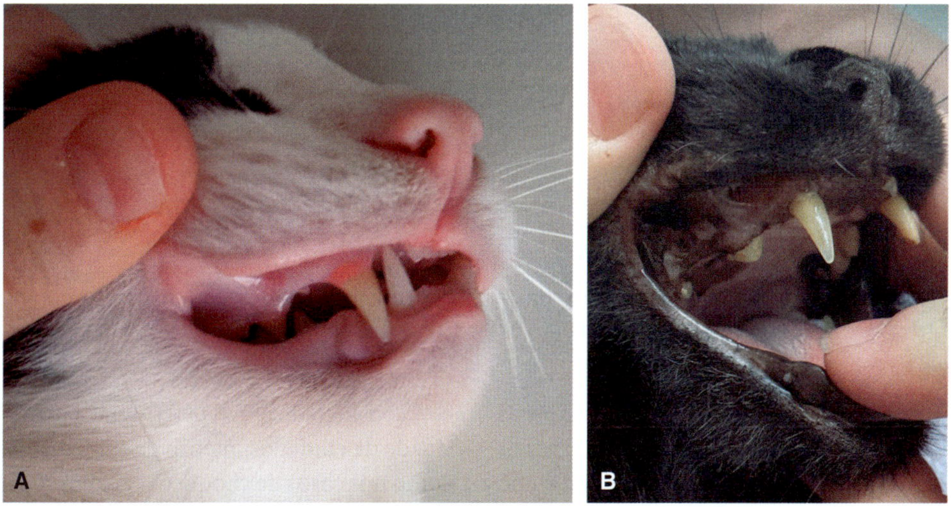

FIGURA 2. **A:** Coloração rósea brilhante na mucosa oral de gato saudável. **B:** mucosa naturalmente pigmentada (lábios e gengiva), dificultando a avaliação da coloração.

Fonte: arquivo pessoal da autora.

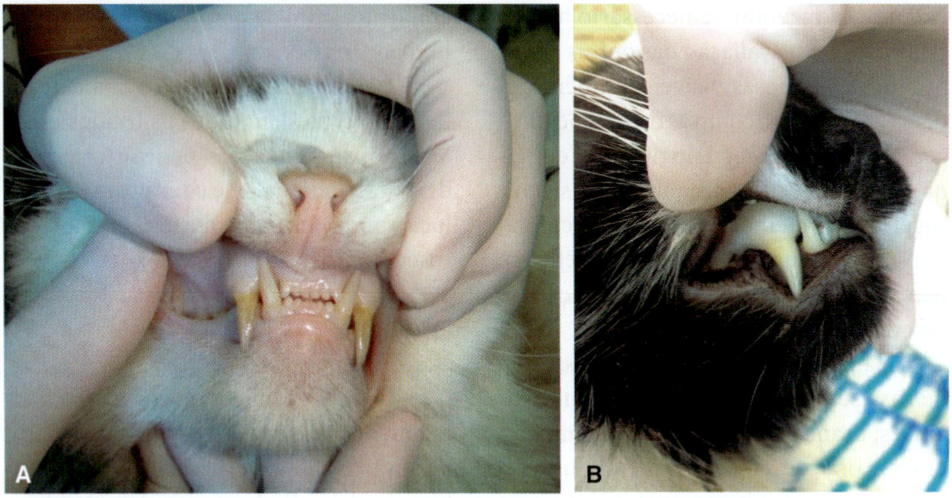

FIGURA 3. **A:** mucosa pálida na cavidade oral, com coloração rósea muito clara. **B:** mucosa oral muito pálida, com coloração praticamente branca.

Fonte: imagens cedidas por Fernanda Vieira Amorim da Costa.

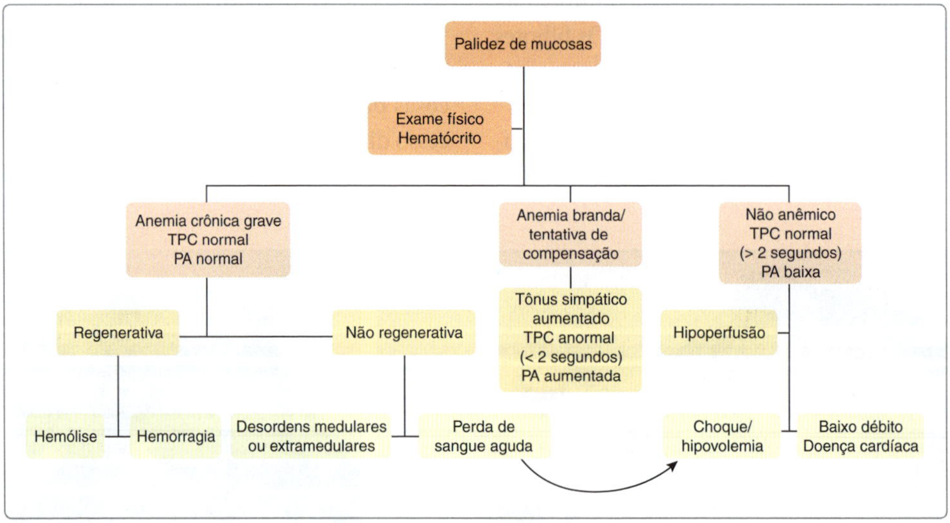

FIGURA 4. Fluxograma de diagnóstico da palidez de mucosas. Deve-se ter em mente, porém, que os vários processos patológicos podem ocorrer ao mesmo tempo.

Torna-se importante a investigação das causas de anemia ou dos processos gerais que levaram à baixa perfusão capilar, como o baixo débito cardíaco.

O exame físico detalhado, além de detectar a palidez, pode avaliar o estado geral e, se considerado grave, determinar a necessidade de cuidados intensivos e imediatos, como nos casos de choque (ver capítulo 20 – Choque, colapso e síncope).

Nas anemias hemolíticas, inicialmente as mucosas ficarão pálidas, mas, com a perpetuação do processo hemolítico, eventualmente se tornarão ictéricas. Gatos com anemias crônicas podem exibir mucosas muito pálidas, mas com estado geral considerado estável, visto que houve adaptação gradual ao estado de baixo hematócrito. Esses gatos aparentemente estáveis podem descompensar quando submetidos a estresse de manipulação, como para coleta de sangue.

Os proprietários raramente relatam a palidez como preocupação primária, mas sim os sinais secundários à anemia (fraqueza, apatia, colapso) ou à baixa perfusão (dispneia, colapso). A anamnese deve buscar informações da velocidade do estabelecimento do estado que o gato se encontra agora, se há relatos de traumas, possibilidade de doenças infecciosas, exposição a toxinas, perdas fluidas recentes (vômitos ou diarreia), outras evidências de sangramentos (melena, hematúria), alterações nos padrões respiratórios, ingestão de substâncias estranhas (como granulado/areia da bandeja sanitária), entre outras.

O exame físico se torna prioritário caso o estado geral do gato seja considerado grave. Os principais parâmetros a serem avaliados são: estado de consciência, tempo de preenchimento capilar (TPC), pulso, temperatura, estado de hidratação, auscultação cardíaca e pulmonar, e pressão arterial, além da busca de outras evidências de sangramento ou coagulopatias.

A determinação do TPC tem inicialmente o potencial de diferenciar os quadros de anemia dos de baixa perfusão. O TPC é considerado aumentado (anormal) quando estiver acima de 2 segundos, sugerindo baixa perfusão tecidual. Mas esse parâmetro pode ser bastante subjetivo e pouco sensível, podendo parecer normal em pacientes muito graves, e pode ser impossível de avaliar nas anemias graves. Por isso, nunca deve ser interpretado sozinho, mas associado a outros achados.

A frequência e a qualidade do pulso também podem fornecer informações valiosas a respeito do processo patológico que está ocorrendo, mas a interpretação também é conjunta com outros parâmetros. Um gato com anemia crônica pode apresentar um pulso hipercinético compensatório. O ideal é avaliar o pulso juntamente com a auscultação cardíaca, a fim de detectar déficits associados com arritmias. A auscultação cardíaca também deve determinar frequência, ritmo e presença de sopros.

A temperatura retal baixa pode ser um marcador importante de choque, assim como a hipotensão. A temperatura periférica, especialmente das extremidades, pode acompanhar a baixa perfusão.

Apesar de o choque ser uma condição aguda, sua causa pode estar relacionada a condições crônicas que, após a estabilização do paciente, devem ser investigadas.

A mucosa ressecada, pegajosa ao toque, pode ser uma indicação de desidratação grave, sugerindo hipovolemia e indícios de choque. Outros achados na avaliação da mucosa podem fornecer outros indícios de etiologia e/ou gravidade, como presença de icterícia, cianose e petéquias ou hemorragias (ver capítulos 25 – Hemorragias/sangramentos e 63 – Icterícia).

A determinação do hematócrito é, em um primeiro momento, o teste laboratorial mais útil para diferenciar o processo causador de palidez. No caso das anemias graves, também é essencial a determinação da contagem de reticulócitos, visto que o prognóstico vai ser determinado pela capacidade regenerativa da medula. Tendo em vista a grande prevalência de anemias relacionadas à infecção pelo vírus da leucemia felina

(FeLV), é fundamental a testagem logo no início das investigações diagnósticas.

Uma vez determinado que o hematócrito está normal, parte-se para as avaliações de função cardíaca (pressão arterial, eletrocardiograma, ecocardiograma, radiografia torácica) ou das causas de choque e hipovolemia (hemograma completo, bioquímica sanguínea, gasometria, imagens diagnósticas).

> Qualquer investigação diagnóstica mais avançada deve levar em consideração que o gato apresentando palidez extrema é considerado instável e manipulações excessivas podem levar à descompensação rápida.

MANEJO

Durante a avaliação detalhada do gato apresentando palidez de mucosas, outras informações obtidas no exame físico já devem guiar o clínico nos manejos emergencial imediato e de longo prazo. As principais intervenções terapêuticas, considerando as diferentes causas de palidez, são: fluidoterapia intravenosa, transfusão sanguínea ou terapêutica de suporte cardíaco. Deve-se considerar, no entanto, que a escolha errada ou padronizada do manejo terapêutico pode trazer prejuízos e descompensação ao paciente. A fluidoterapia (com cristaloides ou coloides) pode garantir a perfusão adequada, mas acarreta sobrecarga cardíaca e, dependendo da quantidade e velocidade, hemodiluição nos animais anêmicos.

As transfusões sanguíneas não são isentas de complicações e vários fatores devem ser considerados antes de decidir pela sua realização. A disponibilidade de doadores ou de bolsas de sangue pode ser um fator limitante. Devem-se considerar também as implicações éticas de transfusões realizadas em gatos com anemia arregenerativa e com prognósticos desfavoráveis. O sangue é um recurso precioso e deve ser utilizado com a máxima responsabilidade e garantia de benefícios para o receptor e segurança e bem-estar do doador. Anemias crônicas em gatos estáveis podem não necessitar de transfusão de imediato e o esforço deve ser focado na determinação da etiologia e da capacidade regenerativa da medula. Uma transfusão incompatível e o risco de transmissão por agentes infecciosos podem trazer prejuízos catastróficos para um gato gravemente anêmico.

Os diversos tipos de choque devem ser manejados de maneira rápida e intensiva (ver capítulo 20 – Choque, colapso e síncope).

LITERATURA SUGERIDA

Bay JD. Pallor. In: Cohn LA, Côté E. Clinical veterinary advisor, dogs and cats. 2. ed. St Louis: Elsevier Mosby; 2011. p.813-4.

Mesa-Sanchez I, Ferreira RRF, Cardoso I, Morais M, Flamínio M, Vieira S, et al. Transfusion transmissible pathogens are prevalent in healthy cats eligible to become blood donors. J Small Anim Pract. 2021;62(2):107-13.

Murphy K, Hibbert A. The flat cat: 1. A logical and practical approach to management of this challenging presentation. J Feline Med Surg. 2013;15(3):175-88.

Ohad DG. Pallor. In: Ettinger SJ, Feldman EC, Côté E, editors. Textbook veterinary internal medicine diseases of the dog and the cat. 8. ed. St. Louis: Elsevier; 2017. p.702-4.

Pennisi MG, Hartmann K, Addie DD, Lutz H, Gruffydd-Jones T, Boucraut-Baralon C, et al.; European Advisory Board on Cat Diseases. Blood transfusion in cats: ABCD guidelines for minimising risks of infectious iatrogenic complications. J Feline Med Surg. 2015;17(7):588-93.

Taylor S, Spada E, Callan MB, Korman R, Leister E, Steagall P, et al. 2021 ISFM Consensus Guidelines on the Collection and Administration of Blood and Blood Products in Cats. J Feline Med Surg. 2021;23(5):410-32.

Winzelberg Olson S, Hohenhaus AE. Feline non-regenerative anemia: diagnostic and treatment recommendations. J Feline Med Surg. 2019;21(7):615-31.

73 Paresia e paralisia

Bruno Benetti Junta Torres

O PULO DO GATO

Os sinais de paresia ou paralisia podem estar relacionados a diversas etiologias no paciente felino.

Causas traumáticas e infecciosas são as mais comuns, mas todas as possibilidades devem ser consideradas a partir da coleta de informações de anamnese e exame físico/neurológico detalhados.

As informações obtidas devem auxiliar na localização da lesão e na escolha dos melhores métodos diagnósticos complementares.

DEFINIÇÃO

O termo paresia, popularmente conhecido como fraqueza, refere-se à perda parcial de capacidade motora voluntária, enquanto paralisia, sinônimo de plegia, refere-se à perda total dessa função. Ambos são sinais clínicos observados, principalmente, durante a avaliação da marcha do paciente, e indicam lesão ao longo dos chamados neurônios motores, os quais são responsáveis por gerar e transmitir os estímulos eferentes de motricidade, desde o sistema nervoso central (SNC), para os músculos estriados esqueléticos.

NEUROANATOMIA FUNCIONAL

Esses neurônios são classificados, de acordo com sua localização e função, em neurônios motores superiores (NMS) e neurônios motores inferiores (NMI). Os corpos dos NMS estão no encéfalo (tronco encefálico e córtex cerebral), e o conjunto de suas fibras axonais formará os tratos rubroespinais, corticoespinais e reticuloespinais pontinos e bulbares que percorrerão toda a medula espinal. Os corpos dos NMI envolvidos na marcha estão localizados nas intumescências espinais cervicotorácica (segmentos espinais C6-T2) e lombossacral (segmentos espinais L4-S1), e seus prolongamentos axonais dão origem aos nervos que vão para os membros torácicos e pélvicos, respectivamente (Figura 1).

Os NMS têm como funções principais iniciar o movimento motor voluntário e modular de maneira inibitória os NMI. Os NMI são responsáveis pela comunicação entre o SNC e o sistema nervoso periférico (SNP) e, além de manter o tono muscular antigravitacional (tono extensor), também são parte integrante dos arcos reflexos. Assim, para o desenvolvimento da marcha

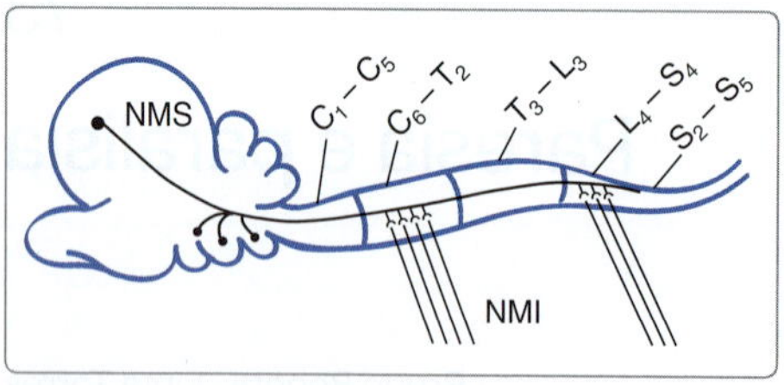

FIGURA 1. Origem e trajeto dos neurônios motores superiores (NMS) e neurônios motores superiores (NMI).

voluntária, é necessário que os NMS inibam os NMI, permitindo a flexão e o início da passada de cada membro.

ETIOLOGIA

São diversas as causas que podem levar a paresia ou paralisia de um ou mais membros. Quaisquer tipos de lesão (DAMNIT-V, (Figura 2) que acometam os neurônios motores ao longo de seu trajeto, seja no SNC, seja no SNP, darão origem a quadros de perda de função motora voluntária, ou seja, paresia ou paralisia, na dependência da gravidade, extensão e local da lesão (Quadro 1).

DIAGNÓSTICO

Uma boa anamnese, para o entendimento do curso clínico da doença em questão e a identificação de fatores predisponentes, e uma neurolocalização precisa, feita por meio de um exame neurológico detalhado, permitirão o levantamento de uma lista de diagnósticos diferenciais. Com base nas evidências levantadas, os exames complementares vão auxiliar no descarte de suspeitas e na confirmação de um diagnóstico definitivo ou, ao menos, presuntivo. Assim, serão possíveis a prescrição de agentes terapêuticos e a proposição de um prognóstico.

Anamnese

A queixa do proprietário sobre o animal parético ou paralítico geralmente fará menção a fraqueza, dificuldade ou incapacidade para sustentar o peso e/ou caminhar com um ou mais membros e até arrastá-lo(s). Inicialmente, os dados de identificação do

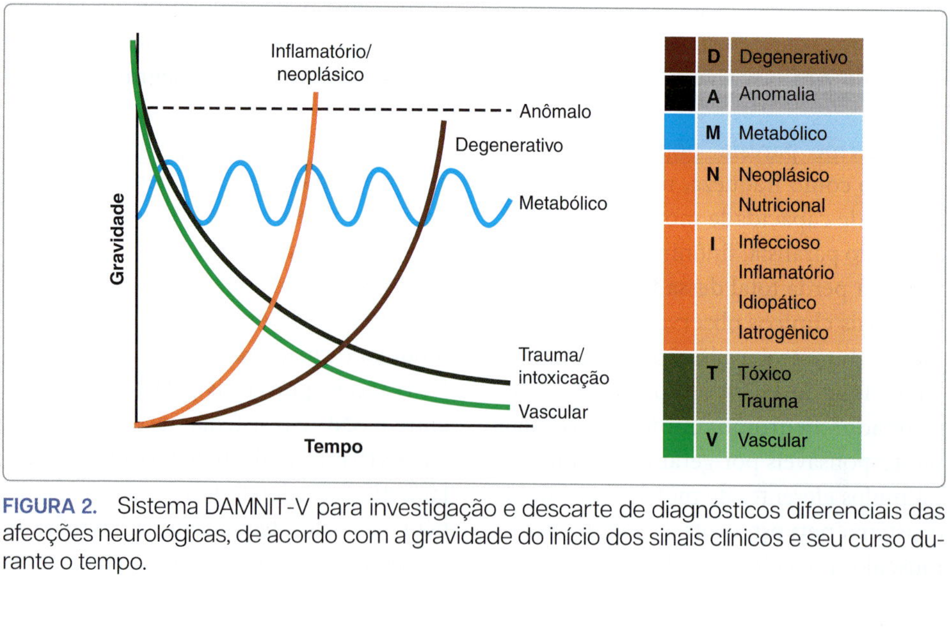

FIGURA 2. Sistema DAMNIT-V para investigação e descarte de diagnósticos diferenciais das afecções neurológicas, de acordo com a gravidade do início dos sinais clínicos e seu curso durante o tempo.

QUADRO 1

Principais causas de paresia e paralisia no paciente felino

Etiologia	Encéfalo	Medula espinal	SNP (raiz espinal, nervo, junção neuromuscular ou músculo)
Degenerativa	Doenças do acúmulo lisossomal	Doenças do acúmulo lisossomal, doença do disco intervertebral, estenose lombossacral, mielomalácia hemorrágica progressiva	Doença do acúmulo lisossomal, distrofia muscular, miotonia congênita
Anomalia	Hidrocefalia, lisencefalia, porencefalia, divertículo aracnoide, malformação semelhante à Chiari	Hemivértebra, *spina bifida*, estenose do canal vertebral, divertículo aracnoide, disrafismo espinal	Raro
Metabólica	Encefalopatia hepática, urêmica, hipoglicêmica, eletrolítica	Raro	Polineuropatia diabética, miopatia hipocalêmica, hipernatrêmica, por hipertireoidismo, hipoadrenocorticismo, hipo ou hipercalcemia, hipoglicemia, hipomagnesemia, por excesso de corticosteroide
Nutricional	Deficiência de tiamina (vitamina B1)	Hipervitaminose A, deficiência de tiamina (vitamina B1)	Deficiência de tiamina (vitamina B1), miopatia por deficiência de selênio/vitamina E (raro)
Neoplásica	Meningioma, glioma, ependimoma, de plexo coroide, de hipófise, linfossarcoma, neoplasias ósseas e metastáticas	Linfossarcoma, meningioma, glioma, ependimoma, osteossarcoma, fibrossarcoma, mieloma múltiplo e neoplasias metastáticas	Linfoma, schwannoma, tumor maligno de bainha de nervo, sarcoma, carcinoma, síndrome paraneoplásica (insulinoma, timoma, carcinomas), extensão local de tumores adjacentes
Infecciosa	PIF, FIV/FeLV, toxoplasmose, leishmaniose, raiva, tétano, meningoencefalite bacteriana, fúngica ou parasitária	PIF, FIV/FeLV, toxoplasmose, raiva, discoespondilite, leishmaniose, tétano, mielite bacteriana, fúngica ou parasitária	Polirradiculoneurite ou polimiosite por toxoplasmose, botulismo (raro), miosite bacteriana, por hepatozoonose (raro)
Inflamatório	Meningoencefalomielites de origem desconhecida	Meningoencefalomielites de origem desconhecida	*Miastenia gravis*, polimiosite, poligangliorradiculoneurite
Idiopática	Epilepsia,* discinesia paroxística*	Raro	Polimiosite, poligangliorradiculoneurite
Traumático	Trauma craniencefálico	Fraturas e luxações vertebrais, contusão espinal, extrusão aguda não compressiva do disco não degenerado	Avulsão de plexo braquial/lombossacral, outras neuropatias traumáticas
Tóxica	Avermectinas, chumbo, organofosforados e carbamatos, piretrinas/piretroides, metaldeído, rodenticidas, brometalina, colecalciferol	Brometalina	Organofosforados (neuropatia tardia induzida por exposição crônica), vincristina, colecalciferol, envenenamento crotálico e por cobra coral (raro), metais pesados (raro)
Vascular	Acidente vascular encefálico (hemorrágico ou isquêmico)	Mielopatia isquêmica, embolismo fibrocartilaginoso, mielomalácia hemorrágica progressiva	Neuromiopatia isquêmica por tromboembolismo aórtico

* Durante o evento, o paciente pode apresentar alteração transitória no controle motor voluntário.
FeLV: vírus da leucemia felina; FIV: vírus da imunodeficiência felina; PIF: peritonite infecciosa felina; SNP: sistema nervoso periférico.

paciente podem ser essenciais na busca pela etiologia. Sabe-se que os filhotes são mais propensos a problemas degenerativos primários, anomalias e distúrbios do desenvolvimento, infecções, intoxicações e traumas, enquanto os mais idosos têm maior predisposição para o desenvolvimento de endocrinopatias e alterações metabólicas, neoplasias e distúrbios vasculares.

O curso da doença pode ajudar no descarte de diferenciais, uma vez que alterações com início superagudo estão mais relacionadas com traumas, intoxicações e alterações vasculares. Já problemas com início de sinais discretos que tendem a piorar crônica e progressivamente estão mais relacionados com distúrbios degenerativos, algumas infecções e neoplasias, por exemplo. O acesso à rua, bem como a presença de outros animais contactantes, pode ser um fator predisponente a brigas, traumas e infecções. O estado vacinal e de desverminação e a identificação de ectoparasitas podem trazer informações relevantes.

O sistema nervoso pode estar acometido de maneira primária ou secundária ao comprometimento de outros órgãos e sistemas. Por isso, durante a anamnese é importante investigar sinais inespecíficos que podem estar presentes ou terem aparecido até antes dos sinais de paresia/paralisia, como inapetência/polifagia, letargia, vômito/regurgitação, tosse, dispneia, cansaço, disfagia, disfonia, intolerância ao exercício, diarreia/constipação, emagrecimento/ganho de peso, falta de auto-higienização, mudança de hábitos e comportamento e falta de interação.

Exame clínico-neurológico

Uma avaliação física geral ajudará a descartar fraqueza de origem sistêmica, como casos de anemias ou problemas cardiorrespiratórios graves. A claudicação gerada por problemas osteoarticulares não deve ser confundida com paresia, e esses também devem ser descartados.

A localização exata do problema pode ser alcançada por meio de exame neurológico minucioso e será imprescindível para que possam ser listadas as principais suspeitas etiológicas. A descrição semiológica da condição do paciente felino com paresia/paralisia (Figura 3) vai depender da quantidade de membros acometidos (Quadro 2). Além disso, o paciente parético, embora apresente algum grau de controle motor

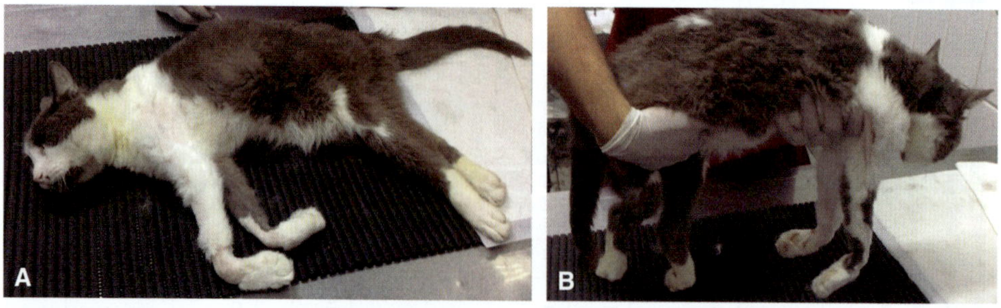

FIGURA 3. **A:** felino em decúbito lateral constante por tetraparesia não ambulatorial. **B:** animal não consegue se manter em apoio quadrupedal e, além do déficit motor, apresenta ausência de propriocepção nos quatro membros.

Fonte: arquivo pessoal do autor.

QUADRO 2

Descrição semiológica do paciente com paresia/paralisia de acordo com o número de membros acometidos

<table>
<tr><th>Membros acometidos</th><th>Terminologia – prefixo</th><th>Terminologia – sufixo</th><th>Complemento</th><th>Exemplo</th></tr>
<tr><td>Apenas um membro (qualquer)</td><td>Mono</td><td rowspan="5">Paresia ambulatorial
Paresia não ambulatorial
Paralisia ou plegia</td><td>Especificar o membro</td><td>Monoparesia ambulatorial do membro torácico direito</td></tr>
<tr><td>Dois membros do mesmo antímero</td><td>Hemi</td><td>Esquerda ou direita</td><td>Hemiplegia esquerda</td></tr>
<tr><td>Dois membros torácicos</td><td>Braqui ou para</td><td>Membros torácicos (quando usar "para")</td><td>Paraparesia não ambulatorial dos membros torácicos</td></tr>
<tr><td>Dois membros pélvicos</td><td>Pára</td><td>Dos membros pélvicos</td><td>Paraplegia dos membros pélvicos</td></tr>
<tr><td>Os quatro membros</td><td>Quadri ou tetra</td><td>–</td><td>Tetraparesia ambulatorial</td></tr>
</table>

voluntário, pode ou não conseguir utilizar o(s) membro(s) envolvido(s) para desempenhar sua(s) função(ões) nas fases de apoio e balanço. Nesse sentido, terá seu(s) membro(s) classificado(s) como parético ambulatorial ou não ambulatorial.

O que determina a quantidade de membros envolvidos é a localização da lesão neurológica, conforme pode ser observado na Quadro 3. Embora menos comum, lesões cerebrais podem originar paresia contralateral discreta pela lesão em um dos hemisférios cerebrais, ou até tetraparesia ambulatorial decorrente da lesão de ambos os hemisférios. Já alterações em tronco encefálico podem acometer os NMS de maior importância para a marcha, resultando em hemi a tetraparesia ambulatorial, não ambulatorial e até plegia em casos de maior gravidade, o que geralmente estará associado com distúrbios ventilatórios que colocarão a vida do paciente em risco. A identificação de outros sinais neurológicos associados ajuda na localização da lesão no SNC.

Finalmente, as lesões que envolvem as estruturas do SNP e podem originar paresia/paralisia são classificadas, de acordo com as estruturas acometidas, em: radiculopatias (raiz de nervo craniano e/ou espinal); neuropatias (nervos); juncionopatias (junção neuromuscular); e miopatias (músculo estriado esquelético, no caso da marcha). Nesse sentido, na ausência de testes mais elaborados, como eletroneuromiografia, podem-se estimar a extensão e a gravidade da lesão nervosa por meio da avaliação dos dermátomos, ou seja, testando a sensibilidade de áreas da pele que são inervadas por raízes e segmentos espinais específicos (Figura 4). Assim, o pinçamento de cada uma dessas áreas deve elicitar uma resposta comportamental ou um arco reflexo, o que indica que essa via está preservada.

Exames complementares

A escolha dos exames será baseada nas suspeitas clínicas levantadas a partir da localização da lesão e do curso da doença.

QUADRO 3

Sinais neurológicos no paciente com paresia/paralisia de acordo com a neurolocalização e estruturas acometidas			
Localização	**Estruturas acometidas**	**Sinais neurológicos**	**Outros sinais que podem estar associados**
Cérebro	NMS de um hemisfério em seu trajeto para os membros contralaterais	Hemiparesia contralateral; tetraparesia*	Hemiparestesia contralateral, tetraparestesia,* *head turn* e andar em círculos para o lado da lesão, *head pressing*, crises epilépticas, alteração de estado mental, déficits cognitivos, comportamentais, visuais, hiposmia/anosmia
Mesencéfalo	NMS em seu trajeto para os membros contralaterais	Hemi – paresia/plegia contralateral Tetra – paresia/plegia*	Hemiparestesia contralateral, tetraparestesia,* alteração de estado mental, rigidez de descerebração, miose puntiforme, anisocoria, midríase irresponsiva à luz, estrabismo (III e IV pares acometidos)
Ponte e bulbo	NMS em seu trajeto para os membros ipsilaterais	Hemi – paresia/plegia ipsilateral Tetra – paresia/plegia*	Hemiparestesia ipsilateral, tetraparestesia,* alteração de estado mental, sinais vestibulares, respiratórios, cardiovasculares, retenção urinária, déficit de V a VII pares de nervos cranianos
Segmentos espinais C1-C5	NMS em seu trajeto para os 4 membros	Mono (raro)/hemi (menos comum)/tetra – paresia/plegia*	Dificuldade e lentidão ao iniciar o movimento enquanto ambulatorial. Tono e reflexos espinais normais a aumentados nos membros envolvidos, parestesia, hiperpatia paraespinal, retenção urinária
Segmentos espinais C6-T2	NMI em seu trajeto para os MT e NMS em seu trajeto para os MP	Mono (sinal de raiz)/hemi (menos comum)/tetra – paresia/plegia*	Dificuldade de sustentar o peso e tremores durante o apoio com passadas curtas nos MT e lentidão ao iniciar o movimento dos MP enquanto ambulatorial. Tono e reflexos espinais diminuídos a ausentes nos MT e normais a aumentados nos MP, parestesia, hiperpatia paraespinal, retenção urinária
Segmentos espinais T3-L3	NMS em seu trajeto para os MP	Mono (raro)/para – paresia/plegia	Dificuldade e lentidão ao iniciar o movimento dos MP enquanto ambulatorial. Tono e reflexos espinais normais a aumentados nos MP, parestesia, hiperpatia paraespinal, RMCT diminuído/ausente caudal à lesão, retenção urinária e fecal
Segmentos espinais L4-S1	NMI para os MP	Mono (sinal de raiz)/para – paresia/plegia	Dificuldade de sustentar o peso e tremores durante o apoio com passadas curtas nos MP enquanto ambulatorial. Tono e reflexos espinais diminuídos a ausentes nos MP, parestesia, hiperpatia paraespinal, retenção/incontinência** urinária e fecal
SNP	NMI para os membros envolvidos	Mono/para/tetra – paresia/plegia	Tono e reflexos espinais diminuídos a ausentes (salvo raras exceções***). Pode haver déficits de nervos cranianos e sinais autonômicos

* Lesões bilaterais. ** Incontinência poderá estar presente em lesões que envolvam os segmentos espinais sacrais, presentes na altura da sexta vértebra lombar, enquanto lesões mais craniais (suprassacrais) podem levar à retenção. *** Algumas alterações de SNP podem originar aumento de tono muscular, como em quadros de miopatia hipertônica. MP: membros pélvicos; MT: membros torácicos; RMCT: reflexo do músculo cutâneo do tronco; SNP: sistema nervoso periférico.

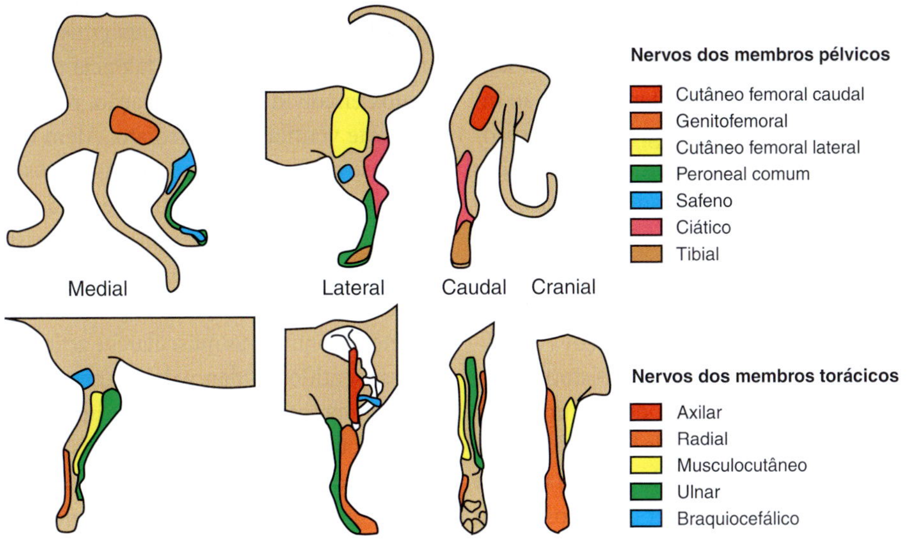

FIGURA 4. Representação esquemática de zonas autônomas cutâneas ou dermátomos nos membros torácicos e pélvicos dos felinos.

Fonte: adaptada de *Small animal neurological emergencies*, eds Platt SR and Garosi LS, Manson Publishing.

Exames hematológicos, além de revelarem processos inflamatórios/infecciosos sistêmicos, permitirão avaliar a função de órgãos, mensurar eletrólitos e glicemia, enzimas musculares, testes endócrinos e microbiológicos. A análise do fluido cerebrospinal (FCE) será de grande valor para auxílio diagnóstico de afecções do SNC (ver capítulo 123 – Coleta e análise de fluido cerebrospinal).

Radiografias torácicas e ultrassonografia abdominal devem ser realizadas quando há suspeita de neoplasias, em busca de massas primárias/metástases. A imagem radiográfica simples pode ser útil para a triagem de fraturas/luxações vertebrais, quando há suspeita de neoplasias ou infecções ósseas, como discoespondilite. Entretanto, para melhor avaliação e localização de lesões compressivas à medula espinal, faz-se necessário o uso de contraste para mielografia, sob anestesia geral. A imagem de tomografia computadorizada apresenta maior sensibilidade no diagnóstico de lesões ósseas, sendo o exame de eleição para a suspeita de trauma cranioencefálico. Além disso, permite melhor visualização de neoplasias, infecções e malformações ósseas, tanto no crânio como na coluna vertebral, e é uma excelente opção para o planejamento pré-cirúrgico de fraturas e luxações. Já o exame de ressonância magnética é o mais indicado quando há suspeita de lesões parenquimatosas no SNC e será imprescindível para o diagnóstico de malformações encefálicas/espinais, lesões encefálicas produzidas por distúrbios metabólicos ou nutricionais, neoplasias de SNC e raízes de nervos cranianos/espinais, inflamações/infecções que acometem o SNC, meninges e músculos perineurais, sequelas ou lesões crônicas parenquimatosas pós-traumáticas e lesões vasculares.

Em locais endêmicos para algumas doenças infecciosas, devem-se descartá-las por meio de testes sorológicos seriados ou com testes para detecção antigênica, como PCR, em amostras de FCE, urina e/ou sangue (Quadro 4). Deve-se ter cuidado ao interpretar testes cromatográficos ou sorológicos isolados para evitar diagnósticos errôneos baseados em resultados falso-negativos ou positivos em razão da exposição prévia. Testes de cultura e sensibilidade devem ser realizados para embasar o uso da terapia antimicrobiana. Avaliações citológica, histológica e até imuno-histoquímica de lesões podem ajudar a definir um diagnóstico. Quando se trata de lesão no SNP, os exames de eletroneuromiografia e biópsia neuromuscular podem ser decisivos para a identificação da estrutura acometida e do tipo de lesão, respectivamente.

TERAPIA

A terapia deve ser direcionada para tratar a causa de base, sempre que possível. Lesões encefálicas podem exigir cuidados intensivos, principalmente quando há aumento de pressão intracraniana. Lesões vertebroespinais podem necessitar de cirurgia para descompressão, alinhamento e estabilização. Pacientes com lesões em SNP que causam paralisia flácida aguda, como botulismo, polirradiculoneurite e *miastenia gravis* fulminante, que evoluem para falência de músculos envolvidos na respiração, requerem suporte ventilatório imediato. Além disso, deve-se dar atenção especial a todos os cuidados de enfermagem, a fim de evitar complicações por disfunções miccionais, cistite, pneumonia por aspiração, feridas e úlceras de pressão, tromboembolismos por estase sanguínea e contraturas musculares e articulares. Nesse sentido, mudança de decúbito, massagem abdominal ou cateterização intermitente da vesícula urinária quando necessário, manutenção de paciente em cama acolchoada, seca e limpa, fisioterapia e demais modalidades de reabilitação podem ajudar na preservação da qualidade de vida e no restabelecimento das funções sensoriomotoras.

PROGNÓSTICO

O prognóstico para o restabelecimento da função do(s) membro(s) acometido(s) vai variar de acordo com o local, a extensão e a cronicidade da lesão. Lesões espinais graves que resultem em plegia com perda da sensibilidade profunda nos dígitos do(s) membro(s) acometido(s) e cauda têm

QUADRO 4

Sugestão de painel de PCR quantitativa em tempo real para pesquisa de agentes infecciosos que acometem direta ou indiretamente o sistema neural de felinos	
Vírus da peritonite infecciosa felina (PIF)*	▪ *Candidatus Mycoplasma turicensis*
Vírus da panleucopenia felina (FPV)	▪ *Candidatus Mycoplasma haemominutum*
Vírus da leucemia felina (FeLV)*	▪ *Mycoplasma haemofelis*
Vírus da imunodeficiência felina (FIV)*	▪ *Ehrlichia* spp
Herpesvírus felino (FHV-1)	▪ *Anaplasma* spp
Toxoplasma gondii	▪ *Bartonella* spp
***Leishmania* spp**	▪ *Cytauxzoon* spp
***Trypanosoma* spp**	▪ *Hepatozoon* spp
***Leptospira* spp**	▪ *Salmonella* spp
***Cryptococcus* spp (*neoformans/gattii*)**	

* Mais comumente associados a sinais neurológicos.

prognóstico desfavorável. Nas lesões parciais em nervos, como na neuropraxia ou na axoniotmese, há potencial para regeneração neural e retorno funcional, enquanto em lesões totais, como na neurotmese, o prognóstico é desfavorável, a menos que haja intervenção microcirúrgica imediata.

LITERATURA SUGERIDA

De Lahunta A, Glass E, Kent M. de Lahunta's Veterinary Neuroanatomy and Clinical Neurology. 5. ed. Philadelphia: Elsevier; 2021. 618p.

Dewey CW, da Costa RC. Neurologia canina e felina – guia prático. 3. ed. São Paulo: Guará; 2017. 752p.

Nghiem P, Platt S, Schatzberg S. The weak cat. Practical approach and common neurological differentials. J Feline Med Surg. 2009;11(5):373-83.

Sharp NJH, Wheeler SJ. Small animal spinal disorders. Diagnosis and surgery. 2. ed. Philadelphia: Elsevier Mosby; 2005. 369p.

Shores A, Brisson BA. Current techniques in canine and feline neurosurgery. Iowa: Wiley-Blackwell; 2017. 296p.

Skerritt G. King's Applied Anatomy of the Central Nervous System of Domestic Mammals. 2. ed. Iowa: Wiley-Blackwell; 2018. 400p.

Taylor AR, Kerwin SC. Clinical evaluation of the feline neurologic patient. Vet Clin North Am Small Anim Pract. 2018;48(1):1-10.

Volk HA, Shihab N, Matiasek K. Neuromuscular disorders in the cat: clinical approach to weakness. J Feline Med Surg. 2011;13(11):837-49.

74

Paroníquia e outras alterações das garras

Adriane Pimenta da Costa Val Bicalho

O PULO DO GATO

As alterações observadas nas garras dos felinos não são muito frequentes, mas há uma grande variedade de causas locais ou sistêmicas.

A observação cuidadosa da distribuição dessas lesões pode contribuir para a linha de investigação diagnóstica.

Os sinais de alterações nas garras podem ser muito variados, desde lambedura excessiva até claudicações.

TERMINOLOGIA

As garras dos felinos constituem-se de estruturas especializadas compostas de queratinócitos, oriundas da matriz de queratina. Embora frequentemente o termo unha seja utilizado como sinônimo, com o prefixo **onico** sendo utilizado na descrição das garras, tais estruturas têm finalidades diferentes. As garras são destinadas a locomoção, proteção e obtenção de alimentos, sendo muito curvadas, pontiagudas e retráteis.

As alterações das garras, ou onicopatias, podem traduzir doenças das próprias garras, do sistema locomotor ou até sistêmicas. O Quadro 1 lista e descreve brevemente os termos e as alterações das garras felinas. É importante observar que em medicina veterinária esses termos não estão associados a diagnósticos específicos. As alterações podem ser observadas em conjunto no animal, em um ou mais dedos de um membro, ou mesmo na própria garra.

DIAGNÓSTICO

Ao examinar um felino portador de onicopatia, é importante observar se a afecção é simétrica ou assimétrica, se afeta todas as garras ou apenas algumas ou se apenas um membro está acometido; se existem lesões cutâneas no corpo ou se sinais sistêmicos estão presentes. A análise citológica do leito ungueal é de suma importância para a abordagem inicial ao felino onicopata.

A paroníquia (Figura 1), inflamação da pele do leito ungueal, é a afecção mais comum em felinos. Para fins didáticos, onicoclase, onicodistrofia, onicogrifose, onicólise, onicomadese, onicorrexe e traquioníquia serão agrupados como alterações das unhas no algoritmo de decisões clínicas (Figura 2).

QUADRO 1

Terminologia, definições e possíveis causas de alterações das garras		
Termos	**Definição**	**Origem/doença/afecção**
Anoníquia	Ausência das garras	Congênita, iatrogênica, trauma
Braquioníquia	Garras pequenas	Variação normal, congênita, iatrogênica, trauma
Hiperoníquia	Hipertrofia simples das garras	Variação normal, neoplasia
Leuconíquia	Branqueamento das garras	Variação normal, congênita, iatrogênica, trauma
Macroníquia	Garras grandes	Variação normal, congênita
Microníquia	Garras pequenas	Variação normal, congênita, iatrogênica
Onicoalgia	Dor nas garras	Iatrogênica, trauma, infecção bacteriana, onicodistrofia simétrica lupoide, idiopática, neuropática, neoplasia
Onicoatrofia	Atrofia ou desgaste das garras	Iatrogênica, trauma, infecção bacteriana, onicodistrofia simétrica lupoide, neoplasia
Onicoclase	Fissura das garras	Iatrogênica, trauma, infecção bacteriana, onicodistrofia simétrica lupoide, neoplasia
Onicocriptose	Crescimento das unhas para dentro dos tecidos moles (unha encravada)*	Falta de desgaste, crescimento anormal
Onicodistrofia	Formação anormal da garra	Infecção bacteriana ou fúngica, neoplasias, trauma prévio, onicodistrofia simétrica lupoide
Onicogrifose	Hipertrofia e curvatura anormal das garras	Onicodistrofia simétrica lupoide, leishmaniose
Onicólise	Separação da garra de suas estruturas de adesão, com progressão distal	Trauma, infecção bacteriana, onicodistrofia simétrica lupoide, neoplasia
Onicomadese	Destacamento da garra pelo extremo proximal	Trauma, infecção bacteriana, onicodistrofia simétrica lupoide, neoplasia
Onicomalacia	Amolecimento das garras	Variação normal, onicodistrofia simétrica lupoide, neoplasia
Oniquite	Inflamação em qualquer parte da garra	
Onicorrexe	Estriamento longitudinal, associado a fragilidade e quebra das garras	Onicodistrofia simétrica lupoide
Onicosquizia	Descamação da garra	Trauma, variação normal, doença imunomediada, neoplasia
Paquioníquia	Espessamento da garra	Variação normal, neoplasia, inflamação
Paroníquia	Inflamação tecidual ao redor da garra	Trauma, infecções bacterianas e fúngicas, neoplasia, onicodistrofia simétrica lupoide, pênfigo foliáceo

continua

QUADRO 1

Terminologia, definições e possíveis causas de alterações das garras (*continuação*)		
Termos	**Definição**	**Origem/doença/afecção**
Plationíquia	Aumento da curvatura das garras ao longo do eixo	Variação normal, congênita
Taquioníquia	Rugosidade e partição das garras	Alteração imunomediada, onicodistrofia lupoide simétrica

* O termo refere-se ao crescimento lateral das unhas em seu leito, observado em humanos. Alteração estritamente semelhante não acontece em gatos, pois suas garras crescem distalmente do leito ungueal.

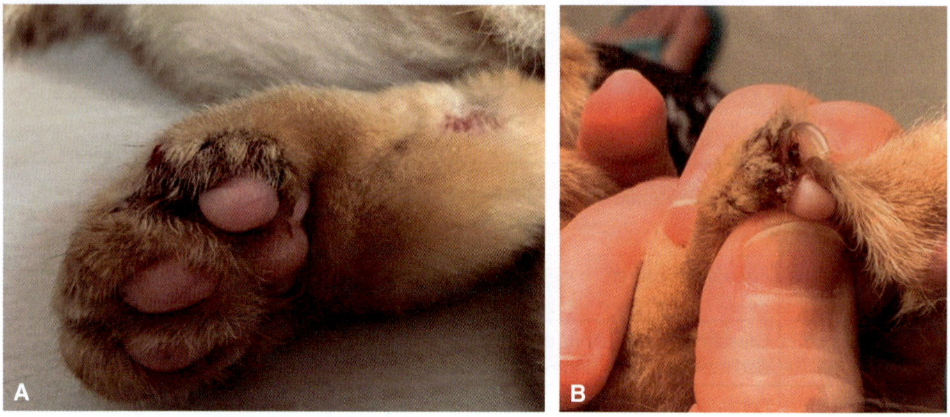

FIGURA 1. **A**, **B:** paroníquia observada em felino com diagnóstico de pênfigo foliáceo. A lesão podia ser observada em mais de uma garra e estava associada a lesões cutâneas.

Fonte: imagens cedidas por Christine Souza Martins.

TRATAMENTO

A. O tratamento do trauma deve ser feito de acordo com a apresentação clínica. Limpezas, cortes das unhas afetadas e acompanhamento são geralmente indicados.

B. As afecções oncológicas que afetam as garras dos felinos são carcinoma de células escamosas, melanoma e mastocitoma. Para melhor detalhamento, consultar a literatura especializada.

C. Limpeza com soluções à base de clorexidina (0,5-3,0%) + amoxicilina com clavulanato (10 mg/kg/BID/10 dias).

D. Limpeza com soluções à base de clorexidina (0,5-3,0%) + itraconazol (5 mg/kg, BID 7 dias). Este tratamento deve ser feito em semanas alternadas. A duração do tratamento está condicionada a evolução clínica e avaliação citológica da lesão.

E. Limpeza com soluções à base de clorexidina 0,5-3,0% + itraconazol (5 mg/kg, BID 7 dias). Este tratamento deve ser feito em semanas alternadas. Terbinafina (30-40 mg/kg/SID). A duração do tratamento está condicionada à evolução clínica do paciente e ao acompanhamento por culturas fúngicas.

F. As afecções imunomediadas que afetam as garras dos felinos são onicodistrofia lupoide, pênfigo vulgar e lúpus eritematoso. Para melhor detalhamento, consulte a literatura especializada.

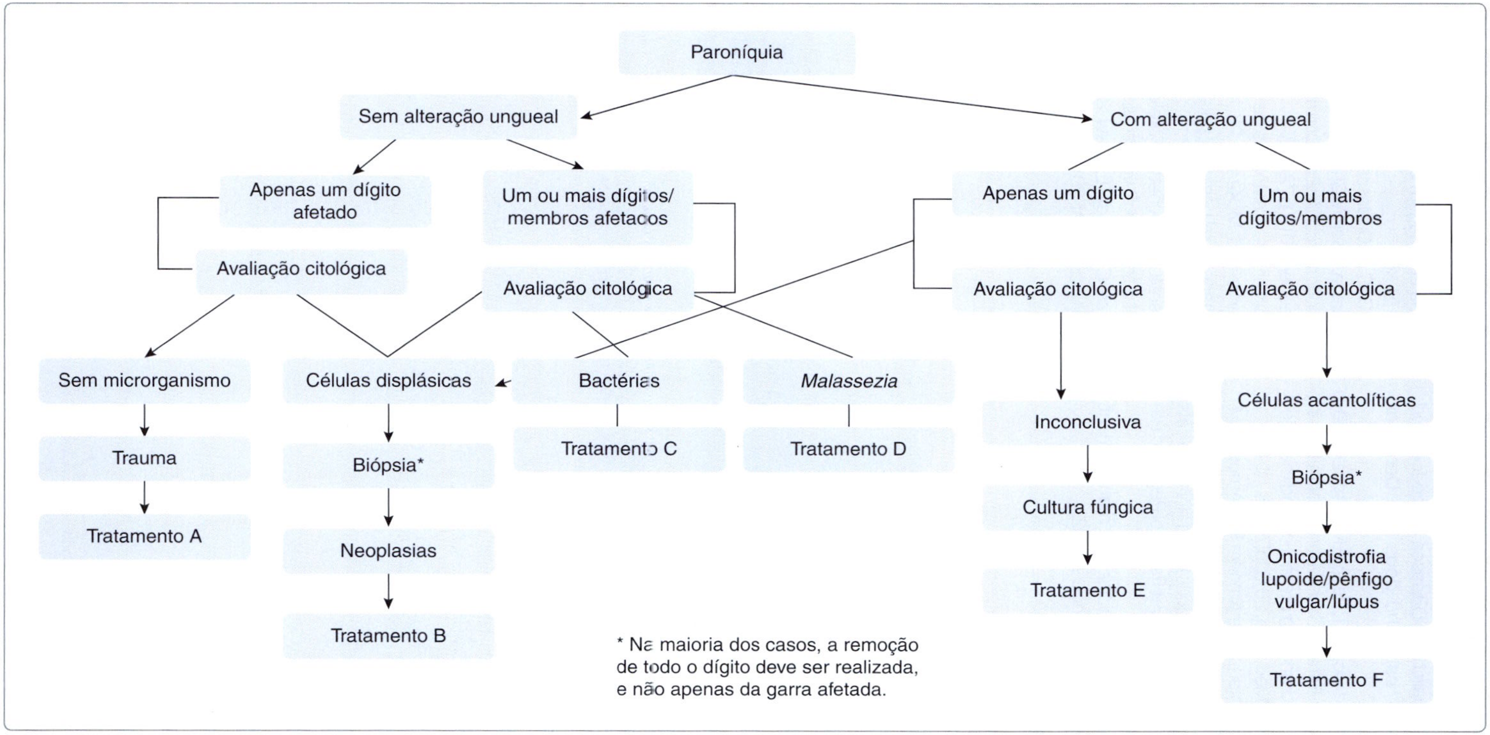

FIGURA 2. Algoritmo de decisões clínicas relacionadas a alterações das garras.

LITERATURA SUGERIDA

Freiman HS, Grubelich LS. Diseases of the foot and nails: humans, cats, and dogs. Clin Dermatol. 1994;12(4):573-7.

Frymus T, Gruffydd-Jones T, Pennisi MG, Addie D, Belák S, Boucraut-Baralon C, et al. Dermatophytosis in cats: ABCD guidelines on prevention and management. J Feline Med Surg. 2013;15(7):598-604.

Headley SA, Pimentel LA, de Amorim IFG, Amude AM, Viana NE, Muraro LS, et al. Immunohistochemical characterization of cutaneous leishmaniasis in cats from Central-west Brazil. Vet Parasitol Reg Stud Reports. 2019;17:100290.

Little S. The cat: clinical medicine and management. Philadelphia: Elsevier Saunders; 2012.

Marsella R. Abordagem clínica à pododermatite felina e doenças ungueais. In: Dermatologia felina: uma abordagem clínica. São Paulo: Medvet; 2021. p.179-86.

Miller GAC Jr. Diseases of eyelids, claws, anal sacs and ears. In: Miller W, Griffin C, Campbell K, editors. Muller & Kirk´s Small Animal Dermatology. 7. ed. St. Louis: Elsevier; 2013. p.724-73.

McKeever PK. Trastornos de las uñas. In: Nuttall T, Harvey RG, McKeever PK, editors. Enfermedades cutáneas del perro y el gato. Madrid: Servet; 2009. p.267-70.

Pennisi MG, Persichetti MF. Feline leishmaniosis: is the cat a small dog? Vet Parasitol. 2018;251:131-7.

Rouben C, McKay L. Claw & Claw Bed Diseases. Clinician´s Brief. 2016.

75

Placas, nódulos e tumores

Adriane Pimenta da Costa Val Bicalho

O PULO DO GATO

Placas, nódulos e tumores ou nodosidades são classificados como lesões primárias.

Os diagnósticos podem ser variados, havendo a necessidade da coleta de material para avaliação citológica.

DEFINIÇÕES

Lesões primárias são associadas a causas específicas na pele anteriormente sadia; são reações iniciais a agressões internas ou externas à pele. Dentro desse contexto estão as placas, os nódulos e as nodosidades ou tumores.

- **Placa:** definida como elevação plana na pele que, embora não necessariamente arredondada, deve ter mais de 1 cm de diâmetro. Formada por coalescência de pápulas, geralmente representa doença inflamatória cutânea crônica.
- **Nódulos:** elevações na pele de mais de 1 cm de diâmetro, porém de formação arredondada, circunscrita e sólida, que geralmente se estendem profundamente na pele. São infiltrações maciças de células inflamatórias ou neoplásicas na derme ou até mesmo no tecido subcutâneo.
- **Tumor ou nodosidade:** formações circunscritas na pele, de mais de 3 cm de diâmetro, também decorrentes de infiltração maciça de células neoplásicas ou inflamatórias. Reserva-se o termo tumor para alterações de origem neoplásica e o termo nodosidade para outras causas.

ABORDAGEM DIAGNÓSTICA

Placas

- **Surgimento agudo:** deve-se suspeitar de respostas a picadas de abelhas, vespas, marimbondos e formigas. Os gatos são picados acidentalmente quando brincam ou caçam esses insetos. Quatro possibilidades podem surgir após a picada de um desses insetos: a reação local, apenas cutânea; a reação regional, envolvendo a orofaringe; a reação sistêmica ou anafilaxia; e a reação imunomediada tardia. As três últimas reações não serão aqui abordadas. Os gatos picados apresentam placas eritematosas, edemaciadas e muito doloridas em face, orelhas ou áreas periorbitais e perilabiais. Lesões simples podem ser resolvidas espontaneamente em 24 horas. O tratamento é apenas de suporte, não sendo específico. Limpeza local, remoção delicada de ferrões e compressas geladas podem ser suficientes. Em alguns casos, a difenidramina (2-4 mg/kg) pode ser utilizada para alívio dos sintomas.

- **Evolução crônica:** as placas crônicas em felinos estão, na maioria das vezes, relacionadas ao complexo granuloma eosinofílico. Tais placas diferenciam-se das anteriores por apresentarem discreta exsudação e estarem localizadas em outras áreas do corpo, como na parte ventral do abdome. O exame citológico dessas lesões revela quantidades variáveis de eosinófilos, mas frequentemente são observadas infecções secundárias por bactérias. Em razão do caráter multifatorial do tratamento do complexo granuloma eosinofílico, deve-se consultar a literatura sugerida para mais informações.

Nódulos

As afecções nodulares nos felinos domésticos podem ser de origem infecciosa, estéreis ou mesmo neoplásicas. Para o diagnóstico, é de fundamental importância a realização da avaliação citológica, e o material pode ser obtido por esfregaço por aposição de exsudação, se presente, ou por punção aspirativa por agulha fina. A Figura 1 apresenta os passos para o diagnóstico e as possíveis causas da formação de nódulos em gatos.

Tumores

Assim como as afecções nodulares, os tumores ou nodosidades podem ter origem inflamatória ou neoplásica. Como citado anteriormente, o termo tumor deve ser reservado às formações neoplásicas. Estima-se que, em felinos, cerca de 50% dos tumores cutâneos sejam de origem epitelial, 48% mesenquimais e 2% melanocíticos, em que pese o esclarecimento de que a maioria dos tumores mesenquimais origina-se abaixo da epiderme, e o envolvimento dos tecidos subcutâneos ocorre de forma secundária.

O carcinoma de células escamosas (CCE – Figura 2), o mastocitoma (Figura 3), o fibrossarcoma (Figura 4) e tumores de células basais representam aproximadamente 2/3 das neoplasias de pele felinas. Nos últimos anos, o fibrossarcoma tornou-se a neoplasia de pele mais comum de felinos. Outras neoplasias incluem adenoma apócrino, lipoma, hemangiossarcoma, adenoma sebáceo e fibroma.

A chave para o manejo correto dessas afecções depende da obtenção do diagnóstico específico e definitivo. Para tal, deve-se inicialmente realizar o exame citológico, um exame de resultado rápido e de baixo custo que frequentemente permite direcionar a conduta para o tratamento cirúrgico. Posteriormente, deve ser realizada a avaliação histopatológica, que geralmente apresenta um diagnóstico mais específico que o obtido na citologia, além de fornecer informações adicionais, como grau de invasão tecidual, estadiamento do tumor, presença de necrose, angiogênese e outros critérios de determinação de malignidade. A última coluna da Figura 1 mostra a abordagem diagnóstica aos tumores em pacientes felinos.

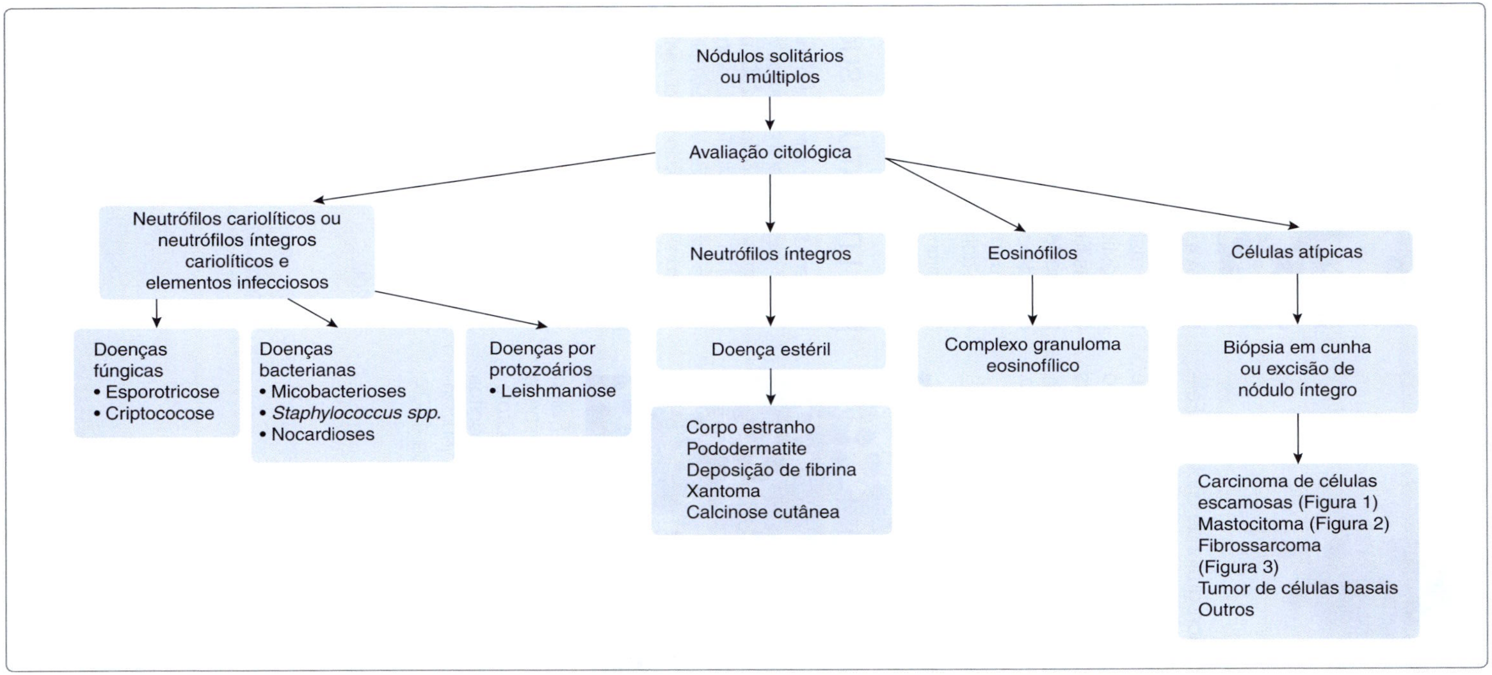

FIGURA 1. Algoritmo da abordagem diagnóstica de lesões nodulares no paciente felino.

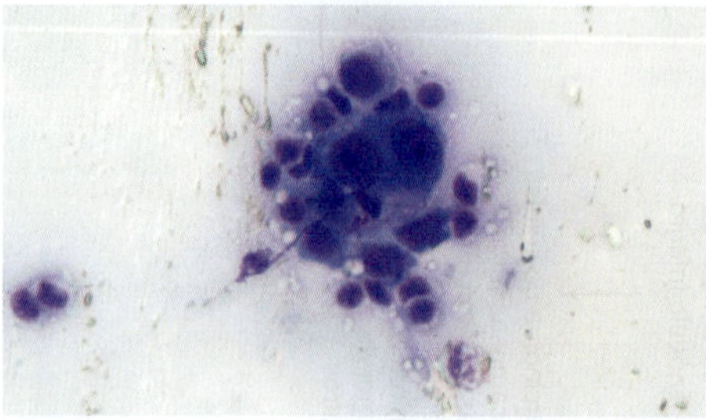

FIGURA 2. Fotomicrografia de citologia. Felino SRD, idade não informada. Citologia de lesão ulcerativa em nariz, com progressão de três meses, com diagnóstico histopatológico de carcinoma de células escamosas. Células epiteliais intensamente pleomórficas e indiferenciadas. Aumento de 400x, corante rápido.

Fonte: arquivo pessoal do autora.

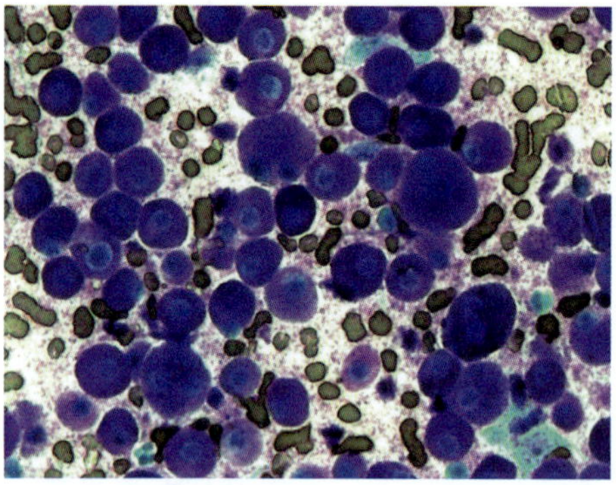

FIGURA 3. Fotomicrografia de citologia. Felino SRD, 9 anos. Citologia de um nódulo em base da orelha esquerda, com diagnóstico citológico de mastocitoma mastocítico. Mastócitos bem diferenciados com presença de binucleações e multinucleações. Aumento de 400x, corante rápido.

Fonte: arquivo pessoal da autora.

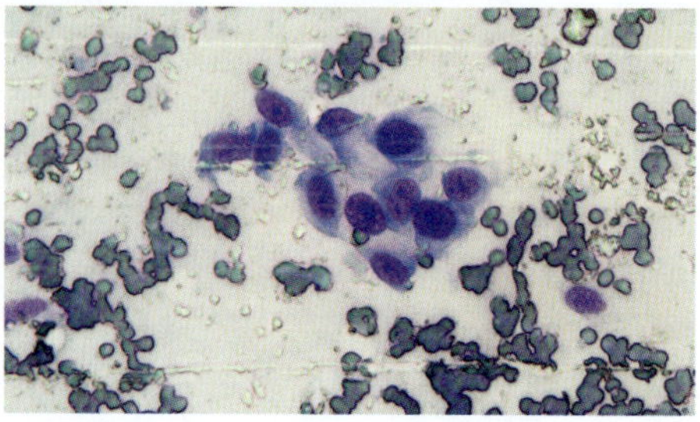

FIGURA 4. Fotomicrografia de citologia. Felino SRD, 5 anos. Citologia de lesão com 0,5 cm, firme, mal delimitada e pouco esfoliativa, com diagnóstico histopatológico de fibrossarcoma. Células fusiformes apresentando pleomorfismo moderado de forma e tamanho, com padrão de cromatina grosseiro e nucléolos únicos ou múltiplos proeminentes. Aumento de 400x, corante rápido.

Fonte: arquivo pessoal do autora.

LITERATURA SUGERIDA

Fineman LS. Tumors of the skin and subcutis in dogs and cats. In: Rosenthal R, editor. Veterinary oncology secrets. Hanley & Belfus; 2001. p.125-31.

Hauck ML, Oblak ML. Tumors of the skin and subcutaneous tissues. In: Vail DM, Thamm DH, Lipták JM, editors. Withrow and MacEwen's Small Animal Clinical Oncology. St. Louis: Elsevier; 2020. p.352-66.

Marsella R. Clinical approach to nodular diseases. In: Miller W, Griffin C, Campbell K, editors. Clinical approach to feline dermatologic diseases. Edra Spa; 2021.

McKeever PJ, Nuttall T, Harvey RG. Nodular dermatosis. In: A color handbook of skin diseases of the dog and cat. Manson Publ. Limited; 2009.

Miller Jr., Craig E, Griffin DVM, Campbell KL. Neoplastic and non-neoplastic tumors. In: Miller Jr., Craig E, Griffin DVM, Campbell KL, Editors. Muller and Kirk's Small Animal Dermatology. St. Louis: Elsevier; 2012.

76
Perda de peso

Christine Souza Martins

O PULO DO GATO

A perda de peso no paciente felino pode ser a única manifestação precoce de doenças graves.

A caquexia e a sarcopenia correspondem à perda de massa magra (músculo) que faz parte de processos patológicos ou do envelhecimento, respectivamente.

Além do peso absoluto, é importante a avaliação periódica do índice de condição corporal (ICC) e do índice de massa muscular (IMM).

Peso corporal e ICC e IMM baixos estão associados com prognósticos desfavoráveis e maior mortalidade nas doenças crônicas.

INTRODUÇÃO

A perda de peso não intencional ou não planejada é um achado relativamente comum na medicina felina e pode ser um importante indicador de doenças graves. De fato, a perda de peso pode ser a única alteração clínica associada com doença em gatos aparentemente saudáveis.

A observação e o registro do peso corporal, assim como do índice de condição corporal (ICC) e do índice de massa muscular (IMM), devem fazer parte das consultas de rotina para todos os gatos. Qualquer perda não planejada de mais de 5% do peso já merece uma investigação diagnóstica.

A perda de peso ocorre quando o gasto de energia e a perda calórica excedem a ingestão calórica. Portanto, os principais mecanismos envolvidos na perda de peso são: redução no consumo calórico, aumento fisiológico da queima de calorias, excesso de catabolismo associado a doenças ou perda de nutrientes.

Os principais mecanismos responsáveis pelo equilíbrio de obtenção e queima de calorias são o apetite e o metabolismo, cujo controle está a cargo de uma intricada rede de fatores neurais e hormonais.

Embora o termo caquexia seja frequentemente usado como sinônimo de perda de peso grave, eles são tecnicamente diferentes. A caquexia é considerada uma doença metabólica, bem diferente de uma simples perda de peso, e que não é possível resolver apenas com a suplementação de calorias. **Na caquexia, o animal perde primariamente massa muscular, em vez das reservas de gordura, como seria esperado**. A caquexia ocorre em doenças bastante debilitantes, como neoplasias, doença renal, insuficiência cardíaca e doenças inflamatórias crônicas. Vários mediadores inflamatórios e hormonais participam da patogênese da caquexia (Quadro 1). Esses mediadores são responsáveis pelo uso dos aminoácidos como fonte primária de energia, causando perda de massa muscular.

Outro termo frequentemente utilizado para descrever a perda de massa corporal (primariamente muscular) é sarcopenia. Diferentemente da caquexia, a sarcopenia é uma síndrome de perda muscular associada ao envelhecimento, mesmo na ausência de doenças graves (ver capítulo 9 – Particularidades do gato idoso). A caquexia e a sarcopenia podem ocorrer simultaneamente nos gatos, ou seja, um gato idoso com doença crônica pode apresentar perda de peso pelos dois mecanismos. Tanto a caquexia quanto a sarcopenia são consideradas indicadores de prognóstico desfavorável e mortalidade tanto para seres humanos quanto para os animais.

O processo de envelhecimento pode causar obesidade que, a princípio, mascara a sarcopenia, pois o peso corporal pode continuar o mesmo, aumentando a importância da avaliação de escore muscular.

Algumas doenças crônicas comuns nos gatos, como a doença renal crônica (DRC), podem se manifestar muito precocemente apenas pela perda de peso, ainda sem sinais específicos.

QUADRO 1

Citocinas e fatores hormonais envolvidos na patogênese da caquexia

- Citocinas:
  - Pró-inflamatórias: IL-1, IL-2, interferon-γ, TNF-α
- Hormônios:
  - Testosterona
  - Fator de crescimento semelhante à insulina tipo 1
  - Miostatina
  - Glicocorticoides
  - Catecolaminas

DIAGNÓSTICO

Apesar de ser considerada uma importante informação obtida na anamnese, a perda de peso pode nem ter sido percebida pelo proprietário, especialmente em gatos obesos, de pelagem longa ou pouco interativos. Mesmo um gato aparentemente gordo pode ter perdido peso e massa muscular sem ter havido troca de dieta. É, portanto, responsabilidade do veterinário manter registros e estabelecer comparações dos parâmetros de exame físico entre diferentes consultas do mesmo paciente a fim de acompanhar tendências de perda de peso e alterações de ICC e IMM.

Alguns proprietários atrasam a busca do diagnóstico por considerarem o emagrecimento uma parte esperada e inevitável do processo de envelhecimento.

Tendo em vista as inúmeras possibilidades de diagnóstico, a anamnese da perda de peso deve levar em consideração vários aspectos de saúde e manejo do gato (Quadro 2).

A anamnese dietética deve ser a mais detalhada possível. É importante estar atento para indícios de negligência ou ignorância das necessidades nutricionais dos gatos em diferentes fases da vida e do cuidado nutricional em gatos com diversas afecções crônicas. A quantidade estimada de alimento fornecida diariamente deve ser avaliada diante dos requerimentos do gato individualmente. O fornecimento de petiscos ou

QUADRO 2

Anamnese da perda de peso	
Descrição da dieta	▪ Tipo, quantidade, qualidade, disponibilidade ▪ Possibilidade de restrição de acesso (competição em ambiente de alta densidade populacional) ▪ Alterações recentes ▪ Fornecimento de petiscos ou outros alimentos e suplementos
Medicações	▪ Sabor desagradável, causando aversão se associadas ao alimento ▪ Irritação de esôfago ou estômago ▪ Efeitos adversos no apetite
Capacidade de comer	▪ Dor (cavidade oral, cervical, mandibular) ▪ Capacidade de preensão e deglutição (desordens ortopédicas ou neuromusculares)
Idade	▪ Jovens: desordens congênitas, infestações parasitárias, doenças infecciosas ▪ Idosos: doenças endócrinas, neoplasias
Apetite	▪ Normal ou aumentado: sugere estado hipermetabólico ▪ Diminuído: investigar causas ▪ Alterações no olfato
Outros sinais associados	▪ Gastrintestinais: vômitos, diarreia, constipação ▪ Icterícia ▪ Febre ▪ Polidipsia/poliúria ▪ Polifagia ▪ Massa abdominal ▪ Alterações nos padrões de mobilidade

alimentos caseiros pode causar desequilíbrios no consumo global. Em ambientes com muitos gatos, há o risco de ingestão calórica desigual e inadequada, especialmente na presença de conflitos sociais.

Em seguida, questiona-se a respeito do apetite e da capacidade de preensão e deglutição de alimentos. A perda de peso pode ocorrer em animais com apetite normal, aumentado ou diminuído (Figura 1). A anorexia é uma causa bastante importante de perda de peso e tem de ser investigada detalhadamente (ver capítulo 35 – Anorexia). A presença de sinais gastrintestinais também é uma importante informação de anamnese.

O exame físico evidentemente começa com a pesagem do gato em uma balança apropriada para a espécie, de preferência uma balança pediátrica de boa qualidade com capacidade de detectar diferenças de 5 g (Figura 2). Se o gato for de difícil manipulação ou muito ansioso ou estressado, pode-se pesá-lo dentro de sua caixa de transporte e posteriormente subtrair o peso da caixa. Uma boa ideia é já deixar o peso da caixa registrado, levando em consideração também outros objetos que estão dentro, como forros de pano, toalhas, tapetes higiênicos ou brinquedos.

Também é recomendável que todos os gatos atendidos para consulta tenham determinados e registrados seu ICC e seu IMM. O clínico deve ter disponíveis, impressos ou em forma digital, os gráficos já elaborados para esse fim e específicos para gatos. Esses gráficos estão disponíveis para acesso e *download* no *site* da Associação Mundial de Medicina Veterinária de Pequenos Animais (WSAVA).

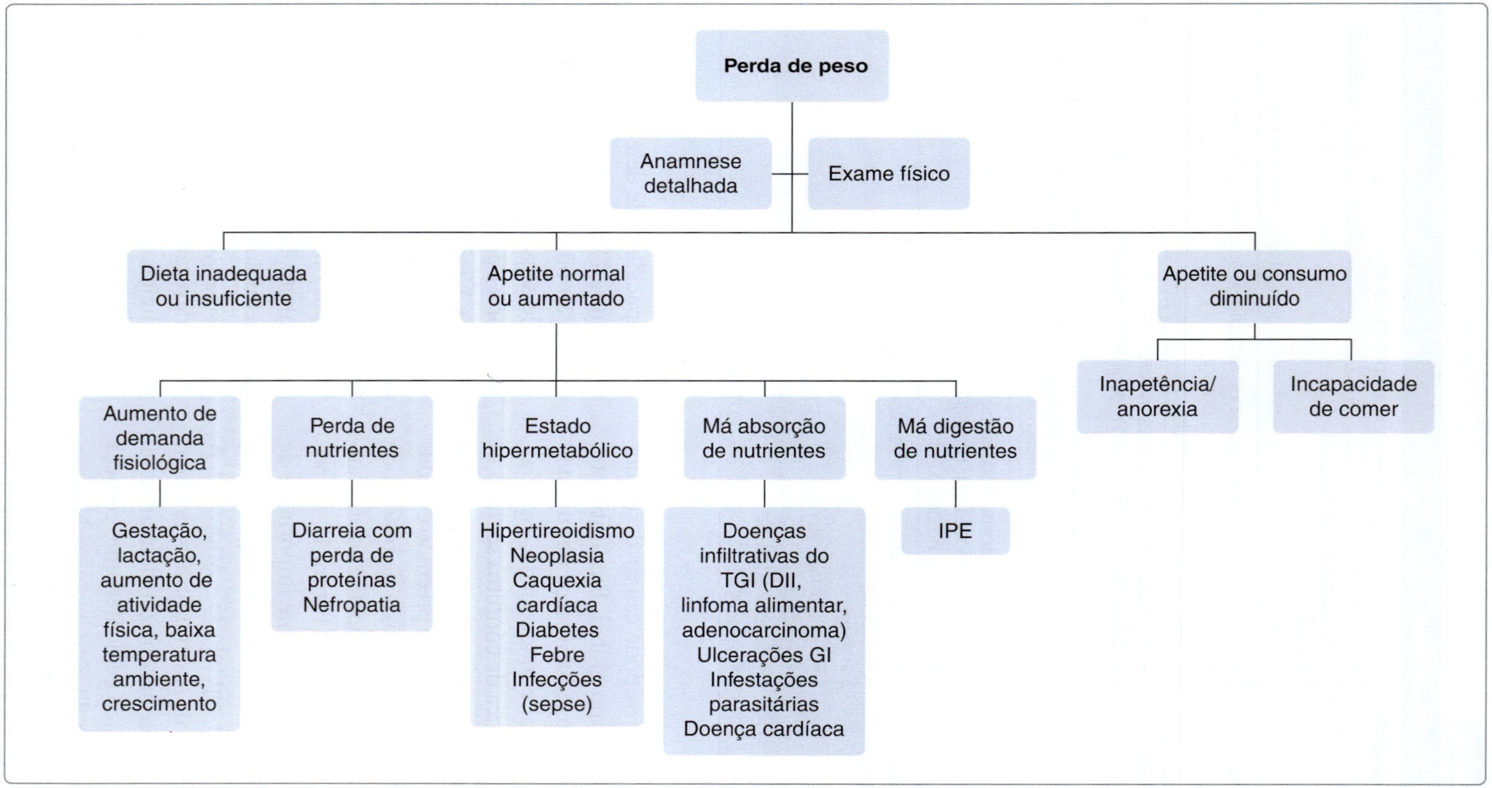

FIGURA 1. Fluxograma de investigação da perda de peso levando em consideração o apetite.

DII: doença intestinal inflamatória; GI: gastrintestinal; IPE: insuficiência pancreática exócrina; TGI: trato gastrintestinal.

O ICC avalia primariamente os depósitos de gordura, enquanto o IMM avalia a massa muscular. A avaliação da massa muscular inclui inspeção visual e palpação dos grupos musculares localizados na cabeça, escápula, musculatura epaxial na região do tórax e vértebras lombares e na região da pelve (Figura 3). Há de se considerar que o ICC e o IMM nem sempre se relacionam diretamente, pois gatos obesos podem apresentar perda muscular e, por outro lado, gatos considerados magros podem apresentar IMM normal.

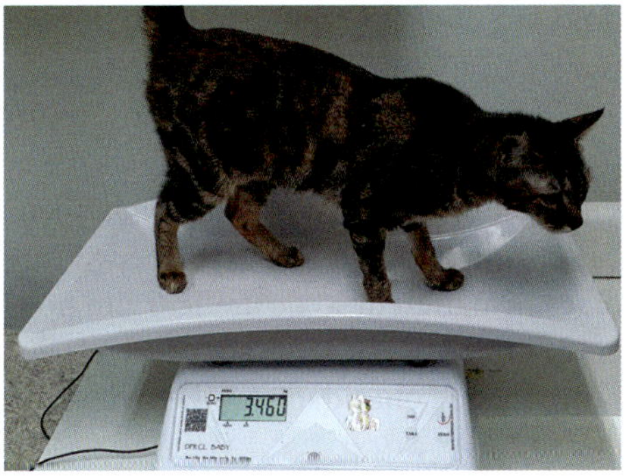

FIGURA 2. Gata sendo pesada em balança pediátrica digital e com boa precisão.

Fonte: arquivo pessoal da autora.

Diante do relato de diminuição de consumo de alimento, a cavidade oral deve ser examinada em busca de lesões que causem dor ou incapacidade de preensão de alimentos. O estado de hidratação também pode ser estimado pela umidade da mucosa oral. A presença de secreção nas narinas também pode interferir no consumo de alimentos, por prejudicar o olfato. Pode-se oferecer um petisco palatável e observar a reação do gato.

Diversas doenças gastrintestinais também podem ser responsáveis pela perda de peso, com mecanismos variados, como náuseas, vômitos, diarreia, perda de nutrientes e síndromes de má absorção ou má digestão, além das óbvias dificuldades inerentes nas afecções da cavidade oral. Mais comumente, esses mecanismos podem acompanhar as enteropatias crônicas (inflamatórias ou linfoma), pancreatites, colangites e alterações de motilidade.

O câncer é também uma causa importante de perda de peso e caquexia, agindo por meio de diferentes mecanismos. Diversas neoplasias podem causar interferência na preensão, mastigação e deglutição dos alimentos, como massas orais ou

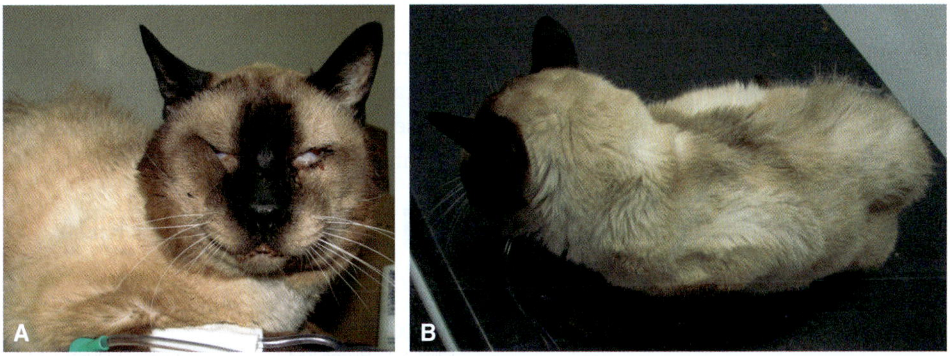

FIGURA 3. **A, B:** gato com caquexia decorrente de doença renal descompensada e não tratada, demonstrando enoftalmia por perda de gordura retrobulbar e proeminências ósseas evidentes.

Fonte: arquivo pessoal da autora.

esofágicas, podendo prejudicar a absorção e o processamento de nutrientes ao causar náuseas, vômitos e diarreia (neoplasias infiltrativas no trato digestório) e estimular a produção de fatores humorais que interferem no metabolismo.

Considerando as inúmeras possibilidades diagnósticas para a perda de peso, a escolha dos exames complementares deve levar em consideração as informações obtidas na anamnese e os achados iniciais no exame físico. A perda de peso em gatos idosos deve ser encarada como multifatorial, podendo estar associada a caquexia e sarcopenia, e sua investigação deve fazer parte das consultas de rotina nessa faixa etária (ver capítulo 12 – Cuidados preventivos de saúde por faixas etárias).

Os exames de sangue e urina podem ser um bom começo se as causas da perda de peso não estiverem evidentes no exame físico. Nos gatos idosos, também é importante focar nas avaliações hormonais (T4 total e glicemia) e considerar a possibilidade de causas ocultas de dor, como desordens da cavidade oral e osteoartrites, que necessitarão de avaliações radiográficas. Também nessa faixa etária, a frequência de enteropatias crônicas será, a princípio, avaliada com um bom exame ultrassonográfico do abdome.

MANEJO

Antes mesmo de pensar no manejo da perda de peso, esforços devem ser concentrados para evitar que ela aconteça. Ocorrem muitas falhas de detecção precoce e gerenciamento nutricional. **As trocas bruscas e inadequadas de dieta e o excesso de medicações orais são causas comuns e evitáveis de alterações de apetite e perda de peso.**

O manejo da perda de peso deve ser focado nas suas causas individualmente, porém, enquanto a investigação diagnóstica está em curso, algumas providências para garantir o bem-estar do gato devem ser tomadas. Podem-se sugerir modificações dietéticas a fim de adequar as maiores demandas ou compensar perdas, com o uso de dietas com maior densidade calórica e/ou proteica. Caso o paciente não comece a ganhar peso com adaptações dietéticas, devem-se rever as possibilidades diagnósticas que podem ter sido negligenciadas. Gatos caquéticos, em estado hipermetabólico, não respondem apenas com incremento calórico. A caquexia pode ser prevista e seu manejo, antecipado, em gatos já diagnosticados com doenças crônicas, como doença renal ou câncer.

Considerando um ICC de nove pontos, o ideal é manter um escore de 4 a 5. Entretanto, na presença de algumas doenças crônicas, como DRC ou doença cardíaca, a manutenção de um ICC um pouco maior (6 a 7/9) é recomendável. Por outro lado, a obesidade também deve ser evitada.

Na eventual dificuldade extrema ou recusa em ingerir quantidades adequadas de nutrientes, o clínico deve estar preparado para oferecer um suporte nutricional complementar por meio de alimentação assistida (ver capítulo 98 – Nutrição enteral) ou estimulantes de apetite. Não se deve adiar demais essas medidas, a fim de evitar as consequências prejudiciais do déficit de nutrientes para o paciente felino.

LITERATURA SUGERIDA

Caney S. Weight loss in the elderly cat. Appetite is fine and everything looks normal... J Feline Med Surg. 2009;11(9):738-46.

Cline MG, Burns KM, Coe JB, Downing R, Durzi T, Murphy M, Parker V. 2021 AAHA Nutrition and Weight Management Guidelines for Dogs and Cats. J Am Anim Hosp Assoc. 2021;57(4):153-78.

Eirmann L. Nutritional assessment. Vet Clin North Am Small Anim Pract. 2016;46(5):855-67.

Freeman LM. Cachexia and sarcopenia: emerging syndromes of importance in dogs and cats. J Vet Intern Med. 2012;26(1):3-17.

Freeman LM, Lachaud MP, Matthews S, Rhodes L, Zollers B. Evaluation of weight loss over time in cats with chronic kidney disease. J Vet Intern Med. 2016;30(5):1661-6.

Global Nutritional Assesment Guidelines Portuguese. WSAVA. Disponível em: https://wsava.org/global-guidelines/global-nutrition-guidelines/. Acesso em 28 mar. 2023.

Peterson ME, Castellano CA, Rishniw M. Evaluation of body weight, body condition, and muscle condition in cats with hyperthyroidism. J Vet Intern Med. 2016;30(6):1780-9.

Saker KE. Nutritional concerns for cancer, cachexia, frailty, and sarcopenia in canine and feline pets. Vet Clin North Am Small Anim Pract. 2021;51(3):729-44.

Schermerhorn T. Weight loss as a chief complaint. In: Ettinger SJ, Feldman EC, Côté E, editors. Textbook of veterinary internal medicine: diseases of the dog and the cat. 8. ed. St. Louis: Elsevier; 2017. p.462-6.

Teng KT, McGreevy PD, Toribio JL, Raubenheimer D, Kendall K, Dhand NK. Strong associations of nine-point body condition scoring with survival and lifespan in cats. J Feline Med Surg. 2018;20(12):1110-8.

77

Pica (ingestão/sucção de material não alimentar)

Fernanda Vieira Amorim da Costa

O PULO DO GATO

Comportamentos orais repetitivos em gatos, incluindo problemas como alopecia psicogênica e pica, são um problema prevalente no Brasil, abrangendo 16,8% dos casos.

Pica pode ser o resultado de um problema médico subjacente ou constituir um problema comportamental.

A forma comportamental é mais comum em gatos que ficam totalmente dentro de casa, sem acesso à rua, e pode ser desencadeada por estresse.

Sabe-se que os gatos visam uma variedade de itens, incluindo tecidos (feitos de lã, algodão ou materiais sintéticos), cadarços, borracha, plásticos, papel, papelão, terra, madeira e metais, mas cada gato tende a ingerir apenas um tipo de substância.

O tratamento pode incluir a realização de transfusões de sangue, introdução de alimentação adequada, tratamento da doença gastrintestinal ou, nos casos comportamentais, evitar os materiais desejados, usar brincadeiras e enriquecimento ambiental para ocupar e distrair o gato e, ocasionalmente, medicação psicoativa.

INTRODUÇÃO

A palavra latina pica (ou alotriofagia) indica um pássaro que come indiscriminadamente tudo o que encontra. Na linguagem médica, o termo refere-se ao consumo compulsivo de substâncias não comestíveis por mais de um mês, incluindo tecido, plástico, borracha, papel, papelão, terra, barbante e plantas. Alguns autores sugerem incluir mastigação e/ou sucção de itens não nutritivos nessa definição. **Pode surgir como um problema comportamental ou pode ser o resultado de um problema médico subjacente, como anemia.**

Uma anamnese completa pode sugerir se a pica é decorrente de uma condição comportamental ou médica. A principal causa médica é anemia com deficiência de ferro, mas já foi relatada em pessoas com deficiências de cálcio, sódio e zinco. Causas potenciais ou fatores contribuintes para causa comportamental incluem:

- Tédio.
- Falta de contato social.
- Comportamento de caça redirecionado.
- Predisposição genética.

- Jejum.
- Desejo por fibras alimentares.
- Transtorno compulsivo.

Especialmente gatos jovens podem mastigar, mas não necessariamente ingerir, substâncias não alimentares como parte de seu comportamento exploratório normal. **O consumo de plantas pode ocorrer pela falta de acesso à grama ou vegetação, ou ser um comportamento investigativo normal.**

Teoricamente, impactos significativos da pica incluem problemas gastrintestinais (como obstruções intestinais), problemas de absorção de alimentos ou desequilíbrios nutricionais, ingestão reduzida de alimentos e desgaste ou danos aos dentes e gengivas. Geralmente, gatos com pica vomitam com mais frequência e podem apresentar um apetite mais intenso que gatos saudáveis.

Embora seja improvável que a pica seja uma causa direta de abandono em abrigos, ela tem o potencial de afetar o vínculo humano-animal. Os proprietários de gatos que apresentam pica podem precisar estar atentos para tentar evitar a ingestão de itens não nutritivos, principalmente para o bem-estar do gato, mas também para evitar danos aos utensílios domésticos. Além disso, pode-se supor que um proprietário que impeça o acesso a um item direcionado à pica pode involuntariamente causar frustração ou angústia ao gato, afetando o bem-estar.

PICA DE ORIGEM COMPORTAMENTAL

Mesmo em humanos, ainda se discute se pica é um distúrbio alimentar ou um sintoma de doença mental. Alguns autores consideram a pica em gatos um distúrbio compulsivo que pode ser secundário à ansiedade. Geralmente, o transtorno obsessivo-compulsivo (TOC) se apresenta com mastigação estereotipada, em que a mastigação é realizada de forma diferente da ingestão de alimentos. Enquanto o gato está mastigando, parece estar totalmente absorto, e acredita-se que a liberação de endorfina que o gato experimenta torna o hábito viciante. Costuma ser um problema crônico em gatos saudáveis. No entanto, os gatos podem apresentar complicações como ingestão de corpos estranhos lineares ou substâncias tóxicas.

Porém, alguns gatos apenas sugam o item, e esse comportamento pode ter origem diferente. Alguns autores sugerem que mastigar e/ou sugar são comportamentos de filhotes ou jovens adultos, que são retidos apenas por alguns gatos na idade adulta; portanto, as motivações para o comportamento podem ser diferentes daquelas da ingestão.

Siameses e raças relacionadas são particularmente propensos a comer tecido e isso geralmente é um problema crônico que começa quando o animal é jovem. Também foi relatado em gatos Birmaneses. Eles geralmente iniciam com a ingestão de lã, e depois podem passar para outros tecidos, como algodão, seda e sintéticos, além de plástico e papelão, mas nem sempre é o caso. Como é amplamente restrito a essas raças, deve haver alguma base genética, mas também há gatilhos ambientais pouco compreendidos.

A pica de origem comportamental pode aumentar durante períodos de estresse (p. ex., mudança de casa, novo animal de estimação). O início do problema parece ocorrer mais comumente entre 2 e 4 meses de idade e frequentemente nos primeiros dois meses após o realojamento. **Provavelmente, a separação da mãe e dos irmãos e/ou a introdução em um ambiente desconhecido estão associadas ao início do problema.** Recentemente, foi descoberto que a pica não parece ser consequência de um ambiente subótimo de criação do gato ou desmame precoce. O jejum parece ser um fator contribuinte, e fornecer ao gato acesso a plantas, ossos ou fazer a transição de comida úmida para seca pode diminuir a ocorrência.

Gatos mantidos exclusivamente dentro de casa podem ser mais propensos a desenvolver pica. Especula-se que fatores como tédio e falta de interações sociais sejam fatores que contribuem para seu aparecimento. Ingestão de plantas domésticas e mastigação de fios elétricos são comumente vistos nesse grupo.

As causas já descritas incluem:

- Manejo insuficiente dos filhotes antes da domicialização.
- Quantidade insuficiente de fibra na dieta.
- Ansiedade de separação.
- Não ter oportunidade de desenvolver o comportamento de caça.
- Mau funcionamento no controle neural do apetite.

Alguns casos são muito difíceis de controlar e a consulta com um especialista em etologia é altamente recomendada. Grandes quantidades de tecido podem ser ingeridas, incluindo cobertores, meias e suéteres, podendo levar à obstrução intestinal.

PICA SECUNDÁRIA A UMA CONDIÇÃO MÉDICA

As causas médicas nas quais a pica foi documentada em gatos incluem deficiência de piruvato quinase, anemia hemolítica imunomediada e peritonite infecciosa felina. Nesses estudos, poucas informações estão disponíveis sobre o tipo de itens ingeridos ou a caracterização do comportamento de pica. Outros autores percebem a pica como um sinal de distúrbio gastrintestinal, como distúrbio da motilidade gástrica, doença inflamatória intestinal e infestação por ancilostomídeos. Nesses casos, apresentam histórico concomitante de vômitos, diarreia, perda de peso ou inapetência.

A pica também pode ser um sinal clínico de anemia crônica (de várias causas subjacentes). Os gatos afetados podem ser levados ao veterinário em decorrência da ingestão de areia sanitária (principalmente argila), por exemplo, ou porque estão lambendo superfícies de concreto. Os proprietários podem não ter notado outros sinais clínicos de anemia (palidez, letargia, inapetência). Melena pode ser observada em gatos com perda de sangue gastrintestinal.

Os gatos podem demonstrar prostração e aumentos leves ou graves no esforço respiratório nas anemias de desenvolvimento mais rápido. O exame físico pode revelar membranas mucosas pálidas, esforço ventilatório aumentado (especialmente com estresse), sopro cardíaco sistólico suave, taquicardia e fraqueza. Ao examinar o gato anêmico, deve ser dada atenção especial ao tamanho dos linfonodos periféricos e do baço, pois causas neoplásicas, infecciosas e imunológicas comuns de anemia geralmente levam ao aumento desses órgãos.

INGESTÃO DE GRAMA/ PLANTAS

A ingestão de grama é comum no caso de gatos confinados em ambientes fechados e vasos de grama para gatos são comumente fornecidos a eles por proprietários que acreditam na sua necessidade ou desejo de comer plantas. Outros vivem com acesso à rua, onde não são regularmente observados no que diz respeito à ingestão de plantas. A ingestão de pequenas quantidades de grama ou outra vegetação sempre foi considerada um comportamento normal em gatos. De fato, a partir de observações de felinos selvagens, sabe-se que comer plantas reflete uma predisposição inata do gato ancestral.

A razão para isso não é totalmente compreendida, mas sempre se suspeitou que a grama tenha alguns efeitos benéficos no trato gastrintestinal, incluindo o alívio da náusea. Porém, um estudo recente demonstrou que muito poucos gatos mostraram sinais de doença antes de comer plantas. No entanto, eles eventualmente vomitavam após comer plantas, indicando que distúrbios gastrintestinais podem estar relacionados ao vômito em alguns gatos. Nessa pesquisa, os gatos jovens consumiram plantas com mais frequência que os gatos mais velhos; e pareciam doentes e vomitavam com menos frequência, em associação com a ingestão de plantas. Além disso, gatos de pelo curto comeram plantas com a mesma frequência que gatos de pelo longo, argumentando contra a hipótese da ingestão de grama para a expulsão de bolas de pelo.

Comer grama não é problemático, a menos que o gato também exiba vômito após a ingestão da grama, ou esteja ingerindo plantas tóxicas. A ingestão de grama também precisa ser investigada se os sinais clínicos surgirem de alguma suspeita de distúrbio de comportamento. O cultivo de plantas seguras para gatos em bandejas dentro de casa pode ajudar a desencorajar a ingestão de plantas domésticas e ser benéfico para gatos domiciliados.

ABORDAGEM DIAGNÓSTICA

Inicialmente, um histórico completo e o exame físico podem revelar sinais de doença subjacente, como anemia ou anormalidades gastrintestinais. A pica comportamental pode ser óbvia a partir do histórico e do exame físico (p. ex., gato Siamês que come lã, sem outros achados significativos). Hematologia, exame de esfregaço de sangue e bioquímica sérica podem excluir anemia como causa de pica ou podem identificar outras anormalidades (p. ex., hipoproteinemia com doença gastrintestinal com má absorção) que requerem investigação. A abordagem diagnóstica é mostrada na Figura 1.

DIAGNÓSTICO DIFERENCIAL

- O hipertireoidismo deve ser diferenciado com base nos sinais típicos (perda de peso, aumento do apetite, inquietação, aumento da vocalização) e concentração elevada de T4.
- Outras doenças neurológicas que causam pica, como encefalite (p. ex., peritonite infecciosa felina ou neoplasia), devem ser excluídas com base no exame neurológico e outros testes auxiliares (p. ex., análise do líquido cefalorraquidiano).
- As deficiências dietéticas são elucidadas na anamnese da dieta.
- Os parasitas intestinais devem ser investigados no exame coproparasitológico.
- O comportamento investigativo normal é diferenciado com base em quais substâncias são ingeridas e a quantidade consumida. É mais comum em gatos jovens.
- A falta de acesso a grama ou vegetação, resultando na ingestão de pequenas quantidades de plantas domésticas, geralmente é restrita a gatos *indoor*.

TRATAMENTO EMPÍRICO

Enquanto se aguardam os resultados dos testes diagnósticos, devem ser tomadas medidas para evitar que o gato tenha acesso a substâncias tóxicas ou perigosas:

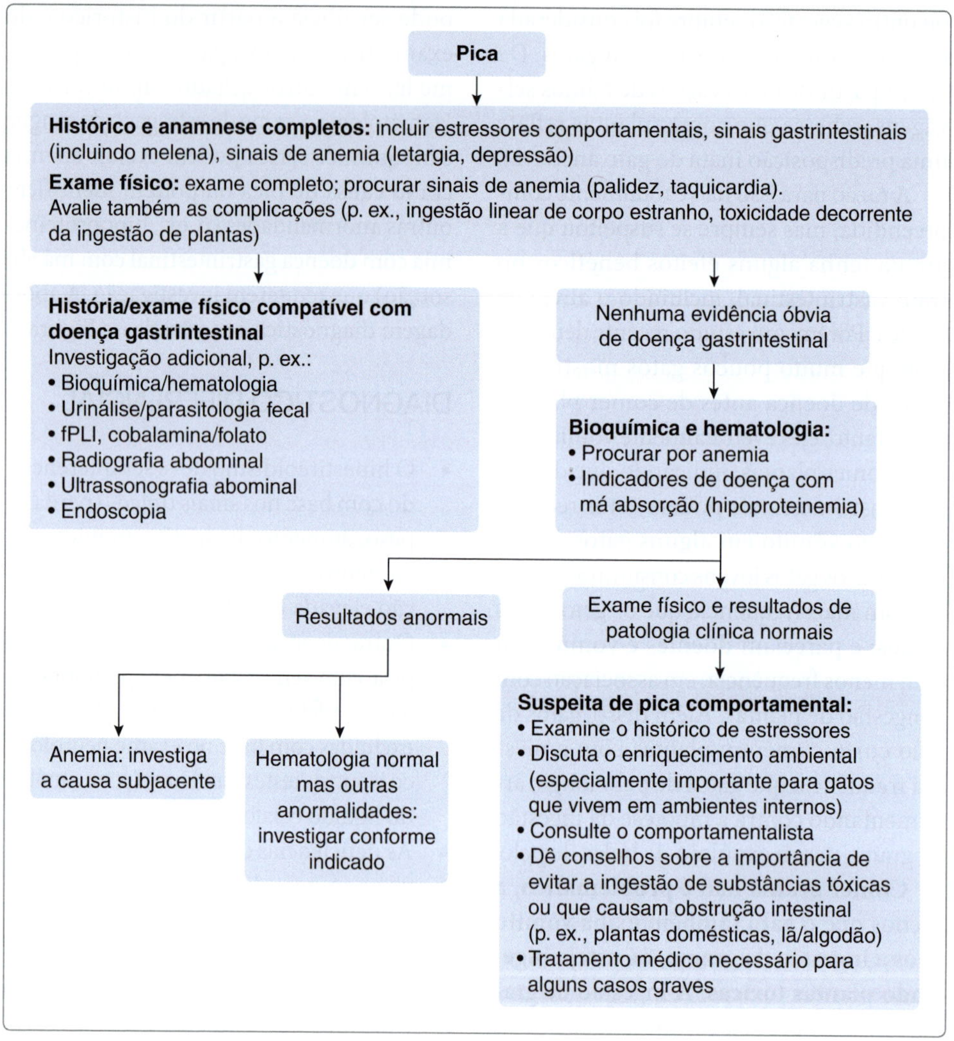

FIGURA 1. Abordagem diagnóstica ao atender um paciente com pica.
fPLI: imunorreatividade da lipase pancreática felina.

- Manter lã, cobertores e roupas fora do alcance do gato.
- Garantir que os fios elétricos estejam ocultos ou protegidos com protetores de cabos.
- Remover plantas da casa.
- Usar uma areia sanitária que não seja à base de argila ou colocar apenas jornal picado/rasgado na bandeja sanitária do gato.
- Se houver suspeita de anemia, o tratamento pode ser necessário em casos de emergência (transfusão de sangue), enquanto se aguardam os resultados.
- Se houver suspeita de doença gastrintestinal, o tratamento dependerá da causa subjacente e pode incluir controle dietético.

A pica comportamental pode ser difícil de gerenciar e evitá-la pode não ser fácil e prático. Por exemplo, se o substrato de roupa for removido, alguns gatos mastigarão tecidos de móveis macios. As seguintes estratégias podem ajudar a reduzir o comportamento nesses casos:

- Não se deve realizar punição direta, pois isso pode aumentar a ansiedade e exacerbar o problema.
- Gatos que vivem dentro de casa podem exigir uma rotina previsível para evitar estresse, enriquecimento ambiental com brinquedos e estimulação mental, especialmente se ficarem sozinhos em casa por longos períodos. Deve haver períodos com horários definidos para interagir, brincar e alimentar o gato.
- Deve-se fornecer uma substância alternativa e segura para o gato mastigar (p. ex., brinquedos fortes e duráveis contendo *catnip* ou grama).
- Deve-se estipular um tempo durante o dia e a noite para brincar com o gato (p. ex., brincar de manhã e à noite com brinquedos de varinha).
- Podem-se utilizar substâncias nocivas para impedir a mastigação (p. ex., *spray* de pimenta, maçã amarga, óleo de eucalipto); isso pode ser eficaz em alguns casos, mas não aborda a causa subjacente e pode redirecionar o comportamento para outras substâncias.
- Deve-se aumentar a ingestão de fibras na dieta do gato – embora raramente seja uma medida eficaz, pois o comportamento é um hábito, os gatos que consistentemente ingerem material vegetal e/ou grama podem se beneficiar disso.

Recomenda-se encaminhamento ou consulta a um veterinário comportamentalista, particularmente antes de empregar tratamento médico para comportamentos compulsivos de mastigação. Medicamentos para modificar o comportamento podem ser eficazes, especialmente quando combinados com estratégias de enriquecimento ambiental.

O tratamento com medicação psicotrópica pode ser necessário se houver um diagnóstico de TOC. Os possíveis efeitos adversos devem ser explicados ao proprietário antes de iniciar qualquer terapia, pois a maioria das medicações não é registrada para uso em animais. A medicação ansiolítica (Quadro 1) deve sempre ser retirada gradualmente, nunca interrompida repentinamente e pode levar algumas semanas para fazer efeito.

A hematologia e a análise de bioquímica sérica são recomendadas antes do tratamento, para fornecer valores basais, o que é especialmente importante se o gato tiver que permanecer medicado em longo prazo ou de forma vitalícia. Esses exames devem ser repetidos a cada 6 a 12 meses, dependendo da idade e do estado de saúde do gato.

Recomenda-se um período mínimo de tratamento de seis meses, pois alguns medicamentos podem levar de 6 a 8 semanas para atingir níveis terapêuticos. O desmame gradual da medicação pode ser iniciado

QUADRO 1

Medicações que podem ser utilizadas para o tratamento de TOC em gatos (devem ser prescritas com a orientação de um veterinário comportamentalista)

- Antidepressivos tricíclicos:
  - Amitriptilina (0,5-1 mg/kg PO q. 12-24h, média de 5-10 mg/gato PO q. 24h). Começar com a dose mais baixa e aumentar se não houver resposta após 10 dias.
  - Clomipramina (0,5 mg/kg PO q. 24h).
- Inibidores seletivos da recaptação da serotonina:
  - A fluoxetina (0,5 mg/kg PO q. 24h) mostrou-se útil em alguns casos.

PO: por via oral

quando o comportamento for controlado com sucesso por três meses. Isso pode ser alcançado reduzindo a dose pela metade a cada 2 a 4 semanas, desde que os sintomas ainda estejam controlados.

PROGNÓSTICO

O tratamento requer tempo e paciência, por isso o comprometimento do proprietário é essencial. O prognóstico é reservado se houver suspeita de uma predisposição hereditária. No entanto, a maioria dos casos pode ser gerenciada com sucesso. O prognóstico é bom em gatos jovens, quando os sinais representam um comportamento investigativo normal.

LITERATURA SUGERIDA

Bradshaw JWS, Neville PF, Sawyer D. Factors affecting pica in the domestic cat. Appl Anim Behav Sci. 1991;52(3-4):373-9.

Borns-Weil S, Emmanuel C, Longo J, Kini N, Barton B, Smith A, Dodman NH. A case-control study of compulsive wool-sucking in Siamese and Birman cats (n = 204). J Vet Behav. 2015;10(6):543-8.

Demontigny-Bédard I, Beauchamp G, Bélanger MC, Frank D. Characterization of pica and chewing behaviors in privately owned cats: a case-control study. J Feline Med Surg. 2016;18(8):652-7.

Demontigny-Bédard I, Bélanger MC, Hélie P, Frank D. Medical and behavioral evaluation of 8 cats presenting with fabric ingestion: an exploratory pilot study. Can Vet J. 2019;60(10):1081-8.

Hart BL, Hart LA, Thigpen AP, Willits NH. Characteristics of plant eating in domestic cats. Animals (Basel). 2021;11(7):1853.

Kinsman R, Casey R, Murray J. Owner-reported pica in domestic cats enrolled onto a birth cohort study. Animals (Basel). 2021;11(4):1101.

Pages, Borgna-Pignatti C, Zanella S. Pica as a manifestation of iron deficiency. Exp Rev Hematol. 2016;9(11):1075-80.

Ramos D, Reche-Junior A, Hirai Y, Mills DS. Feline behaviour problems in Brazil: a review of 155 referral cases. Vet Rec. 2020;186(16):e9.

Seksel, K. The cat with anxiety-related behavior problems. In: Rand J. Problem-based feline medicine. London: Saunders Elsevier; 2006. p.1009-21.

Taylor, S. Pica. In: Harvey A, Tasker S, ed. BSAVA Manual of Feline Practice. Gloucester: BSAVA; 2013. p.279-81.

78

Polifagia

Archivaldo Reche Junior

O PULO DO GATO

A polifagia é uma queixa clínica comum a várias doenças, podendo representar desde a manifestação precoce de uma doença endócrina/metabólica até alterações agudas ou crônicas no trato gastrintestinal que afetam a digestão e/ou absorção de nutrientes.

Ela pode passar despercebida em um ambiente com muitos gatos.

Os proprietários não costumam dar o devido valor até que os gatos apresentem outros sinais clínicos, o que pode atrasar a investigação da etiologia.

INTRODUÇÃO

Polifagia é o termo utilizado para descrever o aumento da ingestão de comida. É uma manifestação clínica comum a várias doenças, dentre as quais merecem destaque hipertireoidismo (HT), *diabetes mellitus* (DM), acromegalia, hiperadrenocorticismo (HAC), insuficiência pancreática exócrina (IPE) e síndrome de má absorção, esta última frequentemente associada a inflamação intestinal crônica ou linfoma intestinal.

A polifagia pode não ser prontamente identificada pelos proprietários, principalmente em casas multigatos.

O aumento da ingestão de alimento pode ser uma observação fisiológica (p. ex., quando é oferecido ao gato um alimento altamente palatável); nesse caso, a polifagia não está acompanhada de nenhuma outra alteração clínica ou laboratorial.

Nos casos de polifagia patológica, outras manifestações clínicas deverão ser reportadas pelos proprietários, como: poliúria, polidipsia, perda de peso, ganho de peso, vômito e diarreia.

O diagnóstico e o tratamento são definidos a partir de histórico, exame físico e exames laboratoriais. Identificadas as alterações clínicas, elabora-se a lista de diagnósticos prováveis e definem-se os exames complementares necessários para a conclusão do diagnóstico.

DOENÇAS ASSOCIADAS A POLIFAGIA EM GATOS

Hipertireoidismo

O hipertireoidismo é a doença endócrina mais comum em gatos e acomete principalmente animais acima de 8 anos de idade.

A maior parte dos gatos hipertireóideos apresenta hiperplasia multinodular ou adenoma da tireoide, sendo essa condição responsável pela produção e secreção excessivas de hormônios tireoidianos. As manifestações clínicas observadas em gatos hipertireóideos são secundárias ao excesso de hormônios tireoidianos circulantes.

Dentre as alterações clínicas mais frequentemente observadas pelos proprietários, destacam-se: perda de peso, polifagia, vômitos, diarreia, poliúria e polidipsia.

No exame físico, o aumento de um ou dos dois lobos tireoidianos é perceptível em 90% dos casos, portanto, a palpação da tireoide no exame físico desses pacientes é primordial.

Embora o diagnóstico do hipertireoidismo não seja considerado um grande desafio para o clínico, a maior parte dos gatos hipertireóideos é identificada tardiamente no Brasil.

Para a definição do diagnóstico, a dosagem sérica de T4 total é considerada o teste padrão-ouro. Mais de 80% dos gatos hipertireóideos se apresentarão com elevação de T4 total no momento do diagnóstico.

Outras alterações laboratoriais comuns nesses pacientes incluem: elevação da atividade sérica das enzimas enzimas hepáticas (ALT, AST, FA), diminuição da creatinina (valores geralmente inferiores a 1 mg/dL), elevação de ureia e proteinúria marcante (razão proteína:creatinina urinária > 0,4).

Uma vez definido o diagnóstico, existem quatro opções de tratamento: medicamentoso (metimazol); cirurgia (tireoidectomia uni ou bilateral); iodoterapia (utilização do radioisótopo I 131); dieta (Hill's Prescription Diet y/d – essa dieta não está disponível no Brasil até o momento da redação deste capítulo).

Não existe uma opção que seja a melhor, mas, ao que tudo indica, a iodoterapia é considerada a opção mais adequada e eficaz para a maioria dos gatos com hipertireoidismo.

Diabetes mellitus

Com prevalência estimada em torno de 0,2 a 1%, o *diabetes mellitus* (DM) é a segunda doença endócrina mais comum em felinos. A maior parte dos gatos desenvolve diabetes tipo 2, ou seja, o pâncreas desses pacientes ainda é capaz de produzir e secretar insulina, mas, por algum motivo, a produção e secreção se tornam insuficientes para o controle glicêmico.

A causa do DM não é identificada na grande maioria dos pacientes, mas alguns fatores de risco são considerados em gatos com a doença, como obesidade, pancreatite crônica, uso de anti-inflamatórios esteroides, principalmente corticosteroides de depósito, como o acetato de metilprednisolona (Depomedrol®).

As manifestações clínicas mais frequentes são: poliúria, polidipsia, perda de peso e polifagia; esta última, embora ocorra, parece ser menos frequente em gatos do que em cães com DM.

As alterações laboratoriais usuais em gatos com DM incluem hiperglicemia persistente (valores de glicose superiores a 350 mg/dL), glicosúria, cetonúria, cetonemia, hipopotassemia e hipertrigliceridemia.

Uma vez estabelecido o diagnóstico, o controle das manifestações clínicas vai depender da estabilização dos níveis glicêmicos. O controle da glico e lipotoxicidade é primordial no paciente com DM. O uso de insulina é a forma mais eficaz de controle glicêmico e das manifestações clínicas associadas à hiperglicemia. Pacientes em cetoacidose precisarão de tratamento intensivo para corrigir os desequilíbrios hidroeletrolíticos e acidobásicos, além de controle glicêmico e interrupção da lipólise periférica.

Acromegalia

A acromegalia ou hipersomatotropismo é uma síndrome clínica caracterizada por resistência insulínica e crescimento progressivo de tecidos moles, ossos membranosos e vísceras, decorrente da produção e secreção excessivas do hormônio do crescimento (GH).

Gatos com acromegalia costumam ter um tumor na hipófise anterior como causa da produção excessiva de GH.

O número de gatos diagnosticados com acromegalia vem crescendo nos últimos anos, muito provavelmente porque os clínicos estejam mais familiarizados com a doença. A acromegalia acomete gatos de meia-idade a idosos e os machos correspondem à grande maioria dos casos.

As principais manifestações clínicas da acromegalia são poliúria, polidipsia e polifagia.

Os gatos com acromegalia chegam ao consultório com manifestações relacionadas à resistência insulínica, ou seja, são animais com diagnóstico anterior de DM, mas com controle glicêmico inadequado. O aumento do tamanho de órgãos como coração, fígado e rins, além de alterações fenotípicas como aumento da cabeça, prognatismo e aumento das patas, ocorrem meses após o diagnóstico de DM.

O diagnóstico da acromegalia pode ser realizado por meio da dosagem sérica do fator de crescimento semelhante à insulina tipo 1 (IGF-1). O IGF-1 é utilizado como um biomarcador para determinar os efeitos biológicos do GH.

Exames de imagem (tomografia computadorizada ou ressonância magnética) também devem ser realizados para confirmação do tumor em hipófise. Porém, cerca de 5% dos gatos com acromegalia não apresentarão alteração no tamanho da glândula hipófise em exames de imagem.

Dentre as opções de tratamento, destacam-se a radioterapia, a cirurgia (hipofisectomia) e o tratamento medicamentoso (cabergolina – agonista dopaminérgico que inibe a liberação de GH pela hipófise). Os efeitos da cabergolina no controle das manifestações clínicas associadas à acromegalia são variáveis; alguns autores observam resultados satisfatórios, outros não. Existe ainda a possibilidade de controle apenas dos níveis glicêmicos e suas manifestações clínicas, sem foco no controle da secreção excessiva de GH.

Hiperadrenocorticismo

O hiperadrenocorticismo (HAC) é uma afecção endócrina de ocorrência pouco comum em gatos e caracterizada pela hipercortisolemia. Gatos com HAC dependente da hipófise (PDH) apresentam hipercortisolemia como consequência de um tumor, geralmente um adenoma na hipófise, produzindo e secretando quantidades excessivas de hormônio adrenocorticotrófico (ACTH). Nos gatos com HAC dependente da adrenal (ADH), a hipercortisolemia é decorrente de um tumor (adenoma ou carcinoma) da glândula adrenal. Cerca de 50% dos tumores de adrenal em gatos são malignos. Existe ainda uma terceira possibilidade de HAC, que é a forma iatrogênica, em que a hipercortisolemia é decorrente do uso parenteral de corticosteroides.

> O HAC iatrogênico é menos comum em gatos do que em cães, uma vez que os gatos são mais resistentes aos efeitos colaterais dos esteroides.

Da mesma forma que os gatos com acromegalia, pacientes felinos com HAC costumam chegar ao consultório com diagnóstico estabelecido de DM, porém com controle glicêmico inadequado. O HAC e a acromegalia são causas de resistência insulínica em gatos, sendo a acromegalia uma condição sabidamente mais comum em gatos do que o HAC.

> As principais manifestações clínicas do HAC são decorrentes da hiperglicemia secundária ao DM, como poliúria, polidipsia e polifagia.

No exame físico, alguns gatos podem apresentar abdome pendular, hepatomegalia, perda de tônus muscular e postura plantígrada, esta última secundária à neuropatia periférica diabética. Podem haver outras alterações no exame físico, como alopecia não pruriginosa afetando abdome ventral e flancos, assim como pele adelgaçada e, em alguns casos, fragilidade cutânea.

O diagnóstico do HAC é dependente da identificação das manifestações clínicas compatíveis, dos achados dos exames de imagem (ressonância magnética, tomografia computadorizada e ultrassonografia abdominal) e das dosagens hormonais específicas.

A ressonância magnética de crânio é o exame de imagem mais sensível para a detecção de tumores de hipófise, ao passo que a tomografia computadorizada abdominal é o exame indicado para avaliar a viabilidade da cirurgia nos casos de adrenalectomia.

A detecção de um tumor na hipófise em um gato com DM e controle glicêmico inadequado deve ser mais sugestiva de um tumor produzindo GH, uma vez que, em gatos, a acromegalia parece ser mais comum do que o HAC.

No teste de supressão com alta dose de dexametasona (0,1 mg/kg), o diagnóstico de HAC é confirmado quando a dosagem de cortisol oito horas após a aplicação da dexametasona for maior ou igual a 1,5 μg/dL. O teste de estimulação com ACTH é menos sensível que a supressão com dexametasona, sendo o diagnóstico de HAC confirmado quando a concentração de cortisol sérica for maior que 15 μg/dL cerca de 60 minutos após a administração do ACTH.

O teste com alta dose de dexametasona também pode ser valioso na diferenciação das duas formas de HAC, pois se houver supressão do nível sérico de cortisol oito horas após a aplicação da dexametasona, muito provavelmente trata-se de um caso de HAC dependente da hipófise e, se não houver supressão, o ADH passa a ser a causa mais provável do HAC.

Na diferenciação entre PDH e ADH, o exame ultrassonográfico é uma ferramenta importante. Por exemplo, a observação do aumento bilateral das adrenais pode sugerir HAC hipófise-dependente, ao passo que o aumento de uma das adrenais e a atrofia da adrenal contralateral pode ser indicativo de tumor adrenal e HAC adrenal-dependente. A identificação de áreas de calcificação na adrenal aumentada também pode ser indicativa de uma alteração neoplásica da glândula.

O tratamento pode ser medicamentoso, sendo o trilostano a opção mais empregada em gatos. A eficácia do tratamento medicamentoso pode ser avaliada pelo teste de estimulação com ACTH. Outras opções de tratamento incluem radiação da hipófise, hipofisectomia e adrenalectomia uni ou bilateral.

Insuficiência pancreática exócrina

A insuficiência pancreática exócrina (IPE) ocorre quando as células acinares do pâncreas não conseguem produzir e secretar quantidade suficiente de enzimas digestivas. A IPE parece ocorrer mais frequentemente em cães do que em gatos; no entanto, desde a introdução de testes mais sensíveis e específicos, houve um aumento considerável do número de diagnósticos de IPE em gatos. Não parece existir predileção racial e acomete gatos de qualquer faixa etária.

Atrofia do tecido pancreático acinar secundária à obstrução de ducto pancreático, atrofia acinar hereditária, hipoplasia ou aplasia acinar e destruição de parênquima pancreático secundária à pancreatite são algumas das possíveis causas de IPE em gatos. A atrofia de parênquima secundária à pancreatite crônica parece ser a causa mais provável na maioria dos gatos com diagnóstico de IPE. O DM pode ocorrer concomitantemente à IPE.

As principais manifestações clínicas de IPE incluem polifagia, perda de peso e diarreia – geralmente volumosa. Poliúria e polidipsia também podem ser observadas nos pacientes que apresentarem DM concomitantemente.

Para o diagnóstico de IPE, devem-se levar em consideração as manifestações clínicas, achados dos exames físico e laboratorial. Dentre as alterações laboratoriais mais frequentes destaca-se a hipocobalaminemia. O nível de folato sérico também pode estar diminuído, embora um nível normal ou até aumentado de folato não exclua o diagnóstico.

Durante muito tempo, a avaliação da atividade proteolítica fecal foi a prova mais indicada para o diagnóstico da IPE. Hoje, esse tipo de exame só é indicado caso as provas mais sensíveis e específicas não estejam disponíveis.

Uma prova para detectar a imunorreatividade semelhante à tripsina (fTLI) no soro sanguíneo de pacientes com suspeita de IPE já foi validada para gatos. Os valores de referência para gatos variam entre 12 e 82 μg/L, e valores menores ou iguais a 8 μg/L são fortemente indicativos de IPE. Gatos com doença renal crônica (DRC) podem ter níveis séricos elevados de fTLI, uma vez que a disfunção renal pode alterar a concentração sérica de fTLI; portanto, gatos com DRC e níveis de fTLI próximos ao limite inferior dos valores de referência devem ser monitorados, pois podem ter IPE mascarada pela DRC.

O tratamento da IPE se baseia na suplementação oral com enzimas pancreáticas e correção de deficiências de cobalamina. Alguns gatos podem ter doença intestinal inflamatória concomitante; nesse caso, o manejo terapêutico da inflamação intestinal deve ajudar no controle da diarreia e perda de peso.

Síndrome de má absorção (doença intestinal inflamatória ou linfoma intestinal)

A síndrome de má absorção ocorre quando há deficiência na produção e secreção de enzimas digestivas (IPE) ou nos casos de doenças infiltrativas no intestino delgado. A doença intestinal inflamatória e o linfoma intestinal são as duas principais causas de síndrome de má absorção em gatos.

Os mecanismos envolvidos na má absorção em pacientes com afecções do intestino delgado incluem: diminuição da função ou do número de enterócitos, redução da atividade das enzimas da borda em escova, diminuição da atividade das proteínas carreadoras, atrofia das vilosidades intestinais e consequente diminuição da superfície absortiva da mucosa intestinal e interferência no transporte final de nutrientes para a circulação.

> As principais manifestações clínicas associadas à má absorção são: diarreia crônica, perda de peso e polifagia. No entanto, a ausência de diarreia não exclui a possibilidade de síndrome de má absorção.

A disbiose intestinal ocorre como complicação da afecção intestinal primária e pode contribuir para a exacerbação das manifestações clínicas.

Na maior parte das vezes, os pacientes com má absorção se apresentam clinicamente bem, comendo e sem sinais de apatia, apesar da perda de peso importante, principalmente em casos mais avançados. No exame físico, além da perda de massa magra, a palpação abdominal pode revelar aumento de linfonodos mesentéricos e espessamento de alças intestinais.

Devem-se descartar outras causas de doenças sistêmicas ou metabólicas que podem causar as mesmas manifestações clínicas. As parasitoses intestinais e a IPE também devem ser descartadas.

O diagnóstico das afecções do intestino delgado pode ser um desafio, considerando a limitação dos exames laboratoriais de rotina. A biópsia intestinal pode ser necessária, apesar de não haver alterações histológicas patognomônicas para definição do diagnóstico.

Outro grande desafio está na diferenciação do linfoma intestinal, especialmente o de pequenas células, da doença intestinal inflamatória, uma vez que, na maioria dos casos, as alterações clínicas e os achados laboratoriais e de imagem não conseguem diferenciar as duas condições.

> A biópsia intestinal e de linfonodos mesentéricos para análise histológica, imuno-histoquímica e clonalidade de linfócitos ajuda na definição do diagnóstico.

Sempre que possível, o tratamento da síndrome de má absorção envolve o tratamento da causa primária (inflamação intestinal ou linfoma), associado a terapia dietética, modificação da microbiota intestinal e controle das possíveis complicações, como correção da hipocobalaminemia e disbiose intestinal.

LITERATURA SUGERIDA

Boland LA, Barrs VR. Peculiarities of feline hyperadrenocorticism: update on diagnosis and treatment. J Feline Med Surg. 2017;19(9):933-47.

Carney HC, Ward CR, Bailey SJ, Bruyette D, Dennis S, Ferguson D, et al. 2016 AAFP Guidelines for the Management of Feline Hyperthyroidism. J Feline Med Surg. 2016;18(5):400-16.

Feldman EC, Nelson RW. Acromegaly and hyperadrenocorticism in cats: a clinical perspective. J Feline Med Surg. 2000;2(3):153-8.

Fleeman L, Gostelow R. Updates in feline diabetes mellitus and hypersomatotropism. Vet Clin North Am Small Anim Pract. 2020;50(5):1085-105.

Marsilio S. Differentiating inflammatory bowel disease from alimentary lymphoma in cats: does it matter? Vet Clin North Am Small Anim Pract. 2021;51(1): 93-109.

Marsilio S. Feline chronic enteropathy. J Small Anim Pract. 2021;62(6):409-19.

Scott-Moncrieff JC. Insulin resistance in cats. Vet Clin North Am Small Anim Pract. 2010;40(2): 241-57.

Sparkes AH, Cannon M, Church D, Fleeman L, Harvey A, Hoenig M, et al.; ISFM Consensus Guidelines on the Practical Management of Diabetes Mellitus in cats. J Feline Med Surg. 2015;17(3):235-50.

Törner K, Grassinger JM, Weber CN, Aupperle-Lellbach H, Cerezo-Echevarria A, Müller E. Signalment and clinical data of cats with exocrine pancreatic insufficiency diagnosed using feline trypsin-like immunoreactivity in routine diagnostics. Vet Sci. 2021;8(8):155.

79

Poliúria/polidipsia

Christine Souza Martins

O PULO DO GATO

O equilíbrio hídrico global no organismo é controlado pelos mecanismos que regulam a sede e o volume urinário em resposta à osmolaridade plasmática e ao volume sanguíneo.

Em praticamente todos os casos de poliúria/polidipsia, o mecanismo primário é a poliúria, portanto gatos apresentando esses sinais nunca devem ter restrição de acesso à água.

As causas mais comuns nos gatos são o *diabetes mellitus*, o hipertireoidismo e a doença renal crônica, e todos os esforços diagnósticos devem ser concentrados nessas possibilidades antes de partir para causas mais raras.

INTRODUÇÃO

O consumo de água e a produção de urina são controlados por complexas interações que envolvem a osmolaridade plasmática, o volume fluido no compartimento vascular, os rins, a glândula hipófise e o hipotálamo (Figura 1). Disfunções em qualquer um desses componentes pode resultar em sinais clínicos evidentes de poliúria e polidipsia (PU/PD). O hormônio antidiurético (ADH), produzido no hipotálamo e secretado pela hipófise, desempenha papel importante no controle da reabsorção de água pelos rins, na produção e concentração da urina e no equilíbrio hídrico de maneira geral.

A sede é um importante mecanismo, regulado por um sistema complexo de receptores no cérebro, mediados principalmente por estímulos osmolares, especialmente a concentração de sódio no plasma. A excreção hídrica causa aumento da osmolaridade plasmática, que é detectado por osmorreceptores no hipotálamo, estimulando a sensação de sede e a busca ativa de água para beber. Por outro lado, a hipotonicidade inibe a sede. A sede também pode ser estimulada por mecanismos não osmolares, como febre, dor, exercícios, hormônios, fármacos, hipovolemia, hipotensão e sensação de ressecamento nas mucosas orofaríngeas. Como as perdas hídricas não ocorrem exclusivamente na urina, em condições normais o gato bebe muito mais água do que o volume excretado na urina, a fim de compensar também as perdas insensíveis (pela respiração e pelas fezes).

O consumo e a eliminação da água também podem apresentar variações fisiológicas,

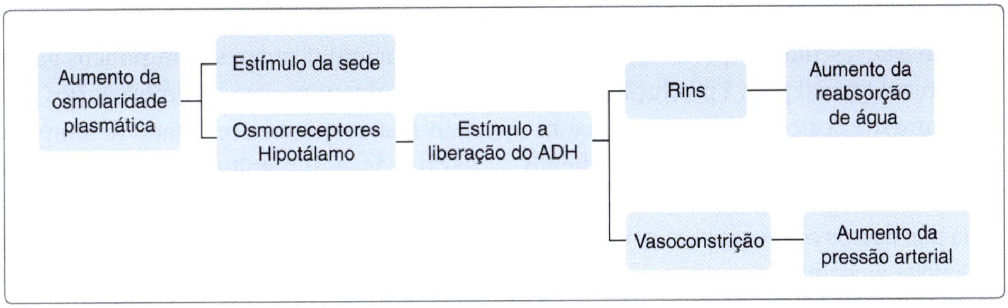

FIGURA 1. Representação esquemática dos principais mecanismos do equilíbrio hídrico no organismo.

ADH: hormônio antidiurético.

em resposta a flutuações de temperatura ambiental, estado fisiológico (gestação e lactação), aumento da atividade física e resposta compensatória a perdas em outros sistemas (vômitos e diarreias). O consumo de água também inclui a água no alimento, visto que gatos que consomem grandes quantidades de ração úmida podem ter volumes urinários maiores do que aqueles que consomem alimentos exclusivamente secos.

A PU é definida como o aumento da produçao (> 40 mL/kg/dia) e excreçao urinárias, geralmente de urina com menor densidade. A PD é o aumento do consumo de água (> 45 mL/kg/dia).

Apesar de esses dois sinais clínicos frequentemente ocorrerem juntos, o mecanismo primário quase sempre é a PU, sendo a PD normalmente compensatória. No entanto, apesar disso, dependendo da etiologia e da gravidade da PU, mesmo aumentando bastante o consumo de água, muitos gatos ainda ficam desidratados.

Tendo em vista a importância dos dois principais fatores no equilíbrio hídrico (ADH e sede), os mecanismos envolvidos na fisiopatogenia dos sinais de PU/PD envolvem deficiências absolutas ou relativas de ADH ou falhas nas respostas nos órgãos-alvo (Quadro 1).

QUADRO 1

Mecanismos patogênicos envolvidos na poliúria/polidipsia	
Deficiência na secreção de ADH	*Diabetes insipidus* central (congênito ou adquirido)
Ausência de resposta ao ADH	*Diabetes insipidus* nefrogênico primário *Diabetes insipidus* nefrogênico secundário: incapacidade dos néfrons de gerar gradientes de concentração – várias desordens renais, metabólicas e endócrinas (incluindo o hipertireoidismo)
Diurese osmótica	A água acompanha solutos excretados pelos rins: *Diabetes mellitus* Diurese pós-desobstrução uretral Fármacos: manitol, cloreto de sódio
Polidipsia primária	Polidipsia "psicogênica" primária Encefalopatia hepática Hipertireoidismo

Os rins são importantes órgãos-alvo da ação do ADH, sendo a hipertonicidade medular renal crucial para a produção de urina altamente concentrada. Quando a hipertonicidade está diminuída, o gradiente osmótico necessário para o movimento de água dos ductos coletores para o interstício e de volta à corrente sanguínea é perdido, causando a produção de urina diluída. Na doença renal crônica (DRC), a necessidade absoluta de excretar solutos com um número menor de néfrons funcionais é a principal razão para a perda de capacidade de concentração da urina.

Existem muitas causas potenciais envolvidas na fisiopatogenia desses sinais, mas nos gatos as causas principais são a DRC, o *diabetes mellitus* (DM) e o hipertireoidismo (HT). Na maioria das vezes, a causa pode ser identificada prontamente com testes laboratoriais de rotina.

DIAGNÓSTICO

O problema pode passar despercebido pelos proprietários em lares com muitos gatos ou naqueles onde os gatos têm acesso ao meio externo. A PU pode até ser confundida com a polaciúria, porém os episódios de micção inapropriada, fora das bandejas sanitárias, não costuma ocorrer, a não ser que a limpeza das bandejas seja considerada inadequada pelo gato que, diante de aumento do volume urinário, busca outros locais para urinar. Há de se investigar também outras causas de micção inapropriada, inclusive distúrbios comportamentais (ver capítulo 50 – Distúrbio de eliminação: urina e fezes). Como as doenças do trato urinário inferior (cistites, urolitíases) são bastante frequentes, é necessário se certificar de que o relato é verdadeiramente de de PU ou se é de polaciúria (aumento da frequência urinária, sem aumentar o volume de urina). Em lares com poucos gatos ou com um único gato, os proprietários podem relatar que a necessidade de limpeza das bandejas aumentou e houve aumento do tamanho dos "torrões" de granulado.

Uma possibilidade de mensuração é pedir ao proprietário para pesar as bandejas sanitárias diariamente antes e depois de serem limpas, na tentativa de estimar os volumes diários de urina. Esse procedimento é mais viável quando há um único gato no ambiente, sem acesso ao meio externo. Mesmo assim, não há como garantir que o gato não esteja urinando em locais como ralos, pias ou tanques sem ter sido percebido.

Também se deve diferenciar PU/PD de outras alterações de micção, como incontinência, que pode ser secundária a uma doença neurológica (ver capítulo 64 – Incontinência urinária).

As características ambientais também dificultam os relatos precisos de PD e, quando essa chama a atenção do proprietário, a causa de base pode estar presente há muito tempo. O proprietário pode relatar que está precisando abastecer as vasilhas de água com mais frequência ou os relatos podem estar associados a descrições de que o gato começou a beber água em locais pouco usuais (pias, box do banheiro), o que não é raro, mesmo na ausência de doenças, porém a diferença é que estes sempre tomaram e não começaram a beber apenas recentemente. A mensuração precisa da quantidade de água que está efetivamente sendo ingerida é quase impossível, pois frequentemente haverá vários recipientes de água e fontes elétricas espalhados pela casa, as quais, hoje são muito usadas nos lares com gatos, além de outros locais. Assim, os relatos de PD

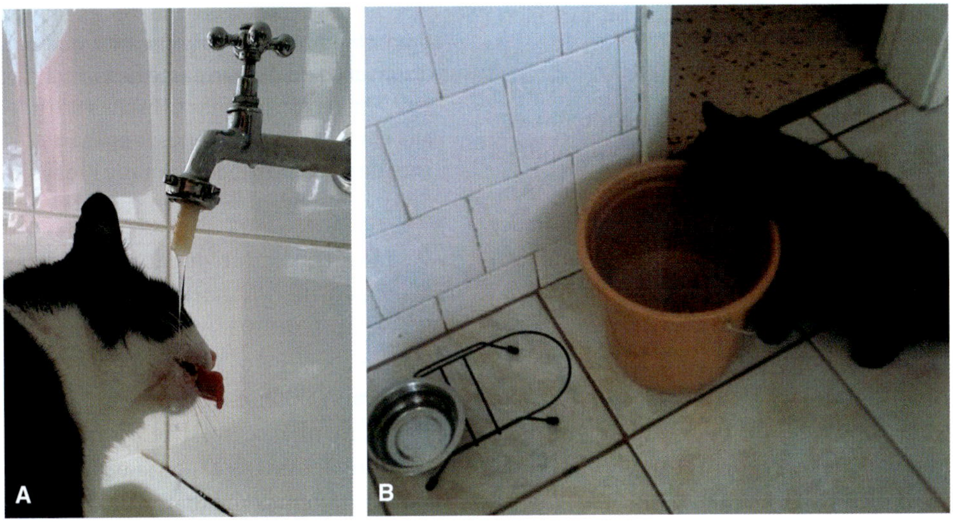

FIGURA 2. **A, B:** beber água em lugares pouco usuais pode representar insatisfação do animal com o tipo ou a localização dos potes de água disponibilizados, mas também podem ser indicação de polidipsia.

Fonte: arquivo pessoal da autora.

frequentemente estarão relacionados a mudanças de comportamento, como gatos que pedem com mais frequência a abertura de torneiras (Quadro 2).

A tentativa de mensurar a quantidade de água ingerida pelo gato em ambiente hospitalar (internado) também não será bem-sucedida, visto que os gatos vão ingerir muito menos fora do seu ambiente familiar.

A anamnese deve incluir o questionamento ativo da possibilidade de o aumento de volume urinário estar relacionado com

QUADRO 2

Causas iatrogênicas de poliúria/polidipsia	
Fluidoterapia	▪ Acima do necessário para reidratação
Diuréticos	▪ Furosemida, hidroclorotiazida, espironolactona, manitol
Corticosteroides	▪ Glicocorticoides orais ou injetáveis ▪ Glicocorticoides tópicos (medicações cutâneas, oftálmicas ou otológicas) ▪ Mineralocorticoides
Anticonvulsivantes	▪ Fenobarbital
Fármacos nefrotóxicos	▪ Antibióticos aminoglicosídeos (gentamicina)
Dieta	▪ Troca de dieta seca para úmida ▪ Dietas terapêuticas para manejo de urolitíase ▪ Dietas com restrição proteica ▪ Dietas com maiores níveis de sódio ▪ Petiscos com alto teor de sal
Ambiente	▪ Altas temperaturas com extremos de umidade (muito seco ou muito úmido)

alguma medida terapêutica ou fármaco (Quadro 2).

O relato de PU/PD pode vir acompanhado de outros sinais, dependendo da causa de base, como a presença de polifagia e emagrecimento, no diabetes e hipertireoidismo ou anorexia parcial e perda de peso na DRC. No caso das fêmeas, também é necessário saber o estado reprodutivo, visto que, apesar de incomum, a piometra é uma causa importante de PU/PD.

Inicialmente, o exame físico pode detectar alterações de coloração de mucosa. Mucosas pálidas podem estar presentes em gatos com DRC, enquanto mucosas ictéricas podem acompanhar doenças hepáticas. A umidade da mucosa também fornece informações valiosas sobre o estado de hidratação. A auscultação cardíaca pode indicar um aumento da frequência cardíaca que acompanha o hipertireoidismo ou o início de compensação de hipovolemia. Também se deve palpar a região cervical na busca de assimetria e aumento dos lobos da tireoide. Em gatos não obesos, é possível palpar os rins, e a apreciação de rins assimétricos, pequenos ou irregulares aumenta a suspeita de DRC. Na palpação da bexiga, esta geralmente estará cheia, diferente dos casos de polaciúria e disúria, em que frequentemente ela estará vazia.

Com as informações obtidas até aqui, podemos partir para os exames complementares iniciais. Ainda no consultório, podemos coletar uma amostra de sangue para mensurar a glicemia em um glicosímetro portátil. Diante de um resultado anormal de hiperglicemia, podemos marcar uma coleta em jejum ou já solicitar a mensuração da frutosamina sérica, também tendo em vista a possibilidade de hiperglicemia e glicosúria associadas ao estresse.

> Uma ótima medida para garantir que o diagnóstico do DM não passe despercebido é aferir a glicemia nas consultas de rotina em todos os gatos obesos acima de 7 anos de idade e em todos acima de 10 anos.

Como a bexiga frequentemente estará cheia, coletamos a urina por cistocentese (ver capítulo 103 – Cistocentese) para urinálise e, em gatos idosos, também para cultura. A melhor amostra é a primeira urina da manhã, se possível. As informações sobre densidade urinária e glicosúria são determinantes imediatos de diagnóstico ou exclusão e apontarão os próximos passos na investigação (Figura 3). Os valores da densidade urinária podem variar ao longo do dia e em condições diferentes no mesmo animal. Considera-se que os valores de densidade obtidos no refratômetro sejam mais confiáveis que os obtidos nas fitas diagnósticas.

Além do hemograma completo, a bioquímica sanguínea deve incluir: ureia, creatinina, perfil hepático (incluindo bilirrubina), proteínas totais e frações e eletrólitos (sódio, potássio, cálcio, fósforo). De acordo com os achados até aqui, também pode ser indicada a mensuração do T4 total.

A ultrassonografia abdominal serve para complementar informações, especialmente na suspeita de doenças hepáticas, alterações nas adrenais, piometra ou para avaliação cuidadosa dos rins, especialmente a pelve.

É necessário certificar-se de que uma infecção urinária oculta (pielonefrite) não está presente antes de investigar outras causas. As infecções urinárias também são frequentes em gatos com DM, DRC e HT.

Outros testes em busca de causas incomuns ou raras só devem ser realizados caso

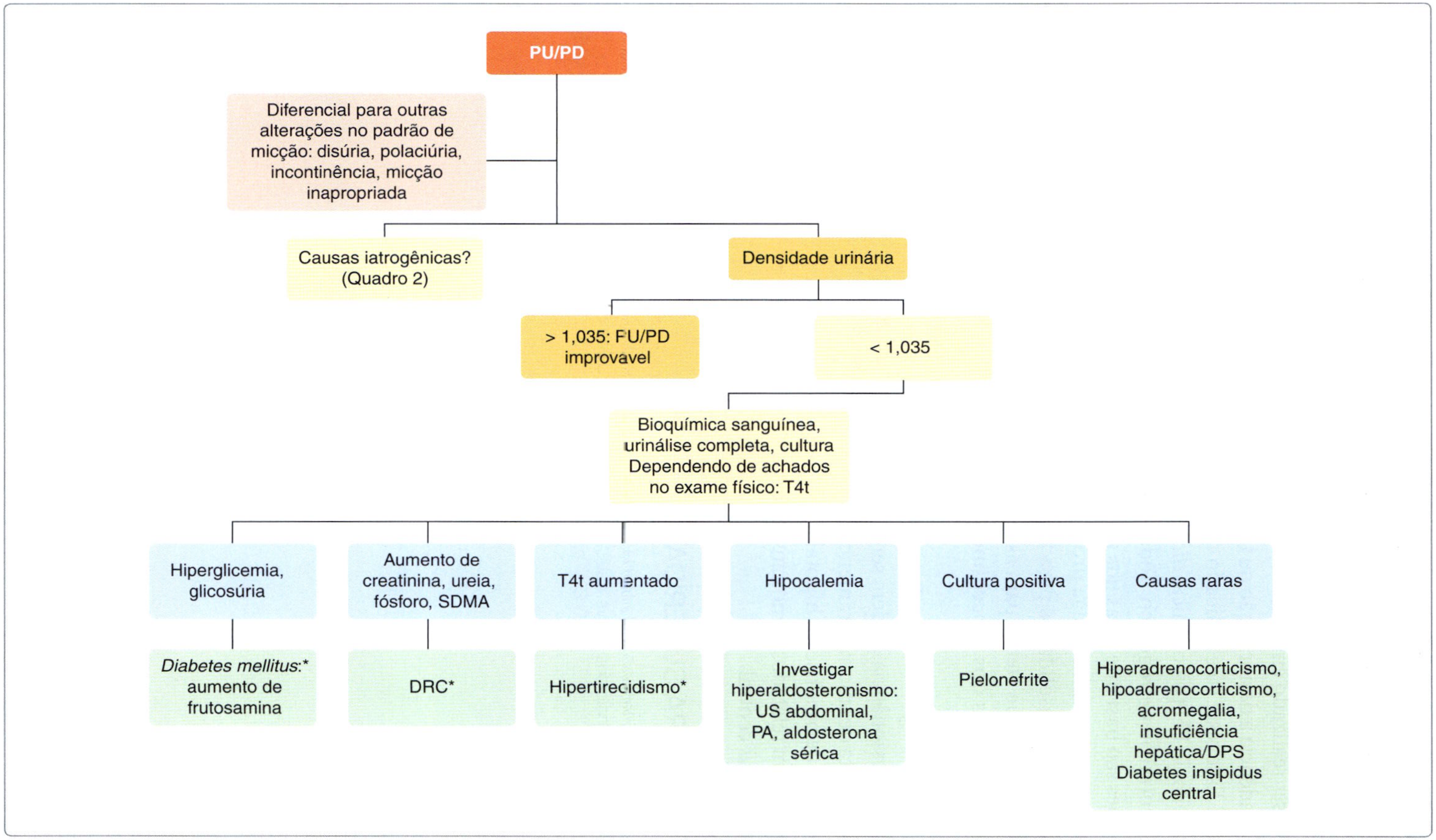

FIGURA 3. Fluxograma de investigação da PD/PU nos gatos.

* Causas comuns.

DPS: desvio portossistêmico; DRC: doença renal crônica; PA: pressão arterial; US: ultrassonografia;

essa avaliação inicial não leve à causa da PU/PD. Isso é especialmente importante no caso do teste de privação de água, que deve ser o último recurso na investigação e não deve ser realizado em gatos azotêmicos, com tendência à desidratação ou hipercalcêmicos. Esse teste só é indicado quando há suspeita de PD psicogênica, *diabetes insipidus* central ou nefrogênico. Todas essas condições são bastante raras nos gatos. Recomenda-se que o clínico siga protocolos explicativos e consolidados para a realização do teste e fique atento para as consequências deletérias dos procedimentos envolvidos.

Exames de imagem avançados, como tomografia ou ressonância, podem ser indicados na suspeita de trauma craniencefálico ou neoplasia de hipófise ou hipotálamo, visto que já foram relatados como causas de *diabetes insipidus* central.

LITERATURA SUGERIDA

Aroch I, Mazaki-Tovi M, Shemesh O, Sarfaty H, Segev G. Central diabetes insipidus in five cats: clinical presentation, diagnosis and oral desmopressin therapy. J Feline Med Surg. 2005;7(6):333-9.

Boland LA, Barrs VR. Peculiarities of feline hyperadrenocorticism: update on diagnosis and treatment. J Feline Med Surg. 2017;19(9):933-47.

Carney HC, Ward CR, Bailey SJ, Bruyette D, Dennis S, Ferguson D, et al. 2016 AAFP Guidelines for the Management of Feline Hyperthyroidism. J Feline Med Surg. 2016;18(5):400-16.

Chew DJ, DiBartola SP, Schenck PA. Approach to polyuria and polydipsia. In: Canine and feline nephrology and urology. 2. ed. St. Louis: Elsevier Saunders; 2011. p.465-86.

Fröhlich L, Hartmann K, Sautter-Louis C, Dorsch R. Postobstructive diuresis in cats with naturally occurring lower urinary tract obstruction: incidence, severity and association with laboratory parameters on admission. J Feline Med Surg. 2016;18(10):809-17.

Oliveira KM, Fukushima FB, Oliveira CM, Rosado IR, Torres BB, Lavor MS, et al. Head trauma as a possible cause of central diabetes insipidus in a cat. J Feline Med Surg. 2013;15(2):155-9.

Piech TL, Wycislo KL. Importance of urinalysis. Vet Clin North Am Small Anim Pract. 2019;49(2):233-45.

Sparkes AH, Caney S, Chalhoub S, Elliott J, Finch N, Gajanayake I, et al. ISFM Consensus Guidelines on the Diagnosis and Management of Feline Chronic Kidney Disease. J Feline Med Surg. 2016;18: 219-39.

Sparkes AH, Cannon M, Church D, Fleeman L, Harvey A, Hoenig M, et al. ISFM Consensus Guidelines on the Practical Management of Diabetes Mellitus in Cats. J Feline Med Surg. 2015;17:235-50.

80

Prolapso de terceira pálpebra

Fernanda Vieira Amorim da Costa

O PULO DO GATO

A terceira pálpebra é uma estrutura protetora móvel que fica entre a córnea e a pálpebra inferior, no canto nasal. Ela ajuda a proteger a córnea e a espalhar o filme lacrimal.

A protrusão ou prolapso da terceira pálpebra ou membrana nictitante é incomum em gatos, e muitas vezes ocorre em conjunto com doença sistêmica generalizada.

O tratamento deve ser direcionado à causa primária.

INTRODUÇÃO

A terceira pálpebra, ou membrana nictitante, tem a função de proteger fisicamente a córnea e contribuir para a produção normal de lágrimas. Para manter a terceira pálpebra em sua posição anatômica (canto medial do olho), a inervação autossômica simpática precisa estar intacta. Caso seja interrompida, o tônus muscular liso da terceira pálpebra do olho desenervado torna-se diminuído ou ausente, gerando sua protrusão.

A terceira pálpebra é tipicamente visível no gato nas seguintes situações:

- Fenômeno relacionado à conformação do crânio (dolicocéfalos – Siameses e Orientais).
- Enoftalmia (microftalmia, *phthisis bulbi*).
- Perda de tecido orbital (perda de peso, desidratação).
- Dor ocular (úlcera de córnea, uveíte).
- Perda do tônus simpático (síndrome de Horner – Figura 1A, disautonomia felina).
- Doenças intestinais (virais, parasitárias) que causam diarreia (que também estimulam o sistema nervoso simpático) – síndrome de Haw (Figura 1B).
- Doenças orbitárias ocupantes de espaço (trauma, neoplasia, abscesso).
- Doenças associadas ao aumento do tônus muscular (tétano).
- Condições neoplásicas ou inflamatórias que afetam a terceira pálpebra.
- Depressão decorrente de doença sistêmica subjacente.

As membranas nictitantes também podem ficar fixas em uma posição protuberante como resultado da formação de simbléfaro (Figura 1B).

Durante o exame físico, a superfície palpebral pode ser examinada pela retropulsão do globo. O gato é capaz de realizar protrusão ativa da membrana nictitante.

SÍNDROME DE HORNER

A síndrome de Horner ocorre quando a inervação simpática do olho é interrompida. As características da síndrome de Horner felina incluem elevação da terceira pálpebra, miose, ptose e enoftalmia (Figura 1A). Porém, elevação da terceira pálpebra e miose são as características mais consistentes da síndrome em gatos.

A via simpática é um sistema constituído por três tipos de neurônios e, por isso, a síndrome de Horner pode ser classificada como de primeira, de segunda ou de terceira ordem.

A síndrome de Horner de primeira ordem, ou síndrome de Horner do neurônio motor superior, pode se originar em qualquer lugar desde o hipotálamo, através do sistema tectotegmentospinal lateral na medula espinhal cervical, até sua terminação na parte cinzenta lateral de T1 a T3. Ela vem acompanhada por déficits neurológicos significativos e tem sido associada a neoplasia, traumatismo, infartos e meningoencefalomielite.

A síndrome de Horner de segunda ordem (pré-ganglionar) pode ocorrer por lesão na via começando em T1 a T3, através das raízes espinais e ramos comunicantes associados, até as regiões cervical e torácica cranial do tronco simpático. Esse tronco corre junto ao nervo vago, formando o tronco vagossimpático, localizado na bainha da carótida. A síndrome pode ser causada por traumatismo, venopuntura jugular rigorosa, feridas por mordeduras, linfoma mediastinal e avulsão do plexo braquial.

A síndrome de Horner de terceira ordem é mais comumente encontrada em associação a otite média e lesões rostrais à terminação dos axônios pré-ganglionares

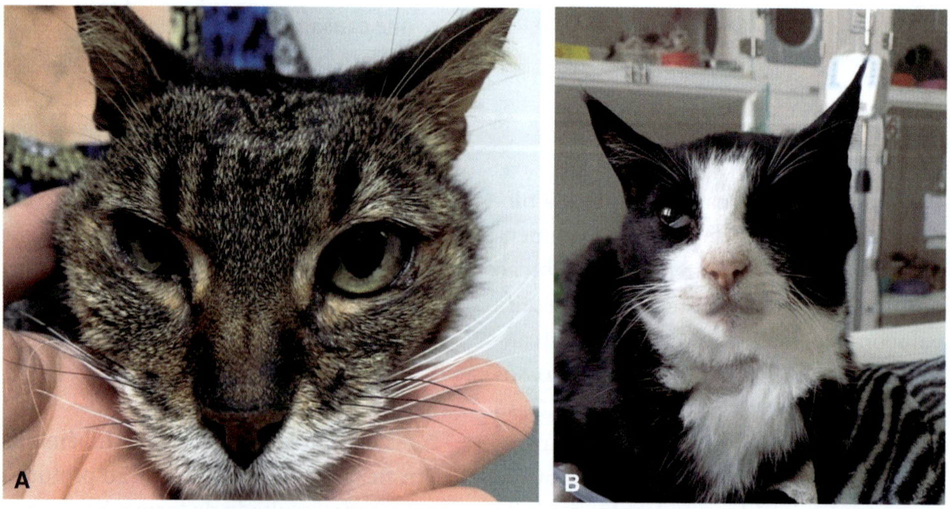

FIGURA 1. **A:** síndrome de Horner (elevação da terceira pálpebra, miose, ptose e enoftalmia) em um gato com carcinoma de células escamosas em orelha média. **B:** síndrome de Haw em um gato jovem com diarreia.

Fonte: arquivo pessoal da autora.

no gânglio cervical cranial, localizado na altura da bula timpânica. Em 42,3% dos casos, pode não haver determinação de causa.

PROTRUSÃO BILATERAL DA TERCEIRA PÁLPEBRA E SÍNDROME DE HAW

A protrusão bilateral da terceira pálpebra sem outras anormalidades oculares é relativamente comum em gatos muito prostrados e geralmente ocorre em conjunto com doença sistêmica generalizada.

A condição também pode estar associada a diarreia ou desidratação, sendo então referida como síndrome de Haw. A síndrome tem sido observada principalmente em gatos com menos de 2 anos de idade e geralmente tem uma apresentação aguda. Ainda não se sabe a causa, mas acredita-se que decorra de neuropatia simpática, ganglionite simpática cervical anterior, hipersensibilidade do sítio receptor pós-ganglionar ou que possa estar associada a infecções virais e giardíase. A presença de peristaltismo intestinal aumentado sugere que a disfunção simpática possa ser generalizada. Uma causa infecciosa foi ainda sugerida para essa síndrome pelo fato de 87% dos gatos afetados serem oriundos de habitações com vários gatos, onde mais de um animal é afetado.

O diagnóstico é obtido pela instilação de agente simpaticomimético. O fato de esses casos idiopáticos responderem temporariamente à administração tópica de agentes adrenérgicos sugere algum tipo de lesão na inervação simpática, similar à síndrome de Horner. A condição é autolimitante, sendo indicado tratamento apenas quando a protrusão implica algum déficit visual. A medicação de escolha é a epinefrina, 1 ou 2%, para a manutenção da membrana em sua posição normal.

DISAUTONOMIA FELINA

A disautonomia felina (síndrome de Key-Gaskell) é uma polineuropatia que afeta o sistema nervoso autônomo em decorrência da degeneração neuronal. A etiologia é desconhecida e não há predileção racial ou sexual. A idade de acometimento é variável, afetando felinos de 4 meses a 8 anos de idade.

Os sinais clínicos são agudos e nem sempre completos, incluindo pupilas midriáticas que não respondem à luz, elevação da terceira pálpebra, ressecamento das mucosas oral e nasal, disfagia, megaesôfago, vômitos, constipação, bradicardia e incontinência ou retenção urinária.

A confirmação da suspeita diagnóstica tem como base os sinais clínicos, por meio da administração de gotas de pilocarpina a 1% nos dois olhos, o que produzirá constrição das pupilas nos gatos acometidos, porém não nos normais. O diagnóstico definitivo é dado pelos achados histopatológicos, que incluem sinais de degeneração neuronal nos gânglios autonômicos periféricos. O prognóstico é grave e a maioria dos gatos acometidos é submetida à eutanásia ou morre em 1 a 2 semanas após o início dos sinais clínicos.

NEOPLASIA

A neoplasia da terceira pálpebra parece ser incomum em gatos. Neoplasias relatadas afetando a terceira pálpebra incluem linfoma, mastocitoma, hemangiossarcoma, fibrossarcoma, adenocarcinoma e melanoma. O carcinoma de células escamosas (CCE) da terceira pálpebra parece estar mais frequentemente associado à extensão das outras pálpebras. Qualquer massa que se desenvolva na terceira pálpebra justifica a indicação de uma biópsia. Dependendo da natureza e da extensão da neoplasia, deve-se realizar a excisão da massa isoladamente, ou a excisão de toda a terceira pálpebra. Nos casos relatados de mastocitoma e hemangiossarcoma, a excisão da massa sozinha foi curativa durante os períodos de acompanhamento de 1 ano e 7 meses, respectivamente.

GLÂNDULA PROLAPSADA

O prolapso da glândula lacrimal da terceira pálpebra é incomum em gatos, em comparação com os cães. Foi relatado com mais frequência em gatos Birmaneses jovens, embora gatos Persas e Domésticos de pelo curto também tenham sido citados com essa condição. Deformações da cartilagem da terceira pálpebra podem ocorrer juntamente com o prolapso da glândula no gato Birmanês. Enquanto o prolapso da glândula da terceira pálpebra em cães geralmente ocorre durante os primeiros 1 a 2 anos de vida, os relatos em gatos incluem idades até 6 anos. A correção cirúrgica para reposicionar a glândula em gatos é indicada e parece ser tão bem-sucedida quanto o procedimento em cães. A remoção da glândula prolapsada é contraindicada porque a perda da função lacrimal pode levar à ceratoconjuntivite seca.

LITERATURA SUGERIDA

Aquino SM. Management of eyelid neoplasms in the dog and cat. Clin Tech Small Anim Pract. 2007;22(2):46-54.

Corrêa LFD, Santalucia S, de Oliveira MT, Souza FW, Pohl VH, Feranti JPS, Brun MV. Síndrome de Haw em gatos. Acta Sci Vet. 2014;42(Suppl 1):45.

Dees DD, Schobert CS, Dubielzig RR, Stein TJ. Third eyelid gland neoplasms of dogs and cats: a retrospective histopathologic study of 145 cases. Vet Ophthalmol. 2016;19(2):138-43.

Kern TJ, Aromando MC, Erb HN. Horner's syndrome in dogs and cats: 100 cases (1975-1985), J Am Vet Med Assoc. 1989;195:369.

Schaeffer GC, Gerardi DG, Castro NB, Guimarães LLB, Sonne L, Costa FVA. Megaesôfago secundário a disautonomia felina (síndrome de Key-Gaskell) em um gato. Acta Sci Vet. 2016;44(Suppl 1):173.

Schoofs SH. Prolapse of the gland of the third eyelid in a cat: a case report and literature review. J Am Anim Hosp Assoc. 1999;35(3):240-2.

Zwueste DM, Grahn BH. A review of Horner's syndrome in small animals. Can Vet J. 2019;60(1):81-8.

81

Prurido/lambedura excessiva

Fernanda Vieira Amorim da Costa

O PULO DO GATO

Muitas doenças podem causar prurido em gatos e a apresentação clínica dessas doenças é bastante variável. Por isso, diagnosticar a causa é um desafio para os clínicos veterinários.

Lamber vigorosamente ou arrancar os pelos podem ser atitudes causadas por prurido e dor em gatos.

O tratamento sintomático é importante a curto prazo, porém os casos devem ser trabalhados a partir de um planejamento sequencial para identificar a causa subjacente e, então, tratar o paciente de forma específica.

INTRODUÇÃO

O prurido, também chamado de coceira, é definido como uma sensação desagradável que provoca vontade de coçar. Na grande maioria dos casos, a sensação irritante se desenvolve na pele e acredita-se que resulte da estimulação das terminações nervosas sensoriais. Em casos raros, o prurido pode ter origem no sistema nervoso central. O prurido é extremamente comum na dermatologia veterinária e pode ser decorrente de uma ampla variedade de doenças.

Alguns gatos lambem e arrancam os pelos sem causar lesões na pele, levando ao aparecimento de alopecia simétrica, enquanto outros são mais agressivos e causam escoriações e ulcerações cutâneas (Figura 1). Os gatos manifestam prurido por excesso de higiene, ou seja, aumentam a frequência e a intensidade de um comportamento felino normal e programado. Os gatos se limpam para manter a pele e o pelo limpos e saudáveis, para remover ectoparasitas e sujidades, para controlar a temperatura corporal e para aliviar a tensão ou o estresse. O *grooming* em gatos inclui o *grooming* oral, que consiste em passar a língua na pelagem e mordiscar com os dentes incisivos, e o *grooming* com arranhadura, que consiste em coçar com os membros pélvicos. De acordo com um estudo, gatos adultos livres de ectoparasitas passam 50% do tempo dormindo ou descansando. No tempo que estão acordados, a limpeza oral é responsável por cerca de 1 hora por dia e a limpeza por arranhadura leva cerca de 1 minuto por dia.

É importante enfatizar que muitos proprietários não sabem o quanto seus gatos lambem sua pelagem, tornando difícil determinar o grau de prurido desses pacientes. **Além disso, os gatos tendem a expressar seu desconforto escondendo-se dos donos, que podem não estar cientes da higiene excessiva de seu animal de estimação.** Por todas essas razões, o prurido pode ser particularmente difícil de reconhecer e avaliar em gatos e de ser diferenciado de dor (p. ex., lamber o abdome em razão da cistite) ou um problema comportamental (causando lambedura, arranhões ou arrancamento de pelos).

Embora muitos gatos que têm prurido apresentem doenças alérgicas, há muitas outras causas de prurido em gatos: parasitas, infecções e, ocasionalmente, doenças neoplásicas e autoimunes. Em um gato muito jovem, ectoparasitas e dermatofitoses são comuns, enquanto em um gato adulto causas alérgicas e imunomediadas também devem ser consideradas. Gatos mais velhos podem apresentar prurido decorrente do supercrescimento de *Malassezia*, que pode ser marcador de uma doença sistêmica subjacente ou de síndrome paraneoplásica.

Alguns gatos podem manifestar prurido quando estressados. Isso ocorre pelo conceito de "limiar de prurido". O prurido pode ser causado por vários fatores cumulativos e o paciente só vai manifestá-lo, tornando-se sintomático, quando o limiar for ultrapassado. Esse limiar é característico de cada paciente e pode ser exacerbado pelo estresse.

É importante lembrar que o *overgrooming*, que inclui lamber e coçar excessivamente, pode ser a expressão de doenças não dermatológicas, que sempre devem ser consideradas na listagem de diagnósticos diferenciais em um caso aparentemente "dermatológico" que se apresenta por "prurido", como:

- Cistite idiopática felina.
- Alopecia psicogênica.
- Dermatite ulcerativa idiopática/comportamental felina.
- Síndrome de dor orofacial felina.
- Síndrome de hiperestesia felina.
- Neuropatias localizadas

APRESENTAÇÕES CLÍNICAS

- Inicialmente, deve-se determinar se as lesões na pele são primárias ou secundárias ao trauma. Existem quatro padrões de reações cutâneas associadas a lesões pruriginosas em gatos (Quadro 1):

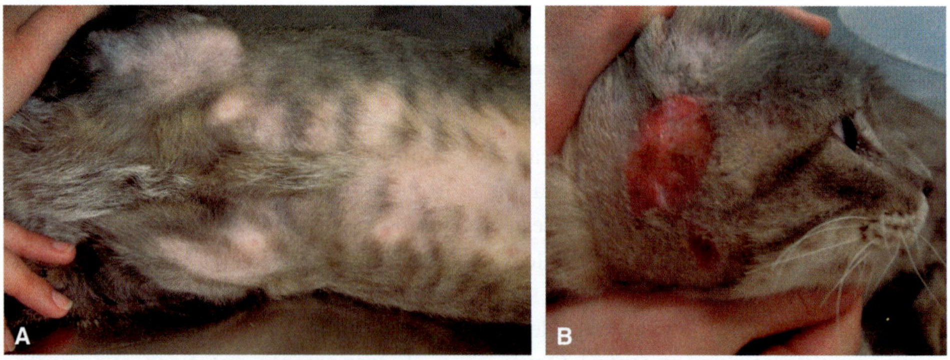

FIGURA 1. **A:** alopecia simétrica abdominal não inflamatória em um gato com prurido, que levou ao arrancamento dos pelos sem ocasionar lesões na pele. **B:** escoriação e ulceração facial, decorrente de prurido intenso, em um paciente com alergia alimentar.

Fonte: arquivo pessoal da autora.

QUADRO 1

Padrões de reação cutânea e possíveis causas de prurido em gatos	
Padrões de reação cutânea	**Possíveis causas**
Dermatite eosinofílica	▪ Dermatite alérgica a pulgas ▪ Síndrome atópica felina ▪ Alergia alimentar ▪ Hipersensibilidade a picadas de mosquitos ▪ Dermatite tipo urticária pigmentosa (Devon Rex e Sphynx)
Alopecia simétrica bilateral autoinduzida	▪ Queiletielose (*Cheyletiella* spp.) ▪ Sarna demodécica (*Demodex* spp.) ▪ Sarna otodécica (*Otodectes cynotis*) ▪ Dermatofitose ▪ Dermatite alérgica a pulgas ▪ Síndrome atópica felina ▪ Alergia alimentar ▪ Alopecia psicogênica
Prurido de cabeça e/ou pescoço	▪ Sarna notoédrica (*Notoedres cati*) ▪ Sarna otodécica (*Otodectes cynotis*) ▪ Sarna demodécica (*Demodex* spp.) ▪ Queiletielose (*Cheyletiella* spp.) ▪ Dermatofitose ▪ Malasseziose (*Malassezia pachydermatis*) ▪ Dermatite viral herpética ▪ Pioderma superficial ▪ Dermatite alérgica a pulgas ▪ Síndrome atópica felina ▪ Alergia alimentar ▪ Mastocitoma ▪ Linfoma epiteliotrópico ▪ Pênfigo foliáceo ▪ Dermatite de contato alérgica/irritante ▪ Reação adversa a fármacos ▪ Dermatite facial idiopática de gatos Persas e Himalaias ▪ Foliculite mural linfocítica
Dermatite miliar felina	▪ Sarna notoédrica (*Notoedres cati*) ▪ Sarna demodécica (*Demodex* spp.) ▪ Queiletielose (*Cheyletiella* spp.) ▪ Linxacariose (*Lynxacarus radovskyi*) ▪ Sarna otodécica (*Otodectes cynotis*) ▪ Dermatofitose ▪ Malasseziose (*Malassezia pachydermatis*) ▪ Dermatite viral herpética ▪ Pioderma superficial ▪ Dermatite alérgica a pulgas ▪ Síndrome atópica felina ▪ Alergia alimentar ▪ Mastocitoma ▪ Linfoma epiteliotrópico ▪ Pênfigo foliáceo ▪ Reação adversa a fármacos

- Dermatite eosinofílica (ver capítulo 56 – Feridas/mordeduras/abscessos/tratos drenantes).
- Alopecia Alopecia/hipotricose (ver capítulo 32 – Alopecia/hipotricose).
- Prurido de cabeça e/ou pescoço (ver capítulo 56 – Feridas/mordeduras/abscessos/tratos drenantes).
- Dermatite miliar felina (ver capítulo 67 – Lesões papulocrostosas).

Dermatite eosinofílica

A dermatite eosinofílica felina manifesta-se de três formas:

- **Úlcera indolente:** úlcera de crescimento lento, mais comum no lábio superior. Tende a ser unilateral inicialmente e depois bilateral, geralmente assintomática. Infecções secundárias podem contribuir para dor e prurido.
- **Placa eosinofílica:** lesão elevada, redonda ou oval, eritematosa e muito pruriginosa, podendo ser única ou múltipla. Geralmente começa como pequenas lesões únicas que se expandem e coalescem em grandes placas. Elas ocorrem na superfície da pele do abdome, na parte interna das coxas, nas axilas e nos espaços interdigitais. As áreas afetadas tendem a ficar úmidas em virtude de lambeduras intensas, pois as lesões são altamente pruriginosas.
- **Granulomas eosinofílicos:** ocorrem tipicamente na face ou nas extremidades e são lesões eritematosas elevadas em um padrão linear ou papulonodular. Algumas dessas lesões são muito pruriginosas, inflamadas e ulceradas. O granuloma linear também pode ser observado nos coxins e nos espaços interdigitais (ver capítulo 66 – Lesões em coxins palmares/plantares/pododermatite).

Essas manifestações são agrupadas sob o título de complexo granuloma eosinofílico, pois compartilham algumas características, incluindo uma resposta positiva ao tratamento com corticosteroides e etiologia desconhecida (embora tendam a estar associadas a reações de hipersensibilidade). Nem todas elas, no entanto, são pruriginosas. **O prurido é uma característica importante das placas eosinofílicas (Figura 2A) e da hipersensibilidade a picadas de mosquitos (Figura 2B).**

Alopecia simétrica bilateral autoinduzida

Essa alopecia não é inflamatória e é autoinduzida pelo gato por meio de mastigação do pelo, mordidas e lambeduras excessivas (Figura 1A). A pele subjacente parece normal. Esse padrão de reação geralmente resulta em perda de pelos bilateralmente simétrica, geralmente observada em abdome ventral, dorso, períneo, membros pélvicos, ventre e, raramente, nos membros torácicos distais. Nesses casos, os pelos não são facilmente arrancados quando puxados. A área de alopecia costuma ter margens bem definidas, com mudança abrupta para pelos normais, e envolve partes do corpo que podem ser alcançadas pela língua. O diagnóstico diferencial nesse caso deve incluir alopecia psicogênica e alopecia simétrica (idiopática) felina.

Quando apresentados a esse padrão de reação, a maioria dos proprietários pensa que o pelo está caindo espontaneamente, não por autoindução. O veterinário deve confirmar que a alopecia é resultado de

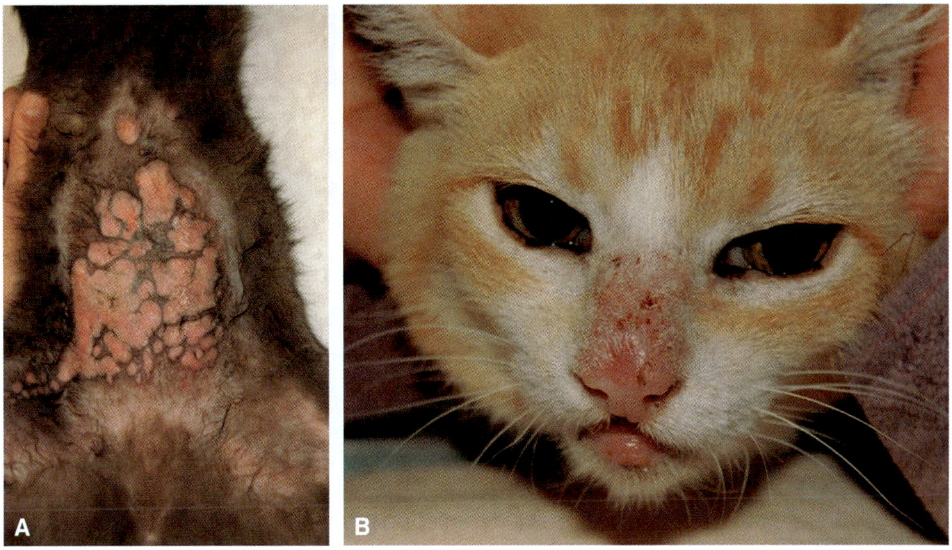

FIGURA 2. **A:** placas eosinofílicas na região abdominal de um gato com hipersensibilidade a picadas de pulgas. **B:** hipersensibilidade a picadas de mosquitos, demonstrada pela lesão pruriginosa no plano nasal.

Fonte: arquivo pessoal da autora.

prurido e autotrauma, e não causada por um problema interno subjacente (p. ex., desequilíbrio hormonal, síndrome de Cushing iatrogênica, hipertireoidismo felino). Um tricograma (ver capítulo 116 – Tricograma e exame direto) é um teste diagnóstico útil para confirmar a alopecia autoinduzida, onde serão visualizados fragmentos muito curtos dos pelos.

Prurido de cabeça e/ou pescoço

O prurido na cabeça e/ou pescoço pode apresentar vários níveis de gravidade, variando de alopecia leve e eritema a lesões erosivas, ulceradas ou crostosas na cabeça, áreas pré-auriculares, pavilhões auriculares, cabeça e pescoço (Figura 3A). **Como arranham com os membros pélvicos, as escoriações geralmente envolvem áreas que o gato pode alcançar, como focinho, orelhas, cabeça e pescoço.** Escoriações, erosões e úlceras de tamanho variável nesses locais podem ser muito graves e profundas e frequentemente infectadas de forma secundária.

Dermatite miliar

A dermatite miliar (dermatite papulocrostosa) (Figura 3B) é caracterizada por pápulas pequenas, eritematosas, crostosas, frequentemente pruriginosas, disseminadas, que geralmente não são foliculares e são mais facilmente sentidas do que vistas. Quase sempre é encontrada no dorso, mas pode estar localizada em qualquer parte do corpo. A dermatite miliar felina é um padrão de reação da pele que tem uma variedade de causas muito diferentes. Os distúrbios secundários incluem alopecia, escoriações e crostas, cuja gravidade varia com a intensidade do prurido (que depende da causa subjacente).

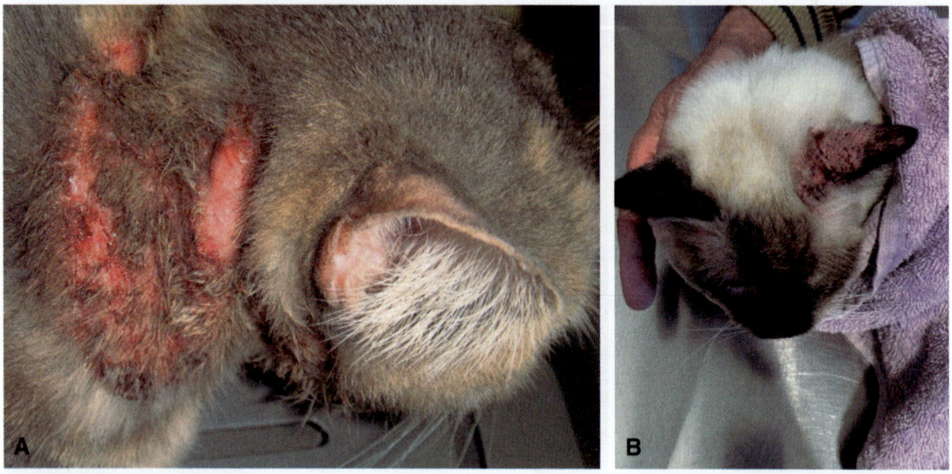

FIGURA 3. **A:** dermatite alérgica de contato a um produto antipulgas, aplicado topicamente. Notam-se áreas ulceradas e escoriações decorrentes do prurido intenso. **B:** dermatite miliar na orelha esquerda de um gato.

Fonte: A: arquivo pessoal da autora. B: imagem cedida por Alessandra Vieira Pereira.

Dermatoses pruriginosas e não pruriginosas podem ser secundariamente infectadas por bactérias ou leveduras. Embora isso ocorra em gatos com muito menos frequência do que em cães, sempre se deve levar em consideração e diagnosticar/excluir essas doenças ao examinar um gato pruriginoso.

INVESTIGAÇÃO DO DIAGNÓSTICO

Esta seção é ilustrada na Figura 4. Os quadrados vermelhos e números representam as etapas do processo de diagnóstico, conforme explicado a seguir.

1. Realize raspados de pele e exame microscópico de pelos, debris e/ou cerume

Na abordagem diagnóstica do prurido, é obrigatório começar com testes simples para diagnosticar ou descartar ectoparasitas. No raspado superficial, procuram-se evidências dos ácaros causadores da sarna notoédrica e demodécica superficial (*Demodex gattoi*), enquanto no profundo investiga-se a demodicidose causada pelo *Demodex cati*.

A queiletielose pode ser diagnosticada pelo exame microscópico das tiras de fita de acetato, após coleta de amostras de debris diretamente da pelagem do gato ou do material coletado da mesa de exame, após vigorosa manipulação da pelagem.

Esta última forma de coletar amostras de debris também pode ser usada para encontrar fezes de pulgas, juntamente com a escovação dos pelos. Para a pesquisa de pulgas, também se pode utilizar a **manobra de Mackenzie: colocar os debris recolhidos da mesa de atendimento em algodão úmido; verifica-se que os debris se dissolvem e formam manchas vermelhas do sangue, que compõem as fezes das pulgas**. Frequentemente, os donos de gatos afetados não veem pulgas e assumem que seus gatos não podem estar sofrendo de alergia a esse parasita. Mesmo os gatos que moram

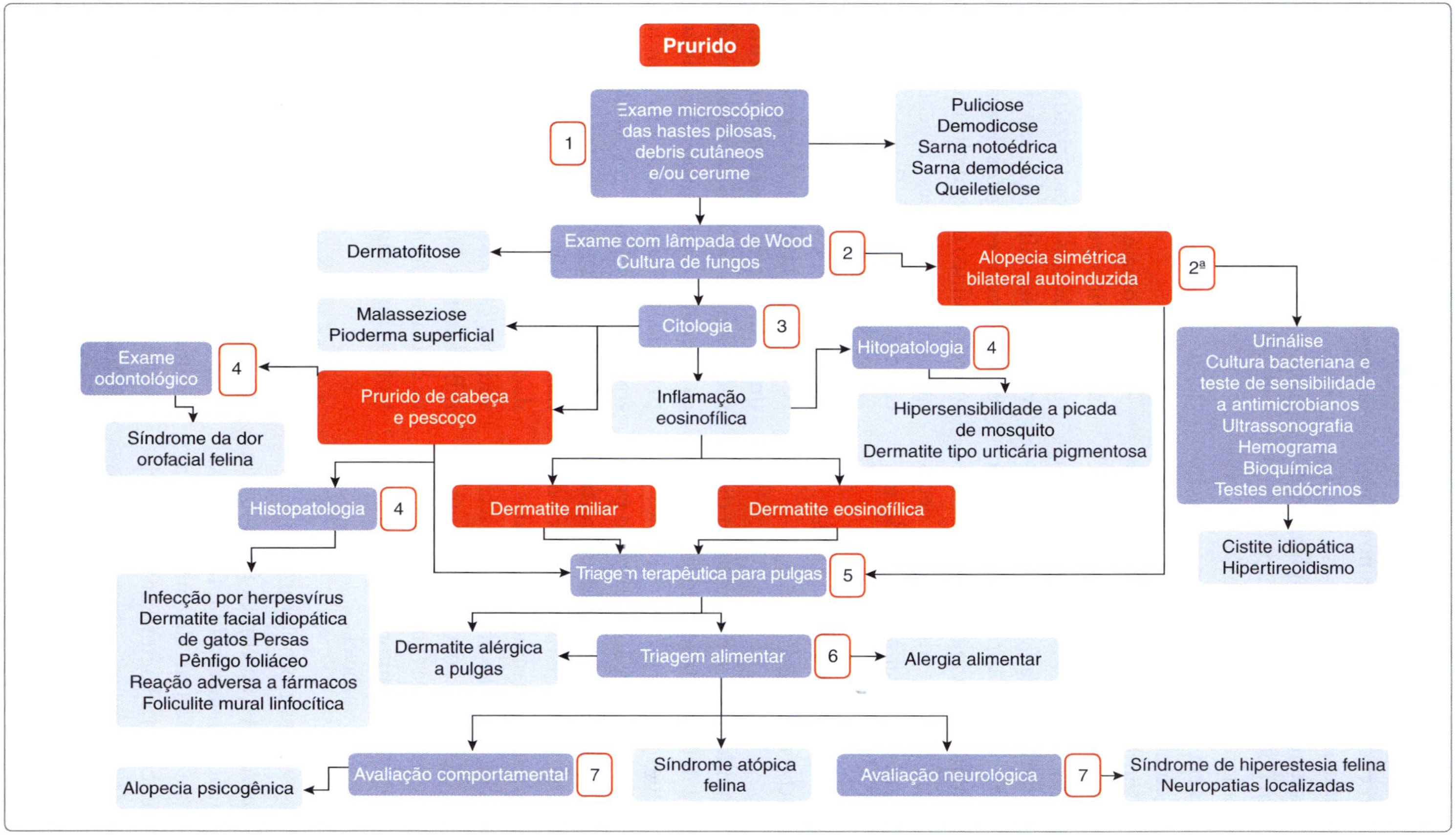

FIGURA 4. Fluxograma do diagnóstico de prurido em gatos.

Fonte: modificado de Colombo, 2020.

em ambientes fechados podem ser expostos e, pelo hábito de autolambedura, é comum não encontrar as pulgas no animal, mas eventualmente suas fezes. Na realidade, os pacientes alérgicos a pulgas geralmente têm poucas ou nenhuma pulga, pois sofrem bastante com prurido e são bastante efetivos em remover ativamente os ectoparasitas com a limpeza de sua pelagem.

Artrósporos podem ser vistos circundando (ectotrix) e invadindo (endotrix) fragmentos de pelos na dermatofitose durante o tricograma (ver capítulo 116 – Tricograma e exame direto). Se o prurido estiver afetando principalmente as orelhas, o exame microscópico do cerume é necessário para diagnosticar a sarna otodécica.

2. Realize o exame da lâmpada de Wood e cultura fúngica

O segundo passo é descartar ou diagnosticar a dermatofitose, que já pode ser suspeita após exame microscópico dos pelos. **O exame da lâmpada de Wood pode apoiar a hipótese diagnóstica e a cultura fúngica é necessária para confirmar a dermatofitose.** Se forem obtidos resultados negativos, esses testes são úteis para descartar a doença. Como a dermatofitose é comum em gatos, uma cultura fúngica é apropriada em todos os casos, embora o prurido possa ser de gravidade variável.

2a. Faça exames complementares

Se a apresentação clínica for alopecia autoinduzida envolvendo a face interna das coxas e o abdome, devem-se realizar urinálise, cultura bacteriana e testes de sensibilidade a antimicrobianos e ultrassonografia abdominal, para investigar cistite idiopática felina ou outras doenças do trato urinário. A alopecia autoinduzida em um gato idoso também pode ser causada por hipertireoidismo e doença articular degenerativa, e testes hematológicos, bioquímicos, endócrinos e radiográficos devem ser realizados nessa situação específica.

3. Faça citologia

A citologia é o teste diagnóstico mais fácil e rápido para apoiar a suspeita clínica de doenças caracterizadas por inflamação eosinofílica, que são numerosas e muito comuns em gatos. Placa e granuloma eosinofílico e dermatite miliar são frequentemente padrões clínicos de alergia, caracterizados por inflamação eosinofílica, e o processo diagnóstico deve continuar para identificar a doença primária. **A citologia também é importante porque infecções bacterianas ou fúngicas secundárias podem complicar a doença primária e aumentar a gravidade do prurido**, embora isso ocorra com menos frequência em gatos, em comparação com cães. As amostras podem ser coletadas por *imprint*, usando um cotonete, ou um pedaço de fita de acetato para procurar leveduras (*Malassezia*), bactérias e células inflamatórias. Finalmente, a identificação de células acantolíticas entremeadas a neutrófilos pode sugerir pênfigo foliáceo.

4. Faça histopatologia

Como previsto, a histopatologia é o teste diagnóstico confirmatório para muitas doenças felinas, caracterizadas citologicamente por inflamação eosinofílica. Quando o prurido afeta principalmente a face, o exame histopatológico é necessário para diagnosticar dermatite facial idiopática de gatos Persa e Himalaia e infecção por herpesvírus, embora nesta última doença a imuno-histoquímica possa ser necessária para confirmar a etiologia. Em casos com manifestação clínica de autotrauma grave em face e cavidade oral, pode ser necessário exame odontológico para investigação de síndrome de dor orofacial. O exame histopatológico é útil para diagnosticar pênfigo foliáceo e, juntamente com o histórico, reações adversas a fármacos.

5. Realize um teste terapêutico para pulgas

Na maioria dos casos que se apresentam com prurido, ectoparasitas e dermatofitose podem ser descartados no início da abordagem diagnóstica, e o exame citológico mostra apenas infecções secundárias ou inflamação eosinofílica, o que não é específico nem particularmente útil. Esses casos geralmente apresentam um dos quatro padrões clínicos típicos de prurido e devem ser investigados de forma sistemática. O primeiro passo é uma tentativa terapêutica para as pulgas, que podem não ter sido identificadas durante as investigações iniciais para ectoparasitas. É importante tratar todos os animais da casa. Uma resposta positiva ao teste sugere hipersensibilidade a picadas de pulgas.

6. Faça uma dieta de eliminação

Se a tentativa terapêutica para pulicio-se não for bem-sucedida, a segunda etapa é realizar uma dieta de eliminação com novas fontes de proteína ou uma dieta hidrolisada comercial, a ser realizada por pelo menos oito semanas. Se o gato melhorar com a dieta, é necessário realizar o desafio com o alimento anterior, para diagnosticar alergia alimentar.

7. Avalie outros possíveis diagnósticos após descartar a alimentação como causa do prurido

Descartada alergia alimentar, o clínico fica com o possível diagnóstico de síndrome atópica felina. Existem diferentes opções de tratamento para alergia ambiental em gatos e o diagnóstico é confirmado pela resposta ao tratamento.

Dependendo do histórico e da apresentação clínica, pode-se suspeitar de um problema comportamental, especialmente se o gato apresentar alopecia autoinduzida, ou dermatite ulcerativa afetando a região cervical dorsal. Esses diagnósticos só devem ser considerados após todas as outras causas potenciais de prurido, incluindo a síndrome atópica felina, terem sido descartadas.

Em outros casos, um problema neurológico, como a síndrome de hiperestesia felina, pode ser considerado e precisa ser investigado. Essas condições geralmente são abordadas apenas quando todos os outros diferenciais foram descartados e o gato não responde ao tratamento para a síndrome atópica felina.

TRATAMENTO DO PRURIDO

Se bactérias (especialmente intracelulares) e células inflamatórias (neutrófilos, eosinófilos ou macrófagos) forem observadas na citologia, é apropriado tratá-las com **antibióticos**. Se forem observados cocos na citologia, os antibióticos mais indicados seriam amoxicilina tri-hidratada/clavulanato, cefalexina ou clindamicina.

Se o paciente foi diagnosticado com malasseziose como infecção secundária, deve-se instituir tratamento com um azol tópico (p. ex., miconazol) se a lesão for focal. Para doença mais generalizada ou para paroníquia, o tratamento sistêmico é necessário. Fluconazol, itraconazol ou terbinafina são agentes **antifúngicos** eficazes nesses casos.

Deve ser instituído um tratamento agressivo para ectoparasitas (especialmente direcionado para pulgas). Isso incluiria a administração mensal de um **antipulgas** para o gato afetado.

Inicialmente, enquanto se aguarda a resposta a esse tratamento inseticida, um curso de 14 a 21 dias, usando uma dose gradual de **prednisolona ou metilprednisolona oral** (1-2 mg/kg/dia) pode ser usada para alívio sintomático. Em casos graves, podem ser necessários de 3 a 5 mg/kg/dia, principalmente os causados por dermatoses autoimunes, complexo granuloma eosinofílico grave ou alergias alimentares. Doses de manutenção após a resposta clínica devem ser mais baixas (0,5 mg/kg q. 48h).

A **dexametasona** (0,1-0,2 mg/kg/dia) e a **triancinolona** (0,1-0,3 mg/kg IM ou SC) são indicadas nos casos refratários, com posterior redução da dose (0,05-0,1 mg/kg q. 72h) e substituição por glicocorticoides de curta duração para minimizar as reações adversas.

O **acetato de metilprednisolona** é frequentemente administrado como medicamento antipruriginoso, especialmente em gatos que são difíceis de tratar por via oral. Muitas vezes são necessárias injeções múltiplas, em intervalos de 2 a 3 semanas para obter uma resolução temporária dos sinais associados à doença eosinofílica, alergia alimentar ou atopia. A dose média é de 20 mg/gato ou 4 mg/kg SC. A duração do alívio sintomático do prurido varia de 2 a 6 semanas. É comum observar intervalos de resposta menores com injeções repetidas exigindo intervalos de injeção mais frequentes. Apesar dos resultados satisfatórios na resolução do prurido, deve-se ter cautela na utilização de corticosteroides de depósito ou longa duração, pela possibilidade de ocorrência de efeitos adversos.

A **ciclosporina** é um inibidor da calcineurina com atividade imunossupressora que se concentra nas respostas imunes mediadas por células. Vários estudos encontraram boa eficácia e segurança da ciclosporina quando usada na dose de 7 a 7,5 mg/kg/dias por via oral (PO). Alguns efeitos adversos gastrintestinais (anorexia) e renais podem ser observados em um número limitado de casos e recomenda-se evitar seu uso em gatos infectados com os retrovírus FIV e FeLV. A triagem antes e durante a terapia para toxoplasmose também é recomendada, pois existem algumas preocupações relacionadas a infecções disseminadas em gatos tratados com ciclosporina.

O uso de **anti-histamínicos** em gatos é limitado, mas pode haver respostas favoráveis em um pequeno número de casos com clorfeniramina (2 mg BID), amitriptilina (10 mg SID ou BID), clemastina (0,67 mg SID), cetirizina (5-10 mg/dia) e ciproeptadina (1-2 mg BID).

O **oclacitinib** é um inibidor da Janus quinase que atualmente está sendo avaliado para uso em gatos. Alguns artigos têm mostrado sua eficácia em reduzir o prurido, porém, mais estudos controlados e randomizados são necessários para avaliar a eficácia e dose ideal dessa medicação para gatos, além da segurança a longo prazo.

REFERÊNCIA

Colombo S. Pruritus. In: Noli C, Colombo S, editors. Feline dermatology. Cham: Springer; 2020. p.161-73.

LITERATURA SUGERIDA

Carrasco I, Ferrer L, Puigdemont A. Efficacy of oclacitinib for the control of feline atopic skin syndrome:

correlating plasma concentrations with clinical response. J Feline Med Surg. 2022;24(8): 787-93.

Eckstein RA, Hart BL. The organization and control of grooming in cats. Appl Anim Behav Sci. 2000; 68:131-40.

Hobi S, Linek M, Marignac G, Olivry T, Beco L, Nett C, et al. Clinical characteristics and causes of pruritus in cats: a multicentre study on feline hypersensitivity-associated dermatoses. Vet Dermatol. 2011;22(5):406-13.

Hunter E, Place E, Foster A. Is oclacitinib a suitable alternative to oral glucocorticoids for the control of pruritus in cats? Vet Rec. 2022;191(7):304-6.

King S, Favrot C, Messinger L, Nuttall T, Steffan J, Forster S, Seewald W. A randomized double-blinded placebo-controlled study to evaluate an effective ciclosporin dose for the treatment of feline hypersensitivity dermatitis. Vet Dermatol. 2012;23(5):440-e84.

Lopes NL, Diefrey RC, Machado MA, Alves MSR, de Souza MSG, da Veiga CCP, et al. A blinded, randomized, placebo-controlled trial of the safety of oclacitinib in cats. BMC Vet Res. 2019;15:137.

Marsella R. Abordagem clínica ao prurido em gatos. In: Dermatologia felina – uma abordagem clínica. São Paulo: Medvet; 2021. p.39-48.

Wolberg AC, Blanco, A. How I approach pruritus in the cat. Veterinary Focus. 2008;18(1):4-11.

82

Regurgitação/disfagia

Christine Souza Martins

O PULO DO GATO

A disfagia é definida como qualquer dificuldade de deglutir o alimento. Suas causas podem estar na cavidade oral, faringe ou esôfago cranial.

Um bom exame da cavidade oral é essencial na abordagem diagnóstica.

As gengivoestomatites crônicas são causas frequentes de disfagia nos gatos.

A regurgitação é considerada um sinal clínico incomum nos gatos, visto que são animais muito pouco afetados por doenças esofágicas, em comparação aos cães.

A diferenciação precisa entre vômitos e regurgitação é o primeiro e mais importante passo rumo ao diagnóstico definitivo.

A principal suspeita diagnóstica para gatos jovens positivos para o vírus da leucemia felina com queixa de regurgitação é linfoma mediastínico.

INTRODUÇÃO

A disfagia é definida como uma dificuldade ou incapacidade de apreender, mastigar ou deglutir alimento ou água. Em geral, esse sinal é secundário a desordens estruturais ou funcionais da boca ou da faringe. Eventualmente a disfagia também pode estar associada a afecções no esôfago cranial.

A regurgitação refere-se à expulsão passiva de conteúdo alimentar ou saliva a partir da faringe ou do esôfago. Esse movimento retrógado envolve apenas o reflexo de engasgo (*gag reflex*) e não está associado a contrações abdominais fortes ou sinais prodrômicos (como náusea ou ansiedade), o que contrasta fortemente com o vômito. A regurgitação é considerada um sinal típico de doenças esofágicas. Tendo em vista a baixa frequência de desordens esofágicas nos gatos, em comparação aos cães, a regurgitação é considerada um sinal incomum na espécie.

ABORDAGEM DIAGNÓSTICA

Disfagia

O processo de deglutição normal envolve três fases: a orofaríngea, a faríngea e a esofágica, nas quais atividades neuromusculares coordenadas são necessárias para o bom funcionamento. As causas de disfagia podem estar afetando uma ou mais dessas fases (Quadro 1). A disfagia orofaríngea está relacionada a doenças que afetam a preensão do alimento, a formação do bolo alimentar e sua transferência voluntária para a orofaringe. A disfagia faríngea envolve a incapacidade de transferir o bolo alimentar até a entrada do esôfago e a disfagia esofágica está relacionada à incapacidade de levar o alimento até a entrada do estômago, muito frequentemente associada com regurgitação.

A anamnese investigativa para casos de disfagia também deve se atentar para sinais como engasgos durante e após a ingestão de comida ou água, sinais respiratórios como tosse e secreções nasais mucopurulentas, ânsia de vômito, salivação excessiva e regurgitação.

Alguns sinais relacionados com disfagia podem ser respiratórios. Devemos ficar atentos ao fato de o gato "engasgar-se" ou tossir quando vai comer ou beber água.

Os proprietários podem relatar que o gato está manifestando movimentos de deglutição "exagerados" ou "engolindo a seco". O exame físico deve ser bem cuidadoso, começando pela cavidade oral e prosseguindo com palpação de toda a cabeça e pescoço. O ideal é observar em tempo real o gato comendo ou bebendo água. Um petisco atrativo pode ser oferecido durante a consulta ou podemos solicitar ao proprietário que filme o gato nessas ocasiões (Conteúdo complementar: vídeo 1 – Disfagia).

QUADRO 1

Principais causas de disfagia no gato

Localização	Causas	Sinais clínicos associados
Desordens na cavidade oral	▪ Dor oral: doença periodontal e dentária ▪ Gengivoestomatite ▪ Dor ou disfunção mandibular ou maxilar ▪ Massas: gengivoestomatite, neoplasia, granuloma eosinofílico ▪ Corpo estranho: linear, agulhas, ossos ▪ Defeitos no palato: congênito (fenda) ou adquirido (trauma) ▪ Afecções na língua: glossite, ulceração, trauma, neoplasia, disfunção neurológica (nervo hipoglosso – XII)	▪ Movimentos exagerados de mastigação ▪ O alimento pode cair da boca ▪ Posições atípicas da cabeça na tentativa de engolir ▪ Apetite variável ▪ Pode haver ptialismo
Desordens na faringe e retrofaringe	▪ Pólipos ▪ Neoplasias ▪ Linfadenomegalia, aumento das tonsilas ▪ Corpo estranho ▪ Disfunções neurológicas (NC IX e X) ▪ Disfunções ou dor na ATM ▪ Desordens das glândulas salivares ▪ Raiva, botulismo, miastenia	▪ Movimentos de deglutição repetidos e exagerados ▪ Reflexo de engasgo ▪ Risco de aspiração: sinais respiratórios → tosse, secreção nasal
Desordens esofágicas	▪ Obstruções: corpos estranhos, massas, estenoses ▪ Megaesôfago ▪ Esofagite	▪ Regurgitação ▪ Aumento do apetite (exceto se houver dor) ▪ Emagrecimento

ATM: articulação temporomandibular; NC: nervo craniano.

As principais afecções causando perturbações no processo de deglutição podem ser morfológicas ou funcionais. As alterações morfológicas (massas, corpos estranhos, inflamações) certamente serão mais fáceis de apreciar durante o exame físico da cavidade oral e faringe (Figura 1). As desordens funcionais podem ter características intermitentes e não serem detectadas no exame físico padrão, considerando que podem estar associadas com doenças neuromusculares e de placa motora causando falhas ou incoordenações nas contrações dos músculos envolvidos

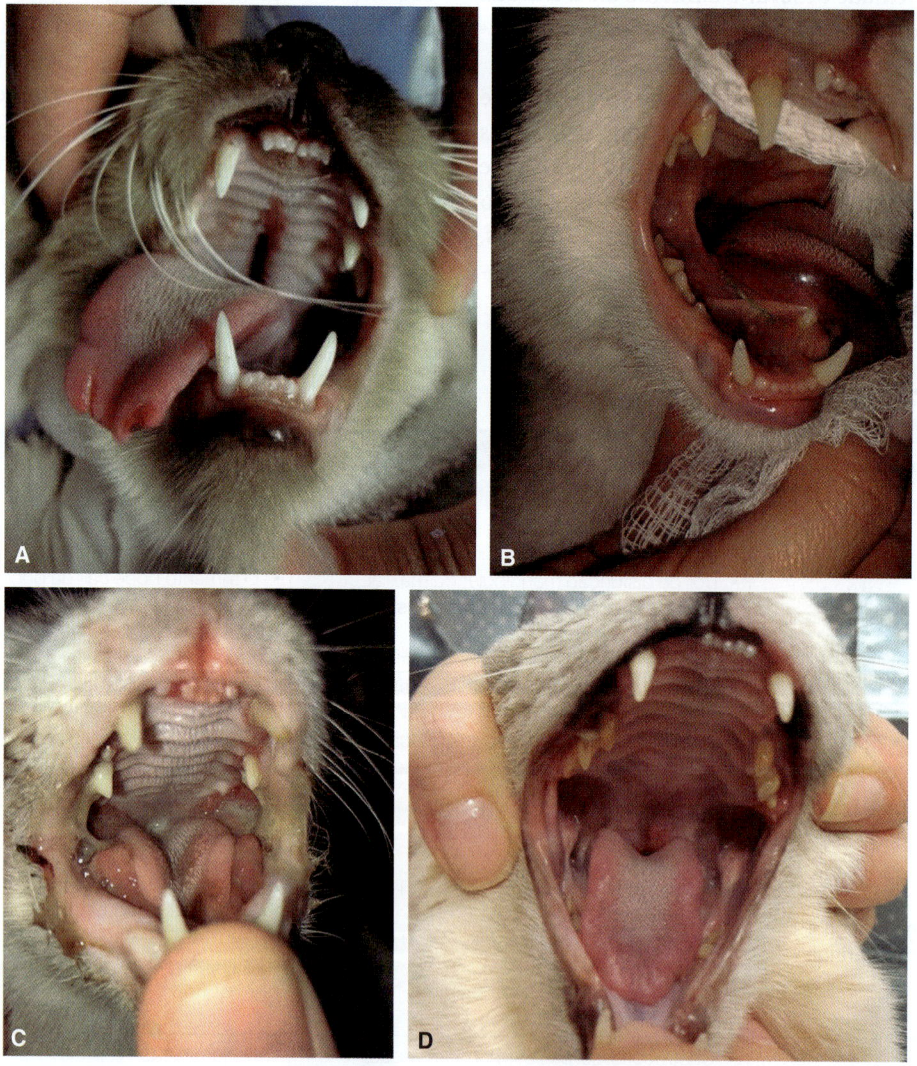

FIGURA 1. Causas evidentes de disfagia durante o exame físico da cavidade oral. **A:** lesão no palato e língua causada por traumatismo por queda. **B:** corpo estranho linear. **C:** gengivoestomatite grave; **D:** massa neoplásica no palato e entrada da faringe.

Fonte: arquivo pessoal da autora.

no processo de deglutição. A ausência do reflexo de engasgo (*gag reflex*) em um animal totalmente consciente pode sugerir falhas funcionais.

Uma causa importante e comum de disfagia nos gatos são as gengivoestomatites crônicas, consideradas desordens imunomediadas idiopáticas, que podem causar lesões proliferativas e ulcerativas doloridas na cavidade oral, faringe e até no esôfago (Figura 1C).

A presença de salivação excessiva pode confundir na abordagem inicial pois, no caso da disfagia, isso não é sinal de náusea, e sim de dificuldade de deglutição (ver capítulo 57 – Halitose/ptialismo).

Após o exame físico inicial, podemos tomar decisões acerca da necessidade de métodos diagnósticos mais avançados, especialmente imagem diagnóstica, como radiografia e/ou endoscopia. Também pode ser necessária a sedação ou anestesia do paciente para possibilitar a realização de um exame mais cuidadoso da orofaringe e a coleta de amostras para avaliação citológica ou histopatológica.

Disfagias funcionais associadas com alterações neuromusculares necessitarão de investigações mais aprofundadas e métodos especializados, muitas vezes indisponíveis na prática clínica, como videofluoroscopia ou estudos de eletrofisiologia. Um bom exame neurológico com avaliação dos nervos cranianos pode ser um bom começo.

Regurgitação

O princípio básico para uma abordagem precisa das causas de regurgitação é ter certeza de que o gato está realmente regurgitando e não vomitando. É surpreendente a frequência em que esses dois termos (regurgitação e vômito) são usados como sinônimos pelos proprietários, mas também por profissionais veterinários. Considerando que as causas de regurgitação estão quase exclusivamente relacionadas às doenças esofágicas, a diferenciação é fundamental para não iniciar a investigação diagnóstica de maneira inadequada (Quadro 2). As causas de vômitos são inúmeras e serão abordadas no capítulo 91 – Vômitos.

QUADRO 2

Principais diferenças entre regurgitação e vômito

Regurgitação	Vômito
▪ Processo passivo, sem contrações abdominais	▪ Esforço coordenado entre SNC, musculoesquelético e trato gastrintestinal produzindo contrações abdominais potentes
▪ Poucos sinais premonitórios	▪ Sinais premonitórios bem evidentes (alterações de comportamento, salivação, náusea)
▪ Conteúdo alimentar semiformado (não digerido), misturado com saliva. Não contém bile; pode ter formato tubular	▪ Consistência e aparências variadas: pode estar intacto (não mastigado) e conter bile, sangue, muco, saliva. Pode ter formato tubular
▪ Tempo de ocorrência pós-alimentação: variável	▪ Tempo de ocorrência pós-alimentação: variável
▪ Distensão visível do esôfago cervical: ocasionalmente	▪ Não ocorre
▪ Reingestão frequente	▪ Reingestão incomum
▪ pH variável (frequentemente entre 4 e 7)	▪ pH variável

SNC: sistema nervoso central.

Mais uma vez, a observação em tempo real, ao vivo ou por vídeo, ajuda muito nessa diferenciação, visto que o proprietário, ao encontrar o alimento "devolvido" após ser ingerido, não tem a capacidade de definir se foi regurgitação, vômito ou se caiu da boca antes de ser deglutido (disfagia) (ver Conteúdo complementar: vídeo 2 – Gato regurgitando).

A regurgitação pode ocorrer juntamente com a disfagia e, de fato, algumas causas de disfagia citadas também causam regurgitação, especialmente as causas obstrutivas na faringe e no esôfago cranial.

As doenças esofágicas afetam o apetite de diferentes maneiras, visto que gatos com dilatações esofágicas podem estar com apetite aumentado, ao passo que casos de esofagite, que são associados com dor e desconforto, geralmente causam anorexia.

Sendo a regurgitação a principal queixa nas doenças esofágicas, nossos esforços diagnósticos vão se concentrar nas principais modalidades das desordens que afetam o esôfago (Quadro 3 e Figura 2).

Também devemos ter em mente que mesmo que a regurgitação e os vômitos tenham origens bastante diferentes, eles não são sinais mutuamente excludentes, isto é, um gato pode apresentar vômitos e regurgitação simultaneamente, por motivos diversos. Considera-se ainda que vômitos crônicos e repetidos podem causar lesões esofágicas secundárias e, consequentemente, regurgitação.

> Ao contrário da "crença" popular, quando os gatos colocam os tricobezoares para fora, eles estão vomitando e não regurgitando essas bolas de pelo, visto que elas frequentemente se acumulam no estômago e não no esôfago.

As esofagites são bastante discretas em suas manifestações e nem sempre se apresentam inicialmente com regurgitação, visto serem uma desordem que causa dor e anorexia. Por isso, as informações obtidas na anamnese são muito importantes nas suspeitas de esofagite. Devem-se questionar a possibilidade de exposição (por lambedura) a substâncias cáusticas, o uso de medicações orais capazes de causar lesão (doxiciclina e clindamicina) e a história de anestesia recente (até 15-20 dias), entre outras (ver capítulo 13 – Particularidades

QUADRO 3

Principais desordens esofágicas	
Desordens obstrutivas	▪ Corpos estranhos ▪ Massas intraluminais ▪ Massas extraluminais (mais comum: linfoma mediastínico) ▪ Anomalia do anel vascular (persistência de arco aórtico) ▪ Estenose (secundária a inflamações, corpos estranhos, medicações)
Inflamação	▪ Esofagite (secundária a substâncias irritantes, fármacos, refluxo gastroesofágico)
Hipomotilidade	▪ Generalizada (megaesôfago: congênito ou adquirido) ▪ Localizada: nas áreas de inflamação
Dilatações	▪ Divertículos ▪ Secundárias a estenoses
Outras	▪ Hérnia de hiato

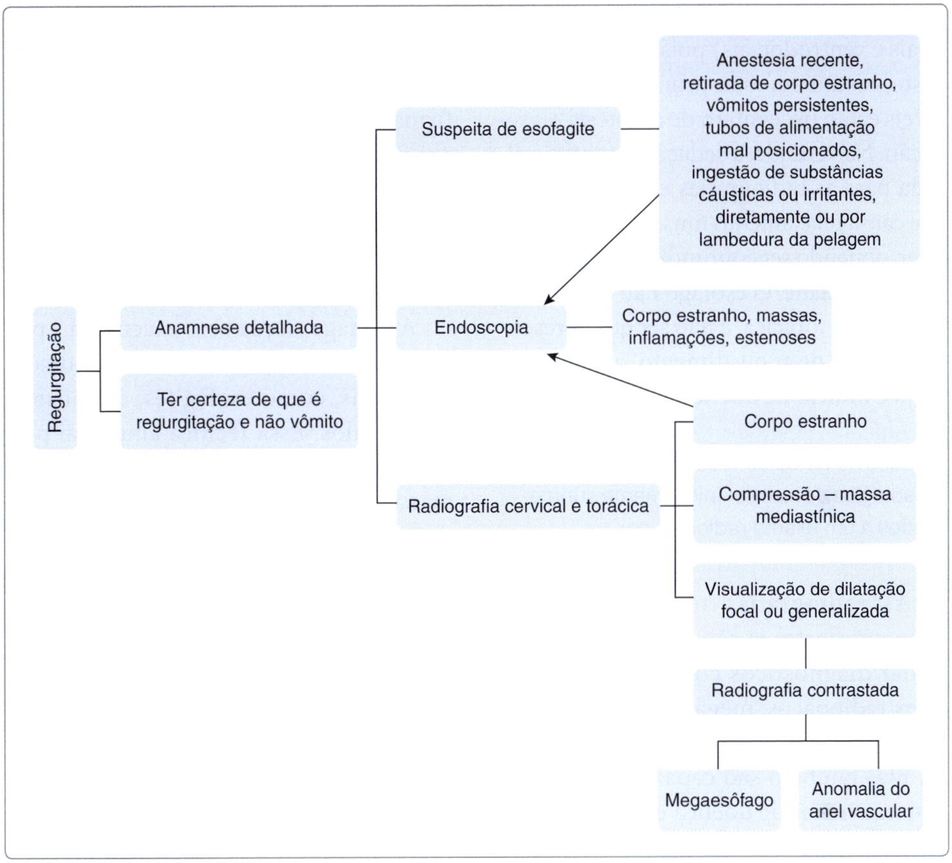

FIGURA 2. Fluxograma de investigação da regurgitação.

da terapêutica). Sabe-se que o refluxo gastroesofágico pós-anestesia é uma causa frequente de esofagite mas, sem a busca ativa da lesão, pode passar despercebido.

Áreas inflamadas tendem a ter a motilidade diminuída, possibilitando que substâncias e artigos sólidos (pelos, alimento, comprimidos) fiquem retidos por mais tempo, o que possibilita maior exposição da mucosa e mais inflamação, criando um círculo vicioso: inflamação → hipomotilidade → retenção → exposição → inflamação. Se a inflamação ocorre próximo ao esfíncter esofágico inferior, a hipomotilidade pode afetar seu tônus e causar ou agravar a ocorrência de refluxo gastroesofágico, piorando a inflamação.

O esôfago é pouco acessível ao exame físico tradicional. Sinais consequentes de regurgitação podem estar presentes na avaliação respiratória, como a presença de crepitações causadas por pneumonia aspirativa. A menor capacidade de comprimir o tórax cranial pode estar associada com massa mediastínica (linfoma), infelizmente muito comum em gatos jovens em áreas endêmicas para infecção pelo vírus da leucemia felina (FeLV).

O método diagnóstico complementar mais útil no início do processo investigativo são as radiografias cervicais e torácicas (laterais e ventrodorsais) pois, além do baixo custo, costumam estar prontamente disponíveis e não necessitam de anestesia ou sedação. Na verdade, a sedação é contraindicada para as radiografias esofágicas, visto que causa relaxamento muscular e acúmulo de ar, podendo ser confundida com áreas de hipomotilidade. O esôfago não é visível na radiografia torácica, a não ser que apresente acúmulo de ar ou alimento, o que, por si só, já é indício de doença.

Todos os gatos com suspeita de doença esofágica devem ser inicialmente submetidos a um exame radiográfico.

As radiografias torácicas simples (sem contraste) já são capazes de determinar diagnósticos como corpos estranhos radiopacos, megaesôfago, intussuscepção gastroesofágica e massas (Figura 3). Elas também são capazes de detectar consequências de doença esofágica como pneumonia, efusão pleural e pneumotórax. A radiografia contrastada com sulfato de bário pode ser necessária para confirmar algumas das suspeitas levantadas nas radiografias simples (Figura 4). Todo cuidado deve ser empregado a fim de evitar a aspiração do contraste, que pode ter consequências catastróficas (ver capítulo 118 – Radiografia contrastada).

A esofagoscopia bem executada é primordial para o diagnóstico de condições mais sutis, como esofagites, estenoses e divertículos. Essa técnica ainda vai permitir a coleta de material para biópsia de massas e também serve como medida terapêutica no manejo de corpos estranhos e de estenoses. A endoscopia, porém, não é útil em casos de alterações funcionais do esôfago. Tendo em vista o risco de aspiração durante procedimentos anestésicos em animais com hipomotilidade esofágica, o benefício da técnica deve ser julgado individualmente. Caso seja necessária, a endoscopia também permite

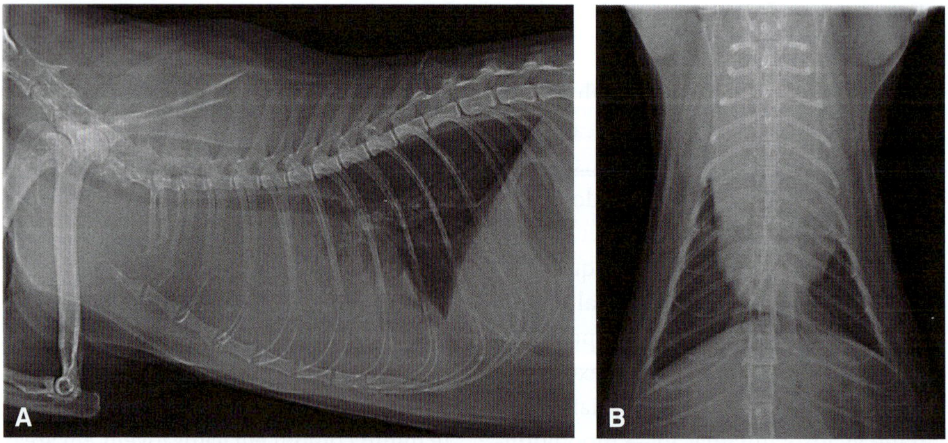

FIGURA 3. A, B: radiografias laterolateral e ventrodorsal de gato diagnosticado com linfoma mediastínico, em que pode ser visualizada área radiopaca no mediastino cranial, obscurecendo a silhueta cardíaca, deslocando a traqueia dorsalmente e certamente causando compressão no esôfago (não visualizado).

Fonte: Imagens cedidas por Fernanda Vieira Amorim da Costa.

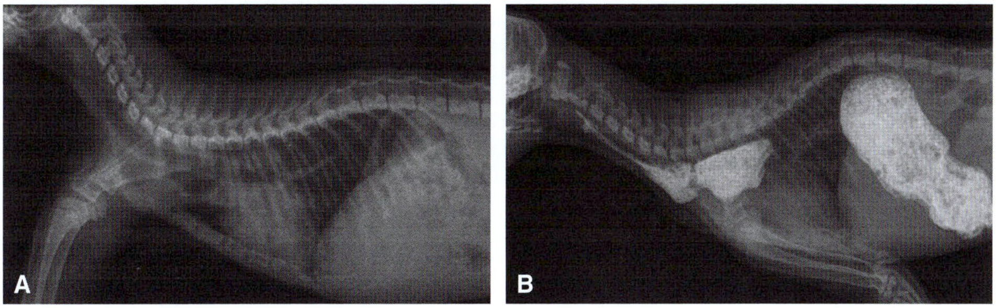

FIGURA 4. **A, B:** radiografia simples e contrastada de gato jovem que começou a regurgitar ao desmame. Imagem indicativa de persistência de arco aórtico com dilatação esofágica evidente apenas cranial à base do coração.

Fonte: arquivo pessoal da autora.

a implantação de uma sonda gástrica de alimentação nos casos de lesões esofágicas muito graves.

No caso de desordens de motilidade de origem neuromuscular, outras modalidades de testes diagnósticos podem ser necessárias.

MANEJO

Casos de disfagia e regurgitação devem ser manejados de acordo com o diagnóstico, mas alguns princípios básicos podem ser aplicados em diversos diagnósticos (Quadro 4).

QUADRO 4

Manejo inespecífico de casos de disfagia e regurgitação	
Suporte nutricional	▪ Alimento com textura não abrasiva ▪ Avaliar a necessidade de sonda esofágica (nos casos de lesões orais e faríngeas) ou gástrica (nos casos de lesão esofágica grave) ▪ Manejo alimentar postural: nos casos de megaesôfago
Analgesia	▪ Nos casos de esofagite e estomatites
Procinéticos	▪ Metoclopramida: previne refluxo gastroesofágico
Protetor de mucosa	▪ Sucralfato: protege lesões ulceradas, especialmente secundárias ao refluxo gastroesofágico
Bloqueadores de secreção ácida	▪ Omeprazol: previne consequências do refluxo
Tratamento cirúrgico	▪ Fendas palatinas (congênitas ou traumáticas) ▪ Fístulas, divertículos, anomalias do anel vascular, intussuscepção gastroesofágica, hérnia de hiato
Endoscopia	▪ Retirada de corpos estranhos ▪ Dilatação de áreas estenosadas

LITERATURA SUGERIDA

Garcia RS, Belafsky PC, Della Maggiore A, Osborn JM, Pypendop BH, Pierce T, et al. Prevalence of gastroesophageal reflux in cats during anesthesia and effect of omeprazole on gastric pH. J Vet Intern Med. 2017;31(3):734-42.

Garosi L. Neurological examination of the cat. How to get started. J Feline Med Surg. 2009;11(5):340-8.

German AJ, Cannon MJ, Dye C, Booth MJ, Pearson GR, Reay CA, Gruffydd-Jones TJ. Oesophageal strictures in cats associated with doxycycline therapy. J Feline Med Surg. 2005;7(1):33-41.

Glazer A, Walters P. Esophagitis and esophageal strictures. Compend Contin Educ Vet. 2008;30(5):281-92.

Kathrani A. Dysphagia. In: Hall EJ, Williams DA, Kathrani A, editors. BSAVA Manual of Canine and Feline Gastroenterology. 3. ed. Gloucester: BSAVA; 2019. p.64-7.

Kook PH. Esophagitis in cats and dogs. Vet Clin North Am Small Anim Pract. 2021;51(1):1-15.

Kouki MI, Papadimitriou SA, Psalla D, Kolokotronis A, Rallis TS. Chronic gingivostomatitis with esophagitis in cats. J Vet Intern Med. 2017;31(6):1673-9.

Lee DB, Verstraete FJM, Arzi B. An update on feline chronic gingivostomatitis. Vet Clin North Am Small Anim Pract. 2020;50(5):973-82.

Pollard RE. Imaging evaluation of dogs and cats with Dysphagia. ISRN Vet Sci. 2012;2012:238505.

Washabau RJ. Dysphagia and gagging. In: Washabau RJ, Day MJ, editors. Canine feline gastroenterology. St. Louis: Elsevier Saunders; 2013. p.114-7.

CONTEÚDO COMPLEMENTAR

Este capítulo contém conteúdo complementar disponibilizado em uma plataforma digital exclusiva.

Utilize o QR code abaixo para ingressar no ambiente virtual (senha: clinicafelinos):

83
Rigidez corporal

Fernanda Vieira Amorim da Costa

O PULO DO GATO

As causas de rigidez corporal em gatos são diversas e incluem doenças infecciosas, degenerativas e metabólicas mais comuns e outras causas congênitas e mais raras.

Gatos que apresentam sinais clínicos de rigidez corporal devem ter seus músculos, ossos longos e coluna vertebral palpados e avaliados.

A investigação do diagnóstico deve ser direcionada de acordo com histórico, anamnese e achados do exame físico.

INTRODUÇÃO

A rigidez corporal geralmente se apresenta como relutância em se mover, se exercitar ou pular em superfícies. Ela pode ser confundida pelo proprietário com letargia ou apatia. Algum grau de rigidez não é incomum como parte do processo de envelhecimento, mas deve ter início gradual e progressão lenta.

ETIOLOGIA

As causas mais comuns de rigidez corporal em gatos estão descritas no Quadro 1.

Algumas das doenças/condições mais específicas serão abordadas a seguir, porém, há causas associadas com casos raros citados em literatura, que estão referenciados ao final do capítulo como literatura sugerida.

Doença articular degenerativa

A causa mais comum de dor e rigidez corporal crônicas em gatos idosos é a doença articular degenerativa (DAD), que afeta até 92% dos gatos acima de 12 anos de idade. Ela provoca alterações patológicas articulares, causando deterioração progressiva de um ou mais componentes da articulação sinovial. Portanto, é acompanhada de dor, inflamação e diminuição da mobilidade articular. Além disso, o estímulo doloroso contínuo pode causar sensibilização, em nível periférico ou central, nos animais afetados. A DAD costuma estar relacionada ao envelhecimento do felino, criando uma associação equivocada com a idade avançada e o declínio nos níveis de atividade, mascarando o quadro doloroso e tornando pouco comum a busca por atendimento veterinário.

A presença de DAD costuma estar relacionada à diminuição de atividade

QUADRO 1

Causas mais frequentes de rigidez corporal em gatos

- Degeneração do neurônio motor
- Discoespondilite
- Infecciosas:
  - Tétano
  - Toxoplasmose
  - Calicivírus felino
- Miosite:
  - Polimiopatia hipocalêmica
  - Insuficiência renal crônica
  - Induzida por fármacos – metimazol
  - Imunomediada
  - Ossificante generalizada
- Miotonia congênita
- Panesteatite
- Pirexia
- Poliartropatia:
  - Doença articular degenerativa
  - Imunomediada
- Proteção abdominal por dor ou desconforto

física, obesidade ou mesmo mudanças no uso da bandeja sanitária e no comportamento do animal. Por isso, a utilização de questionários aplicados aos proprietários para triagem de DAD tem se mostrado fundamental, considerando a característica dos sinais na espécie, como o Feline Musculoskeletal Pain Screening Checklist (https://painfreecats.org/the-fmpi/). Porém, embora a importância dos questionários seja reconhecida, recomenda-se aos médicos veterinários a associação das avaliações ortopédica e radiográfica nos animais suspeitos.

A terapêutica da doença se baseia em uma abordagem multimodal. Isso envolve a realização de adaptações ambientais, o uso de medicamentos para alívio da dor e terapias alternativas. Como adaptações ambientais, sugere-se facilitar o acesso, por meio de escadas e bancos, a locais altos em que os gatos gostam de ficar, assim como às vasilhas de ração e água, além de melhorar a entrada nas bandejas sanitárias. O estímulo mental e físico também é considerado importante, por meio do incentivo à caça do alimento em comedouros específicos e do uso de brinquedos interativos. Além disso, o uso de terapias complementares, como acupuntura, fisioterapia e hidroterapia, é frequentemente indicado. Os analgésicos mais utilizados incluem:

- Meloxicam: 0,01-0,03 mg/kg PO q. 24h; manutenção: 0,02-0,05 PO q. 48h (gatos hidratados e clinicamente estáveis).
- Tramadol: 1-2 mg/kg PO q. 12-24h.
- Gabapentina: 5-10 mg/kg PO q. 8-12h.

Tétano

As manifestações do tétano são causadas pelo efeito de uma neurotoxina liberada pela forma vegetativa do *Clostridium tetani* – bacilo Gram-positivo anaeróbio obrigatório formador de esporos. Seus esporos são resistentes e comumente encontrados no meio ambiente; eles vegetam sob condições anaeróbias (feridas penetrantes profundas, cirurgias gastrintestinais, intervenções cirúrgicas de emergência).

A toxina tetânica tetanospasmina entra nos axônios do neurônio motor perto da junção neuromuscular e chega por transporte intra-axonal retrógrado até o corpo neuronal na medula espinhal. Uma vez na medula espinhal, a toxina ascende bilateralmente para o cérebro. Ela inibe a liberação de glicina e ácido gama-aminobutírico (Gaba), que são neurotransmissores de neurônios inibitórios, resultando em hiperexcitabilidade do sistema nervoso central (SNC). A toxina do tétano também pode afetar os neurônios pré-ganglionares simpáticos, e por isso pode causar sinais de disfunção autonômica. A ligação da toxina tetânica aos locais pré-sinápticos dos neurônios inibitórios é irreversível. A recuperação depende do surgimento de novos terminais axônicos.

O tétano raramente é diagnosticado em gatos devido à sua resistência natural à toxina, e a forma localizada de tétano é a mais frequente nessa espécie. Comparados aos cavalos, os cães são 600 vezes mais resistentes à tetanospasmina e os gatos, 7.200 vezes. Sua resistência está relacionada à incapacidade da toxina de penetrar e se ligar ao tecido nervoso.

O diagnóstico é baseado nos sinais clínicos descritos, que geralmente começam de 3 a 21 dias após a infecção, iniciando nos músculos próximos ao local de inoculação. O tétano localizado foi bastante relatado em gatos, em que a doença se caracteriza por rigidez tônica de um único membro, de ambos os membros pélvicos ou ambos os membros torácicos. O tétano localizado pode progredir para o tétano generalizado. Os sinais gerais incluem:

- Hiperextensão dos músculos dos membros, pescoço, cauda.
- Anormalidades musculares faciais típicas (trismo, *risus sardonicus*, protrusão da terceira pálpebra, orelhas eretas).
- Insuficiência respiratória.
- Arritmias cardíacas.
- Convulsões e morte.

Nas fases iniciais, quando faltam as manifestações típicas do tétano generalizado, o diagnóstico é difícil. Histórico ou presença de uma ferida recente, combinada com a presença de rigidez muscular involuntária persistente em um animal mentalmente alerta, deve sempre levar à suspeita de tétano. O diagnóstico diferencial deve descartar outras enfermidades com sinais clínicos semelhantes, como hipocalcemia, meningite e envenenamento por estricnina.

As alterações eletromiográficas (EMG) características consistem na persistente atividade da unidade motora após a inserção da agulha durante o repouso e sob anestesia geral, em vez do silêncio elétrico observado no músculo normal. Amostras de biópsia muscular de gatos com início agudo de tétano geralmente são normais. A medição dos títulos de anticorpos séricos para a toxina do tétano é usada para fundamentar o diagnóstico de tétano generalizado. O uso desse teste em gatos com tétano localizado é questionável, no entanto, porque a toxina produzida é insuficiente para desencadear uma resposta mensurável de anticorpos. O isolamento de *C. tetani* a partir de feridas não é esperado na maioria dos gatos, particularmente porque as feridas geralmente cicatrizam antes de os gatos serem apresentados para avaliação.

O tratamento do tétano generalizado inclui a aplicação de antitoxina, antibiótico, manejo cirúrgico da ferida, sedação geral e miorrelaxamento. O soro equino antitetânico (SAT), em doses de 100 a 1.000 U/kg, administrado por via intravenosa (IV), intramuscular (IM) ou subcutânea (SC), tem sido recomendado para esse fim. A administração IV de SAT é superior à administração IM ou SC. Uma dose de teste inicial (0,1-0,2 mL de uma solução de 1.000 UI/mL) de SAT deve ser administrada por via SC ou intradérmica (ID), de 15 a 30 minutos antes da administração de uma dose IV. Se uma reação adversa não for observada, 1.000 U devem ser injetadas por via IM nas bordas da ferida. O restante da dose calculada deve ser administrado por via IV durante 5 a 10 minutos. Adrenalina (diluída 1:10.000, 0,1 mL/kg administrada por via IV) e um anti-histamínico devem estar prontamente disponíveis em caso de reação adversa. A antitoxina neutraliza a toxina livre e deve ser administrada o mais rápido possível após o aparecimento dos sinais clínicos. Não é aconselhável repetir a dose de SAT em qualquer momento durante o curso da terapia.

A antibioticoterapia visa eliminar as formas microbianas vegetativas. O foco infectado, se aparente, deve ser desbridado e deixado aberto. Para reduzir ainda mais a produção de toxina, deve-se instituir antibioticoterapia local e parenteral:

- Penicilina G procaína 20.000-40.000 U/kg SC, IM q. 8-12h.
- Metronidazol 10 mg/kg PO, IV q. 12h.
- Tetraciclina 10 mg/kg PO q. 8h.
- Clindamicina 10 mg/kg PO q. 8-12h.

Para superar rigidez muscular, espasmos reflexos e convulsões, benzodiazepínicos, acepromazina e barbitúricos são utilizados com sucesso, nas seguintes doses:

- Clorpromazina 0,01-0,025 mg/kg IM, IV, PO q. 8-12h.
- Acepromazina 0,01-0,06 mg/kg IV q. 2-6h.
- Diazepam 0,2-0,05 mg/kg IV q. 4-6h.
- Midazolam 0,1-0,2 mg/kg IM, IV q. 2-4h.
- Fenobarbital 1-6 mg/kg PO, IM q 6-12 h.

Os espasmos musculares podem ser reduzidos significativamente em uma sala silenciosa e escura, reduzindo os estímulos táteis durante as intervenções terapêuticas. Uma cama macia deve ser usada para prevenir o desenvolvimento de úlceras de decúbito. Animais deitados também devem ser virados com frequência, para ajudar a minimizar o risco de complicações secundárias.

O prognóstico a longo prazo para um gato com tétano é favorável para a maioria dos animais afetados, desde que seja instituída uma terapia agressiva e apropriada.

Toxoplasmose

A toxoplasmose é causada pelo *Toxoplasma gondii*, um protozoário parasita intracelular obrigatório. Os hospedeiros definitivos são o gato doméstico e outros felídeos. Muitos mamíferos podem se infectar com *T. gondii* e servir como hospedeiros intermediários; no entanto, a eliminação fecal de oocistos infecciosos ocorre apenas em gatos.

A toxoplasmose é tipicamente uma doença multissistêmica, que pode ser aguda ou crônica. A doença disseminada aguda surge pela rápida replicação de taquizoítos, muitas vezes no fígado, SNC, pâncreas ou pulmões. A doença crônica é mais tipicamente associada a sinais vagos, como febre, anorexia, perda de peso e diarreia. A disseminação da doença crônica pode ocorrer em pacientes que se tornam imunossuprimidos (p. ex., após a administração de ciclosporina ou infecção com retrovírus felino).

Os sinais de polimiosite parasitária podem incluir rigidez corporal, com hiperextensão de membros, mialgia, atrofia muscular e miosite. **Porém, em gatos, os sinais estão mais relacionados à fraqueza, com relutância em se movimentar e possíveis dores musculares, associados a sinais respiratórios e neurológicos.**

A toxoplasmose clínica é idealmente diagnosticada pela detecção do organismo em biópsias musculares ou lavagem broncoalveolar, ou por reação em cadeia da polimerase (PCR) no líquido cerebrospinal ou humor aquoso.

Um diagnóstico provisório pode ser baseado no aumento dos títulos de IgM, exclusão de outras causas dos sinais clínicos e uma resposta clínica satisfatória a um medicamento antitoxoplasma.

O tratamento recomendado é a clindamicina (10-12 mg/kg de PO q. 12h). O prognóstico geralmente é bom se o tratamento for iniciado precocemente.

Miopatia hipocalêmica

Existem numerosos relatos de polimiopatia em gatos, associados a uma variedade de diferentes causas de hipocalemia, principalmente a doença renal crônica (Figura 1) (ver capítulo 90 – Ventroflexão cervical).

Gatos da raça Burmês (*Burmese*) desenvolvem hipocalemia associada a distúrbios do equilíbrio intracelular e extracelular de potássio. A condição tem uma base familiar e hereditária (autossômica recessiva), com filhotes afetados sendo produzidos em linhagens específicas dessa raça.

Os sinais clínicos são frequentemente transitórios, com episódios moderados a graves seguidos de melhora (com ou sem tratamento), mas às vezes são persistentes. **Há fraqueza muscular generalizada, com ventroflexão persistente do pescoço. Os gatos afetados são intolerantes ao exercício e se apresentam com um andar rígido e desajeitado.** Pode haver tremor muscular de esforço, seguido de fadiga súbita e colapso. Gatos gravemente afetados relutam em se mover e apresentam dor quando seus músculos são palpados. É importante ressaltar que os reflexos espinhais e as reações posturais são normais.

A ocorrência de potássio sérico baixo confirma o diagnóstico de hipocalemia, embora as concentrações séricas de potássio possam ser normais em alguns gatos que apresentam sinais clínicos, pois podem não refletir a concentração intracelular. A baixa concentração sérica de potássio é frequentemente acompanhada de aumento da atividade sérica da creatinofosfoquinase (CPK), que é liberada apenas quando a concentração de potássio no músculo é muito baixa. Não há evidências de ingestão reduzida de potássio ou perda urinária de potássio em gatos Burmeses afetados.

Anormalidades eletromiográficas difusas às vezes estão presentes (p. ex., ondas agudas positivas podem ser registradas).

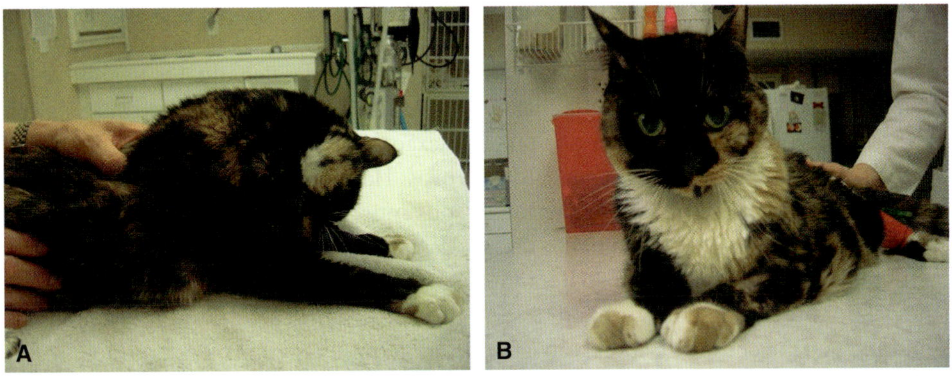

FIGURA 1. **A:** paciente apresentando ventroflexão cervical e extensão de membros torácicos em decorrência de hipocalemia grave. **B:** o mesmo paciente após reposição de potássio.

Fonte: arquivo pessoal da autora.

Os espécimes de biópsia muscular são em sua maioria normais na microscopia (ocasionalmente, pode-se observar necrose leve das fibras musculares), porém não há rabdomiólise grave.

Os sinais clínicos de fraqueza muscular são reversíveis e a resposta aos suplementos de potássio é rápida. O tratamento continuado com potássio oral (gluconato de potássio; 0,5-1 mEq/kg q. 12h) é seguro e eficaz. Os sinais clínicos em alguns pacientes desaparecem sem tratamento adicional. Porém, a hipocalemia moderada a grave (< 3 mEq/L) geralmente requer terapia parenteral. O cloreto de potássio é o suplemento de escolha para fluidoterapia IV, sem exceder as taxas de administração de > 0,5 mEq/kg/h, porque arritmias podem ocorrer em taxas mais altas.

Calicivírus felino

O calicivírus felino (FCV) é responsável por sinais clínicos agudos ou subagudos envolvendo o trato respiratório superior, com presença de ulcerações linguais ou orais. O FCV afeta menos comumente outros tecidos, como pulmões ou articulações, levando à pneumonia (alveolite focal, progredindo para áreas de pneumonia exsudativa aguda e depois para pneumonia intersticial proliferativa) e claudicação – a chamada "síndrome do gatinho que manca". Essa síndrome se caracteriza por poliartrite, febre e claudicação, associada ou não a doença do trato respiratório superior.

Sinovite aguda, com espessamento das membranas sinoviais e aumento do líquido sinovial, foi observada em gatos com essa síndrome. A patogênese da claudicação não é clara, embora provavelmente a formação de imunocomplexos desempenhe um papel importante, e o FCV possa ser isolado das articulações afetadas. A "síndrome do gatinho que manca" também pode ocorrer após a vacinação contra o FCV com algumas vacinas de vírus vivos modificados.

A claudicação costuma ser aguda e transitória, associada com febre, geralmente alguns dias ou semanas após os sinais orais ou respiratórios agudos. A claudicação pode ser grave e alternar rapidamente de um membro para outro, e o gato pode apresentar membros rígidos e relutância para andar. A recuperação total geralmente ocorre dentro de 24 a 48 horas sem tratamento, mas os anti-inflamatórios não esteroides (AINE's) podem ser úteis para reduzir a inflamação e a dor. Infecções persistentes já foram descritas.

Miotonia

A miotonia é uma falha no relaxamento muscular após a contração voluntária, normalmente associada a espasmos musculares, hipertrofia e rigidez muscular. Pode ocorrer secundariamente a outros distúrbios, distrofias musculares e endocrinopatias ou como distúrbio primário, que é a miotonia congênita. A miotonia congênita primária foi descrita no gato e, mais recentemente, uma mutação no gene CLCN1 felino foi relatada, afetando os canais de cloreto no sarcolema.

Os gatos afetados demonstram um andar rígido e desajeitado. Os membros são abduzidos ao caminhar por causa da má flexão das articulações proximais dos membros. Há hipertrofia generalizada de grupos musculares. A rigidez piora ao acordar e no frio, mas melhora com o exercício. Quando os gatos afetados se assustam, eles podem se enrijecer e cair em decúbito lateral com os membros estendidos, respirando de boca aberta. Espasmos nas pálpebras e nos músculos faciais também ocorrem com frequência quando eles são assustados. Suas mandíbulas não podem ser totalmente abertas e, às vezes, há disfagia leve. Os exames hematológicos e bioquímicos são normais, incluindo valores de CPK, colesterol e eletrólitos.

A presença de uma ondulação na percussão do músculo (língua ou músculo esquelético) e a ocorrência de descargas espontâneas de alta frequência que aumentam e diminuem após a inserção de um eletrodo de agulha são características de todos os gatos afetados. Na ausência do aumento de CPK no soro, essas características são típicas de miotonia em todas as espécies.

Os antiarrítmicos de classe 1B que bloqueiam o canal de sódio são os fármacos de eleição, mas os gatos são muito sensíveis a esse tipo de tratamento. Um relato do uso de fenitoína (3 mg/kg q. 24h) está descrito, com melhora clínica inicial e controle dos sinais clínicos a longo prazo. A fenitoína é um medicamento anticonvulsivante que estabiliza as membranas neuronais bloqueando o influxo e promovendo o efluxo de sódio, além de causar relaxamento muscular.

HISTÓRICO E SINAIS CLÍNICOS

Para determinar o caminho para a investigação do diagnóstico, é importante que o veterinário faça um histórico focado em perguntas sobre aspectos da resenha e sinais clínicos apresentados que incluam:

- Idade, raça.
- Aspectos sobre apetite e ingestão de alimentos.
- Estilo de vida (intra ou extradomiciliado).
- Início (agudos ou crônicos).
- Duração e progressão (lenta ou rápida).
- Se os sinais são persistentes, intermitentes ou cíclicos.
- Possibilidade de trauma.
- Claudicação ou anormalidade na marcha.
- Postura anormal, por exemplo, se está curvado.
- Sinais evidentes de dor.
- Percepção de mudanças nos hábitos de eliminação e defecação.
- Dificuldades de pular para cima ou para baixo.
- Dificuldades de subir ou descer escadas.
- Redução dos momentos de brincadeira de caça, ou dificuldades em brincar;
- Sinais localizados ou sistêmicos.

ABORDAGEM DIAGNÓSTICA

No exame físico, é importante avaliar o paciente em estação e, se possível, andando, realizar palpação de todo o corpo, incluindo articulações (aumento de volume, dor, calor) e suas amplitudes de movimento, músculos (volume e tônus), abdome e avaliar o paciente com um exame neurológico completo. Rigidez corporal e febre remetem a causas infecciosas que devem ser especificamente investigadas. Exames complementares podem incluir:

- CPK, aspartato aminotransferase (AST) e eletrólitos.
- PCR e/ou sorologia para toxoplasmose.
- Radiografias das articulações, coluna ± contraste.
- Tomografias.
- Artrocentese.
- Eletromiografia.
- Biópsias óssea, muscular e sinovial.

TRATAMENTO

A osteoartrite é uma causa comum de rigidez corporal em gatos mais velhos. Se o exame/investigação inicial não for elucidativo, deve-se considerar um teste com

AINE's. A hipocalemia deve ser excluída logo no início de qualquer investigação, pois é facilmente diagnosticável e tratável. Os outros pacientes devem ser tratados conforme o diagnóstico.

LITERATURA SUGERIDA

Balboni A, Verin R, Buldrini I, Zamagni S, Morini M, Terrusi A, et al. Natural cases of polyarthritis associated with feline calicivirus infection in cats. Vet Res Commun. 2022;46(2):613-9.

Dickinson PJ, LeCouteur RA. Feline neuromuscular disorders. Vet Clin North Am Small Anim Pract. 2004;34(6):1307-59.

Farrar B, Liebel FX. Generalised tetanus in a cat. Vet Rec Case Rep. 2019;7:e000907.

Gaschen F, Jaggy A, Jones B. Congenital diseases of feline muscle and neuromuscular junction. J Feline Med Surg. 2004;6(6):355-66.

Jones BR. Feline neuromuscular diseases. J Feline Med Surg. 2001;3(2):105-8.

Malik R, Musca FJ, Gunew MN, Menrath VH, Simpson C, Culvenor J, et al. Periodic hypokalaemic polymyopathy in Burmese and closely related cats: a review including the latest genetic data. J Feline Med Surg. 2015;17:417-26.

Podell M. Inflammatory myopathies. Vet Clin North Am Small Anim Pract. 2002;32(1):147-67.

Sturgess K. Stiffness. In: Notes on feline internal medicine. Chichester: Wiley-Blackwell; 2013. p.104-5.

Todorova II, Goranov NV, Simeonov RS, Hubenov H. A case of generalized tetanus in a cat. Bulg J Vet Med. 2009;12:158-62.

Woelfel C, Meurs K, Friedenberg S, DeBruyne N, Olby NJ. A novel mutation of the CLCN1 gene in a cat with myotonia congenita: diagnosis and treatment. J Vet Intern Med. 2022;36(4):1454-9.

LITERATURA RECOMENDADA

Armellini M, Sánchez L, Lorek A, Shelton GD, De Risio L. Clinical presentation, MRI, histopathology, and outcome in a cat with immune-mediated masticatory myositis. JFMS Open Rep. 2021;7(2): 20551169211050037.

Enomoto M, Lascelles BDX, Gruen ME. Development of a checklist for the detection of degenerative joint disease-associated pain in cats. J Feline Med Surg. 2020;22(12):1137-47.

Gunn-Moore DA, Reed N. CNS disease in the cat: current knowledge of infectious causes. J Feline Med Surg. 2011;13(11):824-36.

Lascelles BDX, Robertson SA. DJD-associated pain in cats: what can we do to promote patient comfort? J Feline Med Surg. 2010 ;12(3):200-12.

Rohdin C, Karlstam E, Jäderlund KH, Shelton GD. Acquired motor neuron loss causing severe pelvic limb contractures in a young cat. J Feline Med Surg. 2010;12(3):237-40.

Yabuzoe A, Yokoi S, Sekiguchi M, Momoi Y, Ide K, Nishifuji K, Iwasaki T. Fibrodysplasia ossificans progressive in a Maine Coon cat with prominent ossification in dorsal muscle. J Vet Med Sci. 2009;71(12): 1649-52.

Zini E, Hauser B, Ossent P, Dennler R, Glaus TM. Pansteatitis and severe hypocalcaemia in a cat. J Feline Med Surg. 2007;9(2):168-71.

84
Seborreias (disqueratoses)

Alessandra Vieira Pereira

O PULO DO GATO

Os distúrbios seborreicos ou disqueratoses são pouco frequentes nos gatos.

A seborreia seca comum é observada em gatos com falha no *grooming*.

A untuosidade é mais comumente vista em "cauda de garanhão" e acne.

Cilindros foliculares são pouco frequentes, mais relacionados a lesão direta folicular (dermatofitose, demodicidose).

INTRODUÇÃO

Os distúrbios seborreicos ou disqueratoses nos gatos são menos frequentes, quando comparados aos cães. A patogenia está relacionada principalmente à diminuição do tempo de renovação celular da epiderme, que em média é de 21 a 22 dias, ou seja, é o tempo que a célula da camada basal demora para morrer e se tornar uma célula da camada córnea (anucleada). Nesse processo fisiológico, os corneócitos descamam e caem no ambiente, mas não somos capazes de visualizá-los a olho nu. Em situações anormais, o tempo de renovação celular diminui para 15 dias ou menos e assim, a visualização das células epidérmicas (escamas, "caspas") torna-se óbvia. Isso pode ser decorrente do aumento na produção ou da redução na descamação da camada córnea ou de anormalidades do filme lipídico superficial, que cobre e protege a superfície da pele.

Uma produção aumentada da camada córnea pode ocorrer em doenças congênitas como ictiose ou seborreia primária, porém essas condições são extremamente raras em gatos. Esse aumento na espessura geralmente é a resposta a uma agressão externa, como a exposição contínua aos raios solares. Os danos causados por raios solares na dermatite solar podem evoluir para uma ceratose actínica e/ou carcinoma de células escamosas (CEC). Outro mecanismo patogênico relacionado às dermatoses descamativas é a infiltração de células inflamatórias ou neoplásicas na pele, como ocorre no eritema multiforme, na dermatite esfoliativa secundária ou não a timoma e no linfoma cutâneo epiteliotrópico.

CARACTERÍSTICAS CLÍNICAS

Clinicamente, o gato pode apresentar: descamação seca, untuosidade e/ou cilindros foliculares.

As causas mais comuns da seborreia seca nos gatos são falhas de higienização (*grooming*) por causa de obesidade (Figura 1), senilidade ou por alguma doença debilitante que os impeça de realizá-la. A seborreia seca também pode ser ocasionada pela perda de coesão das células, como no pênfigo foliáceo e na falha na produção de secreção sebácea pelas glândulas sebáceas quando ocorre sua destruição, como na adenite sebácea e na leishmaniose.

Os cilindros foliculares não são comumente encontrados na espécie felina (Figura 2). Podem representar lesão folicular direta, ocasionada principalmente por dermatófitos e *Demodex*, por destruição de glândula sebácea na adenite sebácea e na displasia congênita de glândulas sebáceas.

Já a seborreia oleosa ocorre quando há excesso na produção de secreções glandulares e é vista comumente em gatos com hiperplasia da glândula caudal (*stud tail*, "cauda de garanhão") e acne. O hipercrescimento de *Malassezia* sp. pode ser observado em casos de seborreia oleosa, porém vale lembrar que essa disbiose é mais comum em casos de imunossupressão, na síndrome atópica cutânea felina e em gatos da raça Sphynx.

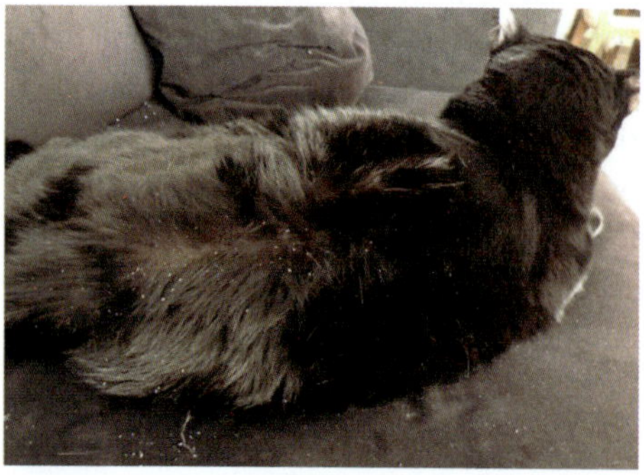

FIGURA 1. Gato adulto obeso, com intensa descamação seca em dorso por falha no *grooming*.

Fonte: arquivo pessoal da autora.

DIAGNÓSTICO

O diagnóstico é feito pela história clínica, identificação e classificação do tipo de disqueratose. Os filhotes são comumente acometidos por dermatopatias parasitárias e dermatofitose. A hiperplasia de glândula caudal é mais observada em gatos adultos, de pelos longos, como Persas, Maine Coon e outros (Figura 3). Independentemente de essas raças serem consideradas predispostas, devem-se excluir as outras causas, como a dermatofitose (Figura 4). Os gatos da raça Sphynx são predispostos ao CEC e à seborreia oleosa, com malasseziose secundária. É importante a realização dos testes de triagem dermatológicos para excluir causas parasitárias e dermatofitose. Lâmpada de Wood (ver capítulo 114 – Exame com lâmpada de Wood) e fita de acetato (ver capítulo 115 – Exame parasitológico de raspado cutâneo e fita de acetato), além

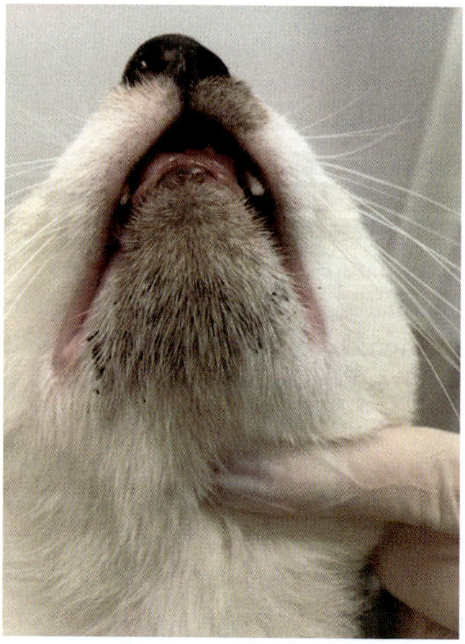

FIGURA 2. Cilindros foliculares na região mentoniana de um gato adulto com acne.

Fonte: arquivo pessoal da autora.

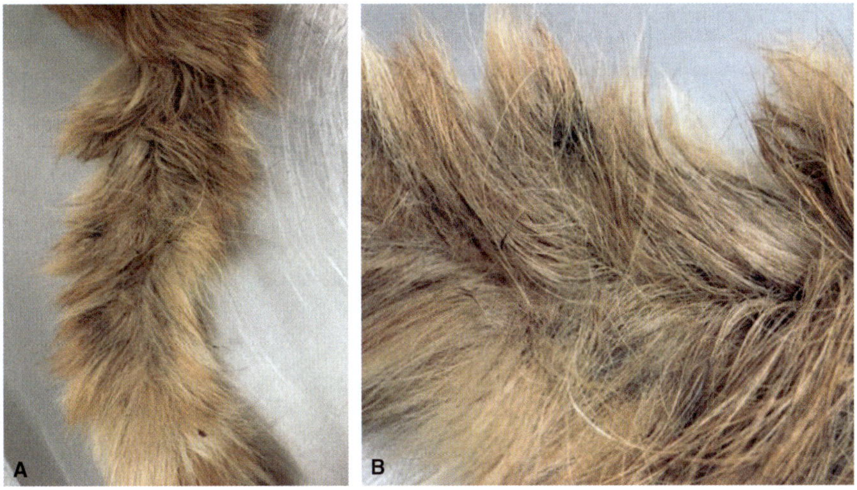

FIGURA 3. **A:** cilindros foliculares e material graxento em região caudal em um gato adulto SRD, com hiperplasia de glândula caudal. **B:** visão aproximada das lesões.

Fonte: arquivo pessoal da autora.

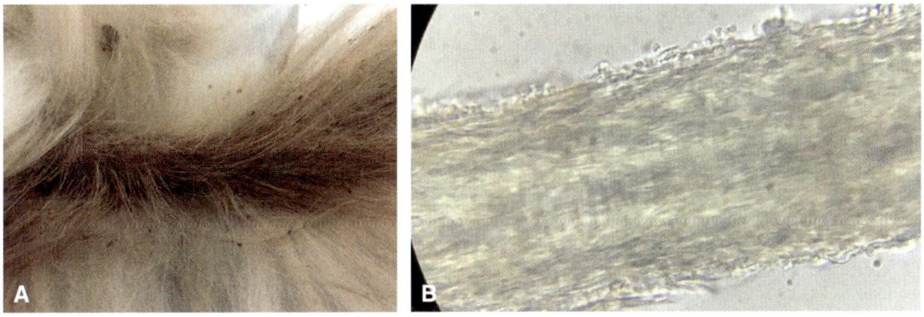

FIGURA 4. **A:** gato filhote, da raça Maine Coon, com cilindros foliculares e escamas em cauda; diagnóstico: dermatofitose. **B:** exame microscópico direto para fungos positivo para dermatófito.

Fonte: arquivo pessoal da autora.

de tricograma e exame direto (ver capítulo 116 – Tricograma e exame direto), devem ser realizados em todos os casos.

O diagnóstico de eritema multiforme, pênfigo foliáceo, ceratose actínica, CEC e dermatite exfoliativa (Figura 5) é feito pela biopsia cutânea, seguida do exame histopatológico. Vale ressaltar a importância da solicitação de exames hematológicos e de imagem em casos de suspeita de neoplasias, especialmente se o resultado da biópsia for dermatite esfoliativa ou CEC.

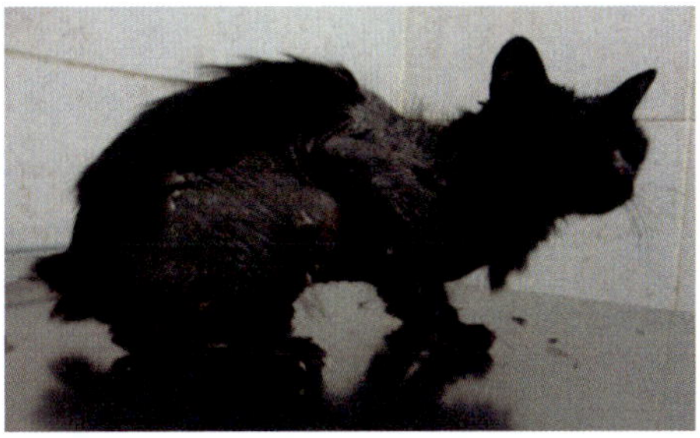

FIGURA 5. Gato, macho, SRD, 7 anos de idade. Dermatite esfoliativa secundária a linfoma alimentar.

Fonte: arquivo pessoal da autora.

LITERATURA SUGERIDA

Colombo S. Scaling. In: Noli C, Colombo S, editors. Feline dermatology. Cham: Springer; 2020.

Muller WH, Griffin CE, Campbell KL. In: Miscellaneous alopecia. Muller & Kirk's Small Animal Dermatology. 7. ed. St. Louis: Elsevier/Saunders; 2013. p.566-72.

Moriello KA, Coyner K, Paterson S, Mignon B. Diagnosis, and treatment of dermatophytosis in dogs and cats: clinical consensus guidelines of the World Association for Veterinary Dermatology. Vet Dermatol. 2017;28(3):266-e68.

Bizikova P, Burrows A. Feline pemphigus foliaceus: original case series and a comprehensive literature review. BMC Vet Res. 2019;15(1):22.

Glos K, von Bomhard W, Bettenay S, Mueller RS. Sebaceous adenitis and mural folliculitis in a cat responsive to topical fatty acid supplementation. Vet Dermatol. 2016;27(1):57-e18.

Crosaz O, Legras A, Vilaplana-Grosso F, Debeaupuits J, Chermette R, Hubert B, Guillot J. Generalized dermatitis associated with Malassezia overgrowth in cats: a report of six cases in France. Med Mycol Case Rep. 2013;2:59-62.

Yager JA, Gross TL, Shearer D, Rothstein E, Power H, Sinke JD, et al. Abnormal sebaceous gland differentiation in 10 kittens ('sebaceous gland dysplasia') associated with generalized hypotrichosis and scaling. Vet Dermatol. 2012;23(2):136-44, e30.

Linek M, Rüfenacht S, Brachelente C, von Tscharner C, Favrot C, Wilhelm S, et al. Nonthymoma-associated exfoliative dermatitis in 18 cats. Vet Dermatol. 2015;26(1):40-5, e12-3.

85

Sopro/ritmo de galope/arritmia

Arine Pellegrino

O PULO DO GATO

Nem todo gato com sopro apresenta cardiopatia. Portanto, a presença de sopro é um sinal pouco sensível e moderadamente específico para o diagnóstico de alterações cardiovasculares nos gatos.

Apesar do nome, o ritmo de galope não é uma alteração no ritmo cardíaco, e sim uma evidenciação das bulhas não comumente audíveis.

O ritmo de galope apresenta maior especificidade para o diagnóstico de alterações cardiovasculares quando comparado ao sopro.

INTRODUÇÃO

Uma adequada e minuciosa auscultação cardíaca e respiratória é fundamental para a avaliação clínica do paciente felino e faz parte da análise das funções vitais durante o exame físico de rotina. Além de informações importantes quanto ao estado geral do paciente, a auscultação cardíaca é crucial na avaliação do gato com suspeita de alterações cardiorrespiratórias. À auscultação, devem-se obter informações sobre frequência cardíaca, bulhas cardíacas, sua fonese e ritmo, além da presença ou não de sopro nos diferentes focos cardíacos de auscultação (mitral, tricúspide, pulmonar e aórtico).

Semiologicamente, a primeira bulha (S1) cardíaca (primeiro som cardíaco auscultado) é relacionada ao som gerado durante o fechamento das valvas atrioventriculares (mitral e tricúspide), que ocorre imediatamente antes da sístole ventricular. Já a segunda bulha (S2) cardíaca (segundo som cardíaco auscultado) corresponde ao fechamento das valvas semilunares (aórtica e pulmonar) e ao relaxamento dos ventrículos durante a diástole. Dessa forma, em um coração normal, auscultam-se duas bulhas cardíacas (primeira e segunda) que correspondem, respectivamente, à sístole e à diástole ventricular (Figura 1).

Localização aproximada dos focos de auscultação nos gatos:

- 2-3° espaço intercostal esquerdo ventral: foco pulmonar
- 4° espaço intercostal esquerdo (medioventral): foco aórtico
- 5º espaço intercostal esquerdo ventral: foco mitral
- 3º espaço intercostal direito ventral: foco tricúspide

Vale ressaltar que a divisão espacial dos focos de auscultação cardíaca é essencialmente didática, nem sempre exata e, muitas vezes, há dificuldades para diferenciação dos focos cardíacos na espécie felina (p. ex., sopro de insuficiência valvar mitral *versus* sopro de obstrução em via de saída do ventrículo esquerdo), em virtude da proximidade anatômica entre as valvas (coração pequeno). **Anatomicamente, o coração felino é mais horizontalizado (quando comparado com a espécie canina) dentro da caixa torácica, o que faz com que a auscultação dos focos cardíacos se faça principalmente na região esternal ventral (e não na porção lateralizada do tórax, como nos cães).**

SOPRO

O sopro é definido como um som anormal presente durante a auscultação cardíaca, e corresponde a fluxos de altas intensidade e velocidade, que cursam com turbilhonamento do sangue durante sua passagem no coração ou em grandes vasos. O sopro deve ser caracterizado quanto ao tempo (sistólico, diastólico, contínuo), quanto ao foco de auscultação (foco mitral, tricúspide, aórtico e/ou pulmonar) e quanto à intensidade (escala de Friedman).

Em relação à intensidade, os sopros são classificados, na escala de Friedman:

- grau I/VI (hiperfonese de bulha);
- grau II/VI (sopro discreto, mas identificável);
- grau III/VI (sopro de intensidade moderada);
- grau IV/VI (sopro intenso, não acompanhado de frêmito);
- grau V/VI (sopro intenso e acompanhado de frêmito);
- grau VI/VI (sopro muito intenso e acompanhado de frêmito).

O frêmito, por sua vez, é caracterizado por sopro perceptível à palpação. Os sopros sistólicos são aqueles auscultados entre a primeira e a segunda bulha cardíaca (durante o período do pequeno silêncio); enquanto os sopros diastólicos são aqueles auscultados entre a segunda e a primeira bulha cardíaca (durante o período do grande silêncio).

A viscosidade do sangue influencia na passagem do fluxo sanguíneo laminar, promovendo alterações em relação à sua

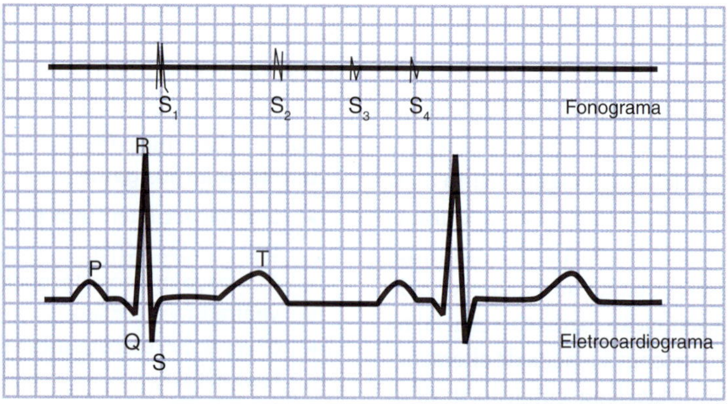

FIGURA 1. Ilustração da relação entre o eletrocardiograma e os sons cardíacos (fonograma).
P: onda P; QRS: complexo QRS; S_1: primeira bulha; S_2: segunda bulha; S_3: terceira bulha; S_4: quarta bulha; T: onda T.

velocidade e a seu turbilhonamento e, dessa forma, um sopro pode estar presente em pacientes com anemias e/ou hipoproteinemias significativas (associadas com diminuição na viscosidade sanguínea). Nesses casos de alterações da viscosidade, o sopro cardíaco tende a ter intensidade baixa a moderada e é audível em todos os focos cardíacos. Outro sopro não caracterizado como patológico é aquele que pode ser audível em filhotes (de até 16 semanas de idade), conhecido como sopro inocente: sopro sistólico, de intensidade discreta a moderada, que deve desaparecer até os seis meses de idade (relacionado ao desenvolvimento e crescimento das estruturas vasculares).

São considerados sopros patológicos aqueles relacionados a alterações cardíacas estruturais e/ou funcionais, adquiridas ou congênitas. Dessa forma, os sopros podem estar presentes em insuficiências e/ou estenoses valvares, bem como em defeitos anatômicos (congênitos ou adquiridos) que cursem com desvios e/ou obstruções ao fluxo. Em gatos, a presença de sopro pode ou não indicar alterações cardíacas estruturais e, diferentemente da espécie canina, a presença de sopro apresenta baixa sensibilidade (31-61,3%) e moderada especificidade (70,5-87%) na identificação de doenças cardíacas. **Alguns felinos podem apresentar um sopro funcional, evidenciado por estímulo simpático exacerbado (sopro de ejeção), quando apresentam aumento da frequência cardíaca por estímulo adrenérgico (turbulência sistólica em via de saída do ventrículo esquerdo e/ou do ventrículo direito), não correlacionado com alterações miocárdicas e/ou cardíacas estruturais**. Dessa forma, nem todo gato com sopro apresenta cardiopatia, tornando a presença de sopro um sinal pouco sensível e moderadamente específico para o diagnóstico de alterações cardiovasculares na espécie. Esses gatos com sopro funcional (sopro de ejeção ou intensificado por estímulo simpático) tendem a não apresentar sopro quando auscultados em momentos em que estão com a frequência cardíaca mais baixa.

Por outro lado, as principais causas de sopro em um paciente cardiopata são as insuficiências e/ou estenoses valvares, obstruções nas vias de saída dos ventrículos e presença de fluxos de comunicação/desvios (nos casos de cardiopatias congênitas). Alguns sopros são bastante característicos de determinadas afecções cardíacas, como o sopro contínuo em região de base cardíaca esquerda (foco pulmonar) causado por persistência de ducto arterioso (PDA). No Quadro 1, encontra-se uma lista das doenças cardíacas mais comuns nos felinos e seus sopros característicos.

Ao avaliar a espécie felina em particular, as principais alterações cardiológicas que cursam com morbidade e mortalidade cardiovasculares são as cardiomiopatias (com 5 fenótipos ecocardiográficos possíveis: cardiomiopatia hipertrófica – CMH; cardiomiopatia restritiva – CMR; cardiomiopatia dilatada – CMD; cardiomiopatia arritmogênica do ventrículo direito – CMAVD; e cardiomiopatia de fenótipo inespecífico – CMFNC). Nesses gatos com cardiomiopatias, em que a CMH é a mais comum, as principais causas de sopro são as turbulências sistólicas causadas pelas insuficiências valvares (como a insuficiência valvar mitral) e/ou pelas obstruções nas vias de saída dos ventrículos (p. ex., caracterizando fluxo turbulento na via de saída decorrente de formas obstrutivas da CMH). A presença de movimento anterior sistólico da valva mitral (que é o deslocamento anormal do folheto valvar mitral em direção ao septo interventricular

QUADRO 1

Caracterização do sopro na espécie felina de acordo com o tempo e o foco de auscultação	
Base cardíaca esquerda	**Base cardíaca direita**
Sistólico: ▪ Obstrução da via de saída do VE ▪ Estenose aórtica ▪ Estenose pulmonar ▪ Tetralogia de Fallot ▪ Sopro de ejeção/sopro fisiológico Contínuo: ▪ Persistência de ducto arterioso (PDA) Diastólico: ▪ Insuficiência aórtica	Sistólico: ▪ Defeito de septo ventricular (esquerda para a direita) ▪ Obstrução em via de saída do VD
Ápice cardíaco esquerdo	**Ápice cardíaco direito**
Sistólico: • Insuficiência valvar mitral • Fisiológico Diastólico: • Estenose valvar mitral	Sistólico: • Insuficiência valvar tricúspide

PDA: persistência do ducto arterioso; VD: ventrículo direito; VE: ventrículo esquerdo.

durante a sístole) promove piora na obstrução da via de saída ventricular (causada pelo efeito mecânico do folheto que se move em direção à saída da aorta) e uma insuficiência valvar mitral mais evidente (pois a valva mitral permanece aberta por mais tempo) e, portanto, geralmente promove sopros de maior intensidade nos animais que o possuem. Porém, aproximadamente 22% dos gatos com CMH não apresentam sopro à auscultação cardíaca, visto que não necessariamente possuem fluxos turbulentos decorrentes de obstruções e/ou insuficiências valvares e, portanto, nem todo gato cardiopata possui sopro.

Em estudo de triagem de cardiomiopatias em uma população de gatos aparentemente saudável (CatScan Study), observou-se que 40,8% dos felinos apresentavam sopro à auscultação cardíaca e, em 70,4% desses casos, o sopro era de característica funcional (relacionado à taquicardia) e não correlacionado a cardiopatias. Outros estudos citam que aproximadamente 15 a 34% dos gatos com sopro não apresentam cardiopatias. Nesses casos, o sopro tende a ter intensidade discreta (sopros de graus I ou II/VI).

De acordo com o CatScan Study, quanto maior a idade do paciente, maior o valor preditivo positivo do sopro como indicador de cardiopatia. Analisando outros dados já publicados, o sopro tem maior chance de indicar cardiopatia quando presente em animais com mais de nove anos de idade, machos, de grande porte e quando em intensidade moderada a importante (sopros com graus maiores ou iguais a III/VI). Por outro lado, a presença de sopro em animais jovens, em fêmeas e sopros de intensidade baixa tende a ter menor valor preditivo positivo como significativo de doenças cardíacas nos felinos.

RITMO DE GALOPE

O ritmo de galope é caracterizado pela evidenciação da terceira (S3) ou da quarta (S4) bulhas cardíacas, normalmente não auscultadas durante um ciclo cardíaco normal, que correspondem ao som gerado pela vibração do ventrículo esquerdo durante seu enchimento (Figura 1). Esses sons são caracterizados por serem de baixa frequência e, quando presentes, são audíveis durante a diástole (grande silêncio), geralmente indicando alterações nas pressões de enchimento ventricular. Conforme mencionado anteriormente, a primeira bulha cardíaca (S1) refere-se ao fechamento das valvas atrioventriculares (que ocorre imediatamente antes da sístole ventricular), enquanto a segunda bulha cardíaca (S2) refere-se ao relaxamento ventricular e fechamento das valvas semilunares (durante a diástole ventricular). A terceira bulha cardíaca (S3) corresponde ao som gerado durante o enchimento ventricular na fase inicial da diástole (enchimento rápido). Já a S4 corresponde ao enchimento ventricular durante a fase ativa de contração atrial (fase final da diástole). Portanto, a quarta bulha pode ser audível em casos de sobrecargas atriais marcantes e nos pacientes com disfunção diastólica evidente. Ao auscultar um galope, na maioria dos casos, não é possível identificar se há S3, S4 ou a combinação de ambas as bulhas.

A presença de ritmo de galope (que não é uma alteração de ritmo cardíaco, e sim de evidenciação das bulhas não comumente audíveis) é, portanto, altamente sugestiva de alterações cardíacas estruturais. Como sua presença é associada a altas pressões de enchimento do ventrículo esquerdo, o ritmo de galope é altamente sugestivo de insuficiência cardíaca congestiva iminente, existente em gatos com dispneia ou naqueles em fluidoterapia. Por outro lado, a ausência do ritmo de galope não exclui cardiopatias, visto que muitos animais apresentam alterações observadas ao ecodopplercardiograma que ainda não configuram riscos de insuficiência cardíaca congestiva ativa.

Ao comparar com a presença de sopro, o ritmo de galope apresenta maior especificidade para o diagnóstico de alterações cardiovasculares e pode ser utilizado como um marcador nos pacientes dispneicos, nos quais há necessidade de diferenciação de alteração cardíaca *versus* respiratória (visto que a presença de galope aumenta a probabilidade de a dispneia ser de origem cardiogênica). O galope também pode estar presente em animais hipertensos não controlados e em pacientes com diagnóstico de hipertireoidismo.

ARRITMIA

Arritmia é uma anormalidade na frequência cardíaca (FC), no ritmo cardíaco ou no local de formação do impulso elétrico cardíaco, resultando em irregularidades à auscultação cardíaca. A gênese das arritmias pode estar relacionada a alterações na formação do impulso elétrico (automaticidade aumentada ou diminuída das células marca-passo do tecido de condução; automaticidade anormal; ou atividade deflagrada por pós-potenciais), ou a alterações na condução do impulso elétrico (mecanismos de reentrada). Porém, essa identificação só é realizada mediante estudos eletrofisiológicos.

Do ponto de vista clínico, as arritmias podem ser classificadas em: taquiarritmias (aquelas que cursam com aumento da frequência cardíaca acima dos valores considerados fisiológicos para a espécie); e bradiarritmias (aquelas que promovem diminuição da frequência cardíaca a valores abaixo do considerado fisiológico) (Quadro 2). Tanto as bradiarritmias quanto

QUADRO 2

Principais arritmias observadas na espécie felina	
Bradiarritmias	**Taquiarritmias**
▪ Bradicardia sinusal ▪ Bloqueio ou parada sinusal ▪ Bloqueios atrioventriculares: • de primeiro grau • de segundo grau • de terceiro grau (total) ▪ Parada atrial ▪ Assistolia	**Supraventriculares:** ▪ Complexos supraventriculares prematuros ▪ TSV ▪ FA ▪ *Flutter* atrial ▪ Pré-excitação ventricular **Ventriculares:** ▪ VPC ▪ Taquicardia ventricular ▪ Fibrilação ventricular

FA: fibrilação atrial; TSV: taquicardia supraventricular; VPC: complexos ventriculares prematuros.

as taquiarritmias podem causar manifestações clínicas semelhantes e relacionadas ao baixo débito cardíaco, como fraqueza muscular, cansaço fácil, intolerância a exercícios, pré-síncope, síncope e morte súbita. Na espécie felina, as bradiarritmias (como

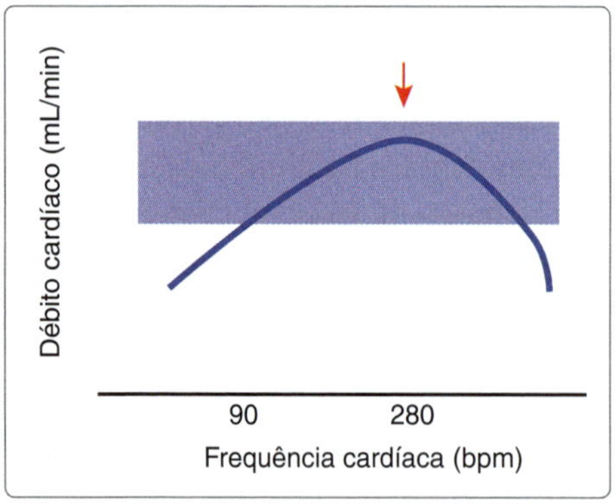

FIGURA 2. Efeito da frequência cardíaca (FC) no débito cardíaco (DC). À medida que a FC aumenta, o DC aumenta (visto que o DC é o produto da FC pelo volume sistólico final). Porém, a partir de 280 bpm (seta vermelha), há redução do DC (já que há diminuição do volume sistólico final por diminuição do tempo de preenchimento ventricular causado pela taquicardia). Área do retângulo azul: manifestações clínicas não perceptíveis.

Fonte: adaptada de Côté et al., 2011.

o bloqueio atrioventricular avançado ou o bloqueio atrioventricular total) são as principais arritmias causadoras de síncope e/ou pré-síncope, talvez pelo fato de o felino estar mais fisiologicamente adaptado a frequências cardíacas mais altas. Nos gatos, o débito cardíaco começa a diminuir em frequências cardíacas acima de 280 bpm, porém os sintomas clínicos só serão observados em frequências geralmente superiores a 300-360 bpm (Figura 2). Por outro lado, frequências cardíacas abaixo de 90 bpm podem causar sinais relacionados ao baixo débito cardíaco nos felinos.

Em gatos, muitas vezes é difícil fazer a diferenciação entre os quadros de síncope (origem cardiogênica) e convulsão (origem neurológica), visto que alguns animais podem apresentar convulsão cardiogênica (com discreta rigidez e espasmo muscular durante a perda de consciência) em virtude da baixa perfusão cerebral (ver capítulo 21 – Crises epilépticas e epilepsia).

O eletrocardiograma é o exame de eleição para a avaliação do ritmo cardíaco e deve ser solicitado em casos de: ritmo irregular presente à auscultação cardíaca;

frequência cardíaca muito alta ou muito baixa (considerando as influências ambientais); manifestações clínicas relacionadas ao baixo débito cardíaco; monitoração durante procedimentos anestésicos ou internações; e avaliação do ritmo em pacientes cardiopatas (principalmente naqueles com cardiomiopatias).

Os ritmos cardíacos considerados normais na espécie felina são o ritmo sinusal, a taquicardia sinusal e a arritmia sinusal (geralmente observada em ambiente doméstico, em situação de repouso, durante avaliação com Holter 24 horas). **Os gatos apresentam predomínio do tônus simpático (em relação ao parassimpático) na regulação da frequência cardíaca e, portanto, é sempre necessário considerar possíveis fatores estressores durante sua avaliação.** Por exemplo, a FC normal do gato em ambiente hospitalar varia de 140 a 260 bpm (150 ± 23 bpm em repouso; 187 ± 25 bpm durante a contenção); enquanto a média em ambiente doméstico é de 118 ± 11 bpm (podendo chegar a valores abaixo de 100 bpm quando dormindo). Dessa forma, por convenção, considera-se um ritmo sinusal normal aquele originado no nó sinusal, com FC entre 110 e 180 bpm (em um ambiente sem estresse) ou com FC entre 160 e 220 bpm (durante o exame físico ou eletrocardiográfico). Considera-se taquicardia sinusal aquele ritmo originado no nó sinusal com FC acima de 180 bpm (em um ambiente sem estresse) ou acima de 220 bpm (durante o exame físico ou eletrocardiográfico). A taquicardia sinusal, por si só, não causa manifestações de baixo débito cardíaco, e geralmente está associada a estímulo simpático exacerbado (estresse/ansiedade), mas pode ser secundária a dor, uso de fármacos, hipovolemia, anemia e/ou hipoxemia. Além disso, na presença de taquicardia, pode-se notar aumento na intensidade do sopro (por piora na obstrução dinâmica em via de saída e/ou sopro de ejeção).

Em felinos, a presença de arritmias é altamente sugestiva de alterações cardiovasculares e aproximadamente 96% dos gatos com arritmias ventriculares apresentam alterações cardíacas estruturais (cardiomiopatias). Além disso, a presença de arritmias é um importante marcador de risco cardíaco nos pacientes com cardiomiopatias, e a detecção de arritmias ventriculares pode indicar risco de morte súbita nesses indivíduos. As alterações miocárdicas decorrentes de fibrose, isquemia e áreas cicatriciais funcionam como foco para o desenvolvimento de arritmias ventriculares. Além disso, pacientes com sobrecargas atriais marcantes podem apresentar arritmias supraventriculares decorrentes de lesões provocadas pelo estiramento atrial (como taquicardias supraventriculares e fibrilação atrial).

Na presença de arritmias à auscultação cardíaca, o paciente felino deve ser submetido ao exame eletrocardiográfico (ambulatorial e/ou por meio de Holter 24 horas). Deve-se proceder aos demais exames complementares para a possível identificação da causa de base e/ou de afecções concomitantes que também possam cursar com arritmias (exame ecodopplercardiográfico, radiografia torácica, mensuração da pressão arterial e exames laboratoriais para avaliação hematológica, bioquímica, hormonal e pesquisa de agentes infecciosos).

REFERÊNCIA

Côté E, MacDonald KA, Meurs KM, Sleeper MM. Arrhythmias and other electrocardiographic abnormalities. In: Feline cardiology. Chichester: Wiley-Blackwell; 2011.

LITERATURA SUGERIDA

Côté E, MacDonald KA, Meurs KM, Sleeper MM. Heart murmurs and gallop heart sound. In: Feline cardiology. Chichester: Wiley-Blackwell; 2011.

Côté E, Manning AM, Emerson D, Laste NJ, Malakoff RL, Harpster NK. Assessment of the prevalence of heart murmurs in overtly healthy cats. J Am Vet Med Assoc. 2004;225(3):384-8.

Ferasin L, Ferasin H, Borgeat K. Twenty-four-hour ambulatory (Holter) electrocardiographic findings in 13 cats with non-hypertrophic cardiomyopathy. Vet J. 2020;264:105537.

Franchini A, Abbott JA, Lahmers S, Eriksson A. Clinical characteristics of cats referred for evaluation of subclinical cardiac murmurs. J Feline Med Surg. 2021;23(8):708-14.

Kittleson MD, Côté E. The feline cardiomyopathies: 1. General concepts. J Feline Med Surg. 2021;23(11):1009-27.

Paige CF, Abbott JA, Elvinger F, Pyle RL. Prevalence of cardiomyopathy in apparently healthy cats. J Am Vet Med Assoc. 2009;234(11):1398-403.

Payne JR, Brodbelt DC, Luis Fuentes V. Cardiomyopathy prevalence in 780 apparently healthy cats in rehoming centres (the CatScan study). J Vet Cardiol. 2015;17 Suppl 1:S244-S257.

Rishniw M, Thomas WP. Dynamic right ventricular outflow obstruction: a new cause of systolic murmurs in cats. J Vet Intern Med. 2002;16(5):547-52.

Romito G, Guglielmini C, Mazzarella MO, Cipone M, Diana A, Contiero B, et al. Diagnostic and prognostic utility of surface electrocardiography in cats with left ventricular hypertrophy. J Vet Cardiol. 2018;20(5):364-75.

86

Taquicardia/bradicardia

Arine Pellegrino

O PULO DO GATO

As alterações de frequência cardíaca nos gatos devem ser apreciadas de acordo com as condições em que o animal está sendo examinado, pois o estresse na manipulação durante o exame pode afetar significantemente a frequência.

Tanto na bradicardia quanto na taquicardia importantes, as manifestações clínicas, quando presentes, estão relacionadas ao baixo débito cardíaco e são semelhantes.

INTRODUÇÃO

O sistema de condução cardíaco é composto por cardiomiócitos com capacidade de autoexcitação (pois possuem potencial de membrana próximo ao limiar de despolarização), e é responsável pelo início do potencial elétrico do coração, que culminará com a despolarização dos demais cardiomiócitos contráteis. A despolarização das células autoexcitáveis (do sistema de condução) se espalha rapidamente para as células contráteis através das junções comunicantes (contração em forma de sincício).

Esse sistema de condução é composto pelo nó sinusal, feixes internodais, nó atrioventricular, feixe de His, ramos direito e esquerdo (com seus respectivos fascículos anterior e posterior) e fibras de Purkinje (Figura 1). A frequência de despolarização do nó sinusal é a mais alta e, portanto, ele é considerado o marca-passo cardíaco. Progressivamente, as frequências de disparo do potencial elétrico vão diminuindo no sentido do nó atrioventricular até as fibras de Purkinje, que possuem a menor frequência de despolarização dentre os componentes do sistema de condução. O nó sinusal possui diferentes mecanismos de regulação de frequência de disparo, podendo promover taquicardia e/ou bradicardia, por exemplo, sob efeito do sistema autonômico simpático e parassimpático, respectivamente. Em gatos, há um predomínio do tônus simpático na regulação da frequência cardíaca (FC), tornando a espécie bastante sensível a influências adrenérgicas, com tendência a taquicardias (e bastante suscetíveis a efeitos do estresse).

De acordo com diferentes estudos do ritmo cardíaco no felino, a FC normal do gato em ambiente hospitalar varia de 140 a 260 bpm (p. ex., 150 ± 23 bpm quando em

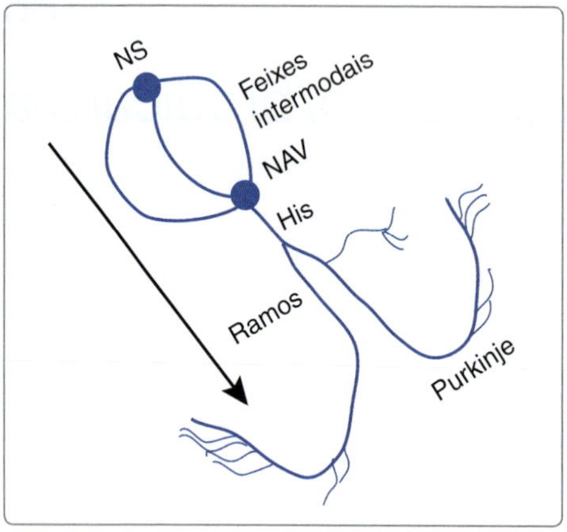

FIGURA 1. Representação esquemática do sistema de condução cardíaco.

Seta: sentido de despolarização. NAV: nó atrioventricular. NS: nó sinusal;

repouso; e 187 ± 25 bpm durante a contenção para o exame físico); enquanto a média em ambiente doméstico é de 118 (± 11 bpm), podendo chegar a valores abaixo de 100 bpm durante o sono. Nesses estudos de avaliação eletrocardiográfica por 24 horas (sistema Holter), foi possível observar que os ritmos considerados normais na espécie felina são o ritmo sinusal normal, a taquicardia sinusal e a arritmia sinusal (está presente apenas em situações de repouso ou durante o sono, indicando um predomínio parassimpático nesses momentos).

Considera-se um ritmo sinusal normal aquele originado no nó sinusal (marca-passo do sistema de condução), com FC entre 110 e 180 bpm (em um ambiente sem estresse) ou com FC entre 160 e 220 bpm (durante o exame físico ou eletrocardiográfico). Dessa forma, a taquicardia é definida quando a FC está acima de 180 bpm (em um ambiente sem estresse) ou acima de 220 bpm (durante o exame físico ou eletrocardiográfico); e a bradicardia, quando abaixo de 110 bpm (em ambiente sem estresse) ou de 140 bpm (durante exame físico ou eletrocardiográfico). As principais arritmias observadas na espécie felina estão descritas no Quadro 1.

Deve-se ressaltar que a adequada frequência cardíaca é fundamental para a manutenção do débito cardíaco (DC), responsável por manter a perfusão aos diferentes tecidos, e está intimamente relacionada com a pressão arterial sistêmica. O débito cardíaco é definido como o volume de sangue ejetado durante a sístole a cada minuto e, dessa

QUADRO 1

Principais arritmias observadas na espécie felina	
Bradiarritmias	**Taquiarritmias**

▪ Bradicardia sinusal
▪ Bloqueio ou parada sinusal
▪ Bloqueios atrioventriculares:
  • de primeiro grau
  • de segundo grau
  • de terceiro grau (total)
▪ Parada atrial
▪ Assistolia
	Supraventriculares:
	▪ Complexos supraventriculares prematuros
	▪ TSV
	▪ FA
	▪ *Flutter* atrial
	▪ Pré-excitação ventricular
	
	Ventriculares:
	▪ VPC
	▪ Taquicardia ventricular
	▪ Fibrilação ventricular

FA: fibrilação atrial; TSV: taquicardia supraventricular; VPC: complexos ventriculares prematuros.

forma, é calculado pelo produto da FC pelo volume sistólico final (DC = FC × volume sistólico). O volume sistólico, por sua vez, é dependente da pré-carga (volemia/retorno venoso: quantidade de sangue que chega ao coração), da pós-carga (resistência vascular periférica: trabalho que o coração deve vencer para ejetar o sangue) e da força contrátil do coração (inotropismo), bem como de uma adequada diástole ventricular (relaxamento adequado para acomodar o volume a ser ejetado). Dessa forma, quando há aumento na FC, há tendência a aumento no DC. Porém, quando a FC aumenta de forma demasiada, o tempo diastólico diminui, prejudicando o preenchimento ventricular, resultando em um menor volume sistólico ejetado e em uma diminuição no DC. **Em gatos, frequências cardíacas acima de 280 bpm promovem diminuição no DC e alterações hemodinâmicas. Por outro lado, quanto menor a FC, menor o volume ejetado a cada minuto e menor o DC. Em gatos, FC abaixo de 90 bpm comprometem o DC a ponto de levar a alterações hemodinâmicas significativas (Figura 2).**

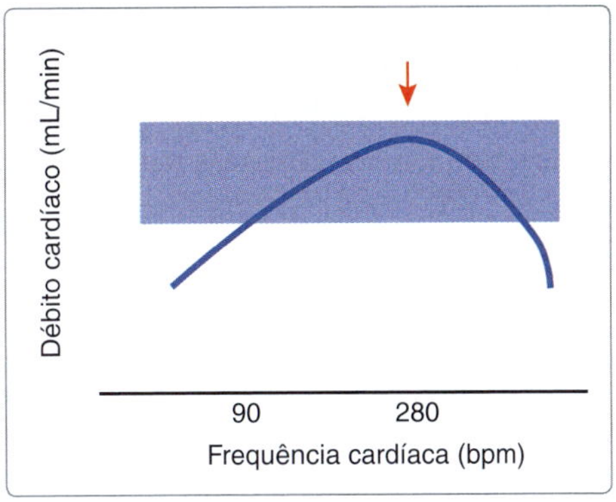

FIGURA 2. Representação esquemática da influência da frequência cardíaca no débito cardíaco na espécie felina. Note que o débito diminui em frequências acima de 280 bpm (seta vermelha). Área do retângulo azul: manifestações clínicas não perceptíveis.

Fonte: adaptada de Côté et al., 2011.

Portanto, tanto na bradicardia quanto na taquicardia importantes, as manifestações clínicas, quando presentes, estão relacionadas ao baixo DC e são semelhantes: cansaço fácil, intolerância a exercícios, letargia, prostração, fraqueza muscular, pré-síncope, síncope, convulsão cardiogênica e morte súbita (Figura 3). Nos felinos, as

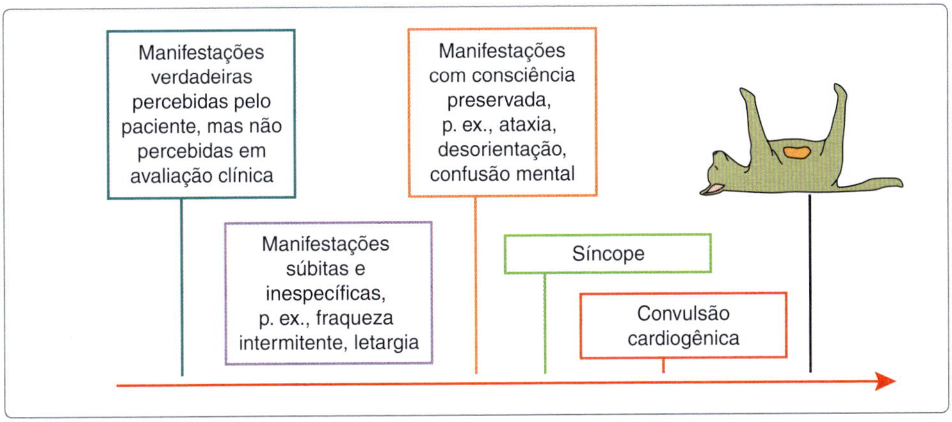

FIGURA 3. Representação esquemática das manifestações clínicas observadas em pacientes felinos com baixo débito cardíaco decorrente de arritmias. Seta vermelha: sentido de piora na perfusão cerebral.

Fonte: adaptada de Côté et al., 2011.

bradicardias significativas são as principais causadoras de pré-síncope e síncope (provavelmente pela melhor adaptação da espécie a frequências cardíacas mais altas).

TAQUICARDIA

A taquicardia sinusal (ritmo originado no nó sinusal, com FC acima de 220 bpm) é considerada um ritmo normal no felino e está bastante presente durante o exame físico de rotina (visto a influência simpática adrenérgica durante a visita ao veterinário). Assim como sofre influência do estresse e da ansiedade, a taquicardia sinusal também pode ocorrer em casos de hipovolemia, hipotensão, hipóxia, anemia, uso de fármacos e presença de dor. Raramente a FC na taquicardia sinusal ultrapassa 300 bpm e, portanto, não há correlação desse ritmo com manifestações clínicas de baixo DC.

Taquicardia: a FC está acima de 180 bpm (em um ambiente sem estresse) ou acima de 220 bpm (durante o exame físico ou eletrocardiográfico).

As arritmias que cursam com aumento na FC são definidas como taquiarritmias e podem ser classificadas em: taquiarritmias supraventriculares (com origem no tecido atrial e/ou juncional) e taquiarritmias ventriculares (originadas no miocárdio ventricular) (Quadro 1). Em gatos, a presença de taquiarritmias é bastante sugestiva de alterações cardíacas estruturais, visto que as cardiomiopatias cursam com alterações miocárdicas (áreas de fibrose, isquemia e cicatrizes) que potencialmente são focos para o surgimento de arritmias ventriculares, havendo também a tendência ao aumento atrial (podendo acarretar lesões miocárdicas atriais, pelo estiramento, favorecendo arritmias supraventriculares). Porém, assim como em outras espécies, as taquiarritmias podem surgir em decorrência de alterações sistêmicas, como hipóxia, anemia, dor, quadros infecciosos, traumas, procedimentos anestésicos e/ou cirúrgicos, sepse, uso de fármacos, uremia, entre outras possibilidades.

As principais arritmias supraventriculares, também conhecidas como taquicardias de QRS estreito, são a taquicardia atrial e a taquicardia juncional (também chamadas de taquicardia supraventricular – TSV) e a fibrilação atrial (FA). Nessas arritmias, o estímulo elétrico anormal surge em algum ponto do tecido miocárdico que se encontra acima dos ventrículos (região de junção atrioventricular ou de miocárdio atrial). Dessa forma, a despolarização ocorre de forma desordenada no tecido atrial, porém percorre o sistema de condução (a partir do nó atrioventricular) ao levar o estímulo elétrico aos ventrículos, culminando com um QRS de conformação normal (estreito). **Na espécie felina, tanto a TSV quanto a FA geralmente ocorrem em decorrência de aumentos atriais marcantes (lesão por estiramento e aparecimento de focos de arritmias)**. A TSV é caracterizada por um ritmo cardíaco regular, com FC em torno de 300 a 360 bpm, e as ondas P geralmente não são observadas no traçado eletrocardiográfico. Em virtude das FC muito elevadas, alguns gatos podem apresentar manifestações clínicas relacionadas ao baixo DC. Já a FA é caracterizada por inúmeros circuitos de reentrada funcional em átrios (com mais de 500 despolarizações atriais por minuto), culminando em um ritmo cardíaco irregular e taquicárdico (visto que o nó atrioventricular atua como filtro, permitindo a passagem de alguns desses impulsos advindos do átrio). Dessa forma, também não são observadas ondas P no traçado eletrocardiográfico e a FC pode atingir valores altos a ponto de causar diminuição no DC.

Algumas particularidades são observadas na espécie felina em relação às arritmias supraventriculares. Nos gatos, aproximadamente 22% dos casos de FA são diagnosticados de forma incidental, em exame físico de rotina (alterações observadas à auscultação), sem nenhuma queixa clínica relacionada. Mais de 99% dos casos de FA apresentam cardiopatias com aumento atrial como causa de base e o prognóstico dos gatos com FA não é agravado no momento de surgimento da arritmia (sendo a sobrevida a mesma dos pacientes com a cardiopatia sem essa arritmia). Portanto, a FA geralmente não promove descompensação aguda do quadro de insuficiência cardíaca, o que é diferente do que ocorre nos cães. Além disso, em gatos, a irregularidade do ritmo da FA não é tão facilmente perceptível como na espécie canina, muitas vezes tornando a diferenciação entre FA e TSV difícil nos felinos.

Em recente estudo que comparou aspectos clínicos e eletrocardiográficos de gatos com arritmias supraventriculares, a principal manifestação clínica observada foi a dispneia (provavelmente relacionada à cardiomiopatia de base). A FC média foi menor nos gatos com FA (222 bpm) quando comparados com gatos com TSV (300 bpm); todos os gatos com FA apresentavam alteração cardíaca estrutural (enquanto 17% dos felinos com TSV apresentavam coração normal) e a sobrevida dos gatos com FA foi significativamente menor (58 *vs.* 259 dias nos animais com TSV), provavelmente pelo fato dos gatos com FA serem aqueles com maiores aumentos no átrio esquerdo (e, consequentemente, com mais quadros congestivos).

As taquicardias ventriculares, também conhecidas como taquicardias de QRS largo (ou QRS bizarro), são aquelas originadas em tecido miocárdico ventricular e geralmente cursam com importante alteração hemodinâmica, apresentando risco de evolução para fibrilação ventricular e morte súbita. **Aproximadamente 96% dos gatos com arritmias ventriculares apresentam alterações cardíacas estruturais (geralmente cardiomiopatias), sendo a presença de arritmias um importante marcador nesses animais.**

As demais causas não cardíacas de arritmias ventriculares incluem: estresse, traumas, cirurgias, uso de fármacos (como os próprios antiarrítmicos), dor, hipóxia, anemia, sepse, neoplasia e outras possíveis alterações sistêmicas. Quando presentes, as arritmias ventriculares devem ser avaliadas em relação a critérios de complexidade (e risco), em que complexos ventriculares prematuros (VPC) isolados são menos prejudiciais que pares de VPC, os quais, por sua vez, são menos deletérios que trios, e sucessivamente que períodos de taquicardia ventricular não sustentada, bigeminismos (um complexo normal alternado com um VPC) e taquicardia ventricular sustentada.

Além dos critérios de complexidade, os animais devem ser avaliados quanto à FC, ao número de VPC, quanto à morfologia do VPC (VPC monomórficos indicam um único foco de arritmia; já VPC polimórficos indicam mais de um foco de estímulo elétrico, ou seja, maior gravidade) e quanto à possível localização da alteração elétrica (p. ex., VPC com polaridade positiva geralmente são originados no ventrículo direito; enquanto VPC com polaridade negativa são provenientes do ventrículo esquerdo).

Recentes estudos demonstraram que as arritmias ventriculares são bastante frequentes nos animais com cardiomiopatias, mesmo em fases assintomáticas (o que é mais bem observado com o uso de Holter 24 horas). Em geral, a complexidade e o número de VPC é maior naqueles animais em fases mais avançadas das cardiomiopatias, porém alguns estudos não demonstraram diferenças estatísticas no número de arritmias ventriculares entre gatos com CMH compensada *versus* gatos com cardiomiopatia hipertrófica (CMH) descompensada, sendo a presença de VPC bastante específica de alterações miocárdicas na espécie felina.

BRADICARDIA

A bradicardia sinusal (ritmo de origem no nó sinusal) é pouco comum nos felinos e pode estar associada a predomínio de estímulo parassimpático, como em animais com alterações em trato gastrintestinal, alterações respiratórias crônicas, alterações oculares e/ou em região cervical (que cursem com aumento no tônus vagal), em algumas doenças sistêmicas (como doença renal e hipotireoidismo), alterações eletrolíticas ou em pacientes em uso de fármacos que potencialmente interfiram na frequência de disparo do nó sinusal.

> **Bradicardia**: quando a FC está abaixo de 110 bpm (em ambiente sem estresse) ou de 140 bpm (durante exame físico ou eletrocardiográfico).

Quando os marca-passos dominantes do sistema de condução diminuem sua frequência de despolarização, podem surgir escapes (juncionais ou ventriculares) que serão responsáveis por manter a atividade elétrica do coração (o tecido cardíaco possui atividade intrínseca de marca-passo). Por exemplo, em uma situação em que o nó sinusal não despolarizar, o nó atrioventricular poderá assumir a função de marca-passo e mandará um estímulo elétrico que manterá a atividade contrátil (escape juncional). Da mesma forma, se nem o nó sinusal nem o nó atrioventricular enviarem estímulos elétricos, outras porções do sistema de condução poderão assumir a função de marca-passo, porém em uma frequência cardíaca mais baixa, configurando um escape ventricular, por exemplo, quando o estímulo surgir no His, em ramos ou em fibras de Purkinje.

A parada ou o bloqueio sinusal (nem sempre distinguíveis apenas com o eletrocardiograma) é caracterizada por uma pausa maior que o dobro do intervalo entre os QRS anteriores. As causas são as mesmas já descritas para a bradicardia sinusal e raramente cursa com manifestações clínicas de baixo DC (exceto em pausas muito prolongadas sem o devido ritmo de escape).

Os bloqueios atrioventriculares (BAV) são caracterizados por retardo ou interrupção na condução de um impulso supraventricular pelo nó atrioventricular e feixe de His. **Geralmente estão presentes em animais mais velhos ou naqueles com cardiomiopatias que cursem com fibrose e/ou áreas cicatriciais em região de sistema de condução.** Os BAV são classificados em: BAV de primeiro grau (aumento no intervalo PR – acima de 0,09 s – por retardo na passagem do impulso pelo nó atrioventricular, não correlacionado com manifestações de baixo DC); BAV de segundo grau (bloqueio intermitente da passagem do impulso elétrico pelo nó atrioventricular); e BAV de terceiro grau (ou BAV total, caracterizado por bloqueio completo da passagem do estímulo pelo nó atrioventricular). No BAV de segundo grau, observam-se ondas P que não conduzem complexos QRS (ondas P bloqueadas); porém, alguns estímulos passam adequadamente pelo nodo atrioventricular (ondas P que conduzem QRS). O BAV de segundo grau pode ser subdividido em: Mobitz tipo I (em que há um aumento progressivo no intervalo PR imediatamente antes do bloqueio); e Mobitz tipo II (em que o intervalo PR é constante antes de ocorrer o bloqueio). Já o BAV de terceiro grau é caracterizado por dois marca-passos simultâneos e não relacionados: um ritmo oriundo do nodo sinusal (ondas P bloqueadas) e outro advindo de marca-passo acessório (ritmo de escape juncional ou de escape ventricular).

Nos gatos, os BAV (de segundo grau avançado ou de terceiro grau) são os principais ritmos relacionados aos quadros de pré-síncope e/ou síncope, principalmente naqueles em que a FC se encontra abaixo de 90 bpm. Porém, diferentemente dos cães, o BAV total pode não causar manifestações clínicas e/ou alterações hemodinâmicas, apresentando uma evolução mais benigna nos gatos. Aproximadamente 28% dos gatos com BAV total são diagnosticados de forma incidental, em avaliação de rotina durante a auscultação, mas sem nenhuma queixa clínica relacionada.

Em geral, os pacientes felinos com BAV avançado ou BAV total são idosos (média de idade de 14 anos), e há grande correlação do quadro com fibrose e alterações miocárdicas estruturais. Em estudo retrospectivo com 21 felinos com BAV de terceiro grau, as principais manifestações clínicas observadas foram dispneia e/ou síncope, e oito animais apresentavam insuficiência cardíaca congestiva associada. A FC média foi de 120 bpm (80-140 bpm) e 62% dos animais apresentaram sobrevida superior a um ano (média de 386 dias). Outro estudo não demostrou diferenças na sobrevida entre animais que foram tratados com a implantação de marca-passo cardíaco artificial e os não tratados. Porém, o marca-passo diminuiu as manifestações clínicas nos animais com pré-síncope e/ou síncope, e essa seria sua principal indicação (e não com o intuito de aumentar a sobrevida, já que ela não se altera com o uso do marca-passo). Além disso, o BAV total pode ser transitório e correlacionado com doenças sistêmicas e alterações eletrolíticas em alguns animais.

REFERÊNCIA

Côté E, MacDonald KA, Meurs KM, Sleeper MM. Arrhythmias and other electrocardiographic abnormalities. In: Feline cardiology. Chichester: Wiley-Blackwell; 2011.

LITERATURA SUGERIDA

Bartoszuk U, Keene BW, Baron Toaldo M, Pereira N, Summerfield N, Novo Matos J, Glaus TM. Holter monitoring demonstrates that ventricular arrhythmias are common in cats with decompensated and compensated hypertrophic cardiomyopathy. Vet J. 2019;243:21-5.

Colpitts ME, Fonfara S, Monteith G, Pires AR, Wong A, Raheb S, O'Sullivan ML. Characteristics, and outcomes of cats with and without pacemaker placement for high-grade atrioventricular block. J Vet Cardiol. 2021;34:37-47.

Côté E, Jaeger R. Ventricular tachyarrhythmias in 106 cats: associated structural cardiac disorders. J Vet Intern Med. 2008;22:1444-6.

Ferasin L, Ferasin H, Borgeat K. Twenty-four-hour ambulatory (Holter) electrocardiographic findings in 13 cats with non-hypertrophic cardiomyopathy. Vet J. 2020; 264:105537.

Greet V, Sargent J, Brannick M, Fuentes VL. Supraventricular tachycardia in 23 cats; comparison with 21 cats with atrial fibrillation (2004-2014). J Vet Cardiol. 2020;30:7-16.

Hanas S, Tidholm A, Egenvall A, Holst BS. Twenty-four-hour Holter monitoring of unsedated healthy cats in the home environment. J Vet Cardiol. 2009;11:17-22.

Hanas S, Tidholm A, Holst BS. Ambulatory electrocardiogram recordings in cats with primary asymptomatic hypertrophic cardiomyopathy. J Fel Med Surgery. 2015;1-7.

Jackson BL, Lehmkuhl LB, Adin DB. Heart rate and arrhythmia frequency of normal cats compared to cats with asymptomatic hypertrophic cardiomyopathy. J Vet Cardiol. 2014;16:215-25.

Romito G, Guglielmini C, Mazzarella MO, Cipone M, Diana A, Contiero B, Baron Toaldo M. Diagnostic and prognostic utility of surface electrocardiography in cats with left ventricular hypertrophy. J Vet Cardiol. 2018;20(5):364-75.

87

Tosse

Renata Camozzi

O PULO DO GATO

A tosse é um importante mecanismo de defesa que tem como objetivo a limpeza das vias aéreas caudais por meio da expulsão vigorosa de ar a partir dos pulmões.

Sob o olhar dos proprietários, a tosse nos gatos pode ser confundida com engasgos, espirros e mímicas de vômitos, o que pode atrasar seu reconhecimento e a busca do diagnóstico.

Ao contrário dos cães, as doenças cardíacas não costumam estar associadas com tosse nos gatos.

As causas mais comuns de tosse em gatos estão relacionadas a inflamações como bronquite ou asma.

INTRODUÇÃO

A tosse é um reflexo do sistema respiratório a irritação ou inflamação das mucosas da laringe, traqueia, brônquios ou bronquíolos, por meio da ação de mecano e quimiorreceptores que se encontram ao longo de todo o trato respiratório. Funciona como um mecanismo de defesa com o objetivo de expulsar algo indesejável das vias aéreas, como um corpo estranho ou secreção inflamatória/muco. É representada por um esforço expiratório que produz uma repentina e sonora expulsão de ar dos pulmões. Esforços muito intensos também podem culminar em vômito.

A tosse é uma causa frequente pela qual os gatos são levados ao veterinário, mas frequentemente os proprietários têm dificuldade em identificá-la e podem confundir com bolas de pelo, ânsia de vômito, espirros ou engasgos (Figura 1). Uma dica é pedir que os episódios sejam filmados, para que possa ajudar na identificação. As causas mais comuns são doenças inflamatórias dos brônquios, ou seja, a bronquite crônica e a asma felina. No entanto, os diagnósticos diferenciais também devem incluir as pneumonias bacterianas, virais e fúngicas, parasitas pulmonares, corpos estranhos inalados, dirofilariose e neoplasias pulmonares. As doenças cardíacas raramente levam à tosse no gato, por suas particularidades anatômicas (p. ex., coração mais horizontalizado) e fisiológicas, a não ser que haja um comprometimento pulmonar secundário importante (Quadro 1).

QUADRO 1

Possibilidades de diagnóstico de tosse em gatos		
Neoplasias	▪ Neoplasias pulmonares primárias (adenocarcinoma, carcinoma broncoalveolar, carcinoma de células escamosas, carcinoma adenoescamoso, sarcoma, linfoma) ▪ Metástase pulmonar ▪ Neoplasia em laringe/traqueia	
Infecções	▪ Parasitária: *Aelurostrongylus abstrusus*, *Eucoleus aerophilus* (antigo *Capillaria aerophila*), *Troglostrongylus* spp., *Paragonimus* spp., *Oslerus rostratus*, *Dirofilaria immitis* ▪ Por protozoário: *Toxoplasma gondii* ▪ Viral: FCV, FHV-1, influenza ▪ Bacteriana: *Pasteurella* spp., *Escherichia coli*, *Staphylococcus* spp., *Streptococcus* spp., *Pseudomonas* spp., *Bordetella bronchiseptica*, *Mycoplasma* spp. ▪ Fúngica: criptococose, blastomicose, histoplasmose, aspergilose	
Inflamatória	▪ Bronquite crônica/asma felina	
Traumática	▪ Corpo estranho traqueobrônquico	
Outras	▪ Colapso de traqueia ▪ Pneumonia aspirativa ▪ Edema pulmonar/cardiopatias ▪ Pneumonia lipídica	▪ Megaesôfago ▪ Pólipo nasofaríngeo ▪ Paralisia de laringe ▪ Efusão pleural (quilotórax)

FCV: calicivírus felino; HVF-1: herpesvírus felino tipo 1.

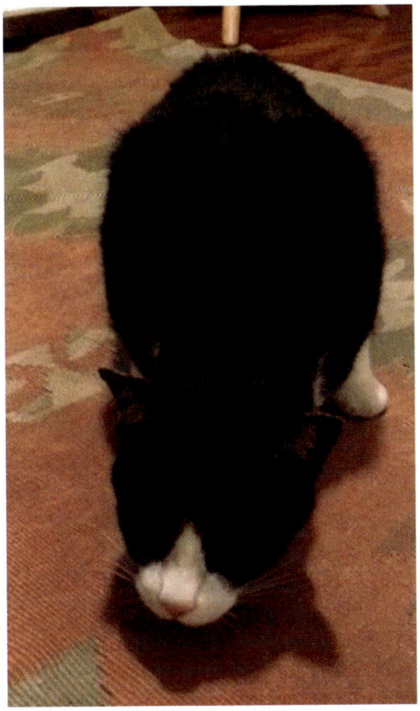

FIGURA 1. Felino macho, SRD, 8 anos, diagnosticado com bronquite crônica. Observe os membros torácicos abduzidos e o pescoço estendido durante um episódio de tosse.

Fonte: arquivo pessoal da autora.

TIPOS DE TOSSE

Pode-se classificar a tosse em produtiva, quando há presença de secreção, muco, exsudato, líquido de edema ou sangue das vias aéreas para a cavidade oral, ou seca, quando não há. Nem sempre é fácil definir o tipo de tosse, pois o gato tende a deglutir o conteúdo eliminado e, portanto, a expectoração não é observada pelos proprietários. Nesses casos, a deglutição pode ser notada logo após o episódio de tosse.

De acordo com o local de origem, a tosse pode ser classificada de duas formas: 1) laringofaríngea, iniciada na laringe ou faringe (p. ex., quando associada à paralisia de laringe) – costuma ser paroxística, forte e associada a um esforço inspiratório; 2) traqueobrônquica, iniciada na traqueia ou nos grandes brônquios (p. ex., na bronquite crônica ou asma felina) – costuma ser menos intensa e associada a um esforço expiratório. Os dois tipos podem acontecer simultaneamente.

Por fim, tosses persistentes ou recorrentes há mais de duas semanas são consideradas crônicas, em contraposição às agudas, que têm duração inferior a isso.

DIAGNÓSTICO

Gatos que apresentem episódios leves e esporádicos de tosse e estejam em bom estado geral não precisam necessariamente de investigação. No entanto, à medida que os episódios se tornam mais frequentes, intensos ou cursem com a presença de sangue e/ou outros sintomas, a investigação se faz necessária. A abordagem diagnóstica da tosse envolve avaliação completa e sequencial do paciente, incluindo-se anamnese, exame físico, exames complementares laboratoriais e de imagem.

ANAMNESE E EXAME FÍSICO

A anamnese e o exame físico são fundamentais para a determinação das condutas diagnóstica e terapêutica. Informações como idade, raça, procedência, ambiente em que vive, acesso à rua, cronicidade dos sintomas, presença de contactantes humanos ou animais sintomáticos, estado geral e presença de outros sinais são absolutamente importantes para estreitar a lista de diagnósticos diferenciais. Os pacientes com doenças brônquicas tendem a ser mais jovens que aqueles que tossem por neoplasia pulmonar. À palpação abdominal, gatos com doenças metastáticas pulmonares podem apresentar manifestações da doença de base, como nódulos mamários ou massas ou lesões nos dígitos. Pacientes com rinotraqueíte frequentemente cursam com outros sintomas respiratórios, como espirros e secreção nasal ou ocular, e podem ter contactantes sintomáticos. Gatos com asma podem apresentar sazonalidade dos sintomas relacionada à presença de alérgenos ambientais, como fumaça de cigarro e aerossóis. O hábito de caça é fundamental para o acesso aos hospedeiros intermediários (lesmas, caramujos) ou paratênicos (pássaros, sapos, lagartos, roedores, cobras) do *Aelurostrongylus abstrusus*, parasita pulmonar mais comum no gato.

O exame físico deve ser feito em todos os pacientes de forma completa. Mucosas cianóticas ou pálidas podem indicar algum processo hipoxêmico; a frequência e o padrão respiratório auxiliam na localização da doença: padrões de distrição respiratória obstrutivos expiratórios fazem pensar em doenças brônquicas, ao passo que doenças do parênquima pulmonar em geral se manifestam com padrão restritivo. A auscultação do tórax pode demonstrar sibilos e estertores na asma e reflexo de tosse positivo à palpação traqueal. A ausência de alterações à auscultação pulmonar não exclui o diagnóstico de doenças brônquicas.

Caso haja suspeita de doenças no trato respiratório cranial, deve-se inspecionar cuidadosamente a cavidade oral, a nasofaringe (pólipos ou neoplasias podem ser vistos por trás do palato mole) e a função da laringe (abdução na inspiração), no paciente sedado.

Por fim, o estado geral do paciente, a condição de escore corporal e muscular e outros achados de anamnese e exame físico podem estar relacionados à cronicidade e à causa de base.

Exames de sangue

Os achados no hemograma geralmente são inespecíficos nos quadros que levam à tosse, mas a presença de neutrofilia, desvio à esquerda e neutrófilos tóxicos em um paciente sintomático pode aumentar a suspeita de broncopneumonia bacteriana. O achado de eosinofilia periférica pode levantar suspeitas de doenças alérgicas ou parasitárias, como asma felina e infecção por *A. abstrusus*, mas não é um achado patognomônico, e a ausência desse achado não exclui a suspeita das outras condições clínicas mencionadas.

O exame bioquímico e a triagem sorológica para infecções por vírus da imunodeficiência felina (FIV) e vírus da leucemia felina (FeLV) devem ser realizados nos pacientes doentes para investigação do estado geral e avaliação do risco de doenças oportunistas, respectivamente.

Análise de fezes

A análise fecal é uma boa ferramenta para o diagnóstico de parasitas pulmonares. A técnica de Baermann é sensível (ainda que menos que a reação em cadeia da polimerase – PCR) e muito útil para a pesquisa de larvas de nematódeos pulmonares (*A. abstrusus* e *Troglostrongylus* spp.) em seu primeiro estágio (L1). Já a flutuação fecal com sulfato de zinco é preferível para a pesquisa de ovos de *Eucoleus aerophilus*.

Testes moleculares

O exame de PCR de *swab* oral ou das fezes possui alta especificidade (alguns estudos chegam a 100%) e sensibilidade (96,6 contra 90% do exame de fezes pela técnica de Baermann) para o diagnóstico de *A. abstrusus* e possibilita o diagnóstico na sua fase pré-patente.

Dada a dificuldade de cultivo do *Mycoplasma felis*, a PCR do lavado broncoalveolar (LBA) é o teste de escolha para o diagnóstico dessa infecção. No mais, outros agentes que podem ser testados incluem herpesvírus felino tipo 1 (FHV-1), calicivírus felino e *Bordetella bronchiseptica*. Os resultados devem ser avaliados com cautela, pois o teste positivo não prova relação causal.

Radiografias torácicas

A radiografia de tórax é a ferramenta diagnóstica de primeira escolha no gato com tosse, mas não deve ser realizada no paciente descompensado. É amplamente disponível, acessível, simples e raramente requer anestesia. As radiografias torácicas podem ser muito similares nas diferentes doenças pulmonares e, por isso, devem ser interpretadas em associação aos achados do exame clínico.

Achados radiográficos característicos, porém não patognomônicos, das doenças brônquicas, incluem um padrão pulmonar predominantemente bronquial, caracterizado pelo espessamento das paredes brônquicas tipicamente na periferia dos campos pulmonares, conhecidos como *donuts* ou "trilhos de trem", aplainamento do diafragma e hiperinsuflação pulmonar. A mineralização dos tecidos peribronquiais e, raramente, broncolitíases, podem ser observadas em quadros crônicos. Os padrões intersticial, alveolar e misto também podem ser identificados, bem como áreas nodulares estruturadas e atelectasia do lobo pulmonar médio direito, que ocorrem em decorrência do acúmulo de muco e podem ser confundidas com pneumonias ou doenças infiltrativas (Figura 2). Nas pneumonias bacterianas, as porções cranioventrais dos pulmões, principalmente os lobos craniais e o médio direito, são as áreas mais acometidas.

O padrão radiográfico não está diretamente relacionado à gravidade da doença ou das manifestações clínicas nas doenças

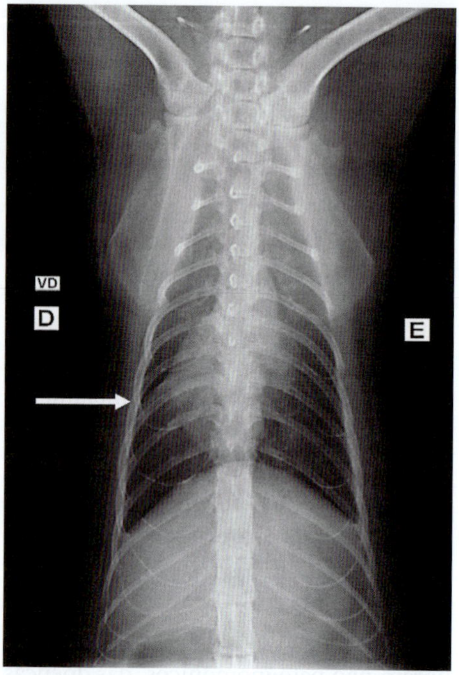

FIGURA 2. Radiografia de tórax de um felino macho, Siamês, 6 anos, com diagnóstico de asma felina. Note a opacificação homogênea em topografia de lobo pulmonar médio direito, compatível com consolidação do lobo (seta). Note ainda opacificação intersticial e brônquica dos demais campos pulmonares, especialmente nos caudais.

Fonte: arquivo pessoal da autora.

brônquicas e alguns pacientes sintomáticos podem apresentar exame radiográfico normal.

Ultrassonografia torácica

A ultrassonografia do tórax é uma ferramenta prática e útil para a pesquisa de efusão pleural e de linhas B, as quais caracterizam doenças do parênquima pulmonar, como pneumonia e edema pulmonar. É muito útil na abordagem do paciente dispneico e, nesse casos, é preferível à radiografia. Esse exame pode inclusive ser utilizado para guiar a coleta de amostras para a citologia de formações pulmonares ou a coleta do líquido de efusão para análise subsequente.

Tomografia computadorizada

A tomografia computadorizada (TC) requer anestesia geral do paciente e costuma ser um dos últimos exames a serem solicitados, caso os anteriores não sejam suficientes para a conclusão diagnóstica. Deve-se tomar cuidado na interpretação dos achados tomográficos, pois nem sempre as alterações presentes estão relacionadas ao quadro clínico, uma vez que estudos mostram que muitos gatos assintomáticos podem apresentar alterações tomográficas no tórax. Além disso, os achados tomográficos podem ser muito semelhantes nas diferentes doenças pulmonares. Por outro lado, esse exame é mais sensível na detecção de doenças neoplásicas e na pesquisa de metástases.

Endoscopia respiratória

Em virtude do diâmetro estreito das vias aéreas dos gatos, da necessidade de equipamento apropriado, da predisposição da espécie ao laringospasmo e do risco de broncoconstrição em pacientes críticos, a broncoscopia não é um procedimento frequentemente realizado. Ela é indicada nos casos de suspeita de doença brônquica em que o paciente não apresenta melhora clínica dentro de 1 a 2 semanas do início da terapia apropriada. Deve-se evitar o procedimento em pacientes com doenças obstrutivas graves das vias aéreas craniais e caudais que não possam ser estabilizados, bem como pacientes com doenças graves do parênquima pulmonar com comprometimento da ventilação ou perfusão.

O exame possibilita, além da visualização das vias aéreas, a coleta guiada do lavado broncoalveolar (LBA). A coleta de material para biópsia e exame histopatológico e a identificação e remoção de corpos estranhos e massas são outras vantagens do procedimento. Entretanto, deve-se ressaltar que diferentes doenças podem levar a alterações broncoscópicas semelhantes, como acúmulo de muco, hiperemia, irregularidades na mucosa, estenose ou colapso de brônquios e bronquiectasia.

Lavado traquebrônquico/broncoalveolar

Os lavados traqueobrônquico (LTB) ou broncoalveolar (LBA) podem ser feitos às cegas ou guiados por broncoscopia. A vantagem do exame guiado é a possibilidade de determinar a localização exata no trato respiratório de onde se deseja obter o material (ver capítulo 108 – Lavado broncoalveolar).

A citologia do lavado é a única maneira de fazer o diagnóstico definitivo de bronquite crônica (inflamação neutrofílica) e asma felina (inflamação eosinofílica), mas nem por isso deve ser indicada em todos os pacientes, pois a diferenciação entre essas duas doenças raramente afeta a conduta terapêutica. Ovos e larvas de *A. abstrusus* podem ser identificados, ainda que a citologia apresente baixa sensibilidade para esse fim. Deve-se ter em mente que alguns pacientes com tosse crônica podem ter a citologia do lavado normal, especialmente quando não há doença nas vias aéreas menores.

O material pode, ainda, ser submetido a análises microbiológicas, como cultura e teste de sensibilidade a antimicrobianos de bactérias aeróbias, anaeróbias e cultura de fungos. Entretanto, deve-se ter cautela na interpretação dos resultados, visto que o trato respiratório não é um ambiente estéril, com possibilidade de ocorrer crescimentos em cultura sem significado patológico.

TRATAMENTO

O tratamento da tosse deve ser voltado à causa de base. O tratamento das doenças brônquicas é muito similar e deve almejar o controle do processo inflamatório. Os glicocorticoides atenuam o processo inflamatório, diminuem a hiper-responsividade e o remodelamento progressivo das vias aéreas. Pode-se associar o uso de broncodilatadores em situações específicas para o controle das crises de broncoespasmo, mas essa classe de medicamentos nunca deve ser usada como monoterapia, pois não controlam a inflamação. A corticoterapia inalatória, por meio de espaçadores pediátricos ou veterinários, é preferível à terapia oral ou injetável nos pacientes estáveis, pois está relacionada a menos efeitos adversos (ver capítulo 110 – Utilização de *spray* inalatório com espaçador).

A administração de antibióticos deve ser considerada em casos de forte suspeita de infecção secundária nas doenças brônquicas, após resultado positivo de cultura bacteriana do lavado traqueobrônquico, ou de forma empírica para *Mycoplasma* spp. caso o paciente não esteja respondendo da forma esperada à terapia (Tabela 1).

Como tratamento de suporte, podem ser associados inalação com solução fisiológica, umidificação ambiental, uso de fluidificantes das vias áreas ou mucolíticos, como a N-acetilcisteína (não usar em nebulizações), e evitar o contato com alérgenos inalatórios.

TABELA 1 Tratamentos para as causas mais comuns de tosse em gatos

Bronquite crônica/ asma felina	▪ Corticosteroides: • Prednisolona: 1-2 mg/kg, PO q. 12-24 • Dexametasona: 0,1-0,3 mg/kg, SC, IV q. 12-24h • Fluticasona: 44-220 µg/gato inalatória q. 12-24h ▪ Broncodilatadores: • Terbutalina: 0,01 mg/kg SC/0,625 mg/gato PO • Salbutamol inalatório (conforme a necessidade) ▪ Apresentação mista: salmeterol 25-50 µg + fluticasona 125-250 µg q. 12-24h
Pneumonia bacteriana	▪ Empírico ou confirmado para *Mycoplasma* spp. ou *B. bronchiseptica*, sem sintomas de sepse (febre, prostração, dificuldade respiratória): doxicilina ▪ Se sintomas de sepse: quinolona + clindamicina ou penicilina ▪ Amoxicilina (22 mg/kg q. 12h) ▪ Amoxicilina + clavulanato de potássio (20-25 mg/kg ou 62,5 mg/gato q. 12h) ▪ Clindamicina (10-15 mg/kg q. 12h) ▪ Doxiciclina (5 mg/kg, PO q. 12h ou 10 mg/kg q. 24h) ▪ Marbofloxacina (2,75-5,5 mg/kg q. 24h) ▪ Pradofloxacina 5,0 mg/kg q. 24h (comprimido); 7,5 mg/kg q. 24h (solução oral) Obs.: sempre que possível, basear o tratamento nos testes de cultura e teste de sensibilidade a antimicrobianos.
A. abstrusus	▪ Fembendazol (50 mg/kg PO q. 24h por 3 dias) ▪ Milbemicina oxima 4 mg + praziquantel 10 mg (1 comprimido PO para cada 2 kg – 2 doses com intervalo de 2 semanas) ▪ Imidaclóprida 10% + moxidectina 1% *spot on* (3 aplicações com intervalo de 2 semanas) ▪ Emodepsida 2,1%/praziquantel 8,6% *spot on* (2 aplicações com intervalo de 2 semanas) ▪ Selamectina 6% *spot on* (1-2 aplicações com intervalo de 1 mês)

LITERATURA SUGERIDA

Lamb CR, Jones ID. Associations between respiratory signs and abnormalities reported in thoracic CT scans of cats. J Small Anim Pract. 2016; 57(10):561-7.

Pennisi MG, Hartmann K, Addie DD, Boucraut-Baralon C, Egberink H, Frymus T, et al. Lungworm disease in cats: ABCD guidelines on prevention and management. J Feline Med Surg. 2015;17(7):626-36.

Domínguez-Ruiz M, Reinero CR, Vientos-Plotts A, Grobman ME, Silverstein D, Gomes E, et al. Association between respiratory clinical signs and respiratory localization in dogs and cats with abnormal breathing patterns. Vet J. 2021;277:105761.

Grotheer M, Hirschberger J, Hartmann K, Castelletti N, Schulz B. Comparison of signalment, clinical, laboratory and radiographic parameters in cats with feline asthma and chronic bronchitis. J Feline Med Surg. 2020;22(7):649-55.

Dear JD, Vernau W, Johnson EG, Hulsebosch SE, Johnson LR. Clinicopathologic and radiographic features in 33 cats with aspiration and 26 cats with bronchopneumonia (2007-2017). J Vet Intern Med. 2021;35(1):480-9.

CONTEÚDO COMPLEMENTAR

Este capítulo contém conteúdo complementar disponibilizado em uma plataforma digital exclusiva.

Utilize o QR code abaixo para ingressar no ambiente virtual (senha: clinicafelinos):

88

Úlceras cutâneas

Alessandra Vieira Pereira

O PULO DO GATO

As úlceras cutâneas representam perdas teciduais importantes e são classificadas em agudas e crônicas.

Anamnese detalhada e um bom exame físico são passos iniciais importantes no estabelecimento de suspeitas diagnósticas.

Os principais exames complementares dermatológicos recomendados para lesões ulcerativas são os exames citopatológico e histopatológico.

INTRODUÇÃO

As úlceras são classificadas como perdas teciduais. Obrigatoriamente, há perda da epiderme e de componentes dérmicos e/ou subcutâneos. Quanto ao tempo de evolução, elas são classificadas em agudas ou crônicas, e esse é um ponto fundamental para a investigação diagnóstica. As úlceras agudas são aquelas com tempo de evolução inferior a três semanas e geralmente estão relacionadas a trauma ou prurido intenso (Figura 1). Já nas crônicas, o tempo de evolução é superior a três semanas e estão relacionadas a micoses profundas, como esporotricose, criptococose, histoplasmose e pseudomicetoma dermatofítico, leishmaniose, micobacterioses, paniculites, neoplasias como carcinoma espinocelular (CEC), mastocitomas, dermatopatias virais e, menos frequentemente, dermatite ulcerativa comportamental (Figura 2).

DIAGNÓSTICO

Identificação

Em filhotes, na maioria das vezes as lesões ulcerativas são agudas e provenientes do prurido. Portanto, primeiro devem-se descartar as dermatopatias parasitárias (escabiose, otoacaríase, demodicidose e pulicose). Em casos crônicos, deve-se descartar a esporotricose, principalmente se o filhote residir em área endêmica. Nos adultos, as úlceras agudas podem estar relacionadas, além das causas já citadas, às alergopatias e, menos frequentemente, às doenças autoimunes, como o pênfigo foliáceo. Já as úlceras crônicas podem significar neoplasia, micoses profundas, doença bacteriana profunda, leishmaniose, dermatopatias virais e dermatite ulcerativa comportamental. A predisposição racial a determinadas doenças é outro ponto relevante e que deve ser

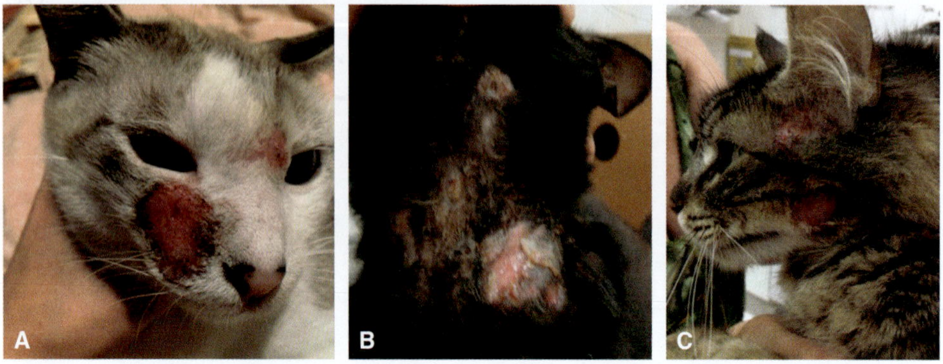

FIGURA 1. Úlceras agudas em gatos adultos. **A:** síndrome atópica cutânea felina. **B:** dermatite alérgica a pulgas. **C:** hipersensibilidade alimentar.

Fonte: arquivo pessoal da autora.

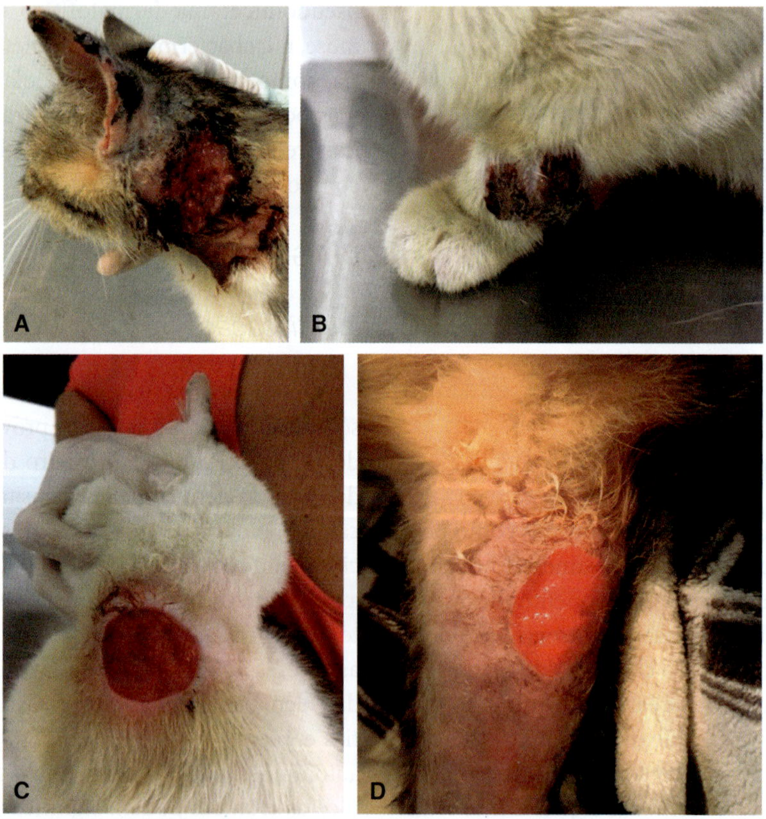

FIGURA 2. Úlceras crônicas. **A:** gato adulto com lesão ulcerada em região cervical lateral esquerda; causa de base: esporotricose. **B:** gato adulto com lesões ulceradas em membro torácico esquerdo; causa de base: leishmaniose. **C:** gato adulto com lesão ulcerada em região cervical lateral esquerda; causa de base: dermatite ulcerativa comportamental. **D:** gato adulto com lesão ulcerada em membro pélvico esquerdo; causa de base: mastocitoma.

Fonte: arquivo pessoal da autora.

considerado. Os gatos da raça Persa estão predispostos à dermatofitose e o pseudomicetoma dermatofítico deve ser incluído no plano diagnóstico. Já os gatos da raça Sphynx, por exemplo, estão predispostos ao CEC e à doença de Bowen e não há predisposição racial na esporotricose e leishmaniose.

História clínica

A história clínica é o segundo passo para a condução diagnóstica. É importante questionar a procedência do felino, se ele foi adotado, resgatado ou se foi adquirido em um gatil, pois geralmente gatos oriundos de locais com grande número de gatos são mais propensos a apresentar doenças infecciosas e parasitárias. Deve-se investigar se o animal é extradomiciliado, domiciliado ou semidomiciliado e se há contactantes caninos e felinos que vivem com ele. A esporotricose, por exemplo, na maioria dos casos acomete gatos semi ou extradomiciliados. O tempo de evolução das lesões é um ponto-chave e deve ser questionado, pois úlceras agudas apresentam diagnóstico distinto das crônicas. Alterações sistêmicas também devem ser questionadas e outro ponto fundamental é a terapia em uso ou previamente utilizada, como o uso de corticosteroides. Os corticosteroides administrados por longo período pioram lesões micóticas, como esporotricose, criptococose e outras. Também é importante questionar a dose e o tipo de itraconazol utilizado, visto que, por sua absorção inconsistente, o itraconazol manipulado não é indicado pela literatura mundial.

Exame físico

No exame físico, primeiro se observa a distribuição e a localização das lesões. Úlceras crônicas localizadas em face podem significar micoses profundas, leishmaniose e dermatopatia viral. Em casos agudos, as alergopatias e parasitoses devem ser consideradas. A inspeção da cavidade oral é sempre importante, pois podem-se observar outros padrões lesionais em associação, como úlceras em língua e gengivite, que podem estar associadas a doenças virais, por exemplo.

Exames dermatológicos complementares

Os principais exames dermatológicos complementares recomendados para lesões ulcerativas são os exames citopatológico (Figuras 3 e 4) e histopatológico cutâneo. Em úlceras agudas, a citopatologia pode ser útil para a detecção de infiltrado inflamatório neutrofílico e/ou eosinofílico e infecção bacteriana secundária. Em úlceras crônicas, esse exame tem um papel fundamental no diagnóstico, pois pode revelar infiltrado granulomatoso com estruturas fúngicas como leveduras (esporotricose, criptococose,

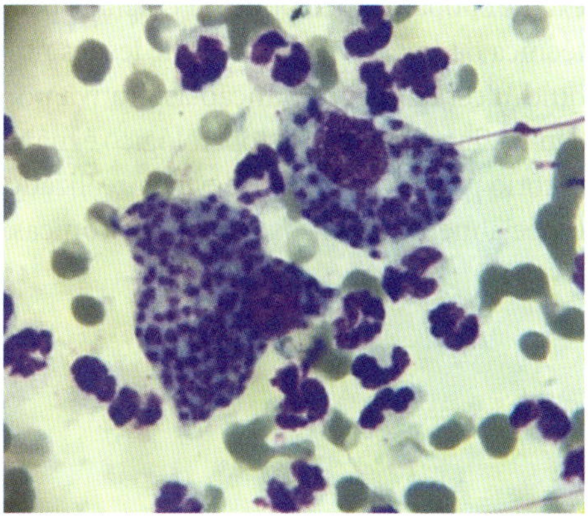

FIGURA 3. Fotomicrografia de *imprint* obtido da lesão ulcerada do gato mostrado na Figura 2B. São observadas formas amastigotas de *Leishmania* dentro de macrófagos no exame citopatológico (coloração: Panótico Rápido, aumento 1.000X).

Fonte: arquivo pessoal da autora.

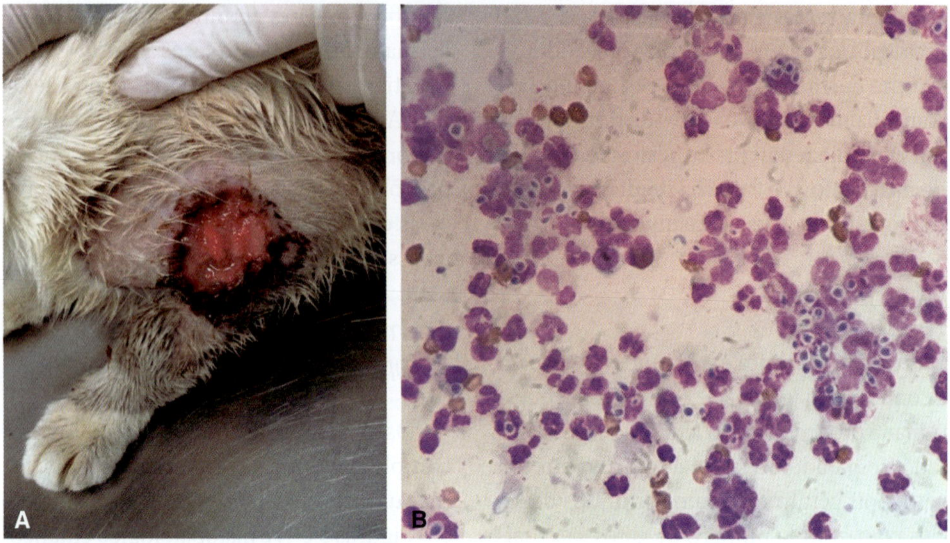

FIGURA 4. Gato adulto com lesão ulcerada crônica. **A:** gato adulto com lesão ulcerada crônica. **B:** Fotomicrografia de *imprint* da lesão, presença de leveduras de *Sporothrix* spp. intra e extracelulares no exame citopatológico (coloração: Panótico Rápido, aumento 1.000X).

Fonte: arquivo pessoal da autora.

histoplasmose) e hifas (pseudomicetoma, feo-hifomicose), formas amastigotas (leishmaniose), bacilos (micobacteriose) e ainda atipia celular (neoplasias). A amostra para exame citopatológico pode ser coletada pela técnica de *imprint* e em casos de lesões nódulo-ulceradas, com punção aspirativa por agulha fina. O exame histopatológico é mandatório para essas lesões e deve ser realizado especialmente em casos de úlceras crônicas.

LITERATURA SUGERIDA

Colombo S. Excoriations, erosions and ulcers In: Noli C, Colombo S, editors. Feline dermatology. Cham: Springer; 2020.

Miller WH, Griffin CE, Campbell KL. In: Muller & Kirk's Small Animal Dermatology. 7. ed. St. Louis: Elsevier/ Saunders; 2013.

Titeux E, Gilbert C, Briand A, Cochet-Faivre N. From feline idiopathic ulcerative dermatitis to feline behavioral ulcerative dermatitis: grooming repetitive behaviors indicators of poor welfare in cats. Front Vet Sci. 2018;5:81.

89

Uveíte

Archivaldo Reche Junior
Ísis Danielle Silveira Gomes

O PULO DO GATO

Na maioria dos casos, a uveíte em gatos é secundária a outra doença local ou sistêmica.

As infecções são as causas mais frequentes de uveíte nos gatos, muitas delas com prognóstico desfavorável.

Não é raro que a causa da uveíte não seja determinada e ela seja classificada como idiopática.

Na maior parte das vezes, a uveíte é secundária a alguma manifestação local ou sistêmica. Além disso, em 70% dos gatos com uveíte não se define o agente causal, sendo então classificada como uveíte idiopática.

INTRODUÇÃO

Define-se como uveíte a inflamação da túnica vascular do olho, também conhecida como úvea. A úvea é composta de três estruturas: a coroide, a íris e o corpo ciliar. A uveíte anterior refere-se a uma inflamação da córnea, da íris e do cristalino, enquanto a posterior refere-se a uma inflamação da retina e da coroide. Panuveíte seria a inflamação das duas câmaras.

A localização da inflamação é importante para estabelecer a lista de diagnósticos prováveis e o tratamento mais adequado. Nos casos de uveítes anteriores, o tratamento tópico pode ser eficaz, ao passo que, nos pacientes com uveíte posterior, além do tratamento tópico, é primordial o tratamento sistêmico.

CAUSAS DE UVEÍTE

Dentre as causas identificáveis de uveítes em gatos, as de origem infecciosa são as mais frequentes, destacando-se as infecções por coronavírus causador da peritonite infecciosa felina (PIF), vírus da leucemia felina (FeLV), vírus da imunodeficiência felina (FIV), herpesvírus felino tipo 1 (FHV-1), agentes bacterianos como *Bartonella* spp., *Mycobacterium* spp. e *Leishmania* spp., e protozoários como *Toxoplasma gondii*, além de infecções fúngicas sistêmicas como criptococose, histoplasmose, blastomicose e coccidiomicose. Tumores primários no globo ocular como o melanoma podem induzir uveíte, assim como o linfoma ocular; raramente, porém, observam-se metástases de tumores epiteliais ou mesenquimais no globo ocular e uveíte associada.

Úlceras de córnea, trauma, feridas penetrantes e luxação do cristalino são classificadas como causas locais de uveítes, geralmente diagnosticadas no exame clínico em decorrência de brigas ou traumas por acidentes.

MANIFESTAÇÕES CLÍNICAS DE GATOS COM UVEÍTE

As manifestações clínicas mais comuns nos pacientes com uveíte são blefarospasmo (Figura 1), fotofobia, estrabismo e lacrimejamento excessivo. Na maior parte das vezes, essas alterações estão associadas à dor causada pela inflamação da úvea.

Os sinais clínicos são frequentemente bilaterais, mas podem ser unilaterais dependendo da etiologia. Hiperemia conjuntival, edema corneano, *flare* aquoso, precipitados ceráticos e hipópio são comumente vistos, além de diminuição da visão e miose.

Fibrina ou sangue (hifema) podem vazar para a câmara anterior como resultado da ruptura da barreira ocular sanguínea (ver capítulo 61 – Hipópio, hifema, *flare* aquoso e precipitados ceráticos). A íris pode sofrer mudança na coloração, tornando-se opaca como resultado da dilatação vascular, além de neovascularização de sua superfície (*rubeosis iridis*) e/ou infiltração de seu estroma por células inflamatórias ou neoplásicas.

A catarata pode ser observada em casos de uveíte crônica, possivelmente como resultado da influência dos agentes inflamatórios no metabolismo do cristalino (Figura 2).

A pressão intraocular geralmente está mais baixa, em razão da diminuição da produção de humor aquoso ou da alteração na drenagem da via uveoescleral. Se houver cronicidade, também pode haver sinéquia, subluxação/luxação do cristalino, *rubeosis iridis* e glaucoma secundário.

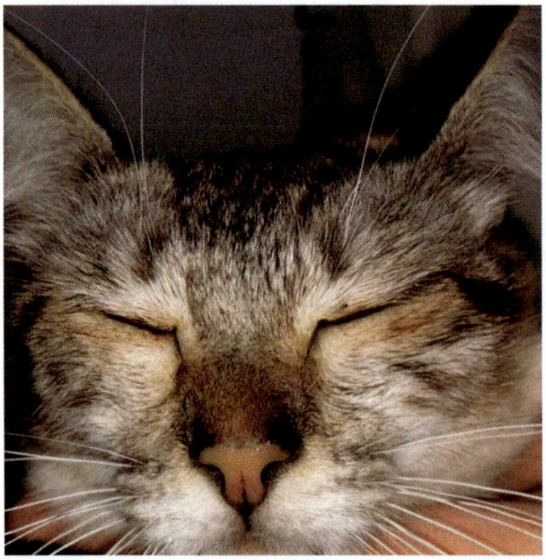

FIGURA 1. Gato com uveíte secundária à infecção pelo FeLV e blefarospasmo importante.

Fonte: imagem cedida por Dra. Angélica de Mendonça Vaz Safatle, Clínica Vetmasters – SP.

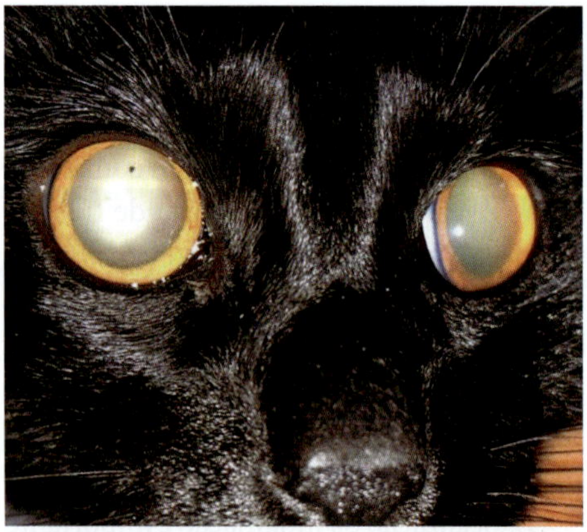

FIGURA 2. Pan-uveíte secundária à PIF. Observar, após midríase medicamentosa, *rubeosis iridis* em ambos os olhos e *flare* (turbidez em humor aquoso do olho esquerdo).

Fonte: imagem cedida por Dra. Angélica de Mendonça Vaz Safatle, Clínica Vetmasters – SP.

CONDUÇÃO DO DIAGNÓSTICO E BUSCA DA CAUSA DA UVEÍTE

Uma vez diagnosticada a inflamação uveal, o próximo passo seria localizar a inflamação, descobrindo se é uma uveíte anterior, posterior ou panuveíte.

Determinar a localização da uveíte é um dos quesitos primordiais na condução do diagnóstico, uma vez que infecções por FIV, traumas e o linfoma tendem a produzir sinais na câmara anterior (Figura 3A e 3B), ao passo que os agentes fúngicos os produzem no segmento posterior e os demais agentes infecciosos, principalmente o vírus da peritonite infecciosa felina, causam a panuveíte.

Como a uveíte é frequentemente secundária a alterações sistêmicas, é de suma importância a realização de exames complementares, como hemograma completo, bioquímica sérica, exames de imagem e urinálise.

Outros testes mais específicos, como provas sorológicas, moleculares (reação em cadeia da polimerase – PCR), citologia ou biópsia podem ser necessários. Todavia, nem sempre a causa da uveíte é definida, o que, na maioria das vezes, a define como idiopática.

A interpretação de testes sorológicos ou PCR no caso da suspeita de uma doença infecciosa como causa da uveíte deve ser feita com cautela, uma vez que a sensibilidade e a especificidade desses testes podem variar bastante, dependendo da infecção pesquisada.

A análise citológica do humor aquoso também pode ser empregada como ferramenta diagnóstica, pois células tumorais podem ser identificadas por essa técnica. Além disso, agentes infecciosos como o *Cryptococcus* spp. também podem ser identificados em análises citológicas do humor aquoso.

A detecção de anticorpos contra agentes infecciosos como *Toxoplasma gondii*, herpesvírus felino tipo 1 ou *Bartonella* spp. no humor aquoso de gatos com uveíte deve

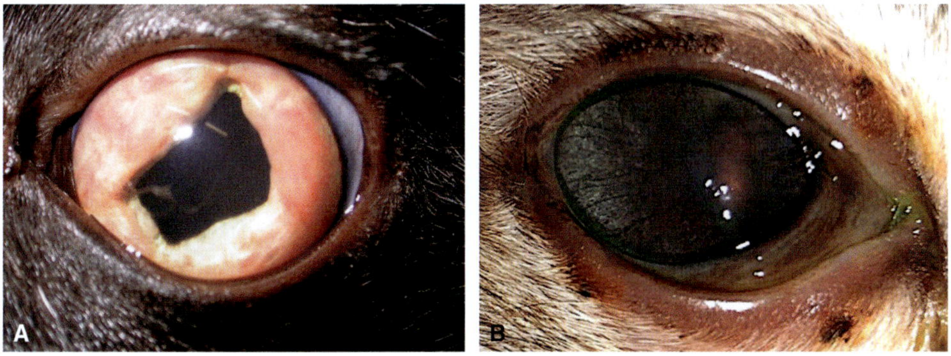

FIGURA 3. **A:** paciente diagnosticado com FIV. Observar abaulamento importante da íris com sinéquia posterior em 360 graus, resultando em irregularidade no orifício pupilar. Além disso, apresenta *rubeosis iridis* e fibrina na câmara anterior. **B:** glaucoma secundário à uveíte em um gato infectado pelo FeLV e com linfoma multicêntrico. Pressão intraocular: 50 mmHg. Observar miose com sinéquia posterior, blefarospasmo importante e íris *bombé*.

Fonte: imagem cedida por Dra. Angélica de Mendonça Vaz Safatle, Clínica Vetmasters – SP.

ser interpretada com cautela, uma vez que a especificidade desses testes costuma ser baixa. É provável que múltiplas doenças infecciosas sistêmicas induzam respostas imunológicas oculares durante a fase aguda da infecção, independentemente da ocorrência da doença ocular.

TRATAMENTO

O tratamento dos pacientes com uveíte deve ser focado nas lesões oculares, mas, sempre que possível, a causa primária também deve ser abordada terapeuticamente.

O tratamento da uveíte anterior com anti-inflamatórios esteroides tópicos é o mais indicado, além de agentes parassimpatolíticos, como o sulfato de atropina, com o objetivo de manter a pupila dilatada e relaxada, evitando-se a possibilidade de sinéquia posterior. A uveíte posterior deve ser tratada com medicamentos sistêmicos, principalmente corticosteroides, no manejo de causas secundárias. A enucleação pode ser indicada em último caso, se não houver resposta à terapia medicamentosa, com o objetivo de aliviar a dor e na tentativa de diagnosticar a causa concomitante primária.

LITERATURA SUGERIDA

Ali KM, Abu-Seida AM, Abuowarda M. Feline ocular toxoplasmosis: seroprevalence, diagnosis and treatment outcome of 60 clinical cases. Pol J Vet Sci. 2021;24(1):51-61.

Colitz CM. Feline uveitis: diagnosis and treatment. Clin Tech Small Anim Pract. 2005;20(2):117-20.

Jinks MR, English RV, Gilger BC. Causes of endogenous uveitis in cats presented to referral clinics in North Carolina. Vet Ophthalmol. 2016;19 Suppl 1(Suppl 1):30-7.

Lappin MR. Feline infectious uveitis. J Feline Med Surg. 2000;2(3):159-63.

Parry N, Maggio F. Uveitis in cats. Top Companion Anim Med. 2007;12(3):70-8.

Shukla AK, Pinard CL. Feline uveitis. Compend Contin Educ Vet. 2012;34(9):E1.

Wegg ML, Jeanes EC, Pollard D, Fleming L, Dawson C. A multicenter retrospective study into endogenous causes of uveitis in cats in the United Kingdom: ninety-two cases. Vet Ophthalmol. 2021;24(6):591-8.

90

Ventroflexão cervical

Christine Souza Martins

O PULO DO GATO

A ventroflexão cervical é um sinal associado a fraqueza muscular em gatos. Não é um sinal muito comum mas, ao ser observado, devemos pensar nas causas mais frequentes: hipocalemia ou deficiência de tiamina.

Outras afecções menos comuns podem estar associadas a esse sinal, e a maioria delas corresponde a desordens neuromusculares ou metabólicas.

Tanto o potássio quanto a tiamina estão prontamente disponíveis para suplementação quando necessário.

A deficiência de tiamina pode estar associada à alimentação com dietas não convencionais ou pobremente balanceadas e essa possibilidade deve ser questionada diretamente.

INTRODUÇÃO

A ventroflexão cervical é classificada como uma postura anômala ou alterada. Alterações posturais podem ser causadas por disfunções esqueléticas, musculares e/ou neurológicas. Um animal hígido também pode alterar sua postura de maneira reacional, por exemplo: um gato tenso ou sob situação de medo ou insegurança pode adotar posturas defensivas ou agressivas típicas.

A ventroflexão cervical é considerada uma alteração funcional e se caracteriza pela postura na qual a cabeça do gato está voltada pra baixo, em direção ao tórax. Eventualmente essa postura pode ser intencional, como nos casos de dor cervical. No entanto, na maioria das vezes essa postura é passiva, sendo uma manifestação de fraqueza muscular generalizada no gato. O nariz está voltado para baixo e o queixo se inclina ao nível da entrada do tórax. O gato tenta levantar os olhos a fim de manter o campo de visão (Figura 1).

Além da ventroflexão, o gato afetado por fraqueza muscular grave apresenta outros sinais, como: protrusão dorsal da escápula quando em estação ou agachado, relutância em se movimentar, membros torácicos rígidos quando tenta se movimentar, postura encurvada e de base ampla quando parado. As miopatias também podem se manifestar com alterações macroscópicas nos músculos, como edemas, hipertrofias ou atrofias.

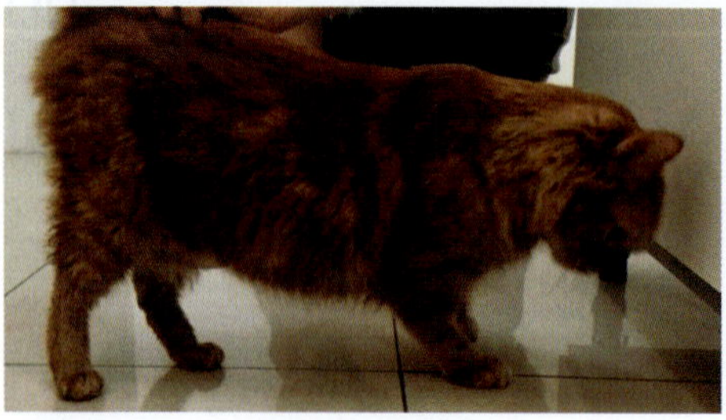

FIGURA 1. Gato demonstrando postura alterada caracterizando ventroflexão cervical passiva.

Fonte: imagem cedida por Dra. Giovana Mazzotti.

CAUSAS

A ventroflexão não é uma apresentação muito comum, mas, quando ocorre nos gatos, devem-se buscar causas neuromusculares primárias ou secundárias (Quadro 1).

ABORDAGEM DIAGNÓSTICA

Dados coletados na anamnese devem nos guiar para diferentes suspeitas diagnósticas. As miopatias hereditárias podem ser mais frequentes em gatos jovens, apresentando outras alterações sistêmicas.

Das causas mais comuns de ventroflexão, certamente a que temos a oportunidade de ver com mais frequência é a chamada miopatia hipocalêmica.

Esse tipo de miopatia pode ser secundária a várias desordens que causam redução drástica dos níveis de potássio. Ao se deparar com um gato exibindo ventroflexão, muitas vezes acompanhada de fraqueza muscular generalizada, é recomendável buscar indicações de desordens associadas com baixos níveis de potássio sérico (Quadro 2). A quantidade total de potássio no organismo é um equilíbrio constante entre o que é ingerido (100%) e o que é excretado (90% pelos rins e o restante nas fezes). Portanto, diminuição na entrada ou aumento de perdas acabam gerando situações de baixa concentração de potássio total. A concentração sérica de potássio também depende de sua translocação entre os

QUADRO 1

Principais causas de ventroflexão cervical nos gatos	
Mais comuns	▪ Miopatia hipocalêmica ▪ Deficiência de tiamina (vitamina B1) ▪ Hipertireoidismo
Menos comuns	▪ Doenças tromboembólicas ▪ Toxoplasmose ▪ *Miastenia gravis* ▪ Polimiosites
Raras	▪ Intoxicações por organofosforados ▪ Miopatias hereditárias (especialmente nas raças Birmanês e Devon Rex) ▪ Hipocalcemia ▪ Desvio portossistêmico ▪ Hipernatremia ▪ Intoxicação por cloreto de amônio ▪ Mielopatia isquêmica ▪ *Diabetes mellitus* ▪ Hiperadrenocorticismo ▪ Hiperaldosteronismo ▪ Idiopática

QUADRO 2

Principais causas de hipocalemia em gatos	
Diminuição da ingestão	▪ Anorexia prolongada ▪ Dieta vegetariana ▪ Ingestão de granulado sanitário à base de bentonita
Causas iatrogênicas	▪ Excesso de fluidoterapia com soluções pobres em potássio por vários dias
Aumento das perdas	▪ Gastrintestinais: vômitos e diarreia ▪ Renais (DRC: dificuldade de reabsorção tubular, acidose tubular, poliúria) ▪ Aumento de excreção após desobstrução uretral ▪ Diurese osmótica: cetoacidose diabética ▪ Fármacos: diuréticos (furosemida, hidroclorotiazida), anfotericina B ▪ Hiperaldosteronismo primário
Translocação do CEC para o CIC	▪ Insulina ▪ Fluidos contendo glicose ▪ Nutrição parenteral ▪ Catecolaminas ▪ Hipotermia ▪ Paralisia periódica hipocalêmica*

* Desordem rara descrita em gatos da raça Birmanês.
CEC: compartimento extracelular; CIC: compartimento intracelular. DRC: doença renal crônica.

compartimentos intracelular e os líquidos extracelulares (interstício e sangue).

Cerca de 90 a 95% de todo o potássio no organismo está localizado dentro das células, representando o principal cátion intracelular. Uma das funções mais importantes do potássio intracelular é a geração do potencial de repouso da membrana celular. Em sua ausência, a membrana se mantém hiperpolarizada, diminuindo sua excitabilidade e sua capacidade de gerar contrações, efeito facilmente observado nos músculos cardíaco e esquelético.

Os valores de referência para o potássio sérico vão depender da metodologia e do tipo de amostra coletada. Geralmente variam entre 4,0 e 5,5 mEq/L em gatos normais, entretanto, recomenda-se observar os valores fornecidos pelo laboratório.

Uma hipocalemia é classificada como moderada quando apresenta valores séricos entre 2,5 e 3,0 mEq/L e é considerada grave com valores menores que 2,5 mEq/L. Porém, já podem ocorrer sinais clínicos quando as concentrações de potássio estiverem menores que 3,5 mEq/L. Além dos sinais neuromusculares descritos, hipocalemias importantes podem causar taquiarritmias ventriculares e supraventriculares graves.

Depois de uma anamnese detalhada na busca de fatores que possam estar interferindo no consumo de potássio ou no aumento das perdas, podemos nos concentrar nas causas mais frequentes, como a doença renal crônica (DRC). A bioquímica sanguínea e a urinálise já podem trazer as informações mais importantes necessárias para a investigação.

Outra causa de ventroflexão que deve ser verificada é a deficiência de tiamina (vitamina B1). Esse tipo de deficiência só ocorre em situações especiais e essas possibilidades devem ser especuladas na anamnese. A tiamina é uma vitamina hidrossolúvel, considerada nutriente essencial, isto é, ela não é sintetizada no organismo e, portanto, deve ser consumida na dieta. Ela tem papel fundamental no metabolismo de carboidratos e sua deficiência pode causar bloqueios nas vias aeróbicas de metabolismo, com especial atenção às do sistema nervoso central. Os gatos são mais suscetíveis à deficiência de tiamina, em comparação aos cães, pois apresentam um requerimento três vezes maior dessa vitamina.

A ventroflexão associada à deficiência de tiamina tende a manter os músculos mais rígidos em comparação à fraqueza muscular mais flácida na deficiência de potássio. Além disso, a deficiência de tiamina pode causar outros sinais neurológicos, como convulsões, perda de orientação espacial, alterações de comportamento, *head tilt*, pedalagem e opistótono e, se não tratado a tempo, o gato pode entrar em coma e morrer.

Os principais mecanismos associados com a deficiência de tiamina estão ligados principalmente a inadequações da dieta, mas outros fatores podem estar envolvidos (Quadro 3).

Considerando os inúmeros fatores ligados à dieta nos casos de deficiência de tiamina, torna-se fundamental uma anamnese dietética detalhada, envolvendo todo tipo de alimento fornecido ao gato ou a que ele tenha acesso. Especial atenção deve ser dada a proprietários que fornecem alimentos chamados "naturais". É necessário certificar-se de que alimentos não convencionais estejam sendo preparados com a orientação de um profissional capacitado.

Ainda é possível encontrar vários relatos pelo mundo de episódios de *recall* de alimentos produzidos para gatos, supostamente balanceados, mas que apresentaram vários tipos de deficiência, inclusive de tiamina.

Além da investigação minuciosa da dieta, quando existe a possibilidade, mesmo que pequena, de que a deficiência de tiamina esteja presente, pode-se fazer uma suplementação de tiamina injetável. Se realmente houver falta

QUADRO 3

Principais causas de deficiência de tiamina	
Deficiência de absorção	▪ Enteropatias crônicas
Aumento da excreção	▪ Condições associadas à poliúria
Fatores dietéticos	▪ Dietas deficientes ▪ Dietas não convencionais (cruas, preparadas em casa sem orientação profissional etc.) ▪ Altos teores de carboidratos ▪ Armazenamento prolongado de dietas secas ou más condições de armazenamento (excesso de calor, umidade, exposição ao ar) ▪ Consumo excessivo de peixe cru (contém tiaminase) ▪ Aditivos alimentares à base de enxofre, usados como conservantes de produtos alimentícios ▪ Processamento industrial errôneo (altas temperaturas inativam a tiamina)
Fármacos	▪ Diuréticos (aumentam a excreção) ▪ Pirimetamina

de tiamina, os sinais clínicos podem melhorar bastante em 24 horas. Não há efeitos adversos associados a essa prática, mas devem ser escolhidos produtos de boa qualidade.

As endocrinopatias mais comumente relacionadas à ventroflexão são o *diabetes mellitus* e o hipertireoidismo, portanto, as investigações laboratoriais devem contemplar essas suspeitas. Gatos com hipocalemia e hipertensão arterial, após descartadas as causas mais frequentes, devem ser investigados para a possibilidade de hiperaldosteronismo (inicialmente por avaliação ultrassonográfica das adrenais).

MANEJO

O tratamento da causa de base sempre representa a melhor abordagem terapêutica. As deficiências de potássio e tiamina devem ser corrigidas imediatamente, a fim de evitar consequências sérias e agravamento dos sinais (Tabela 1).

Para fins de cálculo, considere que 1 g (1.000 mg) de cloreto de potássio corresponde a 13,4 mEq de potássio.

Se a hipocalemia estiver relacionada com anorexia, o restabelecimento do consumo alimentar pode corrigir rapidamente o déficit, sem a necessidade de suplementação injetável. Se as perdas forem contínuas, como no caso da DRC, pode haver necessidade de suplementação em longo prazo, por via oral.

Deve-se tomar extremo cuidado na suplementação do potássio na fluidoterapia via intravenosa, pois o cloreto de potássio, se administrado em *bolus* ou muito rápido, pode causar parada cardíaca. Além do cálculo da dose total, é preciso se certificar da correta velocidade de infusão. Não é recomendável fazer suplementação intravenosa se uma bomba de infusão (ou de seringa) não estiver disponível ou se o gato tiver de ficar um período sem supervisão.

Outro cuidado é a verificação da concentração da solução de cloreto de potássio a ser acrescentada ao fluido. São comercializadas soluções de 10, de 15 e de 19,1%. Recomenda-se, então, que os cálculos sejam feitos individualmente e nunca estabelecer volumes-padrão em mL, para não gerar excessos na suplementação.

TABELA 1 Manejo terapêutico de causas de ventroflexão

Suplementação de tiamina	▪ 25-50 mg/gato PO q. 24h ou ▪ 12,5-25 mg/gato IM ou SC q. 24h ▪ Fazer a suplementação por uma semana enquanto a dieta é corrigida	
Suplementação de potássio	Concentração sérica de potássio (mEq/L)	Quantidade de potássio (em mEq) para cada 250 mL de fluido*
	< 2,0	20
	2,1-2,5	15
	2,6-3,0	10
	3,1-3,5	7
	> 3,5	5

* Não ultrapassar a velocidade de 0,5 mEq/kg/h.

Gatos com DRC podem receber suplementação oral de citrato ou gluconato de potássio ou, se necessário, a solução de cloreto de potássio pode ser acrescentada na fluidoterapia subcutânea (máximo de 30 mEq/L de solução). O citrato tem efeito adicional alcalinizante, que pode ser indicado para gatos nefropatas com tendência à acidose.

Eventualmente, o gato com hipocalemia pode ter outros distúrbios eletrolíticos. Considera-se inclusive que um gato hipocalêmico refratário à suplementação de potássio pode estar sofrendo com baixas concentrações de magnésio, necessitando, portanto, repor esse eletrólito também.

Quando for suplementar a tiamina, é necessário ter atenção às concentrações específicas dessa vitamina nos produtos denominados "complexo B", pois elas podem variar entre diferentes marcas, sendo às vezes muito pequenas diante da necessidade específica (mais comum: 4 mg/mL). O ideal é utilizar produtos contendo apenas tiamina (cerca de 100 mg/mL).

LITERATURA SUGERIDA

Chang YP, Chiu PY, Lin CT, Liu IH, Liu CH. Outbreak of thiamine deficiency in cats associated with the feeding of defective dry food. J Feline Med Surg. 2017;19(4):336-43.

Colleran EJ. Cervical ventroflexion. In: Norsworthy GD, editor. The feline patient. 5. ed. Hoboken: Wiley-Blackwell; 2018. p. 80-1.

DiBartola SP, de Morais HA. Disorders of potassium: hypokalemia and hyperkalemia. In: DiBartola SP, editor. Fluid, electrolyte, and acid-base disorders. 4. ed. St. Louis: Elsevier; 2012. p.92-119.

Englar RE. Cervical ventroflexion. In: Englar RE, editor. Common clinical presentation in dogs and cats. Hoboken: Wiley-Blackwell; 2019. p.833-42.

Kogika MM, de Morais HA. A quick reference on hypokalemia. Vet Clin North Am Small Anim Pract. 2017;47(2):229-34.

Markovich JE, Heinze CR, Freeman LM. Thiamine deficiency in dogs and cats. J Am Vet Med Assoc. 2013;243(5):649-56.

Murphy K, Hibbert A. The flat cat: 2. the emergency database and management of common metabolic abnormalities. J Feline Med Surg. 2013;15(3):189-99.

Nghiem P, Platt S, Schatzberg S. The weak cat. Practical approach and common neurological differentials. J Feline Med Surg. 2009;11(5):373-83.

Volk HA, Shihab N, Matiasek K. Neuromuscular disorders in the cat: clinical approach to weakness. J Feline Med Surg. 2011;13(11):837-49.

91
Vômitos

Christine Souza Martins

O PULO DO GATO

O vômito é uma queixa bastante comum na clínica de felinos, mas não deve ser encarado como normal ou irrelevante. Na maioria das vezes, as causas agudas são facilmente encontradas com uma boa anamnese, sendo frequentemente relacionadas com dieta, infecções ou irritações gástricas recentes.

Já as causas de vômito crônico necessitam de investigações mais detalhadas e, muitas vezes, invasivas, fato que deve ser esclarecido ao proprietário.

Gatos adultos, de meia-idade e idosos são mais propensos a vômitos crônicos relacionados a doenças sistêmicas, nessa faixa etária, também deve ser dada especial atenção a doenças intestinais crônicas.

O fato de atualmente estarem disponíveis antieméticos muito potentes não nos isenta da responsabilidade de buscar as causas do vômito.

INTRODUÇÃO

O vômito (ou êmese) é definido como a expulsão ativa de conteúdo gástrico (e muitas vezes duodenal), por meio de contrações espásticas, involuntárias e potentes da musculatura abdominal. Além das contrações abdominais, ele é caracterizado por fases prodrômicas ou premonitórias: a náusea, a ânsia e o vômito propriamente dito. Essas características o tornam bastante diferente da regurgitação, não devendo ser confundidos (ver capítulo 82 – Regurgitação/disfagia).

É considerado uma ocorrência frequente nos gatos, a ponto de ser chamado de "normal" ou esperado, gerando estereótipos e diminuindo o valor do vômito como sinal de doença, que, como tal, deve sempre ser investigado.

O vômito é considerado um mecanismo reflexo intricado que evoluiu com o objetivo de proteger os animais de substâncias tóxicas ingeridas. Mas sua importância clínica vai além, visto que está envolvido em inúmeras condições patológicas, muitas vezes como consequência, outras como causa. O reflexo do vômito possui origens diversas, mas tem um controle central, o centro do vômito (CV), localizado no tronco cerebral. O controle central é importante pois, além de desencadear as contrações abdominais, coordena os movimentos respiratórios, o fechamento da epiglote e as reações posturais do animal consciente com o objetivo de evitar efeitos adversos do ato de vomitar (aspiração do conteúdo ácido do estômago).

Os diversos estímulos que dão origem ao vômito transitam por vias neurais ou humorais (Figura 1). Os estímulos que chegam ao CV pelas vias neurais se originam em pelo menos quatro locais diferentes: 1) os centros corticais superiores; 2) o aparelho vestibular; 3) os receptores periféricos (viscerais, principalmente do trato digestório); e 4) a zona de gatilho quimiorreceptora (ZGQ). A ZGQ representa a via humoral, pois os estímulos ao vômito chegam até ela via hematógena, visto que, sendo localizada na área postrema, está fora da barreira hematoencefálica e inúmeros receptores ali presentes interagem com diversas substâncias presentes no sangue (toxinas endógenas e exógenas, fármacos, eletrólitos). Pode-se dizer que ela "traduz" os estímulos químicos (humorais) em estímulo neural ao fazer sua conexão com o CV.

O vômito no gato pode ter causas banais e autolimitantes ou ser o primeiro indício de doenças graves, tanto gastrintestinais quanto sistêmicas. De qualquer maneira, esse sinal não deve ser ignorado, mas sim monitorado e eventualmente manejado para conforto e bem-estar do paciente.

ABORDAGEM DIAGNÓSTICA

Antes de iniciar a avaliação diagnóstica e o manejo terapêutico do gato vomitando, deve-se fazer a diferenciação com a regurgitação. Apesar de não ocorrer com a mesma frequência que os vômitos, não se deve atrasar a investigação com suposições equivocadas (ver capítulo 82 – Regurgitação/disfagia). Vômitos ocorrem por razões muito diversas nos gatos, podendo estar relacionados a doenças sistêmicas, metabólicas, endócrinas e, evidentemente, afecções gastrintestinais (Quadro 1).

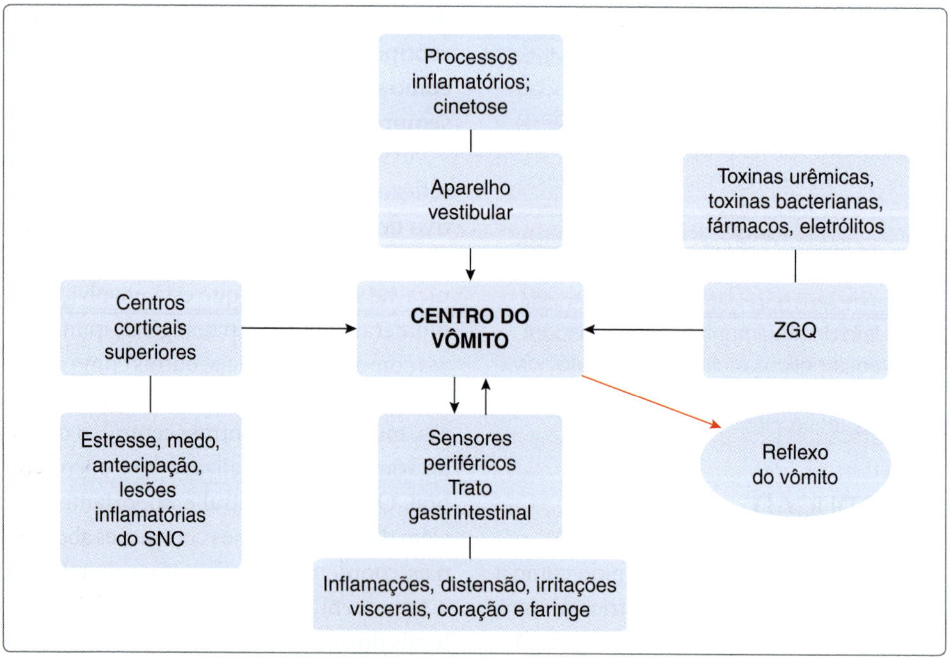

FIGURA 1. Resumo esquemático dos diversos estímulos para o vômito.
SNC: sistema nervoso central; ZGQ: zona de gatilho quimiorreceptora.

QUADRO 1

Causas potenciais de vômitos nos gatos	
Afecções não gastrintestinais, extra-abdominais	
Doenças metabólicas	▪ Síndrome urêmica (DRC ou obstrução uretral) ▪ Insuficiência hepática ▪ Alterações eletrolíticas ▪ Distúrbios acidobásicos
Desordens endócrinas	▪ Diabetes descompensado (cetoacidose) ▪ Hipertireoidismo* ▪ Hipoadrenocorticismo**
Desordens neurológicas	▪ Encefalites/meningites** ▪ Aumento de pressão intracraniana (neoplasias, hidrocefalia) ▪ Doença vestibular
Fármacos ou toxinas*	▪ Quimioterápicos ▪ α2-agonistas (xilazina, dexmedetomidina) ▪ Anti-inflamatórios ▪ Digitálicos ▪ Inseticidas (organofosforados, piretroides) ▪ Plantas ▪ Metais pesados (chumbo, cobre, zinco) ▪ Antibióticos (eritromicina) ▪ Ácido tranexâmico
Outras	▪ Sepse ▪ Falência múltipla de órgãos ▪ Desordens de comportamento ▪ Dor
Afecções não gastrintestinais, intra-abdominais	
Desordens na cavidade peritoneal	▪ Peritonite (diferentes etiologias)
Doenças hepatobiliares (primárias e secundárias)	▪ Colangites* ▪ Lipidose
Doença pancreática	▪ Pancreatite aguda ou crônica
Desordens geniturinárias	▪ Ruptura de vias urinárias ▪ Nefrólitos (causando dor) ▪ Piometra
Afecções gastrintestinais	
Influenciadas pela dieta	▪ Indiscrições ▪ Intolerâncias ▪ Alergias
Inflamações	▪ Gastrites ▪ Doença intestinal inflamatória* ▪ Gastroenterites agudas ▪ Ulcerações gastroduodenais
Neoplasias	▪ Linfoma e outras neoplasias primárias
Obstruções	▪ Corpos estranhos ▪ Neoplasias ▪ Estenoses ▪ Hipertrofia pilórica
Desordens de motilidade	▪ Atraso no esvaziamento gástrico ▪ Íleo paralítico ▪ Constipação/megacólon ▪ Hipocalemia

* Causas comuns. ** Causas incomuns ou raras.

Ao fazermos nossa lista de diagnóstico diferencial para o vômito, as suspeitas iniciais devem ser baseadas nas características da resenha (idade, raça, ambiente) e na anamnese detalhada, especialmente as informações sobre a dieta. A partir daí, pode-se supor se a origem está "dentro" ou "fora" do trato gastrintestinal, evitando exames complementares inúteis. A abordagem também deve ser diferente quando se considera se o vômito é agudo ou crônico (mais de 2 ou 3 semanas de duração).

Outro tópico que merece atenção especial do clínico é a anamnese nas consultas de rotina para os gatos adultos. Recomenda-se abordar ativamente a possibilidade de vômito, visto que muitos proprietários acham que é normal vomitar tricobezoares. De fato, muitos respondem que o gato não vomita nunca, "exceto bolas de pelo". Mais importante que o fato de vomitar pelos é saber se está havendo aumento de frequência desse tipo de vômito. A investigação tem de procurar saber também se há algum motivo para o gato estar ingerindo mais pelos que o usual (Figura 2). De qualquer forma, a frequência aumentada é mais importante que o conteúdo do vômito.

Os vômitos agudos devem ser investigados em relação a eventos recentes, como exposição a toxinas, mudanças de alimentação ou de ambiente e possibilidade de ingestão de corpos estranhos, especialmente em gatos jovens e nos que têm acesso ao meio externo (Figura 3).

A investigação dos vômitos crônicos pode ser bastante semelhante aos casos de diarreia crônica (ver capítulo 49 – Diarreia), com especial atenção aos gatos idosos. Nos casos de vômitos crônicos, as possibilidades de doenças sistêmicas devem ser prontamente descartadas antes de prosseguir para investigações de causas gastrintestinais.

> Em casos de gatos idosos com aumento da frequência de vômitos e emagrecimento lento, após descartadas as causas sistêmicas, deve-se procurar a doença no intestino.

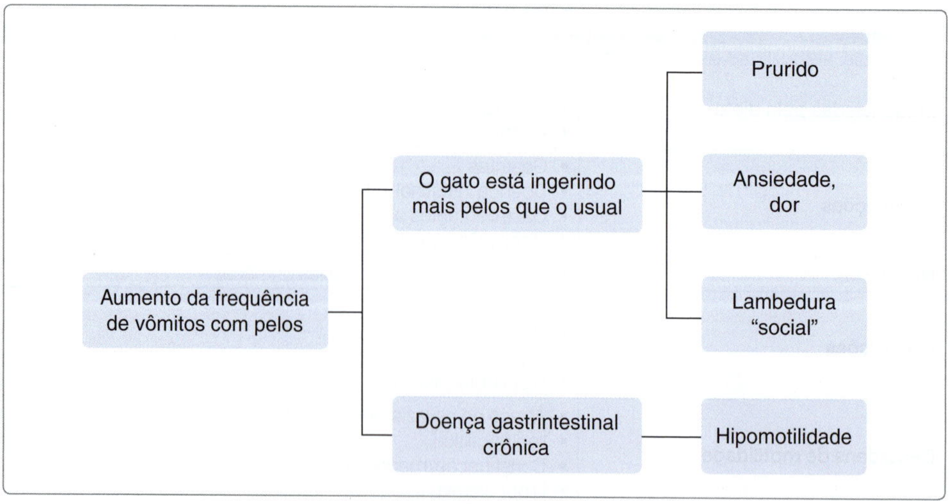

FIGURA 2. Fluxograma de investigação do aumento da frequência dos vômitos com pelos.

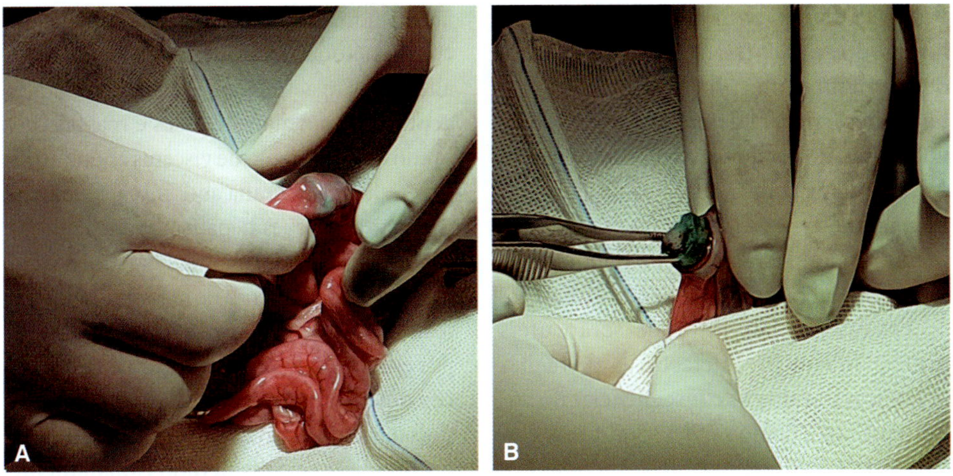

FIGURA 3. **A, B:** imagens da cirurgia para retirada de corpo estranho intestinal de um gato de 4 meses de idade, apresentado com queixa de vômito agudo. O filhote havia sido visto comendo pedaços de tapete de material emborrachado.

Fonte: arquivo pessoal da autora.

Após a obtenção das informações mais relevantes na anamnese geral, deve-se gastar tempo considerável na obtenção de detalhes da dieta.

A descrição do aspecto do vômito também é importante, especialmente nos casos em que a presença de sangue representa lesões ulcerativas, de etiologias variadas, sugerindo maior gravidade (ver capítulo 58 – Hematêmese/hemoptise/epistaxe). Nos vômitos agudos, o aspecto já pode indicar a causa, nos casos de ingestão de substâncias ou materiais irritantes (Figura 4).

A realização de um minucioso exame físico também é essencial. Deve incluir exame detalhado da cavidade oral, observando coloração e umidade da mucosa, presença de ulcerações e inflamações locais e checar a possibilidade de corpo estranho linear preso embaixo da língua. A palpação abdominal bem executada também pode ser bastante informativa, podendo evidenciar

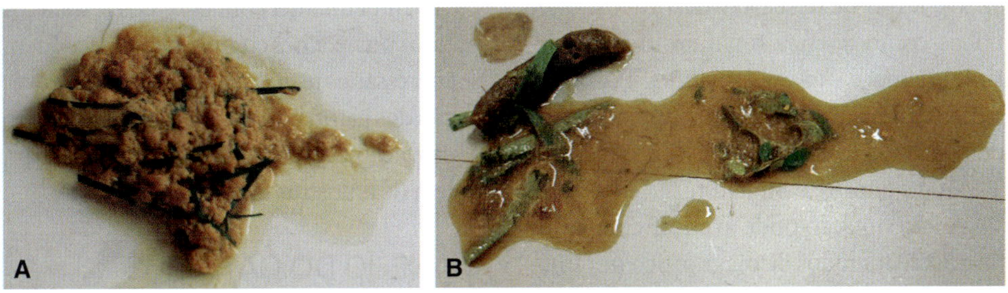

FIGURA 4. Vômitos agudos em gatos. **A:** vômito de gato jovem sem acesso ao meio externo que havia mastigado e engolido material plástico da árvore de Natal. **B:** vômito de gato adulto com acesso ao meio externo após ingerir grama e expulsar um tricobezoar no processo.

Fonte: arquivo pessoal da autora.

presença de dor, aumentos de volume de linfonodos mesentéricos ou de espessura de segmentos intestinais. O exame físico também serve para determinar o estado de hidratação do paciente, seu escore corporal e, juntamente com as informações obtidas na anamnese, ser um guia na escolha dos métodos complementares de diagnóstico, sejam eles laboratoriais, sejam de imagem.

Os exames laboratoriais serão úteis principalmente para detectar as alterações sistêmicas e avaliar as consequências do vômito crônico, como os desequilíbrios eletrolíticos e acidobásicos. Recomenda-se a realização de hemograma completo, bem como perfil bioquímico sanguíneo: ureia, creatinina, alanina aminotransferase (ALT), fosfatase alcalina, gamaglutamiltransferase (GGT), bilirrubina e eletrólitos. O achado de hipocloremia, hipocalemia, hiponatremia e hipofosfatemia pode ocorrer como consequência dos vômitos frequentes, enquanto hipercalcemia e hiperfosfatemia geralmente refletem doenças subjacentes. Já no começo da investigação pode ser indicado o teste rápido da imunorreatividade da lipase pancreática (fPLI), tendo em vista que as pancreatites não possuem uma apresentação típica nos gatos.

Gatos de meia-idade e idosos devem ser submetidos a testes diagnósticos mais avançados, a fim de descartar desordens sistêmicas como doença renal crônica, hipertireoidismo e *diabetes mellitus*. Portanto, dependendo dos resultados iniciais, também se deve realizar urinálise, dosagem de T4 total e glicemia em jejum.

A investigação pode avançar com a utilização de métodos de diagnóstico por imagem. Deve-se ter em mente, contudo, que eles são complementares e o ideal é escolher aqueles que se considera que darão mais informações para agregar aos dados já coletados. A radiografia abdominal é útil como método de triagem e para descartar alterações relacionadas a corpos estranhos, acúmulos anormais de gases e massas causando deslocamento de vísceras abdominais.

A ultrassonografia abdominal é útil para detectar alterações hepáticas, pancreáticas e espessamentos anormais nas paredes das vísceras, além da presença de massas, linfonodos reativos, líquido livre peritoneal e alguns corpos estranhos. **Os achados ultrassonográficos devem ser interpretados com cautela, pois o método carece de sensibilidade e especificidade se considerado isoladamente.** Já foi demonstrado, por exemplo, que os achados ultrassonográficos não são capazes de diferenciar enteropatias inflamatórias crônicas de linfoma alimentar, mas contribuem na tomada de decisão para a realização de biópsia cirúrgica nos gatos afetados.

A decisão de solicitar exame endoscópico deve ser bastante ponderada, visto que a técnica só consegue avaliar lesões presentes nas mucosas do estômago e duodeno. Se houver espessamentos em camadas mais profundas (submucosa, muscular ou serosa) ou as alterações patológicas estiverem no jejuno, íleo, fígado ou pâncreas, não há indicação para o exame. Portanto, resultados negativos não são capazes de descartar doenças infiltrativas (inflamatórias ou neoplásicas).

Eventualmente, com base nos resultados obtidos nos exames complementares, podem ser necessárias técnicas mais invasivas de avaliação dos gatos com vômitos crônicos, como a realização de laparotomia exploratória para coleta de amostras para biópsia.

MANEJO DO GATO QUE VOMITA

Levando em consideração que o vômito é um mecanismo de defesa natural e uma clara indicação de que algo errado está acontecendo, o manejo do gato que vomita não objetiva apenas cessar o vômito, mas sim repor as perdas secundárias e manter o bem-estar do paciente, enquanto prosseguimos com nossa investigação diagnóstica.

As principais modalidades de manejo para o controle do vômito são os tratamentos de suporte, sintomático e específico. O tratamento específico é sempre o principal foco, isto é, tratar a causa de base, seja ela sistêmica, seja gastrintestinal.

A reposição hidroeletrolítica é bastante importante para a manutenção do estado hemodinâmico do paciente. Além da óbvia perda hídrica, vômitos frequentes também causam perda de secreções gástricas e duodenais contendo potássio, cloreto e sódio. Sabe-se que baixos níveis de potássio causam hipomotilidade gastrintestinal, predispondo o paciente a mais vômitos. A fluidoterapia de suporte deve sempre levar em consideração a reposição desse eletrólito. A via de reposição hídrica deve ser escolhida de acordo com o grau de desidratação do animal, sendo aceitáveis as vias intravenosa ou subcutânea. O fluido de escolha na maioria dos casos é a solução de Ringer's com lactato de sódio, exceto se houver alguma contraindicação específica.

O manejo dietético do gato vomitando também pode contribuir para a melhora dos sinais. O jejum raramente é indicado, a não ser nos vômitos agudos causados por sobrecarga alimentar e, mesmo assim, não deve passar de 24 horas. **Não há recomendação de jejum no vômito crônico**. Uma opção pode ser usar uma dieta de alta digestibilidade, que deixará poucos resíduos e não causará fermentação ou distensão excessiva do trato digestório. Outra estratégia seria usar uma dieta hidrolisada (hipoalergênica), na tentativa de diminuir as reações imunológicas nas gastroenterites crônicas. Dietas úmidas e com teores moderados de gordura aceleram o esvaziamento gástrico, podendo contribuir para diminuir os episódios de vômito.

O manejo sintomático pode ser necessário para manter o bem-estar do paciente, melhorar o apetite e ganhar tempo até a determinação do diagnóstico definitivo. Esse tratamento consiste no uso de antieméticos e procinéticos. Os inibidores da secreção ácida também podem ser acrescentados na terapêutica do gato que vomita, mas devem ser reservados para casos de risco ou na presença de ulceração gastroduodenal, não usados apenas como "protetores gástricos", considerando que não são totalmente isentos de efeitos adversos (Tabela 1).

Para gatos que estão vomitando, a necessidade da restrição de medicamentos por via oral é óbvia e, muitas vezes, o benefício potencial acaba sendo anulado pela péssima palatabilidade da formulação oral e pelo estresse da administração. Por isso, dá-se preferência às formas injetáveis. A escolha da melhor combinação de medicamentos antieméticos deverá estar de acordo com os mecanismos fisiopatológicos que desencadearam o vômito naquele paciente específico, a urgência e a necessidade do controle do vômito e da náusea associada. **Deve-se lembrar que a náusea é uma causa importante de anorexia, estando ou não associada com vômitos frequentes**.

Um antiemético potente como o maropitant é capaz de cessar vômitos até mesmo relacionados à presença de corpos estranhos, por isso são necessárias cautela e observação para não mascarar a real causa do vômito e colocar o paciente sob risco de agravamento do quadro.

TABELA 1 Principais fármacos que podem ser utilizados no manejo do gato que apresenta vômitos

Fármaco	Dosagens	Observações
Metoclopramida	▪ 0,2-0,5 mg/kg q. 8h (SC ou PO) ou 1-2 mg/kg/dia em infusão contínua	▪ Antiemético fraco, efeito procinético pode ser útil. Alguns gatos apresentam sinais extrapiramidais (desorientação)
Ondansetrona	▪ 0,5-1,0 mg/kg, q. 12h (IV, IM, SC ou PO)	▪ Potente antiemético, bom para manejo da náusea
Maropitant	▪ 1 mg/kg q. 24h (SC ou PO)	▪ Potente antiemético, também tem efeito analgésico visceral
Mirtazapina	▪ 1,8 mg/gato q. 24-48h	▪ Melhora a náusea, atua para aumentar o apetite. Efeitos adversos: alterações de comportamento, hiperatividade, tremores musculares
Clorpromazina	▪ 0,1-0,5 mg/kg q. 6-8h SC ou IM	▪ Potente antiemético. Pode causar hipotensão, sedação e diminuição do limiar convulsivo
Famotidina	▪ 1 mg/kg q. 12h	▪ Bloqueador H2 da secreção ácida, importante nos casos de úlcera ou esofagite
Omeprazol	▪ 1 mg/kg q. 12h	▪ Potente inibidor da secreção ácida, importante nos casos de úlcera ou esofagite. Não é ideal para uso prolongado

LITERATURA SUGERIDA

Baral RM. Approach to the vomiting cat. In: Little S, ed. The cat: clinical medicine and management. St. Louis: Saunders; 2012. p.426-31.

Batchelor DJ, Devauchelle P, Elliott J, Elwood CM, Freiche V, Gualtieri M, et al. Mechanisms, causes, investigation and management of vomiting disorders in cats: a literature review. J Feline Med Surg. 2013;15(4):237-65.

Cannon M. Hair balls in cats: a normal nuisance or a sign that something is wrong? J Feline Med Surg. 2013;15(1):21-9.

Griffin S. Feline abdominal ultrasonography: What's normal? What's abnormal? The diseased gastrointestinal tract. J Feline Med Surg. 2019;21(11):1047-60.

Kathrani A, Church DB, Brodbelt DC, Pegram C, O'Neill DG. The use of hydrolysed diets for vomiting and/or diarrhoea in cats in primary veterinary practice. J Small Anim Pract. 2020;61(12):723-31.

Marks SL, Kook PH, Papich MG, Tolbert MK, Willard MD. ACVIM consensus statement: Support for rational administration of gastrointestinal protectants to dogs and cats. J Vet Intern Med. 2018;32(6):1823-40.

Marsilio S. Feline chronic enteropathy. J Small Anim Pract. 2021;62(6):409-19.

Neiger R, Robertson E, Stengel C. Gastrointestinal endoscopy in the cat: diagnostics and therapeutics. J Feline Med Surg. 2013;15(11):993-1005.

Norsworthy GD, Estep JS, Hollinger C, Steiner JM, Lavallee JO, Gassler LN, et al. Prevalence and underlying causes of histologic abnormalities in cats suspected to have chronic small bowel disease: 300 cases (2008-2013). J Am Vet Med Assoc. 2015;247(6):629-35.

Washabau RJ. Vomiting. In: Washabau RJ, Day MJ, editors. Canine and feline gastroenterology. St. Louis: Elsevier Saunders; 2013.

SEÇÃO IV

Procedimentos clínicos

Administração de medicamentos

Christine Souza Martins

O PULO DO GATO

A administração de medicamentos nos gatos não precisa ser um pesadelo nem para o veterinário nem para o proprietário, desde que sejam seguidas regras simples na hora da prescrição e nos procedimentos de administração.

Deve-se evitar ao máximo a prescrição de medicamentos desnecessários ou redundantes.

Os proprietários devem ser esclarecidos e instruídos a respeito das técnicas de administração de medicamentos, a fim de estimular a aderência ao tratamento e aumentar as chances de sucesso.

Por mais fácil que possa parecer, não se deve assumir que as pessoas serão capazes de usar qualquer medicamento da maneira correta, mesmo os de uso tópico.

INTRODUÇÃO

Qualquer pessoa que já tenha tentado dar um medicamento contra a vontade de um gato quase sempre sabe o desafio que isso representa. Nossa obrigação como médicos-veterinários é não adicionar dificuldades ou riscos para o proprietário na hora da medicação, a fim de estimular o engajamento e a aderência ao tratamento. Assim como quando os animais estão internados e a administração de medicamentos está sob nossa responsabilidade, a escolha da melhor via, da maneira mais gentil e menos estressante de medicar, pode fazer toda a diferença no prognóstico de recuperação e no bem-estar do paciente.

Nossa responsabilidade começa no momento da prescrição ou indicação de um regime terapêutico. Infelizmente, é bastante comum o médico-veterinário sem um diagnóstico final prescrever quantidade e variedade absurdas de medicamentos, muitas vezes inúteis, na tentativa de "acertar". A decisão quanto ao regime terapêutico começa na determinação da necessidade absoluta daquele fármaco, na escolha da via de administração e do produto farmacêutico específico.

Obviamente, qualquer escolha de medicamentos a serem utilizados no paciente felino também deve levar em consideração as características fisiológicas, anatômicas e comportamentais do gato. Recomenda-se fortemente a leitura do capítulo 13 – Particularidades da terapêutica.

VIAS DE ADMINISTRAÇÃO

A escolha da via de administração de medicamentos deve considerar vários fatores inerentes ao paciente felino e não apenas a conveniência para o médico-veterinário ou as indicações da bula.

Administração de medicamentos orais

A maior frequência de prescrições na Medicina Veterinária é de medicamentos de uso oral. No caso do paciente felino, nunca é demais enfatizar que "menos é mais", no sentido de que, quanto menos medicamentos, menores volumes e menores frequências, maior a possibilidade de aderência por parte do proprietário e menor estresse ao gato.

O médico veterinário deve conhecer pessoalmente a forma farmacêutica que está prescrevendo. Deve-se tocar, cheirar, visualizar o tamanho real (no caso de comprimidos e cápsulas) e ter uma nítida percepção da facilidade, ou dificuldade real, na administração do medicamento escolhido. No caso de comprimidos, é necessário ter certeza de que é possível alcançar a dose desejada sem fragmentar o comprimido ou, se for necessário fragmentá-lo, se isso é possível ou se vai interferir na eficácia do fármaco. Já foi demonstrado que a concentração dos princípios ativos de comprimidos fragmentados pode variar conforme o tipo de comprimido e a técnica de fragmentação, podendo levar a dosagens inadequadas, menores ou maiores que o recomendado (Figura 1).

Também é útil questionar os proprietários quanto às reações do gato ao receber aquele medicamento. A noção de medicamento "palatável" pode ter significados muito diferentes para os gatos, em comparação aos cães e seres humanos. Os gatos costumam reagir prontamente a uma medicação pouco palatável demonstrando salivação profusa e até ânsia de vômito. Infelizmente, a indústria farmacêutica veterinária raramente leva em consideração as

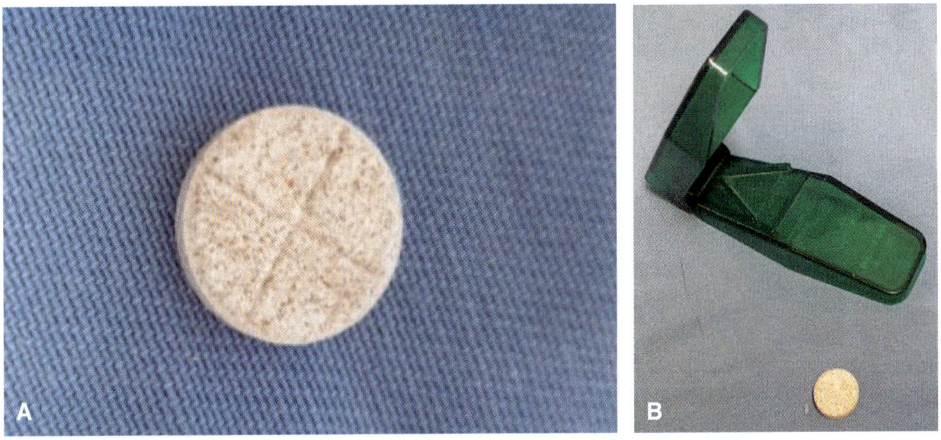

FIGURA 1. **A:** comprimido bissulcado, que permite ser partido em até quatro frações, o que pode ser feito com uma lâmina ou com um cortador de comprimido. **B:** modelo de cortador de comprimido que pode ser utilizado.

Fonte: arquivo pessoal da autora.

particularidades do gato na formulação dos produtos comerciais, obrigando o médico--veterinário a recorrer a medicamentos para uso humano ou às fórmulas manipuladas.

Caso aquele medicamento realmente seja o escolhido para nossa prescrição, o próximo passo é nos certificarmos de que o proprietário consegue fazer a administração. Pode-se demonstrar ao vivo, preparar cartilhas ou tutoriais em vídeo para treinar os proprietários ou cuidadores (Figura 2 e 3). As técnicas de administração podem variar ligeiramente se o medicamento é líquido ou em comprimidos (Quadro 1).

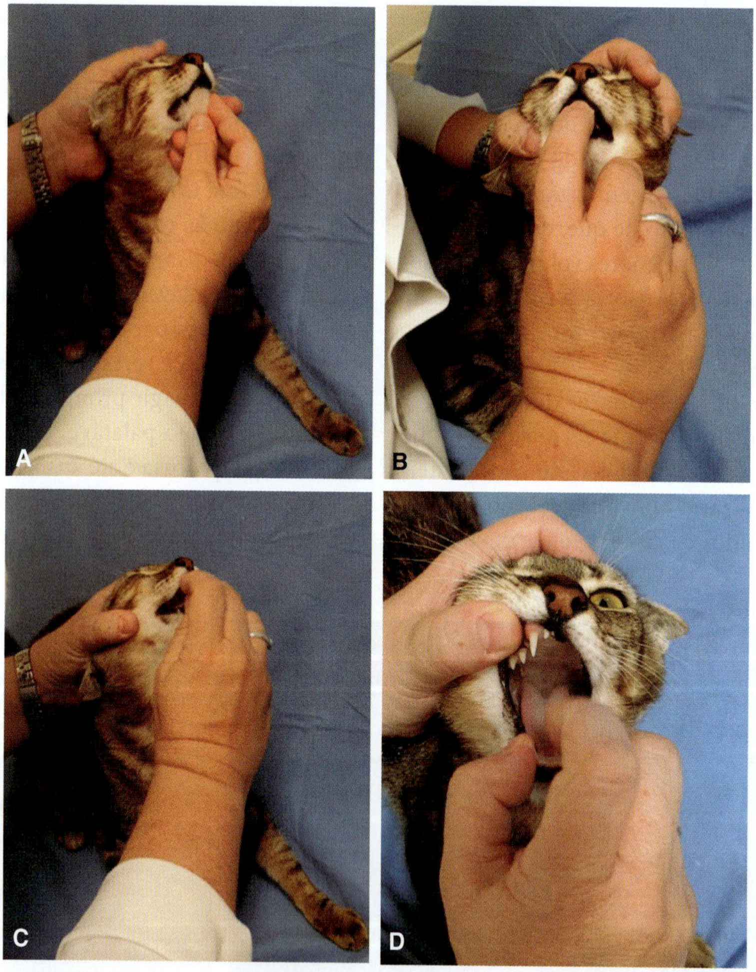

FIGURA 2. Sequência de manobras para administrar medicamentos sólidos (comprimidos). **A:** o gato é contido e a cabeça é segurada firme e gentilmente, inclinada para cima (o comprimido já está na mão dominante). **B:** o dedo indicador traciona a mandíbula pra baixo. **C:** assim que a boca se abre, o comprimido é jogado na garganta e empurrado com o dedo indicador de maneira rápida, evitando a mordida. **D:** aspecto da região caudal da cavidade oral no momento de colocar o comprimido.

Fonte: arquivo pessoal da autora.

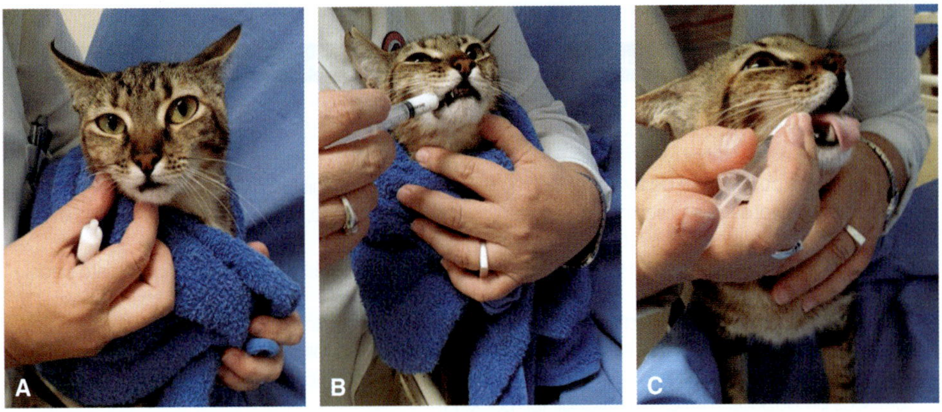

FIGURA 3. Sequência de manobras para administrar medicamentos líquidos. **A:** o gato é contido gentilmente (com uma toalha) e a cabeça é mantida em uma posição neutra (sem angulação). A seringa utilizada tem um bico que facilita a administração. **B:** a seringa com o medicamento é encaixada no canto da boca e comprime-se o êmbolo lentamente. **C:** à medida que o medicamento é dispensado, o gato faz movimentos de deglutição.

Fonte: arquivo pessoal da autora.

Recomenda-se a adoção das técnicas menos estressantes possíveis durante a contenção do gato para a administração do medicamento por via oral. Mas alguns gatos vão resistir à contenção ou não a permitirão de nenhuma maneira, obrigando o médico-veterinário a fornecer alternativas terapêuticas.

Antes de administrar qualquer medicação por via oral, deve-se ter certeza de que o reflexo de deglutição do gato está funcionando normalmente. Jamais se deve tentar administrar medicação oral em gatos com estado de consciência alterado.

Administração de medicamentos tópicos

Medicamentos tópicos são aplicados diretamente no local em que se deseja seu efeito terapêutico. A administração de medicamentos tópicos também deve ser demonstrada aos proprietários.

- **Medicamentos oftálmicos:** a aplicação de colírios e pomadas oftálmicas deve ser demonstrada a fim de evitar erros ou inadequações nas doses recomendadas. O gato pode ser contido da mesma maneira realizada para as administraçoes orais e com sua cabeça levemente inclinada para cima. Os colírios geralmente devem ser instilados no quadrante dorsolateral do olho, simulando o trajeto das secreções das glândulas lacrimais. A instilação é feita de preferência na esclera, evitando-se o desconforto causado pela instilação direta na córnea. Deve-se recomendar que o proprietário evite ao máximo tocar os bicos dos tubos de aplicação na superfície dos olhos, a fim de evitar contaminações e traumatismos. Quando o tratamento exigir a instilação de mais de um colírio, deve-se respeitar um intervalo de 5 a 10 minutos entre eles, e as pomadas são aplicadas por último.
- **Medicamentos de uso otológico:** antes da aplicação de qualquer medicação nas

QUADRO 1

Dicas úteis para administração de medicamentos orais para gatos

- Certifique-se de que tudo o que você vai precisar está ao seu alcance antes de começar o procedimento
- Misturar o comprimido, inteiro ou triturado, ao alimento, raramente dá certo. O gato é capaz de sentir o odor e evitar a ingestão
- Comprimidos pequenos e de formato oval são mais fáceis de administrar
- Ao conter o gato, deve-se escolher uma superfície firme, como chão, mesa ou bancada de trabalho. Devem-se evitar superfícies escorregadias
- A abordagem deve ser rápida e confiante. Se a primeira tentativa não for bem-sucedida, o gato pode ficar cada vez mais resistente
- Ao optar pelo uso de um dispositivo auxiliar ("aplicador de comprimido"/*pet piller*), dar preferência àqueles que não possuem partes destacáveis, que podem ser engolidas pelo gato
- Os comprimidos ou fragmentos podem ser colocados dentro de cápsulas de gelatina vazias ou em petiscos produzidos com essa finalidade (*pill pockets*)
- Medicamentos com sabor ou odor forte podem ser armazenados na geladeira a fim de atenuar o sabor
- Para evitar que cápsulas e comprimidos fiquem retidos no esôfago, pode-se lubrificá-los com manteiga, margarina, requeijão ou com suplementos oleosos designados para eliminar "bolas de pelos"
- Sempre é recomendado dar água ou alimento após o comprimido. Considera-se que dar a água "forçada" na seringa pode ser desagradável. Como alternativa, pode-se fornecer o petisco favorito do gato ou a ração úmida, se ele aprecia
- Medicamentos líquidos devem ser administrados em volumes pequenos (menores que 2 mL)
- O proprietário deve ser desestimulado a usar colheres para administrar medicações líquidas

orelhas, é necessário se certificar da integridade da membrana timpânica, a fim de evitar ototoxicidade. A orelha é gentilmente tracionada, porém com firmeza na direção do aplicador, e a quantidade determinada de solução é instilada no canal, seguida de massagem delicada para garantir que o medicamento alcance o canal horizontal em quantidades suficientes. O gato vai balançar a cabeça e parte da solução inevitavelmente vai ser colocada para fora. No caso de tratamentos em casa, o proprietário deve ser instruído a não utilizar hastes de algodão para retirar o excesso de medicamento ou sujidades, com o risco de causar mais traumas ao canal doente.

- **Medicamentos de uso tópico na superfície da pele:** ao prescrever um medicamento a ser utilizado na superfície da pele, deve-se levar em consideração o hábito do gato de se lamber e lamber outros gatos no mesmo ambiente. Dependendo do fármaco, a ingestão pode ser tóxica ou diminuir a eficácia do tratamento tópico. O proprietário deve ser instruído a usar luvas ao aplicar qualquer medicação tópica.
- A administração por via inalatória também pode ser considerada tópica, visto que sua ação primária é exatamente nos brônquios, como nas crises de asma/bronquite, com a utilização do nebulímetro (*spray* dosimetrado) (ver capítulo 110 – Utilização de *spray* inalatório com espaçador).

Administração de medicamentos transdérmicos

Apesar de sua administração na superfície da pele, esse tipo de medicamento destina-se a tratamento sistêmico, pois o veículo utilizado no produto farmacêutico permite que o princípio ativo seja absorvido de imediato, diferentemente dos medicamentos tópicos, cujo objetivo é o tratamento local. Apesar de ser considerada uma boa alternativa quando o gato impõe dificuldades à administração de medicamentos orais, a absorção e, consequentemente, as concentrações plasmáticas dos princípios ativos, podem variar bastante. Antes de prescrever um medicamento transdérmico, o médico veterinário deve se certificar de que aquele fármaco específico vai atingir os níveis plasmáticos adequados. Geralmente, o medicamento é massageado na superfície medial da orelha e sempre é recomendado que o proprietário use luvas ao manusear as preparações transdérmicas.

Administração de medicamentos injetáveis

A utilização de medicamentos injetáveis pode ser necessária, principalmente nos gatos internados, mas algumas vezes gatos doentes sem necessidade de internação também podem se beneficiar de medicamentos injetáveis, a fim de acelerar o processo de recuperação ou quando não permitem a administração oral. Nesses casos, pode-se fazer o atendimento domiciliar ou marcar a visita diária na clínica para a aplicação. Logicamente, essa prática só vai compensar para medicamentos cuja posologia seja no máximo a cada 12 horas.

Algumas medidas importantes para prevenir o desconforto das injeções:

- Tentar escolher agulhas mais finas e curtas, obviamente respeitando a viscosidade da solução a ser injetada.
- Usar agulhas diferentes, uma para puxar a medicação e outra para injetar no paciente.
- Remover bolhas de ar.
- Evitar movimentar a agulha durante a aplicação.
- Se a solução sabidamente causa dor, informar antecipadamente ao proprietário e considerar o uso de sedativos.

A área a ser utilizada para a injeção deve ser limpa com álcool, assim como a superfície da tampa do frasco do medicamento, no caso de frascos-ampola de múltiplas doses. Deve-se evitar misturar medicamentos na mesma seringa, a não ser que já venham com essa instrução de fábrica.

Recomenda-se a leitura do capítulo 13 – Particularidades da terapêutica – Quadro 7, em que estão listadas vantagens e desvantagens de cada via de injeção de medicamentos.

- **Injeções subcutâneas:** deve-se evitar a área interescapular, pelo maior risco de sarcoma de aplicação. Além de medicamentos, a via subcutânea pode ser utilizada para fluidoterapia (ver capítulo 95 – Fluidoterapia subcutânea). Em determinadas situações, o proprietário precisa aprender a administrar injeções subcutâneas, como no caso dos gatos com *diabetes mellitus* (tratando com insulina) ou nos doentes renais (para fluido subcutâneo). Nesses casos, deve-se instruir, ensaiar e checar se o proprietário consegue fazer o tratamento com segurança em casa.
- **Injeções intramusculares:** considerando que é uma via muito mais dolorida, deve-se ter certeza de que o fármaco a ser aplicado realmente exige essa via. Recomenda-se dar preferência ao músculo quadríceps femoral (cranial ao fêmur), a fim de evitar lesões ao nervo ciático (especialmente em gatos muito magros) (Figura 4). Antes de efetuar a

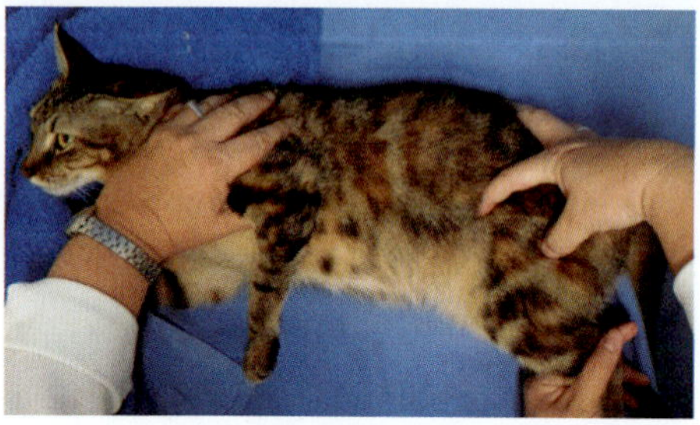

FIGURA 4. Delimitação da área mais apropriada para injeção intramuscular, na região do musculo quadríceps femoral, na face cranial da coxa.
Fonte: arquivo pessoal da autora.

aplicação, o êmbolo da seringa deve ser retraído, a fim de testar se um vaso não foi atingido, evitando injetar algo irritante ou particulado em uma veia.

- **Injeções intravenosas:** as veias mais utilizadas são as cefálicas, safenas mediais ou jugulares. A contenção necessária deve ser adequada à veia escolhida (Figura 5).
- Outras vias injetáveis podem ser utilizadas para objetivos bem restritos, como é o caso da via intraóssea (alternativa para filhotes muito jovens) (ver capítulo 96 – Fluidoterapia intraóssea), da via intradérmica (mais usada para testes diagnósticos) e da via intraperitoneal (para diálise peritoneal).

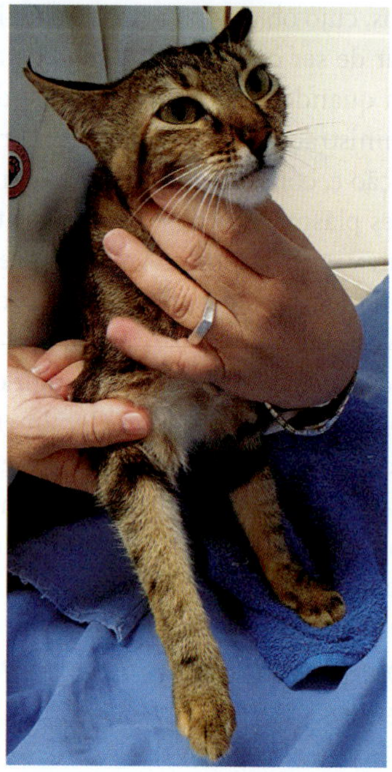

FIGURA 5. Contenção para acesso à veia cefálica para a aplicação de medicamentos por via intravenosa ou colocação de cateter (nota: o local ainda não está preparado para a inserção de cateter).
Fonte: arquivo pessoal da autora.

LITERATURA SUGERIDA

Bedogni GR, Pires FQ, Chaker JA, Sa-Barreto LL, Seremeta K, Okulik N, et al. Elucidating the splitting behavior of tablets to optimize the pharmacotherapy in veterinary medicine. AAPS PharmSciTech. 2021;22(2):67.

Boyle J. Oral administration of medications. In: Boyle J, editor. Crow and Walshaw's Manual of Clinical Procedures in Dogs, Cats, Rabbits, and Rodents. 4. ed. Ames: Wiley; 2016. p.73-8.

Hartmann K, Day MJ, Thiry E, Lloret A, Frymus T, Addie D, et al. Feline injection-site sarcoma: ABCD guidelines on prevention and management. J Feline Med Surg. 2015;17(7):606-13.

Gotthelf LN. Ototoxicity. In: Gotthelf LN, editor. Small animal ear diseases: an illustrated guide. 2. ed. St. Louis: Elsevier Saunders; 2005. p.329-37.

James-Jenks EM, Pinard CL. Topical ocular therapeutics in small animals. Vet Clin North Am Small Anim Pract. 2023;53(2):473-92.

Oishi N, Talaska AE, Schacht J. Ototoxicity in dogs and cats. Vet Clin North Am Small Anim Pract. 2012;42(6):1259-71.

Rodan I, Dowgray N, Carney HC, Carozza E, Ellis SLH, Heath S, et al. 2022 AAFP/ISFM Cat Friendly Veterinary Interaction Guidelines: Approach and Handling Techniques. J Feline Med Surg. 2022;24(11):1093-132.

Sivén M, Savolainen S, Räntilä S, Männikkö S, Vainionpää M, Airaksinen S, et al. Difficulties in administration of oral medication formulations to pet cats: an e-survey of cat owners. Vet Rec. 2017;180(10):250.

Taylor S, Caney S, Bessant C, Gunn-Moore D. Online survey of owners' experiences of medicating their cats at home. J Feline Med Surg. 2022;24(12):1283-93.

Trepanier LA. Transdermal therapeutics. In: August JR, editor. Consultations in feline internal medicine. 5. ed. St. Louis: Elsevier Saunders; 2006. p.169-73.

93

Mensuração de pressão arterial

Tathiana Mourão dos Anjos

O PULO DO GATO

A mensuração de pressão arterial é essencial no reconhecimento de normotensão, hipertensão e hipotensão, sendo indispensável como ferramenta na clínica médica de felinos.

Tendo em vista a grande ocorrência de alterações pressóricas em gatos, medir a PA torna-se essencial para avaliar o estado circulatório, assim como auxiliar no diagnóstico precoce de doenças.

Mais importante do que o método de mensuração a ser utilizado são a consistência e a atenção ao modo de mensuração, aliadas ao emprego de um ambiente e técnicas amigáveis para a obtenção de valores fidedignos, com o mínimo de estresse possível.

INTRODUÇÃO

A pressão arterial (PA) impulsiona o sangue pelo organismo e, para isso, é essencial que seja mantida dentro de um intervalo estreito de valores para promover adequada perfusão sanguínea aos órgãos vitais e tecidos. Alterações de PA como a hipotensão (pressão arterial sistólica – PAS < 100 mmHg, pressão arterial média – PAM < 70 mmHg) quanto a hipertensão (PAS > 160 mmHg) devem ser prontamente identificadas e manejadas terapeuticamente. A pressão se altera a cada batida do coração, principalmente se o animal não estiver totalmente relaxado. Grandes variações interferem nos resultados e diagnóstico do *status* pressórico.

INDICAÇÕES

Consultas de rotina, *check-up* geral, acompanhamento geriátrico, diagnóstico, instituição e monitoramento de tratamento, além do acompanhamento de doenças relacionadas às alterações hemodinâmicas (doença renal crônica, hipertireoidismo, hiperaldosteronismo, hiperadrenocorticismo, cardiomiopatia, feocromocitoma, hipertensão arterial) e de pacientes que fazem uso de eritropoetina e/ou agentes anti-hipertensivos. Também deve fazer parte do acompanhamento de pacientes anestesiados (pré, trans e pós-anestesia) ou sob cuidados intensivos e de emergência (choque, crise hipertensiva, trauma, efusão pericárdica, efusão pleural, envenenamento, crise addissoniana). O rastreio de rotina da PA permite uma avaliação do *status* circulatório individual. Porém, alguns pesquisadores acreditam que um rastreio indeterminado em animais saudáveis possa incorrer no risco de um falso diagnóstico de hipertensão, ocasionada por estresse (ver capítulo 60 – Hipertensão arterial sistêmica). Valores elevados em animais saudáveis, particularmente nos mais jovens (< 7 anos), devem ser assumidos como resultado de uma hipertensão de estresse, até nova avaliação e confirmação. Poucos gatos jovens apresentam hipertensão, exceto aqueles que já possam ser nefropatas crônicos. Assim, não se recomenda o rastreio de rotina em todos os gatos. Contudo, a mensuração periódica, idealmente iniciada com o gato ainda jovem, auxilia na determinação do perfil individual de PA característico de cada animal. Uma abordagem possível, adotada por alguns clínicos, é realizar um programa anual/semestral (ver capítulo 11 – Medicina preventiva) que indique os valores de base de modo a desenvolver valores de referência para o animal em questão, conforme o Quadro1.

MÉTODOS DIRETOS E INDIRETOS DE AVALIAÇÃO DA PRESSÃO ARTERIAL

Métodos diretos (invasivos)

Oferecem vantagens como a representação consistente e precisa da PA, sendo a mensuração intra-arterial (geralmente na artéria femoral) considerada o padrão-ouro. Raramente é utilizada na prática, em virtude das dificuldades de técnica e riscos, que incluem sedação ou anestesia do paciente, fatores que podem reduzir artificialmente a PA. Isquemia e formação de trombos são as principais complicações do método invasivo, por meio de cateterização arterial, além de embolia. Por tais motivos, esses métodos são mais usados em anestesia, pesquisas ou unidades de terapia intensiva.

Métodos indiretos (não invasivos)

São mais utilizados em situações clínicas, pela maior praticidade de uso e possibilidade

QUADRO 1

Frequência de monitoramento da PA de acordo com cada faixa etária e particularidades clínicas	
Rastreio de rotina	
Faixa etária e *status* de saúde	Frequência de monitoramento
Gatos adultos, jovens e saudáveis (3-6 anos)	Anualmente
Gatos maduros e saudáveis (7-10 anos)	Anualmente
Gatos senis e geriátricos (> 11 anos)	Semestralmente
Gatos com fatores de risco reconhecidos para hipotensão (hipotermia, desidratação, trauma, hemorragia, choque, escala de consciência reduzida)	Imediata e periodicamente (de acordo com a resposta clínica), até estabilização da pressão
Gatos com fatores de risco reconhecidos para hipertensão (doença renal crônica, hipertireoidismo, cardiopatia, hiperaldosteronismo, hiperadrenocorticismo, lesão em órgão-alvo, feocromocitoma, uso de eritropoetina e/ou anti-hipertensivos)	Imediata e periodicamente (de acordo com a resposta clínica) até estabilização da pressão, reavaliação trimestral a semestral, ou em menor intervalo, se necessário

de repetição entre pequenos intervalos de tempo. A fotopletismografia é um método pouco utilizado em medicina veterinária, sendo o Doppler vascular e a oscilometria os mais utilizados. A pressão arterial pode ser medida em qualquer membro ou na cauda – o membro torácico tende a ser mais fácil e confiável para o método Doppler, e a cauda pode ser preferível para a oscilometria de alta definição (HDO).

Pelo método oscilométrico, após escolha e colocação correta do manguito, o membro deve ser mantido posicionado ao nível do coração, do lado direito. O local em que o manguito está colocado, independentemente do método utilizado, deve estar no mesmo plano horizontal que o coração e não deve exceder 10 cm sua distância até a base do coração (átrio direito). O manguito, então, é automaticamente inflado com um aperto contínuo da pera do esfigmomanômetro ao longo de 1 a 3 segundos a uma pressão suprassistólica (20-40 mmHg) e, em seguida, desinflado automaticamente de modo progressivo. Dependendo do aparelho, não há pera para ser insuflada, apenas um botão a acionar para iniciar a mensuração (Figura 1).

As oscilações da parede arterial emitidas pela pulsação sanguínea são captadas pelo manguito e permitem ao equipamento determinar a oscilação máxima e, consequentemente, calcular a PAM por meio do microprocessador. Logo, por cálculo aritmético, o aparelho determina a PAS e a PAD, além da frequência cardíaca. Para que uma nova mensuração possa ser realizada sem interferência, o manguito deve ser totalmente desinflado, a fim de normalizar mais rapidamente a estase venosa, e deve-se aguardar um período mínimo de trinta segundos para uma nova mensuração. Essa técnica é bem mais prática, pois a manipulação do paciente é mínima, permitindo maior possibilidade de medidas em menor intervalo de tempo. Em condições de hipotensão, vasoconstrição e/ou movimentação excessiva, os valores obtidos são questionáveis. Equipamentos oscilométricos de nova geração (HDO) também parecem ter precisão aceitável para medir pressões sistólicas em gatos conscientes e na cauda (Figura 2).

Na técnica Doppler, álcool 70° e gel de ultrassonografia são aplicados sobre o pelo da região palmar, próximo ao coxim

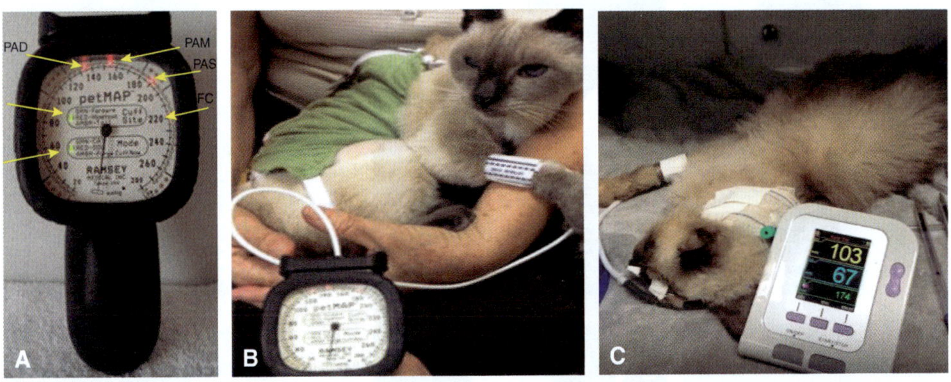

FIGURA 1. Diferentes modelos de mensuração oscilométrica, um acionado por aperto contínuo na pera do esfigmomanômetro (**A**, **B**), outro acionado apenas por um botão no painel do aparelho (**C**).

Fonte: arquivo pessoal da autora.

(palmar ou plantar) (Figura 3), onde o pulso é audível, bem como o gel é aplicado sobre a superfície do transdutor.

O transdutor, conectado ao Doppler, é formado por cristais piezelétricos que emitem ondas de alta frequência, as quais são refletidas pelo movimento dos eritrócitos dentro do leito vascular e transformadas em sinal sonoro. O manguito é acoplado ao esfigmomanômetro aneroide e, após obtenção dos sinais de pulso adequados, é inflado até aproximadamente 20 a 40 mmHg superior à pressão necessária para obliterar o sinal de pulso audível e, a seguir, a válvula do esfigmomanômetro é aberta lentamente, sendo regulada manualmente

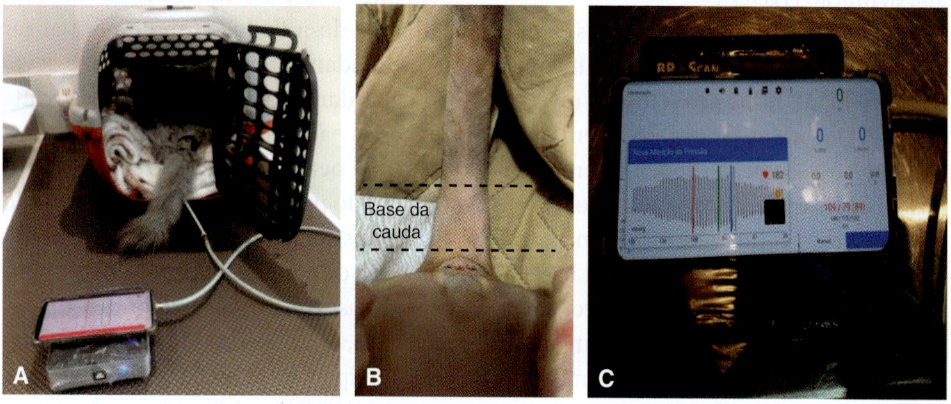

FIGURA 2. **A:** método oscilométrico com alta definição (HDO) sendo utilizado para aferição da pressão arterial na cauda do paciente. **B:** localização anatômica do local da cauda em que deve se posicionar o manguito para aferição na artéria coccígea. **C:** detalhes da leitura do aparelho HDO.

Fonte: arquivo pessoal da autora.

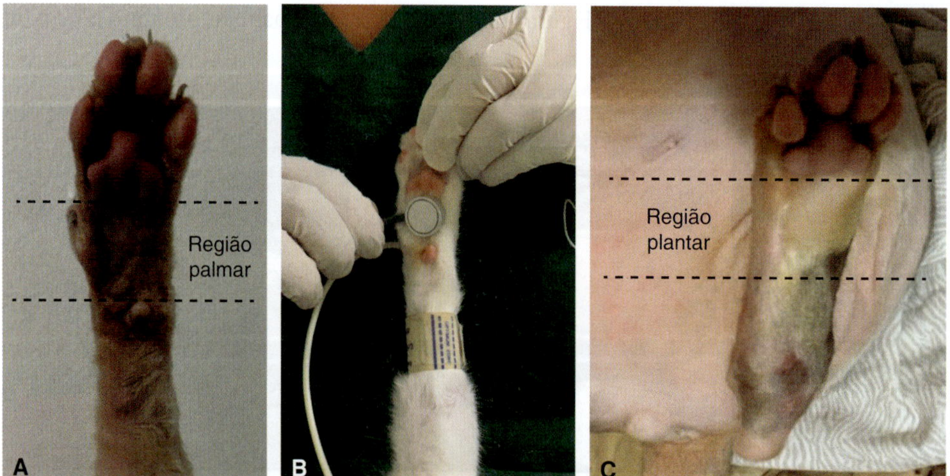

FIGURA 3. Localização anatômica onde o *transdutor* do Doppler deve ser colocado em membro tóracico (**A**, **B:** região palmar) e membro pélvico (**C:** região plantar).

Fonte: arquivo pessoal da autora.

para a liberação de ar na velocidade de 2 a 5 mmHg por segundo, para que o manguito desinfle lentamente. A PAS é determinada no momento que o sinal de pulso se torna novamente audível (claro e consistente). Para a realização dessa técnica, é imperativo que o operador use fones de ouvido (Figura 4) para evitar que o gato se estresse ao escutar os ruídos gerados pelo gel em contato com o transdutor, bem como o próprio som do pulso. A técnica Doppler é bastante empregada por ter menor custo, ser menos sensível à movimentação e padrão respiratório, obter medidas consistentes e com maior repetibilidade de resultados. No entanto, a manipulação pode ser mais incômoda ao gato (em razão do transdutor) e, em condições de PA mais baixa, a detecção pode não ser possível, além de a única medida confiável a ser obtida por essa técnica ser a PAS. A mensuração na cauda pelo método Doppler pode ser 18.7 ± 37 mmHg mais alta que na artéria radial e, por isso, deve ser evitada.

Independentemente do método, a principal causa de resultados imprecisos é o erro técnico relacionado à inexperiência do operador. Para a obtenção de resultados confiáveis, deve-se conhecer bem o método e o aparelho, dominar a técnica, saber escolher o manguito ideal, ser muito paciente e hábil para lidar com gatos e, ainda, ser capaz de identificar valores elevados de PA relacionados ao estresse, para evitar um falso diagnóstico de hipertensão. Também pode ser necessário ter cuidado, em particular, na manipulação de membros de gatos artríticos mais velhos.

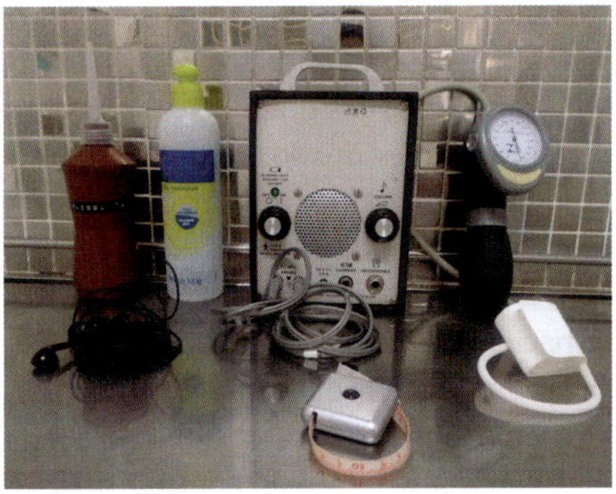

FIGURA 4. Material necessário para a mensuração Doppler (álcool 70°, gel de ultrassonografia, esfigmomanômetro e fones de ouvido, além de aparelho Doppler, transdutor, fita métrica e manguito).

Fonte: arquivo pessoal da autora.

PRÉ-REQUISITOS PARA A MENSURAÇÃO FIDEDIGNA DA PRESSÃO ARTERIAL

Para a obtenção de valores confiáveis, um protocolo adaptado dos consensos "Diretrizes para a Identificação, Avaliação e Manejo de Hipertensão Arterial Sistêmica em Cães e Gatos" (American College of Veterinary Internal Medicine - ACVIM e Veterinary Blood Pressure Society - VBPS) e "Diagnóstico e Manejo de Hipertensão em Gatos" (International Society of Feline Medicine - ISFM) é descrito a seguir.

Ambiente, aclimatação e paciente

O ambiente deve ser isolado, calmo, afastado e, se o gato se sentir mais seguro, deve estar preferencialmente na presença do proprietário. Deve ser permitido ao gato explorar o ambiente, caso queira, para que se adapte (5 a 10 minutos antes). Em um ambiente calmo e silencioso, a mensuração pode ser realizada dentro do próprio gatil quando o animal se encontra hospitalizado. Uso de feromônio facial sintético é recomendado (difusor no ambiente e/ou *spray*, borrifado 15 minutos antes no ambiente e nos pertences do gato, como a coberta ou toalha utilizada) para minimizar o estresse. Telefones devem ser silenciados e o mínimo de barulho deve ser feito, no entanto, músicas de relaxamento para gatos podem ajudar. O uso de máquinas de tosa para a realização de tricotomia onde será colocado o transdutor deve ser evitado, mas, se forem realmente necessárias, devem ser silenciosas e deve ser dado tempo ao gato para se restabelecer do estresse causado pelo barulho antes de iniciar a mensuração. A colocação de álcool sobre o pelo, seguida de gel, em geral é suficiente para a detecção do pulso.

Alguns gatos são extremamente territorialistas e só permitem manipulação fora de seu ambiente. Já foi demonstrado que a avaliação clínica do paciente em domicílio não descarta alterações fisiológicas causadas pelo estresse. Observou-se que, em gatos menos tolerantes à manipulação dentro de seu território, os valores de PA obtidos no domicílio foram maiores que os obtidos no consultório, demonstrando que, além da manipulação como fonte de estresse, o territorialismo deve ser sempre levado em consideração para a mensuração da PA. Em outras palavras, a mensuração em domicílio pode ou não funcionar para alguns gatos, assim como a mensuração em ambiente clínico. Os efeitos da ansiedade e do estresse no paciente felino podem ou não ser previsíveis. Alguns animais apresentam aumento expressivo na PA, enquanto outros não, não significando ausência de estresse por apresentarem mensurações com valores dentro dos valores de referência; por isso, postura e expressões facial e corporal devem ser observadas atentamente durante a mensuração. Alguns ainda podem apresentar uma queda da PA, por hiperatividade do sistema nervoso parassimpático, como resultado do processo de mensuração. Pacientes agitados ou estressados que apresentem a média de uma série de medidas de PAS acima de 200 mmHg provavelmente são hipertensos. Se não houver lesão em órgão-alvo, ou doença como nefropatia crônica ou hipertireoidismo, o paciente deve ter nova mensuração agendada para outro momento caso persista a dúvida se a PA está de fato elevada.

O uso de gabapentina (20 mg/kg por via oral) duas horas antes do atendimento pode ser necessário para deixar o paciente menos ansioso e facilitar a manipulação. No entanto, deve-se ter muito cuidado com pacientes idosos (especialmente acima de 15 anos) e aqueles sabidamente doentes renais crônicos, uma vez que a gabapentina tem excreção renal e, portanto, a dose deve ser ajustada cuidadosamente. Nesses pacientes, indica-se uma dose máxima de 10 mg/kg. A terapia farmacológica deve ser utilizada apenas para pacientes ansiosos, medrosos e/ou de difícil manipulação, e aparentemente não altera a pressão arterial de gatos saudáveis. Em um ambiente *cat friendly*, a maioria dos gatos permite ser manipulada tranquilamente, sem necessidade de medicação prévia.

Outro ponto importante a ser observado é o estado de hidratação do paciente. Um paciente desidratado tem seu valor pressórico subestimado pelo baixo volume sanguíneo circulante. Se o paciente apresenta valor limítrofe e está desidratado, após hidratação, provavelmente a PA desse paciente deve ser verdadeiramente elevada. Um paciente que toma anti-hipertensivo e tem a mensuração sistólica próxima de 100 mmHg dentro do consultório provavelmente está se mantendo hipotenso em seu domicílio. Idealmente, o paciente medicado com anti-hipertensivo deve manter a PA acima de 110 e abaixo de 150 mmHg no consultório.

Pessoal

O mínimo de pessoas necessárias (geralmente duas) deve estar na sala no momento da mensuração. A presença do proprietário pode ser de grande valia para manter o gato mais tranquilo e seguro. É importante que todos os presentes ajam de forma calma e gentil, sem movimentos bruscos nem em tom de voz aumentado. Ter uma pessoa treinada e experiente para mensurar a PA minimiza erros de execução, bem como a interpretação dos resultados obtidos, além de melhorar a reprodutibilidade desses resultados. Por isso, o mesmo indivíduo (médico-veterinário ou auxiliar), essencialmente treinado e experiente, deve ser o responsável por todos os procedimentos de mensuração, com base nas recomendações do protocolo padrão, além de ter empatia e gentileza no manejo com os gatos no momento da mensuração.

Contenção e posicionamento do gato

O paciente deve estar calmo e imóvel, em posição relaxada e confortável, e não deve estar sob influência de sedativos (exceto gabapentina quando necessário). Alguns gatos ficam imóveis com o mínimo de contenção. O gato deve ser mantido na posição escolhida para a mensuração durante todo o procedimento, sendo gentilmente contido de modo que se sinta mais confortável (em cima ou embaixo de uma coberta ou

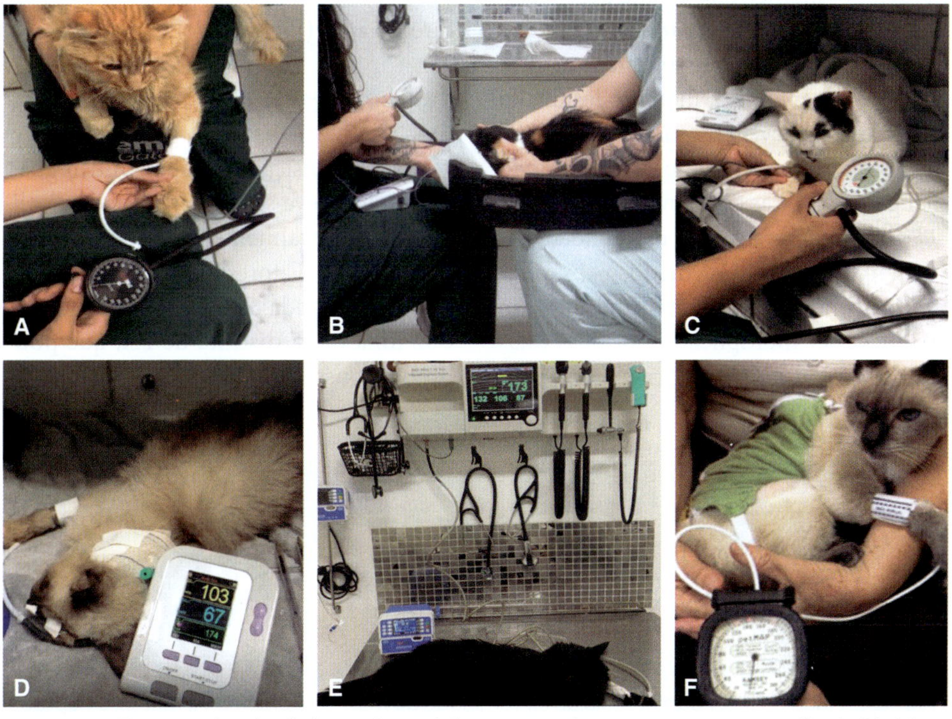

FIGURA 5. Formas e locais distintos de posicionamento do gato para mensuração de PA. Mensuração pelo método Doppler (**A**, **B** e **C**) e método oscilométrico (**D**, **E** e **F**).

Fonte: arquivo pessoal da autora.

toalha, em cima de uma caminha, dentro da caixa de transporte, no colo, no chão, dentro do gatil – Figura 5). O manejo amigável sempre deve ser empregado (capítulo 3 – Particularidades *cat friendly* do atendimento clínico). Se o gato se estressar ou se agitar, deve-se fazer uma pausa até que ele se acomode novamente e jamais deve-se contê-lo de uma maneira mais firme. Se não for possível, deve-se agendar outro momento para mensuração.

Escolha e posição do manguito (cuff)

O local para mensurar a PA depende de alguns fatores, como preferência do operador, recomendação do fabricante (membro torácico para Doppler, base da cauda para modelos oscilométricos de alta definição), qual membro é mais bem tolerado pelo gato (pacientes idosos, que sofrem de doença articular degenerativa, membro lesionado ou com flebite devem ser manipulados com muita gentileza e cuidado). A largura do manguito deve ser aproximadamente 30 a 40% da circunferência da extremidade do membro ou cauda. Ao medir a circunferência do membro, o valor encontrado (em cm) deve ser multiplicado por 30% (0,3) a 40% (0,4) (geralmente 35% – 0,35) e o número obtido dessa multiplicação é a medida correspondente à largura do manguito que deve ser escolhido (Figura 6).

Os manguitos geralmente são presos com velcro, que deve ser confortavelmente ajustado ao membro do animal, evitando que fique muito justo e restrinja o fluxo de sangue, ou muito solto e não consiga fazer a pressão necessária quando insuflado. O velcro do manguito deve estar sempre limpo para garantir boa fixação. Se necessário, pode ser colocada fita adesiva, como a microporosa, para garantir que o velcro do manguito não se desprenda. No entanto, não deve ser colocada ao redor de todo o manguito (Figura 7).

A direção que a mangueira do manguito deve estar é muito importante para correta mensuração, devendo sempre estar direcionada para a extremidade do corpo e não em direção a ele (Figura 8).

Obtenção de medidas

Para a aquisição de medidas fidedignas, o aparelho deve ser sempre testado e calibrado semestralmente, e o procedimento, padronizado. Fatores fisiológicos afetam a PA normal. Cada batimento cardíaco produz uma onda distinta de PA, que pode flutuar constantemente em valores de 10 a

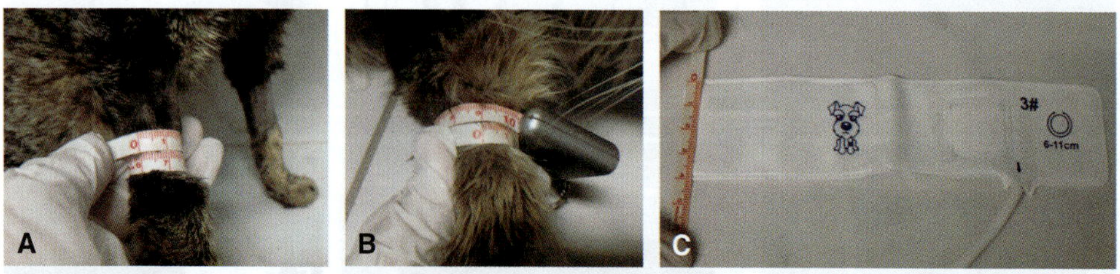

FIGURA 6. Medida da circunferência da extremidade do membro torácico. **A:** membro depilado; **B:** membro com pelo e **C:** medida correspondente à largura do manguito correto após o cálculo.

Fonte: arquivo pessoal da autora.

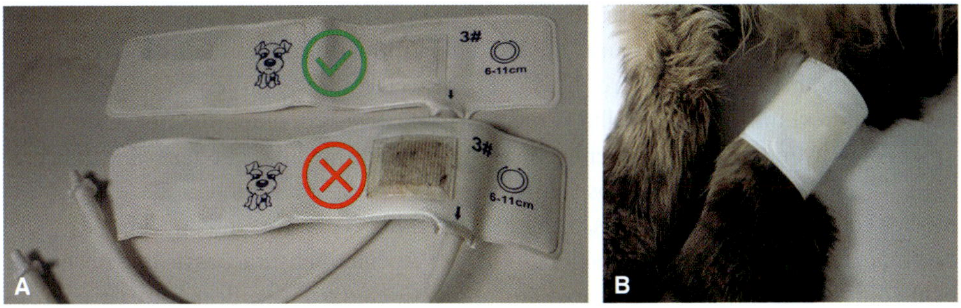

FIGURA 7. **A:** manguitos com o velcro limpo (correto) e sujo (incorreto). **B:** manguito sendo preso, apenas em suas extremidades, por fita microporosa.

Fonte: arquivo pessoal da autora.

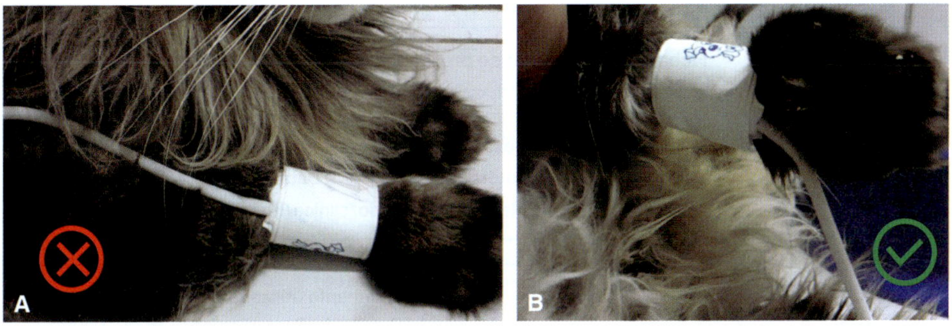

FIGURA 8. Manguito com a direção da mangueira posicionada incorretamente (**A:** direção ao corpo) e corretamente (**B:** extremidade do corpo) no membro torácico.

Fonte: arquivo pessoal da autora.

15 mmHg. Em questão de segundos, sob efeito de catecolaminas, a PA se eleva, especialmente em gatos medrosos ou pouco sociais. Os efeitos dessas flutuações sobre a precisão dos valores são minimizados por meio de medidas seriadas da PA.

O processo de mensuração não deve se estender por um período muito longo, sob pena de o gato começar a ficar impaciente e ansioso, não permitindo a obtenção de valores fidedignos. De maneira contrária, alguns gatos precisam de mais mensurações para se acalmarem e apresentarem medidas consistentes. O bom senso deve prevalecer ao fazer as medidas.

Devem ser excluídas a primeira medida, se discrepante das subsequentes, e todas as demais com valores extremos (variação em mais de 20 mmHg entre as medidas, bem como a maior e a menor medida da série). Idealmente, devem ser anotadas pelo menos três e, preferencialmente, de 5 a 7 medidas consecutivas e consistentes.

Além das condições ambientais e das técnicas de mensuração bem padronizadas, é fundamental que o médico-veterinário esteja atento ao comportamento do gato, antes e principalmente durante a mensuração, para que seja capaz de perceber mudanças bruscas nos valores de PA em decorrência das alterações fisiológicas geradas pelo estresse. Se necessário, o procedimento de mensuração deve ser repetido, alterando a localização e/ou o manguito para a obtenção de valores consistentes. Se ainda persistir dúvida, deve-se mensurar a PAS em outro momento ou em outro dia. Em caso de valores limítrofes, aconselha-se medir em dias distintos para que se tenha uma ideia da média. Se ainda assim os valores médios continuarem discrepantes, o efeito do ambiente clínico deve ser considerado, bem como a hidratação e o temperamento do paciente no momento dessas medidas. Se o animal for submetido a uma única avaliação e estiver estressado nesse dia, por qualquer razão, o médico-veterinário terá um falso resultado de hipertensão. Se esse gato apresentar lesões em órgão-alvo compatíveis com hipertensão em uma única série de medidas que apresente uma média elevada, a hipertensão deve ser considerada e o paciente, medicado.

Apenas mensurações de PAS devem ser consideradas. Fichas de registro devem conter todos os dados conforme modelo adaptado (Figura 9) da American Association of Feline Practitioners (AAFP) e ISFM.

Ficha de mensuração de pressão arterial sistólica

Paciente felino:
Raça:
Local: ( ) Ambiente hospitalar ( ) Domicílio

Sexo: ( ) Macho ( ) Fêmea ( ) Castrado ( ) Inteiro **Idade:**
Tutor: **Data:** **Horário:**
Médico-veterinário/clínica/hospital:

Posicionamento do gato:

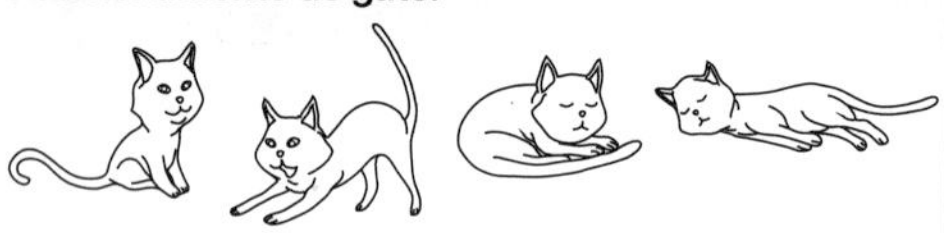

( ) Sentado ( ) Estação ( ) Esternal ( ) Lateral

Equipamento utilizado:
( ) Doppler ( ) Oscilométrico ( ) HDO ( ) Outro
Tamanho do manguito (*cuff*):
Técnico responsável pela mensuração:
Locais de mensuração:
( ) Colo ( ) Dentro do transporte ( ) Mesa ( ) Outro

Local do manguito (*cuff*):

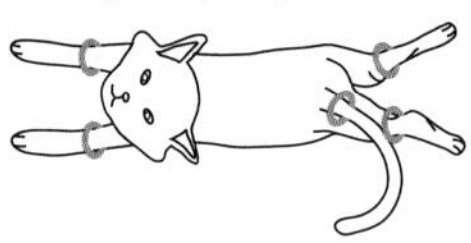

( ) MTD
( ) MTE
( ) MPD
( ) MPE
( ) Base da cauda

Avaliação subjetiva de estresse:
( ) Relaxado ( ) Ansioso ( ) Agitado ( ) Medroso
( ) Impaciente ( ) Nervoso ( ) Muito nervoso
( ) Agressivo defensivo ( ) Agressivo ofensivo

Feromônio:
( ) Difusor ( ) *Spray*

Agrado:
( ) Petisco ( ) Sachê ( ) Ração

Preferências do gato:

Medidas obtidas de pressão arterial sistólica (mmHg):
1._____ 2._____ 3._____ 4._____ 5._____ 6._____ 7._____ 8._____ 9._____ 10._____
Média das medidas obtidas de pressão arterial sistólica (mmHg): _____

FIGURA 9. Ficha de mensuração de pressão arterial em gatos.
Fonte: adaptada de AAFP/ISFM.

LITERATURA SUGERIDA

Acierno MJ, Brown S, Coleman AE, Jepson RE, Papich M, Stepien R, Syme HM. ACVIM consensus statement: Guidelines for the identification, evaluation, and management of systemic hypertension in dogs and cats. J Vet Int Med. 2018;32(6):1803-22.

Anjos TM, Veado JCC, Castro MCN, Diniz SA, Rocha GSL, Silva EF, et al. Avaliação e comparação entre métodos de mensuração de pressão arterial sistólica em gatos hígidos anestesiados. Arq Bras Med Vet Zootec. 2014;66(4):1051-9.

Anjos TM, Veado JCC, Araújo RB, Leme FOP, Diniz SA, Castro MCN, et al. Avaliação e comparação entre métodos de mensuração de pressão arterial sistólica em gatos hígidos conscientes. Arq Bras Med Vet Zootec. 2016;68(3):611-9.

Brown S, Atkins C, Bagley R, Carr A, Cowgill L, Davidson M, et al.; American College of Veterinary Internal Medicine. Guidelines for the identification, evaluation, and management of systemic hypertension in dogs and cats. J Vet Intern Med. 2007;21(3):542-58.

Egner B, Carr A, Brown S. Essential facts of blood pressure in dogs and cats – a reference guide. Die Deutsche Bibliothek; 2007.

Henik RA, Dolson MK, Wenholz BS. How to obtain a blood pressure measurement. Clin Tech Small Anim Pract. 2005;20(3):144-50.

Quimby JM, Lorbach SK, Saffire A, Kennedy A, Wittenburg LA, Aarnes TK, et al. Serum concentrations of gabapentin in cats with chronic kidney disease. J Feline Med Surg. 2022;24(12):1260-6.

Quimby JM, Smith ML, Lunn KF. Evaluation of the effects of hospital visit stress on physiologic parameters in the cat. J Feline Med Surg. 2011;13:733-7.

Taylor S, Sparkes AH, Briscoe K, Carter J, Cervantes S, Jepson RE, et al. Consensus Guidelines on the Diagnosis and Management of Hypertension in Cats. J Feline Med Surg. 2017;19:288-303.

Veronezi TM, Lopes DJ, Zardo IL, Ferronatto JV, Trojan MM, Franck KR, et al. Evaluation of the effects of gabapentin on the physiologic and echocardiographic variables of healthy cats: a prospective, randomized and blinded study. J Feline Med Surg. 2022;24(12):e498-e504.

Whittemore JC, Nystrom MR, Mawby DI. Effects of various factors on Doppler ultrasonographic measurements of radial and coccygeal arterial blood pressure in privately owned, conscious cats. J Am Vet Med Assoc. 2017;250(7):763-9.

Zeugswetter FK, Tichy A, Weber K. Radial vs coccygeal artery Doppler blood pressure measurement in conscious cats. J Feline Med Surg. 2018;20(10):968-72.

94

Fluidoterapia intravenosa

Christine Souza Martins

O PULO DO GATO

A fluidoterapia intravenosa é uma importante ferramenta terapêutica para os gatos internados com necessidades de restabelecimento do equilíbrio hídrico e eletrolítico.

A etapa fundamental no fluxo de decisões quanto ao estabelecimento da fluidoterapia intravenosa é a determinação da real necessidade do paciente. Além disso, é importante saber se suas necessidades são para correção de hidratação, hipovolemia ou ambas.

O gato é mais predisposto à sobrecarga de fluidos em comparação aos cães, e um planejamento adequado e monitoramento constante podem prevenir suas consequências.

INTRODUÇÃO

A água é essencial para a homeostase do organismo, participando diretamente de vários mecanismos celulares, além de ser considerada um diluente universal. Cerca de 60% do peso corporal de um gato é composto de água, e esse percentual varia com idade, condição corporal e estado fisiológico. Um filhote pode ter até 80% do seu peso composto de água e, tendo em vista seus mecanismos compensatórios imaturos, eles são ainda mais suscetíveis a desequilíbrios hidroeletrolíticos.

De modo simplificado, a água corporal se distribui em "compartimentos" no organismo. Os dois principais compartimentos são: o fluido intracelular (FIC), que corresponde à maior parte de toda a água corpórea (60%), e o fluido extracelular (FEC). O fluido localizado no compartimento extracelular ainda se divide em subcompartimentos: o fluido intersticial e o fluido intravascular (plasma). Os fluidos presentes em todos os compartimentos estão em equilíbrio dinâmico por vários mecanismos homeostáticos através de diferentes membranas. A composição individual dos diferentes compartimentos e o equilíbrio entre eles também inclui os eletrólitos neles presentes.

Em condições fisiológicas, a quantidade de água que entra no organismo é a mesma que é perdida diariamente. O gato adquire a água pela ingestão oral (água e alimento) e como resultado de reações orgânicas (água metabólica). As perdas fisiológicas e inevitáveis ocorrem pela urina, fezes, saliva, evaporação pelo trato respiratório e superfície da pele. As perdas fisiológicas são contínuas e, se o gato não está se alimentando e bebendo quantidades suficientes de água, já pode haver déficit. Para manter o equilíbrio, também há necessidade de manutenção das concentrações de eletrólitos.

As perdas patológicas de água podem ocorrer em diversas situações, sendo as mais comuns: vômitos, sialorreia, diarreia, hemorragias, excesso de evaporação por ferimentos e queimaduras na pele, poliúria e excesso de perda respiratória (hipertermia).

PRINCÍPIOS DA FLUIDOTERAPIA

A fluidoterapia intravenosa é uma importante medida terapêutica em pacientes com déficits de água e eletrólitos. Representa uma das intervenções terapêuticas mais comuns em um ambiente hospitalar, mas a abordagem de cada paciente deve ser individualizada. Repetidas avaliações clínicas e reformulações dos protocolos escolhidos podem ser necessárias ao longo do tratamento.

Ao fazer uso da fluidoterapia como medida terapêutica, é necessário basear escolhas em vários parâmetros clínicos, laboratoriais e muitas vezes logísticos. Várias decisões e adequações devem ser incluídas no planejamento inicial da fluidoterapia (Figura 1).

Indicações

Como primeira abordagem, deve-se decidir sobre a indicação da fluidoterapia como ferramenta terapêutica. De maneira geral, a necessidade de fluidoterapia pode ser dividida em três categorias:

- **Reanimação:** correção da hipovolemia pela restauração do volume vascular (expansão de volume).
- **Reidratação:** restauração do volume extravascular, corrigindo déficits de água e eletrólitos já presentes no início do tratamento, e as perdas contínuas.
- **Manutenção do estado de hidratação normal:** especialmente em pacientes com ingestão diminuída.

É fundamental determinar se o paciente está desidratado, hipovolêmico ou ambos, pois assim é possível direcionar as demais escolhas, do volume e da velocidade de administração.

A desidratação é definida como depleção de água corporal como um todo. O estado de hidratação é uma avaliação fundamentalmente do líquido intersticial, que certamente também está refletindo as perdas celulares, tendo em vista o constante equilíbrio entre eles. A volemia se refere ao fluido intravascular, que se reflete na perfusão periférica.

A hipovolemia é definida como diminuição do fluido intravascular, com ou sem depleção de líquido corporal total.

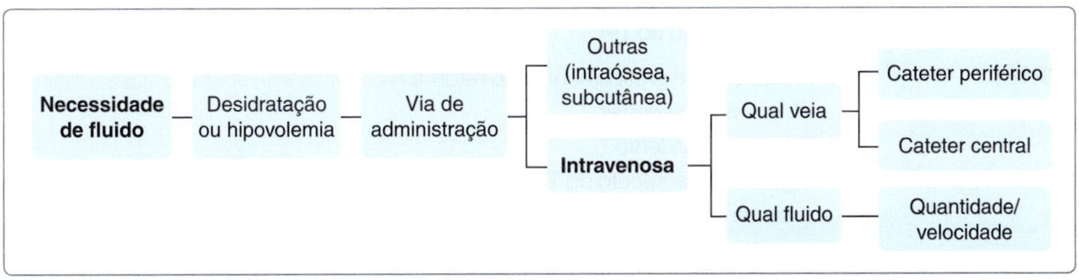

FIGURA 1. Fluxograma das decisões relacionadas ao estabelecimento da fluidoterapia.
Fonte: elaborada pela autora.

A desidratação grave pode levar à hipovolemia, mas vários outros estados patológicos podem causar hipovolemia. É importante fazer um bom exame físico do paciente, a fim de detectar sinais de desidratação e/ou hipovolemia (Tabela 1).

Os sinais de hipovolemia podem começar a ser detectados em estados mais graves de desidratação, com perdas maiores que 10 a 12% da água corporal. Os sinais que indicam hipovolemia estão associados com déficit de perfusão, como aumento do tempo de preenchimento capilar (TPC), palidez de mucosas, hipotensão, pulsos fracos, diminuição de temperatura central e periférica e aumento do lactato.

Escolha da via de administração

O acesso venoso para fluidoterapia é indicado quando:

- O gato está muito desidratado, com risco de hipovolemia.
- O animal está internado e não está bebendo ou comendo normalmente.
- Há necessidade de infusão de cristaloides ou coloides para o manejo da hipotensão.
- Há necessidade de reidratação ou manejo de desequilíbrios eletrolíticos que não pode ser suprida por outras vias (oral ou subcutânea).
- O paciente necessita de infusão de medicamentos ou fármacos vasoativos ou por infusão contínua.

O simples fato de estar internado não significa obrigatoriamente que o gato deve receber fluido e outros medicamentos por via intravenosa, especialmente se o trato digestório estiver funcional, podendo receber hidratação e nutrição por via oral ou por sonda.

Para indicações e procedimentos de outras vias de administração, como a subcutânea e a intraóssea, consulte os capítulos 95 – Fluidoterapia subcutânea e 96 – Fluidoterapia intraóssea.

TABELA 1 Achados clínicos associados com diferentes graus de desidratação

Déficit de água (%)	Sinais clínicos
< 5%	Pode haver histórico de perdas hídricas, mas ainda não apresenta sinais clínicos evidentes
6-8%	Redução do turgor cutâneo (prega na pele começa de demorar mais que o normal para voltar ao estado inicial após tracionada) Mucosas pegajosas Início de enoftalmia Leve aumento do TPC
10-12%	Prega da pele praticamente não retorna Mucosas ressecadas Enoftalmia evidente Significativo aumento do TPC Início de sinais de choque
> 12%	Sinais de choque evidentes Morte iminente

TPC: tempo de preenchimento capilar.

Escolha da veia

O vaso que vai ser usado para a fluidoterapia deve ser passível de acesso e contenção adequados. **As principais escolhas são as veias cefálica ou cefálica acessória nos membros torácicos ou a veia safena (lateral ou medial) nos membros pélvicos.** As veias safenas costumam ser mais bem visualizadas, pois a pele sobre elas é mais delgada. Eventualmente, podem-se utilizar as veias jugulares, especialmente nos acessos centrais.

Na escolha da veia, os seguintes fatores também devem ser considerados:

- A sensação de conforto do gato e a manutenção da sua capacidade de se movimentar, comer e dormir. Se o gato estiver confortável, diminuem as chances de ele tentar danificar ou arrancar o cateter. A maioria exige apenas uma bandagem leve. Mas, se necessário, pode-se utilizar um colar elizabetano macio/flexível.
- Evitar acessos venosos em membros doloridos ou traumatizados. Deve-se dar especial atenção aos gatos idosos, que podem apresentar dores articulares, as quais podem se agravar com a contenção ou fixação dos acessos venosos.
- Evitar acesso nos membros pélvicos em gatos com risco de tromboembolismo aórtico. Deve-se evitar também quando há risco de contaminação no local de acesso venoso, como nos casos de diarreia, incontinência urinária ou secreções vaginais.
- Evitar o acesso jugular nos animais com coagulopatias.

Escolha dos dispositivos de infusão

Existem vários tipos de cateteres venosos: periférico, venoso central, central de inserção periférica (PICC), intraósseo, borboleta (scalp ou *butterfly*). Cada um deles tem suas indicações, vantagens e desvantagens. O mais comum para a administração de fluidoterapia é o cateter periférico (ver também capítulo 97 – Cateterização venosa central).

A escolha do cateter deve levar em consideração a qualidade do material, que pode variar bastante conforme o fabricante. Essa característica é bem importante, visto que a pele do gato oferece bastante resistência à penetração de agulhas e cateteres de qualidade inferior, pois esses têm a tendência de dobrar ou se fragmentar sem penetrar no vaso. Também é importante decidir quanto ao calibre do cateter, considerando que, quanto maior o número designado a ele, menor será o calibre. Para gatos de até 5 kg, os calibres mais utilizados são o 24 e 22. Quando há necessidade de rápida administração de fluidos, recomenda-se utilizar cateteres de maior calibre. Para terapias de ressuscitação, que exigem administração rápida, recomenda-se o cateter de maior calibre que se adapte à veia escolhida.

O cateter periférico mais comum é designado, por sua configuração, cateter sobre agulha (Figura 2).

A técnica de acesso venoso e implantação do cateter periférico é simples, mas exige alguns cuidados (Quadro 1).

Se o gato precisar ficar com o cateter por vários dias, devem-se implementar rotinas de manutenção do cateter e do ponto de acesso venoso (Quadro 2).

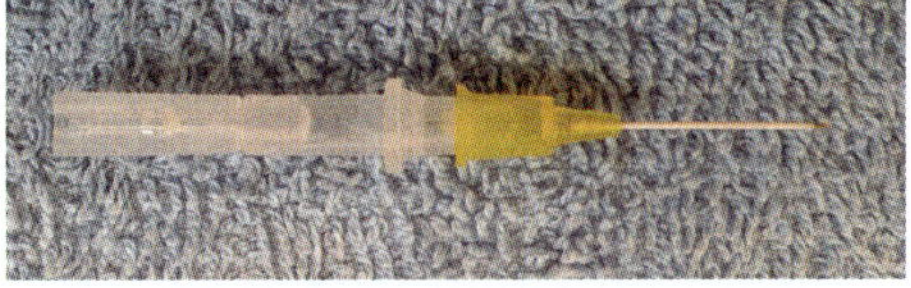

FIGURA 2. Cateter periférico "sobre agulha". É o mais utilizado nas fluidoterapias intravenosas.

Fonte: arquivo pessoal da autora.

QUADRO 1

Técnica de inserção de cateter venoso periférico (cateter sobre agulha)

1. Separe com antecedência todo o material necessário, inclusive em maior quantidade, a fim de evitar ter de parar o procedimento para buscar algo que faltou.
2. Realizar tricotomia com lâmina afiada n. 40, tendo o cuidado de evitar lesões na pele, que aumentam as chances de contaminação do local (Figura 3).
3. Preparar o local com limpeza e antissepsia, utilizando clorexidina (degermante a 4%) e retirando o excesso com álcool ou soro estéril. Lembrar de secar bem para a umidade não interferir na fixação.
4. Se o tempo permitir, a fim de diminuir o desconforto, recomenda-se massagear o local designado para a venopunção com anestésico local (lidocaína gel). É necessário esperar cerca de 20 a 30 minutos até o efeito desejado.
5. A pessoa que vai inserir o cateter deve lavar bem as mãos e utilizar luvas descartáveis.
6. Se a veia não estiver prontamente visível, ou o gato tiver a pele muito grossa, e a pele tiver sido previamente dessensibilizada com lidocaína, há a possibilidade de realizar uma pequena incisão, de cerca 0,5 mm, em cima do ponto de entrada do cateter. A incisão pode ser bem superficial e feita com o bisel de uma agulha de grosso calibre.
7. Um auxiliar faz a oclusão (garrote) acima do ponto de inserção, desviando a veia lateralmente e garantindo a contenção apropriada do gato, a fim de proteger o procedimento.
8. Analgesia ou sedação leve podem ser necessárias para garantir a correta inserção do cateter.
9. O membro deve ser estabilizado com uma mão, e com a outra se faz a inserção do cateter, com o bisel voltado para cima, em um ângulo aproximado de 15 a 20° com a veia. O cateter é avançado e permanece paralelo à veia até ser observado o refluxo de sangue. O cateter com o mandril é avançado mais alguns milímetros para garantir sua localização no lúmen do vaso. A partir de então, o mandril é tracionado para fora enquanto se empurra o cateter até este entrar totalmente. Nesse momento, solicita-se ao auxiliar que realize pressão sobre a ponta do cateter, evitando refluxo de sangue (Figura 4).
10. Coloca-se uma tampa, um plugue adaptador (tipo PRN) ou extensor de cateter. Com o extensor fica mais fácil testar a patência da via e verificar se não está havendo infiltração, e assim pode-se prosseguir para a fixação.
11. A fixação consiste em passar uma tira fina de esparadrapo ao redor do cateter e uma segunda tira mais grossa sobre a primeira. A fita que está aderida no paciente preferencialmente é do tipo microporoso, para facilitar a retirada (Figura 5).
12. Finaliza-se com uma bandagem elástica ao redor do conjunto todo. Deve-se tomar cuidado para não apertar em demasia a bandagem para não garrotear a veia. É importante verificar se o gato consegue se movimentar com a bandagem de maneira confortável, porém sem representar risco de deslocamento do cateter.
13. O cateter é então acoplado ao equipo de soro previamente preenchido (evitando bolhas de ar).
14. Se o acesso venoso foi feito de forma rápida e não estéril, em situações emergenciais, sem todos os cuidados necessários, deve-se considerar obter outro acesso mais adequado quando o paciente estiver estável.
15. Ao testar a patência da via ou "lavar" o cateter, considera-se que o uso de soro fisiológico é adequado, não havendo necessidade do uso de soluções heparinizadas.

QUADRO 2

Rotinas de manutenção dos pontos de inserção dos cateteres periféricos

- O local deve ser inspecionado diariamente para verificar deslocamentos do cateter, edema na extremidade do membro ou sinais de tromboflebite: dor, aumento de temperatura e edema no local, presença de exsudato, odor desagradável, febre sem outra justificativa.
- Se o local do cateter for contaminado por fezes, urina, vômitos ou se há sinais de flebite, recomenda-se que o cateter seja retirado e colocado um novo em outro membro.
- Por protocolo, os cateteres periféricos não devem permanecer na mesma veia por mais de 72 horas. Mas esse tempo pode variar conforme a qualidade do material ou se o membro utilizado estiver sendo muito movimentado. Material de qualidade inferior e excesso de movimento podem predispor a traumas venosos e aumentam as chances de complicações.
- Se houver indícios de contaminação bacteriana, após a remoção do cateter, sua extremidade deve ser enviada para cultura e teste de sensibilidade a antimicrobianos.
- Os dispositivos de infusão (bolsas de fluido, equipos e extensores) devem ser circuitos fechados e, se o gato precisar ficar na fluidoterapia por vários dias, devem ser trocados diariamente. Extremidades puncionáveis (PRN ou injetores laterais) devem ser limpos com álcool antes de cada injeção.

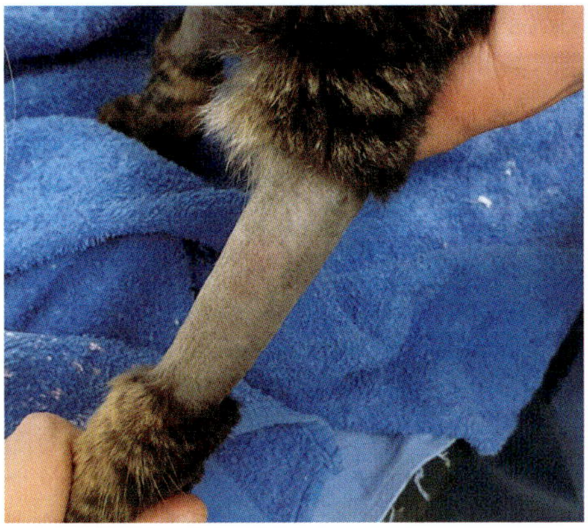

FIGURA 3. Área preparada para inserção do cateter na veia cefálica.

Fonte: arquivo pessoal da autora.

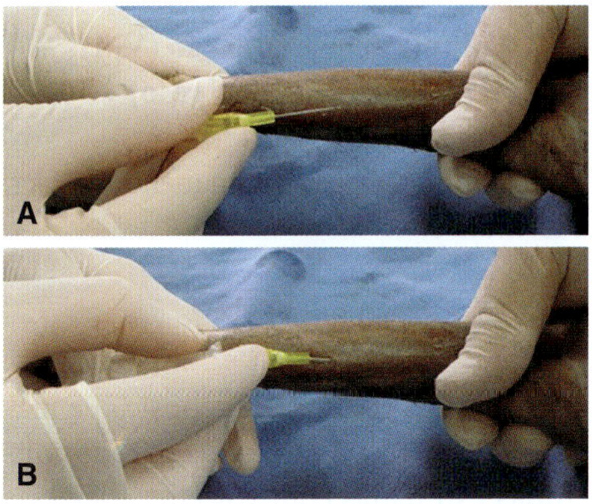

FIGURA 4. Inserção do cateter na veia cefálica. **A:** um auxiliar faz o garrote e a veia é visualizada. **B:** o cateter é inserido e avançado lentamente até que seja visto o refluxo de sangue, quando o mandril (agulha) é tracionado no sentido oposto e o cateter é avançado até o final.

Fonte: arquivo pessoal da autora.

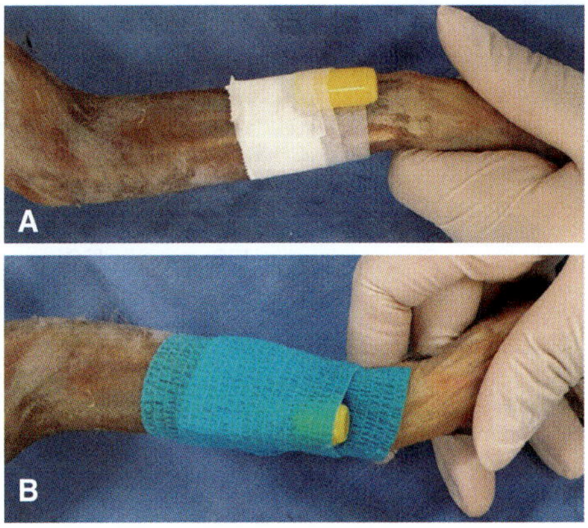

FIGURA 5. Fixação do cateter. **A:** uma tampa ou um dispositivo puncionável (tipo PRN) é acoplado no cateter, para facilitar sua fixação sem sangramentos. Uma tira fina de fita tipo microporosa ou esparadrapo comum é passada por baixo e por cima do cateter. Uma segunda tira é passada sobre a primeira. **B:** o conjunto é enfaixado e protegido com uma bandagem elástica, deixando apenas a superfície puncionável do dispositivo.

Fonte: arquivo pessoal da autora.

Escolha do fluido e das taxas de administração

Existem diversos tipos de fluidos indicados para uso intravenoso, mas a escolha adequada deve levar em consideração as necessidades individuais do paciente, influenciadas pelas condições patológicas que o afligem.

Os cristaloides são soluções à base de água contendo diversas concentrações de eletrólitos ou glicose e, às vezes, tampões. São os mais usados para tratar pacientes desidratados e com desequilíbrios eletrolíticos. A maior parte dos cristaloides exerce seu efeito primariamente nos compartimentos intersticial e intracelular, pois, mesmo sendo infundidos no espaço vascular, rapidamente se distribuem para fora dele. São subdivididos em soluções de reposição ou de manutenção. A principal diferença entre elas é a concentração de eletrólitos (Tabela 2). Os mais utilizados são as soluções de Ringer (com ou sem lactato de sódio), a solução salina 0,9% e a solução de glicose 5%.

Os coloides, por outro lado, são soluções contendo moléculas grandes que não passam com facilidade pelas membranas

TABELA 2 Composição dos principais cristaloides utilizados na fluidoterapia intravenosa

Fluido	Sódio (mEq/L)	Cloreto (mEq/L)	Potássio (mEq/L)	Cálcio (mEq/L)	Outros	Tampão
Solução salina NaCl 0,9%	154	154	0	0	0	–
Solução de Ringer	147	156	4	4,5	0	–
Solução de Ringer com lactato de sódio	130	109	4	3	0	Lactato (28 mEq/L)
Solução de glicose 5%	0	0	0	0	Glicose (50 mg/mL)	–
Solução glicofisiológica	154	154	0	0	Glicose (50 mg/mL)	–

endoteliais vasculares, permanecendo, portanto, muito mais tempo no espaço vascular. Por esse motivo, sua maior utilidade é exatamente promover e manter expansão vascular em pacientes hipovolêmicos (ressuscitação fluida). Recomenda-se leitura do capítulo 20 – Choque, colapso e síncope.

É bastante importante a detecção de hipovolemia, pois a reposição fluida tem de ser feita de maneira bem mais rápida.

O planejamento da fluidoterapia para a desidratação envolve a reposição dos déficits já estabelecidos, as necessidades de manutenção e a compensação para as perdas contínuas.

A determinação da quantidade de fluido de reposição é feita após anamnese e exame físico. Deve-se utilizar a estimativa do grau de desidratação (Tabela 1) no cálculo inicial:

Volume de reposição (VR) (litros) =
% de desidratação × peso corporal (em kg)

(p. ex.: um gato de 5 kg com 8% de desidratação vai necessitar de um volume de reposição de 0,4 litro ou 400 mL). Esse volume pode ser administrado em até 24 horas, mas, se a perda foi grave e rápida, a reposição também deve ser em até 4 a 6 horas.

As necessidades de manutenção são calculadas pela fórmula:

Volume de manutenção (VM)
(mL/24 horas) = (30 × peso) + 70

Para filhotes e gatos com menos de 2 kg, a fórmula é:

$$\mathbf{70 \times (peso)^{0,75}}$$

Além dos volumes de reposição e manutenção, acrescentam-se as **perdas contínuas** estimadas com vômitos, diarreias ou mensuradas com urina, por exemplo.

Para garantir que as quantidades e velocidades estejam corretas, recomenda-se o uso de bombas de infusão ou de seringa. Caso não haja disponibilidade, recomenda-se não usar bolsas de soro com grandes volumes, para evitar sobrecarga acidental. Existem equipos tipo bureta (câmaras graduadas) que permitem fracionar quantidades menores de fluido adaptadas ao peso do paciente.

Volumes menores, de manutenção ou perdas contínuas, podem ser administrados pela via subcutânea, se a condição hemodinâmica do gato assim permitir. Condições patológicas específicas, como doença renal, cardiopatias e diabetes, entre outras, necessitam de regimes diferenciados de fluidoterapia e devem ser consideradas no início do tratamento.

MONITORAMENTO

Os gatos exigem monitoramento rígido, pois possuem volume sanguíneo menor, menor taxa metabólica e maior incidência de doença cardíaca oculta, tornando-os mais suscetíveis a sobrecarga de fluidos, com potenciais consequências graves.

Se não for possível realizar o monitoramento contínuo do gato recebendo fluidoterapia, recomenda-se que essa seja administrada por via subcutânea.

Os parâmetros que devem ser monitorados no gato internado recebendo fluidoterapia intravenosa são: peso corporal (pelo menos duas vezes ao dia), umidade das mucosas, tempo de preenchimento capilar, frequência cardíaca, débito urinário, hematócrito e lactato.

Animais saudáveis podem ser bastante resistentes à sobrecarga de fluidos, mas gatos doentes não conseguem compensar os excessos. É importante estar atentos aos sinais de sobrecarga fluida: ganho de peso, inquietação, taquipneia, dispneia, secreção nasal serosa, quemose, crepitações pulmonares, taquicardia, ritmo de galope, tosse, distensão da jugular.

Como característica da espécie, a resposta de vasoconstrição diante da perda fluida é praticamente inexistente na presença de hipotermia. Portanto, quando hipotérmico, o gato também está mais suscetível à sobrecarga fluida e suas consequências. Providências de reaquecimento devem ser implementadas nesses casos.

LITERATURA SUGERIDA

Byers CG. Fluid therapy: options and rational selection. Vet Clin North Am Small Anim Pract. 2017;47(2):359-71.

Davis H, Jensen T, Johnson A, Knowles P, Meyer R, Rucinsky R, Shafford H; American Association of Feline Practicioners; American Animal Hospital Association. 2013 AAHA/AAFP fluid therapy guidelines for dogs and cats. J Am Anim Hosp Assoc. 2013;49(3):149-59.

Lunn KF, Johnson AS, James KM. Fluid therapy. In: Little SE, editor. The cat clinical medicine and management. St. Louis: Elsevier Saunders; 2012. p.52-89.

O'Grady NP, Alexander M, Burns LA, Dellinger EP, Garland J, Heard SO, et al.; Healthcare Infection Control Practices Advisory Committee (HICPAC). Guidelines for the prevention of intravascular catheter-related infections. Clin Infect Dis. 2011;52(9):e162-e193.

Oliveira RL, Soares JH, Moreira CM, Silva CP, Carrasco LP, Souza HJ. The effects of lidocaine-prilocaine cream on responses to intravenous catheter placement in cats sedated with dexmedetomidine and either methadone or nalbuphine. Vet Anaesth Analg. 2019;46(4):492-5.

Rieser T. Fluid therapy. In: Bruyette DS, Bexfield N, Chretin JD, Kidd L, Kube S, Langston C, et al., editors. Clinical small animal internal medicine. Hoboken: Wiley; 2020. p.355-64.

Rodan I, Dowgray N, Carney HC, Carozza E, Ellis SL, Heath S, et al. 2022 AAFP/ISFM Cat Friendly Veterinary Interaction Guidelines: Approach and Handling Techniques. J Feline Med Surg. 2022;24(11):1093-132.

Silverstein DC, Hart S. Crystalloid fluid therapy. In: Dobratz KJ, Hopper K, Rozanski E, Silverstein DC, editors. Textbook of small animal emergency medicine. Hoboken: Wiley-Blackwell; 2019. p.1091-6.

Ueda Y, Odunayo A, Mann FA. Comparison of heparinized saline and 0.9% sodium chloride for maintaining peripheral intravenous catheter patency in dogs. J Vet Emerg Crit Care (San Antonio). 2013;23(5):517-22.

Wellman ML, DiBartola SP, Kohn CW. Applied physiology of body fluids in dogs and cats. In: DiBartola SP, editor. Fluid, electrolyte, and acid-base disorders in small animal practice. 4. ed. St. Louis: Elsevier Saunders; 2012. p.26-43.

95

Fluidoterapia subcutânea

Fernanda Vieira Amorim da Costa

O PULO DO GATO

A administração de fluidos por via subcutânea é conveniente, rápida, fácil e barata, mas a absorção pode ser limitada quando a perfusão periférica é ruim.

Essa via geralmente não atende às necessidades diárias de líquidos da maioria dos animais e é contraindicada para animais gravemente desidratados ou hipovolêmicos e hipotérmicos.

Pode ser uma ferramenta útil para os proprietários no tratamento de doenças, principalmente a doença renal crônica, mas pode não ser necessária ou possível para todos os pacientes.

INTRODUÇÃO

A fluidoterapia subcutânea (FSC) é usada em pacientes que precisam de suporte ou terapia com fluidos quando a via intravenosa não é indicada ou a hospitalização não é possível. Essa prática pode ajudar a prevenir a desidratação em pacientes que não se alimentam bem e pode ser indicada àqueles que precisam de fluidoterapia intermitente, mas não de hospitalização (p. ex., pacientes com doença renal crônica – DRC). Casos leves de desidratação causados por curtos períodos de vômito ou diarreia também podem se beneficiar da FSC.

A FSC não pode ser usada em pacientes com vasoconstrição periférica (muito desidratados, hipotérmicos ou hipotensos), porque a vasoconstrição vai limitar a absorção de fluido do espaço subcutâneo. É necessário um período de equilíbrio para que soluções administradas por essa via sejam absorvidas. Fluidos sem eletrólitos (p. ex., glicose 5%) não devem ser utilizados, porque eles primeiro retiram eletrólitos do líquido extracelular, agravando alterações preexistentes. Soluções hipertônicas não devem ser utilizadas por via subcutânea por seu risco de necrose. Já as soluções com mais de 35 mEq/L de potássio causam dor e desconforto quando administradas por via subcutânea.

A maioria dos gatos adultos pode tolerar de 100 a 200 mL de fluido administrado por via subcutânea, no espaço interescapular. Para permitir que volumes significativos de fluido sejam administrados, muitas vezes são necessárias injeções múltiplas em locais diferentes, o que pode não ser tolerado por muitos gatos. Inicialmente, o fluido pode se parecer com uma bolsa nessa área e gravitar ventralmente em um ou ambos os membros torácicos, mas será absorvido em 4 a 6 horas. É necessário um período de equilíbrio para que as soluções administradas por essa via sejam absorvidas, mas, se o fluido administrado ainda estiver no espaço subcutâneo seis horas após administrado, significa que outra via deveria ter sido usada.

Quando a FSC é administrada, a taxa de entrega de fluidos é guiada pelo conforto do paciente. Os conjuntos de gotejamento geralmente são mais confortáveis que a injeção de fluido com uma seringa (Figura 1).

A hipocalemia é comum em gatos com insuficiência renal crônica e, portanto, deve ser monitorada regularmente, pois a administração de fluidos isentos de potássio exacerba a hipocalemia. Mesmo que o potássio sérico esteja normal, as necessidades de manutenção de potássio devem ser adicionadas aos fluidos na forma de cloreto de potássio, a uma concentração de 20 mmol/L.

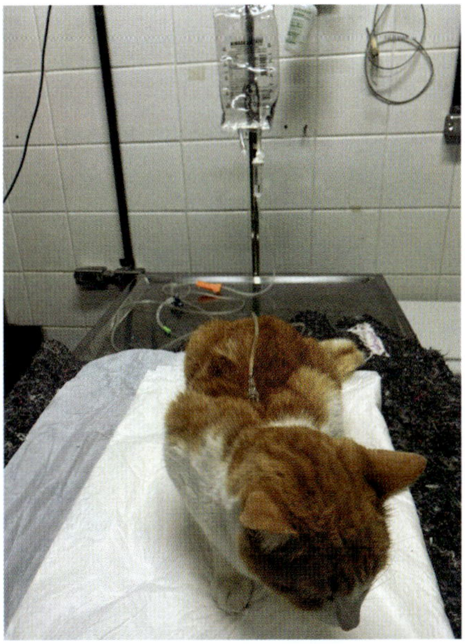

FIGURA 1. Fluidoterapia sendo realizada por via subcutânea em um paciente com desidratação leve.

INDICAÇÕES

- Desidratação leve (≤ 8%), como na DRC ou em perdas leves de líquidos decorrentes de vômitos/diarreia.
- Fluidoterapia em casa em casos de desidratação crônica de baixo grau (DRC é a causa mais comum). Para a maioria dos gatos, cerca de 100 a 150 mL, administrados de 2 a 3 vezes por semana, estão adequados.
- Prevenção da desidratação em pacientes doentes que não estejam bebendo água.

CONTRAINDICAÇÕES

- A fluidoterapia subcutânea não é adequada para gatos com desidratação moderada ou grave (> 8%), perdas contínuas de fluidos significativas, hipovolemia ou hipotermia.
- Soluções hipertônicas (p. ex., soluções de glicose > 5% ou solução salina hipertônica) não devem ser administradas por via subcutânea.

MATERIAIS NECESSÁRIOS (FIGURA 2)

- Fluido apropriado (cristaloides: preferencialmente, solução de Ringer com lactato de sódio, ou solução salina a 0,9%), que deve ser aquecido à temperatura corporal colocando-o em um banho-maria de água morna.
- Agulhas: máximo 18G (1,2 × 40 mm).
- Equipo.
- Potássio pode ser adicionado ao fluido se indicado, mas apenas para uma concentração máxima de 35 mEq/L para evitar dor e desconforto.

As recomendações para proprietários realizarem fluidoterapia subcutânea em

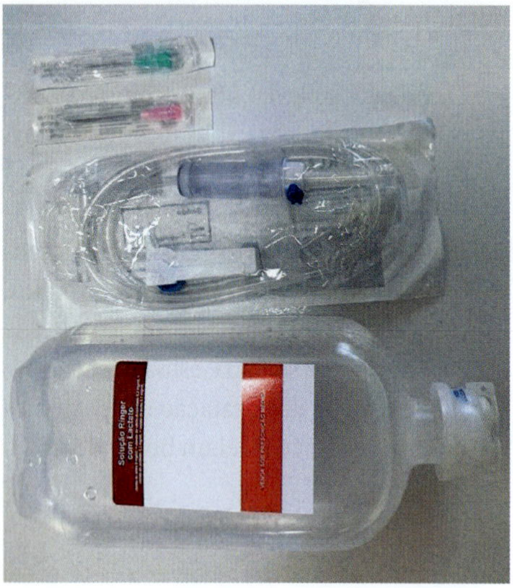

FIGURA 2. Materiais necessários para a realização de fluidoterapia subcutânea no gato.

Fonte: arquivo pessoal da autora.

casa devem incluir uma variedade de técnicas para o treinamento (p. ex., demonstrações ao vivo, vídeos, instruções escritas, prática), porque cada pessoa absorve as informações de forma diferente e deve ter acesso aos métodos de aprendizagem que funcionam melhor. Deve-se oferecer um folheto que forneça respostas às perguntas mais frequentes, como forma de ajudar para que os tratamentos em casa corram sem problemas.

LITERATURA SUGERIDA

Hughston, L. Subcutaneous fluid administration for needle-nervous clients. Veterinary Team Brief. 2017. Disponível em: https://files.brief.vet/migration/article/37266/subcutaneous-fluid-administration-for-needle-nervous-clients-37266-article.pdf. Acesso em 03 mar. 2023.

Taylor S. QRG 13.2 Subcutaneous fluid therapy. In: Harvey A, Tasker S, editors. BSAVA Manual of feline practice – a foundation manual. Gloucester: BSAVA; 2013. p.387.

96

Fluidoterapia intraóssea

Fernanda Vieira Amorim da Costa

O PULO DO GATO

A via intraóssea propicia uma excelente alternativa intravenosa em animais pequenos ou muito jovens, além de pacientes com trombose ou vasos colapsados.

Cateteres intraósseos podem ser colocados através da fossa trocantérica do fêmur e do tubérculo maior do úmero em neonatos e, em pacientes maiores, pela asa do íleo e tuberosidade da tíbia.

Qualquer líquido que possa ser administrado por via intravenosa (p. ex., sangue, solução eletrolítica balanceada, glicose, medicamentos) também pode ser administrado por via intraóssea.

INTRODUÇÃO

Embora o acesso intravenoso seja a via preferencial de fluidoterapia no paciente gravemente enfermo, às vezes é impossível realizar esse acesso, principalmente nos pacientes neonatos e nos filhotes muito jovens, e a colocação de um cateter intraósseo (IO) para a administração de fluido pode salvar a vidas desses pacientes.

O acesso aos sinusoides da medula óssea e canais medulares pela colocação de cateter IO permite a administração rápida de fluidoterapia adequada para o tratamento de choque hipovolêmico. Além disso, esses cateteres permitem a administração de todos os tipos de fluidos, incluindo produtos sanguíneos, e de medicamentos tipicamente destinados ao uso IV. O cateter IO deve ser colocado e mantido de maneira asséptica, porque não apenas a sepse, mas também a osteomielite, podem resultar de infecção no local.

Uma agulha espinhal de calibre 18 a 22 G (pacientes não pediátricos) ou agulha hipodérmica 18-25 G (neonatos e filhotes pequenos) deve ser usada para o cateterismo. Embora a colocação de um cateter IO seja bastante simples, mesmo nos menores pacientes, é difícil envolver e proteger o cateter. Idealmente, esse cateter é substituído por um cateter IV assim que o animal estiver estabilizado. Raramente, o cateterismo IO pode resultar em fratura óssea, osteomielite e dor.

A área sobre o quadril deve ser tricotomizada e preparada cirurgicamente antes de inserir a agulha no fêmur. O osso cortical é bastante duro em comparação à cavidade medular, mais macia. Uma vez que a agulha esteja firmemente inserida no eixo do fêmur, o estilete é removido da agulha e o fluido é injetado na mesma dose e velocidade da reanimação intravenosa. Uma vez restaurado o volume vascular, é mais fácil colocar um cateter intravenoso e a agulha intraóssea pode ser removida. Em alguns casos, o cateter intraósseo pode ser fixado no local para suporte contínuo de fluidoterapia por até 72 horas, desde que seja protegido e monitorado. Nesses casos, deve-se administrar regularmente solução salina heparinizada a cada seis horas para ajudar a evitar o bloqueio do cateter. No entanto, uma vez que o animal se torne mais ativo, a agulha é facilmente desalojada e a fluidoterapia intraóssea deve ser descontinuada (Figura 1).

As contraindicações da via IO incluem infecções na pele ou feridas no local de entrada da agulha; além disso, esse tipo de cateter não pode ser colocado em ossos fraturados.

TÉCNICA – FOSSA TROCANTÉRICA DO FÊMUR

1. Tricotomizar e preparar assepticamente a pele sobre a fossa trocantérica; a anestesia local pode ser obtida com lidocaína ou bupivacaína injetada no tecido subcutâneo e no periósteo sobre o local de inserção, medial à fossa trocantérica. Deve-se tomar cuidado para que o excesso de anestésico não distorça a palpação do local de inserção do cateter ou agulha.
2. Realizar uma pequena incisão na pele usando uma lâmina de bisturi n. 11 e inserir o cateter intraósseo. Isso é feito com um movimento de rotação para frente e para trás, alinhado com o longo eixo do fêmur, e em geral é relativamente fácil, em virtude da natureza macia dos ossos. A resistência diminuirá quando o cateter passar pelo córtex ósseo e entrar na cavidade da medula.
3. Avançar a agulha até que o canhão do cateter/agulha encontre a pele. Verifique o posicionamento correto movimentando a perna; o cateter se moverá com o fêmur.
4. Retirar o estilete, se estiver usando uma agulha espinhal, e conectar um conjunto de extensão intravenosa.
5. Tentar infundir 1,0 mL de solução salina heparinizada para verificar a desobstrução. Palpar ao redor do local e do osso longo para certificar-se de que uma bolsa de fluido não está sendo palpada. Se a infusão não for possível, tente girar o cateter 90 graus, pois isso aliviará qualquer bloqueio pela aposição do bisel do cateter ao córtex ósseo interno.
6. Aplicar pomada antisséptica e/ou antibiótica em uma compressa de gaze hemisseccionada colocada ao redor do cateter.
7. Pode-se fixar o cateter temporariamente com tiras de esparadrapo de tecido de forma estéril. A bandagem normalmente não é necessária.

A administração de fluidos em recém-nascidos e filhotes jovens pode ser feita usando fluxo de gravidade ou uma bomba de infusão. Pode haver dor se forem administrados fluidos frios, se um grande volume for administrado em um curto espaço de tempo ou se forem administradas soluções alcalinas ou hipertônicas (como alguns medicamentos). As complicações da administração intraóssea incluem infecção, extravasamento e trauma ósseo epifisário durante a colocação da agulha e dos tecidos moles.

MONITORAÇÃO

A fluidoterapia deve ser monitorada de perto, pois é fácil super-hidratar filhotes

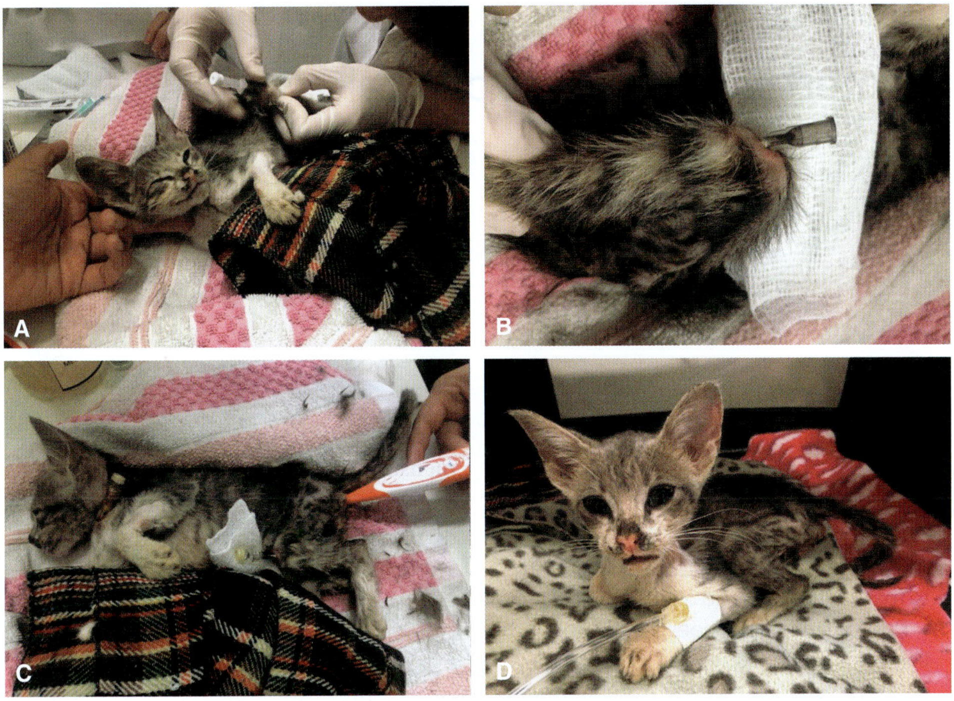

FIGURA 1. A reanimação de recém-nascidos criticamente enfermos pode ser realizada pela inserção de uma agulha 25 × 7 com o mandril de um cateter de 22 G na diáfise do fêmur ou da tíbia (**A**, **B**) e administrando fluidos aquecidos por via intraóssea. Assim que o paciente reagir e a pressão arterial subir, deve-se preferencialmente canular a veia jugular (**C**), cefálica (**D**) ou safena medial para substituir o acesso IO.

Fonte: arquivo pessoal da autora.

jovens em razão de uma função tubular renal imatura. Os métodos de monitoramento incluem pesagem do filhote 3 ou 4 vezes por dia e medição seriada de hematócrito e proteína total. Eletrólitos (p. ex., sódio, cloreto e potássio) e a glicemia também devem ser monitorados e os déficits, corrigidos. Para a punção venosa, deve-se posicionar o filhote em decúbito dorsal com os membros torácicos puxados para trás em direção ao abdome e a cabeça e o pescoço estendidos. O sangue pode ser coletado na veia jugular usando uma seringa de 1,0 mL com uma agulha de 25 ou 26 G. A aspiração lenta de sangue é essencial para evitar o colapso da veia. Um pequeno volume (0,5 mL) de sangue em um microtubo de 500 μL pode ser usado para os testes mais críticos.

LITERATURA SUGERIDA

Cohn LA, Kaplan-Zattler AJ, Lee JA. Fluid therapy for pediatric patients. Vet Clin North Am Small Anim Pract. 2022;52(3):707-18.

Lee JA, Cohn LA. Fluid therapy for pediatric patients. Vet Clin North Am Small Anim Pract. 2017;47(2): 373-82.

Little, S. Management of reproduction and related disorders. In: Harvey A, Tasker S, editors. BSAVA Manual of feline practice – a foundation manual. Gloucester: BSAVA; 2013. p.399-412.

Macintire DK. Pediatric fluid therapy. Vet Clin North Am Small Anim Pract. 2008;38(3):621-7, xii.

97

Cateterização venosa central

Leandro Fadel

O PULO DO GATO

O cateter venoso central representa um acesso de maior calibre que garante maior viabilidade do acesso venoso.

Possui várias indicações, desde permitir infusões de soluções com osmolaridade alta e vasopressores, até mesmo ser utilizado em pacientes com fragilidade vascular periférica.

A técnica de Seldinger é a mais utilizada para sua inserção.

Seu uso pode trazer complicações, mesmo em operadores com prática.

INTRODUÇÃO

O cateter venoso central (CVC) é um cateter de diâmetro maior que é colocado na veia jugular. Possui grande utilidade dentro da medicina intensiva por ter diversas indicações, desde condições associadas ao paciente, isto é, fragilidade vascular, a indicações específicas para a infusão de algumas substâncias, como vasopressores e nutrição parenteral total. Outra indicação diz respeito à coleta seriada de amostras sanguíneas pela necessidade de avaliações periódicas, como no caso da estabilização inicial de um paciente com cetoacidose diabética. Ainda em relação à coleta de sangue, é possível fazer a mensuração da saturação venosa central de oxigênio ($SVcO_2$), importante na avaliação do paciente em estado de choque.

TÉCNICA DE SELDINGER

A técnica original de Seldinger foi desenvolvida pelo radiologista sueco Sven Ivar Seldinger em 1953 para permitir a passagem de um cateter mais calibroso em artérias periféricas para a realização de angiografias. A grande contribuição de sua técnica foi o uso de um fio metálico e maleável, chamado de fio-guia. Esse fio-guia permite inserir um cateter mais calibroso sem a necessidade de uma punção direta de grande calibre, ou mesmo a exposição cirúrgica do vaso a ser acessado.

A técnica original consiste na punção do vaso com uma agulha, seguida da passagem do fio-guia pela agulha, remoção da agulha (com permanência do fio-guia parcialmente dentro e parcialmente fora do vaso), inserção do cateter através do fio-guia e, por fim, remoção do fio-guia. Com o tempo, foram sendo realizadas modificações nessa técnica para adaptá-la aos mais diferentes usos, e hoje essa técnica pode ser usada em artérias, veias, espaço pleural, vísceras ocas e cateteres de diálise. A partir dessas necessidades, foram surgindo adaptações para garantir melhores resultados. A principal modificação presente hoje nos *kits* de acesso venoso central é a presença do dilatador, que ajuda a aumentar o ponto de entrada do cateter no vaso, garantindo mais facilidade para sua inserção. Outra variação da técnica é a substituição da punção inicial com agulha pelo cateter periférico, conferindo maior segurança no acesso da veia jugular. É importante ressaltar que esse cateter deve ter o mesmo calibre da agulha que vem no *kit*, pois, se for de menor diâmetro, não permitirá a passagem do fio-guia.

COMPLICAÇÕES

As complicações decorrentes do uso de CVC estão relacionadas a sua colocação ou a sua manutenção. Na literatura veterinária, ainda são esparsos os estudos sobre as complicações do uso de CVC. No estudo de Adamantos et al., 39% das complicações associadas ao uso de CVC foram inflamação e infecção local. Os autores relataram que essas condições estavam associadas à colocação do CVC sem anestesia geral e fora do bloco cirúrgico. Além disso, pacientes com enfermidades clínicas representaram um grupo de risco em relação aos pacientes cirúrgicos.

Em outro estudo mais recente e mais detalhado, realizado por Reminga et al., foram descritos fatores associados ao insucesso do uso desse tipo de cateter. A taxa de sucesso na sua colocação foi de 70% em gatos contra 85% em cães, mesmo os operadores tendo uma experiência prévia maior, já que 67% dos operadores já tinham implantado mais de 15 CVC. Os fatores que contribuíram para a falha na inserção do CVC em felinos foram incapacidade em puncionar a jugular (54,5%), hematoma (36,3%) e mau posicionamento do cateter (9,2%). Dentre as complicações encontradas durante a inserção do cateter, novamente os felinos apresentaram mais complicações, incluindo arritmias, hematomas, falha em colocar o cateter e seu mau posicionamento. Também foi identificado como fator de risco o tempo de permanência do CVC, em que, quanto maior o tempo, maior o número de complicações. Dentre essas complicações, houve principalmente irritação da pele, seguida por obstrução mecânica e inflamação. Por fim, dentre os motivos de retirada do CVC, em primeiro lugar ficou a alta hospitalar, seguida por eutanásia, término da necessidade do CVC, morte do paciente e complicações inflamatórias.

DESCRIÇÃO PASSO A PASSO DA COLOCAÇÃO – FIGURA

1. Preparo asséptico da região cervical (tricotomia e antissepsia cirúrgica).
2. Colocação de pano de campo estéril.
3. Uso de luvas cirúrgicas.
4. Punção da veia jugular externa com cateter periférico. Esse cateter tem que ter calibre suficiente para passar o fio-guia.
5. Passagem do fio-guia.
6. Remoção do cateter com a manutenção da posição do fio-guia.
7. Passagem do dilatador pelo fio-guia. Realização da dilatação e posterior remoção do dilatador. Nesse momento há maior risco de sangramento, que normalmente é contido com o uso de compressão com gaze ou digital. A depender do tipo de cateter, esse passo pode ser suprimido.
8. Passagem do cateter venoso central. Deve-se ter cuidado para não perder o fio-guia.
9. Remoção do fio-guia.
10. Sutura para fixação do cateter.
11. Aspiração da(s) via(s) cateterizada(s).
12. Infusão de solução heparinizada.
13. Via(s) pronta(s).

UTILIZAÇÃO DE CATETER ARTERIAL COMO CATETER VENOSO CENTRAL

Em virtude da maior taxa de insucesso da colocação de CVC em gatos, sugere-se a sua eventual substituição pelo cateter arterial (Figura 1). A principal desvantagem seria a existência de apenas uma via, pois os venosos centrais podem chegar a ter cinco vias. As vantagens incluem uma colocação mais ágil, pois o cateter arterial não necessita de dilatação, e um índice de sucesso muito maior.

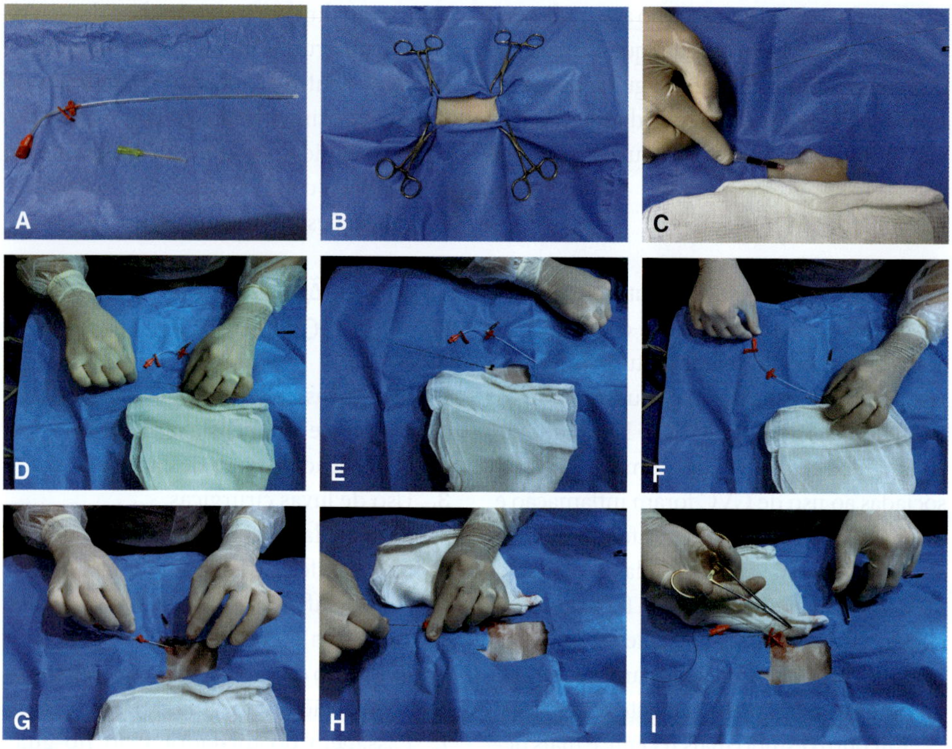

FIGURA 1. Etapas da cateterização venosa central. **A:** *kit* cateter, fio-guia e agulha. **B:** preparação asséptica para a cateterização. **C:** punção da veia jugular externa com cateter periférico de mesmo calibre da agulha. **D:** passagem do fio-guia dentro do cateter periférico. **E:** remoção do cateter periférico e manutenção do fio-guia. **F-H:** passagem do cateter pelo fio-guia. **I:** fixação do cateter com sutura.

Fonte: arquivo pessoal do autor.

REFERÊNCIAS

Adamantos S, Brodbelt D, Moores AL. Prospective evaluation of complications associated with jugular venous catheter use in a veterinary hospital. J Small Anim Pract. 2010;51(5):254-7.

Reminga CL, Silverstein DC, Drobatz KJ, Clarke DL. Evaluation of the placement and maintenance of central venous jugular catheters in critically ill dogs and cats. J Vet Emerg Crit Care. 2018;28(3):232-43.

LITERATURA SUGERIDA

Blaiset MA, Couto CG, Evans KL, Smeak DD. Complications of indwelling, silastic central venous access catheters in dogs and cats. J Am Anim Hosp Assoc. 1995;31(5):379-84.

Higgs ZCJ, Macafee DAL, Braithwaite BD, Maxwell-Armstrong CA. The Seldinger technique: 50 years on. Lancet. 2005;366:1407-9.

98

Nutrição enteral

Christine Souza Martins

O PULO DO GATO

O estado nutricional é considerado o quinto sinal vital e deve ser avaliado diariamente em todos os gatos internados.

Os objetivos do suporte nutricional são tratar o estado de déficit já presente e prevenir outras consequências da má nutrição, como a lipidose hepática.

A nutrição enteral traz inúmeras vantagens no manejo das demandas do gato doente.

Não devemos adiar demais a implementação de suporte nutricional, pelo risco de estabelecimento de estado catabólico, que piora o prognóstico de recuperação.

INTRODUÇÃO

Por suas características nutricionais e metabólicas únicas, os gatos enfrentam dificuldades de manter sua homeostase diante de lesões graves, especialmente condições que levam à privação de alimentos. Sua maior demanda de proteínas e necessidade especial de determinados aminoácidos, associadas a alterações metabólicas trazidas pelo estado patológico, aumentam ainda mais suas chances de desnutrição grave e suas consequências.

Não é raro que gatos internados não tenham suas demandas nutricionais atendidas por motivos diversos. O foco do tratamento hospitalar está voltado quase exclusivamente para os problemas clínicos e cirúrgicos, fazendo que, muitas vezes, o suporte nutricional do paciente fique em segundo plano ou nem seja feito. O estado catabólico associado traz complicações em todos os sistemas orgânicos. Outro fator agravante em gatos internados é o estresse ambiental e o excesso de medicações, que podem causar ou agravar a anorexia, aprofundando ainda mais o equilíbrio negativo de energia e nutrientes. A anorexia é uma apresentação comum em gatos doentes, internados ou não, e sua causa e fatores associados devem ser investigados, como náusea, dor, hipomotilidade gastrintestinal, medo etc. (ver capítulo 35 – Anorexia).

AVALIAÇÃO NUTRICIONAL

As principais causas de desnutrição no ambiente hospitalar são: anorexia, presença de um processo patológico, administração de medicamentos, incapacidade de comer ou simples negligência com as necessidades do paciente.

Com o objetivo de determinar a necessidade e as demais características do suporte nutricional a ser implementado para o paciente felino, há a necessidade de fazer uma avaliação nutricional que leva em consideração os seguintes itens:

- **Histórico clínico e nutricional:**
  - Perda de peso recente > 10%.
  - Diminuição observada do consumo voluntário do alimento.
  - Aumento da demanda de nutrientes: trauma, doença grave, cirurgia.
  - Aumento da perda de nutrientes: vômitos, diarreia, ferimentos ou queimaduras extensas.
- **Descrição da dieta:** tipo, quantidade e qualidade apropriados, mudança recente, aceitação, uso de medicamentos.
- **Exame físico detalhado:** além do peso corporal (e suas flutuações), deve-se incluir a determinação do índice de condição corporal (ICC) e do índice de massa muscular (IMM). É importante lembrar que mesmo um gato aparentemente com sobrepeso ou obeso pode estar sofrendo de déficits nutricionais que devem ser apreciados e resolvidos. O estado da pelagem pode indicar estado nutricional inadequado. Também é avaliado qualquer impedimento físico para se alimentar, como desordens na cavidade oral.
- **Parâmetros laboratoriais:** alguns resultados de exames laboratoriais podem estar associados com variados graus de desnutrição, apesar de não exclusivos ou característicos, como linfopenia, hipoalbuminemia e anemia. Outros exames podem determinar disfunções orgânicas associadas a anorexia ou desnutrição, como no caso de doenças renais ou hepáticas.

INDICAÇÕES

A decisão quanto à indicação de suporte nutricional não deve ser baseada em um único parâmetro e o exercício do bom senso é recomendado. Na escolha da modalidade de suporte nutricional, vários fatores devem ser levados em consideração: antecipação da duração da necessidade de suporte nutricional, estado de consciência do paciente (relacionado ao risco de pneumonia por aspiração), risco anestésico imediato, condições funcionais do trato digestório, temperamento do paciente, domínio técnico, disponibilidade dos meios de implementação do suporte e custos inerentes à técnica escolhida (Quadro 1).

O suporte nutricional já deve ser oferecido para qualquer gato que esteja com ingestão alimentar inadequada por mais de 3 dias.

A nutrição enteral é indicada para pacientes que não estão sendo capazes de ingerir a quantidade adequada de calorias e nutrientes, mas ainda possuem funções gastrintestinais suficientes para permitir a digestão e absorção das soluções nutricionais administradas. Na eventual presença de sérias dificuldades morfológicas ou funcionais do trato digestório, pode haver a indicação do uso de nutrição parenteral.

Os inúmeros benefícios e vantagens da alimentação enteral já são bem estudados e estabelecidos em pacientes humanos e animais, entre eles:

- Manutenção da estrutura e função das vilosidades intestinais.
- Menor permeabilidade da mucosa intestinal às bactérias e endotoxinas.
- Preservação das concentrações de imunoglobulina A (IgA) nas secreções biliares.

MODALIDADES

Uma vez determinada a necessidade do suporte nutricional, deve-se escolher a modalidade que mais se adapta às demandas do paciente, considerando vantagens e desvantagens de cada método (Figura 1, Quadros 1 e 2).

Não se deve começar um suporte nutricional sem antes atender às necessidades de correção dos déficits hídricos e eletrolíticos, além de corrigir possíveis desequilíbrios acidobásicos.

Estímulo à ingestão voluntária

Existem diversas maneiras de implementar a nutrição enteral, incluindo a ingestão voluntária, certamente a mais simples e natural. Se um gato ingere quantidades adequadas de uma dieta especialmente designada para suas condições patológicas, não haverá necessidade de intervenção. A ingestão voluntária pode ser estimulada pelo manejo na temperatura do alimento, palatabilidade e até no ambiente de alimentação, seja ele doméstico,

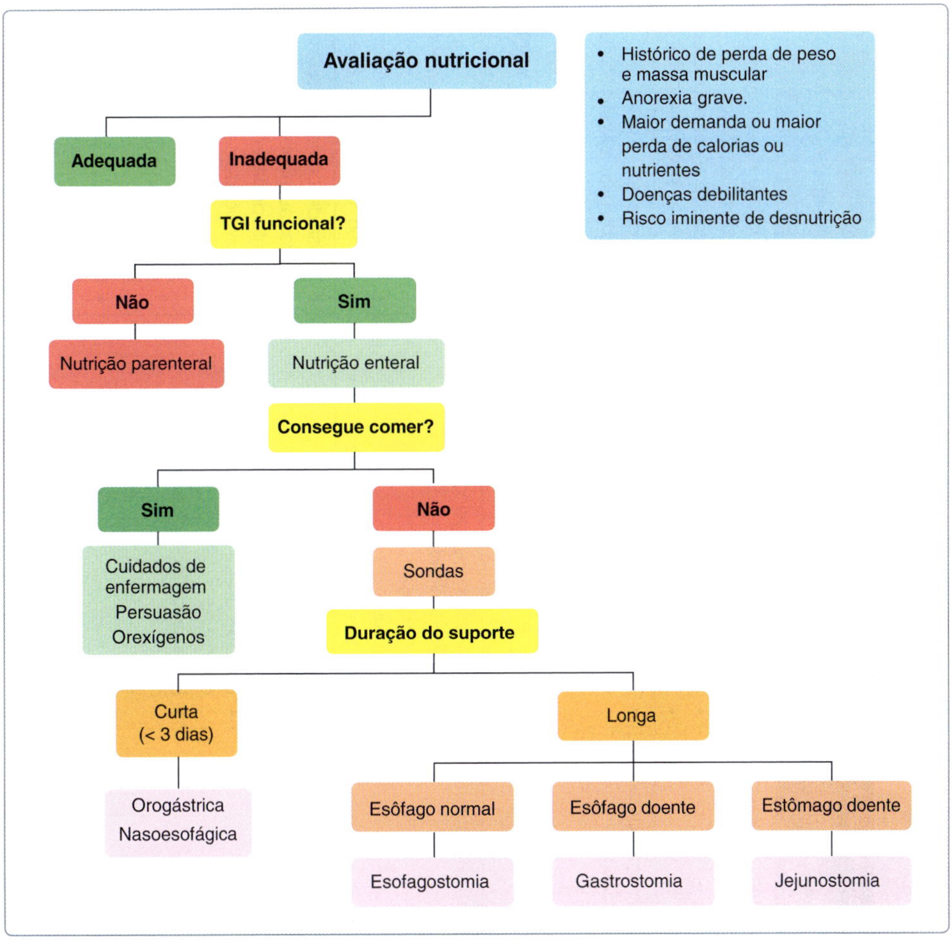

FIGURA 1. Fluxograma de implementação de suporte nutricional.

QUADRO 1

Características dos métodos de alimentação enteral não invasivos

Modalidade de suporte	Vantagens	Desvantagens	Comentários
Ingestão voluntária	▪ Fisiológica ▪ Baixo custo ▪ Conveniente ▪ Menos estressante	▪ Depende do apetite, que pode estar afetado pela doença ▪ O estresse associado ao ambiente hospitalar pode inviabilizar	▪ Devem-se implementar técnicas de persuasão: carinho e melhorar a palatabilidade do alimento ▪ Pode responder ao uso de orexígenos
Alimentação forçada ou facilitada	▪ Permite fornecer pequenas quantidades da dieta	▪ Estressante ▪ Pode causar aversão ao alimento e agravar náusea e vômitos ▪ Risco de aspiração do alimento ▪ Difícil fornecer toda a quantidade necessária	▪ Se a dieta for necessária por longo prazo, nunca deve ser forçada em situações de desconforto e internação
Sonda orogástrica	▪ Permite fornecer grandes quantidades da dieta indicada ▪ Fácil execução ▪ Baixo custo ▪ Não necessita de anestesia	▪ Estressante ▪ Contraindicada se houver náusea e vômitos ▪ Não indicada em gatos agressivos ou com dificuldades respiratórias	▪ Indicada para animais internados com risco anestésico alto ▪ Ideal para suportes hospitalares de curto prazo
Sonda nasoesofágica	▪ Fácil execução ▪ Baixo custo ▪ Não necessita de anestesia ▪ Pode ser usada imediatamente após a colocação ▪ Não impede ingestão voluntária	▪ Causa desconforto, espirros ▪ Pode causar epistaxe ▪ O gato pode tentar retirá-la ▪ Necessidade de colar elizabetano ▪ Só é possível usar sondas com pequeno diâmetro: a dieta tem de ser líquida, obstrui com facilidade ▪ Não indicada para gatos com lesões faciais e nasais ▪ Menor tolerância para gatos braquicefálicos	▪ Apropriada apenas para curtos períodos (< 5 dias) ▪ O gato tem de estar consciente, com seu reflexo de deglutição intacto ▪ Pode não suprir todas as demandas calóricas por causa do volume

QUADRO 2

Características dos diversos métodos de alimentação enteral invasivos

Modalidade de suporte	Vantagens	Desvantagens	Comentários
Sonda esofágica	▪ Fácil execução ▪ Baixo custo ▪ Não impede a ingestão voluntária ▪ Bem tolerada pelo gato, que pode ser alimentado em casa ▪ A dieta pode ser mais consistente ▪ Pode ser usada imediatamente após a colocação	▪ Necessita de anestesia geral ▪ Necessita de proteção da área (atadura)	▪ Possibilidades de complicação: vômitos e infecção no local da esofagostomia ▪ Pode ser utilizada por semanas a meses
Sonda gástrica	▪ Possibilita alimentar gatos com alterações esofágicas graves ▪ Permite administrar grandes volumes ▪ Permite administrar água e medicamentos ▪ Bem tolerada pelo gato, que pode ser alimentado em casa	▪ Necessita de anestesia geral ▪ Custo mais alto ▪ Necessidade de equipamentos e materiais específicos (endoscopia e sondas) ▪ Deve-se esperar pelo menos 24 horas para iniciar a alimentação	▪ Adequada para ser utilizada por meses ou anos
Sonda por jejunostomia	▪ Possibilita alimentar gatos com alterações gástricas graves ▪ Alimento fornecido diretamente no intestino (pode ser vantajoso em algumas doenças)	▪ Necessita de procedimento cirúrgico ▪ Experiência cirúrgica por parte do veterinário e disponibilidade de material adequado ▪ Risco alto de contaminação do estoma ▪ Risco de peritonite ▪ Não é adequado para ser manejado pelo proprietário em casa	▪ Método com indicações muito restritas e sob condições de terapia intensiva

seja hospitalar. Pode-se fazer tentativas de alimentar "na mão", fazendo carinho enquanto oferece o alimento, se for do agrado do gato. Os gatos internados e já com anorexia dificilmente aceitarão alimentos completamente novos. Devem-se oferecer esses alimentos por pouco tempo, não os deixando expostos por mais de 30 minutos e, se o gato não aceitar, deve-se retirar de seu alcance e fazer novas tentativas mais tarde.

Outra tentativa de aumentar a ingestão voluntária é a utilização de fármacos orexígenos. Cada um deles tem variadas taxas de sucesso e seu uso não deve ser tentado antes de descartar causas tratáveis de anorexia (ver capítulo 35 – Anorexia).

É importante lembrar que gatos internados podem desenvolver aversão ao alimento se ele e seu odor estiverem associados ao desconforto a que estão sendo expostos, ou a náusea, vômitos, dor, medo ou ansiedade.

Alimentação forçada ou facilitada

Certamente "forçar" o alimento não é uma solução indicada na maioria dos casos. Eventualmente, de acordo com a reação do gato, é possível fazer a dieta indicada, líquida ou pastosa, por seringa. Pode parecer surpreendente, mas alguns gatos aceitam essa modalidade de alimentação quando administrada pelo proprietário, em um ambiente familiar a ele e acompanhada de persuasão e carinho. No ambiente hospitalar, raramente esse tipo de alimentação trará vantagens, e vai ser interpretado pelo gato como mais um procedimento desagradável e inconveniente, acrescentando desconforto e mal-estar ao seu estado de doença, além da aversão ao alimento.

Se for decidido tentar a alimentação forçada em casa, deve-se instruir ao proprietário o modo de fazer e checar sua capacidade de executar. Além disso, checar se as necessidades nutricionais e calóricas estão realmente sendo satisfeitas.

Sondas de alimentação

Diante da incapacidade de aumentar a ingestão calórica com os métodos anteriores, deve-se implementar o uso de sondas (tubos) de alimentação. Mais uma vez, devem-se levar em consideração os fatores inerentes ao paciente (sua doença e comportamento), ao veterinário (sua capacidade técnica de execução e disponibilidade de equipamentos) e ao proprietário (suas restrições financeiras e de manejo).

Sonda orogástrica

A sonda orogástrica é uma boa opção para gatos que não estão vomitando e que precisam de suporte de nutrição enteral por pouco tempo (Quadro 3). Também pode ser utilizada para a administração de sulfato de bário nas radiografias contrastadas do trato digestório caudal e para a alimentação de neonatos.

Sonda nasoesofágica

A sonda nasoesofágica é bastante utilizada por sua facilidade de colocação, mas é indicada apenas por curtos períodos (Quadro 4).

Sonda esofágica

A sonda esofágica (por esofagostomia) é uma das mais comumente utilizadas, por sua possibilidade de ser mantida por longos períodos, sendo possível treinar o proprietário para administrar alimento e medicamentos pela sonda em casa. Apesar de ser mais invasiva que as descritas anteriormente, é bem tolerada pelos gatos.

QUADRO 3

Sonda orogástrica (Figura 2)

Material necessário:

- Sonda nasogástrica curta n. 10-14 (40 cm de comprimento), com extremidade fechada (as aberturas são laterais)
- Abridor de boca próprio (espéculo oral)*
- Gel lubrificante à base de água
- Seringa de 60 mL contendo o alimento

Técnica:

- Medir a sonda desde a cavidade oral até a última costela, garantindo que vai entrar no estômago
- Colocar o espéculo na boca do gato, encaixando os caninos nas aberturas próprias
- Segurar firmemente a cabeça para que o gato mantenha a boca fechada sobre o abridor
- Lubrificar a sonda com gel
- Inserir a sonda lentamente e observar o momento em que o gato a engole
- Avançar a sonda até o segmento marcado
- Encaixar a seringa com alimento e injetar lentamente o alimento, observando a reação do gato
- Se o gato tossir ou demonstrar ânsia de vômito, parar o procedimento e retirar a sonda
- Após ter sido administrada toda a quantidade desejada, retirar a sonda lentamente e depois retirar o abridor de boca

* Na falta do espéculo apropriado, pode-se utilizar um corpo de seringa adaptado com os furos nos lugares correspondentes.

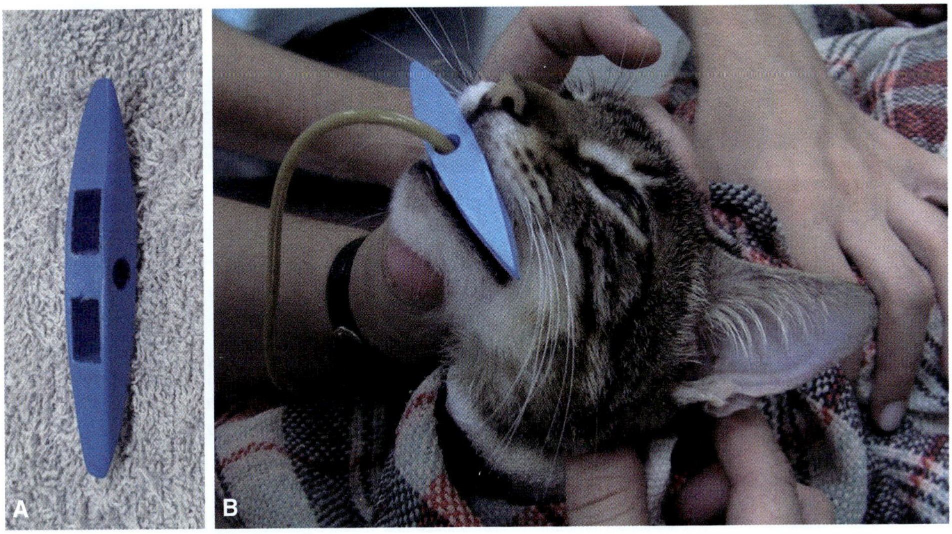

FIGURA 2. **A:** espéculo oral utilizado para passar a sonda orogástrica, com espaços para encaixar os dentes caninos e uma abertura central para passar a sonda, impedindo que o gato morda a sonda durante o procedimento. **B:** uma vez encaixado, a boca é mantida fechada, a sonda é inserida até o estômago e um auxiliar injeta lentamente o alimento.

Fonte: arquivo pessoal da autora.

QUADRO 4

Sonda nasoesofágica (Figuras 3 e 4)

Material necessário:

- Sonda tipo nasogástrica curta n. 4-6 (de polivinil ou silicone)
- Gel lubrificante à base de água ou gel de lidocaína 2%
- Solução de lidocaína 5% para instilar na narina
- Seringa de 5 mL com soro fisiológico estéril para testar a via
- Esparadrapo e cola instantânea para fixação
- Colar elizabetano

Técnica:

- Medir a sonda desde o plano nasal até a 6ª ou 7ª costela. Marcar a sonda com uma tira de esparadrapo (Figuras 3A e 3B)
- Instilar duas gotas de lidocaína 5% na narina (Figura 3C)
- Lubrificar a sonda com gel
- A cabeça do gato deve ser mantida em posição neutra, sem flexionar ou estender
- A sonda é inserida lentamente no sentido ventromedial. Observar o momento em que o gato deglute a sonda quando passa pela faringe
- Avançar até o segmento marcado
- Checar a correta localização da sonda: injetar soro estéril, auscultar e verificar se há reflexo de tosse. Se for possível, realizar uma radiografia torácica lateral para ter certeza da localização
- Encaixar a seringa com alimento e injetar, lentamente observando a reação do gato

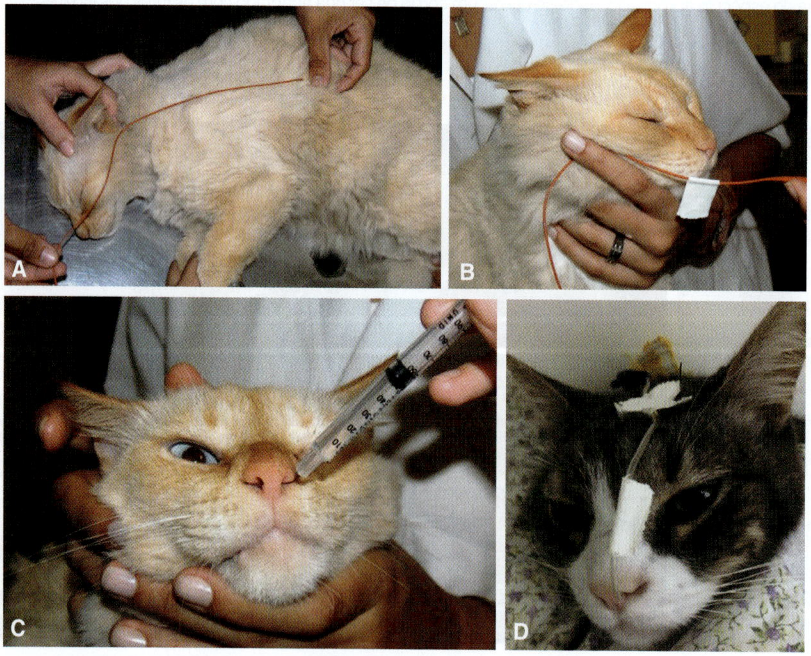

FIGURA 3. Principais etapas de colocação de sonda nasoesofágica. **A:** mensuração da sonda: o dedo está sobre a última costela, para demarcar o arco costal. Em seguida encontra-se o 6º, 7º ou 8º espaço intercostal. **B:** a sonda é marcada com um fragmento de esparadrapo. **C:** instila-se uma ou duas gotas de lidocaína na narina. **D:** as abas de esparadrapo são afixadas em dois pontos com cola instantânea, um sobre a nariz e outro no alto da cabeça.

Fonte: arquivo pessoal da autora (A-C); imagem cedida por Fernanda Vieira Amorim da Costa (D).

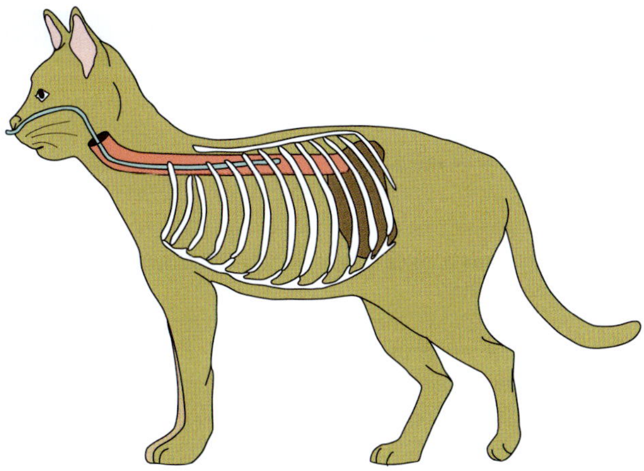

FIGURA 4. Representação esquemática da localização da sonda, aproximadamente entre o 6º, 7º ou 8º espaço intercostal.

A técnica descrita no Quadro 5 é modificada da mais tradicional, por causa do uso de um guia rígido para a sonda, tornando possível conduzi-la diretamente no sentido caudal do esôfago sem a necessidade de tracioná-la cranialmente até a cavidade oral primeiro. É a técnica preferida desta autora, mas recomenda-se utilizar a técnica com a qual o veterinário se sinta mais confortável e seguro.

Se o gato for liberado para ser alimentado em casa, instruções detalhadas devem ser discutidas e fornecidas por escrito, a fim de evitar erros e complicações no manejo.

Outros tipos de sonda

As sondas gástrica e por jejunostomia têm indicações pouco frequentes. Se houver necessidade, recomenda-se ao leitor buscar informações na literatura cirúrgica de referência.

SELEÇÃO DA DIETA

A escolha do tipo de dieta deve ser baseada no processo patológico que está presente e na adaptação ao meio de suporte que foi escolhido (calibre e localização do tubo de alimentação).

Em geral, o cálculo do requerimento energético de repouso (RER) ou da necessidade energética de manutenção é baseado nas seguintes fórmulas:

$$\mathbf{RER = 70 \times (peso\ em\ kg)^{0,75}}$$
(para gatos com menos de 2 kg)

$$\mathbf{RER = (30 \times peso\ em\ kg) + 70}$$
(para gatos com mais de 2 kg)

Tendo em vista a necessidade de adaptação do metabolismo e do trato digestório à presença de nutrientes em animais anoréticos, os objetivos do fornecimento de calorias devem ser alcançados gradativamente, em um período de 3 a 5 dias. Isso quer dizer que não é recomendado fornecer toda a quantidade calculada no primeiro dia de implementação do suporte nutricional, para evitar síndrome de realimentação e vômitos.

QUADRO 5

Sonda esofágica (Figuras 5 e 6)

Material necessário:

- Sonda tipo nasogástrica curta n. 12-14 (de polivinil ou silicone – 40 cm de comprimento)
- Gel lubrificante à base de água
- Material para tricotomia e antissepsia
- Luvas cirúrgicas estéreis
- Lâmina de bisturi
- Material cirúrgico estéril mínimo: pinça hemostática tipo Kelly longa e curva, pinça dente de rato, tesoura cirúrgica, porta-agulha
- "Fio-guia" ou "estilete de intubação" metálico (45 cm de comprimento), com diâmetro compatível com a sonda esofágica que vai ser usada
- Material de sutura não absorvível: nylon 3-0
- Material de bandagem: gaze, esparadrapo, atadura de crepom ou bandagem elástica
- Pomada antibiótica

Técnica:

- Medir a sonda desde o local da inserção (região cervical) até a 6ª ou 7ª costela
- Marcar a sonda com uma caneta tipo marcador permanente
- Colocar o "fio-guia" dentro da sonda. Como a extremidade desse tipo de sonda é fechada, o guia metálico não entra em contato com o lúmen do esôfago
- Lubrificar o terço distal da sonda com gel
- O gato é anestesiado e intubado. Como o procedimento é rápido, pode não ser necessária anestesia inalatória, somente injetável (propofol), mas fica a critério do anestesista
- O gato é colocado em decúbito lateral direito e o lado esquerdo da região cervical é preparado (tricotomia, antissepsia), desde a articulação temporomandibular até a entrada do tórax (Figura 5A)
- Coloca-se um "abridor de boca", que pode ser confeccionado com uma tampa de agulha, encaixado nos dentes caninos. Não se deve utilizar abridores metálicos
- A pinça curva é inserida pela boca dorsalmente ao traqueotubo em direção ao esôfago até a região mais caudal possível (Figura 5B)
- Recomenda-se esticar o pescoço do gato para facilitar a passagem da pinça
- A extremidade da pinça é voltada para cima e empurrada contra a superfície da pele, de modo que possa ser palpada na região cervical
- Nesse momento, um auxiliar segura a pinça nessa posição enquanto o veterinário faz a incisão com o bisturi, passando por todas as camadas (pele, músculo e parede do esôfago) (Figura 5C)
- A pinça é aberta para prender a extremidade da sonda (recomenda-se retrair um pouco o guia metálico para facilitar essa preensão) (Figura 5D)
- A pinça com a sonda é retraída uns 2-3 cm no sentido cranial e a pinça é aberta e retirada
- Com delicadeza, a sonda (com o guia) é redirecionada no sentido caudal e avançada até sua marca. À medida que a sonda vai avançando na direção do tórax, o guia vai sendo retirado no sentido contrário (Figuras 6A e 6B)
- Recomenda-se radiografia torácica lateral para verificar o posicionamento adequado da sonda antes da sutura (Figura 6D)
- A sutura começa com um ponto de ancoragem na pele e prossegue com a fixação da sonda com ponto "dedo chinês" ou "bailarina" (Figura 6E)
- O local é limpo e coberto com gazes estéreis, onde é aplicada uma pomada antibiótica
- A extremidade da sonda visível deve ser voltada caudalmente para não incomodar o gato
- Uma atadura de crepom ou bandagem elástica é envolvida ao redor do pescoço, protegendo as partes visíveis da sonda, tomando o cuidado de não apertar demais (Figura 6F)
- Assim que o gato despertar da anestesia, já pode ser alimentado

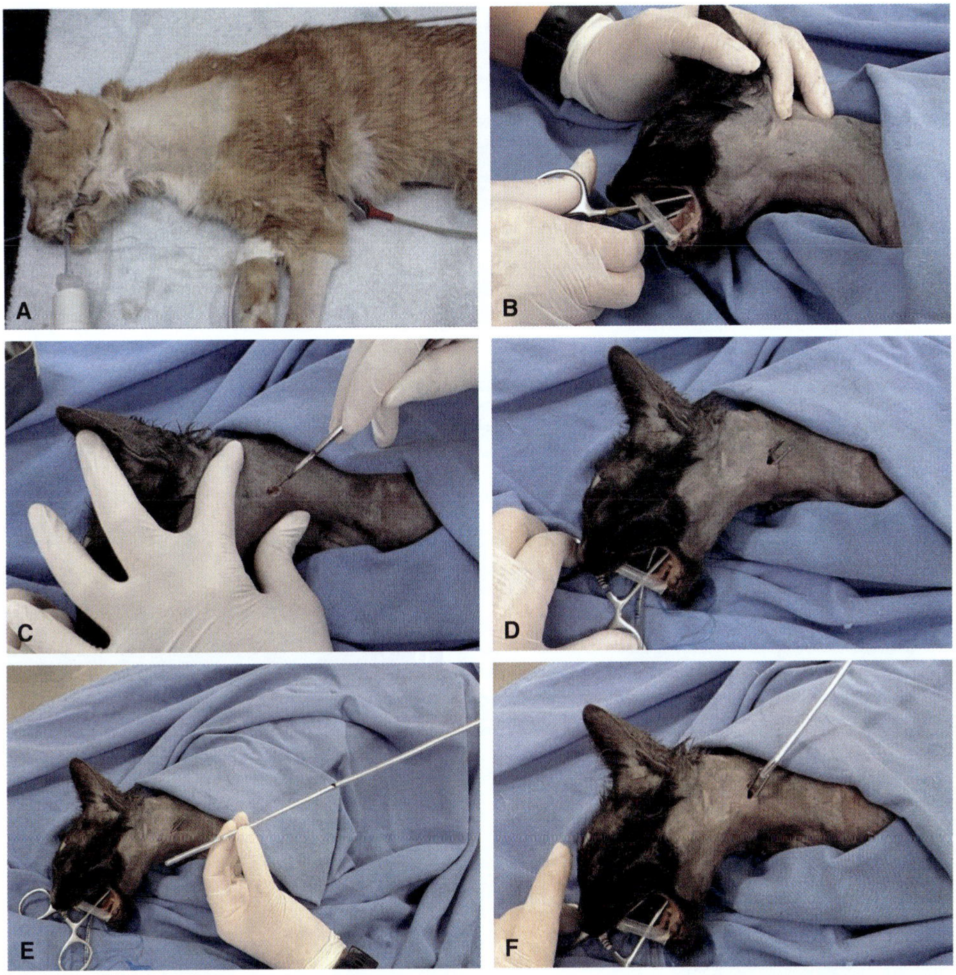

FIGURA 5. Sequência da inserção de sonda esofágica com o auxílio de um fio-guia rígido. **A:** o gato anestesiado e intubado com a área cervical preparada. **B:** a abertura da boca é mantida com uma tampa de agulha plástica, ajustada aos caninos. A pinça é avançada até a porção mais caudal do esôfago cervical. **C:** uma vez palpada a extremidade da pinça sob a pele, é feita a incisão de todas as camadas. **D:** a pinça é aberta. **E:** detalhe da sonda marcada e com fio-guia por dentro. **F:** a extremidade da sonda é pinçada e tracionada para dentro do esôfago.

Fonte: arquivo pessoal da autora.

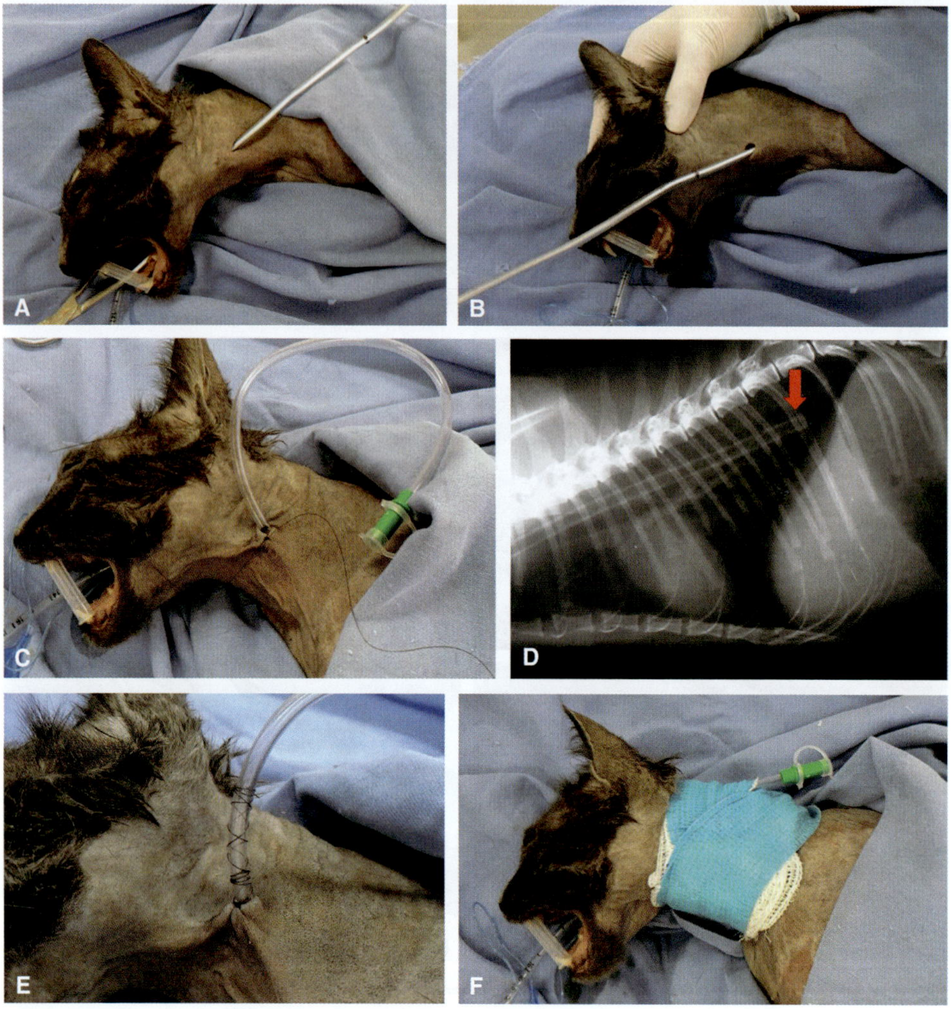

FIGURA 6. Continuação da sequência da inserção de sonda esofágica com o auxílio de um fio-guia rígido. **A:** a pinça é aberta e o conjunto sonda/guia permanece no lúmen do esôfago. **B:** sem tracionar ou empurrar, a sonda com o guia é redirecionada com delicadeza no sentido caudal. **C** e **D:** uma vez verificada a presença da sonda no esôfago, através de radiografia torácica lateral (seta vermelha), se ela não estiver entrando no estômago, deve-se começar a fixação da sonda com um ponto de ancoragem na pele. **E:** após a ancoragem, mantém-se a sonda fixa com ponto tipo "bailarina" ou "dedo chinês". **F:** após a aplicação de uma pomada antibiótica e proteção com gazes, enfaixa-se a área, deixando a extremidade da sonda virada caudalmente e mantida tampada.

Fonte: arquivo pessoal da autora.

LITERATURA SUGERIDA

Carr AP. Enteral nutrition. In: Norsworthy GD, editor. The feline patient. 5. ed. Hoboken: John Wiley & Sons; 2018.

Chan DL. Nutritional support of the critically ill small animal patient. Vet Clin North Am Small Anim Pract. 2020;50(6):1411-22.

Chan DL. The inappetent hospitalised cat: clinical approach to maximising nutritional support. J Feline Med Surg. 2009;11(11):925-33.

Eirmann L. Nutritional assessment. Vet Clin North Am Small Anim Pract. 2016;46(5):855-67.

Larsen JA. Enteral nutrition and tube feeding. In: Fascetti AJ, Outerbridge CA, editors. Applied veterinary clinical nutrition. Oxford: Wiley-Blackwell; 2012. p.329-52.

Marks SL. The principles and practical application of enteral nutrition. Vet Clin North Am Small Anim Pract. 1998;28(3):677-708.

Tan AWK. Assisted enteral feeding. In: Creedon JMB, Davis H, editors. Advanced monitoring and procedures for small animal emergency and critical care. 2. ed. Hoboken: John Wiley & Sons; 2023. p.567-83.

Taylor S, Chan DL, Villaverde C, Ryan L, Peron F, Quimby J, et al. 2022 ISFM Consensus Guidelines on Management of the Inappetent Hospitalised Cat. J Feline Med Surg. 2022;24(7):614-40.

99

Oxigenoterapia

Christine Souza Martins

O PULO DO GATO

Existem muitas indicações para a administração de oxigênio suplementar, além das óbvias dificuldades respiratórias.

A cianose é um indicador tardio de hipoxemia. Sinais mais sutis aparecem bem antes. A observação cuidadosa do paciente, associada com informações da anamnese, são indicadores mais precoces da necessidade de oxigenoterapia.

Em caso de dúvida sobre a necessidade de oxigênio, deve-se suplementá-lo.

O método utilizado para a suplementação de oxigênio deve levar em consideração vários fatores relacionados à doença, mas também à tolerância do gato ao método escolhido.

INTRODUÇÃO

A terapia com oxigênio (O_2) é indicada para qualquer paciente que apresenta dificuldades respiratórias, mesmo que o clínico considere as alterações suaves ou moderadas, pois isso pode mudar rapidamente. Considerando que não há importantes contraindicações para a suplementação de O_2 em curto prazo, esse suporte deve ser oferecido de maneira precoce para animais que apresentam sinais de esforço respiratório.

INDICAÇÕES

O objetivo do fornecimento de O_2 é aumentar a fração inspirada de O_2 (FiO_2), considerando que a grande maioria dos pacientes com comprometimentos respiratórios apresenta algum grau de alteração na relação V/Q (ventilação/perfusão). O fornecimento precoce de O_2 suplementar pode prevenir algumas consequências da hipoxemia e hipóxia, diminuindo a incidência de acidose láctica.

Hipoxemia: baixa concentração de oxigênio no sangue arterial.
Hipóxia: baixa concentração de oxigênio nos tecidos.

O exame de gasometria arterial fornece as mensurações mais objetivas de ventilação e oxigenação do paciente. Entretanto, a oximetria de pulso é mais acessível e prontamente disponível, em comparação aos equipamentos de hemogasometria. A oximetria tem suas limitações, incluindo leituras errôneas em situações de vasoconstrição periférica/baixa perfusão tecidual, membranas mucosas pigmentadas e excesso de luz ambiente. Anormalidades da hemoglobina também resultarão em leituras erradas no oxímetro, como no caso da metemoglobinemia em gatos intoxicados com paracetamol. A oximetria também não é capaz de mensurar os níveis de dióxido de carbono, não permitindo a avaliação da ventilação.

Em termos objetivos, a suplementação de O_2 deve ser fornecida sempre que a PaO_2 for menor que 70 mmHg ou a saturação de O_2 (SpO_2) estiver menor que 93% em ar ambiente.

O conteúdo total de O_2 no sangue é um somatório do conteúdo de hemoglobina e a saturação de O_2 da hemoglobina (SaO_2), mais a quantidade de O_2 dissolvido no sangue (PaO_2). A grande maioria do conteúdo de O_2 está ligada à hemoglobina, com apenas uma pequena fração dissolvida no sangue. A suplementação de O_2 deve aumentar tanto o O_2 dissolvido quanto (mais importante) a saturação de O_2 da hemoglobina.

É importante lembrar que a cianose é um indicador tardio de hipoxemia, sendo evidenciada somente quando os valores de PaO_2 estiverem abaixo de 50 mmHg, e pode não ser detectada se houver anemia grave ou hipoperfusão periférica.

O clínico não deve esperar que o gato apresente sinais tardios de hipóxia, a detecção precoce de dificuldades respiratórias, ou a previsão de que elas podem ocorrer, já representa o melhor indicador para a suplementação de O_2 (capítulo 23 – Dispneia/taquipneia/cianose).

Ao decidir suplementar oxigênio ao paciente felino, deve-se ter em mente que afecções pleurais e obstruções das vias aéreas craniais necessitam de outras intervenções terapêuticas (como toracocentese ou limpeza das vias aéreas sob sedação).

MÉTODOS DE SUPLEMENTAÇÃO DE OXIGÊNIO

Existem diversos métodos de fornecimento de O_2 ao paciente felino. A escolha do método mais adequado deve ser baseada na gravidade da doença, em sua capacidade de aumentar a fração inspirada de O_2 e no grau de hipoxemia, mas também na capacidade de o gato tolerar essa intervenção sem estresse de manipulação adicional (Quadro 1). "Lutar" com um gato para manter uma máscara de O_2 pode piorar o quadro de dispneia, acabar causando maior consumo de O_2 e até mesmo uma descompensação aguda.

O ar ambiente possui uma concentração de oxigênio de cerca de 21% → FiO_2 = 21%

Deve-se sempre dar preferência aos métodos não invasivos, a não ser que a demanda de O_2 se torne emergencial e com ameaça à vida. A escolha do método também vai depender da estimativa de tempo da necessidade de suplementação e da disponibilidade de equipamentos e materiais necessários para a manutenção do fornecimento de O_2.

Independentemente do método escolhido, recomenda-se a umidificação do O_2 fornecido a fim de evitar ressecamento e irritação da mucosa nasal e das vias respiratórias, especialmente se a oxigenoterapia

QUADRO 1

Termos associados à dinâmica do oxigênio

- FiO_2: fração inspirada de O_2
- PaO_2: pressão parcial de O_2 dissolvido no sangue arterial
- SaO_2: saturação arterial de O_2 (mensurada pela gasometria)
- SpO_2: saturação periférica de O_2 (mensurada pelo oxímetro)

QUADRO 2

Métodos de fornecimento de oxigênio

Método	Concentração de oxigênio possível	Vantagens	Desvantagens
Flow-by (fluxo direcional)	25-40%	Fácil de implementar Não há necessidade de equipamentos especiais Pode ser usado enquanto se realizam procedimentos diagnósticos Mantém o paciente acessível	Alguém precisa ficar segurando o tubo próximo à face do paciente Uso apenas por curto prazo Desperdício de oxigênio para o ambiente (aumento do custo)
Máscara	50-60%	Pode alcançar altas concentrações de oxigênio Necessidade de poucos equipamentos Mantém o paciente acessível Melhor para pacientes sedados ou anestesiados	Ineficaz se o paciente se afasta da máscara Pode causar reinspiração de CO_2 se a máscara estiver muito apertada Necessita de mais contenção, causando mais estresse
Capacete (ou colar adaptado)	30-40%	Necessidade de poucos equipamentos Mantém o paciente acessível	Pode haver excesso de umidade, temperatura e CO_2
Câmara ou tenda de oxigênio	Até 100%	Permite estabilização do paciente sem estresse Pode alcançar altas concentrações de oxigênio	Necessidade de equipamentos especiais Acesso limitado ao paciente A concentração de oxigênio cai rapidamente quando é aberta Pode haver excesso de umidade e temperatura
Cânulas nasais	Até 80% (se bilaterais)	Mantêm o paciente acessível	Pouco toleradas. Difícil uso em gatos braquicefálicos Menos eficazes se o paciente estiver respirando pela boca
Transtraqueal	60-80%	Útil em casos de obstrução em vias craniais Mantém o paciente acessível	Invasivo O procedimento pode ser desconfortável Necessita de monitoramento constante

se estender por longo tempo. A fonte de O_2 suplementar pode ser facilmente umidificada, fazendo o fluxo borbulhar através de um recipiente com água destilada ou soro fisiológico.

Alguns gatos vão necessitar de sedação para receber oxigênio de maneira adequada.

Fluxo direcional por tubo próximo à face (flow by)

Este é considerado o método mais fácil e menos estressante de administrar O_2, porém o aumento da disponibilidade de O_2 é muito modesto em comparação ao ar ambiente, especialmente se o gato estiver muito inquieto (Figura 1).

O fornecimento de O_2 pode ser feito com o gato ainda dentro de sua caixa de transporte, desde que seja possível observar seu estado de consciência e alterações de padrão respiratório. O ideal é que o tubo fique a uma distância de 2 cm das narinas com um fluxo de 2 a 3 litros por minuto.

Máscaras

As máscaras bem ajustadas à face podem fornecer uma boa concentração de O_2, mas são mais estressantes e dificilmente serão viáveis em um paciente totalmente consciente. As máscaras frouxas podem ser uma opção em curto prazo, mas deve-se ter cuidado para que o gato não tenha lesões nos olhos durante o contato com as bordas das máscaras.

Uma opção pode ser o uso de máscaras como se fossem capacetes, em que toda a cabeça do gato fica dentro da máscara, evitando contato direto com o nariz. Isso pode ser útil para gatos braquicefálicos. A parte de borracha da máscara pode ser retirada, diminuindo o contato direto com a face do gato. Mesmo com o risco de diminuir a eficiência da entrega de O_2, esse procedimento aumenta o conforto do paciente e, consequentemente, aumenta a eficácia da oxigenoterapia (Figura 2). Considerando

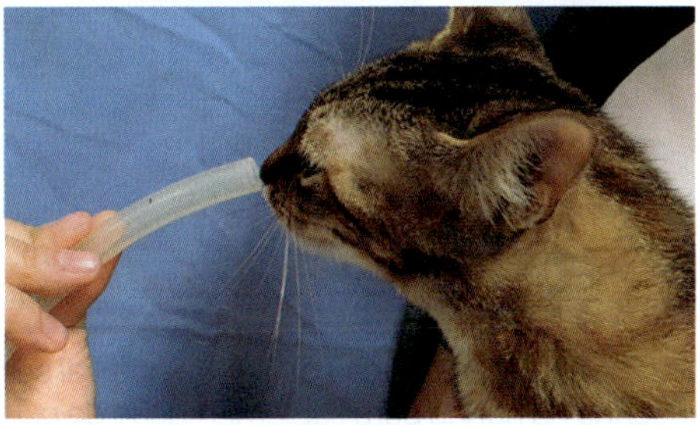

FIGURA 1. Gato recebendo oxigênio suplementar apenas com tubo próximo à face (*flow by*).
Fonte: arquivo pessoal da autora.

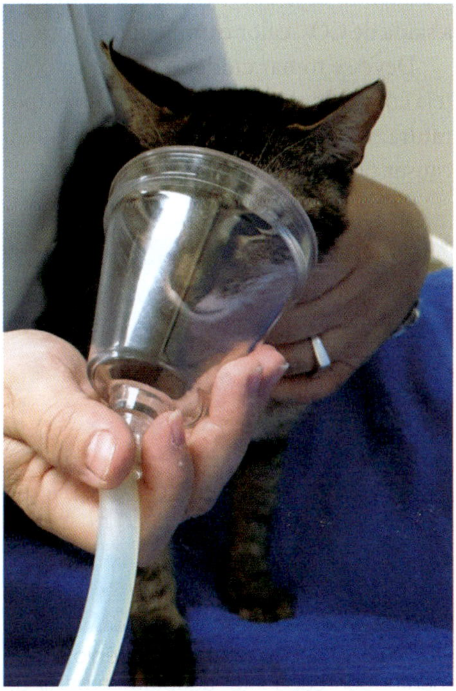

FIGURA 2. Gato recebendo oxigênio suplementar por máscara frouxa, sem encostar no nariz. O animal está aceitando bem a contenção gentil e a máscara.
Fonte: arquivo pessoal da autora.

o jato direcionado frontal, aconselha-se o uso de lubrificante nos olhos, a fim de evitar ressecamento.

Capacetes ou colares adaptados

Essa técnica combina as duas primeiras, de modo a fornecer O_2 com a utilização de capacetes próprios ou com um colar elizabetano adaptado. Funciona melhor em pacientes pouco móveis e, entre outras vantagens, está o fato de não fazer contato direto com a face, tornando-se mais bem tolerada que as máscaras.

O colar elizabetano deve ser maior que a cabeça do gato, podendo estar adaptado a uma coleira cervical frouxa, utilizando-se um filme plástico (PVC) para vedar a frente e deixando uma abertura de 2 a 5 cm para a saída de CO_2, calor e umidade (Figura 3).

Deve-se tomar cuidado caso o gato esteja com dificuldade de controle de temperatura, visto que esses dispositivos podem causar ou agravar uma hipertermia.

Sondas nasais

As sondas ou cânulas nasais são mais indicadas quando se prevê que a suplementação de O_2 será necessária por longos períodos (acima de 24 horas). Podem-se utilizar sondas próprias (calibre 3,5 Fr) ou sondas uretrais de uso humano (calibre 4). As sondas podem ser uni ou bilaterais, conforme a demanda e a resposta do paciente. Em gatos, em geral há a preferência por sondas unilaterais. Essa modalidade de suplementação de O_2 pode não ser indicada para gatos braquicefálicos em razão de sua anatomia peculiar.

Antes da colocação da sonda, a narina pode ser dessensibilizada com uma ou duas gotas de lidocaína a 2% e, para maior conforto, recomenda-se lubrificar sua extremidade. Essa sonda deve ser mensurada e marcada de modo que vá da entrada da narina até, no máximo, o canto medial do olho (Figura 4). Pode haver a necessidade de fixação da sonda com sutura ou adesivo

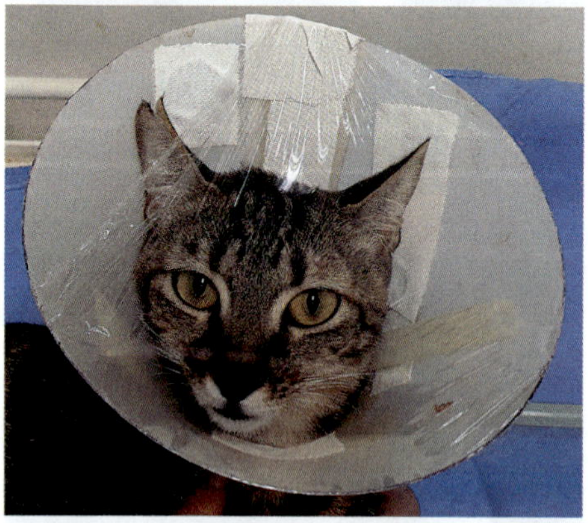

FIGURA 3. Gato recebendo oxigênio suplementar por "capacete" adaptado a partir de um colar elizabetano vedado com um filme plástico e sem encostar na face. A mangueira de oxigênio fica na parte mais ventral e uma abertura no plástico é feita na porção dorsal.

Fonte: arquivo pessoal da autora.

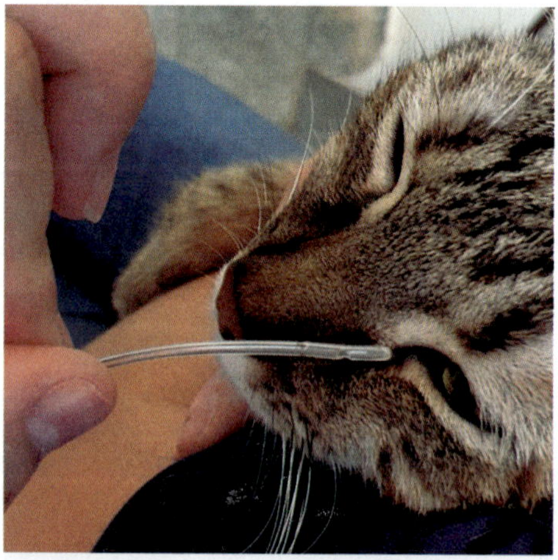

FIGURA 4. Mensuração da sonda que vai ser inserida na narina para suplementação de oxigênio. O canto medial do olho é o limite até onde a sonda poderá entrar na cavidade nasal.

Fonte: arquivo pessoal da autora.

medicinal, direcionando-a para o alto da cabeça, entre os olhos, evitando assim o contato direto com as vibrissas.

Qualquer paciente que necessite de suplementação contínua de oxigênio deve ficar sempre sob observação e supervisão, e não deve ser deixado sozinho.

Câmaras de oxigênio

As câmaras ou tendas de O_2 podem, de fato, ser a primeira escolha para a suplementação de O_2 em gatos que estão instáveis e/ou estressados à apresentação. Após um breve exame físico, o gato pode ser colocado na tenda de O_2 e mantido sob observação, enquanto uma anamnese mais detalhada é obtida. Certamente, se houver indicação imediata de outras medidas para melhorar a ventilação (toracocentese, sedação, desobstrução de vias aéreas), essas podem ser feitas durante a oxigenoterapia.

Existem tendas de O_2 com controles de temperatura e pressão, mas, na ausência delas, qualquer ambiente restrito que facilite a observação do paciente e que permita o fluxo de O_2 focado pode ser utilizado (Figura 5). Isso inclui a gaiola de internação adaptada ou até mesmo a própria caixa de transporte do gato.

Oxigenação transtraqueal

Caso os métodos anteriores não estejam sendo eficazes em aumentar a FiO_2 ou o gato apresente obstrução parcial de vias aéreas craniais ou alguma contraindicação para a colocação de uma sonda nasal, haverá a necessidade do emprego de métodos mais invasivos.

A inserção percutânea de um cateter diretamente na traqueia pode ser uma abordagem inicial necessária, ao ser constatada uma obstrução nas vias craniais, mas que ainda não exige uma abordagem

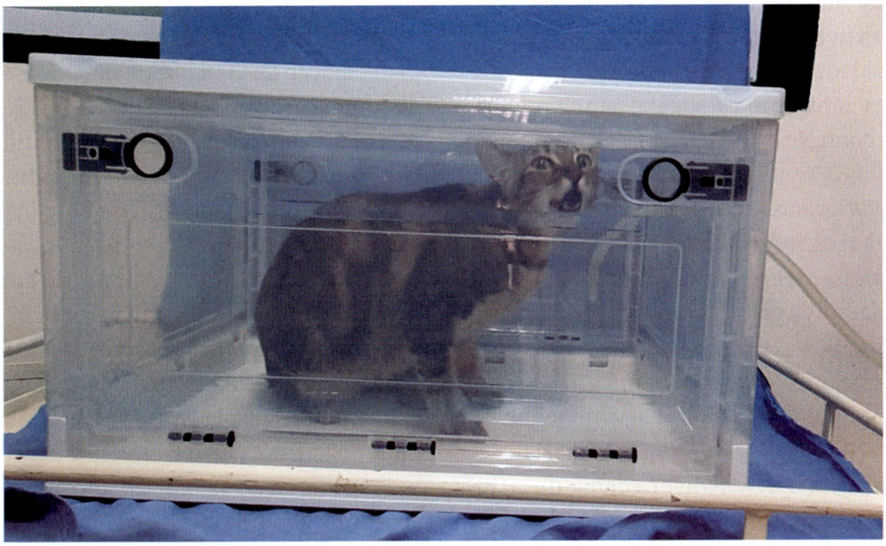

FIGURA 5. Gato recebendo oxigênio suplementar dentro de recipiente plástico para essa finalidade. Essa câmara deve ser transparente e com via de entrada de oxigênio e saída de CO_2.
Fonte: arquivo pessoal da autora.

cirúrgica mais invasiva (traqueostomia). Pode-se utilizar um cateter venoso de grosso calibre (14 ou 16 G), conectado a um adaptador que permita a ligação com o tubo de O_2. Ele pode ser inserido através da membrana cricotireóidea ou entre os anéis traqueais até o lúmen da traqueia. A área deve ser preparada adequadamente (tricotomia e antissepsia) a fim de evitar contaminações.

É importante lembrar que essa é uma solução temporária para pacientes graves e, uma vez constatadas a gravidade da obstrução e a ineficácia da punção temporária, essa deve ser convertida em traqueostomia com inserção de tubo apropriado, sob anestesia.

Intubação traqueal

Em pacientes com sérias dificuldades respiratórias ou grave obstrução de via área cranial, a intubação traqueal pode ser necessária, a fim de assegurar uma via de oxigenação e auxiliar na ventilação. A menos que o gato já esteja em estado de consciência extremamente deprimido, haverá a necessidade de indução anestésica.

A intubação traqueal permite o máximo controle da suplementação de O_2, possibilita a ventilação com pressão positiva, requer baixas taxas de fluxo de O_2 e minimiza o estresse do paciente (anestesiado). As desvantagens residem na necessidade da anestesia geral e no constante e intensivo monitoramento.

O clínico deve estar familiarizado com as particularidades do paciente felino no procedimento de intubação, como a maior tendência a desenvolver edema de laringe e laringoespasmo, o que pode ser minimizado pela dessensibilização das aritenoides com lidocaína 2%. Prevendo-se dificuldades na intubação, sugere-se fazer uma pré-oxigenação, a fim de evitar hipoxemia secundária à hipoventilação.

MONITORAMENTO DO PACIENTE

Gatos com necessidade de suplementação de O_2, especialmente aqueles com doenças respiratórias ou cardiocirculatórias, devem ser constantemente monitorados quanto à melhora ou piora de sua condição. Os principais meios de monitoramento são a avaliação clínica, a oximetria e, se possível, a hemogasometria.

O monitoramento constante deve ser realizado com registro, no mínimo a cada 2 horas, de frequência cardíaca, frequência e padrões respiratórios e coloração de mucosas.

COMPLICAÇÕES

Assim como em qualquer terapia, a suplementação de O_2 não é totalmente isenta de complicações. Seus efeitos deletérios aumentam à medida que o tempo de administração se prolonga e são mais proeminentes quando a concentração de O_2 é maior. Considera-se que o O_2 começa a causar prejuízos a partir de seis horas de administração, mas os sinais aparecem bem depois disso. Além do comprometimento da ventilação, pode haver toxicidade causada pelos compostos reativos de O_2 no epitélio pulmonar. Em geral, esses danos ocorrem mais comumente quando a FiO_2 é mantida acima de 50% por mais de 24 horas, valor esse, porém, difícil de ser alcançado sem o auxílio da ventilação mecânica.

LITERATURA SUGERIDA

Boyle J. Oxygen therapy. In: Burkitt Creedon JM, Davis H, editors. Advanced monitoring and procedures for small animal emergency and critical care. Chichester: Wiley; 2012. p.261-73.

Crowe DTJ. Oxigênio e vias aéreas. In: Rabelo RC, editor. Emergências de pequenos animais condutas clínicas e cirúrgicas no paciente grave. São Paulo: Elsevier; 2012. p.1104-18.

Dohner J, Syring RS. Tracheal intubation. In: Creedon JMB, Davis H, editors. Advanced monitoring and procedures for small animal emergency and critical care. Chichester: Wiley; 2012. p.293-305.

Hackett TB. Pulse oximetry and end tidal carbon dioxide monitoring. Vet Clin North Am Small Anim Pract. 2002;32:1021-9.

Manning AM. Oxygen therapy and toxicity. Vet Clin North Am Small Anim Pract. 2002;32(5):1005-20.

Mazzaferro E. Oxygen therapy. In: Silverstein DC, Hopper K, editors. Small animal critical care medicine. 2. ed. St. Louis: Elsevier Saunders; 2015. p.77-80.

Steele AM. Oxygen therapy techniques. In: Battaglia AM, Steele AM, editors. Small animal emergency and critical care: a manual for the veterinary technician. 4. ed. St. Louis: Mosby; 2021. p.278-302.

Tseng LW, Waddell LS. Approach to the patient in respiratory distress. Clin Tech Small Anim Pract. 2000;15(2):53-62.

100

Coleta de sangue

Fernanda Vieira Amorim da Costa

O PULO DO GATO

Punção venosa refere-se à punção de uma veia usando uma agulha para a coleta de uma amostra de sangue.

As amostras de sangue são mais comumente coletadas das veias cefálica, safena medial e jugular.

Uma amostra de sangue de boa qualidade é crucial para obter resultados precisos.

INTRODUÇÃO

As indicações para a coleta de sangue na clínica de felinos são variadas. Uma amostra de sangue pode ser necessária para auxiliar no diagnóstico e no monitoramento contínuo do tratamento de pacientes com condições médicas, pacientes cirúrgicos e pacientes de emergência. Amostras de sangue também são indicadas em animais saudáveis, como parte de exames de saúde de rotina e para obter valores basais para comparação quando forem idosos.

A decisão sobre quais análises de sangue realizar é da competência do médico veterinário; no entanto, é essencial que estudantes e enfermeiros sejam adequadamente treinados para realizar punção venosa, para auxiliar na pronta avaliação, diagnóstico e monitoramento do tratamento de todos os pacientes. Uma variedade de análises pode ser realizada usando uma amostra de sangue, incluindo hematologia, esfregaço de sangue, bioquímica, análise de eletrólitos, análise de gases sanguíneos e vários ensaios laboratoriais.

A coleta de sangue venoso é contraindicada quando a segurança do gato ou das pessoas envolvidas é proibitiva. **Se as vias aéreas ou a circulação estiverem comprometidas por restrição ou doença subjacente ou se o paciente sofrer dor ou estresse indevidos, conforme determinado pelo veterinário, pode-se empregar sedação, ou a punção venosa deve ser abandonada.**

MÉTODOS DE COLETA

As amostras de sangue de gatos são comumente obtidas das veias jugular, cefálica ou safena medial. O gato tem veias pequenas, muitas vezes menores que as veias correspondentes dos cães, em razão de seu tamanho pequeno. Coletar sangue suficiente para um painel químico e hemograma completo pode ser um desafio, a ponto de servir como impedimento para diagnosticar adequadamente as doenças felinas. Se é difícil de fazer, muitas vezes não é feito.

Enrolar o gato em uma toalha grande ajudará a controlar todos os seus membros ao coletar uma amostra jugular ou, para amostragem de veia cefálica, o membro-alvo pode ser excluído da toalha.

Se o laboratório aceitar amostras menores, solicite tubos Microtainer®, para que um pequeno volume de sangue não seja excessivamente diluído. Independentemente de qual veia é usada para coletar a amostra de sangue, a maioria dos pacientes não precisa de mais de uma pessoa para segurá-los durante a coleta (Figura 1).

- **Jugular:** muitos gatos toleram muito bem a coleta na veia jugular. Esse local permite a coleta rápida, pois permite que uma amostra seja retirada rapidamente, sem exigir pressão negativa excessiva. Isso minimiza a incidência de hemólise e coágulos sanguíneos na amostra. No entanto, realizar esse procedimento na presença dos proprietários pode criar alguns problemas sérios de relacionamento com o cliente. Muitos clientes preferem que não se colete sangue nesse local, por considerar um procedimento invasivo e cruel. Se for realizada tricotomia, a falta de pelos ainda funciona como um lembrete desse

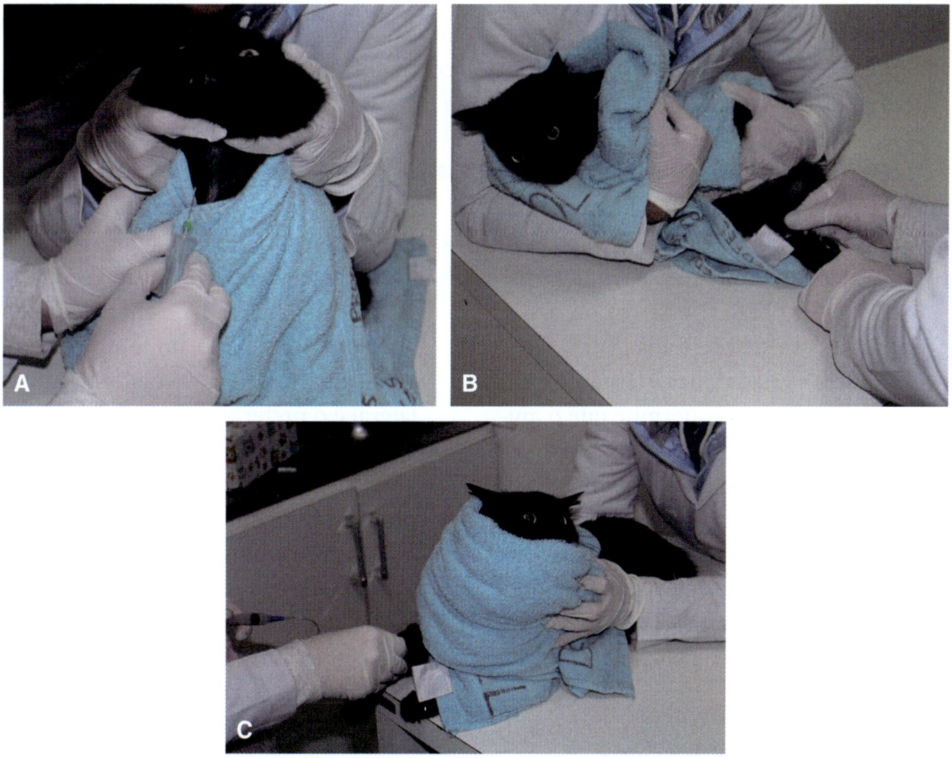

FIGURA 1. Simulações de contenção física com toalha para a coleta de sangue em cima da mesa e com o auxílio de uma pessoa. **A:** punção em veia jugular. **B:** punção em veia safena medial. **C:** punção em veia cefálica.

Fonte: arquivo pessoal da autora.

momento estressante por 2 a 3 meses. Levar o gato para longe dos olhos do proprietário pode resolver o problema inicialmente, mas muitas pessoas não gostam de não acompanhar os procedimentos e, ainda, se algum gato no hospital gritar, o responsável assume que foi o gato dele e que está sendo maltratado. Além disso, **alguns gatos se ressentem de serem contidos com o pescoço estendido, podendo ser mais tolerantes à contenção para coleta da veia cefálica.**

- **Safena medial:** na opinião desta autora, a melhor abordagem é usar a veia safena medial (Figura 1B). Geralmente é grande o suficiente para uma coleta de sangue razoavelmente satisfatória e fica no lado medial da perna. Se for necessária tricotomia, a região é muito menos visível que o sulco jugular. O uso de um cateter borboleta ajuda a evitar o colapso dessas veias e facilita a manutenção do acesso venoso durante a coleta do sangue. No entanto, a veia safena medial apresenta limitações em alguns gatos, principalmente quando são muito finas ou o gato é obeso. Nesses casos, a veia cefálica deve ser preferida.
- **Cefálica:** a veia cefálica é bastante utilizada em gatos, pois permite que o animal sofra a mínima contenção possível, ficando com os outros três membros apoiados na mesa, o que é mais confortável. Providencia um volume de sangue satisfatório e o posicionamento não é tão incômodo quanto quando a coleta é feita na jugular, pela hiperextensão do pescoço.

PREPARAÇÃO E TÉCNICA

Para punção venosa, na maioria das vezes uma abordagem "menos é mais" para a contenção será mais bem-sucedida. **O ambiente para a coleta de sangue felino deve ser tranquilo, silencioso e longe de cães, porque os gatos notoriamente sofrem alterações relacionadas ao estresse em seu leucograma** (ver capítulo 14 – Características particulares do gato nas avaliações hematológicas e bioquímicas). Fornecer aos gatos uma toalha, cobertor ou travesseiro macio, quente e confortável, para que se deite durante a coleta também é útil, especialmente se o escore de condição corporal for 3/9 ou menos (ver capítulo 3 – Particularidades *cat friendly* do atendimento clínico). Diminuir as luzes da sala ao redor e usar uma fonte de luz direcionada para a identificação das veias também pode ajudar a acalmar um gato estressado. Os proprietários, se presentes, devem ser encorajados a permanecer calmos, conversar e fazer carinho na cabeça do gato.

Preparando o local

- Para a coleta de sangue jugular e cefálica, o gato pode ser "contido" em posição sentada natural ou em posição de "esfinge", com o esterno junto à mesa. Para coleta na safena medial, o decúbito lateral é o preferido (Figura 1).
- A área é tricotomizada sobre a veia-alvo, o suficiente para permitir a identificação da veia e a direção em que ela corre.
    - Muitos gatos se assustam com o barulho da máquina de tosa. Os modelos operados por bateria costumam fazer menos ruído e alguns são projetados especificamente para serem silenciosos. Esses são menos robustos do que os modelos padrão, mas são adequados para tricotomizar pequenas quantidades de pelo sobre a veia em gatos conscientes.

    - Deve-se ligar a máquina de tosa longe do gato, enquanto fala com ele, para mascarar o ruído inicial.
    - **Se o gato for muito reativo ou particularmente medroso, considere usar a veia cefálica ou safena medial, em vez da veia jugular, e utilize grande quantidade de álcool para baixar os pelos e permitir a visualização da veia, sem a necessidade de tricotomia.**
- A aplicação de um creme ou *spray* anestésico local na pele pode ajudar a reduzir a resistência do gato:
    - Para pacientes altamente sensíveis a picadas de agulha, um creme anestésico de lidocaína/prilocaína (EMLA) (Figura 3) deve ser aplicado generosamente na pele depilada, coberto com um curativo oclusivo para evitar que o gato ingira o creme, e deixado no local por 15 a 20 minutos antes da coleta de sangue ou cateterismo intravenoso. Em alguns gatos, pode ocorrer absorção sistêmica mínima de lidocaína, mas fica substancialmente abaixo das concentrações tóxicas. Por razões óbvias, em um ambiente clínico isso nem sempre é prático.
- Preparar o local com um algodão embebido em álcool.
- Para uma amostra jugular, a pessoa que coletará o sangue realiza o garrote com uma mão, aplicando uma leve pressão no sulco jugular, próximo ao nível da entrada torácica. A pressão firme não é necessária e será ressentida pelo gato.
- Para uma amostra cefálica, a pessoa que segura o gato faz a oclusão da veia envolvendo o polegar ao redor do membro torácico, distalmente ao cotovelo e, em seguida, girando suavemente o pulso para posicionar a veia na face cranial do membro torácico. A veia deve estar aparente central e dorsalmente sobre o antebraço.
- No membro pélvico, o garrote pode ser realizado com o apoio da mão do auxiliar que está contendo o gato (posicionada como em um "golpe de caratê"), para aplicar uma leve pressão na região do triângulo femoral ou ocluir a veia safena medial (Figura 2B).

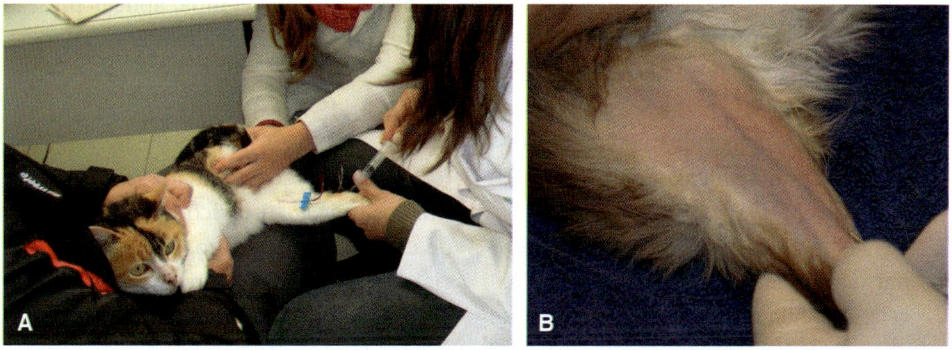

FIGURA 2. **A:** coleta de sangue da veia safena medial utilizando scalp 23 G e seringa de 5 mL, com o animal no colo do proprietário. **B:** detalhe da veia safena medial após tricotomia; por ser uma veia móvel, às vezes é necessário tracionar a pele para baixo com o dedo indicador, para fixá-la melhor antes da venopunção.

Fonte: arquivo pessoal da autora.

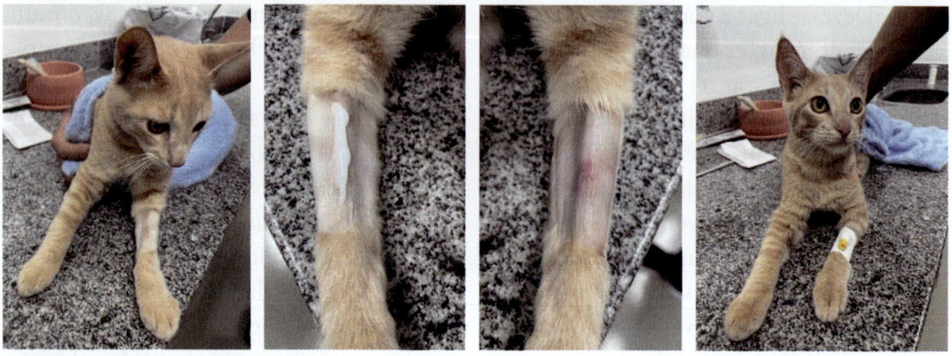

FIGURA 3. Uso da pomada de lidocaína/prilocaina antes da colocação de um cateter intravenoso. A pomada deve ser massageada no local e deve-se aguardar de 15 a 20 minutos para a flebotomia. Alguns gatos devem receber uma proteção no local, caso queiram lamber a pomada.

Fonte: imagens cedidas por Renato Leão Sá de Oliveira.

Coletando a amostra

Usar uma agulha hipodérmica 23 ou 25 G, conectada a uma seringa vazia de tamanho apropriado. Cerca de 2,5 mL de sangue são adequados para a maioria dos painéis de diagnóstico.

1. Introduzir a agulha com o bisel para cima, seguindo a linha da veia, perto da superfície. Para evitar passar a agulha diretamente pela veia, pressionar a agulha suavemente contra a pele sobre a veia para reentrá-la levemente.
2. Avançar a agulha através da pele e na veia, mantendo-a quase paralela à superfície.
3. Aplicar pressão negativa suave na seringa e observar se há sangue no canhão da agulha.
4. Se não houver sangue, tentar redirecionar suavemente a agulha para entrar na veia, mas evitar grandes movimentos de varredura. Preferencialmente, deve-se retirar a agulha e começar novamente com uma agulha nova. Agulhas de calibre fino logo ficam cegas se forem usadas para penetrar na pele mais de uma vez.
5. Usar uma pressão negativa muito suave (p. ex., aproximadamente 0,3 mL de vácuo) para extrair sangue das veias cefálica e safena medial, pois elas são mais flexíveis que a veia jugular e tendem a colapsar mais facilmente. Essas veias se esvaziarão à medida que o sangue for retirado, de modo que, à medida que a veia se achatar, deve-se liberar a pressão negativa para permitir que ela se reabasteça e, em seguida, aplicar pressão negativa suave novamente.

CONCLUSÕES

A consideração cuidadosa das necessidades únicas, histórico e temperamento de cada paciente felino, além de paciência, carinho e prática, resultará na coleta bem-sucedida de sangue e urina em pacientes felinos. As habilidades de punção venosa permitirão que a equipe veterinária apresente os testes diagnósticos necessários para o tratamento desses pacientes.

LITERATURA SUGERIDA

Cannon M. QRG 1.7 Blood sampling: practical tips. In: Harvey A, Tasker S, editors. BSAVA Manual of Feline Practice – A Foundation Manual. Gloucester: BSAVA; 2013. p.29-31.

Crisi PE, De Santis F, Giordano MV, Cerasoli I, Colucci F, Di Tommaso M, Luciani A. Evaluation of eutectic lidocaine/prilocaine cream for jugular blood sampling in cats. J Feline Med Surg. 2021;23(2):185-9.

Ferriani R, Mangiagalli G, Meazzi S, Pantoli M, Barbè F, Pastore C, Rossi S. Haematological and biochemical reference intervals in healthy Ragdoll cats. J Feline Med Surg. 2022;24(6):e98-e108.

Lockhart J, Wilson K, Lanman C. The effects of operant training on blood collection for domestic cats. Appl Anim Behav Sci. 2013;143(2-4):128-34.

Lovelace K. Venipuncture and cystocentesis. Schmeltzer LE, Norsworthy GD, editors. Nursing the feline patient. Ames: John Wiley & Sons; 2012. p.66-8.

Norsworthy GD, Cook AK, Lanier CJ. Impact of preheparinization and sample volume on routine hematology findings in healthy cats. J Feline Med Surg. 2021;23(2):79-85.

101

Transfusão de sangue

Fernanda Vieira Amorim da Costa

O PULO DO GATO

A transfusão de sangue é definida como a transferência de sangue total ou componentes do sangue de um indivíduo doador para um receptor.

Existem três grupos sanguíneos bem conhecidos e clinicamente importantes em gatos: A, B e AB. Outro grupo potencialmente importante, chamado Mik, foi identificado. É provável que outros antígenos de sistemas de grupos sanguíneos não AB eritrocitários felinos sejam descobertos com a investigação contínua das compatibilidades sanguíneas felinas.

Os gatos têm anticorpos de ocorrência natural clinicamente significativos (aloanticorpos) contra antígenos de grupos sanguíneos estranhos, incluindo o raro antígeno Mik, independentemente do histórico de transfusão anterior.

INTRODUÇÃO

As transfusões de sangue felinas são realizadas com bastante frequência na rotina clínica, e elas podem salvar vidas. A baixa disponibilidade de doadores limita bastante a possibilidade de sua realização, mas, com o crescimento dos bancos de sangue que fornecem acesso ao sangue felino, o procedimento pode se tornar mais rotineiro. Muitos hemoderivados estão disponíveis ou podem ser preparados, embora a maioria dos hospitais veterinários tenha gatos doadores disponíveis para a doação de sangue.

Muitos produtos sanguíneos estão disponíveis e têm usos específicos. O **sangue total** fresco contém eritrócitos, plaquetas, fatores de coagulação e proteínas séricas. O armazenamento de sangue total resulta na perda de plaquetas em 2 a 4 horas e dos fatores de coagulação V e VIII em 24 horas após a coleta. Os **concentrados de hemácias** mantêm a capacidade de transporte de oxigênio do sangue total em um volume menor (anemia sem hipovolemia). Esse produto pode ser usado quando a expansão de volume é indesejada, como em gatos anêmicos com doença cardíaca ou nefropatia, que não suportam sobrecarga circulatória. Deve-se ainda tomar cuidado com o sangue estocado há mais de 14 dias em hepatopatas e nefropatas, pois a concentração de amônia pode ser inaceitável para esses pacientes.

O **plasma fresco congelado** contém albumina e todos os fatores de coagulação e é usado em gatos com hemorragia por distúrbios de coagulação, como insuficiência hepática, coagulação intravascular disseminada ou intoxicação por raticidas anticoagulantes. O uso de produtos de plasma para tratar a hipoalbuminemia é benéfico apenas a curto prazo, porque a albumina transfundida se equilibra rapidamente com o espaço extravascular. A adição de coloides sintéticos pode prolongar os efeitos oncóticos de uma transfusão de plasma nesses gatos. O **plasma rico em plaquetas** é indicado para gatos que sangram por deficiência ou disfunção plaquetária.

Embora os produtos derivados do sangue estejam disponíveis em alguns bancos, a maioria dos gatos atendidos em consultório particular, na prática, recebe transfusões de sangue total. O sangue total é fácil de coletar e administrar, enquanto os componentes do sangue felino têm disponibilidade limitada e geralmente devem ser comprados de um fornecedor. A relativa escassez de hemocomponentes felinos deve-se, em parte, à dificuldade de separação das frações sanguíneas, pelo pequeno volume que pode ser coletado dos gatos.

A transfusão de sangue felino, embora seja um procedimento que salva vidas, também pode ser prejudicial para o doador e para o receptor, quando não há precauções. As complicações podem ser evitadas com a escolha cuidadosa do doador e do receptor, realização do teste de compatibilidade e monitoramento da transfusão de sangue.

INDICAÇÕES

- **Anemia grave com sinais clínicos associados**, especialmente se a anemia se desenvolveu de forma aguda, com pouco tempo para os mecanismos compensatórios ocorrerem. Não está estabelecido o valor de hematócrito (Ht) abaixo do qual um gato necessita de uma transfusão de sangue. Em vez disso, a decisão de transfundir é baseada na condição do paciente, principalmente se houver bradicardia e taquicardia, taquipneia, pulso fraco e fraqueza.
- **Preparação para perda de sangue antecipada** durante cirurgia eletiva, em que é muito provável que ocorra hemorragia.
- **Hemorragia:** a necessidade de uma transfusão deve ser considerada antes do desenvolvimento da anemia, pois a hipovolemia concomitante (decorrente da perda de plasma do compartimento intravascular) faz com que o Ht do gato não se reduza inicialmente. Uma transfusão de sangue total é mais apropriada do que fluidoterapia nestes casos.
- **Necessidade de fatores de coagulação:** alguns gatos (p. ex., com doença hepática grave, coagulopatias hereditárias ou intoxicados por raticidas) devem ser transfundidos antes de um procedimento invasivo, para fornecer fatores de coagulação contidos no plasma fresco. Pode-se considerar a possibilidade de separar os glóbulos vermelhos e o plasma para um paciente individual, mas esse recurso pode não estar disponível. Os fatores de coagulação degradam-se com relativa rapidez (alguns em horas), mesmo que o sangue ou o plasma sejam refrigerados.
- **Flebotomia repetida para coleta de sangue**, já que 74% dos gatos não anêmicos hospitalizados desenvolvem anemia durante o período de hospitalização.

É importante ter certeza de que uma transfusão de sangue é definitivamente o tratamento mais adequado, já que nem todo gato anêmico precisa de transfusão de sangue e todas as opções de tratamento devem ser consideradas.

As transfusões de sangue NÃO são uma boa fonte de:

- Plaquetas para pacientes trombocitopênicos.
- Proteína para pacientes hipoproteinêmicos (proteínas plasmáticas não permanecem no compartimento intravascular por muito tempo).

TIPOS SANGUÍNEOS FELINOS

Aloantígenos

Os tipos de sangue surgem em decorrência de marcadores antigênicos geneticamente determinados, presentes na superfície dos glóbulos vermelhos. Os antígenos do tipo sanguíneo são aloantígenos, pois existem em formas alternativas (alélicas) em gatos diferentes e podem induzir uma resposta imune, quando hemácias de um tipo sanguíneo são transferidas para um gato com tipo sanguíneo diferente.

Um sistema de grupo sanguíneo, o sistema AB, foi amplamente definido em gatos. Dentro do sistema de grupo sanguíneo AB, existem três fenótipos de tipo sanguíneo, ou seja, tipo A, tipo B e tipo AB:

- O tipo sanguíneo A é o mais comum em todo o mundo e, em algumas raças, acredita-se que 100% dos gatos sejam do tipo A (p. ex., Siamês, Oriental, Tonquinês).
- O tipo sanguíneo B é menos comum, mas ocorre em algumas raças de *pedigree*, especialmente British Shorthair, Devon Rex, Maine Coon, Abissínio e Somali.
- O tipo sanguíneo AB é raro (< 1%).

A prevalência do tipo sanguíneo varia geograficamente e nunca se deve presumir que uma determinada raça possuirá um determinado tipo de sangue. A tipagem sanguínea é essencial para evitar reações transfusionais potencialmente fatais.

A herança do tipo sanguíneo AB ocorre de forma simples e dominante por meio de dois alelos no mesmo *locus* gênico. **O tipo A é completamente dominante sobre o tipo B**. Os gatos que expressam o tipo sanguíneo A podem ser genotipicamente homozigotos (A/A) ou heterozigotos (A/B). Os gatos que expressam o grupo sanguíneo B são sempre homozigotos (B/B), pois o tipo B é recessivo para o tipo A. O tipo AB expressa os antígenos eritrocitários A e B, mas não possui aloanticorpos naturais contra nenhum dos dois tipos; ambos os antígenos são reconhecidos como antígenos "próprios".

Evidências recentes sugerem que também existem outros sistemas de grupos sanguíneos não AB em gatos, porque ocorreram reações transfusionais em gatos devidamente tipados e submetidos a testes de reação cruzada, que receberam transfusões de sangue compatíveis com AB. Foi então documentado um novo antígeno nos eritrócitos de gatos domésticos, que foi denominado Mik (Mik-positivo ou Mik-negativo). O modo de herança do antígeno Mik é desconhecido.

Aloanticorpos

Ao contrário dos cães, os gatos podem possuir aloanticorpos de ocorrência natural contra o aloantígeno "estranho" (não próprio) que lhes falta. Esses aloanticorpos reconhecerão os aloantígenos de outro gato. Os gatinhos desenvolvem esses anticorpos com 6 a 8 semanas de idade. **Os gatos do tipo B têm altos níveis de aloanticorpos anti-A fortes que ocorrem naturalmente.** A transfusão de menos de 1 mL de sangue tipo A em um gato tipo B pode resultar em anafilaxia sistêmica potencialmente fatal. **Os gatos do tipo A têm anticorpos fracos contra o sangue do tipo B.** Quando recebem sangue tipo B, eles podem desenvolver uma leve reação transfusional, mas que normalmente não é fatal; no entanto, os eritrócitos transfundidos terão uma vida útil significativamente menor (2 dias). Os gatos do tipo AB nunca têm aloanticorpos para os antígenos do tipo A ou do tipo B. Eles devem receber sangue AB, se disponível; caso contrário, o tipo A deve ser fornecido. **A reação entre os aloantígenos do tipo sanguíneo e quaisquer aloanticorpos existentes é observada durante a prova cruzada de sangue de doador e receptor.**

Os aloanticorpos são responsáveis por reações de transfusão de sangue potencialmente fatais que podem surgir mesmo quando os gatos passam pela primeira transfusão de sangue, pois já estão presentes na circulação do gato, prontos para destruir as hemácias de um fenótipo de tipo sanguíneo diferente. É importante observar que, por causa desses anticorpos preexistentes, não existe um tipo de sangue "doador universal" em gatos.

Esses aloanticorpos também são responsáveis pela isoeritrólise neonatal, uma causa de morte neonatal em filhotes tipo A ou AB quando nascem de uma fêmea tipo B. A gravidade de uma reação de transfusão de sangue depende da quantidade (ou seja, títulos ou concentrações mais altos são piores) e da natureza (p. ex., fortemente aglutinante) de quaisquer aloanticorpos presentes no receptor ou doador.

SELEÇÃO DO DOADOR

Os gatos doadores devem ter idade entre 1 e 8 anos, bom temperamento e tamanho corporal adequado (> 4 kg) para facilitar a flebotomia, sem histórico de transfusão prévia. A condição corporal mais magra é desejável para facilitar o acesso à veia jugular. Os doadores devem ser castrados, sem histórico de problemas de saúde ou necessidade de medicamentos. Eles devem passar por exames físicos periódicos, estar vermifugados e ter recebido as vacinas obrigatórias (panleucopenia, rinotraqueíte, calicivirose e raiva) e opcionais (leucemia viral felina e clamidiose), conforme indicado pela avaliação de risco. Também devem ser domiciliados, sem acesso à rua.

A cardiomiopatia oculta deve ser excluída com triagem ecocardiográfica antes de permitir que os gatos participem de um programa de doadores, uma vez que até 30% dos gatos com doença cardíaca não apresentam sopro. No entanto, se isso não for possível, devem-se excluir gatos com sopros, ritmos de galope ou arritmias, ou realizar testes séricos quantitativos de NT-pró-BNP. A pressão arterial sistólica deve estar normal (120-149 mmHg) no momento da doação.

Os exames laboratoriais devem ser realizados uma ou duas vezes por ano (hemograma completo, perfil bioquímico, urinálise e triagem para agentes infecciosos):

- Vírus da leucemia felina (antígeno negativo e PCR de DNA proviral negativo).
- Vírus da imunodeficiência felina (anticorpo negativo).
- *Mycoplasma haemofelis* (PCR negativo).
- *Bartonella henselae* (PCR negativo).
- Gatos doadores também devem ser rastreados para infecção por dirofilariose, leishmaniose, cytauxzoonose, babesiose, erlichiose e anaplasmose em áreas endêmicas.

Hematócrito mínimo de 30% e hemoglobina de 10 g/dL são aceitáveis, porém são preferíveis entre 35 e 40% e 11 g/dL, respectivamente, já que o maior objetivo é a correção de casos de anemia. A frequência de doação foi definida com um intervalo mínimo de 3 a 4 semanas, porém, se forem considerados o bem-estar do doador e todas as particularidades da coleta na espécie, assim como a necessidade de sedação, intervalos de 2 a 3 meses entre as coletas são mais indicados.

TIPAGEM SANGUÍNEA E TESTE DE COMPATIBILIDADE (PROVA DE REAÇÃO CRUZADA)

A tipagem sanguínea pode ser realizada enviando as amostras de sangue a um laboratório comercial ou usando um *kit* de teste na clínica. Diferentes cartões de tipagens baseados em aglutinação e *kits* de imunocromatografia rápida estão disponíveis para uso na rotina clínica (Figura 1). Estudos mostram que os *kits* de imunocromatografia têm uma *performance* um pouco melhor do que os cartões de aglutinação.

Idealmente, tanto a tipagem sanguínea quanto a prova de reação cruzada devem ser realizadas em gatos. A tipagem determina o tipo de antígeno que existe na membrana dos eritrócitos e a reação cruzada detecta níveis séricos de anticorpos contra os antígenos nas membranas dos eritrócitos.

Porém, a tipagem ainda não está presente de forma acessível à maioria das clínicas veterinárias no país. Portanto, o teste de compatibilidade deve ser considerado imprescindível para detectar algum risco de incompatibilidade entre o receptor e o doador.

O teste de reação cruzada consiste em duas provas, a maior e a menor. **A prova maior é a mais importante e deve ser sempre compatível, já que serve para identificar anticorpos no receptor contra as hemácias do doador**. Este teste é feito entre as hemácias do doador e o plasma do receptor. A prova menor consiste na reação entre as hemácias do receptor com o plasma do doador verificando-se, então, a existência de anticorpos no plasma do doador contra as hemácias do receptor. A visualização da

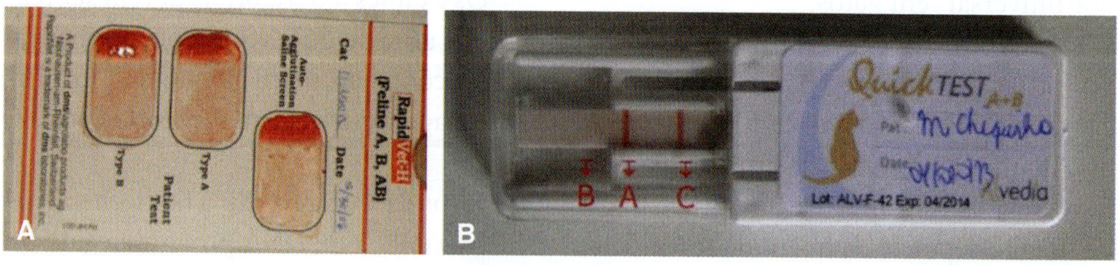

FIGURA 1. **A:** os cartões RapidVet-H (DMS Laboratories) são *kits* clínicos que utilizam um anticorpo monoclonal murino como reagente anti-A no poço tipo A e uma lectina de *Triticum vulgaris* como reagente anti-B no poço tipo B. O poço superior (da direita) é uma triagem de autoaglutinação em salina, que não contém nenhum reagente anti-A ou anti-B – esse poço de controle é para garantir que o sangue do gato não aglutine espontaneamente, pois isso resultaria na leitura de um resultado falso do tipo AB. Qualquer autoaglutinação no poço de controle invalidaria o resultado do teste. Nesta imagem, o gato testado é do tipo sanguíneo AB, conforme indicado pela aglutinação no poço tipo A e no poço tipo B. **B:** o QuickTest A+B (Alvedia) usa anticorpos monoclonais em uma tira de papel de migração para determinar o tipo sanguíneo. O kit vem com todo o equipamento necessário para testar uma amostra de sangue total felino EDTA retirado do paciente, mas também é útil ter um cronômetro disponível. Este resultado indicou o tipo A.

Fonte: arquivo pessoal da autora.

aglutinação no tubo indica que a transfusão não será compatível. É relevante observar que uma prova cruzada importante é o único meio disponível para rastrear gatos quanto ao antígeno Mik, que pode causar reações transfusionais em gatos com tipo sanguíneo compatível.

COLETA DE SANGUE TOTAL DO DOADOR

Os gatos podem doar cerca de 15 a 20% de seu volume sanguíneo estimado; assim, o volume máximo a ser doado por um gato é de aproximadamente 11 a 15 mL/kg.

- Uma **amostra de sangue** pré-doação pode ser coletada de um cateter intravenoso ou veia periférica para teste de compatibilidade, tipo sanguíneo, Ht e hemoglobina. A coleta de sangue é realizada apenas se os parâmetros estiverem no intervalo de referência e se houver compatibilidade entre doador e receptor.
- **Sedação:** a maioria dos gatos precisa ser sedada antes da coleta de sangue, pois, mesmo sendo cooperativos, o estresse pode causar movimentação, ansiedade e afetar a composição celular e química do sangue. A escolha de um protocolo de contenção química de curta duração (30 minutos) evitará uma experiência desconfortável para o gato e intervenções repetidas e malsucedidas que podem produzir lesões à equipe veterinária. Frequentemente, são usadas combinações de cetamina/diazepam ou cetamina/midazolam, dexmedetomidina/butorfanol e tiletamina/zolazepam. Anestésicos gasosos (isoflurano, sevoflurano) também são aceitáveis. Acepromazina e xilazina devem ser evitadas, pelo risco de causar hipotensão. É necessário jejum prévio de 6 horas e um plano anestésico, incluindo monitoração e escolha cuidadosa dos regimes de dosagem. O uso de cremes anestésicos locais (pomada de lidocaína/prilocaína) e feromônios pode fazer parte do manejo geral do paciente para ajudar a reduzir o estresse.
- **Seleção e preparo da veia:** deve-se alternar entre as veias jugulares esquerda e direita a cada coleta, e indicar a veia utilizada para cada coleta no livro de registro do doador. O uso de técnica asséptica é essencial. A área sobre a veia jugular deve ser tricotomizada e preparada cirurgicamente antes da coleta.
- **Coleta:** o sangue deve ser coletado na veia jugular usando um scalp borboleta de calibre 19 ou 21 G que foi preparado com uma pequena quantidade de anticoagulante CPDA-1 (citrato fosfato dextrose adenina), acoplado em uma torneira de três vias e uma seringa de 60 mL contendo 7 mL de anticoagulante (a proporção ideal é de aproximadamente 1 mL de CPDA-1 para cada 9 mL de sangue a serem coletados) ou a uma bolsa-satélite sem anticoagulante e estéril. Deve-se homogeneizar suavemente o sangue na seringa à medida que é recolhido. A entrada de ar na linha de coleta ao retirar a agulha não deve ser permitida, pois isso pode favorecer a entrada de bactérias no sangue. Prender a linha do scalp com uma pinça hemostática pode minimizar esse risco. A doação de sangue felina padrão de gatos com mais de 4 kg é de 45 a 50 mL. Um método fácil para manter a relação sangue/anticoagulante proporcional é coletar 44 mL de sangue em 6 mL de CPDA-1, para um volume total de 50 mL.

- **Fluidos de reposição e ferro:** após a coleta, o gato doador deve receber fluidos cristaloides intravenosos, como solução de Ringer com lactato de sódio ou soro fisiológico 0,9%, durante 30 minutos. O volume deve ser aproximadamente 2 a 3 vezes a quantidade de sangue doado. Alguns autores questionam a hemodiluição resultante e sugerem a aplicação de 90 mL de solução salina a 0,9% por via subcutânea, imediatamente antes da doação e 60 mL da mesma solução por via intravenosa ou subcutânea em 20 minutos, iniciada durante a segunda metade da doação. Ringer com lactato de sódio ou fluido contendo glicose não devem ser administrados até que a coleta de sangue seja concluída, pois eles afetarão negativamente o sangue transfundido; no entanto, soro fisiológico 0,9% pode ser administrado concomitantemente. A doação sanguínea frequente pode ocasionar deficiência de ferro e, por isso, recomenda-se suplementação de ferro na dieta e o nível de suplementação deve ser, sempre que possível, baseado em análise laboratorial da deficiência de ferro (sabe-se que o sangue contém 0,5 mg/mL de ferro). A dose normalmente utilizada para suplementação de ferro é de 10 mg/kg de sulfato ferroso 2 vezes/semana ou 5 mg/gato de fumarato ferroso por dia.
- **Armazenamento:** o sangue coletado por esse sistema deve ser utilizado em, no máximo, 24 horas, e alguns autores recomendam seu uso imediatamente após a coleta. O sistema fechado, pelo qual o sangue é obtido de maneira completamente estéril, possibilita estoque e processamento de seus componentes, já que o risco de contaminação é quase inexistente, quando a coleta é feita de maneira adequada. O estoque da bolsa de sangue total e do concentrado de hemácias deve ser feito sob refrigeração a temperatura entre 1 e 6°C em um refrigerador com alarme, que permita a identificação e o aviso de temperatura não adequada. O período de estocagem para o sangue coletado com CPDA-1 é de no máximo 28 dias.

TRANSFUSÃO SANGUÍNEA

- **Via:** a via de administração intravenosa (cefálica, safena medial ou jugular, nesta ordem) é preferida, embora a via intraóssea seja uma alternativa aceitável, se o acesso venoso não for possível. Cateteres pequenos não causam hemólise durante a transfusão, mas diminuem a taxa de administração. Um filtro de microtrombos deve ser colocado na linha entre o sangue e o gato, dependendo do tipo de equipo utilizado. O sangue não deve estar frio, devendo ser deixado pelo menos 30 minutos em temperatura ambiente antes da transfusão.
- **Volume de sangue total para transfusão:** o volume a ser transfundido visa aumentar o Ht em 15 a 20% e pode ser calculado da seguinte maneira: **10 mL/kg de concentrado de hemácias ou 20 mL/kg de sangue total para aumentar em 10% o Ht do receptor**. O Ht do receptor não precisa retornar ao intervalo de referência; na maioria dos casos, de 20 a 25% é bastante aceitável. Se o receptor for transfundido em mais de 25%, a medula óssea pode não receber estímulo adequado para responder à anemia. Em geral, não devem ser transfundidos mais de 20 mL/kg/dia, a menos que o gato tenha hemólise contínua grave ou perda de sangue.

- **Taxa de administração:** em gatos estáveis, a administração do sangue total deve ser realizada a uma velocidade de 0,25 mL/kg/hora nos primeiros 30 minutos, para observar reações transfusionais agudas. Se nenhuma reação for observada após alguns minutos, pode-se fornecer o restante do sangue a 10-20 mL/kg/hora. Gatos com doença cardiovascular devem ser transfundidos em uma taxa mais lenta (4 mL/kg/hora). A transfusão deve ser concluída em menos de 4 horas para minimizar a contaminação bacteriana e a perda funcional dos elementos sanguíneos. Se o gato receptor tiver sofrido uma perda maciça de sangue, deve receber sangue o mais rápido possível (até 60 mL/kg/hora), sendo monitorado com eletrocardiograma, pois podem ocorrer arritmias. Nenhum medicamento ou fluido (exceto soro fisiológico 0,9%) deve ser adicionado aos produtos sanguíneos ou administrado através do cateter durante a transfusão, para evitar hemólise ou hemaglutinação.
- Durante e após a transfusão, os pacientes devem ser cuidadosamente monitorados (Figura 2), observando-se os sinais vitais (temperatura, frequências cardíaca e respiratória). Além disso, o animal não deverá ser alimentado para evitar êmese, uma vez que a transfusão pode causar náuseas. Se houver qualquer sintoma de reação transfusional, a transfusão deve ser interrompida e o paciente, avaliado e tratado de acordo com o tipo de reação.
- O pré-tratamento com anti-histamínicos ou corticosteroides não é necessário, já que não existe nenhuma comprovação de que seu uso diminua o risco de reações transfusionais em gatos ou em outras espécies.

A meia-vida das hemácias compatíveis transfundidas é de 29 a 39 dias em gatos; assim, a transfusão em anemias crônicas é questionável, já que a transfusão é indicada apenas para casos emergenciais até que um tratamento definitivo seja estabelecido.

POSSÍVEIS COMPLICAÇÕES

- **Sobrecarga de volume:** exceto na situação de perda aguda de sangue, o gato receptor terá deficiência de eritrócitos, mas não de plasma (ou seja, terá volume sanguíneo normal). Por causa disso, a transfusão de sangue total pode facilmente levar à sobrecarga circulatória do gato receptor. Deve-se ter muito cuidado com a monitoração da sobrecarga, com atenção a crepitações pulmonares (edema pulmonar), frequência respiratória (taquipneia) e, se necessário, radiografias torácicas.
- **Reação transfusional:** a transfusão de sangue incompatível pode resultar em morte súbita do gato receptor por hemólise aguda. As reações transfusionais imediatas são mais frequentes em animais do tipo B que recebem sangue dos tipos A ou AB, e as que mais ameaçam a vida. Os sinais iniciais de anafilaxia incluem hemoglobinemia, hemoglobinúria, vocalização, bradicardia ou taquicardia, palidez, pulsos fracos, decúbito lateral, vômitos, pupilas dilatadas, salivação, opistótono, colapso e morte. Se houver suspeita de reação transfusional, a transfusão deve ser interrompida imediatamente e a administração de solução salina normal deve ser iniciada ou continuada. O tratamento exige a administração de glicocorticoides,

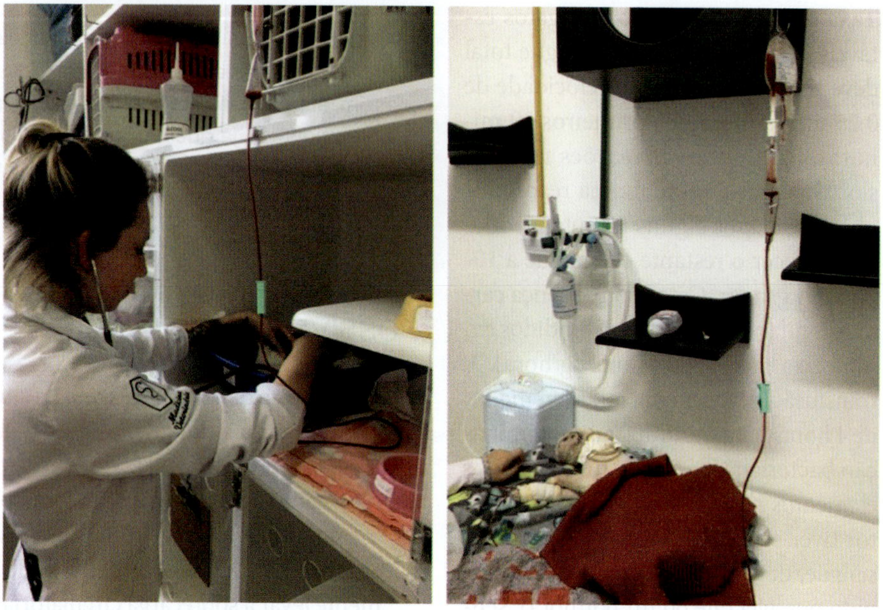

FIGURA 2. Pacientes recebendo transfusão de sangue e monitoração durante a transfusão de sangue.

Fonte: arquivo pessoal da autora.

adrenérgicos e anti-histamínicos. Outro tipo de reação hemolítica e imunológica são as reações transfusionais tardias, que ocorrem mais comumente em receptores do tipo A que recebem sangue dos tipos B ou AB, e o principal sinal é hemólise com queda rápida do Ht em 3 a 10 dias após a transfusão. As manifestações clínicas de febre, urticária e/ou angioedema são raras em felinos e facilmente tratadas com anti-histamínicos e glicocorticoides.

XENOTRANSFUSÃO

A xenotransfusão é definida como a transferência de sangue de uma espécie para outra. A administração bem-sucedida de sangue total de cães para gatos foi documentada e pode ser realizada se absolutamente necessário, mas apenas como uma transfusão única. Em algumas circunstâncias, o sangue canino pode estar mais prontamente disponível do que o sangue felino, e em volumes maiores, levando ao seu uso ocasional.

Indicações potenciais para xenotransfusão incluem reação transfusional anterior a produtos sanguíneos felinos, tempo insuficiente para tipificar o sangue do receptor, indisponibilidade de produtos sanguíneos felinos adequados em quantidades suficientes ou restrições financeiras. **A xenotransfusão é usada principalmente para estabilização a curto prazo de um gato anêmico, permitindo tempo para investigações ou para obter sangue felino compatível, ou tempo para eritropoiese endógena para corrigir a anemia com ou sem tratamento adequado**. Normalmente, de 30 a 50 mL de sangue total são administrados usando as mesmas taxas de administração do sangue felino, com o volume mínimo necessário para estabilizar o paciente.

Anticorpos para hemácias caninas de doadores são detectados de 4 a 7 dias após a transfusão de sangue canino para gatos, resultando na destruição das hemácias doadoras e em uma reação hemolítica tardia e, portanto, em uma vida útil mais curta das hemácias caninas doadas, em comparação à vida útil de hemácias felinas tipadas (30 dias). Qualquer transfusão repetida subsequente de sangue canino para o gato resultará em uma reação transfusional grave, anafilaxia e, provavelmente, morte.

As complicações de curto prazo relatadas após a xenotransfusão são semelhantes às das transfusões de gato para gato (alotransfusões), com menores reações transfusionais não hemolíticas febris observadas em 12% dos casos. Porém, já foi observada uma reação transfusional aguda grave anafilática imediatamente após a administração de sangue total canino a um gato sem experiência de transfusão. A hemólise tardia, muitas vezes manifestada com icterícia, ocorre em 64% dos gatos em uma média de 2 dias (intervalo de 1 a 6) após a transfusão, o que significa que os benefícios da xenotransfusão são de curta duração, em comparação à alotransfusão. Os resultados de comparação cruzada pré-xenotransfusão não parecem prever o desenvolvimento de reações transfusionais.

LITERATURA SUGERIDA

Balakrishnan A, Drobatz KJ, Reineke EL. Development of anemia, phlebotomy practices, and blood transfusion requirements in 45 critically ill cats (2009–2011). J Vet Emerg Crit Care. 2016;26:406-11.

Bovens C, Gruffydd-Jones T. Xenotransfusion with canine blood in the feline species: review of the literature. J Feline Med Surg. 2013;15:62-7.

Grace SF. Blood transfusion. In: Norsworthy GD, editor. The feline patient. 5. ed. Ames: Wiley Blackwell; 2018. p.892-4.

Seth M, Jackson KV, Giger U. Comparison of five blood-typing methods for the feline AB blood group system. Am J Vet Res. 2011;72:203-9.

Hourani L, Weingart C, Kohn B. Evaluation of a novel feline AB blood typing device. J Feline Med Surg. 2014;16:826-31.

Le Gal A, Thomas EK, Humm KR. Xenotransfusion of canine blood to cats: a review of 49 cases and their outcome. J Small Anim Pract. 2020;61:156-62.

Rudd S. QRG 20.2 Blood transfusion. In Harvey A, Tasker S, editors. BSAVA Feline Practice – A Foundation Manual. Gloucester: BSAVA; 2013. p.456-60.

Spada E, Proverbio D, Baggiani L, Bagnagatti De Giorgi G, Perego R, Ferro E. Evaluation of an immunochromatographic test for feline AB system blood typing. J Vet Emerg Crit Care (San Antonio). 2016;26:137-41.

Taylor S, Spada E, Callan MB, Korman R, Leister E, Steagall P, et al. 2021 ISFM Consensus Guidelines on the Collection and Administration of Blood and Blood Products in Cats. J Feline Med Surg. 2021;23(5):410-32.

102

Coleta de medula óssea

Fernanda Vieira Amorim da Costa

O PULO DO GATO

A aspiração de medula óssea é um procedimento diagnóstico que envolve a coleta de células da medula óssea para avaliação citológica.

O procedimento normalmente é realizado no úmero e na fossa trocantérica do fêmur em gatos.

O exame da medula óssea fornece informações sobre a provável patogênese das citopenias e outras anormalidades no sangue.

O conhecimento da morfologia celular e uma abordagem sistemática são a base para a interpretação completa e precisa dos achados da medula óssea.

INTRODUÇÃO

O tecido da medula óssea fornece microambientes complexos para o suporte estrutural e nutricional essencial para diferenciação ordenada, proliferação, maturação e liberação de células sanguíneas em desenvolvimento. O tecido é preenchido por uma rede de sinusoides, revestida por uma única camada de células endoteliais. As células hematopoiéticas e as estruturas de suporte, que consistem em tecido adiposo, células reticulares e matriz extracelular, estão localizadas fora da vasculatura.

A avaliação da medula óssea é uma valiosa ferramenta de diagnóstico para o médico veterinário que atua com medicina felina. Informações podem ser obtidas não apenas em relação a distúrbios hematológicos primários, mas também sobre uma variedade de doenças infecciosas e neoplásicas. O exame da medula óssea pode auxiliar na determinação do diagnóstico e do prognóstico de uma doença, bem como no monitoramento da intervenção terapêutica.

Dois tipos de amostra de medula óssea são coletados para fins diagnósticos: aspirado celular e biópsia de medula óssea. Os esfregaços de aspirado de medula óssea fornecem melhor avaliação morfológica das células hematopoiéticas e a determinação das proporções celulares, ou seja, a proporção mieloide para eritroide (M:E) e as porcentagens de linfócitos, plasmócitos, macrófagos e mastócitos. Em contraste, a avaliação histopatológica de biópsias é o melhor meio para avaliar alterações estruturais e estromais, além da celularidade da medula, fornecendo diagnósticos de mielofibrose, inflamação, osteólise e mielonecrose, ou confirmação de hipoplasia ou aplasia generalizada da medula óssea. Estes podem ser diagnósticos difíceis quando a qualidade da amostra de um aspirado de medula óssea é questionável. Idealmente, ambos devem ser coletados, mas, às vezes, a presença de doença na medula óssea dificulta a coleta de amostras e apenas um ou outro pode ser obtido. O aspirado de medula óssea é realizado com mais frequência do que a biópsia na clínica de pequenos animais, porque o procedimento é mais rápido, mais fácil de executar, requer equipamento mínimo, é mais barato e tem pouca ou nenhuma complicação significativa. Além disso, a qualidade da amostra pode ser avaliada imediatamente; assim, o paciente pode ser submetido à biópsia, se necessário. A principal desvantagem das aspirações é que a celularidade da medula pode não ser representada com precisão, particularmente com amostras hemodiluídas ou pouco celulares.

QUADRO 1

Indicações para coleta de aspirado de medula óssea

1. Neutropenia persistente sem evidência de regeneração
2. Trombocitopenia inexplicável
3. Anemia não regenerativa ou pouco regenerativa
4. Bicitopenia/pancitopenia
5. Trombocitose persistente
6. Leucocitose persistente (especialmente linfocitose com linfócitos atípicos circulantes)
7. Morfologia anormal das células sanguíneas ou células anormais em circulação (suspeita de neoplasia hematopoiética)
8. Presença inexplicável de células imaturas no sangue (p. ex., leucoeritroblastose)
9. Estadiamento de linfoma ou mastocitomas
10. Avaliação dos estoques corporais de ferro
11. Suspeita de osteomielite ou doença infiltrativa da medula óssea
12. Hipercalcemia inexplicável (potencialmente associada a neoplasia linfoide, mieloma múltiplo ou neoplasia metastática nos ossos)
13. Hiperproteinemia inexplicável (em caso de suspeita de mieloma múltiplo, linfoma, leishmaniose ou infecção fúngica)
14. Hiperglobulinemia monoclonal (ou raramente biclonal) (p. ex., neoplasia de células plasmáticas ou LLC* de células B)
15. Avaliação diagnóstica em pacientes com febre de origem desconhecida ou perda de peso inexplicável

* Leucemia linfocítica crônica

INDICAÇÕES E CONTRAINDICAÇÕES

As indicações para realizar um aspirado de medula óssea estão descritas no Quadro 1.

As contraindicações podem incluir riscos anestésicos e infecção dos tecidos moles adjacentes. A hemorragia após o procedimento em pacientes com distúrbios hemorrágicos e em pacientes com hiperglobulinemias monoclonais é rara e não representa risco à vida. Além disso, é raro ocorrer infecção, mesmo em pacientes neutropênicos, se for utilizada técnica asséptica apropriada.

ASPIRAÇÃO DE MEDULA ÓSSEA E PREPARAÇÃO DA AMOSTRA DE MEDULA ÓSSEA

Na citologia da medula óssea, o mais importante não é a coleta da amostra, mas sim a preparação das lâminas; um aspirado perfeito pode se tornar não diagnóstico por uma preparação de lâmina abaixo do ideal.

Os locais de aspiração de medula óssea preferidos incluem a extremidade proximal do úmero (em animais com mais de 6 meses – após o fechamento da placa epifisária de crescimento) ou fêmur em gatos.

Material necessário:

- Materiais para sedação ou anestesia e equipamentos de monitoramento para o paciente.
- Infusão de anestésico no local da aspiração pode ser necessária.

- Máquina de tricotomia e antisséptico.
- Luvas estéreis e campo cirúrgico.
- Placa de Petri.
- Tubos capilares descartáveis.
- Solução de EDTA a 2-3%.
- Agulha de Rosenthal ou Illinois (calibre 18 G, 1–1,5 pol.) (usada apenas para aspiração).
- Agulha Jamshidi (calibre 11 ou 13 G) (usada para biópsia).
- Lidocaína (2%).
- Lâminas de microscópio (de preferência com a ponta fosca).
- Lâminas de bisturi.
- Seringas estéreis (10 mL).

Coleta de aspirado de medula óssea no úmero (Figura 1):

1. Anestesiar e posicionar o paciente em decúbito lateral.
2. O local de inserção da agulha é uma pequena área plana na face craniolateral do úmero, distal ao tubérculo maior. Realizar tricotomia de uma área generosa ao redor da articulação do ombro, de aproximadamente 3 × 3 cm, sobre esse ponto de referência e preparar a pele de forma estéril. Cortar um orifício em um campo cirúrgico estéril e colocá-lo sobre o membro, com o orifício posicionado sobre o ponto de referência identificado.
3. Se estiver usando um anestésico local, fazer a infusão de 1-2 mL (lidocaína) no tecido subcutâneo e no periósteo. Cuidado especial deve ser tomado para infiltrar o periósteo na área de coleta e aguardar o tempo apropriado para que o anestésico faça efeito.
4. Aspirar de forma estéril 1-2 mL de EDTA para uma seringa de 10 mL. Remover o estilete da agulha de aspiração, conectar a seringa contendo EDTA à agulha de aspiração, passar uma pequena quantidade de EDTA pela agulha para cobrir o interior da agulha e reinserir o estilete.

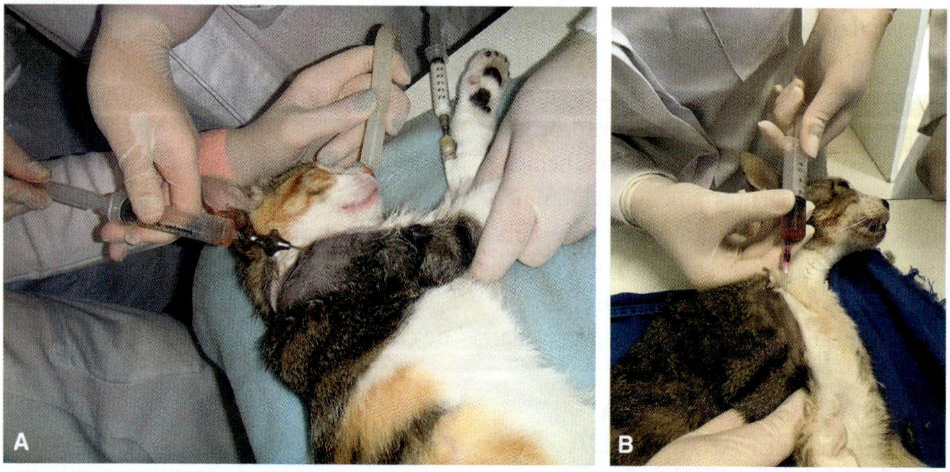

FIGURA 1. Coleta de aspirado de medula óssea no úmero proximal. **A:** utilizando agulha Rosenthal. **B:** coleta em um cadáver com agulha 40 × 12. Neste caso, é importante utilizar um mandril para perfurar adequadamente as trabéculas ósseas e não entortar o bisel.

Fonte: arquivo pessoal da autora (A); imagem cedida por Stella de Faria Valle (B).

5. Usando a mão não dominante, girar para fora (abduzir) o membro torácico, de modo que o aspecto cranial do membro fique voltado para cima e paralelo à mesa.
6. Fazer uma pequena incisão com uma lâmina de bisturi no local de aspiração.
7. A base da agulha deve estar firmemente assentada na palma da mão e a ponta da agulha deve estar estabilizada entre o polegar e o dedo indicador.
8. Usando a mão dominante, inserir a agulha de medula óssea (com estilete) através da incisão na área plana previamente identificada, perpendicular ao eixo longo do úmero.
9. Avançar a agulha aplicando pressão moderada para a frente, enquanto gira lentamente a agulha nos sentidos horário e anti-horário. Avançar lentamente a agulha até que esteja bem encaixada no osso. Todas as tentativas devem ser feitas para torcer com o pulso sem mover o cotovelo.
10. Uma vez que a agulha esteja firmemente inserida no osso, remover o estilete, conectar a seringa de 10 mL contendo o EDTA e aspirar várias vezes, ou até que uma pequena quantidade de sangue encha a seringa. A medula é aspirada pela aplicação de curtos surtos de pressão negativa, com uma ação de bombeamento do êmbolo da seringa. Esse tipo de ação, em vez de uma pressão lenta, é necessário para ajudar a desalojar as partículas da medula.
11. Parar de aspirar assim que 1-2 mL de material for recuperado. A coleta de muita amostra da medula óssea pode causar hemodiluição. Se nenhum conteúdo for coletado, recolocar o estilete, avançar ou reposicionar a agulha e reaspirar. O material da medula óssea é facilmente aspirado, a menos que haja doença grave e a medula esteja esclerótica. Se nenhuma amostra de medula óssea for obtida em três tentativas em um único local, a agulha de medula óssea deve ser removida e a coleta, realizada de um local diferente (local oposto ou diferente).
12. Se nenhuma amostra de medula óssea for obtida em tentativas de aspiração em três locais diferentes, esfregaços diretos e de sedimentos devem ser feitos de qualquer material aspirado e biópsias de medula óssea devem ser coletadas.
13. Assim que a amostra for coletada, retirar a seringa e imediatamente expulsar seu conteúdo na placa de Petri. Um aspirado bem-sucedido terá sangue com muitas gotículas lipídicas (brilhantes, refratárias ou reluzentes) e espículas ósseas (manchas opacas ou granulares) (Figura 2). Reaspirar se não forem identificadas espículas.
14. Se forem identificadas espículas, inclinar a placa de Petri para permitir que o sangue escorra para um lado e as espículas irão aderir ao fundo da placa. Usar um tubo de micro-hematócrito para coletar de 3 a 6 espículas e bater ou soprar as espículas em uma lâmina de microscópio. Pelo menos 5-6 esfregaços são recomendados se houver partículas suficientes de medula óssea disponíveis.
15. Colocar uma segunda lâmina de microscópio em cima da lâmina que contém as espículas e, com o mínimo de pressão, espalhar as espículas na lâmina. Secar rapidamente a lâmina ao ar, ou usando um dispositivo de secagem de lâminas.
16. Repetir o mesmo processo para criar vários *slides*. As lâminas devem ser rotuladas e enviadas (sem coloração) para

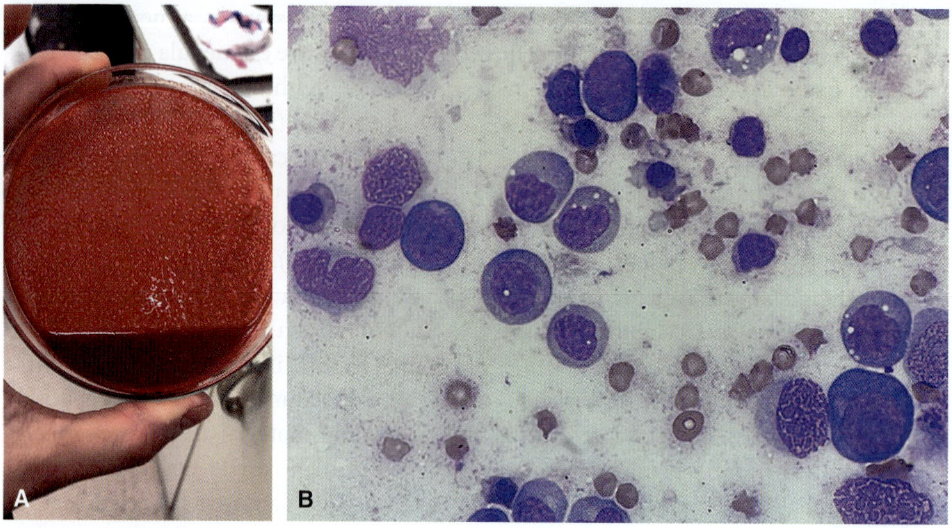

FIGURA 2. **A:** placa com amostra de aspirado de medula óssea, com gordura e as espículas. Neste caso, era uma medula hipercelular. **B:** provável leucemia mieloide aguda com diferenciação monocítica. Paciente positivo para o vírus da leucemia viral felina na PCR de medula óssea e negativo no teste rápido de antígeno. Coloração Wright-Giemsa, aumento de 100x em imersão.

Fonte: imagem cedida por Stephanie Nunes de Almeida (A); imagem cedida por Stella de Faria Valle (B).

avaliação citológica. Guardar 2 ou 3 lâminas não coradas para possíveis outros usos (p. ex., teste do vírus da leucemia felina por anticorpo imunofluorescente, coloração fúngica).

Coleta de biópsia de medula óssea:

1. Após a coleta do aspirado de medula óssea, devem ser coletadas biópsias de medula óssea. Esses locais são preparados como para o aspirado de medula óssea, conforme descrito anteriormente.
2. A agulha é introduzida na medula (sem o estilete) e uma amostra de tecido é obtida girando a agulha em um movimento de vaivém.
3. A agulha é retirada sem recolocar o estilete.
4. A biópsia deve ser retirada da agulha usando uma outra agulha de calibre 25 G, empurrando de forma retrógrada pela maior parte da agulha coletora (não pela pequena abertura na ponta da agulha). Isso ajuda a evitar a distorção celular.
5. O tecido coletado pode ser encostado em uma lâmina para exame citológico e deve ser imediatamente colocado em um mínimo de 2 mL de 10% de formalina tamponada neutra e encaminhado para avaliação histológica. As biópsias fixadas em formalina devem ser embaladas separadamente da amostra citológica e dos esfregaços citológicos, para evitar exposição a vapores de formalina, que podem resultar em má coloração citológica.

POSSÍVEIS COMPLICAÇÕES

- Fratura óssea.
- Lesão do nervo ciático.

LITERATURA SUGERIDA

Grindem CB, Neel JA, Juopperi TA. Cytology of bone marrow. Vet Clin North Am Small Anim Pract. 2002;32(6):1313-74, vi.

Rudloff E. Bone marrow sampling. Clinician's Brief. May 2013.

Stacy NI, Harvey JW. Bone marrow aspirate evaluation. Vet Clin North Am Small Anim Pract. 2017;47(1):31-52.

Tásker S. QRG 5.4.3 Obtaining bone marrow samples. In Harvey A, Tasker S, editors. BSAVA Manual of Feline Practice: A Foundation Manual. Gloucester: BSAVA; 2013. p.183-6.

Tomason JM. Bone marrow aspiration. In: Norsworthy GD, editor. The feline patient. 5. ed. Ames: Wiley Blackwell; 2018. p.895-7.

103

Cistocentese

Fernanda Vieira Amorim da Costa

O PULO DO GATO

A cistocentese diagnóstica é escolhida quando se deseja uma amostra de urina estéril, livre de contaminantes do trato urinário inferior ou da pele.

Também é utilizada para a descompressão temporária da bexiga antes da desobstrução uretral.

Pode ser realizada com o auxílio da ultrassonografia ou às cegas. A técnica às cegas possui limitações como a dificuldade em puncionar a bexiga de pacientes obesos e com baixo volume de urina.

INTRODUÇÃO

A cistocentese refere-se à punção de uma cavidade oca do corpo, como a bexiga urinária (cisto-), com o objetivo de extrair fluido (-centese), como a urina. A cistocentese visa à obtenção de urina diretamente da bexiga por meio da inserção de uma agulha na sua parede. É um procedimento comum na clínica de felinos e é considerada o método ideal para obtenção de urina para urinálise e cultura e teste de suscetibilidade a antimicrobianos. A cistocentese ajuda a prevenir a contaminação (p. ex., com bactérias, hemácias, glóbulos brancos ou detritos originários do trato urinário inferior e região perineal) que pode ocorrer com amostras de urina colhidas por micção natural ou através da cateterização da uretra.

O diagnóstico de cistite bacteriana é simplificado por meio da cistocentese, pois esta providencia amostras estéreis de urina para o diagnóstico, e contagens bacterianas quantitativas devem ser analisadas ao avaliar amostras colhidas de outra maneira. A hematúria pode ser observada em amostras de cistocentese, embora seja frequentemente iatrogênica e autolimitante.

Quando está cheia, a bexiga urinária pode ser facilmente palpada na maioria dos pacientes; no entanto, a palpação pode não ser viável em alguns casos, como pacientes obesos, com baixo volume de urina ou com anormalidades anatômicas (p. ex., bexiga pélvica).

INDICAÇÕES

A indicação para a realização da cistocentese é a necessidade da coleta de amostras de urina. A maioria das amostras de cistocentese é usada para urinálise, urocultura e teste de sensibilidade a antimicrobianos. Outros testes diagnósticos podem incluir razão proteína:creatinina, concentração de cortisol e de catecolaminas, PCR para diagnóstico de leptospirose e concentração de eletrólitos na urina.

A cistocentese também pode ser usada para alívio terapêutico e restabelecimento da taxa de filtração glomerular em pacientes com obstrução urinária secundária a urólitos, tampões uretrais e/ou neoplasia. A cistocentese descompressiva pode aliviar o desconforto do paciente antes da resolução da obstrução urinária, diminuindo a pressão intraluminal da bexiga e facilitando a retropulsão dos tampões/urólitos uretrais, potencialmente facilitando a cateterização.

A cistocentese descompressiva deve ser realizada com materiais adicionais para a coleta de grande volume de urina, e uma torneira de três vias para permitir a inserção de uma única agulha em vez de múltiplas inserções. Embora a cistocentese descompressiva tenha sido desencorajada anteriormente, estudos sugeriram que há risco mínimo de ruptura da bexiga e uroperitônio.

CONTRAINDICAÇÕES E COMPLICAÇÕES

Existem algumas condições nas quais a cistocentese deve ser totalmente evitada:

- Em pacientes com piodermite, para evitar possível introdução de bactérias na cavidade abdominal.
- Em pacientes instáveis, pois colocá-los em decúbito dorsal ou lateral pode levar à descompensação do estado hemodinâmico.
- Em pacientes que podem ter neoplasia na bexiga, pois a cistocentese nesses pacientes pode aumentar o risco de disseminação de células neoplásicas na cavidade abdominal.
- Em pacientes com risco de sangramento, quando se recomenda avaliar a coagulação antes de realizar o procedimento.

A cistocentese cega é contraindicada em pacientes com distúrbios reprodutivos (p. ex., piometra). Volume vesical inadequado ou gordura corporal excessiva também dificultam o procedimento sem auxílio de ultrassonografia, pois a bexiga não pode ser palpada ou imobilizada manualmente. A cistocentese pode ser difícil de ser realizada em pacientes com efusão abdominal e, nesses casos, deve ser realizada com orientação ultrassonográfica.

Como complicações, pode-se citar a ocorrência de laceração ou perfuração de vasos sanguíneos intra-abdominais (p. ex., aorta) que podem causar hemorragia com risco à vida. Em pacientes que desenvolvem hemoabdome ou uroabdome após cistocentese que não podem ser estabilizados com tratamento conservador, a cirurgia exploratória abdominal pode ser necessária. Outras possíveis complicações incluem hematoma da parede da bexiga, ruptura da parede da bexiga levando a uroabdome, coágulos sanguíneos intravesiculares, peritonite focal, peritonite séptica em pacientes com cistite bacteriana, abscesso da parede abdominal, hematoma da parede da aorta ou da bexiga e descolamento de sua mucosa.

Após a cistocentese, uma pequena quantidade de gás pode ser introduzida na bexiga urinária iatrogenicamente, normalmente sem consequências clínicas. A evidência dessa ocorrência pode ser vista na ultrassonografia, após a conclusão do procedimento, e aparece como linhas hiperecoicas paralelas, orientadas horizontalmente, reverberando do gás introduzido.

A bexiga deve sempre ser manuseada fisicamente de maneira gentil, especialmente em casos de suspeita de obstrução uretral, em que a bexiga pode estar grande, túrgida e dolorida. Embora raro, se a bexiga for manuseada de forma muito agressiva, o nervo vago pode ser estimulado, provocando uma resposta vagal que pode se manifestar como fraqueza ou colapso. O colapso vasovagal foi relatado em gatos após cistocentese: dois pacientes desenvolveram bradicardia, hipersalivação, micção, fraqueza, vômito e defecação após uma cistocentese cega. Ambos os gatos se recuperaram sem intercorrências com cuidados de suporte, que incluíram principalmente oxigenoterapia.

Em casos extremos, como na obstrução uretral, em que a bexiga está muito cheia e muito firme, uma combinação de manipulação da bexiga e vazamento de urina para o abdome a partir do local da punção da agulha pode resultar em dor, a ponto de provocar choque, cujos sintomas podem incluir colapso, fraqueza extrema, vocalização, cor pálida da membrana mucosa ou vômitos.

TÉCNICA

Como os gatos se estressam facilmente, a urina deve ser coletada em uma sala silenciosa, em um local confortável, longe de cães latindo e de outros ruídos altos (como lavanderia ou saguão). Os proprietários, se presentes, devem ser encorajados a manter a calma. O estágio da vida, a condição corporal e o temperamento ajudarão a determinar a preparação e a técnica do paciente. Para gatos idosos ou geriátricos nos quais a artrite ou outras condições dolorosas podem ser consideradas, a medicação para dor deve ser administrada com antecedência. Para gatos que parecem apreensivos, o feromônio facial sintético felino pode ser usado antes da contenção, para aliviar a ansiedade.

A cistocentese geralmente é realizada com orientação ultrassonográfica, embora isso não seja necessário, ou seja, pode ser realizada às cegas. O uso da ultrassonografia pode auxiliar na visualização direta da agulha no lúmen da bexiga urinária, evitando lesões iatrogênicas das estruturas vizinhas (Figura 1). O tamanho relativo da bexiga, a ecogenicidade de seu conteúdo e quaisquer anormalidades estruturais óbvias também podem ser observados.

Uma vantagem primária da cistocentese cega é que ela não requer equipamento especial. O procedimento geralmente é realizado em pacientes acordados, mas a sedação deve ser considerada em pacientes reativos ou não cooperativos.

Materiais necessários

- Máquina de tosa (se necessário).
- Solução antisséptica (clorexidina diluída ou preparação à base de iodo).
- Agulha 25 × 0,7 mm 22 G; 25 G para filhotes.
- Seringa de 10 mL.
- Tubos de coleta (tubo de vidro de tampa vermelha ou qualquer tubo vazio sem conservantes) – um tubo estéril sem aditivo geralmente é recomendado para cultura.
- Aparelho de ultrassonografia (somente para cistocentese guiada por ultrassonografia).
- Agente sedativo, se necessário.
- Suprimentos adicionais se for remover um grande volume de urina: scalp (cateter borboleta) 23 ou 21 G; extensor de linha de infusão, torneira de três vias, seringa de 20 mL, calha em V (opcional).

Preparação e posicionamento do paciente

Dependendo da preferência do clínico e do temperamento do paciente, um membro da equipe pode segurá-lo. Os pacientes podem ser posicionados em decúbito dorsal ou lateral. Uma calha em V pode ajudar a manter o conforto do paciente em decúbito dorsal. A cistocentese em estação, que envolve a punção através da parede abdominal lateral, foi descrita como segura e eficaz e pode ser menos estressante para os gatos. Embora não haja dados baseados em evidências, recomenda-se preparar a região com tricotomia e antissepsia sempre que possível, para minimizar o risco de peritonite bacteriana iatrogênica.

Passo a passo da cistocentese guiada por ultrassonografia

1. Colocar o paciente em decúbito dorsal ou lateral. Palpar suavemente o abdome caudal para isolar a bexiga urinária e mantê-la fixa.
2. Usando um transdutor de ultrassonografia, visualizar a bexiga urinária. Inserir a agulha conectada a uma seringa de aproximadamente 5 a 10 mm cranial à sonda de ultrassonografia. Introduzir a agulha em um ângulo de 45 graus em relação ao transdutor e atravessar a parede do abdome em uma orientação craniocaudal.
3. Visualizar a agulha (aparece como uma linha hiperecoica com sombreamento distal), e então avançá-la para o lúmen da bexiga urinária, terminando perto da junção da bexiga e da uretra (trígono vesical). Deve-se evitar encostar a ponta da agulha no transdutor durante a cistocentese, pois arranhar sua superfície diminui sua vida útil e pode afetar a qualidade da imagem.
4. Aplicar pressão negativa na seringa para obter a amostra e então liberar a pressão negativa e retirar lentamente a agulha.
5. Uma varredura repetida da área da bexiga urinária, especialmente ao longo do trajeto da agulha e logo cranial ao ápice da bexiga, pode ser realizada para avaliar a evidência de vazamento de urina.

Passo a passo da cistocentese cega (Figura 1)

1. Com o paciente em decúbito lateral ou dorsal e um membro da equipe segurando o paciente, palpar suavemente o abdome caudal e isolar a bexiga urinária.
2. Usando uma leve pressão digital, segurar a bexiga urinária com uma mão. Se o paciente estiver em decúbito dorsal, inserir a agulha com a seringa acoplada em uma orientação craniocaudal e um ângulo de 45 graus em relação à parede corporal. Se o paciente estiver em decúbito lateral, inserir a agulha em uma orientação craniocaudal enquanto se aproxima da bexiga urinária pela sua face lateral.
3. Aplicar pressão negativa na seringa para obter a amostra e então liberar a pressão negativa e retirar a agulha lentamente.

CONSIDERAÇÕES IMPORTANTES

- Deve-se evitar mover ou reposicionar a agulha na cavidade abdominal. Se a urina não for obtida após a primeira aspiração, ou se for observado sangue no canhão da agulha, deve-se puxar a agulha diretamente para fora sem

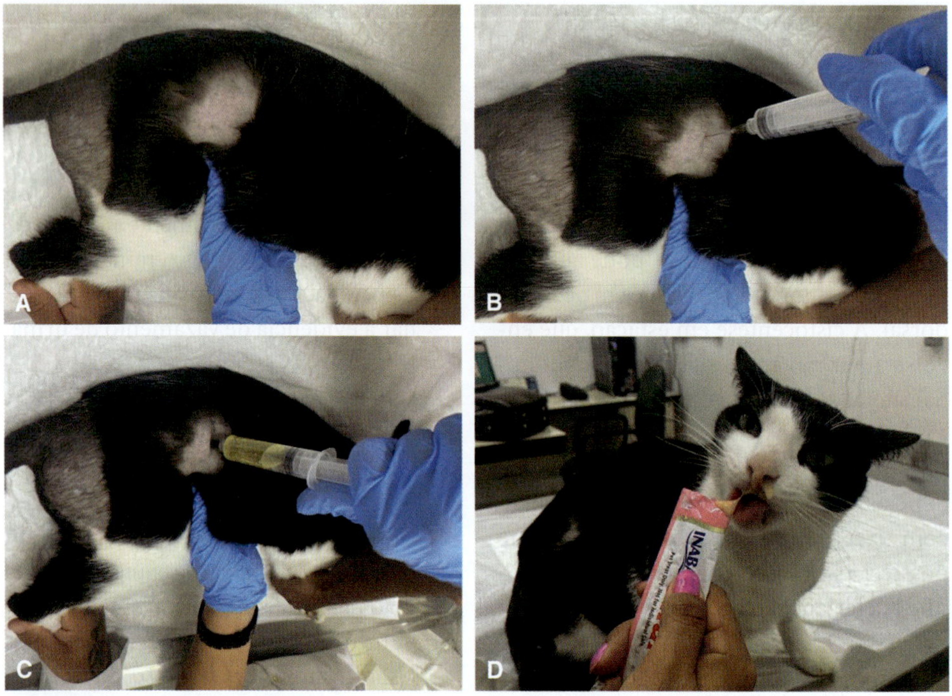

FIGURA 1. Cistocentese cega sendo realizada em um gato em decúbito lateral. **A:** a bexiga é palpada com a mão não dominante e isolada dorsalmente de outros órgãos, contra a parede abdominal e a coluna vertebral. Por ser oca e cheia de líquido, deve parecer um balão cheio de água. A bexiga de tamanho médio terá aproximadamente o tamanho de um limão grande, mas pode variar do tamanho de uma noz a uma laranja grande. **B:** após bater levemente na bexiga com um dedo para confirmar que ela parece saltitante, como se estivesse batendo em um balão de água, segura-se a seringa e a agulha com a mão dominante e perfura-se através da pele e diretamente na bexiga isolada dorsalmente, idealmente em um ângulo de 45 graus. Uma vez que a agulha tenha sido inserida na bexiga, a seringa deve ser aspirada para coletar a urina. **C:** quando a seringa estiver cheia, deve-se parar a aspiração e retirar a seringa e a agulha bem devagar. Aspirar quando a agulha é retirada pode resultar em vazamento de urina, hemorragia ou contaminação da amostra. Assim, quando a seringa estiver cheia, para-se a aspiração e, então, após parar a aspiração, retiram-se a seringa e a agulha. **D:** indica-se recompensar o gato após o procedimento para favorecer sua cooperação quando houver a necessidade de realizar este ou outros tipos de procedimentos.

Fonte: arquivo pessoal da autora.

reposicioná-la, para evitar laceração de quaisquer estruturas importantes, vazamento de urina, hemorragia ou contaminação da amostra. A agulha também deve ser removida rapidamente se o paciente não cooperar. Usar uma nova agulha para cada tentativa de cistocentese, mas somente se uma segunda tentativa for seguramente indicada. Se for obtido sangue óbvio durante a cistocentese, indica-se interromper a aspiração e as tentativas.

- Deve-se excluir hemorragia significativa avaliando frequência cardíaca, pressão arterial, frequência respiratória e cor das membranas mucosas do paciente. Isso deve ser feito imediatamente e pelo menos a cada 15 minutos durante a primeira hora. O hematócrito e a proteína total devem ser avaliados em pacientes com suspeita de hemorragia significativa. Avaliar a cavidade abdominal imediatamente e novamente 15 minutos depois, usando a ultrassonografia para procurar por líquido abdominal livre. Considerar a amostragem do líquido abdominal se houver uma quantidade leve a moderada de líquido para descartar uroabdome ou hemoabdome.

- Se a bexiga urinária for muito pequena para obter uma amostra, aguardar de 30 a 120 minutos e, em seguida, reavaliar o tamanho da bexiga urinária. A administração de fluidos (IV ou SC) pode ajudar a aumentar o volume de urina, mas certos resultados (p. ex., densidade urinária) podem ser distorcidos.

LITERATURA SUGERIDA

Hall J, Hall K, Powell LL, Lulich J. Outcome of male cats managed for urethral obstruction with decompressive cystocentesis and urinary catheterization: 47 cats (2009-2012). J Vet Emerg Crit Care (San Antonio). 2015;25(2):256-62.

Ikegami H, Azakawa N. A study of lateral cystocentesis in standing position to dogs and cats. J Anim Clin Med. 2014;23(1):21-4.

Krawec P, Odunayo A. Cystocentesis. Clin Brief. 2020: 61-8.

Kruger JM, Osborne CA, Ulrich LK. Cystocentesis. Diagnostic and therapeutic considerations. Vet Clin North Am Small Anim Pract. 1996;26(2):353-61.

Lovelace K. Venipuncture and cystocentesis. In: Schmeltzer LE, Norsworthy GD, editors. Nursing the feline patient. Ames: John Wiley & Sons; 2012. p.66-8.

Nyland TG, Wallack ST, Wisner ER. Needle-tract implantation following us-guided fine-needle aspiration biopsy of transitional cell carcinoma of the bladder, urethra, and prostate. Vet Radiol Ultrasound. 2002;43(1):50-3.

Scherck M. QRG 4.11.4 Cystocentesis. In: Harvey A, Tasker S, editors. BSAVA Manual of Feline Practice – A Foundation Manual. Gloucester: BSAVA; 2013. p.159-60.

104

Abdominocentese

Christine Souza Martins

O PULO DO GATO

A abdominocentese é uma técnica simples de coleta de fluido acumulado na cavidade peritoneal.

Um exame físico detalhado, incluindo palpação abdominal, pode dar uma boa noção da presença de líquido ou de outros aumentos de volume, que podem complicar a punção.

Gatos com grandes aumentos de volume abdominal podem estar com dificuldades respiratórias e, portanto, cuidados na contenção serão necessários.

As amostras do líquido coletado devem ser submetidas à avaliação laboratorial.

INTRODUÇÃO

O procedimento de abdominocentese consiste na punção da cavidade abdominal com o objetivo de drenar líquidos patologicamente acumulados (ver capítulo 36 – Ascite/distensão abdominal).

INDICAÇÕES

A abdominocentese é indicada sempre que houver a suspeita, considerada no exame físico, ou a certeza (evidente distensão abdominal ou líquido visualizado no exame ultrassonográfico) da presença de líquido na cavidade peritoneal (Figura 1).

A suspeita da presença de líquido em excesso pode ser determinada durante a anamnese, com relato de trauma abdominal. No caso dos gatos, os traumas abdominais ocorrem por uma variedade de situações típicas da espécie, como quedas de grandes alturas, atropelamentos, ataques de cães, entre outras. A suspeita também pode ser iniciada pela perda de detalhamento nas radiografias abdominais. Outros sinais clínicos podem estar associados à causa de base e podem ser variados, incluindo dispneia, febre, edemas periféricos, anorexia, dor abdominal etc.

No exame físico, a palpação abdominal superficial e profunda já pode indicar a presença de líquido, especialmente em grandes quantidades.

A melhor maneira de confirmar essa suspeita, especialmente quando o volume acumulado é pequeno, é a realização de um exame ultrassonográfico, mesmo que na modalidade emergencial, o que pode ser realizado pelo próprio clínico no contexto ambulatorial (AFAST) (capítulo 30 – Ultrassonografia focada – AFAST e TFAST).

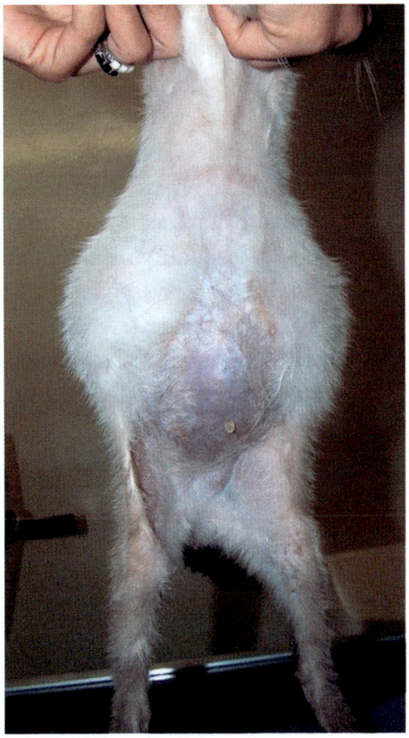

FIGURA 1. Evidente distensão abdominal com presença de líquido em gato jovem com diagnóstico de peritonite infecciosa felina efusiva. suspeita clínica determinada após a avaliação laboratorial do fluido coletado por abdominocentese.

Fonte: arquivo pessoal da autora.

A coleta do líquido mais comumente tem objetivos diagnósticos, isto é, a obtenção de amostras para avaliação laboratorial. Eventualmente, a drenagem do líquido também pode ter objetivos terapêuticos, de aliviar o desconforto do acúmulo de grandes volumes e diminuir a pressão intra-abdominal, que pode estar dificultando o fluxo sanguíneo visceral e fazendo compressão no diafragma e estômago, causando dificuldades respiratórias e anorexia. Mas devemos estar cientes de que o alívio é apenas temporário e que o diagnóstico da causa de base é o objetivo primordial.

TÉCNICA

Preparação do paciente

Se o gato estiver tranquilo, um mínimo de contenção em decúbito lateral é necessária. No entanto, analgesia ou sedação leve podem ser indispensáveis. Para gatos muito medrosos e reativos, recomenda-se anestesia geral para viabilizar o procedimento. Antes de decidir sobre a contenção química, deve-se levar em consideração a possibilidade de que o acúmulo de líquido pode estar relacionado com doença cardíaca ou hepática graves e, por isso, devem ser feitos ajustes no manejo e na escolha dos fármacos.

São essenciais um bom exame físico, que inclui palpação superficial e profunda do abdome, uma auscultação cuidadosa, e a atenção necessária para avaliar essas suspeitas clínicas e ter uma boa noção do estado hemodinâmico do gato.

Proccdimcnto

Para otimizar o procedimento, deve-se separar todo o material necessário com antecedência (Quadro 1).

- Antes da punção, é necessário realizar uma boa palpação do abdome em busca de aumentos de volume sólidos ou para verificar se a bexiga está repleta, o que pode atrapalhar o acesso.
- Com o gato em decúbito lateral, uma área de no mínimo 10 cm ao redor da cicatriz umbilical deve ser preparada. Inicia-se com tricotomia e prossegue-se para antissepsia com clorexidina degermante a 4%.
- Se a quantidade de líquido é considerada muito pequena, é recomendável recorrer ao auxílio da ultrassonografia.

QUADRO 1

Material necessário para a realização da abdominocentese

- Material para tricotomia (máquina de tosa).
- Lidocaína (2%).
- Solução para antissepsia do local (clorexidina, álcool).
- Agulha (25 x 7 ou 25 x 8) acoplada a seringa ou extensor de cateter ou scalp n. 21 ou 23.
- Luvas estéreis.
- Seringas de 5-20 mL.
- Tubos de coleta de amostras: um tubo com EDTA (tampa roxa), um para análise bioquímica (tampa vermelha), um tubo estéril para análise microbiológica.

Esse exame também é útil se houver massas palpáveis.

- A agulha é inserida perpendicular à parede abdominal, cerca de 1,0 a 2,0 cm caudal à cicatriz umbilical, e aproximadamente 1,0 cm ventral à linha alba. Mantendo essa distância da cicatriz umbilical, outros locais também podem ser puncionados, marcando quatro quadrantes ao redor (Figura 2).
- Devem-se evitar movimentos angulares da agulha quando já estiver dentro do abdome.
- Pode-se utilizar um cateter para fazer a punção, mas, por seu material flexível, ele pode se dobrar e não permitir a drenagem.
- O fluido é aspirado e as primeiras amostras são colocadas em tubos (com e sem anticoagulante) para serem encaminhadas para análise laboratorial e cultura bacteriana.
- Se nenhuma quantidade de fluido é resgatada na primeira tentativa, recomenda-se o auxílio da imagem ultrassonográfica ou a alteração do local de entrada da agulha. Quantidades menores que 5,0 mL/kg podem não ser passíveis de drenagem.
- Uma alternativa para a coleta de pequenas quantidades de fluido é a utilização de um cateter de diálise peritoneal, que possui várias fenestras, ou um cateter venoso de grosso calibre, que pode ser adaptado de maneira semelhante.

RISCOS E CONTRAINDICAÇÕES

As principais contraindicações associadas ao procedimento são coagulopatia e presença de aumento do volume de órgãos, especialmente o baço (esplenomegalia).

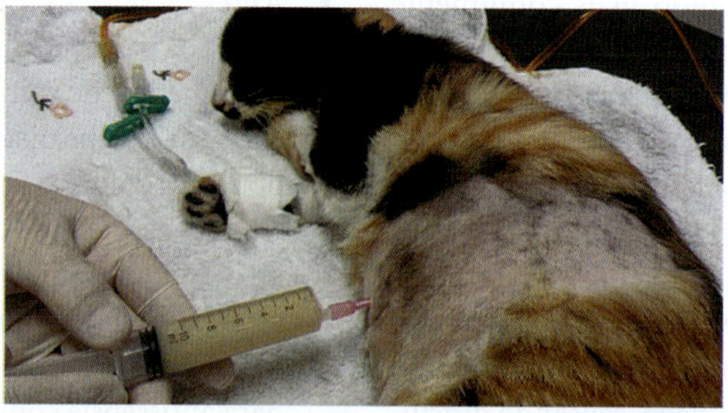

FIGURA 2. Abdominocentese sendo realizada em gata com distensão abdominal. Foi coletado líquido turvo e denso, com aspecto semelhante a pus, mas depois da análise diagnosticado como gordura adominal liquefeita consequência de uma grave pancreatite necrotizante aguda, comprovada na laparotomia.

Fonte: arquivo pessoal da autora.

Os riscos envolvidos no procedimento são a perfuração de uma víscera, a contaminação bacteriana da cavidade peritoneal e hemorragias locais. Essas complicações podem ser evitadas mantendo-se alguns cuidados básicos:

- Boa limpeza e antissepsia do local e ao redor.
- Considerar a necessidade do auxílio da ultrassonografia se forem detectados aumentos de volume sólidos ou gasosos à palpação.
- Evitar locais próximos de cicatrizes de cirurgias abdominais prévias, pois pode haver aderências viscerais.
- O decúbito lateral esquerdo é melhor para evitar a área do baço.

Na eventualidade de a punção alcançar o baço, somente se esperam problemas na presença de coagulopatias. Há ainda o risco de descompressão visceral após a drenagem, mas isso só vai ser um problema quando o acúmulo de líquido é muito grande e a drenagem é feita muito rapidamente.

LITERATURA SUGERIDA

Hijfte MF. Abdominal effusion. In: Harvey A, Tasker S, editors. BSAVA Manual of feline practice. Gloucester: BSAVA; 2013. p.161-6.

Jandrey KE. Abdominocentesis and diagnostic peritoneal lavage. In: Silverstein DC, Hopper K, editors. Small animal critical care medicine. 2. ed. St. Louis: Elsevier Saunders; 2015. p.1036-9.

Valenciano AC, Rizzi TE. Abdominal, thoracic, and pericardial effusions. In: Valenciano AC, Cowell RL, editors. Cowell and Tyler's Diagnostic Cytology and Hematology of the Dog and Cat. St. Louis: Elsevier; 2020. p.229-46.

105

Toracocentese

Christine Souza Martins

O PULO DO GATO

A toracocentese é um procedimento diagnóstico e ao mesmo tempo terapêutico, por aliviar a dificuldade respiratória de um gato com desordens pleurais.

O procedimento é considerado seguro, desde que executado por um profissional treinado.

A drenagem de líquido do espaço pleural pode ser feita sem o auxílio de imagem ultrassonográfica, exceto se o líquido estiver compartimentalizado.

Adiar ou não fazer a toracocentese por ter dúvidas se ela é mesmo necessária causa mais mortes do que a constatação posterior de que era desnecessária.

INTRODUÇÃO

A toracocentese é um procedimento essencial diante de um gato com suspeita de afecções do espaço pleural (efusão ou pneumotórax), visto que tem valor diagnóstico e terapêutico. Considerando a frequência com que nos deparamos com efusões pleurais nos pacientes felinos, o domínio dessa técnica deve fazer parte do conjunto de habilidades de um bom clínico de felinos.

INDICAÇÕES

A toracocentese é indicada sempre que houver a suspeita de desordens no espaço pleural (efusão pleural ou pneumotórax). Na maioria das vezes, essa suspeita já é cogitada desde a anamnese ou na observação cuidadosa do padrão respiratório do gato (capítulo 23 – Dispneia/taquipneia/cianose).

O objetivo principal é a estabilização rápida de um gato com sérias dificuldades respiratórias em decorrência do acúmulo de líquido ou ar no espaço pleural. Certamente, um benefício secundário e bastante importante é a obtenção de amostras do líquido acumulado para análise, de modo a possibilitar a determinação da etiologia primária da efusão. O líquido obtido não deve ser desperdiçado e, diante da incerteza da etiologia, deve ser enviado para diversas análises laboratoriais.

TÉCNICA

O domínio da técnica de execução da toracocentese é essencial para obter os benefícios associados a ela. Apesar da

QUADRO 1

Material necessário para a realização da toracocentese

- Material para tricotomia (máquina de tosa)
- Lidocaína (2%)
- Solução para antissepsia do local (clorexidina, álcool)
- Scalp n. 21 ou 23 ou agulha calibre 25G com extensor de cateter
- Torneira de três vias
- Luvas estéreis
- Seringas de 10-20 mL
- Tubos de coleta de amostras: um tubo com EDTA (tampa roxa), um para análise bioquímica (tampa vermelha), um tubo estéril para análise microbiológica

possibilidade de complicações, o emprego de delicadeza e precisão em um paciente que pode estar instável se torna primordial e salva vidas.

Pode ser necessário realizar a sedação ou até mesmo anestesia em um paciente que esteja muito dispneico e reativo.

Uma vez constatada ou na suspeita da presença de efusões pleurais ou pneumotórax, o gato deve receber oxigênio suplementar antes do início do procedimento (ver capítulo 99 – Oxigenoterapia). Materiais necessários para intubação traqueal devem estar disponíveis para uma eventualidade de descompensação respiratória durante a toracocentese.

O ideal é que a toracocentese seja feita por 2 ou 3 pessoas, sendo uma responsável pela contenção e posicionamento do gato, e as outras pela inserção e estabilização da agulha, além da aspiração do conteúdo e manipulação da torneira de três vias (Figura 1).

O ambiente deve ser silencioso, para não aumentar o estresse do paciente. Todo o material necessário (e eventuais substitutos) devem ser separados previamente, a fim de evitar que alguém tenha que se ausentar com pressa para buscar alguma coisa que tenha faltado (Quadro 1).

O procedimento se desenvolve da seguinte maneira:

1. É feita a tricotomia ampla no lado do tórax escolhido para o procedimento ou até dos dois lados, se necessário.
2. Deve-se realizar a antissepsia cuidadosa, com especial atenção aos pelos ao redor.
3. O gato é mantido em decúbito esternal ou delicadamente contido nos braços de um auxiliar. Caso o gato se incomode com o posicionamento, há a opção de deixá-lo com mínima contenção sobre um apoio de toalhas, por exemplo, ou até sentado (Figura 1).
4. Localiza-se o 7º ou 8º espaço intercostal. Pode-se fazer uma pequena marca de caneta para não precisar contar novamente os espaços caso a primeira inserção não seja bem-sucedida.
5. Para a drenagem de efusão, o ponto de entrada ideal é no terço ventral e, para drenagem de ar, o ponto ideal é no terço dorsal do tórax.
6. Uma vez localizado o ponto ideal, pode ser feita uma pequena infiltração de anestesia local com lidocaína 2%, visando principalmente à musculatura intercostal. Deve-se esperar cerca de cinco minutos para o anestésico fazer seu máximo efeito. Alguns gatos se incomodam mais com a injeção do anestésico do que com o procedimento em si.
7. A agulha é inserida delicadamente, com o bisel voltado para baixo, em ângulo de cerca de 45 graus com a parede torácica, atravessando pele e musculatura

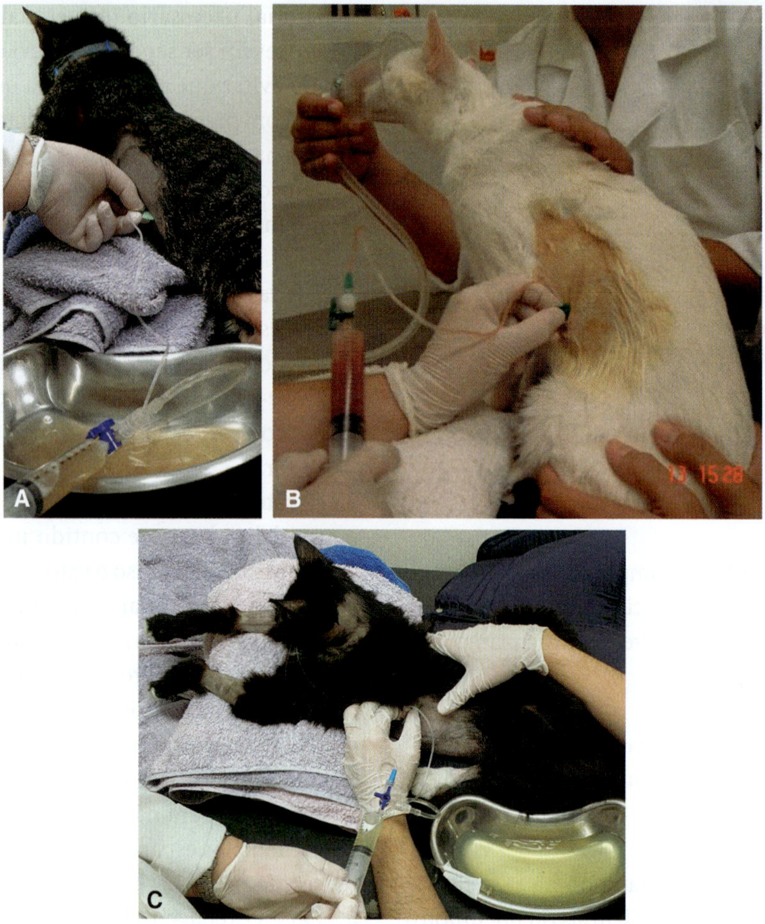

FIGURA 1. Gatos confortavelmente posicionados com a parte cranial elevada **(A, C)** ou sentado **(B)**, com mínima contenção, para o procedimento da toracocentese com a participação de duas pessoas. O gato na foto A foi sedado para o procedimento.

Fonte: arquivo pessoal da autora.

intercostal, de preferência mais próximo do aspecto cranial da costela, para evitar lesões nos vasos e nervos que se localizam na região caudal da costela.

8. Assim que a agulha acessa o espaço pleural, ela é direcionada ventralmente, ficando praticamente paralela à parede torácica.
9. A torneira de três vias deve ser aberta e deve-se realizar a tentativa de sucção com a seringa acoplada.
10. Se houver sucesso na sucção do líquido, esse primeiro volume deve ser reservado para as avaliações laboratoriais.
11. Se na primeira tentativa não houver a recuperação de nenhuma quantidade de fluido, a agulha deve ser redirecionada delicadamente dentro do tórax antes de se decidir inseri-la novamente em outro ponto.
12. Se o fluido drenado tiver aparência de sangue puro, há de se considerar se a

efusão é mesmo hemorrágica (não coagula) ou se ocorreu uma hemorragia iatrogênica a partir dos vasos intercostais (vai apresentar coagulação). Deve-se então retirar a agulha e avaliar a coagulação. Caso haja a constatação de que se trata mesmo de hemotórax (por trauma ou coagulopatia), a toracocentese só deve prosseguir se a dispneia continuar mesmo com suplementação de oxigênio. Do contrário, deve-se manter o animal estável e observar a possibilidade de ele necessitar de uma intervenção mais invasiva (toracotomia).

13. A drenagem deve ser continuada até a pressão negativa ser restabelecida, contando quantas seringas foram drenadas, para futuras referências.
14. Pode-se conectar a terceira via da torneira em um circuito que facilite o esvaziamento da seringa sem precisar desconectá-la.
15. Não se deve aplicar vácuo maior que 2,0 mL na seringa durante a drenagem, a fim de evitar trauma ao pulmão (que pode ser sugado na ponta da agulha).
16. A torneira de três vias é então fechada e a agulha, retirada do espaço pleural.
17. Deve-se certificar se haverá necessidade de drenar o outro lado do tórax. Para isso, pode-se fazer uma ultrassonografia rápida ou, se o paciente estiver estável, uma radiografia pós-drenagem. Coleções fluidas compartimentalizadas ou muito viscosas podem necessitar de drenagem bilateral ou guiada por ultrassonografia.

A técnica de utilizar o scalp para a toracocentese é mais fácil de ser executada, porém a agulha pode ser curta se o gato for obeso, fazendo-se necessário o uso de uma agulha hipodérmica acoplada a um extensor.

RISCOS E CONTRAINDICAÇÕES

Os principais riscos da toracocentese são a ocorrência do pneumotórax iatrogênico (por laceração pulmonar ou introdução de ar pelas vias de drenagem) e de hemorragia (por laceração de artérias intercostais ou da vasculatura pulmonar). Ambas podem ser evitadas com o uso de técnica apropriada e contenção adequada do paciente.

Há também o risco de contaminação, que pode ser evitada com o uso de técnicas limpas e preparação adequada do local da toracocentese. Gatos muito peludos podem precisar de maior isolamento da área de inserção, com o auxílio de panos de campo cirúrgico para evitar que pelos invadam a área já preparada.

Há risco de exacerbação da dispneia por causa da contenção. Se o paciente estiver muito reativo, haverá necessidade absoluta de sedação.

Nos casos de efusões crônicas, pode haver o risco de edema associado à rápida reexpansão pulmonar, quando forem drenadas grandes quantidades de líquido ou ar. Nesses casos, também há o risco de hipotensão.

Contraindicações relativas para a realização da toracocentese são doenças pleurais que não vão se beneficiar do procedimento, como pneumomediastino, hérnia diafragmática sem acúmulo de líquido e massa pleural. Outra contraindicação importante seria a constatação de uma coagulopatia grave.

MONITORAÇÃO PÓS-PROCEDIMENTO

O monitoramento da melhora ou piora do padrão respiratório pode ser uma boa indicação precoce da necessidade de continuar fazendo a drenagem ou a possibilidade de um pneumotórax iatrogênico. Recomenda-se também a auscultação frequente do tórax. Considera-se importante a realização de radiografia pós-procedimento, para monitoramento e investigação da causa da efusão pleural.

Uma vez estabelecida a etiologia da efusão, outras possibilidades terapêuticas podem ser necessárias, como a colocação de um tubo de drenagem por toracotomia nos casos de piotórax, ou abordagem cirúrgica mais invasiva, caso se forme um pneumotórax de tensão.

LITERATURA SUGERIDA

Hibbert A. Thoracocentesis. In: Harvey A, Tasker S, editors. BSAVA Manual of feline practice. Gloucester: BSAVA; 2013. p.114-5.

Lombardi R, Savino E, Waddell LS. Pleural space drainage. In: Burkitt Creedon JM, Davis H, editors. Advanced monitoring and procedures for small animal emergency and critical care. Ames: Wiley-Blackwell; 2012. p.378-92.

Sigrist NE. Thoracocentesis. In: Silverstein DC, Hopper K, editors. Small animal critical care medicine. 2. ed. St. Louis: Elsevier Saunders; 2015. p.1029-31.

Tong CW, Gonzalez AL. Respiratory emergencies. Vet Clin North Am Small Anim Pract. 2020;50(6):1237-59.

Tseng LW, Waddell LS. Approach to the patient in respiratory distress. Clin Tech Small Anim Pract. 2000;15(2):53-62.

106

Desobstrução uretral

Heloisa Justen Moreira de Souza
Sarah Machado Castro
Kátia Barão Corgozinho

O PULO DO GATO

A obstrução uretral leva à restrição do fluxo urinário, o que pode resultar em crise urêmica, alterações na estrutura do rim e ureter e perda da função renal.

Constitui principalmente um problema de gatos machos; as fêmeas raramente são afetadas, pois têm uma uretra mais curta e mais larga.

Pode ser causada por cistite idiopática felina, espasmos uretrais, tampões uretrais, cálculos, neoplasia ou estenoses.

INTRODUÇÃO

A obstrução uretral em gatos é uma emergência urológica grave e que pode ser fatal caso o fluxo urinário não seja restaurado entre 24 e 48 horas. As causas mais comuns são os urólitos, tampões uretrais (mucoproteínas e/ou cristais, coágulos, restos teciduais, corpo estranho), assim como disfunção uretral (espasmos uretrais), vesical (atonia do detrusor) neoplasias e estenoses (Figura 1). Tal interrupção leva a um efeito prejudicial sobre a função renal, fazendo com que as condutas terapêuticas sejam de caráter emergencial.

A maior prevalência da obstrução uretral em gatos machos é justificada pelo maior comprimento da uretra, assim como menor elasticidade e menor diâmetro, quando comparada com a uretra da fêmea. A eliminação normal da urina requer o relaxamento dos esfíncteres uretrais externo e interno, além da contração do músculo detrusor. As metas da terapia em gatos com obstrução urinária são a restauração do fluxo uretral normal e a correçao das anormalidades bioquímicas e clínicas que se desenvolvem.

HISTÓRICO E SINAIS CLÍNICOS

O histórico e os sinais clínicos de gatos obstruídos dependem da duração e do grau da obstrução. De um modo geral, os proprietários de felinos que apresentam obstrução uretral parcial relatam que o gato inicialmente demonstra várias tentativas para urinar (disúria), com emissão de pouca urina (em gotas) e de coloração avermelhada (hematúria). Eles podem demonstrar vocalização pela dor causada pela retenção urinária (estrangúria) e ir à bandeja sanitária várias vezes ao dia, eliminando pouca quantidade de urina (polaciúria).

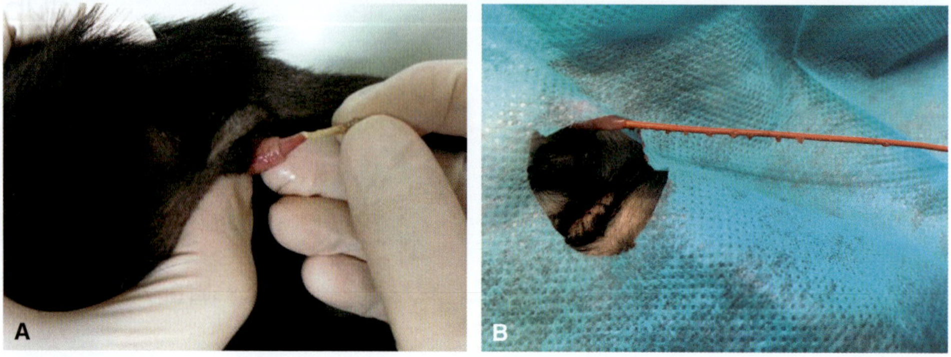

FIGURA 1. Obstrução uretral intramural em gato macho. **A:** notar o tampão uretral expelido da uretra peniana. **B:** observar a remoção da sonda uretral com inúmeros urólitos em sua superfície externa.

Fonte: arquivo pessoal da autora.

A periúria ocorre eventualmente, quando o paciente acaba urinando fora da bandeja sanitária.

No exame clínico, pode-se observar o pênis hiperêmico e edemaciado. À palpação observa-se uma vesícula urinária distendida, o que gera desconforto ao animal. Na obstrução parcial, nota-se fluxo urinário fino ou em gotejamento após a compressão da bexiga. Quando a uropatia obstrutiva é total, o gato não permite o exame clínico, demonstrando dor grave e ausência de fluxo urinário (iscúria). Deve-se tomar cuidado com a pressão exercida sobre a bexiga, em virtude da fragilidade da musculatura pela obstrução prolongada, podendo ocorrer sua ruptura. A avaliação da resposta ao estímulo do pinçamento da cauda e a inspeção da tonicidade do esfíncter anal são importantes para a detecção de déficits neurológicos concomitantes.

A urina retida na bexiga ocasiona uma pressão retrógrada aos ureteres e aos rins. Assim, ocorre alteração na filtração e no fluxo sanguíneo e na função tubular renal. Caso os animais permaneçam obstruídos por 24 a 36 horas, aparecerão sinais clínicos de azotemia pós-renal, como vômito, anorexia, depressão, desidratação, hipotermia e até colapso. Fraqueza generalizada, arritmia cardíaca e/ou bradicardia indicam uma obstrução de longa duração em razão da hipercalemia. Pode ocorrer morte de 3 a 6 dias após o início da obstrução.

DIAGNÓSTICO

As radiografias simples podem comprovar a existência de cálculos radiopacos na uretra, assim como na vesícula urinária ou nos rins. O estudo radiológico contrastado é efetivo na identificação de cálculos radiolucentes, ruptura uretral ou vesical, estenose uretral, divertículo uracal, neoplasias e processos inflamatórios. A técnica radiológica contrastada empregada em felinos é o uretrocistograma retrógrado de contraste positivo, que pode ser utilizado para determinar os possíveis sítios de obstrução uretral. A avaliação ultrassonográfica dos gatos obstruídos tem a vantagem de verificar a integridade dos tratos urinários superior e inferior, além de averiguar a presença de tampões e urólitos na vesícula urinária que possam migrar para a uretra e, dessa forma, perpetuar a obstrução intramural, assim como observar a presença de neoplasias e anomalias anatômicas. Contudo, o trajeto da uretra não é totalmente visualizado, em razão da presença dos ossos púbicos.

Os exames laboratoriais são fundamentais para a escolha da conduta terapêutica adequada dos gatos obstruídos. A cultura de urina deve ser realizada quando a urinálise for indicativa de piúria e/ou bacteriúria, além da hematúria. Preferencialmente, a urina deve ser coletada por cistocentese. A avaliação da filtração renal, pela mensuração dos níveis séricos de ureia e creatinina, é indicada nos gatos obstruídos, assim como o perfil eletrolítico, principalmente de potássio, fósforo e cálcio ionizado. Todo gato bradicárdico deve ser considerado hipercalêmico. Alterações de eletrocardiograma decorrentes de hipercalemia incluem bradicardia, redução da amplitude ou ausência das ondas P, complexo QRS mais largo, ondas T mais altas, intervalo QT mais curto e depressão do segmento ST.

A retenção de urina, além de causar hipercalemia, leva à hiperfosfatemia, a qual induz hipocalcemia pela ligação do fósforo ao cálcio ionizado. A hipocalcemia acentua as alterações cardíacas causadas pela hipercalemia. A acidose metabólica deve ser investigada por meio da hemogasometria. A depuração renal prejudicada de íons de hidrogênio, juntamente com a menor produção renal de amônia, resulta em acidose metabólica. Geralmente os gatos estão normotensos, porém hipertensão ou hipotensão podem estar presentes. A avaliação do lactato sérico é importante para investigar hipoperfusão tecidual periférica.

TRATAMENTO

O tratamento da obstrução uretral consiste principalmente em estabilizar o paciente, encontrar a causa da obstrução e realizar a desobstrução. Em geral, gatos obstruídos há muito tempo apresentam-se desidratados, hipovolêmicos e hipotérmicos. O aquecimento deve ser realizado com colchão térmico, bolsas de água quente ou fluidos intravenosos mornos. É fundamental que sejam realizados esforços a fim de manter o animal normotérmico (37,8 a 39,2°C), observando para que a temperatura não se eleve abruptamente.

A fluidoterapia é o procedimento inicial a ser realizado em gatos urêmicos, pois tem a capacidade de corrigir os desequilíbrios hídricos mencionados e outros, como hipercalemia, azotemia e acidose. Deve-se administrar solução morna de Ringer com lactato de sódio na dose de 10 mL/kg durante 30 minutos e depois reavaliar o paciente quanto à necessidade de nova dose, considerando os parâmetros de perfusão sanguínea (tempo de preenchimento capilar, lactato sérico) e pressão arterial.

A administração de gluconato de cálcio por via intravenosa de forma lenta fornece proteção de curto prazo contra os efeitos deletérios do potássio no coração (bradicardia e arritmia – Tabela 1). É um tratamento emergencial, mas temporário. Pode-se utilizar bicarbonato de sódio (1-2 mEq/kg) ou insulina com glicose (1-2 g/U de insulina). O bicarbonato, ao corrigir a acidose metabólica, e a insulina com glicose aumentam a entrada de potássio nas células, diminuindo o potássio sérico. Esses fármacos começam a atuar em 15 a 30 minutos e o efeito pode se manter por 6 a 24 horas. O bicarbonato tem a vantagem de atuar sobre a acidose, mas pode agravar a hipocalcemia (diminui o cálcio ionizado).

Uma vez que o fluxo de urina é restaurado e a função renal retorna, os níveis de potássio sérico podem cair drasticamente em razão da diurese pós-obstrutiva, e os

TABELA 1 Doses dos medicamentos utilizados na estabilização do gato com obstrução uretral e suas indicações

Fármaco	Dose	Indicações e observações
Gluconato de cálcio 10%	0,5-1,5 mL/kg 10 min IV	Tratamento de hipocalcemia e hipercalemia; o cálcio antagoniza os efeitos do potássio no coração, mas não diminui o potássio sérico
Bicarbonato de sódio	1-2 mEq/kg IV 30 min (0,3) x peso kg x BE/2 30 min DB = 24 – bicarbonato 30 min	Correção da acidose metabólica (controverso – alguns autores recomendam para acidemias < 7,1); aumenta a entrada de potássio nas células, reduzindo a hipercalemia
Insulina regular	0,1-0,25 U/kg	Aumenta a entrada de glicose e, consequentemente, de potássio nas células, reduzindo a hipercalemia
Glicose 50%	4,0 mL/unidade de insulina IV diluída	Tratamento de hipoglicemia e hipercalemia
Prasozina	0,25-0,5 mg/gato PO q. 24 ou q. 12h	Espasmo uretral; diminui o tônus da musculatura lisa uretral (uretra pré-prostática e prostática)
Diazepam	1,0-2,5 mg/gato PO q. 8h	Espasmo uretral; relaxamento da musculatura estriada (uretra pós-prostática e peniana)
Butorfanol	0,3 mg/kg SC, IM, IV q. 12 ou q. 8h	Analgesia
Tramadol	1,0-2,0 mg/kg PO, IM, IV q. 8h	Analgesia
Metadona	0,2-0,4 mg/kg SC, IM, IV q. 8h	Analgesia
Gabapentina	5 mg/kg PO q. 24 ou q. 12h	Dor crônica neuropática

BE: excesso de bases; DB: déficit de bases; IV: intravenoso; PO: oral; IM: intramuscular.

gatos frequentemente ficam hipocalêmicos. Esse desequilíbrio pode ser corrigido adicionando cloreto de potássio aos fluidos intravenosos, de acordo com o déficit, que deve ser avaliado a cada 12 horas.

A contenção farmacológica associada ao bloqueio do nervo pudendo ou à anestesia epidural sacrococcígea com anestésico local pode ser adequada para gatos que são particularmente dóceis ou que estão gravemente deprimidos. A analgesia deverá ser realizada imediatamente, pois trará conforto e melhora no quadro clínico do gato obstruído.

As cateterizações de uretra realizadas sem as devidas sedação e analgesia, ou com sondas inapropriadas, acarretam ruptura uretral, com consequente extravasamento de urina para o tecido periuretral.

O manejo do gato obstruído dependerá das condições clínicas do paciente quando ele é recebido no atendimento, seguindo um critério de prioridade (Figura 2). Os procedimentos recomendados na tentativa de restauração do lúmen uretral patente em um gato macho obstruído seguem esta ordem de prioridade:

1. Massagem uretral distal.
2. Tentativas de indução de micção por palpação suave da bexiga.
3. Cistocentese descompressiva.
4. Cateterização da uretra com cateter lubrificado com diâmetro menor ou igual a 3,5 French e desobstrução do lúmen uretral por hidropropulsão retrógrada com soro fisiológico.
5. Combinações de 1 a 4.

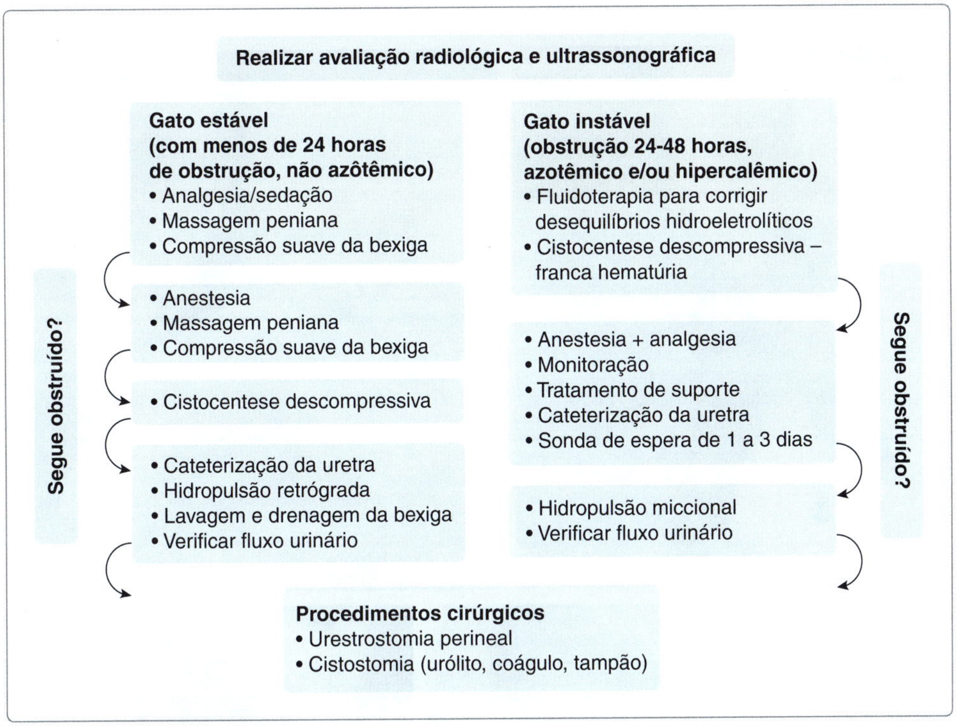

FIGURA 2. Principais procedimentos a serem realizados no atendimento de um gato obstruído.

6. Estudo radiográfico e ultrassonográfico para determinar a causa da obstrução uretral: intraluminal, mural e/ou extramural.
7. Procedimentos cirúrgicos (Figura 3).

COMPLICAÇÕES PÓS-OBSTRUTIVAS

- **Vesícula urinária hipotônica:** a distensão grave/ou prolongada da bexiga repleta de urina causada pela obstrução uretral pode fazer com que o músculo detrusor fique hipotônico, em virtude do estiramento das fibras musculares, levando à ruptura de porções especializadas das células musculares lisas da bexiga, denominadas junções íntimas. Estas normalmente transmitem os impulsos neurogênicos. O tratamento dos gatos com atonia vesical é planejado para a manutenção de uma pressão relativamente baixa no lúmen da bexiga que resulte na restauração do reflexo de micção normal. Para tanto, o cateter de espera é colocado e pode permanecer no animal por 2 ou 3 dias; outra tentativa é a compressão manual da bexiga a cada 4 ou 6 horas durante 2 a 3 dias. Porém, a compressão vesical pode favorecer o desenvolvimento de hematúrias intensas e refluxo de urina para os rins, podendo causar pielonefrite se houver cistite. O betanecol é um agente parassimpaticomimético e estimula a contração do músculo detrusor. Esse fármaco é contraindicado em gatos obstruídos, pois pode ocorrer

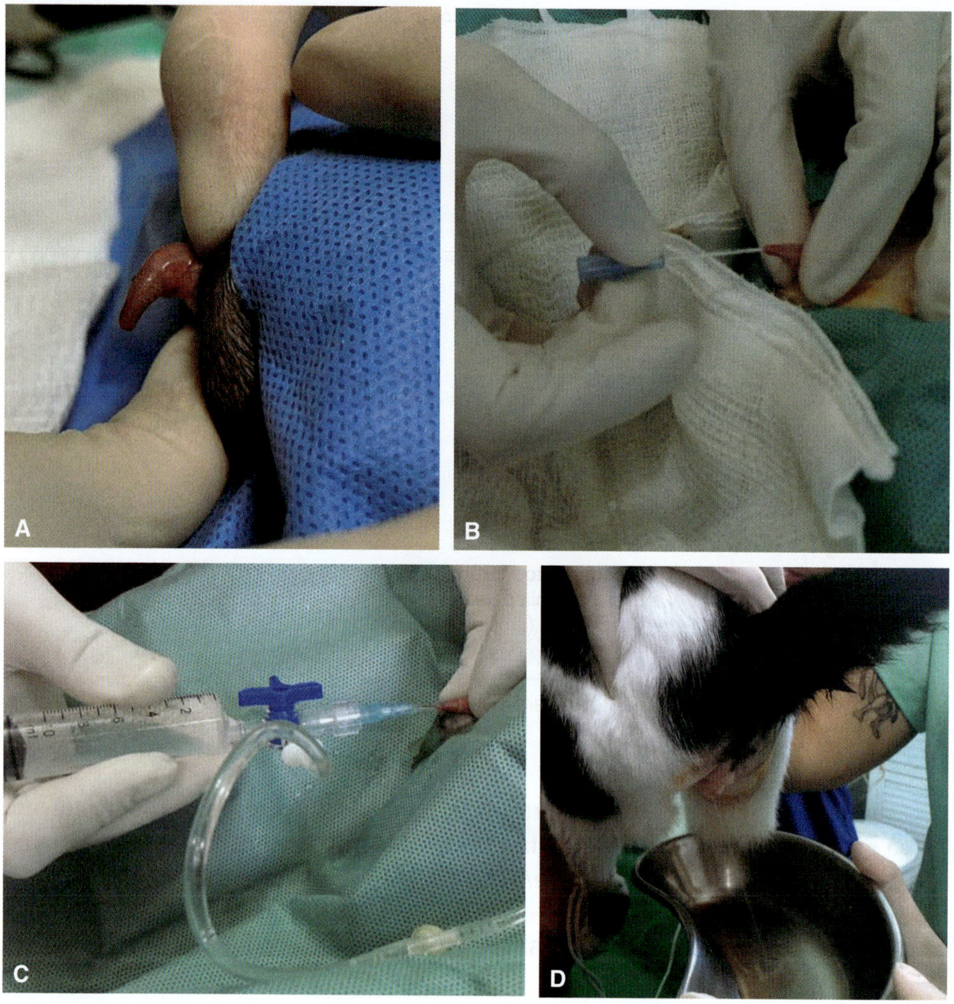

FIGURA 3. Técnica de desobstrução uretral por hidropropulsão retrógrada em um gato macho pré-medicado com midazolam e metadona, e indução anestésica com propofol. **A:** exteriorização do pênis com os dedos polegares pressionando o saco escrotal e o prepúcio. **B:** introdução de um cateter intravenoso periférico de poliuretano calibre 22G na uretra peniana, com o corpo do pênis posicionado entre os dedos polegar e indicador. Importante desfazer a curvatura natural do pênis, tracionando pelo prepúcio no sentido caudal. **C:** introdução de solução salina estéril (5-10 mL/kg), injetada através do cateter com o auxílio de uma válvula de três vias que se encontra conectada no equipo de soro e na seringa de 10 mL, com o intuito de dissolver ou empurrar o material obstrutor. Se possível, realizar ultrassonografia da bexiga para observar se há sedimentos. **D:** uro-hidropropulsão miccional. Notar a compressão manual da vesícula urinária com o gato erguido, membros torácicos levemente inclinados para cima e voltados para o chão. Observar fluxo urinário com diâmetro normal após a desobstrução.

Fonte: arquivo pessoal da autora.

ruptura da bexiga, e somente deve ser utilizado após o relaxamento do esfíncter uretral interno, que é promovido pela administração da prazosina por cinco dias. Nos animais que apresentam déficit neurológico (bexiga neurogênica), o betanecol pode ser administrado na dosagem de 1,25 a 7,5 mg/gato, a cada 8 ou 12 horas, durante 1 a 2 semanas.

- **Espasmo uretral:** caracteriza-se pelo não relaxamento do esfíncter uretral durante a micção, decorrente de espasmos inflamatórios, e pode ser causa ou complicação da doença obstrutiva.

O espasmo uretral pode ocorrer por inflamação ou irritação uretral causada pela cateterização até a bexiga. O tratamento sugerido é a utilização de um antagonista adrenérgico alfa-1 seletivo que diminui o tônus da musculatura lisa uretral (uretra pré-prostática e prostática), como a prazosina. É importante sempre iniciar com a menor dose e aferir regularmente a pressão arterial sistêmica. O uso da prazosina é controverso, pelo fato de a uretra pós-prostática e peniana ser composta por musculatura estriada na qual os antagonistas alfa-1 seletivos não têm ação. Não ocorrendo a micção pelo relaxamento induzido na musculatura lisa uretral, a prazosina pode ser associada ao diazepam, que atua no relaxamento da musculatura estriada (uretra pós-prostática e peniana).

A tansulosina também é um antagonista adrenérgico alfa-1 seletivo com tempo de ação prolongado e menos efeito na pressão arterial sistêmica. Esse fármaco pode ser utilizado como uma alternativa à prazosina em casos refratários de dissinergismo reflexo. É responsável pelo relaxamento da musculatura lisa da uretra pré-prostática e prostática e do colo da bexiga, viabilizando o fluxo urinário. A dosagem é de 0,004 a 0,006 mg/kg por via oral a cada 12 a 24 horas. No entanto, não há estudos sobre possíveis efeitos adversos no gato.

Os opioides, como o tartarato de butorfanol, o tramadol ou a metadona, devem ser utilizados para alívio da dor. Em caso de dor crônica neuropática, a gabapentina pode ser prescrita.

Os agentes anti-inflamatórios não esteroides são utilizados para aliviar os sinais de disúria em pacientes não urêmicos, no entanto, é importante que o animal não esteja hipotenso ou desidratado e que a função renal esteja preservada. O meloxicam pode ser utilizado na dosagem de 0,1 mg/kg por via oral ou subcutânea no primeiro dia, seguido de 0,05 mg/kg, a cada 24 a 48 horas, durante 3 a 4 dias.

- **Estenose uretral:** pode ser resultante de um episódio traumático acometendo a uretra. A cateterização com sondas inadequadas ou de forma crônica permanente causa danos à mucosa uretral. Em alguns casos, a ruptura uretral leva à formação subsequente de estenose, e ambas devem ser corrigidas pela uretrostomia perineal (Figura 4).

URETROSTOMIA PERINEAL

A uretrostomia perineal é indicada para prevenir a recorrência da obstrução uretral em gatos machos não responsivos ao tratamento clínico, que apresentam ruptura ou estenose uretral e nas obstruções da uretra peniana que não podem ser corrigidas pelas manobras clínicas (Figura 5). As complicações mais frequentes inerentes às técnicas de uretrostomia são as estenoses uretrais e as infecções urinárias bacterianas recorrentes.

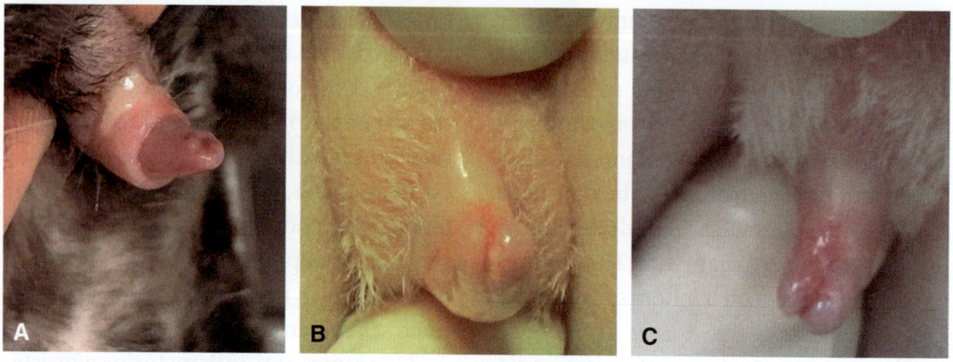

FIGURA 4. Obstrução uretral grave em gatos, posteriormente submetidos à uretrostomia perineal. Notar uretras penianas estenosadas e fibrosadas. **A:** espessamento da mucosa peniana em virtude de traumatismo prolongado pela permanência do cateter de espera. **B:** pênis apresentando deformação anatômica em consequência de repetidas cateterizações tendo seu meato urinário invertido para cima. **C:** mucosa peniana estenosada após lesão iatrogênica causada por incisão com tesoura de íris.

Fonte: arquivo pessoal da autora.

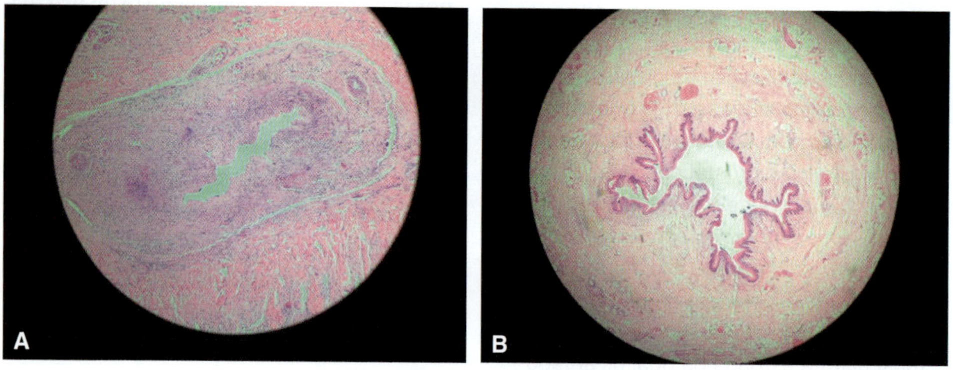

FIGURA 5. Obstrução uretral mural em gato macho submetido à uretrostomia perineal. **A:** corte histológico da porção distal da uretra peniana com marcada presença de tecido fibroso estreitando o diâmetro da luz uretral. Processo fibroso associado a estenose e ectasia uretral. **B:** notar região cranial à fibrose da uretra peniana com diâmetro da luz uretral preservado. **A, B:** aumento de 10x. Coloração HE.

Fonte: imagens cedidas por Dra. Gabriela Cid.

LITERATURA SUGERIDA

Cooper ES. Controversies in the management of feline urethral obstruction. J Vet Emerg Crit Care. 2015;25(1):130-7.

Hall J, Hall K, Powell LL, Lulich J. Outcome of male cats managed for urethral obstruction with decompressive cystocentesis and urinary catheterization: 47 cats (2009-2012). J Vet Emerg Crit Care. 2015;25(2):256-62.

Lee JA, Drobatz KJ. Characterization of the clinical characteristics, electrolytes, acid–base, and renal parameters in male cats with urethral obstruction. J Vet Emerg Crit Care. 2003;13(4):227-33.

Segev G, Livne H, Ranen E, Lavy E. Urethral obstruction in cats: Predisposing factors, clinical, clinicopathological characteristics and prognosis. J Feline Med Surg. 2011;13(2):101-8.

Seneviratne M, Stamenova P, Lee K. Comparison of surgical indications and short- and long-term complications in 56 cats undergoing perineal, transpelvic or prepubic urethrostomy. J Feline Med Surg. 2021;23(6):477-86.

107

Lavado e biópsia nasal

Fernanda Vieira Amorim da Costa

O PULO DO GATO

As doenças do trato respiratório superior são notavelmente comuns em gatos, podendo ser desafiadoras quando agudas e frustrantes quando crônicas.

Com exceção do diagnóstico de infecção por espécies de *Cryptococcus*, a amostragem de secreção nasal raramente é útil para o diagnóstico etiológico, e a coleta de secreção nasal para cultura tem benefício mínimo, porque é provável que apenas bactérias da microbiota da orofaringe sejam cultivadas.

O lavado nasal visa coletar amostras para avaliação citológica e desalojar corpos estranhos ou tecidos (geralmente tumores) da cavidade nasal.

A punção aspirativa com agulha fina e a biópsia são indicadas em gatos com suspeita de massas localizadas na cavidade nasal ou na nasofaringe.

INTRODUÇÃO

A doença nasofaríngea é definida como qualquer condição que afeta o trato respiratório desde o nível das narinas até a nasofaringe. A prevalência geral da doença nasofaríngea em gatos como um todo é desconhecida; no entanto, é reconhecida como um problema de apresentação comum na medicina felina. Os sinais clínicos de doença nasofaríngea podem estar associados a uma ampla variedade de condições subjacentes (Quadro 1).

A rinite crônica felina pode ser definida como inflamação da cavidade nasal que está presente por quatro semanas ou mais, de forma intermitente ou contínua. Como os seios frontais também podem estar envolvidos, a condição pode ser chamada de rinossinusite crônica. O diagnóstico geralmente se baseia na exclusão de outras condições que possam causar sinais de doença do trato respiratório superior (ver capítulo 53 – Espirros/secreção nasal).

DIAGNÓSTICO

Após a obtenção de um histórico completo e a realização de um exame clínico minucioso e de uma série de investigações diagnósticas, espera-se que, na maioria dos casos, o diagnóstico seja estabelecido. Mesmo quando nenhum diagnóstico específico é alcançado, muitas condições são eliminadas da lista inicial de possíveis diagnósticos diferenciais.

QUADRO 1

Causas da doença nasofaríngea felina		
Infecciosa	Viral	Herpes-vírus felino tipo 1 Calicivírus felino
	Bacteriana (é improvável que seja primária, mas pode ser secundária – p. ex., por doença viral ou anatômica)	Espécies de *Mycoplasma* Espécies de *Chlamydia* Espécies de *Pseudomonas* Espécies de *Pasteurella Escherichia coli* Espécies de *Streptococcus* Espécies de *Staphylococcus* Espécies de *Corynebacterium* Espécies de *Bordetella* Espécies de *Mycobacterium*
	Fúngica	*Cryptococcus* (*neoformans* e *gattii*) Espécies de *Aspergillus* Fungos saprofíticos (p. ex., espécies de *Alternaria*)
	Parasitária	
Inflamatória	Rinossinusite crônica (muitas vezes secundária a danos nos cornetos por infecção viral) Rinite alérgica Pólipo inflamatório dos cornetos nasais e nasofaríngeo	
Neoplásica	Linfoma Adenocarcinoma Sarcoma	
Corpo estranho	Lâminas de grama, sementes, agulhas, areia para gatos etc	
Vascular	Epistaxe (p. ex., hipertensão, trombocitopenia)	
Trauma	Danos aos ossos dos cornetos nasais Trauma levando ao sequestro ósseo	
Congênita	Fenda palatina Conformação braquicefálica extrema	
Anômala	Estenose nasal Estenose nasofaríngea Fístula oronasal (p. ex., doença dentária)	

Deve-se distinguir entre doença unilateral e bilateral. As doenças infecciosas tendem a ser bilaterais. Neoplasias e pólipos nasais tendem a ser unilaterais. A presença de sangue é uma indicação mais forte de neoplasia. As neoplasias e infecções fúngicas geralmente causam distorção do plano nasal ou de toda a área nasal em virtude da destruição óssea, e frequentemente acometem o osso orbital, resultando em drenagem no canto medial ou protrusão do olho no lado afetado.

Os achados rotineiros de hematologia, bioquímica e urinálise são inespecíficos, mas fornecem informações sobre a saúde geral do gato antes da administração de anestesia geral ou terapêutica. O teste retroviral não auxilia no diagnóstico, mas contribui para a avaliação do estado geral de saúde do animal e pode afetar o prognóstico.

A avaliação sorológica para vírus respiratórios é inútil em razão da alta prevalência de soropositividade em gatos saudáveis. Nos casos em que há suspeita de infecção por *Cryptococcus*, a realização de um teste de aglutinação por látex para antígeno capsular criptocócico é útil tanto para diagnóstico quanto para monitoramento.

Em gatos com doença aguda do trato respiratório superior, *swabs* orofaríngeos e conjuntivais podem ser submetidos à cultura bacteriana (*Chlamydia felis*, *Bordetella bronchiseptica*, *Mycoplasma* spp.), isolamento viral (FHV-1, calicivírus felino [FCV]) e PCR (FHV-1, FCV, *C. felis*, *B. bronchiseptica* e *Mycoplasma* spp.). Meios de transporte especiais são necessários, especialmente para isolamento de vírus. A interpretação dos resultados pode ser problemática, pois podem ocorrer falsos positivos e negativos.

A coleta de secreção nasal para cultura é de benefício mínimo, pois é provável que apenas bactérias comensais da orofaringe sejam cultivadas. A citologia provavelmente revelará neutrófilos degenerados como o tipo de célula predominante e, embora as bactérias possam ser identificadas, seu significado é questionável.

Se a secreção nasal for de natureza sanguínea, um painel de coagulação deve ser avaliado, além da realização de contagem de plaquetas. Se o gato tiver mais de 8 anos de idade ou se for identificada doença renal concomitante, a pressão arterial sistólica também deve ser medida.

Para a maioria dos gatos com rinite crônica, exames de imagem, estudos endoscópicos e biópsia nasal serão necessários para estabelecer um diagnóstico. Os estudos de diagnóstico por imagem devem ser concluídos antes da realização dos estudos endoscópicos, lavado da biópsia nasal. A introdução de instrumentos nas cavidades nasais muitas vezes induz hemorragia, o que irá obscurecer ou confundir os estudos de diagnóstico por imagem. A anestesia geral é necessária para uma avaliação mais aprofundada de gatos com rinite crônica. Antes do diagnóstico por imagem, a cavidade oral deve ser cuidadosamente inspecionada e sondada quanto à presença de massas, fístulas oronasais ou fendas em palato duro ou mole.

LAVADO NASAL

A lavagem nasal envolve a passagem anterógrada de um cateter na cavidade nasal para recuperar material para testes apropriados. Lavados nasais podem ser realizados para coletar material de diagnóstico; no entanto, o lavado também pode ser usado como técnica terapêutica. O procedimento deve ser realizado sob anestesia geral, com o gato intubado. O gato pode estar posicionado em decúbito esternal, com a cabeça inclinada para baixo, para facilitar a drenagem do líquido.

Métodos

A. **Aspirações/lavados diretos:** a lavagem com solução salina estéril através das câmaras nasais pode ajudar a remover o muco e os detritos, e a lavagem resultante pode ser usada para análise. Infelizmente, a análise desse fluido provavelmente detectará apenas contaminantes de superfície.
B. **Lavado diagnóstico (Figura 1):** uma sonda estéril de 6 a 8 Fr é inserida na cavidade nasal rostral (não além do nível do canto medial do olho). A nasofaringe é ocluída pela pressão digital dorsal no palato mole; de 2 a 4 mL de solução salina estéril são então suavemente injetados na sonda, com posterior aspiração do fluido para obter uma amostra para culturas aeróbica e anaeróbica. A cultura fúngica e o teste

de PCR para agentes virais ou *Mycoplasma* também podem ser realizados quando indicado.

C. **Lavado terapêutico:** a orofaringe é ocluídacomumacompressadegazepara evitar a aspiração de material e permitir a coleta de qualquer material que seja lavado da cavidade nasal. Uma seringa de 10 a 20 mL é preenchida com solução salina estéril e a ponta é inserida na narina. A narina é comprimida em torno da ponta da seringa e a narina contralateral é ocluída. A seringa é então pressionada com pulsações constantes de pressão para forçar o material caudalmente para as compressas de gaze. O processo é repetido até que todo o material mucopurulento seja eliminado e, então, é realizado no lado contralateral. Lesões em massa e corpos estranhos também podem ser desalojados por esta técnica.

ASPIRADO NASAL

A aspiração nasal envolve o uso de uma agulha de pequeno calibre para aspirar o material de dentro da cavidade nasal. A técnica descrita utiliza uma abordagem transpalatina.

Uma vez determinadas a área e a necessidade de aspiração, o gato é colocado em decúbito ventral. É importante que um tubo endotraqueal com *cuff* esteja no lugar. Uma agulha descartável de calibre 20 a 22 G e uma seringa de 5 ou 10 mL devem ser usadas. O ponto de inserção da agulha é determinado com base no exame de imagem. A dentição e a distância do septo mediano são usadas para posicionar a agulha corretamente. Um movimento de perfuração rotacional é usado para penetrar no palato duro (Figura 2). Se houver doença osteolítica na cavidade nasal, o palato duro pode ser facilmente penetrado com uma agulha. Isso aumenta a probabilidade de neoplasia.

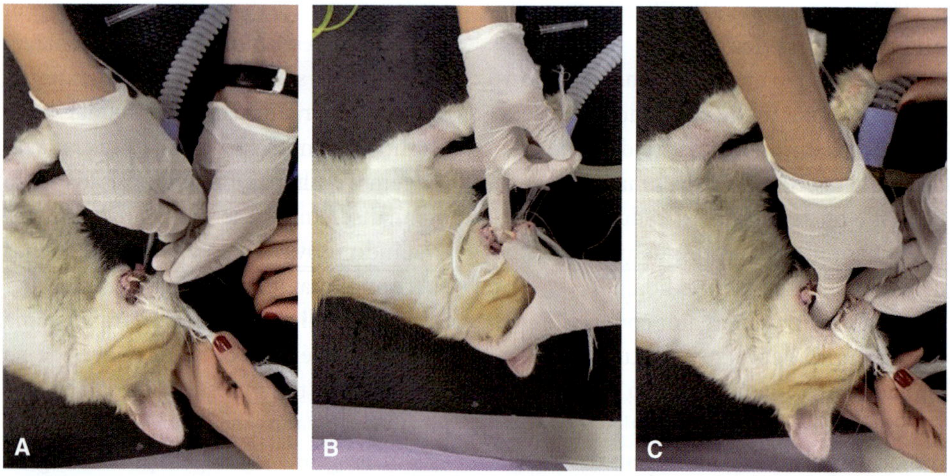

FIGURA 1. Lavado nasal diagnóstico. **A:** uma sonda nasal estéril n. 6 é medida até o canto medial do olho esquerdo – cerca de 2 cm. Em seguida, uma gaze é posicionada na orofaringe usando uma pinça hemostática. **B:** o palato mole é comprimido dorsalmente com o dedo indicador para ocluir a nasofaringe. **C:** a porção medida da sonda é introduzida na narina direita e 4 mL de solução fisiológica estéril são introduzidos e aspirados. O procedimento pode ser repetido e realizado na outra narina, conforme a necessidade e os resultados dos exames de imagem.

Fonte: arquivo pessoal da autora.

Uma vez que a agulha tenha passado pela cavidade nasal, devem-se realizar várias aspirações agressivas com a seringa para obter uma amostra. Quando a amostra é coletada, a agulha é retirada. A pressão com uma gaze deve ser aplicada ao local da biópsia se ocorrer sangramento. Ocasionalmente, saem algumas gotas de sangue das narinas.

A amostra é expulsa em uma lâmina limpa e é feito um esfregaço. As lâminas devem ser coradas e avaliadas quanto ao conteúdo celular e, em seguida, submetidas a um patologista veterinário. Se houver apenas sangue, o procedimento deve ser repetido. Parte da amostra também deve ser reservada para cultura bacteriana aeróbica e/ou anaeróbica e sensibilidade a antimicrobianos. Outra porção pode ser acondicionada em um *swab* estéril e submetida ao teste de reação em cadeia da polimerase (PCR) para patógenos respiratórios virais.

BIÓPSIA NASAL

Antes de coletar amostras de biópsia nasal, recomenda-se a avaliação das provas de coagulação. Depois que o local da lesão é identificado por tomografia computadorizada (TC) ou radiografias, pinças de biópsia endoscópica de 1,4 mm (preferencialmente) ou 1,2 mm podem ser usadas para obter uma amostra para avaliação histopatológica.

As amostras podem ser obtidas através do canal de biópsia do endoscópio; no entanto, as amostras de biópsia obtidas são muito pequenas. A amostragem direcionada de lesões focais também pode ser obtida introduzindo o instrumento de biópsia ao longo do rinoscópio rígido ou, para doença difusa, biópsias cegas podem ser diagnósticas. Nesses casos, o posicionamento adequado do instrumento de biópsia é determinado indiretamente (Figura 3).

Ao usar um rinoscópio ou realizar biópsias cegas, é importante que o instrumento

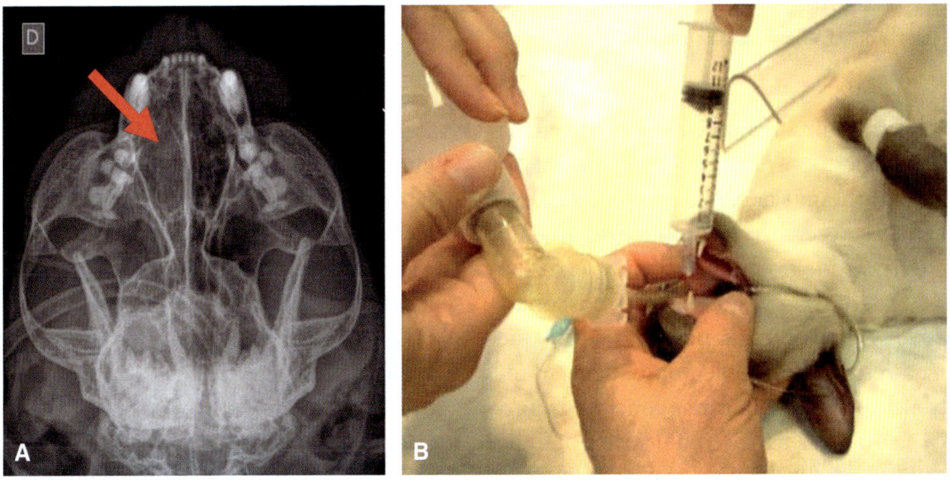

FIGURA 2. **A:** uma radiografia ventrodorsal de boca aberta da cavidade nasal é usada para escolher o local para a aspiração nasal. **B:** a agulha 22 G é introduzida acoplada a uma seringa de 10 a 20 mL, com rotações manuais, até que ultrapasse a porção óssea do palato duro. A aspiração deve ser realizada e o material obtido, expulso em uma lâmina para citologia.

Fonte: arquivo pessoal da autora.

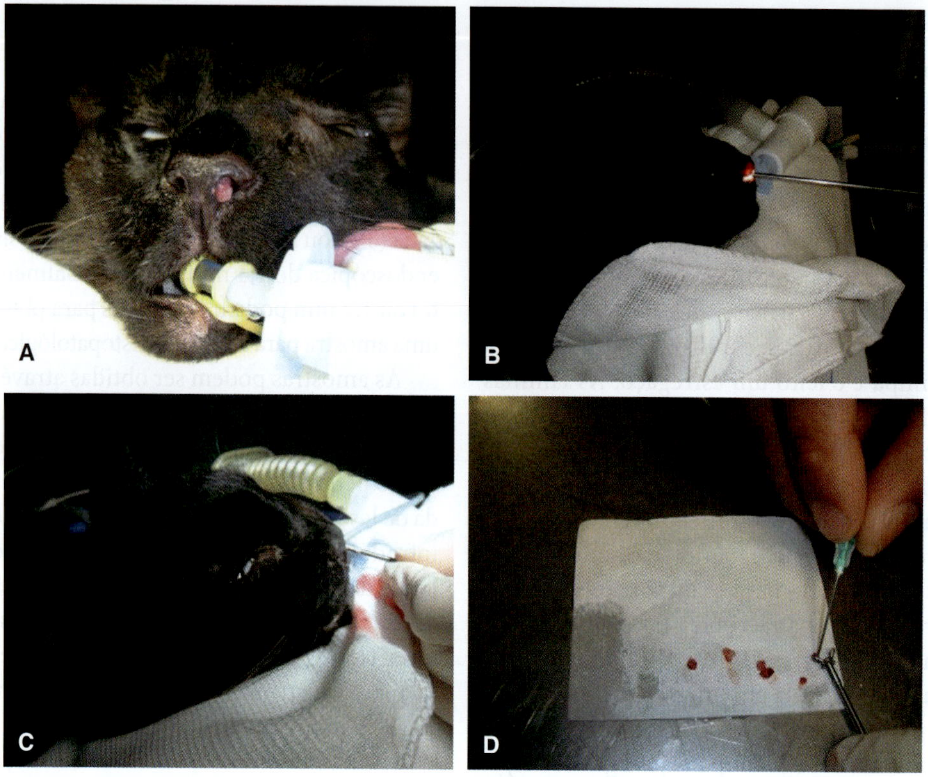

FIGURA 3. **A:** rinoscopia e coleta de biópsia em uma gata de 10 anos com massa eritematosa visível na narina esquerda. **B:** rinoscópio sendo introduzido na cavidade nasal para inspeção da mucosa nasal. **C:** a pinça para biópsia é introduzida às cegas para a coleta de amostra de tecido. **D:** o procedimento é repetido para a obtenção de amostras representativas.

Fonte: arquivo pessoal da autora.

seja medido contra a face do animal e marcado com uma fita ou caneta na distância da ponta do nariz até o canto medial do olho do mesmo lado. Isso evita danos iatrogênicos ao cérebro quando o instrumento é introduzido no nariz.

Na biópsia cega, a pinça endoscópica deve ser introduzida pela narina até que haja resistência. Nesse ponto, deve-se retrair ligeiramente, abrir as conchas da pinça e empurrar para a frente até o ponto de resistência. Em seguida, deve-se fechar as conchas da pinça e puxá-la para trás em um movimento rápido. Dessa forma, deve-se obter uma amostra grande o suficiente para cultura e histopatologia. Esse processo pode ser repetido algumas vezes para obter uma amostragem adequada. Pode ocorrer algum sangramento leve, mas é comum que haja resolução sem intervenção dentro de 3 a 10 minutos.

O material da biópsia deve ser enviado em tubos simples para cultura bacteriana e fúngica, bem como fixado em formalina para histopatologia.

O infiltrado inflamatório é classificado de acordo com o tipo de célula predominante e é frequentemente descrito como linfoplasmocítico, neutrofílico (supurativo) ou misto. O infiltrado neutrofílico parece ser duas vezes mais comum que o infiltrado linfoplasmocitário, e associado a alterações inflamatórias mais graves. Embora o infiltrado neutrofílico tenha sido classificado como rinite aguda por alguns investigadores, e o infiltrado linfoplasmocitário seja considerado a forma mais comum de rinite crônica por outros, essas diferenças podem simplesmente refletir o espectro de uma doença. A natureza do infiltrado inflamatório pode depender da presença ou ausência de infecção bacteriana no momento da coleta, porque muitos gatos com infiltrado neutrofílico têm uma história crônica em vez de aguda.

Outras características que podem ser identificadas na histopatologia incluem ulceração epitelial, fibrose, destruição ou remodelação de cornetos, necrose e hiperplasia glandular. A baixa correlação entre aparência rinoscópica e histopatologia indica a necessidade de obter material de biópsia bilateralmente para histopatologia.

Infiltrado eosinofílico pode sugerir origem alérgica ou parasitária, embora essas causas não estejam confirmadas. Ocasionalmente se identificou infiltrado eosinofílico em biópsias nasais de gatos com rinite e sinais concomitantes de asma, o que pode sugerir um papel alérgico na rinite eosinofílica.

CONCLUSÕES

Esses procedimentos são úteis para o diagnóstico de doenças nasais crônicas. Na maioria dos gatos, boas amostras citológicas podem ser obtidas para fins de diagnóstico e prognóstico.

LITERATURA SUGERIDA

Johnson LR, Foley JE, De Cock HE, Clarke HE, Maggs DJ. Assessment of infectious organisms associated with chronic rhinosinusitis in cats. J Am Vet Med Assoc. 2005;227(4):579-85.

Johnson LR, Kass PH. Effect of sample collection methodology on nasal culture results in cats. J Feline Med Surg. 2009;11(8):645-9.

Reed N. Chronic rhinitis in the cat: an update. Vet Clin North Am Small Anim Pract. 2020;50(2):311-29.

Reed N, Gunn-Moore D. Nasopharyngeal disease in cats: 1. Diagnostic investigation. J Feline Med Surg. 2012;14(5):306-15.

108

Lavado broncoalveolar

Fernanda Vieira Amorim da Costa

O PULO DO GATO

As indicações para a realização do lavado broncoalveolar incluem investigação de tosse, alterações radiográficas brônquicas ou alveolares e coleta de amostra de líquido/muco brônquico e células para fins de diagnóstico (citologia e cultura microbiana).

As contraindicações para a realização do procedimento são paciente não estável o suficiente para ser submetido à anestesia (p. ex., hipoxemia grave), asma instável e coagulopatia.

INTRODUÇÃO

Distúrbios do trato respiratório em gatos são comuns e incluem doenças infecciosas, não infecciosas, inflamatórias/fibróticas e neoplásicas. A avaliação microscópica e a cultura de células obtidas das vias aéreas e do parênquima pulmonar podem ajudar a identificar definitivamente uma variedade de organismos infecciosos e células neoplásicas.

As amostras citológicas podem ser obtidas por lavagem trans ou endotraqueal, lavado broncoalveolar (LBA), escovação brônquica ou aspiração transtorácica com agulha fina. O LBA é uma excelente maneira de obter amostras celulares e acelulares das vias aéreas caudais, interstício e alvéolos, e tem a vantagem de recuperar amostras representativas de regiões do pulmão.

Embora o uso de um broncoscópio seja o método padrão para acessar uma pequena via aérea para obter fluido para citologia e cultura, os broncoscópios são caros, requerem conhecimento técnico e não estão disponíveis em todos os consultórios. Entretanto, a técnica cega de coleta do LBA pode ser realizada de forma rápida, fácil e sem equipamento especializado. Em mãos experientes, todo o procedimento leva apenas de 1 a 2 minutos.

TÉCNICA

Esse procedimento é semelhante a uma lavagem endotraqueal, exceto que o tubo usado é colocado mais abaixo no trato respiratório. A presença de espuma no líquido recolhido indica uma lavagem profunda do pulmão (surfactante) e, com a distância em que o tubo é inserido, ajuda a diferenciar esse procedimento de uma lavagem endotraqueal.

Materiais necessários:

- Laringoscópio com lâmina de tamanho adequado e boa fonte de iluminação.
- Lidocaína sem vasoconstritor.
- Tubo endotraqueal (TE) estéril de tamanho adequado ao paciente.
- Sonda uretral estéril flexível tamanho 6. Recomenda-se que, de forma estéril, a ponta distal do cateter seja cortada para que a solução salina estéril flua facilmente pela extremidade em vez dos orifícios laterais.
- Solução salina 0,9% estéril morna.
- Seringas de 10 mL com 5 mL de solução salina e 5 mL de ar.
- Conector cotovelo: conecta o TE a um intermediário em cotovelo que permite a inserção simultânea da sonda de lavagem enquanto o oxigênio e o anestésico volátil são administrados continuamente.
- Três tubos estéreis (1 para citologia com anticoagulante, 1 para cultura e 1 para PCR sem anticoagulante).

Etapas do procedimento:

1. Administrar um broncodilatador injetável (p. ex., terbutalina na dose de 0,015 mg/kg SC ou IM) para minimizar o broncoespasmo antes de realizar esse procedimento, especialmente para gatos com suspeita de doença das vias aéreas caudais (p. ex., asma felina). Recomendam-se de 1 a 2 doses de pré-lavagem em intervalos de quatro horas, com uma dose administrada no momento da pré-medicação. O início da ação pode levar de 15 a 30 minutos quando a terbutalina é administrada por via subcutânea ou intramuscular, e geralmente é notada por um aumento na frequência cardíaca. A terbutalina também deve estar disponível para administração durante o procedimento se ainda ocorrer broncoespasmo.
2. Um anestésico de ação curta (p. ex., propofol) deve ser administrado por via intravenosa. Aplicar lidocaína tópica na laringe, para prevenir o laringoespasmo, e inserir o tubo endotraqueal estéril, tomando cuidado para não contaminar a ponta do TE na cavidade oral.
3. Deve-se medir a sonda contra o TE antes de iniciar o procedimento, para garantir que ela avance além da extremidade do tubo durante a inserção.
4. O animal deve ser posicionado em decúbito lateral (com o lado mais afetado ventral), com o pescoço estendido. Recomenda-se o fornecimento de oxigênio suplementar antes e após a coleta de fluido para o LBA.
5. O conector cotovelo deve ser acoplado ao circuito anestésico e ao TE (Figura 1). Inserir a sonda n. 6 e avançá-la suavemente através do conector e do lúmen do tubo endotraqueal até sentir uma resistência firme (correspondente a quando está alojado em uma pequena via aérea distal). Deve-se ter cuidado para não forçar muito a sonda nas vias aéreas, pois pode-se induzir um pneumotórax iatrogênico.
6. Uma seringa com solução salina estéril aquecida e ar é acoplada à extremidade proximal da sonda e uma alíquota de solução salina aquecida é instilada constante e rapidamente através do cateter, usando os 5 mL de ar pré-aspirados para liberar o fluido completamente através da sonda.
7. Aplicar imediatamente a sucção suave na seringa para recuperar o fluido. À medida que a pressão negativa é sentida,

liberar a pressão da seringa, recuar ligeiramente o cateter e continuar a aspiração. Deve-se esperar recuperação de 40 a 50% do volume infundido. Conforme necessário, a região caudal do animal pode ser elevada durante a aspiração, para permitir que a gravidade auxilie na recuperação do fluido.

8. Uma única amostra de boa qualidade geralmente é adequada para fins de diagnóstico. A presença de espuma no fluido recuperado indica a presença de surfactante e uma lavagem alveolar profunda. A tapotagem não deve ser realizada nesse momento com o gato em decúbito lateral, pois pode impedir a recuperação do fluido de lavagem, redistribuindo o fluido para outras vias aéreas.
9. Monitorar a frequência respiratória, o padrão e a saturação de oxigênio de perto durante todo o procedimento, com o objetivo de manter uma frequência respiratória constante e profundidade de respiração com $SpO_2 > 95\%$.
10. Geralmente não é necessário instilar mais de uma alíquota em um gato. Se for obtido um volume inadequado ou se não for observado surfactante, o procedimento pode ser repetido 2 a 3 vezes. Porém, se o animal apresentar evidências de comprometimento respiratório e hipóxia (padrão respiratório superficial, taquipneia, $SpO_2 < 95\%$), pode ser prudente parar com um volume total menor de fluido instilado. Como o lúmen do tubo endotraqueal está em grande parte obstruído pela sonda, a instilação e a aspiração de solução salina devem ser feitas de forma eficiente. O paciente deverá expandir os pulmões de forma assistida pelo anestesista entre as infusões de solução salina.
11. Ao final, as alíquotas do LBA devem ser reunidas e divididas em três tubos, para citologia (tubo EDTA), cultura microbiana (tubos de coleta estéreis simples para bactérias aeróbias, *Mycoplasma* spp. ± cultura fúngica) e PCR para *Mycoplasma felis* ± *Bordetella bronchiseptica.*
12. Após a conclusão do LBA, continuar a administração de oxigênio a 100% e anestésico volátil por meio do TE por 3 a 5 minutos, para detectar quaisquer complicações imediatas do procedimento, como broncoespasmo. Continuar a suplementação de oxigênio através do TE até a extubação. Os animais devem ser monitorados quanto a cianose ou desconforto respiratório por 10 a 15 minutos após o procedimento.
13. O padrão e a frequência respiratória devem ser monitorados nas 12 horas seguintes, no hospital ou pelos proprietários, se o gato se recuperar do procedimento sem complicações imediatas.

COMPLICAÇÕES

As possíveis complicações do procedimento incluem:

- **Broncoespasmo:** geralmente se manifesta como dispneia e hipoxemia ($SpO_2 < 95\%$), com sibilos e crepitações audíveis na ausculta pulmonar. Uma dose de terbutalina (0,015 mg/kg IV) pode ser administrada. Se não estabilizar o paciente, considerar a administração de um corticoide de ação curta (p. ex., fosfato sódico de dexametasona, 0,1 mg/kg IV, 1x).
- **Obstrução das vias aéreas superiores por muco e exsudatos das vias aéreas:** geralmente se manifesta como ruído

inspiratório estridente ± tosse e engasgos com hipoxemia após a extubação. Uma unidade de sucção (ou seringa de 5 mL conectada a um cateter urinário estéril) devem ser mantidos ao alcance e podem ser usados para aspirar qualquer secreção da orofaringe. Deve-se tentar manter o gato em decúbito esternal. Se o gato estiver agitado durante a sucção da orofaringe, pode ser necessária a reindução da anestesia para desobstruir as vias aéreas craniais de forma eficaz.

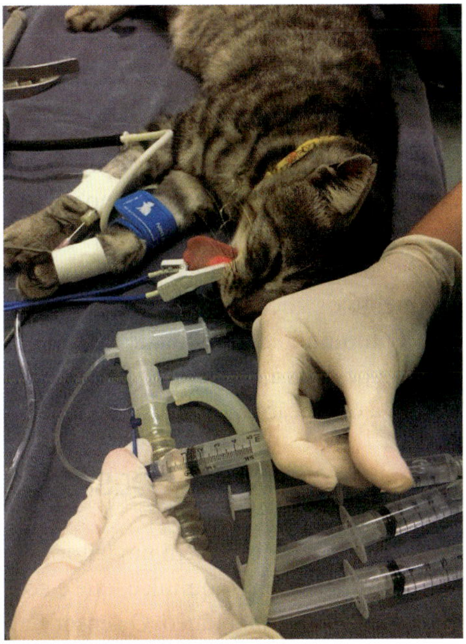

FIGURA 1. Lavado broncoalveolar sendo realizado em um gato. Um conector cotovelo estéril é acoplado ao tubo endotraqueal por onde passa a sonda uretral n. 6, tomando-se o cuidado de evitar a contaminação da extremidade da sonda e do adaptador. Um *bolus* de solução salina 0,9% estéril e morna é infundido através da sonda e 5 mL de ar são administrados em seguida, para liberar o fluido completamente através da sonda. Imediatamente após a infusão, deve ser aplicada sucção na seringa.

Fonte: arquivo pessoal da autora.

- **Pneumotórax:** é uma complicação rara, manifestando-se tipicamente como dispneia e hipoxemia, com um padrão respiratório restritivo (ou seja, superficial e rápido), com esforço abdominal que progride para um padrão paradoxal (perda de coordenação entre os movimentos das paredes torácica e abdominal). Os sons pulmonares podem estar ausentes dorsalmente e haverá aumento da ressonância na percussão do tórax. A toracocentese deve ser realizada de emergência. Se houver acúmulo contínuo de ar, pode ser necessário colocar um dreno torácico.

Se ocorrerem complicações no período de recuperação e a reversão rápida da hipoxemia e da dispneia não puder ser obtida clinicamente, pode ser necessária a reindução da anestesia para intubação e ventilação, aumentando a oxigenação e permitindo investigações para determinar a causa da dispneia.

LITERATURA SUGERIDA

Andreasen CB. Bronchoalveolar lavage. Vet Clin North Am Small Anim Pract. 2003;33(1):69-88.

Foster SF, Martin P, Braddock JA, Malik R. A retrospective analysis of feline bronchoalveolar lavage cytology and microbiology (1995-2000). J Feline Med Surg. 2004;6(3):189-98.

Hilbert, A. QRG 5.10.1 Bronchoalveolar lavage (BAL). In: Harvey A, Tasker S, editors. BSAVA Manual of feline practice – a foundation manual. Gloucester: BSAVA; 2013. p.212-3.

Mills PC, Litster A. Using urea dilution to standardise cellular and non-cellular components of pleural and bronchoalveolar lavage (BAL) fluids in the cat. J Feline Med Surg. 2006;8(2):105-10.

Nafe LA, DeClue AE, Lee-Fowler TM, Eberhardt JM, Reinero CR. Evaluation of biomarkers in bronchoalveolar lavage fluid for discrimination between asthma and chronic bronchitis in cats. Am J Vet Res. 2010;71(5):583-91.

Reinero CR. Bronchoalveolar lavage fluid collection using a blind technique. NAVC Clin Brief. 2010:58-61.

109

Instalação e uso do sistema *flash* de monitoramento de glicose

Bruna Cenci Ortiz
Álan Gomes Pöppl

O PULO DO GATO

Os objetivos da terapia no gato diabético são controlar os sinais clínicos, evitar a hipoglicemia e, quando possível, alcançar a remissão diabética.

Um bom controle glicêmico ajuda a atingir esses objetivos, porém requer o monitoramento dos gatos diabéticos tratados com insulina, para que sua dose seja ajustada adequadamente, de forma racional e segura.

Muitos proprietários relutam em tirar sangue de seus gatos para fazer curvas glicêmicas seriadas domiciliares regulares, e alguns gatos não toleram a realização do procedimento de forma convencional.

Nesse sentido, o emprego de um sistema *flash* de monitoramento de glicemia intersticial é vantajoso.

INTRODUÇÃO

Além do controle dos sinais clínicos, o controle glicêmico é importante para o manejo de pacientes diabéticos, principalmente no início do tratamento com insulina, quando são necessários ajustes de doses e busca-se a remissão diabética.

O monitoramento da glicemia com o sistema *flash* é relativamente recente na medicina veterinária, pois esses sensores foram projetados para uso em humanos. O sensor FreeStyle Libre® (Abbott Laboratories, Chicago, EUA) vem sendo mais utilizado em pacientes veterinários do que outros sensores disponíveis no mercado, por sua praticidade de uso.

Esse sistema usa um sensor de monitoramento da glicose intersticial fixado na pele, diminuindo a necessidade e o desconforto associados à manipulação do paciente para a obtenção de amostras de sangue.

DEFINIÇÃO E INDICAÇÕES

Esse sistema consiste em um leitor portátil e um sensor eletroquímico, que é acoplado no tecido subcutâneo. O sensor tem diâmetro de 3,5 cm e espessura de 0,5 cm, com uma agulha fina localizada no centro de sua face inferior, a qual é revestida por um adesivo. O mecanismo de mensuração de glicose ocorre pelo sistema glicose oxidase. O leitor é capaz de escanear a glicemia a uma distância de 1 a 4 cm do sensor, portanto, não é necessário o contato direto com o gato. Alguns celulares podem ser utilizados como leitores, se possuírem a opção de baixar o aplicativo de leitura do FreeStyle Libre®.

A precisão das leituras para concentrações baixas, normais e altas de glicose foram de 93, 99 e 99%, respectivamente. Além da avaliação do nível de glicose intersticial, é possível gerar curvas e armazenar dados (incluindo 8 horas de resultados), que podem ser passados para um computador com o uso de um cabo USB. Após iniciar o uso de um novo sensor, é necessário um tempo de calibragem automática de 60 minutos. A faixa de medição é de 40 a 500 mg/dL (abaixo ou acima desse intervalo, será demonstrado *Lo* ou *Hi*, respectivamente). Cada sensor tem uma vida útil de até 14 dias antes de precisar ser substituído. Além disso, uma leitura de glicemia a cada 8 horas garante que o sistema gere curvas com valores de glicemia contínuos ao longo do dia. Ao acessar os resultados no programa que acompanha o dispositivo, é possível gerar relatórios por período, dia e uma série de informações pormenorizadas sobre os dados glicêmicos do paciente (p. ex., resumo diário, resumos semanais, resumo mensal, variabilidade glicêmica, número de hipoglicemias detectadas, percentual de leituras baixas, normais ou elevadas, entre outros).

Essa forma de monitoramento tem um potencial muito interessante para uso em pacientes em terapia intensiva, além do monitoramento domiciliar de gatos diabéticos pelos seus proprietários. Esta última vantagem é especialmente importante na espécie felina, pois sua manipulação costuma exigir maior habilidade e o fenômeno da hiperglicemia por estresse pode dificultar a interpretação dos resultados.

Foram realizados estudos com cães e, mais recentemente, em gatos, avaliando precisão, aplicabilidade, vantagens e desvantagens do monitoramento glicêmico com o FreeStyle Libre®, e os resultados em ambas as espécies foi semelhante. Estudos em cães com cetoacidose diabética também demonstraram boa precisão.

Em um estudo recente, foram aplicados 66 sensores em 33 gatos diabéticos e em um gato apresentando hipoglicemia (Deiting e Mischke, 2021). Amostras de sangue foram coletadas para fins comparativos, havendo forte correlação positiva entre os valores de glicose aferidos pelo sistema *flash* e pelo método de referência (hexoquinase). Os resultados em 67,7% (243/359) estavam dentro da faixa de referência com o FreeStyle Libre® (± 15% de erro), atendendo ao padrão internacional de desempenho descrito na norma ISO 15197:2013 (protocolo de monitoramento da glicemia capilar). Além disso, 99,4% (357/359) das medições estavam dentro das zonas A e B, de acordo com a análise da grade de erro do Consenso de Parkes.

No entanto, ainda assim, deve-se ter cuidado na interpretação dos resultados, uma vez que, avaliando individualmente, em 17 gatos foram observados valores com desvio padrão superior a 30%. Por isso, são recomendadas medições convencionais com glicosímetros de sangue capilar, pelo menos logo após a fixação do sensor, no caso de os resultados não se mostrarem consistentes. Essas medições podem ser realizadas utilizando o próprio leitor FreeStyle Libre® com fitas destinadas ao aparelho. O aparelho também traz a possibilidade do uso de fitas específicas para a mensuração de cetonas.

Os locais para fixação do sensor incluem: face dorsolateral do tórax, imediatamente caudal à escápula (na grande maioria dos casos), no dorso entre as escápulas, ou lateralmente no pescoço (mais utilizado em cães). Na maioria dos gatos, diferentemente dos cães, é necessária a utilização de outras soluções para ajudar na fixação, como a solução de benjoim ou até pontos de sutura. A cola de cianoacrilato tem sido comumente utilizada nessas ocasiões. A retirada do sensor normalmente ocorre sem dificuldade e é feita simplesmente puxando-o da pele com delicadeza. Porém, recomenda-se o uso de compressas com água morna para umedecer a cola adicional de cianoacrilato, facilitando sua remoção.

O uso do sistema *flash* demonstrou-se de fácil fixação e bem tolerado durante a aplicação em gatos. No ambiente domiciliar, alguns gatos necessitam da colocação de alguma proteção adicional para proteger o sensor, como bandagens, ataduras flexíveis ou, dependendo da região, protetores para sondas esofágicas. Porém, restrições relacionadas ao comportamento geral dos gatos não são comumente observadas. Os proprietários relatam que a leitura dos resultados é simples e que conhecer os valores da glicose em tempo real os deixa mais tranquilos.

Como apenas medições pontuais de glicose no sangue não fornecem informações suficientes para permitir ajustes seguros na dose de insulina, muitas vezes as curvas glicêmicas são recomendadas. Porém, muitos gatos ou seus proprietários não toleram bem a obtenção seriada de amostras de sangue para realizar essas curvas domiciliares e, por isso, o sistema *flash* pode ser um aliado. As instruções de aplicação do sensor e leitura dos resultados são mostradas no Quadro 1.

LIMITAÇÕES DO USO

Complicações relacionadas ao uso do sistema *flash* foram relatadas em 30% dos gatos. A principal complicação é seu descolamento, seguido de falha na leitura do sensor antes dos 14 dias de uso (entre 1,6-14 dias) e a presença de reações cutâneas após seu descolamento. Apenas 20% dos sensores demonstraram ser eficientes durante o período de medição de 14 dias, conforme descrito pelo fabricante para uso humano. Alguns desses sensores foram removidos pelos próprios gatos e outros foram retirados por acidente, principalmente pelo hábito de saltar dos felinos, o que gera atrito nos móveis.

Um possível fator que pode contribuir para a remoção precoce inclui o rápido crescimento dos pelos nos gatos, ocasionando o desprendimento entre o sensor e a pele. Outra diferença nos gatos é a maior elasticidade, menor firmeza e espessura mais fina da pele. Um estudo concluiu que as leituras realizadas pelo FreeStyle Libre® em cães são afetadas pela espessura da pele, pois aqueles com pele mais grossa (> 5 mm) apresentam leituras mais precisas.

Uma questão importante a ser mencionada ao considerar diferentes meios de amostragem (sangue/plasma *vs.* fluido intersticial) é que os critérios ISO 15197 são projetados para instrumentos que medem a glicose sanguínea. Portanto, nem sempre a diferença entre os valores aferidos com ambos os métodos é devida a uma imprecisão real da glicose contínua avaliada, podendo ser também devida ao tempo para que o equilíbrio entre os dois compartimentos seja estabelecido.

Em humanos, a glicose intersticial reage com um atraso de 5 a 10 minutos nas mudanças repentinas na glicemia. Após uma coleta de sangue, alguns gatos rapidamente podem desenvolver hiperglicemia por estresse, então é possível que a glicemia aumente, mas a concentração de glicose no interstício ainda esteja equilibrada.

QUADRO 1

Instruções para aplicação do sensor FreeStyle Libre® para monitoramento glicêmico com sistema *flash* em gatos

Aplicação do sensor de monitoramento *flash*		
Etapa	**Ação**	
1	Escolha o local de aplicação e realize a tricotomia do local desejado (p. ex., atrás ou entre escápulas, lateral do pescoço)	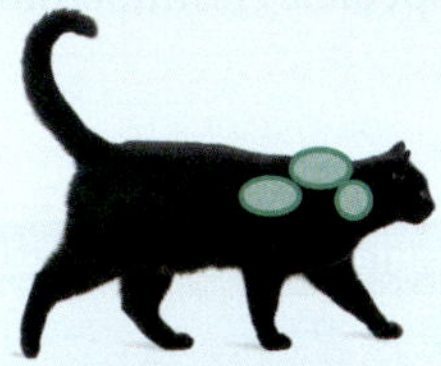
2	Realize a limpeza do local com álcool e deixe secar bem	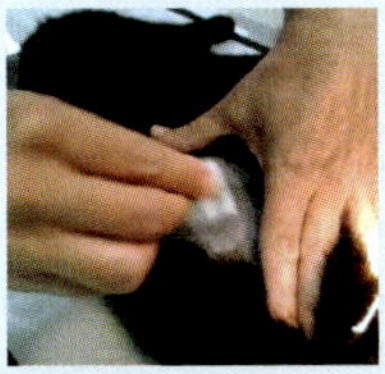
3	Retire o lacre do sensor e a tampa do aplicador. Encaixe um no outro, conforme a marcação indicada, e os pressione firmemente contra uma superfície dura	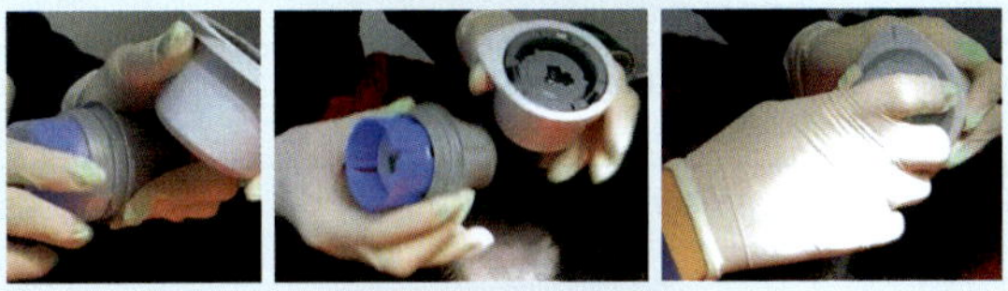
4	Separe o aplicador do sensor de sua embalagem e o posicione no local desejado, empurrando-o com firmeza contra o corpo (você ouvirá o sensor sendo acionado no lugar)	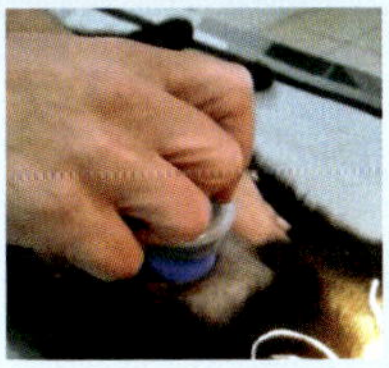
5	Retire com cuidado o aplicador do sensor. Pode ser necessário o auxílio de uma pinça para manter o sensor no lugar e evitar a retirada inadvertida pelo paciente até sua completa fixação (a maioria dos pacientes vai necessitar de pontos de fixação adicional com cola nas bordas adesivas)	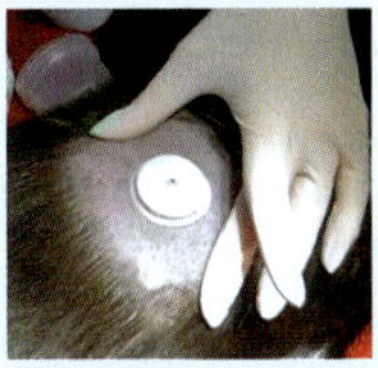
6	Assim que realizada a fixação, o leitor pode ser iniciado. Aproxime o leitor do sensor. Será necessário um período de 60 min para calibração a cada novo sensor acoplado. Posteriormente, as leituras das glicemias podem ser realizadas	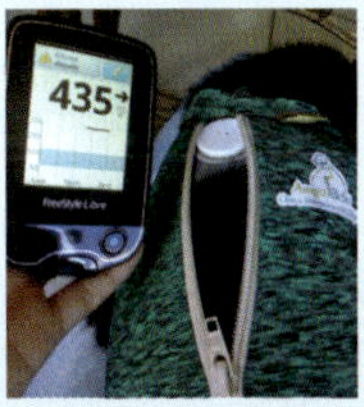

Fonte: arquivo pessoal dos autores.

É de extrema importância que os sensores sejam aprimorados e personalizados, principalmente no que diz respeito a uma melhor fixação, considerando a anatomia da pele, e ao comportamento das diferentes espécies. Assim, o monitoramento glicêmico com o sistema *flash* poderá ser mais amplamente utilizado na medicina veterinária. As vantagens e desvantagens do uso de tal método de monitoramento glicêmico estão listadas no Quadro 2.

QUADRO 2

Vantagens e desvantagens do uso do sistema de monitoramento glicêmico *flash* em gatos	
Vantagens	**Desvantagens**
Bem tolerado	Não completamente validado para cães e gatos
Utilização prática no próprio domicílio	Custo
Redução da necessidade de punções desconfortáveis para o gato e o proprietário	Podem ocorrer eritema leve e dermatite superficial no local
Diminuição do estresse e, consequentemente, da dificuldade de leitura dos resultados por interferências na curva	Alguns gatos apresentam leituras imprecisas
Análises diárias realizadas por até 14 dias	Nem todos os gatos permanecem com o sensor funcional por 14 dias
Fornece dados em tempo real	É necessária uma leitura no mínimo a cada 8 horas para que o sistema compute gráficos com a variabilidade diária

REFERÊNCIA

Deiting V, Mischke R. Use of the "FreeStyle Libre" glucose monitoring system in diabetic cats. Res Vet Sci. 2021;135:253-9.

LITERATURA SUGERIDA

Basu A, Dube S, Veettil S, Slama M, Kudva YC, Peyser T, et al. Time lag of glucose from intravascular to interstitial compartment in type 1 diabetes. J Diabetes Sci Technol. 2015;9(1):63-8.

Corradini S, Pilosio B, Dondi F, Linari G, Testa S, Brugnoli F, et al. Accuracy of a flash glucose monitoring system in diabetic dogs. J Vet Intern Med. 2016;30(4):983-8.

Del Baldo F, Diana A, Canton C, Linta N, Chiocchetti R, Fracassi F. The influence of skin thickness on flash glucose monitoring system accuracy in dogs with diabetes mellitus. Animals (Basel). 2021;11(2):408.

Fennell C. How to place a FreeStyle Libre in veterinary patients. Vet Nurse. 2020;11(6):276-9.

Gottlieb S, Rand J. Managing feline diabetes: current perspectives. Vet Med (Auckl). 2018;9:33-42.

Malerba E, Cattani C, Del Baldo F, Carotenuto G, Corradini S, Golinelli S, et al. Accuracy of a flash glucose monitoring system in dogs with diabetic ketoacidosis. J Vet Intern Med. 2020;34(1):83-91.

Mancini G, Berioli MG, Santi E, Rogari F, Toni G, Tascini G, et al. Flash glucose monitoring: a review of the literature with a special focus on type 1 diabetes. Nutrients. 2018;10(8):992.

Shoelson AM, Mahony OM, Pavlick M. Complications associated with a flash glucose monitoring system in diabetic cats. J Feline Med Surg. 2021;23(6): 557-62.

110

Manejo de *spray* inalatório com espaçador

Christine Souza Martins

O PULO DO GATO

A asma é uma doença inflamatória crônica que nos gatos também pode causar diminuição súbita do calibre das vias aéreas, levando à angústia respiratória aguda.

O diagnóstico deve ser preciso, descartando outras causas de doenças pulmonares.

O uso de medicamentos (corticosteroides e broncodilatadores) na forma de aerossóis pode facilitar o controle dos sinais e diminuir os efeitos adversos sistêmicos.

Uma vez decidido que a via inalatória é a mais apropriada, devem-se empreender esforços para adaptar o gato e treinar o proprietário para o uso dos aerossóis dosimetrados.

INTRODUÇÃO

As doenças bronquiais nos gatos estão associadas a inflamação das vias aéreas (eosinofílica ou neutrofílica), mesmo na ausência de infecção. A inflamação pode resultar em produção excessiva de muco, hiperplasia epitelial e hipertrofia e constrição da musculatura lisa das vias aéreas, o que caracteriza a asma. Esse conjunto de alterações restringe o fluxo normal de ar e pode causar dispneia aguda.

Se a inflamação crônica causar remodelamento das vias, com estreitamentos localizados, pode gerar sinais clínicos crônicos, como tosse e eventuais crises de obstrução aguda. A tosse que se torna crônica na maioria das vezes é caracterizada como bronquite crônica. A asma nos gatos é descrita como uma desordem alérgica, secundária à hiper-reatividade das vias aéreas. Mas a caracterização da inflamação de vias áreas como duas síndromes distintas (asma ou bronquite) é difícil e reserva mais semelhanças que diferenças. Entretanto, o gato é talvez o único animal que mais frequentemente desenvolve uma síndrome de asma semelhante à dos seres humanos, com broncoconstrição espontânea e súbita, caracterizando as crises. A asma é uma causa importante de dispneia nos gatos de idades variadas (ver capítulo 23 – Dispneia/taquipneia/cianose).

O diagnóstico é baseado na presença de sinais clínicos, descarte de outras desordens pulmonares, radiografias torácicas de boa qualidade e, eventualmente, avaliação de material coletado por lavado broncoalveolar ou broncoscopia (ver capítulo 108 – Lavado broncoalveolar).

INDICAÇÕES

Os principais objetivos do tratamento da asma no gato são reduzir a contração súbita da musculatura lisa dos brônquios e controlar a inflamação. Com esses objetivos, a maioria dos tratamentos para a asma conta com o uso de broncodilatadores e corticosteroides, respectivamente. Alguns gatos, porém, tornam-se refratários a esses tratamentos ou desenvolvem complicações associadas a eles.

Tendo em vista a possibilidade de efeitos adversos associados ao uso constante de corticosteroides, a via inalatória apresenta a vantagem de minimizar sua absorção sistêmica enquanto atinge concentrações satisfatórias nos tecidos afetados pela inflamação. Assim também se aplica aos broncodilatadores que, por via inalatória, agem mais rapidamente no local afetado pela broncoconstrição, também minimizando os efeitos sistêmicos.

Uma maneira simples de administrar medicamentos por via inalatória são os aerossóis (*sprays*) dosimetrados, popularmente chamados de "bombinhas". A principal função do *spray* inalatório é o manejo das crises agudas de asma, mas também podem ser úteis no tratamento em longo prazo para gatos com sinais crônicos. O uso correto desses dispositivos exige que o paciente (humano) sincronize a liberação da dose com os movimentos respiratórios, o que é impossível em pacientes pediátricos humanos e em qualquer paciente veterinário. Para superar essa dificuldade, foram desenvolvidos os espaçadores, câmaras acopladas aos frascos do *spray* inalatório onde as doses do aerossol ficam contidas enquanto o paciente inspira espontaneamente (Figura 1).

Também é possível fazer adaptações de espaçador utilizando frascos de soro ou outros dispositivos plásticos, mas esses dispositivos improvisados carecem da válvula que garante o fluxo unidirecional do ar inspirado e minimiza o desperdício de medicamento. Já estão disponíveis dispositivos manufaturados para o paciente veterinário, alguns importados, outros nacionais, que possuem a válvula de fluxo unidirecional e máscaras apropriadas para o paciente veterinário (Figura 2). Os espaçadores de fabricação nacional têm custo acessível.

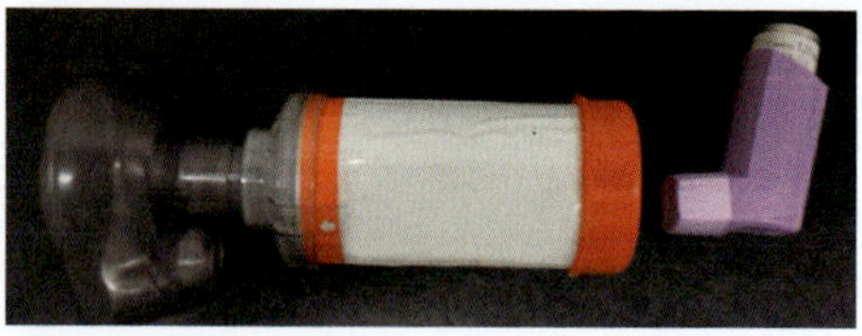

FIGURA 1. Modelo de espaçador de uso humano, que pode ser adaptado para uso em gatos.
Fonte: arquivo pessoal da autora.

O uso eficiente dos *sprays* inalatórios com espaçadores exige que uma máscara esteja bem adaptada à face, sem ser desconfortável e sem ferir os olhos. Isso pode ser um desafio em gatos braquicefálicos. Estes podem se adaptar melhor às máscaras de uso pediátrico. De qualquer maneira, é necessário que a máscara seja segurada na face do gato enquanto ele inspira a dose do medicamento contido no espaçador. Para gatos em crise asmática isso pode ser ainda mais estressante e causar descompensação respiratória. Uma estratégia para evitar mais estresse é acostumar o gato e treinar o proprietário para o manejo do dispositivo em momentos de conforto respiratório, pois, quando estiver em crise, o gato já conhecerá o procedimento, não causando estranheza ou estresse adicional a ele.

Como qualquer medicamento a ser administrado em gatos, deve-se ter a certeza da sua real necessidade e se é possível usar a via inalatória em casa sem causar descompensação.

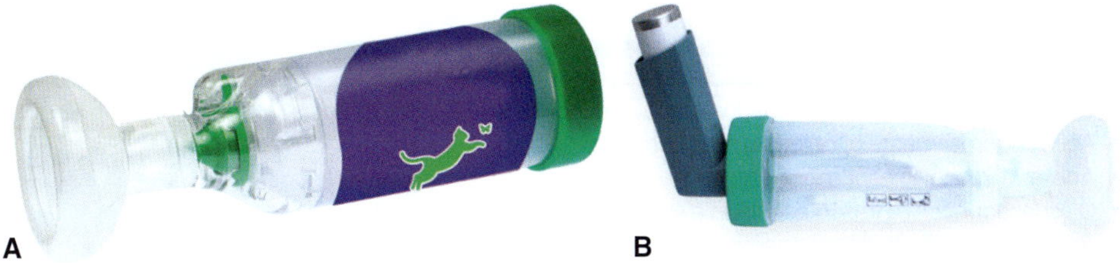

FIGURA 2. Modelos de espaçadores para uso veterinário. **A:** modelo importado. **B:** modelo de fabricação nacional.

Fonte: https://www.trudellanimalhealth.com/product/aerokat-chamber (A) e https://agpmed.com.br/linha/aga-chamber-vet/4 (B)

O treinamento e a adaptação do proprietário e do gato requerem paciência e dedicação (Quadro 1, Figuras 3 e 4).

Quando se considera que o gato já está adaptado e confortável com o dispositivo, pode-se demonstrar ao proprietário o procedimento e/ou produzir material informativo impresso ou em vídeo (Quadro 2, Figuras 5 e 6).

O conjunto do dispositivo deve ser desmontado e lavado com água corrente e detergente neutro. Devem-se evitar desinfetantes fortes, pois podem degradar as partes mais delicadas do espaçador ou da máscara.

Se a adaptação não for bem-sucedida ou o gato se tornar agressivo ou muito estressado durante o uso do *spray*, devem-se considerar alternativas de administração de medicamentos para o controle em longo prazo da doença bronquial inflamatória. Também se deve considerar que gatos com asma são sensíveis a poluentes ambientais e podem ser necessárias adaptações a fim de maximizar as respostas ao tratamento.

Em situações de broncoconstrição aguda (crise de asma), também se devem empregar todas as recomendações associadas

QUADRO 1

Recomendações para adaptação do gato ao *spray* inalatório

- Escolha uma área da casa em que o gato se sinta seguro, longe de outros animais ou pessoas que o deixam ansioso
- Familiarizar o gato com o dispositivo e com o cheiro da medicação:
  - Pode-se passar algo com odor agradável para ele (atum, caldo de ração úmida) na máscara e permitir que ele a cheire e lamba
  - Deixá-lo cheirar livremente e ficar confortável com o dispositivo
  - Determinar em qual posição o gato fica mais à vontade: no colo, na cama ou em cima de um móvel
  - Encostar a máscara na face sobre o nariz e a boca por apenas alguns segundos e depois ir aumentando gradativamente esse tempo. O ideal é chegar a 30 segundos depois de alguns dias.
  - Se necessário, enrolar o gato em uma toalha ou cobertor com o qual esteja familiarizado
  - Quando ele já estiver confortável com o dispositivo e com a máscara no rosto, começar a familiarizá-lo com o som do *spray*, de longe e diminuindo a distância gradualmente
- O treinamento deve ser baseado em reforço positivo: com carinho nos locais favoritos e petiscos antes e depois do treinamento
- O proprietário deve ficar calmo e ter a devida paciência
- Pode ser necessário fazer várias tentativas

QUADRO 2

Instruções para administração do *spray* inalatório

- Utilizar posição e local determinados como mais confortáveis para o gato
- Agitar vigorosamente o frasco do medicamento
- Anexar o frasco ao espaçador
- O espaçador com o frasco acoplado é segurado sobre a face do gato
- A dose determinada da medicação é impelida na câmara do espaçador. Se o espaçador possuir válvula unidirecional, a dose pode ser administrada antes de encostar a máscara no gato, diminuindo a reação ao barulho
- Contar de 10 a 15 movimentos respiratórios a fim de garantir que toda a dose foi inspirada
- Passar um papel toalha sobre a face e pelagem para tirar resíduos do medicamento

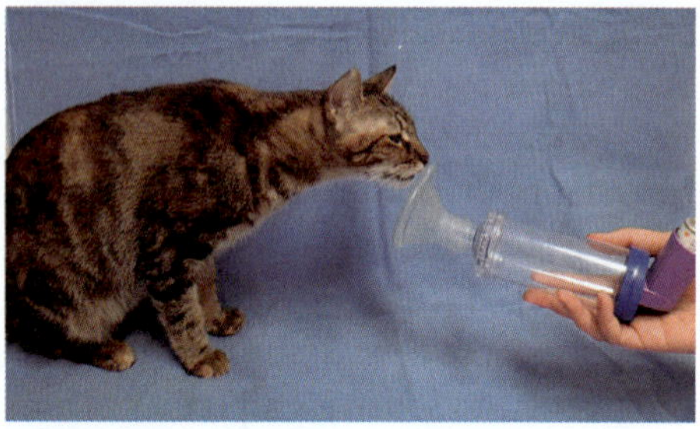

FIGURA 3. O gato é apresentado ao dispositivo aos poucos, permitindo que o cheire e se acostume.

Fonte: arquivo pessoal da autora.

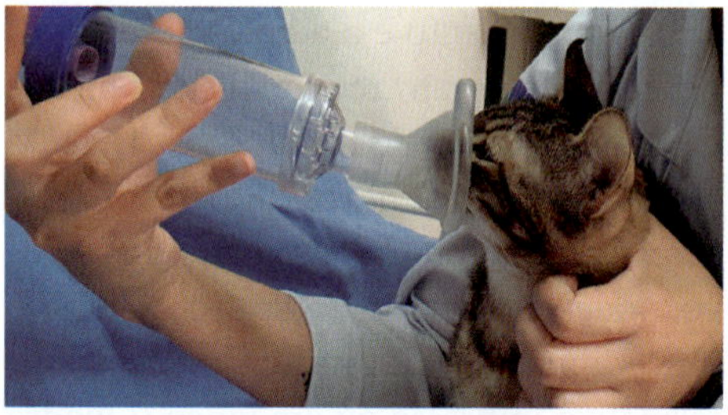

FIGURA 5. À medida que o gato se acostuma, a máscara é encostada na face por períodos gradativamente maiores. Observar qual a posição mais confortável para gato, aqui sem muita contenção e com afagos no pescoço.

Fonte: arquivo pessoal da autora.

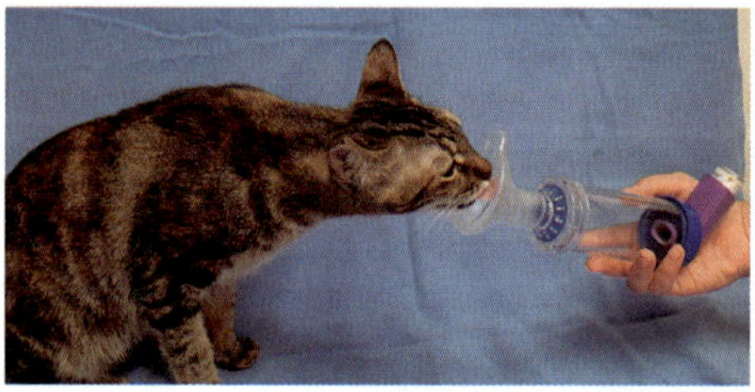

FIGURA 4. Um alimento com odor agradável foi passado na máscara e permitiu-se que o gato cheirasse e lambesse o dispositivo, criando uma experiência positiva.

Fonte: arquivo pessoal da autora.

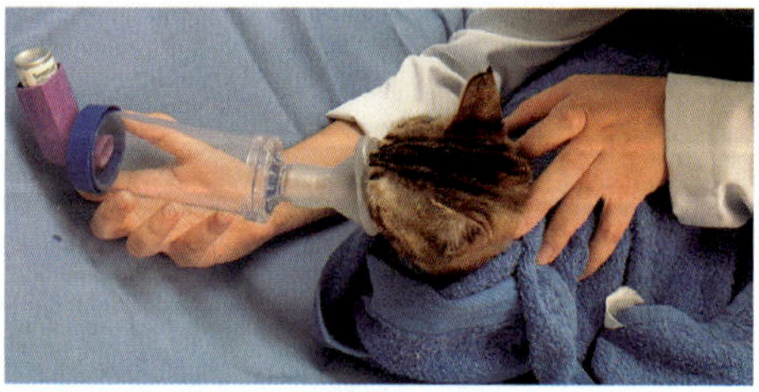

FIGURA 6. Gatos que necessitam de mais contenção também devem ser acostumados a serem enrolados em uma toalha ou cobertor.

Fonte: arquivo pessoal da autora.

com à dispneia, incluindo a necessidade de suplementação de oxigênio (ver capítulos 23 – Dispneia/taquipneia/cianose – e 99 – Oxigenoterapia).

Para os proprietários ficarem mais seguros para administração do *spray* com espaçador, outros recursos estão disponíveis em: https://icatcare.org/inhaler-training/ (em inglês).

LITERATURA SUGERIDA

Johnson LR. Respiratory therapeutics. In: Johnson LR, editor. Canine feline respiratory medicine. 2. ed. Hoboken: John Wiley & Sons; 2020. p.43-62.

Mandell DC. Respiratory distress in cats. In: King LG, editor. Textbook of respiratory disease in dogs and cats. St. Louis: Saunders Elsevier; 2004. p.12-7.

Padrid P. Use of inhaled medications to treat respiratory diseases in dogs and cats. J Am Anim Hosp Assoc. 2006;42(2):165-9.

Paulin MV, Caney SM, Cosford KL. Online survey to determine client perceptions of feline chronic lower airway disease management: response to therapy, side effects and challenges encountered. J Feline Med Surg. 2022;24(12):1219-27.

Trzil JE. Feline asthma: diagnostic and treatment update. Vet Clin North Am Small Anim Pract. 2020;50(2):375-91.

Verschoor-Kirss M, Rozanski EA, Sharp CR, Oura TJ, Egan A, Bain P, Knoll J. Treatment of naturally occurring asthma with inhaled fluticasone or oral prednisolone: a randomized pilot trial. Can J Vet Res. 2021;85(1):61-7.

111

Exame oftálmico

Marcela Torikachvili
Maiara Poersch Seibel

O PULO DO GATO

A oftalmologia ainda é pouco abordada na grade curricular da maioria das faculdades de veterinária do Brasil, o que faz com que os profissionais tenham pouca familiaridade com a avaliação ocular.

Casos oftálmicos sempre chegam aos plantões, pois as alterações, além de gerarem dor, são perceptíveis aos olhos do proprietário, que muitas vezes chega assustado ao consultório.

O clínico geral de felinos deve saber realizar o diagnóstico e tratamento das enfermidades oculares mais comuns e, para isso, deve saber realizar um exame oftálmico de rotina.

INTRODUÇÃO

O objetivo deste capítulo é explicar o exame ocular de forma simples e direta, destacando pontos importantes. A Figura 1 demonstra a sequência de etapas a serem realizadas durante o exame oftalmológico.

AMBIENTE E MATERIAIS

Antes de iniciar o atendimento oftálmico de um gato, é importante deixar todo o material organizado e disponível, de forma a evitar movimentação desnecessária na presença do paciente. A sala de atendimento deve ser silenciosa, tendo a possibilidade de escurecê-la. O uso de feromônios sintéticos ajuda no conforto e na adaptação do paciente ao local. Também é desejável atender com jaleco limpo, sem odor de outros animais, e em um tom de voz baixo durante todo o período em que o gato estiver dentro do consultório. A contenção física pode ser feita com o auxílio de uma toalha limpa. Esta deve envolver o gato por inteiro, incluindo seus membros, deixando somente a face para fora.

Para a avaliação ocular, é imprescindível dispor de uma fonte de luz focal, que pode ser um transiluminador do tipo Finoff, ou mesmo uma lanterna de bolso. A luz deve ser quente (amarela), pois a luz branca causa maior desconforto e reação de ofuscamento. Não é recomendado usar a lanterna do celular. Além disso, é essencial utilizar uma fonte de magnificação. Enquanto oftalmologistas dispõem da lâmpada de fenda, um equipamento mais sofisticado, os clínicos podem utilizar as lupas de cabeça, com ótimo custo-benefício. Alguns dos materiais utilizados no exame oftálmico estão demonstrados na Figura 2.

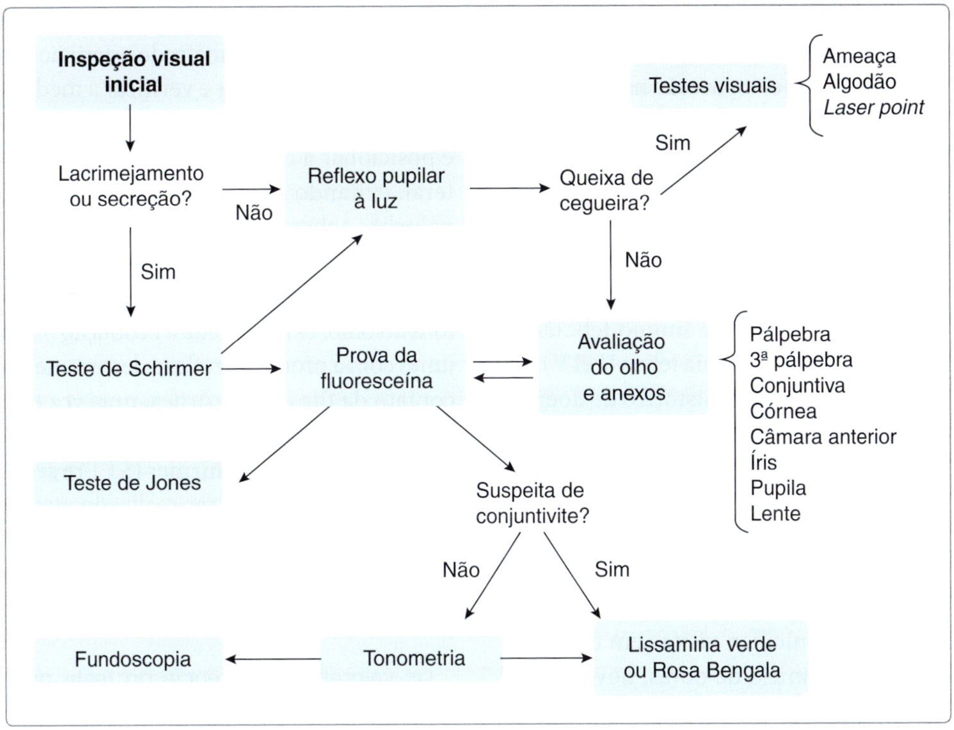

FIGURA 1. Etapas do exame físico oftalmológico, demonstrando de forma ordenada como e quando cada uma deve ser realizada.

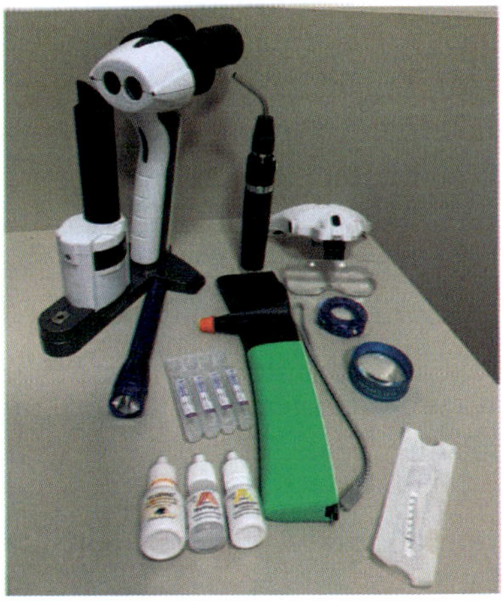

FIGURA 2. Materiais utilizados no exame oftálmico, incluindo lâmpada de fenda, lupa de cabeça, lanterna, transiluminador, lente de fundoscopia, luz de cobalto, tonômetro, colírios de diagnóstico e teste de Schirmer.

Fonte: arquivo pessoal das autoras.

HISTÓRICO E ANAMNESE

A coleta do histórico clínico é parte importante do processo de diagnóstico. É essencial utilizar linguagem acessível e direcionar as perguntas sem interferir nas respostas. Convém iniciar a anamnese questionando sobre o motivo pelo qual o proprietário levou o gato ao atendimento, conduzindo melhor os questionamentos subsequentes. Na consulta oftálmica, cinco perguntas são obrigatórias:

1. O paciente enxerga?
2. O paciente apresenta secreção ocular?
3. O paciente manifesta blefarospasmo?
4. O paciente apresenta olhos vermelhos?
5. O paciente coça os olhos?

Além de ajudar a direcionar o diagnóstico correto, essas informações servem como parâmetro para comparação na consulta de revisão, após o tratamento proposto.

Além de questionar sobre a parte ocular, é indispensável entender sobre a saúde geral do paciente e o ambiente em que ele vive. Devem ser feitas perguntas sobre o tipo de moradia, acesso à rua, testes para infecção pelos vírus da imunodeficiência felina (FIV) e da leucemia felina (FeLV), vacinação, alimentação, histórico de doenças e tratamentos anteriores ou em andamento e contato com outros felinos.

Quando o proprietário relatar epífora, secreção ocular e blefarospasmo, deve-se suspeitar do envolvimento de herpes-vírus e questionar sobre mudanças recentes no ambiente domiciliar, visitas em casa, troca de rotina, início de obras, novo animal contactante, cirurgias ou internações recentes, entre outros. Conjuntivite e ceratite herpética estão entre as doenças oculares mais comuns em felinos e quase sempre os sinais são precedidos de algum evento estressante para o gato.

INSPEÇÃO VISUAL INICIAL

Ao posicionar o paciente, deve-se observar se há algo que inicialmente chame a atenção, como assimetria facial, lesão ocular aparente, olho muito grande ou muito pequeno, secreção em grande quantidade e manifestação de dor. Após a inspeção visual inicial, podem-se realizar os testes oftálmicos específicos demonstrados na Figura 3.

TESTE LACRIMAL DE SCHIRMER

Esse teste tem o objetivo de quantificar a produção do componente aquoso do filme lacrimal, ou seja, medir a quantidade de lágrima produzida. Ele consiste em colocar uma fita de papel milimetrado estéril no saco conjuntival inferior e verificar a medida em milímetros durante um minuto. O ideal é posicionar a fita mais perto do canto lateral, evitando a interferência da terceira pálpebra sobre ela (Figura 3A). Após um minuto, a leitura deve ser imediata, pois a lágrima segue avançando pela fita mesmo fora do olho. O teste mede a produção basal junto com a produção reflexa decorrente do contato da fita com a córnea, uma vez que não se utiliza colírio anestésico prévio. A aferição do teste de Schirmer (STT) é sempre o primeiro teste a ser realizado, pois o lacrimejamento reflexo decorrente da manipulação das pálpebras e a aplicação tópica de colírios interferem no resultado.

> Os valores de referência do teste de Schirmer no gato adulto variam entre 14,3 ± 4,7 mm/min e 16,92 ± 5,73 mm/min.

Valores baixos devem ser interpretados com cuidado e associados aos sinais clínicos, pois a ceratoconjuntivite seca não é tão comum em gatos quanto é em cães, exceto quando há envolvimento de herpes-vírus. Sedação e anestesia reduzem temporariamente a produção lacrimal em gatos, especialmente com o uso de cetamina, xilazina, acepromazina, medetomidina e opioides. Valores altos podem ocorrer no teste de gatos com drenagem nasolacrimal prejudicada ou ausente (obstrução ou agenesia de ducto nasolacrimal) ou que estão com lacrimejamento secundário à outra doença ocular.

REFLEXO PUPILAR À LUZ

O reflexo pupilar à luz (RPL) se refere à contração da pupila em resposta à luz que

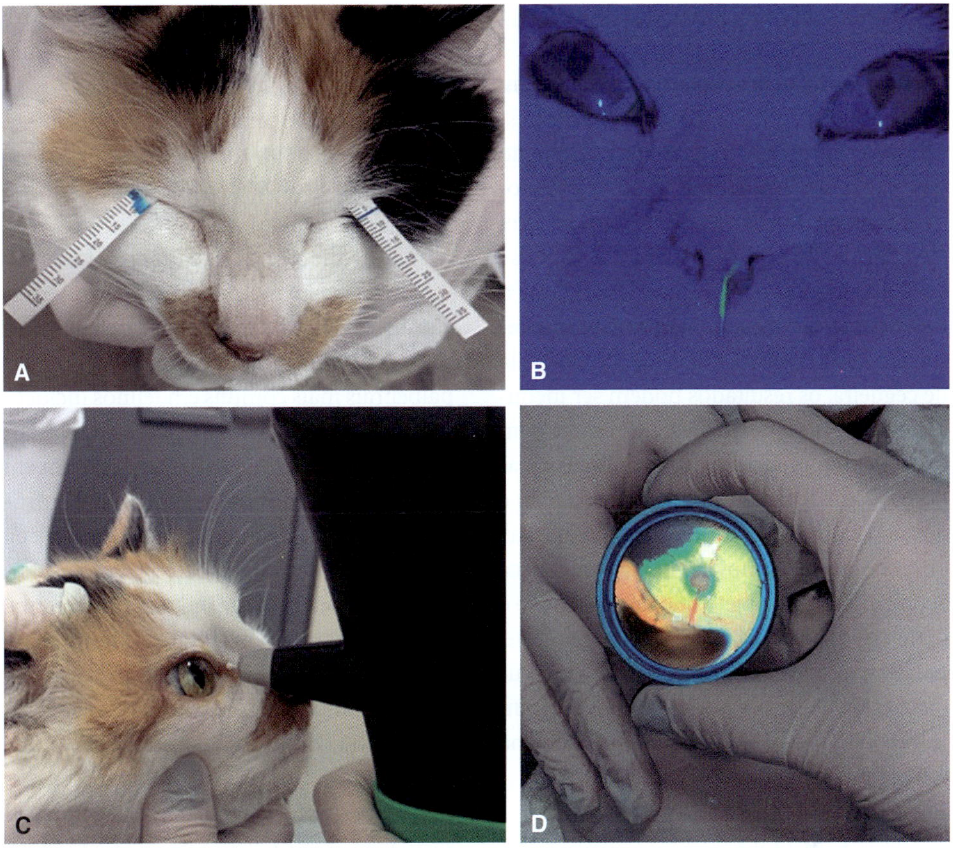

FIGURA 3. Etapas do exame oftálmico do paciente felino. **A:** teste de Schirmer. **B:** teste de Jones negativo no olho direito e positivo no olho esquerdo, evidenciado pela luz de cobalto. **C:** tonometria de rebote. **D:** fundoscopia indireta monocular.

Fonte: arquivo pessoal das autoras.

atinge a retina. Esse teste avalia tanto a função sensitiva do nervo óptico, que absorve a luz, quanto a função parassimpática do nervo oculomotor, responsável pela contração do músculo esfíncter pupilar.

No RPL direto, a iluminação focal gera miose do mesmo olho, avaliando fibras que não sofrem decussação no quiasma óptico. No RPL indireto (ou consensual), a iluminação de um olho gera miose do contralateral, avaliando fibras decussadas. As fibras que fazem o RPL deixam o trato óptico antes de atingir os corpos geniculados. Por isso:

Reflexo pupilar positivo não é um indicador confiável de função visual. O reflexo depende de retina, nervos óptico e oculomotor e músculos da íris, mas não avalia o córtex visual (SNC).

É importante lembrar de outras causas de RPL negativo, como uso de medicação prévia (colírios midriáticos, opioides em gatos), sinéquias e atrofia de íris. Animais com muito medo também podem apresentar midríase persistente durante a consulta.

OUTROS TESTES VISUAIS

A resposta à ameaça consiste em tapar um olho e avançar com a mão sobre o outro, buscando verificar se há reflexo de fechamento das pálpebras. Essa é uma resposta protetora aprendida, portanto ausente, em filhotes até cerca de 12 semanas de idade. Deve-se ter cuidado para não deslocar ar ao fazer o movimento de ameaça, o que pode gerar resultado falso-positivo. Em gatos com suspeita de cegueira, os resultados podem ser inconsistentes. Para felinos, o ideal é estimular com movimentos, uma vez que são animais caçadores. Pode-se fazer uma bola de algodão e deixá-la cair em frente aos olhos do animal, observando se há movimentação da cabeça acompanhando o objeto que cai. O algodão é o melhor material para esse teste, pois é leve, não gera deslocamento de ar e não faz barulho ao cair. Outra opção é a estimulação com *laser point*, já que a luz em movimento chama a atenção da maioria dos pacientes.

AVALIAÇÃO DO OLHO E ANEXOS

Utilizando luz focal e fonte de magnificação, inicia-se a inspeção do olho e de seus anexos. É conveniente examinar "de fora para dentro", seguindo a seguinte ordem:

> Pálpebras – terceira pálpebra – conjuntiva – córnea e esclera – câmara anterior – íris e pupila – lente – segmento posterior

Na avaliação das pálpebras, devem-se observar a anatomia e a movimentação, além do aspecto de pele e pelagem, e a presença de secreções aderidas. As afecções palpebrais mais comuns em felinos incluem entrópio, coloboma palpebral e neoplasias. O entrópio inferior total é mais comum em gatos sem raça definida, enquanto o entrópio restrito ao canto medial está presente na maioria dos braquicefálicos. O coloboma é a não formação parcial ou total da pálpebra, sendo observado em filhotes (Figura 4). Já as neoplasias acometem principalmente os felinos adultos a idosos, podendo ser nodulares ou ulceradas, como é o caso dos carcinomas

Para expor a terceira pálpebra, é necessário pressionar levemente o bulbo ocular. Deve-se observar se há áreas de aderência da terceira pálpebra na córnea (simbléfaro), ou presença de folículos. Nas conjuntivites

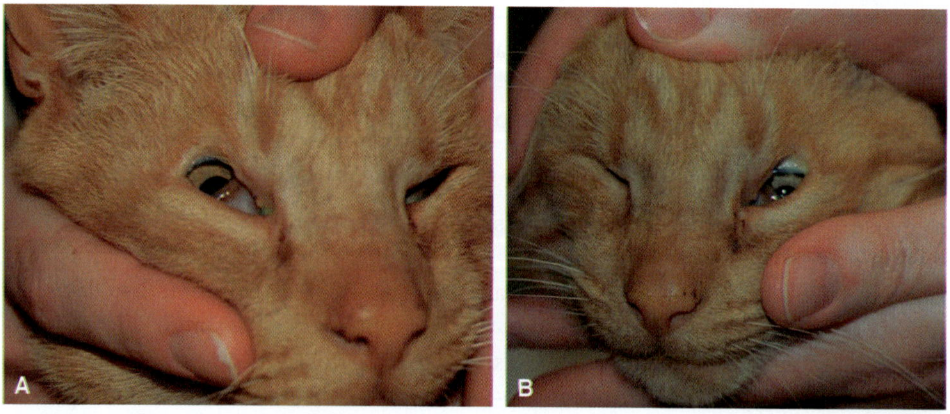

FIGURA 4. **A, B:** coloboma palpebral bilateral em um gato.

Fonte: imagens cedidas por Fernanda Vieira Amorim da Costa.

felinas, é comum observar a presença de múltiplos folículos na face bulbar (interna) da terceira pálpebra e, para visualizá-los, é necessário instilar colírio anestésico e expor a região com o auxílio de pinça atraumática.

A avaliação da conjuntiva se faz extremamente importante, já que as conjuntivites infecciosas estão entre as principais alterações que levam o gato ao consultório. Para observar se há hiperemia, deve-se levantar a pálpebra superior. Se houver edema (quemose), a conjuntiva bulbar e/ou palpebral fica com aumento de volume, que muitas vezes pode ser tão exuberante a ponto de cobrir toda a córnea (Figura 5).

A córnea deve ser avaliada minuciosamente. A córnea saudável é transparente, avascular e relativamente desidratada. Durante o exame, é importante procurar por vasos sanguíneos superficiais ou profundos, pigmentos, opacidades e tecidos inflamatórios. Se houver lesões profundas visíveis a olho nu, isso também deve ser percebido. A esclera é pouco visualizada, mas, ao levantar a pálpebra, é possível avaliar a região mais anterior, próxima ao limbo.

Para avaliar o tamanho da câmara anterior, é conveniente observar o paciente de lado. Em casos de glaucoma, ela pode estar aumentada pelo aumento da pressão intraocular (PIO) e redução na drenagem do humor aquoso. Além disso, pode estar reduzida ou ausente após uma perfuração ocular com sinéquia anterior. Quanto ao humor aquoso, pode estar turvo em casos de uveíte por aumento da celularidade (*flare*). É importante verificar a presença de sangue (hifema), material purulento (hipópio) ou coágulos de fibrina na câmara anterior (Figura 6).

Também pode haver massas neoplásicas ocupando seu espaço, normalmente originadas na íris ou no corpo ciliar. O linfoma e o adenocarcinoma são as mais comuns na espécie felina.

Em relação à íris, é necessário procurar por cistos, alterações de coloração, massas, sinéquias e regiões de atrofia, comparando sempre com o olho adelfo. Um dos sinais mais característicos de uveíte é a mudança de coloração da íris pelo aumento de vascularização, tornando-a mais alaranjada. Ao observar o paciente de lado, é possível perceber regiões com alterações sutis de volume. Se houver manchas acastanhadas, é importante fazer o diagnóstico diferencial para melanoma difuso de íris. As sinéquias

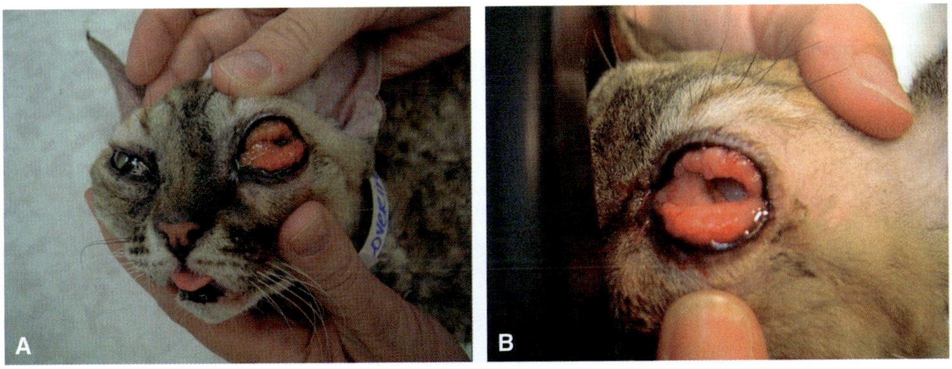

FIGURA 5. A, B: quemose intensa em um gato, cobrindo toda a superfície corneana.

Fonte: imagens cedidas por Fernanda Vieira Amorim da Costa.

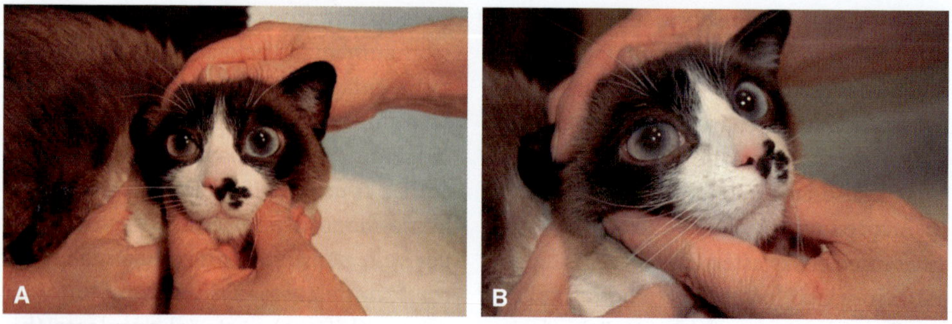

FIGURA 6. **A, B:** paciente apresentando uveíte em olho direito decorrente de peritonite infecciosa felina.

Fonte: imagens cedidas por Fernanda Vieira Amorim da Costa.

anteriores são consequência de úlceras de córnea graves (Figura 7), enquanto as posteriores costumam estar relacionadas com processos de uveíte crônica. Quanto à pupila, deve-se observar se há simetria entre ambos os olhos e o formato de cada uma, que no paciente felino é mais vertical, em formato de fenda.

A lente (também denominada cristalino) pode ser parcialmente visualizada com a pupila em posição normal, mas a observação completa requer midríase. É necessário observar sua transparência e a posição. A esclerose nuclear ocorre em gatos idosos e tem relação com o aumento da compactação de fibras lenticulares antigas, conferindo ao núcleo da lente um aspecto mais azulado ou perolado (ver capítulo 9 – Particularidades do gato idoso). Essa alteração é fisiológica. Qualquer opacidade patológica é considerada catarata, que pode ocorrer na cápsula anterior, no córtex, no núcleo ou na cápsula posterior. O que mantém o cristalino na posição anatômica são as fibras zonulares, mas, caso haja ruptura parcial ou total, ocorrem as subluxações e luxações de lente, que podem configurar situações de emergência.

UTILIZAÇÃO DE CORANTES

Os corantes vitais são utilizados para a coloração de células ou tecidos vivos, servindo como ferramenta essencial de

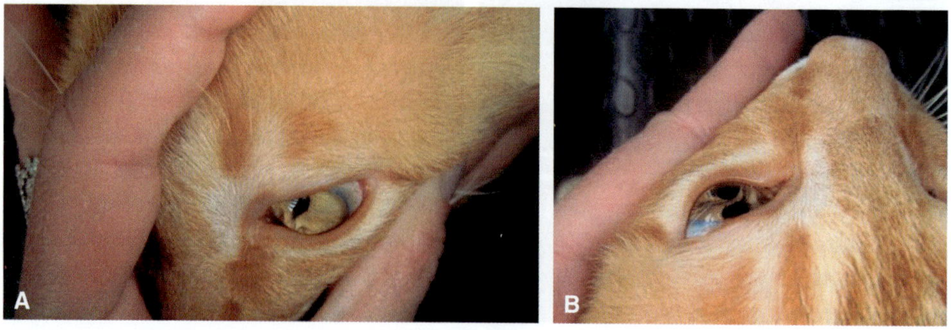

FIGURA 7. **A, B:** felino com sinequia anterior após úlcera de córnea.

Fonte: imagens cedidas por Fernanda Vieira Amorim da Costa.

diagnóstico na oftalmologia clínica. Eles auxiliam na avaliação de desordens oculares envolvendo principalmente a córnea, a conjuntiva e o sistema lacrimal.

A fluoresceína é um corante hidrossolúvel disponível comercialmente na forma de sal (fluoresceína sódica) a 1 ou 2%, em colírios ou *strips*, que são tiras estéreis embaladas individualmente. É o corante mais utilizado na prática oftalmológica, sendo imprescindível a utilização no exame de qualquer paciente com queixa ocular. A fluoresceína é atóxica aos tecidos oculares, portanto, pode ser utilizada com segurança.

A aplicação tradicional da fluoresceína consiste no teste para verificação da presença de úlcera de córnea. Por ser hidrossolúvel e lipofóbico, o corante adere ao estroma da córnea (camada também hidrofílica), mas não adere ao epitélio nem à membrana de Descemet. Assim, quando o resultado do teste é positivo, obrigatoriamente houve lesão ao epitélio com exposição do estroma, o que confirma o diagnóstico de ceratite ulcerativa. É preciso ficar alerta, pois úlceras muito profundas com exposição da membrana de Descemet terão resultado negativo. Para a realização do teste, instila-se uma gota do corante, que tem cor laranja, sobre a superfície ocular, e imediatamente se realiza a lavagem com solução fisiológica estéril, tornando-o esverdeado. Após a lavagem completa, observa-se se houve ou não retenção do corante. Caso a fluoresceína disponível seja em forma de *strips*, basta encostar a ponta colorida na conjuntiva bulbar superior e lavar da mesma maneira com solução fisiológica. É importante lembrar que não se deve lavar o olho de um gato com solução aplicada com gotejamento forte ou jatos. A melhor maneira é embeber um algodão e aplicar gentilmente sobre o olho, com uma gaze sobre a pálpebra inferior para coletar todo o líquido e evitar que a face do paciente fique molhada.

O teste de Jones é utilizado para avaliar a patência dos ductos nasolacrimais. A fluoresceína é aplicada na superfície ocular, mas não se realiza a lavagem subsequente. Após o período determinado, inspecionam-se as narinas e a cavidade oral do paciente. Caso o corante seja visualizado, o teste é positivo, o que costuma ocorrer em até um minuto (Figura 3B). Entretanto, deve-se esperar até cinco minutos para considerar um resultado negativo na espécie felina. Em gatos braquicefálicos o teste não é útil pois, em virtude da conformação craniana, o ducto é desviado ao redor do dente canino, sendo o resultado quase sempre negativo. Um resultado positivo confirma que o ducto é patente, embora não confirme que o sistema nasolacrimal é anatomicamente normal. A realização do teste de Jones é indicada em casos de lacrimejamento constante, secreção e prurido ocular. Outras aplicações da fluoresceína incluem o teste de Seidel e o teste do tempo de quebra do filme lacrimal.

O Rosa Bengala é um corante hidrossolúvel utilizado como teste padrão para a avaliação da superfície conjuntival, pois cora células vivas que não estão protegidas pelo filme lacrimal. O corante liga-se às células epiteliais desprovidas de algumas proteínas, como a mucina. Dessa forma, é um parâmetro confiável para avaliar a camada mucosa do filme lacrimal, situação particularmente importante na conjuntivite herpética felina. Apesar disso, o uso desse corante caiu em desuso por ser tóxico para as células epiteliais da córnea e da conjuntiva, além de a aplicação ser extremamente dolorosa e pouco tolerada pelos gatos.

A lissamina verde vem sendo usada como substituta ao Rosa Bengala na oftalmologia humana e veterinária. É um corante vital verdadeiro, atóxico e não irritativo, que cora somente células com membrana danificada, não corando células epiteliais saudáveis, mesmo que estejam desprovidas do revestimento pelo filme lacrimal. Mesmo assim, possui o mesmo padrão de coloração que o Rosa Bengala. Esse corante está disponível na forma de *strips*. O teste se faz da mesma forma que o realizado com fluoresceína.

TONOMETRIA

O exame de tonometria consiste na aferição da pressão intraocular (PIO) e é realizado com equipamentos chamados de tonômetros. Embora o clínico geral normalmente não o tenha disponível em consultório, é importante saber interpretar o exame e conhecer a PIO normal.

Na maioria das espécies, a pressão intraocular (PIO) varia entre 15 e 25 mmHg, sendo mais comum entre 17 e 19 mmHg nos felinos. A comparação entre os dois olhos é fundamental. Em situações de glaucoma a pressão sobe, e nos casos de inflamação intraocular ela tende a reduzir.

Os equipamentos mensuram a tensão da córnea e a relacionam com a PIO, portanto, é uma aferição indireta. O tonômetro de aplanação tem uma ponteira com uma maior área de contato com a córnea, não sendo tão bem tolerado por felinos. Já o tonômetro de rebote lança uma *probe* muito pequeno em direção ao olho, o que é praticamente imperceptível para o gato. O exame costuma ser bem tolerado. O paciente precisa estar em uma posição confortável, sem flexão nem compressão do pescoço para resultados fidedignos (Figura 3C).

Apesar de o uso mais frequente ser em pacientes com suspeita de glaucoma, a PIO deve ser mensurada em qualquer situação de olho vermelho, incluindo conjuntivite, ceratite, uveíte e esclerite, além de casos de edema de córnea, catarata e doenças orbitais.

FUNDOSCOPIA

A observação do segmento posterior requer sala escura e midríase obrigatória, por isso a fundoscopia costuma ser o último exame realizado na avaliação oftálmica. Após instilar o colírio midriático (tropicamida 1%), espera-se por aproximadamente 30 minutos. Cabe lembrar que a midríase dura cerca de 8 horas, mas alguns gatos ficam até 12 horas em midríase antes de a pupila retornar à posição normal.

No método de fundoscopia direta, utiliza-se o oftalmoscópio direto. A imagem visualizada é real e não invertida. A magnificação é de cerca de 15 vezes, visualizando-se aproximadamente 2% do fundo, o que é útil para a observação de uma região específica. A desvantagem é que o rosto do examinador fica muito próximo ao olho do paciente, o que pode comprometer a segurança (Figura 3D).

A oftalmoscopia indireta pode ser feita com a utilização de um oftalmoscópio binocular indireto de cabeça e uma lente de 20 dioptrias, ou somente com a lente e uma fonte de luz, o que torna o exame mais acessível aos clínicos (técnica monocular). A imagem é invertida e a magnificação é menor (2 a 8 vezes), porém o campo visual é maior. É necessário que um auxiliar segure o paciente e abra suas pálpebras, já que o examinador fica com as duas mãos ocupadas. Nessa modalidade de exame, o veterinário fica com o rosto longe do paciente, sendo mais segura. O clínico deve treinar a realização da fundoscopia nos pacientes saudáveis, para facilitar a posterior identificação de fundos anormais.

Alterações de segmento posterior podem ocorrer em caso de doença sistêmica, portanto o exame dessa região é de extrema importância em felinos. Quando há hipertensão sistêmica de qualquer origem, podem-se visualizar tortuosidade dos vasos da retina, hemorragias vítreorretinianas e descolamento de retina. É importante observar também as regiões tapetal e não tapetal e a papila óptica. O fundo de olho dos gatos é amarelado ou esverdeado, com padrão holangiótico. Entretanto, em gatos de íris azul, a porção não tapetal do fundo é albinótica, gerando um fundo tigroide, de aspecto avermelhado. Isso não deve ser confundido com hemorragia.

LITERATURA SUGERIDA

Featherstone H. Conditions of the feline fundus. In Pract. 2008;30(2)62-77.

Mitchell N. Feline ophthalmology Part 1: Examination of the eye. Ir Vet J. 2006;59(3)164-8.

Oriá AP, Filho EFM, Raposo ACS, Araújo NLLC, Junior DCG. Lacrimal production of cats: Schirmer tear test, phenol red thread tear test and endodontic absorbent paper point. Encicl Biosf. 2015;11(22) 2085-91.

Rusanen E, Florin M, Hässig M, Spiess BM. Evaluation of a rebound tonometer (Tonovet) in clinically normal cat eyes. Vet Ophthalmol. 2010;13(1)31-6.

Sebbag L, Kass PH, Maggs DJ. Reference values, intertest correlations, and test-retest repeatability of selected tear film tests in healthy cats. J Am Vet Med Assoc. 2015;246(4)426-35.

Stiles J, Kimmitt B. Eye examination in the cat: step-by-step approach and common findings. J Feline Med Surg. 2016;18(9)702-11.

Otoscopia e citologia otológica

Carine Ribas Stefanello
Michelle Hirahata

O PULO DO GATO

A otoscopia e a citologia de orelha contribuem para o correto diagnóstico das otopatias e constituem-se em ferramentas para o acompanhamento da resposta à terapia.

As principais alterações que podem ser visualizadas pela otoscopia são: presença de ácaros, neoplasias, pólipos, corpos estranhos e alterações na membrana timpânica, além da presença de ceruminólitos.

A citologia da secreção auricular deve ser realizada em todos os casos em que houver suspeita de otite, para identificar agentes infecciosos secundários e a composição celular da secreção.

INTRODUÇÃO

As otopatias são frequentes na rotina clínica, embora em felinos sejam menos comuns quando comparados aos cães. Seu correto reconhecimento e manejo requer a compreensão anatômica e fisiológica da orelha normal, bem como uma investigação precisa das possíveis causas primárias, secundárias, predisponentes e perpetuantes de otite. Os exames otoscópico e citológico são fundamentais para a correta condução de cada caso e para que o sucesso do tratamento seja alcançado, uma vez que orientam o diagnóstico e constituem-se em ferramentas para o acompanhamento da resposta à terapia.

REVISÃO ANATÔMICA E FISIOLÓGICA

O conhecimento das estruturas da orelha saudável e de seu funcionamento é essencial para o reconhecimento dos achados anormais. Assim, com fins didáticos, a orelha pode ser dividida em pavilhão auricular, conduto auditivo externo, orelha média e orelha interna. Com exceção das raças Scottish Fold, que possui os pavilhões dobrados rostralmente, e American Curl, que possui os pavilhões enrolados caudalmente, os gatos domésticos têm pavilhões auriculares eretos. A principal função dos pavilhões auriculares é a localização e a captação das ondas sonoras, que são transmitidas para a membrana timpânica. Os pavilhões auriculares são compostos de cartilagem auricular recoberta por pele, com glândulas sudoríparas e sebáceas, além de folículos pilosos. A superfície convexa do pavilhão auricular tem mais folículos pilosos que a superfície côncava. Na base do pavilhão auricular, há um conjunto de dobras de cartilagem, e as mais importantes delas são o *tragus*, que forma a margem lateral do conduto auditivo, e a incisura intertrágica, localizada ao lado, que servirá como referência para o correto posicionamento do otoscópio.

O conduto auditivo vertical se estende ventral e rostralmente, antes de fazer uma curva medial, resultando em uma dobra de cartilagem, a prega dorsal. Sua continuação forma o conduto auditivo horizontal, que possui entre 6 e 9 mm de diâmetro. Os condutos auditivos são revestidos por pele que contém glândulas sebáceas, glândulas ceruminosas e folículos pilosos. Ainda que orelhas saudáveis costumem ter uma quantidade escassa de cerume com consistência cremosa, é normal que a orelha felina tenha uma quantidade moderada de detritos ceruminosos marrom-escuros que, na ausência de outros sinais clínicos, não são sugestivos de otite externa.

A membrana timpânica é côncava e separa o conduto auditivo da orelha média. É anatomicamente dividida em *pars flaccida* e *pars tensa*. A *pars flaccida* fica localizada dorsalmente e é plana, rosada, estreita e frouxamente aderida. A *pars tensa* compreende a maior parte da superfície da membrana timpânica. É fina, cinza-esbranquiçada, firmemente aderida, translúcida e contém estrias que se irradiam do manúbrio do martelo. Este se apoia na face interna da membrana timpânica, formando uma estrutura branca reta ou ligeiramente curva, a estria malear, que pode ser visualizada através da otoscopia. As estruturas acima são detalhadamente evidenciadas na Figura 1A.

Na orelha média, a bula timpânica é dividida em compartimentos ventromedial e dorsolateral por um septo ósseo fino. A cavidade timpânica contém os ossículos auditivos, a janela auditiva (abertura para o sistema coclear), a janela vestibular (abertura para o sistema vestibular) e a abertura da tuba auditiva.

EXAME OTOSCÓPICO

Um exame otoscópico completo deve ser realizado em todos os pacientes com suspeita de otite, para inspecionar os condutos auditivos. O exame inicial deve ser realizado no paciente acordado, apenas sob contenção física, quando possível. O ponto de referência para a entrada do otoscópio no conduto auditivo é a incisura intertrágica. Recomenda-se que o pavilhão auricular seja segurado e retraído dorsalmente, o que ajuda a minimizar a interferência da prega dorsal, permitindo o avanço do otoscópio pelo canal horizontal.

A partir da otoscopia, podem-se avaliar a quantidade e o tipo de cerume/exsudatos, e identificar a presença de ácaros, corpos estranhos, pólipos ou neoplasias. Além disso, permite verificar a coloração e o aspecto do epitélio de revestimento dos condutos, a membrana timpânica e as características estruturais.

Atualmente existem vários tipos de otoscópios disponíveis no mercado veterinário. Desde os mais simples, também chamados de **otoscópios convencionais**, e os **vídeo-otoscópios**, até os que são considerados os mais completos e precisos, por oferecerem imagens de alta definição, os chamados **endoscópios óticos rígidos ou otoendoscópios**, os quais são considerados uma grande ferramenta diagnóstica dentro da otologia.

Ao escolher um otoscópio, é importante que ele forneça boa iluminação e tenha cones longos e apropriados para a orelha felina. Existem diversas marcas, com diferentes tipos de cabeças para a realização da otoscopia. Já os vídeo-otoscópios apresentam diversas vantagens em relação ao convencional, por permitirem a captura imediata de imagens e vídeos. Além disso, uma vez que a imagem é transmitida na tela do computador, pode ser ampliada, o que permite uma avaliação mais detalhada, facilitando a comunicação entre veterinário e proprietário, visto que ambos conseguem acompanhar a realização do exame e visualizar o conduto auditivo do paciente no computador. Na opinião das autoras, o vídeo-otoscópio que apresenta melhor qualidade é o otoscópio digital MacroView (Welch Allyn, Skaneateles Falls, NY, EUA).

É essencial conhecer em detalhes os condutos auditivos normais, para que seja possível interpretar uma otoscopia alterada. É importante lembrar que os condutos auditivos saudáveis possuem:

- Revestimento epitelial fino, não possuem pelos e tem coloração rosa pálido.
- Crista dorsal: junção dos condutos vertical e horizontal.
- Pequena quantidade de cerume com consistência cremosa e de coloração amarelo-amarronzado pálido.
- Membrana timpânica fina, translúcida e levemente côncava, com posição quase vertical.
- Manúbrio do martelo facilmente visível, assim como a vasculatura normal da membrana timpânica.

Em casos de otite média, a membrana timpânica se torna espessa, opaca e, na grande maioria das vezes, abaulada (conforme se observa na Figura 1B), e ainda, pode ocorrer dilatação da *pars flaccida*, relacionada com a gravidade do edema.

As principais alterações que podem ser visualizadas pela otoscopia são: presença de ácaros, neoplasias, pólipos, corpos estranhos e alterações na membrana timpânica, além da presença de ceruminólitos.

Os pólipos inflamatórios podem ser visualizados por meio de otoscopia convencional e constituem-se em nódulos benignos originários do epitélio que reveste

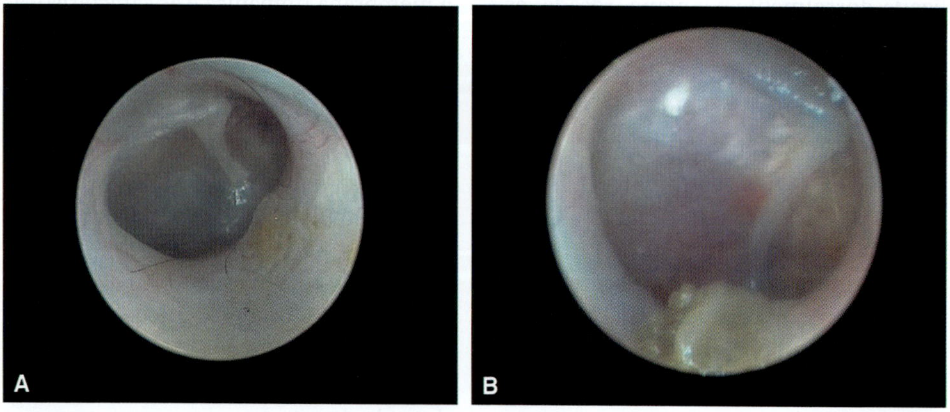

FIGURA 1. **A:** Membrana timpânica de felino normal. **B:** Membrana timpânica esbranquiçada e abaulada em decorrência de otite média.

Fonte: arquivo pessoal da autora.

o ouvido médio, nasofaringe ou tuba de Eustáquio. Quando visíveis, geralmente estão localizados próximo ao tímpano, são de coloração rosa ou avermelhada e lisos (Figura 2A). Porém, para realizar a avaliação dos pólipos, é necessária a utilização do endoscópio rígido ou otoendoscópio. Em geral, os pólipos apresentam um pedúnculo que se estende até o compartimento medial da bula timpânica.

Outra alteração comumente obervada em felinos através da otoscopia são os ceruminólitos. Estes são concreções de detritos e, possivelmente, também de medicamentos otológicos (Figura 2B). São duros, com margens irregulares, e podem atuar como um corpo estranho, perpetuando a inflamação e a infecção.

Intolerâcia ou dor à manipulação, excesso de secreção, espessamento, estenose ou calcificação dos condutos auditivos podem limitar a capacidade de examinar pacientes acordados e, nesses casos, é indicada a realização de otoendoscopia sob anestesia geral. Tal procedimento também é indicado para pacientes que apresentam suspeita de corpo estranho, otite média/interna, sinais vestibulares, síndrome de Horner, alterações em membrana timpânica ou quando se trata de otite crônica recorrente ou persistente em que não houve sucesso terapêutico.

A videofibroscopia ótica ou otoendoscopia consiste na avaliação das orelhas externa e média por meio de um otoendoscópio de fibra ótica. O conjunto básico desse aparelho é composto por uma ótica em ângulo de 0 ou 30 graus, um canal de trabalho de 2 mm, uma fonte de luz e uma câmera. No canal de trabalho, é possível a passagem de cateteres urinários de 6 Fr para lavagem do conduto, pinças endoscópicas e curetas. Os otoendoscópios veterinários de melhor qualidade são os da Karl Storz Veterinary Endoscopy-America (Goleta, Califórnia, EUA).

Além de a otoendoscopia ser uma grande ferramenta diagnóstica, através dela é possível a realização de procedimentos como lavado otológico, remoção de corpos estranhos, coleta de fragmentos para biópsia, tração e cauterização de pólipos e exérese de neoplasias. A otoendoscopia também permite a abordagem da orelha média, possibilitando a realização da miringotomia

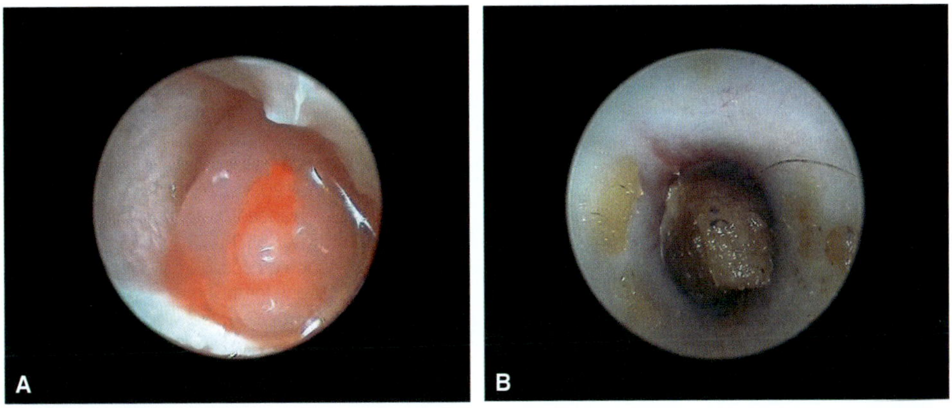

FIGURA 2. **A:** pólipo inflamatório em porção horizontal do conduto de um felino. **B:** Ceruminólito obliterando completamente o lúmen do conduto horizontal.

Fonte: arquivo pessoal da autora.

(incisão na membrana timpânica), coleta de material para cultura/teste de sensibilidade a antimicrobianos e lavado otológico.

EXAME CITOLÓGICO

A citologia da secreção auricular deve ser realizada em todos os casos em que houver suspeita de otite. Geralmente o exame não estabelece um diagnóstico definitivo, porém identifica a presença dos agentes infecciosos secundários e a composição celular da secreção, de modo a orientar a correta terapia e o acompanhamento da resposta ao tratamento.

A coleta pode ser realizada com auxílio de *swab* ou cotonete, que deve ser introduzido no conduto auditivo e levemente rotacionado. A seguir, deve-se rolar o conteúdo suavemente sobre uma lâmina de vidro, formando uma fina camada. O exame deve ter início pela pesquisa de ácaros *Otodectes cynotis*, sob ampliação de 40×. Uma gota de óleo mineral ou de hidróxido de potássio pode ser aplicada sobre a lâmina para facilitar a visualização.

Uma vez realizada a pesquisa de ácaros, a amostra deve ser corada e observada sob lente de imersão (1.000×) quanto à presença de bactérias, leveduras e células inflamatórias. Além disso, é importante o reconhecimento do biofilme que, quando presente, forma exsudatos espessos, escuros e viscosos, vistos na citologia como uma estrutura semelhante a um véu.

A citologia pode ser difícil de interpretar porque o cerume pode absorver coloração e resultar em um artefato de cor e forma semelhante a cocos bacterianos. Por isso, a confirmação da visualização de estruturas aos pares evita más interpretações. Nos casos de otite externa, os cocos costumam pertencer aos gêneros e espécies *Staphylococcus, Streptococcus, Escherichia coli, Mycoplasma, Klebsiella* e *Corynebacterium.*

Bactérias em forma de bastonete raramente são vistas em gatos saudáveis, de modo que sua presença sugere infecção. As espécies mais comumente isoladas são *Pseudomonas aeruginosa, Proteus* e *Pasteurella multocida.* A presença de células inflamatórias também não é um achado normal na orelha felina, e sua presença sugere doença. No entanto, podem ser encontradas leveduras, mais comumente *Malassezia pachydermatis*, em pequena quantidade, mesmo na citologia auricular de gatos saudáveis. Nesse caso, é importante relacionar os achados citológicos com os sinais clínicos apresentados pelo paciente.

LITERATURA SUGERIDA

Brame B, Cain C. Chronic otitis in cats: clinical management of primary, predisposing and perpetuating factors. J Feline Med Surg. 2021;23:433-46.

Cole L K. Otoscopic evaluation of the ear canal. Vet Clin Small Anim Pract. 2004;34:397-410.

Harvey RG, Haar GT. Ear, nose and throat diseases of the dog and cat. Boca Raton: CRC Press; 2017. p.43-79.

Harvey RG, Paterson S. Otitis externa – an essential guide to diagnosis and treatment. Boca Raton: CRC Press; 2014. p.13-44.

Nuttall T. Otitis. In: Noli C, Colombo S. Feline dermatology. Cham: Springer; 2020. p.175-80.

Radlinsky MG. Advances in otoscopy. Vet Clin Small Anim Pract. 2016;46:171-9.

Rosychuck R. Video otoscopy. In: McCarthy TC. Veterinary endoscopy for the small animal practitioner. 2. ed. Hardcover: Wiley-Blackwell; 2021. p.637-59.

113

Punção por agulha fina

Marcele Bettim Bandinelli

O PULO DO GATO

As vantagens associadas à punção por agulha fina na triagem do paciente felino são classicamente reconhecidas, dados o baixo custo do exame, a rapidez de resultados, a execução simples e a boa tolerância do paciente.

As principais neoplasias que acometem a espécie felina são diagnosticáveis pela citopatologia.

A citologia, ainda que diagnóstica, é um exame de triagem e o exame histopatológico é seu padrão-ouro.

INTRODUÇÃO

O emprego racional de ferramentas diagnósticas na medicina de felinos objetiva minimizar o estresse do gato e adicionar informações relevantes que sugiram ou descartem diagnósticos presuntivos. Nesse contexto, a punção por agulha fina (PAF) integra parte fundamental da triagem dos pacientes, uma vez que é amplamente utilizada em lesões tumoriformes cutâneas e subcutâneas. A PAF guiada por ultrassonografia popularizou-se nas últimas décadas ao permitir que órgãos/tecidos outrora puncionados, frequentemente às cegas, passassem a ser amostrados de forma guiada, o que melhorou sobremaneira a confiabilidade do exame. Adicionalmente, a área de Citopatologia Veterinária segue em transformação no Brasil e já existem patologistas especializados em citologia, que atuam desde a coleta da amostra até sua análise microscópica, promovendo uma melhora substancial na acurácia do diagnóstico citológico.

DEFINIÇÃO E SELEÇÃO DO MÉTODO DE PUNÇÃO

A técnica de PAF consiste na coleta de células de um tecido alterado por meio do método aspirativo (PAAF) ou de capilaridade (PAFcap), a fim de determinar o processo etiológico da lesão.

Simplificadamente, a punção aspirativa por agulha fina (PAAF) baseia-se na utilização de um sistema fechado de pressão negativa, obtido pelo acoplamento de uma agulha hipodérmica a uma seringa, para que ocorra esfoliação celular do tecido para o canhão da agulha, para posterior avaliação sob microscopia de luz.

Para quase a totalidade dos casos observados na rotina, agulhas hipodérmicas estéreis de 22G (7 mm × 25 mm) acopladas a seringas de 10 mL e emprego de até 1/5 de sucção (2 mL) são suficientes para uma coleta adequada.

Algumas exceções são esperadas quanto ao diâmetro das agulhas e à pressão negativa aplicada, de acordo com cada caso. Nas punções ósseas ou de neoformações de consistência dura – cuja agulha 22G não consiga adentrá-las – são indicadas agulhas hipodérmicas de 18G (12 mm × 40 mm), com emprego de pressão negativa de até ¼ (2,5 mL) na seringa de 10 mL.

Quanto à PAFcap, ela é indicada especialmente para linfonodos, dadas as características intrínsecas da população residente (predispostas ao rompimento celular). Para muitos autores, a PAFcap é a técnica preferencial e a recomendam para a punção de tumores propensos a sangramento, como as neoplasias de origem endotelial, e para órgãos hematopoiéticos. O manuseio direto da agulha (mesmo que acoplada à seringa) é de mais fácil execução e permite maiores controle e destreza no momento da coleta, especialmente para executores com menos experiência. Contudo, com o aprimoramento da técnica aspirativa, ela poderá ser empregada sem restrições, desde que ocorram ajustes no emprego da pressão negativa. A despeito da técnica utilizada, a finalidade é obter uma amostra com quantidade e viabilidade celular satisfatórias e representativas da lesão como um todo.

INDICAÇÕES

A PAF é indicada para a triagem de lesões tumoriformes cutâneas e/ou subcutâneas, neoformações intraparenquimatosas ou cavitárias de gatos que possam ser submetidos à contenção física e/ou química, sem propensão a sangramento importante. A determinação de qual método será empregado no momento da punção basear-se-á na suspeita clínica, no local da lesão e nos prováveis diagnósticos diferenciais estabelecidos. Para além da análise citopatológica ambulatorial, ela está indicada durante o transcirúrgico e para a aplicação de exames adicionais, como citometria de fluxo, imunocitoquímica e técnicas moleculares.

PELE E SUBCUTÂNEO

A PAAF é o método de eleição para avaliar toda e qualquer neoformação maior que 1,0 cm de diâmetro, independentemente de ulceração e/ou fistulação. Ela poderá ser empregada como método único ou associada a outras técnicas. Frequentemente, os felinos exibem lesões crostosas, erodoulcerativas ou exsudativas na face, que favorecem o emprego combinado de técnicas. Nos casos de lesões exsudativas (Figura 1A), a PAAF poderá ser combinada à técnica de impressão (*imprint*) para avaliação superficial da lesão concomitante. Nesses casos, é imperativo que a PAAF seja sempre realizada **após** a técnica de impressão, para que a lesão seja limpa e não promova contaminação sanguínea adicional. Já nas lesões planas e com crostas ressequidas, como em ponta de pinas, região pré-auricular e trufa nasal, por inúmeras vezes a PAAF não se mostra o melhor método diagnóstico a ser empregado. Nesses casos, indica-se a biópsia incisional (Figura 1B).

Em patologia mamária felina, a utilidade da PAAF deve-se ao fato de que a citologia exibe altas sensibilidade e especificidade para neoplasias malignas, que nas gatas correspondem a mais de 85% dos neoplasmas

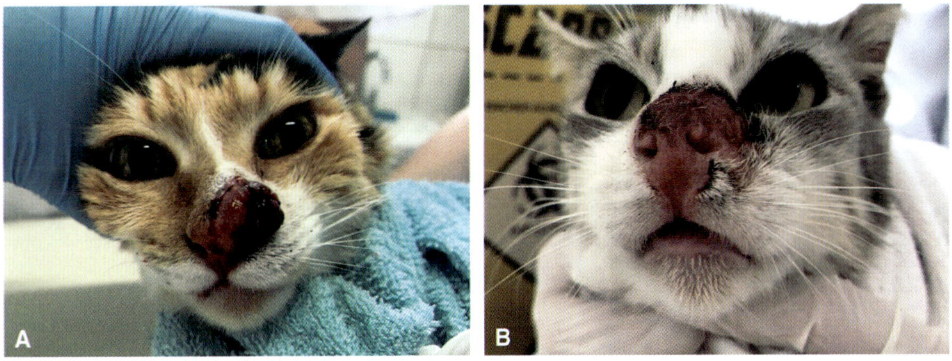

FIGURA 1. Carcinoma de células escamosas em gatos. **A:** neoformação em narina esquerda com indicação de PAAF (consistência macia, aspecto nodular). **B:** espessamento difuso e firme da trufa e filtro nasal com indicação de biópsia incisional sem PAAF prévia.

Fonte: arquivo pessoal da autora.

mamários. Em relação aos sarcomas induzidos, eles exibem extensas áreas de necrose intratumoral e, histologicamente, importante infiltrado inflamatório de linfócitos e macrófagos. Na avaliação citológica, a maioria dos subtipos de sarcomas induzidos é de fácil reconhecimento. Todavia, especialmente em relação ao fibrossarcoma, a marcada sobreposição entre o componente inflamatório e os fibroblastos por vezes torna a distinção entre processos reparativos e neoplásicos extremamente desafiadora ao exame citológico.

TÉCNICA DE COLETA

Pele e subcutâneo

O local a ser puncionado deve ser tricotomizado e seguir as premissas básicas de antissepsia, como se estivesse sendo submetido à venopunção. A delimitação do nódulo com a mão não dominante é fundamental para que ele fique imóvel e se obtenha uma demarcação visual. A contenção do gato é outro ponto crucial para uma coleta bem-sucedida; assim, só se deve iniciar a coleta quando houver certeza de que o animal não se moverá. Uma vez delimitado e o gato contido, introduz-se a agulha na lesão – não se deve esquecer que a esfoliação se dará pelo bisel e as células deverão ficar retidas na agulha, não na seringa. Nódulos com tamanho superior a 5,0 cm devem ser amostrados em no mínimo dois pontos diferentes. Lesões em placa ou com ulcerações centrais profundas, como nos casos de neoplasias mamárias, podem ser puncionadas paralelamente à pele, especialmente quando se tratar de lesões com pouca altura/profundidade.

O tradicional movimento de vai e vem constante, firme e rápido (< 10 s), em diferentes direções ("em leque"), é a chave para uma boa coleta. A amplitude desse movimento dependerá do tamanho do nódulo para que não ocorram transfixações (Figura 2).

Cavidades e órgãos internos

Para a aspiração de órgãos internos, é fundamental que o gato esteja anestesiado para evitar movimentos repentinos que culminariam em laceração e/ou perfuração

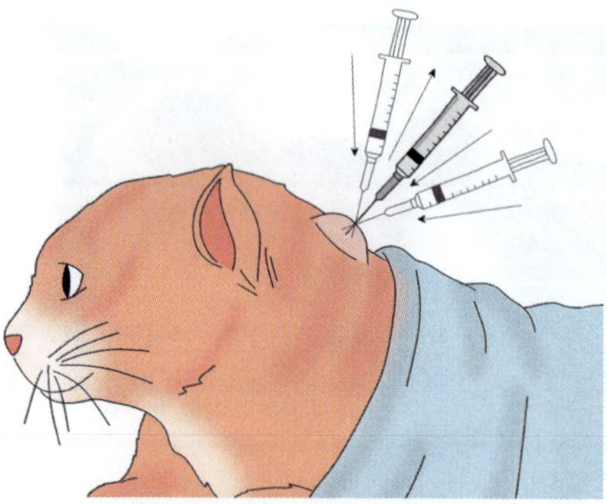

FIGURA 2. Técnica de PAAF em tecido subcutâneo felino. Demonstração sobre o "movimento de leque" preconizado para coletas superficiais. A amplitude do movimento dependerá do tamanho da lesão.

Fonte: Igor R. Santos.

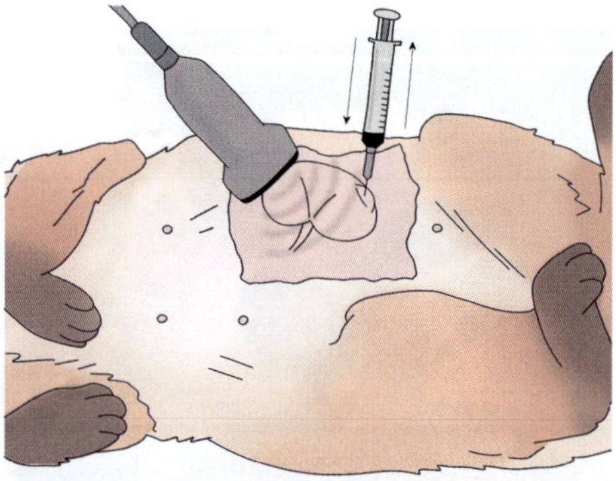

FIGURA 3. Técnica de PAAF em cavidade abdominal de gato. Punção renal com movimento linear e de baixa amplitude. Sempre se deve desfazer a pressão negativa da seringa antes de remover a agulha do órgão.

Fonte: Igor R. Santos.

de tecidos adjacentes. Perfil de coagulação e hemograma são fundamentais para a segurança do paciente e jurídica do profissional. O local a ser puncionado deve ser tricotomizado e devem-se seguir as premissas básicas de antissepsia cirúrgica.

Independentemente do sítio anatômico cavitário, o tradicional movimento de leque preconizado para as coletas cutâneas e subcutâneas é proibido. O movimento deve ser linear ("vai e vem"), gentil, de baixa amplitude e de curta duração (< 5 s) (Figura 3).

Cavidade oral e nasal

A cavidade oral de felinos é acometida por lesões inflamatórias proliferativas, como as estomatites eosinofílicas (úlcera indolente e granuloma eosinofílico) e linfoplasmocitárias (complexo gengivoestomatite felina), e por processos neoplásicos como o carcinoma de células escamosas (CCE) e o fibrossarcoma (FBS), os quais, juntos, perfazem cerca de 80% das neoplasias orais na espécie. As neoplasias de origem odontogênica (de menor ocorrência) têm baixa acurácia na citologia, diferentemente das duas principais já citadas. A contenção química do paciente para o adequado exame radiográfico intraoral ou do crânio constitui o momento adequado para que a PAAF seja executada, sempre **depois** da radiografia.

A cavidade nasal dos gatos só é passível de punção quando a neoplasia cursar com destruição dos ossos nasais, viabilizando acesso percutâneo, ou pela cavidade oral, quando estiverem infiltrados por ela. Igualmente para massas orais, a PAAF nasal deve ser executada sempre após a radiografia, para que apenas áreas de interesse sejam puncionadas. Normalmente, edema peritumoral e intenso infiltrado inflamatório acompanham as neoplasias nasais infiltrativas e, portanto, coletadas às cegas frequentemente resultam em amostras de caráter puramente inflamatório e não condizentes com o processo subjacente.

Cavidade torácica

A cavidade torácica é um local de interesse em medicina felina no Brasil, em razão da alta prevalência do linfoma mediastinal associado ao vírus da leucemia felina (FeLV). Esses gatos normalmente exibem produção abundante de efusão torácica decorrente de obstrução linfática regional ou hipertensão intratorácica, e a análise dessa efusão é, por vezes, diagnóstica. Todavia, quando isso não ocorre, a PAAF da neoformação mediastinal pode ser realizada acompanhada da ultrassonografia. Em relação às neoplasias pulmonares primárias ou metastáticas, elas são igualmente passíveis de punção, e ainda que nem sempre permitam a determinação do sítio de origem (neoplasia primária *vs.* secundária), são valiosas no diagnóstico diferencial de lesões nodulares envolvendo o parênquima pulmonar.

O acoplamento da agulha hipodérmica à seringa é obrigatório em toda punção percutânea torácica.

Cavidade abdominal

Inúmeras são as estruturas de interesse em medicina felina quando se pensa em cavidade abdominal: por exemplo, rins, baço, fígado, linfonodos viscerais e intestino são passíveis de avaliação citológica. A seguir, os principais deles serão descritos.

- **Fígado:** processos inflamatórios, metabólicos e neoplásicos, os quais por vezes estão sobrepostos, frequentemente acometem o parênquima hepático felino. Sua densa vasculatura torna sua punção impeditiva em casos de distúrbios de hemostasia graves, ainda que hemorragias possam ocorrer mesmo que o animal não apresente tais alterações. Na prática, a PAAF hepática se mostra segura e com mínimas complicações. Nos casos de hepatomegalia difusa, na qual distúrbios metabólicos (p. ex., lipidose hepática) sejam suspeitos, a PAAF pode ser realizada sem a necessidade de ultrassonografia, com o gato em decúbito dorsal e o acesso em quadrante abdominal cranial, levemente à direita. Já nos casos suspeitos de neoplasias, é sempre aconselhável a PAAF guiada, mesmo naquelas com padrão infiltrativo difuso, como o linfoma. A alteração de ecogenicidade do parênquima auxiliará na determinação dos pontos de interesse. Dentre as neoformações nodulares hepáticas, as neoplasias de origem biliar ocorrem com alta frequência e são passíveis de triagem pelo exame citopatológico. Casos de colangio-hepatite nem sempre são diagnosticáveis pela citologia, portanto, resultados falso-negativos não excluem sua possibilidade diagnóstica.
- **Baço:** esplenomegalia difusa é uma apresentação usual na clínica médica, e seus principais diagnósticos diferenciais são as neoplasias de células redondas: linfoma, leucemias e menos comumente o mastocitoma, além das doenças hemolíticas de origem parasitária. A PAF esplênica é indicada apenas quando a causa primária de esplenomegalia não possa ser determinada por outros métodos diagnósticos. Amostras esplênicas exibem moderada a acentuada contaminação sanguínea e, por essa razão, a técnica por capilaridade é preconizada na literatura.
- **Rins:** renomegalias de origem neoplásica em gatos exibem padrão de infiltração focal ou multifocal e são comumente palpáveis ao exame físico. Independentemente de serem palpáveis ou não, a PAAF renal guiada é sempre

recomendada para que o local puncionado seja o de interesse, e não aleatório (Figura 4). Os mesmos cuidados quanto à hemostasia na punção hepatoesplênica devem ser tomados para as punções renais. Lesões neoplásicas que acometem o parênquima renal nos gatos exibem alta correlação cito-histológica, com excelentes sensibilidade e especificidade.

- **Linfonodos abdominais:** o linfoma intestinal é a principal neoplasia do gato idoso e o envolvimento nodal dos linfocentros mesentéricos é frequente. O acesso a linfonodos abdominais é dependente de sua localização e muitas vezes, ainda que aumentados, eles não são passíveis de punção percutânea em virtude da sobreposição pelas alças intestinais. Quando passíveis, o perfil imunofenotípico do linfoma intestinal afetará sobremaneira a especificidade dessa modalidade diagnóstica. Linfomas intestinais de pequenas células T resultam em até 30% de resultados falso-negativos na pesquisa de metástase nodal pela PAF. Por outro lado, linfomas de alto grau, que cursam com formações de massas intestinais, exibem ótimas sensibilidade e especificidade pela técnica de PAF. Além disso, um subtipo específico de linfoma (linfoma de grandes células granulares) apresenta comportamento agressivo no gato e é de simples reconhecimento na citologia, reforçando a recomendação da PAF no transcirúrgico ou pela via percutânea guiada por imagem nesses pacientes.

CONFECÇÃO DO ESFREGAÇO E ENVIO DA AMOSTRA PARA O LABORATÓRIO

Um bom esfregaço caracteriza-se por apresentar mínimas sobreposição e ruptura celular e a técnica de *squash* ou "esfregaço", considerada de fácil execução, é a que exibe melhores resultados para as amostras sólidas. Sua principal limitação é o rompimento celular, que pode ser minimizado se apenas o peso da mão (sem aplicação de força adicional) for empregado. A distensão é feita em

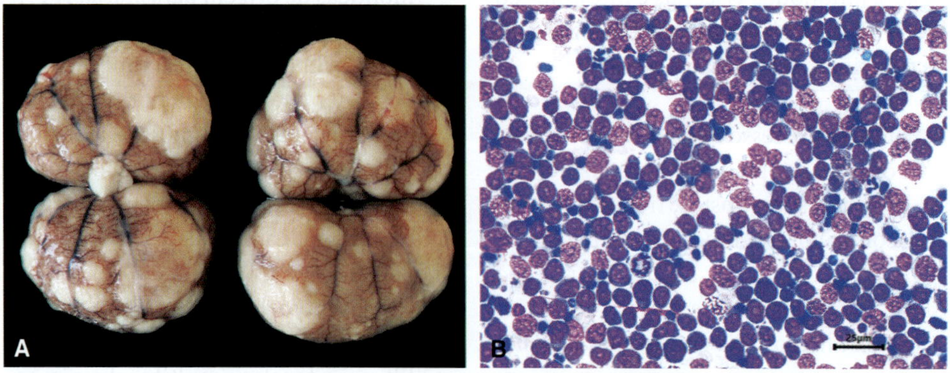

FIGURA 4. Linfoma de grandes células renal. **A:** renomegalia bilateral com infiltração tumoral multifocal de distribuição irregular. **B:** linfócitos grandes neoplásicos com nucléolo central e atividade mitótica atípica. Coloração tipo Romanowsky, barra de 25 µm.

Fonte: arquivo pessoal da autora.

um movimento único e contínuo da lâmina extensora sobre a lâmina amostral. Amostras de lesões sólidas devem ser enviadas sempre distendidas em lâminas de vidro e após estarem completamente secas. Já amostras císticas podem ser remetidas em tubos hematológicos com EDTA para que o laboratório execute o esfregaço. O envio ao laboratório deve ser planejado e a amostra deve sempre estar acompanhada de sua requisição completamente preenchida. A macroscopia (identificação fotográfica e/ou descritiva tumoral/lesional – tamanho, coloração, consistência, aderência, ulceração), a história clínica e a terapia medicamentosa prévia, aliada à população celular vista no exame citológico, formam um tripé diagnóstico, e muitas vezes são indissociáveis. Quanto ao acondicionamento das lâminas de vidro, elas deverão estar completamente secas, embaladas individualmente, protegidas contra quebras e enviadas separadamente das biópsias embebidas em solução de formalina.

LITERATURA SUGERIDA

Bigge LA, Brown DJ, Penninck DG. Correlation between coagulation profile findings and bleeding complications after ultrasound-guided biopsies: 434 cases (1993-1996). J Am Anim Hosp Assoc. 2001;37(3):228-33.

Bonfanti U, Bussadori C, Zatelli A, De Lorenzi D, Masserdotti C, Bertazzolo W, et al. Percutaneous fine-needle biopsy of deep thoracic and abdominal masses in dogs and cats. J Small Anim Pract. 2004; 45(4):191-8.

Ghisleni G, Roccabianca P, Ceruti R, Stefanello D, Bertazzolo W, Bonfanti U, Caniatti M. Correlation between fine-needle aspiration cytology and histopathology in the evaluation of cutaneous and subcutaneous masses from dogs and cats. Vet Clin Pathol. 2006;35(1):24-30.

Ku CK, Kass PH, Christopher MM. Cytologic-histologic concordance in the diagnosis of neoplasia in canine and feline lymph nodes: a retrospective study of 367 cases. Vet Comp Oncol. 2017;15(4):1206-17.

Liffman R, Courtman N. Fine needle aspiration of abdominal organs: a review of current recommendations for achieving a diagnostic sample. J Small Anim Pract. 2017;58(11):599-609.

McAloney CA, Sharkey LC, Feeney DA, Seelig DM. Diagnostic utility of renal fine-needle aspirate cytology and ultrasound in the cat. J Feline Med Surg. 2018;20(6):544-53.

Sharkey LC, Radin MJ, Seelig D. Veterinary cytology. Hoboken: Wiley Blackwell; 2021. 998p.

Exame com lâmpada de Wood

Alessandra Vieira Pereira

O PULO DO GATO

O exame com a lâmpada de Wood é utilizado como método de triagem para a detecção de dermatofitose por *Microsporum canis*.

Para diminuir o número de resultados falso-positivos, é imperativo que os fios de pelos individuais sejam vistos fluorescentes.

Os pelos fluorescentes devem ser coletados com pinça e usados para inoculação de meio fúngico ou para exame microscópico para a confirmação do diagnóstico.

INTRODUÇÃO

A lâmpada de Wood é uma ferramenta de triagem diagnóstica utilizada em casos suspeitos de dermatofitose causada por *Microsporum canis*. É uma lâmpada ultravioleta que foi inventada em 1903 por Robert W. Wood. A emissão da radiação ultravioleta de onda longa que ela faz é gerada por um arco de mercúrio de alta pressão através de um filtro feito de silicato de bário e óxido de níquel. Esse filtro é opaco a todas as luzes, exceto àquelas que se situam na banda entre 320 nm e 400 nm, com o pico em 365 nm. A fluorescência do tecido ocorre quando o menor comprimento de onda, nesse caso entre 320 nm e 400 nm, inicialmente emitido pela luz de Wood (LW), é absorvido e apenas as radiações de comprimento de onda mais longas, geralmente no espectro da luz visível, são emitidas.

É importante utilizar a lâmpada de Wood associada a uma lente de aumento (lupa com luz de Wood) (Figura 1), pois os pelos infectados estão em sua grande maioria fraturados e pequenos, o que pode dificultar sua observação sem o auxílio da lupa, resultando em um resultado falso-negativo.

FLUORESCÊNCIA DO *MICROSPORUM CANIS*

A fluorescência ocorre somente nos pelos infectados pelo *M. canis*. A fluorescência verde brilhante ou azulada, característica observada nos pelos infectados por *M. canis*, ocorre pela presença de um metabólito químico solúvel em água (pteridina), localizado no córtex ou medula do pelo infectado (Figura 2). A fluorescência é resultante de uma interação química do fungo com a queratina do pelo durante a infecção, e não está associada a esporos ou a material infeccioso. Logo, é importante ressaltar que a fluorescência característica e produzida pelo *M. canis* só ocorre nos pelos e não em escamas, crostas, unhas e pele.

EXAMINANDO O GATO COM A LÂMPADA DE WOOD

Primeiro, o gato deve ser examinado com luz branca, a fim de encontrar lesões suspeitas e, em seguida, com a lâmpada de Wood. É necessária a utilização de uma lupa com luz de Wood que seja ligada na tomada ou que apresente lâmpadas de LED ultravioleta (Figura 1).

A sala de atendimento deve estar bem escura e deve-se ligar a lâmpada de Wood de 2 a 3 minutos antes de iniciar o exame, para que os olhos do observador se acostumem à nova luminosidade. Assegure-se de que a lâmpada seja posicionada bem próxima à pele (4-10 cm de distância) (Figura 3) e que seja movida lentamente por todo corpo, não esquecendo de áreas como face, orelhas, interdígitos e axilas. Se alguma lesão for encontrada durante o exame com a luz branca acesa, essas devem ser examinadas primeiro. Se as lesões forem cobertas por crostas, estas devem ser delicadamente removidas, para que se veja a fluorescência verde/azul brilhante nos pelos infectados (Figura 4).

Durante o tratamento ou nas infecções autolimitantes, os pelos crescem e a fluorescência não é mais observada na porção proximal (intrafolicular); no entanto, a fluorescência permanece intensa na extremidade distal dos pelos. A fluorescência pode permanecer por muito tempo nas pontas dos pelos, mesmo após a cura (Figura 5).

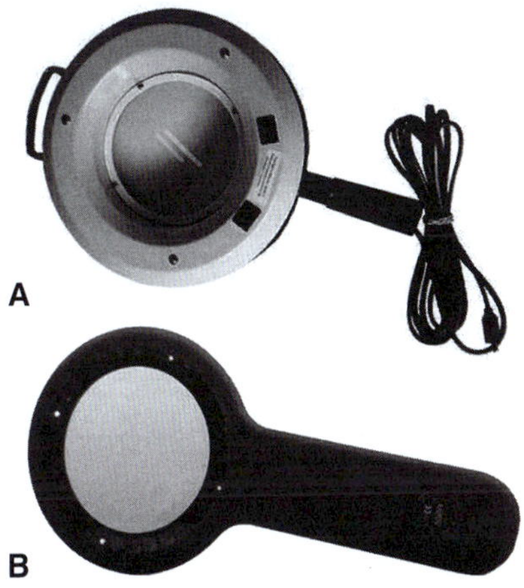

FIGURA 1. A: lupa com luz de Wood com tomada. **B:** lupa com luz de Wood de LED.

Fonte: arquivo pessoal da autora.

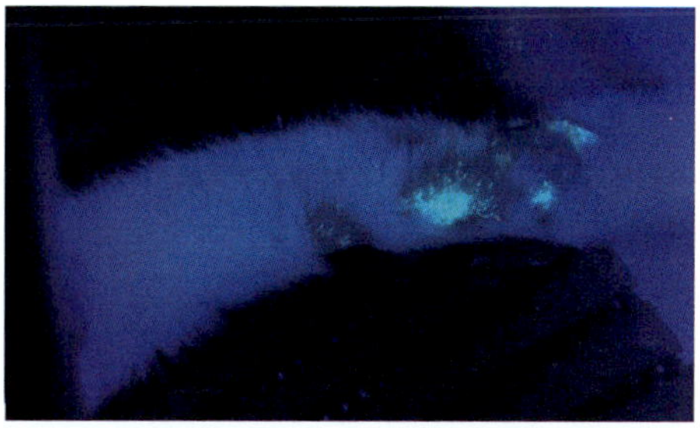

FIGURA 2. Gato com dermatofitose por *M. canis*: visualização por lupa de pelos verdes brilhantes fluorescentes característicos com a utilização da luz de Wood.

Fonte: arquivo pessoal da autora.

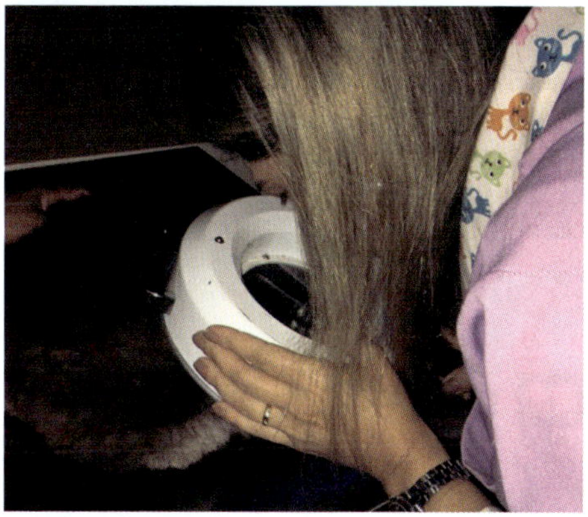

FIGURA 3. Posicionamento da lâmpada de Wood a uma distância adequada (4-10 cm) para a realização do exame.

Fonte: arquivo pessoal da autora.

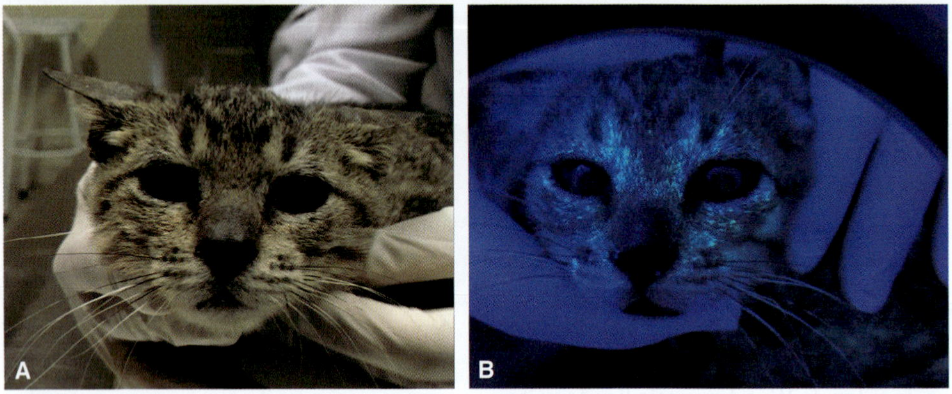

FIGURA 4. **A:** filhote com dermatofitose por *M. canis* durante o exame físico sob sala iluminada com luz branca, sem lesões aparentes na face. **B:** o mesmo gato durante o exame físico em sala escura sendo examinado com lupa e luz de Wood, demonstrando a presença de pelos verdes brilhantes fluorescentes no mesmo local.

Fonte: arquivo pessoal da autora.

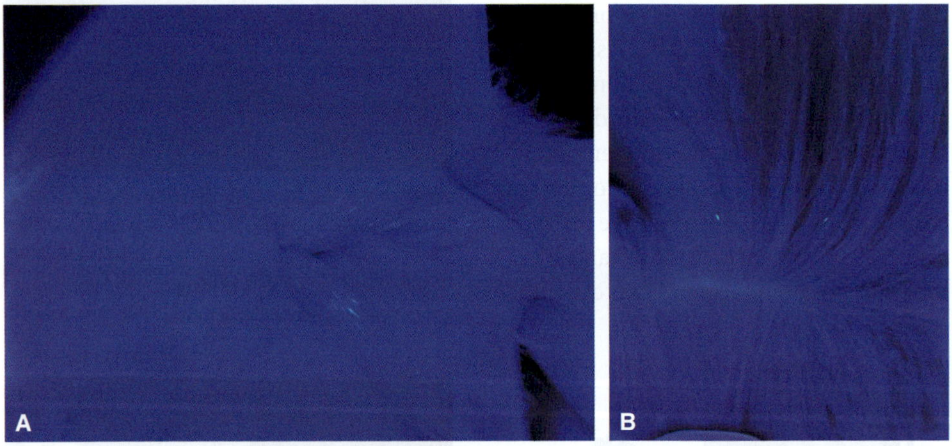

FIGURA 5. **A:** paciente em tratamento para dermatofitose por *M. canis* com pontas dos pelos fluorescentes durante o exame com lâmpada de Wood. **B:** outro paciente que apresentava cura clínica e micológica de dermatofitose, demonstrando apenas as pontas dos pelos fluorescentes durante o exame com a lâmpada de Wood.

Fonte: arquivo pessoal da autora.

LITERATURA SUGERIDA

Moriello K, Coyner K, Paterson S, Mignon B. Diagnosis and treatment of dermatophytosis in dogs and cats: Clinical Consensus Guidelines of the World Association for Veterinary Dermatology. Vet Dermatol. 2017;28:266-e68.

Newbury S, Moriello K. Feline dermatophytosis steps for investigation of a suspected shelter outbreak. J Feline Med Surg. 2014;16:407-18.

Exame parasitológico de raspado cutâneo e fita de acetato

Alessandra Vieira Pereira

O PULO DO GATO

Frente à suspeita de dermatopatias parasitárias ou por leveduras, a coleta de material para diagnóstico pode ser feita por raspado cutâneo ou fita de acetato.

A análise microscópica do material obtido servirá de base para o estabelecimento da etiologia e guiará a terapêutica apropriada.

INTRODUÇÃO

O exame parasitológico de raspado cutâneo (EPRC) é realizado exclusivamente quando há suspeita de uma dermatopatia parasitária, como a escabiose felina e a demodicidose. O teste com a fita de acetato permite a coleta de parasitas superficiais como *Demodex gatoi*, *Notoedres cati*, *Cheyletiella* spp., *Lynxacarus* e piolhos e ainda pode ser utilizado para a coleta de leveduras como a *Malassezia* spp.

MATERIAL E TÉCNICA DE COLETA

Exame parasitológico de raspado cutâneo

Para a realização do exame parasitológico de raspado cutâneo (EPRC), são necessários:

- Uma lâmina cega de bisturi (número 15) ou uma cureta dermatológica Volkmann de 6 mm.
- Lâminas e lamínulas de vidro para microscopia.
- Óleo mineral.
- Microscópio óptico.

Para a execução do raspado, adiciona-se uma gota de óleo mineral na pele e posiciona-se a lâmina do bisturi ou cureta perpendicularmente à superfície da pele e o raspado é feito na direção do crescimento dos pelos, realizando uma pressão moderada. O material é transferido logo em seguida para uma lâmina de vidro e coberto com uma lamínula para posterior microscopia, cujo aumento a ser utilizado deve ser de 40× a 100×.

O local de coleta deve ser selecionado de acordo com a suspeita clínica. O raspado pode ser superficial ou profundo (Figura 1). Em caso de suspeita de sarna notoédrica, a coleta deve ser feita especialmente nas bordas dos pavilhões auriculares e, nesse caso, o raspado deve ser superficial e em extensão, não em profundidade, visto que o agente causador reside na epiderme. Se a suspeita for *Demodex cati,* o raspado deve ser profundo após beliscamento, pois esse ácaro tem como hábitat o folículo piloso (Figura 1). Quanto ao número de amostras coletadas, o ideal é que se colete em mais de uma área afetada e no máximo 2 a 3 amostras, não havendo necessidade de mais.

EXAME COM FITA DE ACETATO

O material necessário para a realização desse exame inclui:

- Lâmina de vidro para microscopia.
- Fita de acetato transparente.
- Óleo de imersão.
- Corante azul do kit Panótico Rápido.
- Microscópio.

A coleta é feita colocando-se um pedaço de fita de acetato na pele (5-10 cm), pressionando-a várias vezes sobre a lesão ou área suspeita e, em seguida, a fita é colada na lâmina de vidro para visualização microscópica (Figura 2). Pode ser realizado o beliscamento prévio em caso de suspeita de *D. cati* (Figura 3). Para a identificação de *Demodex*, *Notoedres*, *Lynxacarus* e piolhos, os aumentos utilizados são os de 40× a 100× e não há necessidade do uso de corante ou óleo mineral. Para a identificação de leveduras ou dermatófitos, coloca-se previamente uma gota do azul do Panótico na lâmina de vidro e então cobre-se com a fita de acetato para microscopia. Os aumentos nesse caso são de 40× a 1.000×, necessitando, nesse último aumento, da adição de uma gota de óleo de imersão por cima da fita já corada (Figura 4).

Essa técnica também é muito útil para lesões em leito ungueal e é mais aceita pelos gatos, por ser mais rápida e indolor.

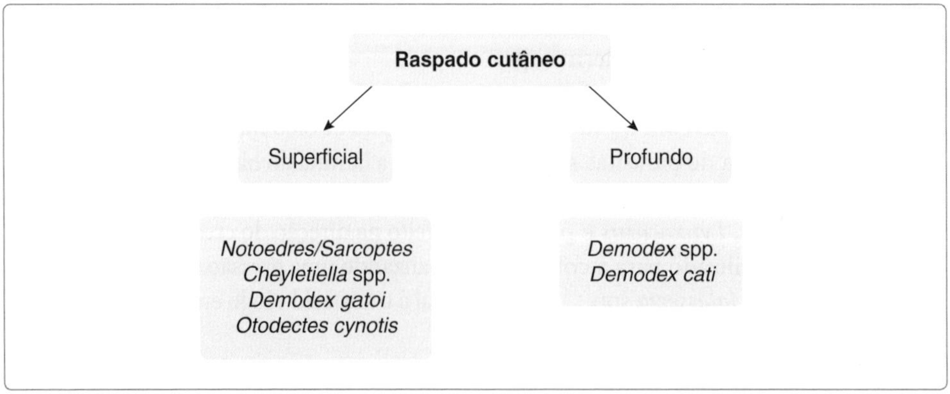

FIGURA 1. Algoritmo do exame parasitológico de raspado cutâneo em gatos quanto ao tipo de execução e à etiologia parasitária.

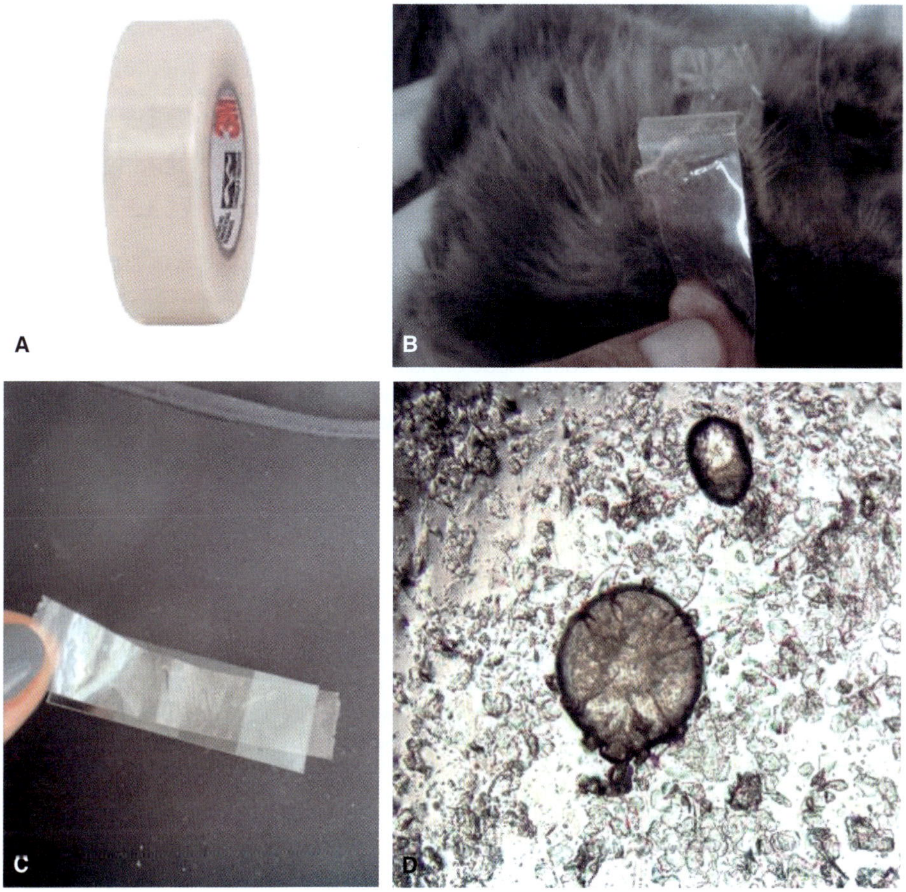

FIGURA 2. Exame com fita de acetato. **A:** fita de acetato transparente. **B:** coleta em borda de orelha de um gato com escabiose felina. **C:** fita de acetato sob a lâmina de vidro. **D:** fotomicrografia evidenciando *Notoedres cati* adulto e sua forma evolutiva (ovo). Aumento 40×.

Fonte: arquivo pessoal da autora.

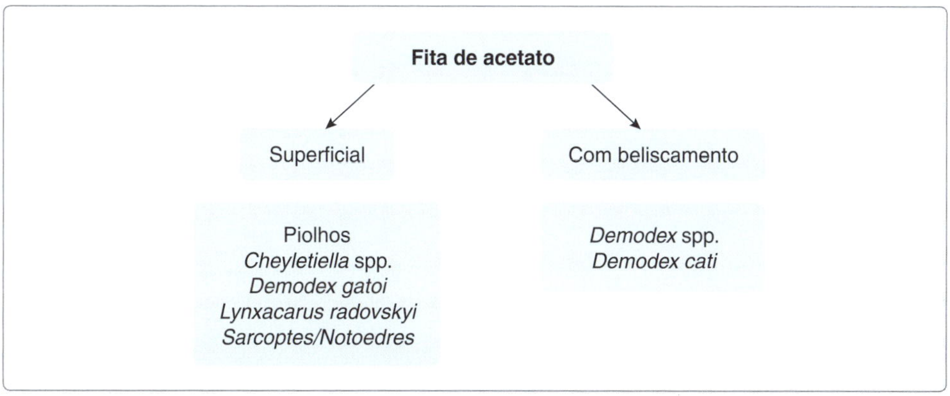

FIGURA 3. Algoritmo do exame fita de acetato em gatos, quanto ao tipo de execução e à etiologia parasitária.

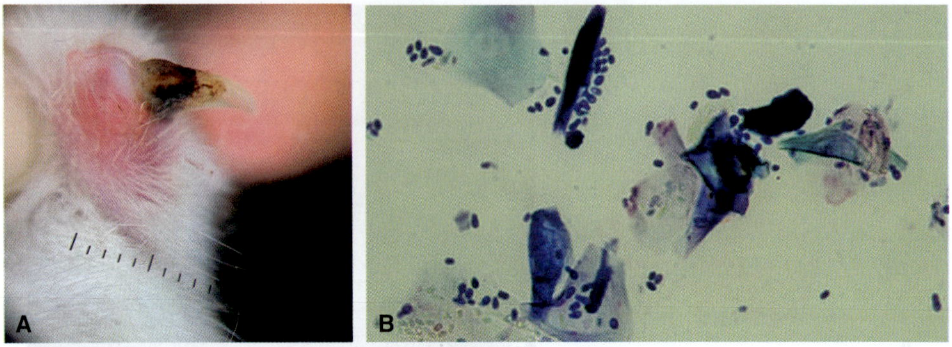

FIGURA 4. **A:** material graxento acastanhado em leito ungueal e unha de um gato com malasseziose. **B:** fotomicrografia de citologia com fita de acetato, corada com corante Panótico (azul), mostrando inúmeras leveduras compatíveis com *Malassezia* spp. e células descamativas. Aumento 1.000x.

Fonte: arquivo pessoal da autora.

LITERATURA SUGERIDA

Beale K. Feline demodicosis. A consideration in the itchy or overgrooming cat. J Feline Med Surg. 2012;14:209-13.

Milley C, Dryden M, Rosenkrantz W, Griffin J, Reeder C. Comparison of parasitic mite retrieval methods in a population of community cats. J Feline Med Surg. 2017;19(6):657-64.

Muller WH, Griffin CE, Campbell KL. In: Diagnostic methods. Muller & Kirk's Small Animal Dermatology. 7. ed. St. Louis: Elsevier/Saunders; 2013. p.78-84.

Sparkes H, Noli C. In: Approach to the feline patient: general and dermatological examination. In: Feline dermatology. Cham: Springer; 2020.

Tricograma e exame direto

Alessandra Vieira Pereira

O PULO DO GATO

O tricograma é a avaliação dos pelos quanto à sua anatomia microscópica, e se constitui em uma valiosa ferramenta diagnóstica, principalmente em casos de alopecia.

O exame direto envolve o exame microscópico de pelos quanto à presença de esporos fúngicos (artroconídios) e hifas, utilizado na investigação de dermatofitose.

Ambos os exames são ferramentas auxiliares para a investigação de diagnósticos dermatológicos.

INTRODUÇÃO

O tricograma é uma ferramenta diagnóstica que visa à análise microscópica dos pelos. Para interpretá-lo, é importante que se conheçam a anatomia e as fases do ciclo piloso (Figura 1). Esse teste é utilizado como auxílio diagnóstico nas diversas dermatopatias em gatos, como dermatopatias pruriginosas, psicogênicas, parasitárias, fúngicas, alopecia paraneoplásica e endocrinopatias.

Nas dermatopatias pruriginosas e alopecia psicogênica, o tricograma assume um papel importante na avaliação diagnóstica da lambedura excessiva, principalmente nos gatos que se escondem para fazê-la. Nesses casos, na espécie felina o tricograma demonstrará hastes mais curtas e fraturadas (Figura 2) e raízes dos pelos normais. Nos casos de hiperadrenocorticismo, uso crônico de corticosteroides tópicos e alopecia paraneoplásica, as extremidades dos pelos estão íntegras e as raízes estão, em sua grande maioria, miniaturizadas, ou seja, em fase telogênica prolongada (Figuras 3 e 4). Quando há o predomínio de raízes normais em fase telogênica e as extremidades estão íntegras, pode-se estar diante de um defluxo telogênico (Figura 5).

O exame direto dos pelos é uma técnica mais utilizada para a pesquisa de dermatófitos, principalmente *Microsporum canis*, após um exame positivo sob a lâmpada de Wood. O exame direto positivo indica infecção, mas somente a cultura fúngica é considerada padrão de referência para o diagnóstico da dermatofitose. A vantagem dessa técnica é encurtar o tempo de diagnóstico e permitir que o clínico inicie o tratamento, aguardando a cultura.

Agentes clareadores como o hidróxido de potássio (KOH) podem ser utilizados,

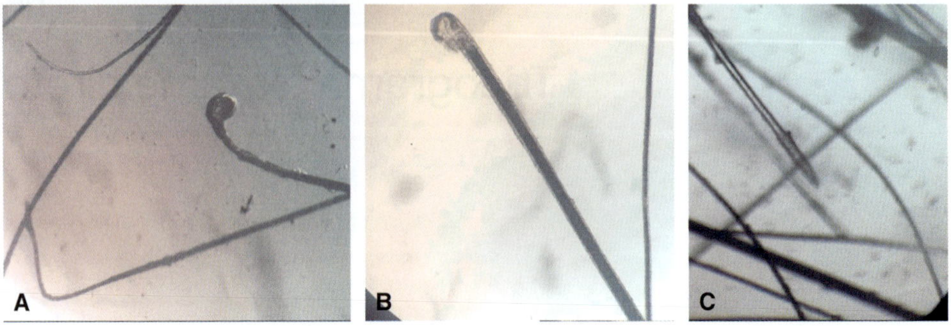

FIGURA 1. Fotomicrografias de tricogramas de um gato com pelos normais. **A:** raiz em fase anágena, em que se verificam bulbos redondos, lisos e muitas vezes pigmentados. **B:** raiz em fase catágena. **C:** raiz em fase telógena, com bulbos em forma de clava ou lança. Aumento de 40×.

Fonte: arquivo pessoal da autora.

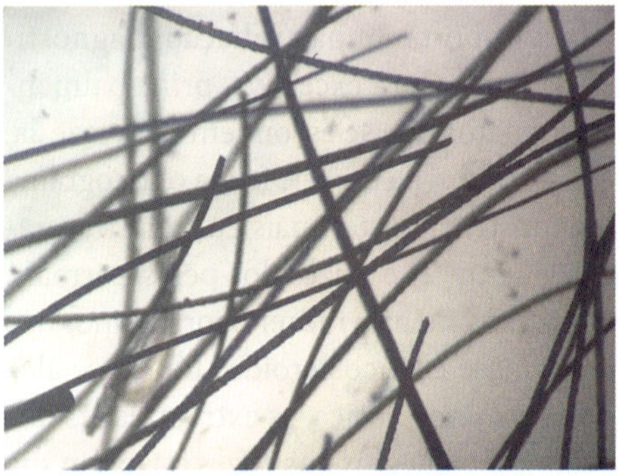

FIGURA 2. Fotomicrografia de hastes pilosas fraturadas em tricograma de um gato com prurido. Aumento de 100×.

Fonte: arquivo pessoal da autora.

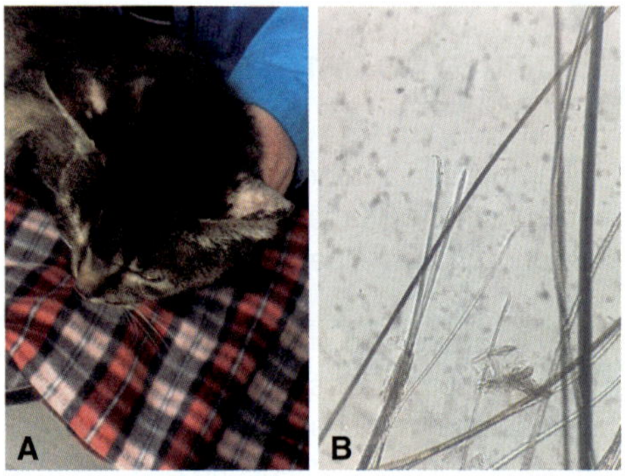

FIGURA 4. **A:** gato com alopecia paraneoplásica. **B:** fotomicrografia de tricograma com raízes miniaturizadas. Aumento de 40×.

Fonte: arquivo pessoal da autora.

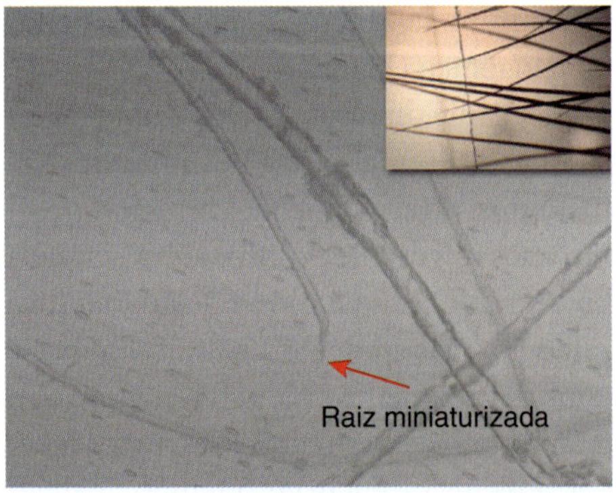

FIGURA 3. Fotomicrografia de tricograma de um gato em uso crônico de corticosteroide. Extremidades normais (canto superior direito) e raiz miniaturizada (seta vermelha). Aumento de 100×.

Fonte: arquivo pessoal da autora.

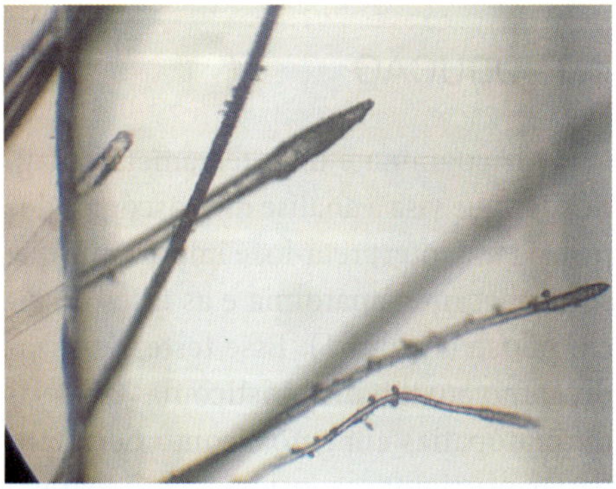

FIGURA 5. Fotomicrografia de tricograma demonstrando raízes normais em fase telogênica em um gato com defluxo telogênico. Aumento de 100×.

Fonte: arquivo pessoal da autora.

pois facilitam a visualização dos esporos fúngicos; entretanto, a amostra deve ser avaliada poucos minutos após sua adição. Vale lembrar que o KOH é corrosivo e pode danificar o microscópio caso o observador não tome cuidado. O óleo mineral pode ser utilizado e, em alguns casos, adiciona-se uma gota de azul de metileno e assim se visualizam os esporos fúngicos corados em azul. Há sempre alguma confusão sobre infecções por dermatófitos ectotrix *versus* endotrix. Os dermatófitos veterinários produzem esporos de ectotrix (uma bainha de artroconídios na parte externa de um pelo e o crescimento fúngico dentro da haste do pelo) – Figura 6. Em contraste, vários dermatófitos humanos produzem infecções por endotrix (crescimento fúngico dentro da haste capilar produzindo artroconídios dentro da haste capilar).

MATERIAL E TÉCNICA DE COLETA

Para a realização desses testes, são necessários:

- Pinça hemostática (de preferência curva, para poderem ser seguradas paralelas à pele e permitirem a remoção de mais pelos de uma vez).
- Lâminas e lamínulas de vidro para microscopia.
- Óleo mineral (tricograma e exame direto) e KOH (exame direto).
- Corante azul de metileno ou Panótico Rápido (3).
- Microscópio óptico.

A coleta é feita na área em lesões suspeitas (p. ex., lesões de alopecia), por

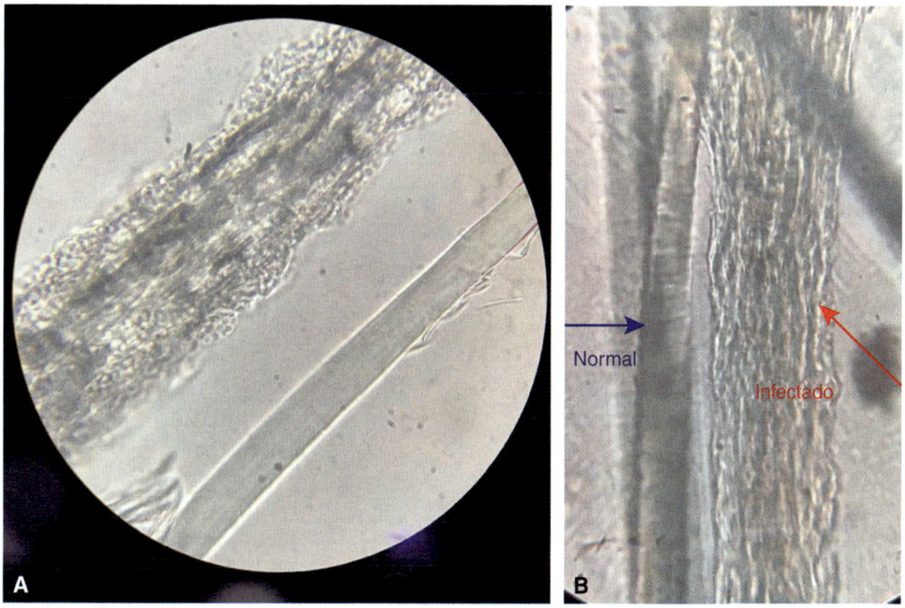

FIGURA 6. Fotomicrografias de exame direto, lâminas preparadas com óleo mineral. **A:** pelo infectado acima, com esporos ectotrix, e hifas e pelo normal abaixo. **B:** à esquerda (seta azul) pelo normal, à direita (seta vermelha), pelo infectado. Aumento de 1.000×.

Fonte: arquivo pessoal da autora.

arrancamento com os dedos polegar e indicador, ou ainda com a utilização de uma pinça hemostática, com pedaço de manguito de garrote acoplado, para evitar uma falsa fratura da haste pilosa e consequente erro de interpretação. Para a coleta para o exame direto, deve-se utilizar a lâmpada de Wood como instrumento auxiliar para escolher a coleta de pelos preferencialmente fluorescentes (ver capítulo 114 – Exame com lâmpada de Wood).

Após o arrancamento, deve-se colocar a amostra em uma lâmina de vidro, adicionar uma gota de óleo mineral e colocar a lamínula por cima. Caso se opte pelo uso de KOH no exame direto, deve-se adicionar uma gota ou duas de KOH e, a seguir, colocar uma lamínula de vidro por cima. As preparações de KOH requerem 30 minutos para fixar. Esse tempo pode ser acelerado aquecendo suavemente a lâmina por 10 a 30 segundos com um fósforo aceso. Alternativamente, a lâmina pode ser aquecida e fixada sendo colocada sobre a lâmpada do microscópio por 5 a 10 minutos. Deve-se tomar cuidado para não ferver a lâmina.

A observação microscópica deve ser feita nos aumentos de 40× e 100×, respectivamente.

LITERATURA SUGERIDA

Colombo S. Alopecia. In: Noli C, Colombo S., editors. Feline dermatology. Cham: Springer; 2020.

Morrielo KA. Diagnostic techniques for dermatophytosis. Clin Tech Small Anim Pract. 2001;16(4):219-24.

Muller WH, Griffin CE, Campbell KL. In: Miscellaneous alopecia. Muller & Kirk's Small Animal Dermatology. 7. ed. St. Louis: Elsevier/Saunders; 2013. p.566-72.

Moriello KA, Coyner K, Paterson S, Mignon B. Diagnosis and treatment of dermatophytosis in dogs and cats: Clinical Consensus Guidelines of the World Association for Veterinary Dermatology. Vet Dermatol. 2017;28(3):266-e68.

117

Biópsia de pele

Marcele Bettim Bandinelli

O PULO DO GATO

A biópsia de pele é indicada para o diagnóstico de lesões dermatológicas localizadas (focais, multifocais ou simétricas), generalizadas, de caráter inflamatório, imunomediado, neoplásico e infeccioso, bem como aquelas de caráter agudo, crônico e/ou refratário ao diagnóstico terapêutico.

Dentre as possibilidades de técnicas cirúrgicas empregadas na biópsia de pele, existem as biópsias incisionais, que amostram parte da lesão, e as biópsias excisionais, que promovem a ressecção completa da lesão.

INTRODUÇÃO

A biópsia de pele em felinos é uma técnica cirúrgica bastante empregada na rotina clínica com finalidade diagnóstica. A partir dela, as lesões cutâneas são submetidas à avaliação histopatológica, que pode ou não ser combinada a técnicas moleculares, imunológicas, histoquímicas e microbiológicas. O conhecimento na área de dermatologia felina permite ao clínico atuar de forma organizada e coordenada na seleção e condução do paciente com lesões no tegumento. Contudo, como qualquer ferramenta diagnóstica, a biópsia de pele exibe limitações, especialmente no que tange à correta amostragem da alteração e ao momento em que o paciente será submetido à biópsia. Dessa maneira, este capítulo pretende auxiliar o clínico na tomada de decisão sobre qual sítio biopsiar a partir do aspecto lesional e ressaltar a importância da interação entre o clínico e o patologista para a obtenção de biópsias conclusivas.

INDICAÇÕES E TÉCNICAS DE BIÓPSIA

Dentre as técnicas empregadas para a obtenção de biópsias incisionais, a biópsia por *punch* (ou "saca-bocado") é a mais empregada nas lesões cutâneas. *Punchs* de 3 a 4 mm exibem resultados cosméticos e diagnósticos satisfatórios para lesões que envolvem a cabeça e os coxins dos gatos, mas, para o restante do corpo, o de 6 mm é recomendado. Atenção especial deve ser dada à região periorbital, para que não ocorram deformidades palpebrais após a cicatrização. Outra técnica incisional inclui a remoção parcial da lesão por meio de incisão cutânea com bisturi. Em lesões bolhosas, vesiculares ou pustulares (cuja rotação do *punch* pode levar à ruptura), bem como naquelas lesões cujas áreas transicionais são desejáveis, a utilização do bisturi é mais adequada.

As vantagens associadas às biópsias incisionais são a determinação da natureza da alteração a partir de uma abordagem pouco invasiva, a qual permitirá personalizar a abordagem terapêutica do paciente após o diagnóstico. O carcinoma de células escamosas (CCE) em plano nasal é um exemplo de indicação desse tipo de biópsia. No CCE em estágio inicial (Figura 1A), a biópsia incisional diagnóstica será seguida pelo emprego de técnicas adjuvantes como a eletroquimioterapia intralesional, sem a necessidade de ressecções agressivas. Já em estágios mais tardios (Figura 1B), a escolha da abordagem terapêutica será determinada pelo dermatologista e/ou oncologista, mas a biópsia incisional poderá ser empregada como ferramenta diagnóstica da mesma forma. De acordo com o temperamento do gato, a biópsia incisional é realizada com bloqueio anestésico local subcutâneo ou bloqueio regional, associado ou não a leve sedação. A aplicação de anestésico local não deve ser feita na derme em virtude da alteração artefatual na histologia, nem nas amostras que serão enviadas para cultura, pela inibição de crescimento de algumas bactérias.

As biópsias excisionais são indicadas para lesões cutâneas e as subcutâneas, com finalidade diagnóstica e terapêutica, uma vez que, com elas, promove-se a remoção completa da alteração em um único tempo cirúrgico. Neoformações pequenas cuja remoção completa seja desejável são abordadas usualmente pela técnica excisional. Ela é amplamente utilizada na rotina oncológica cirúrgica e cada vez mais associada à pesquisa de margens cirúrgicas. Elas são realizadas com o paciente sob anestesia geral e, dadas as maiores extensões do procedimento, requerem manejo terapêutico adequado no controle de dor e da ferida cirúrgica no pós-operatório.

O objetivo da biópsia de pele é a obtenção de uma amostra de boa qualidade, condizente com o processo etiológico e sem artefatos de coleta. O esmagamento do tecido, especialmente aqueles provenientes de amostras diminutas e/ou coletadas por *punch* "sem fio", é um artefato frequente. Outro problema se refere ao tempo excessivo de fixação da amostra em solução fixadora de formalina 10% (superior a 24-48 horas), impactando negativamente nas lesões que necessitem de exames adicionais,

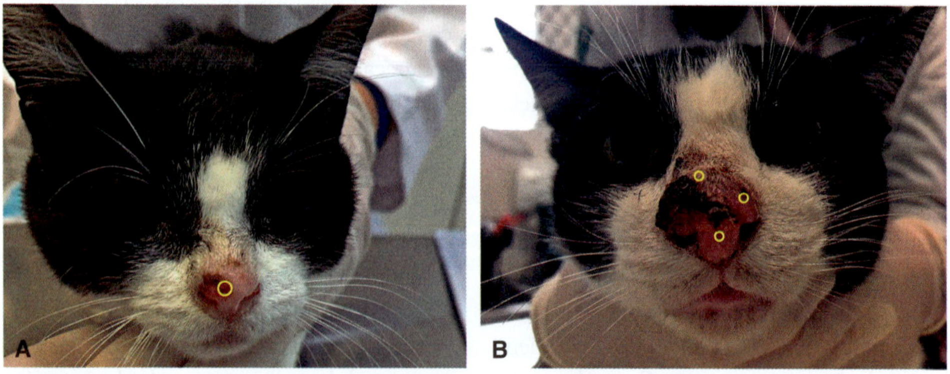

FIGURA 1. Carcinoma de células escamosas em plano nasal em estágio inicial **(A)** e mais tardio **(B)**, com indicação dos sítios a serem biopsiadas (círculos amarelos).

Fonte: arquivo pessoal da autora.

como a imuno-histoquímica. O marcador Ki67 (proliferação celular) é o anticorpo mais emblemático dessa relação inversa entre sua menor expressão tecidual (não realista), quanto maior for o tempo de fixação da amostra.

INFORMAÇÕES RELEVANTES

Toda amostra deve ser acompanhada ao laboratório de requisição minimamente preenchida com os dados do paciente (idade, sexo, raça) e informações sobre a coleta. O local da biópsia deve sempre ser informado na requisição do exame, uma vez que, de acordo com a localização anatômica, existem alterações normais na morfologia cutânea, como densidade pilosa e espessura epidérmica. Adicionalmente aos padrões macroscópicos que devem sempre ser informados ao patologista/laboratório, são igualmente importantes informações como uso de medicamentos em curso ou prévios à coleta, tempo de retirada, melhora ou agravo das lesões de acordo com o fármaco utilizado. O envio de fotos das lesões cutâneas, por meio de aplicativos de celular, também tem auxiliado o patologista na sua elaboração de possíveis diagnósticos diferenciais, complementando e melhorando a qualidade do diagnóstico final.

SELEÇÃO DOS SÍTIOS AMOSTRAIS

A apresentação macroscópica lesional é determinante para a seleção do sítio a ser biopsiado. Amostras incisionais de 3 a 5 locais são recomendadas para otimização e melhor representação das lesões. As biópsias de pele cuja área de interesse envolve a epiderme devem ser coletadas sem tricotomia e antissepsia, mantendo-se as crostas que recobrem as lesões. Vesículas, bolhas e pústulas devem ser coletadas intactas, contudo, dada a velocidade com que elas se rompem, muitas vezes estão rompidas no momento da biópsia e recobertas por crosta (por isso a importância de remeter as crostas ao laboratório). Pelos longos podem ser cortados com tesoura para que fiquem menores que 0,5 cm de altura e permitam a orientação da clivagem no sentido longitudinal dos folículos pilosos pelo laboratório. Caso o gato esteja alopécico, o clínico poderá indicar o sentido do crescimento do pelo com uma caneta de tecidos na pele biopsiada, ou acomodar o fragmento da biópsia em um pedaço de papel branco e desenhar (com lápis), ao lado dele, o sentido de crescimento.

Amostras de pele sem alterações não devem ser remetidas ao laboratório, pois podem ser um fator de confusão ao patologista. Em algumas doenças, é desejável que áreas transicionais sejam amostradas, como nas lesões ulcerativas ou crateriformes e nas alopécicas. Nesses casos, a pele não afetada deverá ser coletada conjuntamente com a alterada (área transicional da lesão), para fins comparativos.

O complexo granuloma eosinofílico é a principal dermatose eosinofílica dos gatos. Suas manifestações são tão distintas entre si quanto a forma, localização e gravidade, e ilustram bem a diversidade das lesões dermatológicas em gatos. Trata-se de uma doença de base alérgica e pruriginosa e que, portanto, cursa com marcado trauma autoinfligido, que resultará em graus variados de escoriações, erosões, úlceras e crostas (Figura 2). Nesses casos, as áreas de interesse da avaliação morfológica não serão as relacionadas a crostas e erosões, mas sim às lesões "mais recentes", "mais jovens", com o intuito de evitar áreas que podem ter sido contaminadas secundariamente.

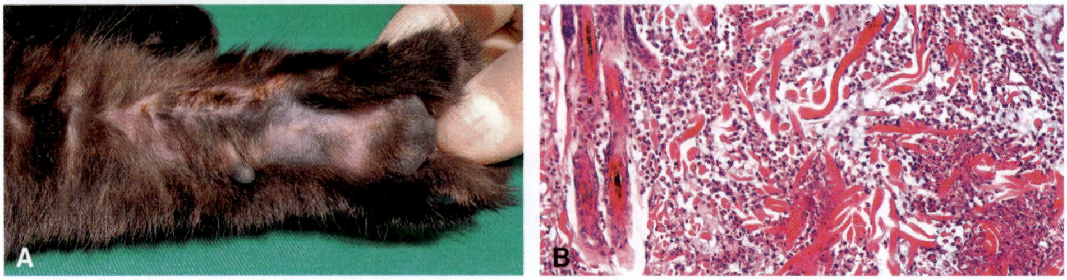

FIGURA 2. Placa eosinofílica felina. **A:** aspecto linear, eritematoso e crostoso em membro torácico esquerdo, associado a edema e alopecia. **B:** dermatite eosinofílica intersticial acentuada, com degeneração eosinofílica de fibras colágenas e mucinose multifocal moderada (áreas de deposição de material homogêneo e fracamente azul). HE, 200×.

Fonte: arquivo pessoal da autora.

PADRÕES LESIONAIS

A pele, assim como outros órgãos, possui um repertório limitado de respostas à lesão tecidual. Esse padrão de resposta é simplificadamente a combinação entre o local da pele afetado (p. ex., a epiderme), acrescido à reação desse componente à lesão (p. ex., hiperqueratose). O reconhecimento desse padrão lesional à histologia (hiperqueratose epidermal) será feito clinicamente pela presença de descamação do estrato córneo visível a olho nu que, quando confinado à epiderme não infundibular, exibirá forma de lascas ou lâminas no gato. Esse padrão de resposta é observado em doenças tanto primárias quanto secundárias hiperplásicas (esfoliativas) que, na espécie felina, podem estar relacionadas a síndromes paraneoplásicas (dermatite esfoliativa felina), neoplásicas (carcinoma de células escamosas), lesões pré-neoplásicas (dermatite solar), agentes infecciosos (sarna notoédrica), doenças imunomediadas (pênfigo foliáceo) etc. É esperado, portanto, que um mesmo padrão morfológico seja observado em várias doenças, assim como as doenças exibem padrões morfológicos diversos. É a correlação entre esses padrões macro e microscópicos que permitirá que lesões similares ou de patogêneses comuns sejam agrupadas e identificadas (Quadro 1).

QUADRO 1

Correlação clínico-histopatológica das lesões de pele em gatos			
Aspecto clínico	**Local da lesão**	**Diagnósticos diferenciais**	**Sítio da biópsia**
Pústulas, pápulas ou crostas	Epiderme	Pênfigo foliáceo Infecção bacteriana superficial Dermatite alérgica miliar Placa eosinofílica Hipersensibilidade a picadas de mosquitos Demodicidose folicular Escabiose felina (sarna notoédrica) Acne felina Quérion Dermatite solar/carcinoma de células escamosas (Figura 3A)	Pústulas intactas ou áreas crostosas. Amostrar periferia e centro lesional

continua

QUADRO 1

Correlação clínico-histopatológica das lesões de pele em gatos (*continuação*)

Aspecto clínico	Local da lesão	Diagnósticos diferenciais	Sítio da biópsia
Vesículas e bolhas	Epiderme ou subepidermal (junção dermo-epidérmica)	Reações a fármacos (farmacodermia) Dermatites virais (estágios iniciais) Queimaduras térmicas ou químicas Dermatite facial do Persa e Himalaio	Vesículas e bolhas intactas (sempre que possível). Somente pele alterada
Necrose ou ulcerativa (ulcerogomosa)	Epiderme (perda de continuidade da epiderme)	Úlcera indolente felina (Figura 3B) Síndrome da dermatite ulcerativa felina Dermatite herpética ulcerativa Autotrauma Dermatite actínica (solar) – fase tardia Carcinoma de células escamosas	Transição entre o bordo lesional e a pele sem alterações. Periferia lesional – evitar o centro
Descamativa ou hiperplásica	Epiderme	Dermatite esfoliativa felina associada ou não ao timoma Chifre cutâneo Dermatite actínica (solar) Dermatofitose Escabiose felina (sarna notoédrica)	Periferia e centro lesional. Evitar áreas com contaminação secundária (fissuras profundas, exsudação purulenta)
Alopécica	Anexo (folículo piloso)	Alopecia psicogênica felina Alopecia paraneoplásica pancreática felina Alopecia cicatricial Pseudopelada Demodicidose felina Dermatofitose	Sempre incluir a transição entre o bordo lesional e a pele sem alterações Evitar regiões com densidade pilosa normalmente diminuída (abdome, região inguinal e face interna dos membros pélvicos) Atenção à identificação da orientação de crescimento do pelo
Padrão nodular com ou sem trato de drenagem	Derme e panículo	Lepra felina Micobacterioses atípicas (Figura 3C) Esporotricose Criptococose Pseudomicetoma Paniculite/esteatite Neoplasia primária cutânea (Figura 3D) Neoplasia metastática cutânea (síndrome MODAL felina – sinonímia: síndrome dígito-pulmonar)	Periferia lesional (evitar áreas centrais – normalmente necróticas) Sempre amostras profundas e das nodulações mais recentes Evitar regiões com contaminação secundária importante Manter amostras em duplicata para exames adicionais (PCR, cultivos microbiológicos) sem solução fixadora acondicionadas sob refrigeração

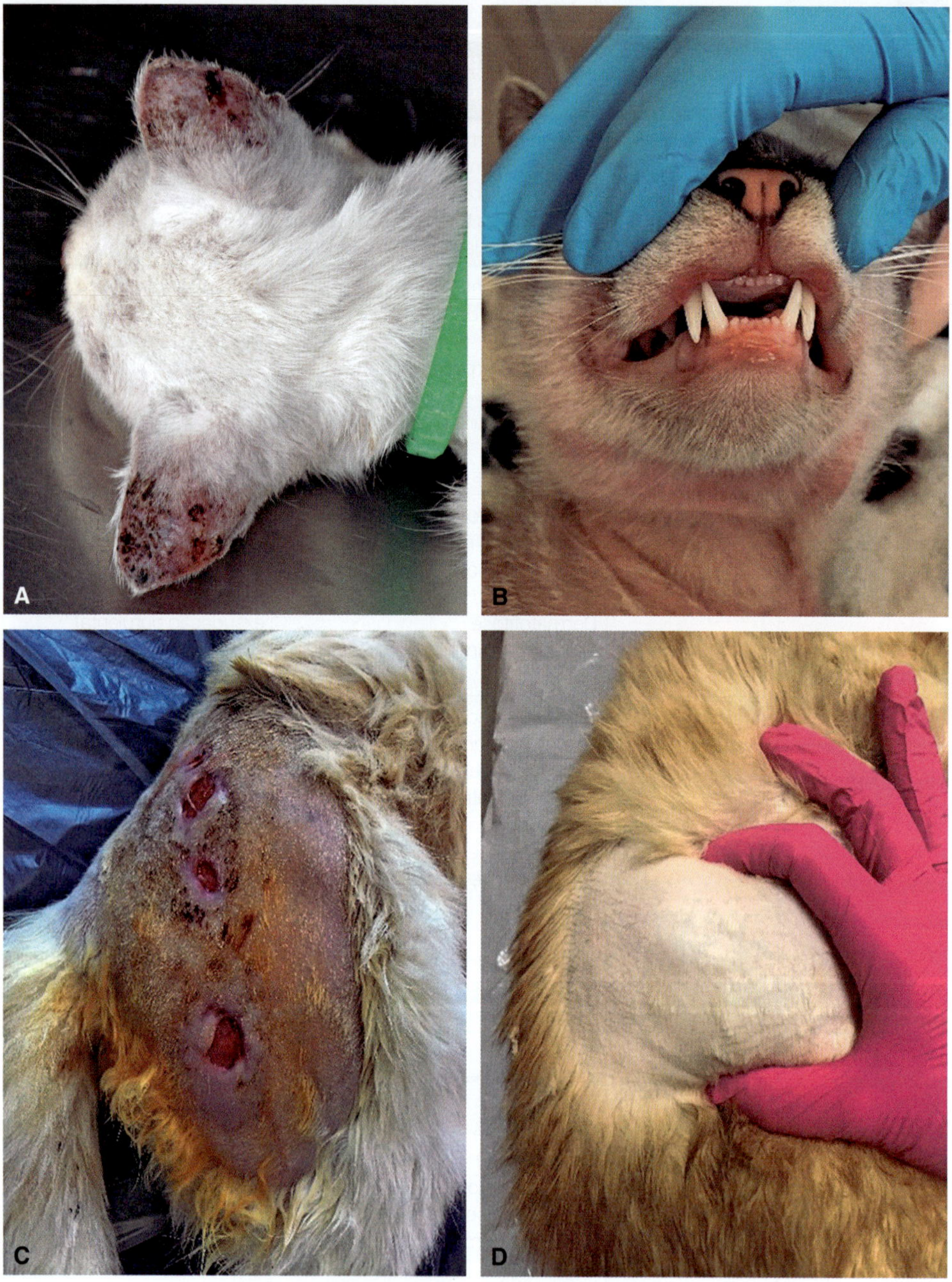

FIGURA 3. Aspectos macroscópicos lesionais em felinos. **A:** lesões erodoulcerativas, eritematosas, alopécicas e crostosas em pinas (dermatite solar e carcinoma de células escamosas). **B:** ulceração bilateral e simétrica em lábio superior (úlcera indolente felina). **C:** ulcerações profundas crônicas (bordos lesionais hipertróficos e claros) associados a drenagem de conteúdo purulento (micobacteriose atípica felina). **D:** neoformação subcutânea focalmente extensa em flanco direito (sarcoma induzido).

Fonte: arquivo pessoal da autora.

LITERATURA SUGERIDA

Gross TL, Ihrke PJ, Walder EJ, Affolter VK. Doenças da pele do cão e do gato: diagnóstico clínico e histopatológico. 2. ed. São Paulo: Roca; 2009. 889p.

Miller WH, Griffin CE, Campbell KL. Diagnostic methods. In: Muller & Kirk's Small Animal Dermatology. 7. ed. St. Louis: Elsevier; 2013. p.92-5.

Noli C, Colombo S. Feline dermatology. Cham: Springer; 2020. 938p.

Simčič P, Pierini A, Lubas G, Lowe R, Granziera V, Tornago R, et al. A retrospective multicentric study of electrochemotherapy in the treatment of feline nasal planum squamous cell carcinoma. Vet Sci. 2021;8(53).

Welle MM, Linder KE. The integument. In: McGavin MD, Zachary JF, editors. Pathologic basis of veterinary disease. 7. ed. St. Louis: Elsevier; 2021. p.1095-262.

Radiografia contrastada

Christine Souza Martins

O PULO DO GATO

Com disponibilidade crescente de outras modalidades de imagem diagnóstica, a radiografia contrastada tem sido pouco usada, mas em algumas situações continua sendo a melhor escolha.

O esôfago não é avaliado pela ultrassonografia e, se a endoscopia não for uma opção, a radiografia contrastada é indicada.

A dinâmica de filtração renal e a integridade de bexiga e uretra também são mais bem avaliadas utilizando-se técnicas de radiografia contrastada.

Uma vez determinada sua indicação, deve-se fazer o preparo adequada do paciente e seguir as instruções técnicas de modo a obter uma imagem de qualidade.

INTRODUÇÃO

A radiografia contrastada é uma modalidade de diagnóstico radiográfico que utiliza meios de contraste com o objetivo de facilitar a visualização de determinados tecidos ou estruturas. Mesmo com a crescente disponibilidade de outros meios de diagnóstico por imagem, como a ultrassonografia e a endoscopia, a radiografia contrastada ainda tem papel importante na investigação de determinadas suspeitas diagnósticas na clínica de felinos.

MEIOS DE CONTRASTE

Como a imagem radiográfica é baseada na percepção das diferenças de densidade (e, consequentemente, de radiopacidade) entre os tecidos, a adição de meios de contraste acrescenta justamente a diferença que pode estar faltando. Eles podem ser positivos, ou seja, com maior radiopacidade que os tecidos ao redor, ou negativos, com menor radiopacidade.

Os contrastes positivos são compostos de elementos com números atômicos maiores que os tecidos orgânicos, como o iodo e o bário, e que por isso são capazes de bloquear/absorver os raios X e formar a imagem radiopaca. Por outro lado, os contrastes negativos são gasosos, menos capazes de bloquear/absorver os raios X, portanto, diminuem a radiopacidade das áreas onde são adicionados.

Existem diversos meios de contraste disponíveis, com utilidades e empregos diferentes (Quadro 1).

Agentes iodados iônicos são considerados hiperosmolares em comparação ao plasma, por isso são associados com maior frequência a efeitos adversos, em relação aos não iônicos. Os não iônicos são os únicos que podem ser injetados no espaço subaracnoide nos procedimentos de mielografia.

QUADRO 1

Meios de contraste mais usados e suas indicações	
Meio de contraste	**Indicações**
Positivos	
▪ Sulfato de bário	▪ Sistema digestório
▪ Contrastes iodados	
• Iônicos (ex.: diatrizoato de sódio e/ou meglumina, metrizoato)	▪ Vascular ▪ Sistema digestório ▪ Urogenital ▪ Intracavitário ▪ Articular ▪ Fístulas
• Não iônicos (ex.: Iohexol, iopamidol)	▪ Sistema nervoso central ▪ Vascular ▪ Sistema digestório ▪ Urogenital ▪ Intracavitário ▪ Articular ▪ Fístulas
Negativos	
▪ Dióxido de carbono	▪ Sistema digestório ▪ Urogenital ▪ Intracavitário ▪ Articular
▪ Ar ambiente	▪ Sistema digestório ▪ Urogenital ▪ Intracavitário ▪ Articular

INDICAÇÕES E TÉCNICAS

Antes de indicar uma radiografia contrastada, considere:

- Vai auxiliar ou determinar o diagnóstico?
- É o melhor método disponível?
- Existe risco no procedimento?

Sempre se deve fazer uma radiografia sem contraste imediatamente antes de utilizar os contrastes.

Se há planos de realizar outros exames de imagem (ultrassonografia ou endoscopia), a presença dos contrastes pode atrapalhar a produção e interpretação das imagens.

Esôfago (Figura 1)

- O esofagograma com contraste (sulfato de bário) é indicado na suspeita de doenças esofágicas (estenoses, dilatações) e na investigação de massas torácicas, presença de sinais como regurgitação e/ou disfagia (ver também capítulo 82 – Regurgitação/disfagia).
- **Técnica:**
  - Não há necessidade de preparo prévio do paciente.
  - O gato tem de estar consciente e com pleno funcionamento do reflexo de deglutição. Obtenha uma radiografia simples (sem contraste) antes da administração.

- O contraste pode ser administrado na forma líquida, pastosa ou misturado com o alimento. O líquido é administrado na dose de 2 a 5 mL por quilo de peso. O gato dificilmente vai comer o alimento com contraste. No caso do contraste líquido, deve-se tomar cuidado com a posição da cabeça do gato, a fim de evitar a aspiração do conteúdo (ver capítulo 92 – Administração de medicamentos).
- Se houver suspeita de perfuração, como após a retirada de um corpo estranho, deve-se utilizar contraste iodado a fim de evitar as consequências do extravasamento do sulfato de bário para a cavidade torácica.
- Imediatamente após a administração, o gato é posicionado em decúbito lateral para realização da radiografia.
- Observação: nos casos de suspeita de estenose, o contraste líquido pode dar uma falsa impressão de normalidade, sendo, nesses casos, recomendado administrá-lo na forma mais consistente possível (pastoso ou misturado com alimento).
- Tendo em vista a composição muscular peculiar do terço distal do esôfago do gato, sua aparência na radiografia contrastada é diferente da vista nos cães. É visível a aparência típica denominada padrão "espinha de peixe".

- **Possíveis complicações:**
  - A complicação mais comum é a aspiração do contraste, que pode trazer consequências graves, podendo ser fatal. Isso pode ser evitado tendo o máximo de cuidado durante a administração do contraste e mantendo o animal em observação, para evitar que a regurgitação do contraste cause a mesma complicação.
- **Limitações:** não é possível avaliar a motilidade do esôfago, nem lesões na mucosa (esofagite).

Estômago

- **Indicações:** investigar vômitos persistentes, hematêmese, suspeita de corpos estranhos radiotransparentes, suspeita de massas, obstruções, deslocamentos e perfurações, além de avaliação do tempo de esvaziamento gástrico.

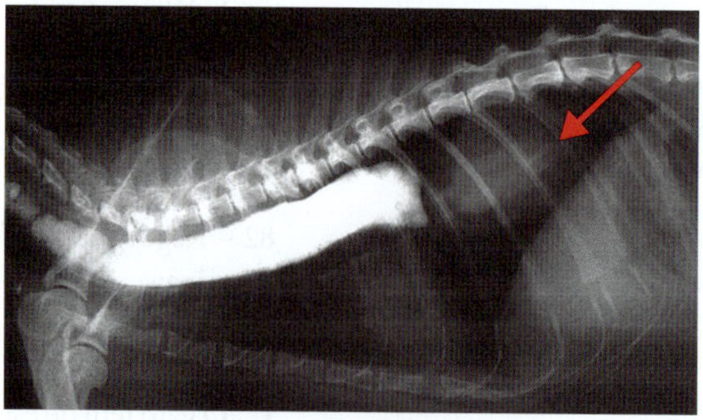

FIGURA 1. Radiografia contrastada de esôfago torácico de gato para a investigação de massa radiopaca localizada no mediastino caudal (seta vermelha). Observa-se que a coluna de contraste fica retida cranial à massa, confirmando a localização intraluminal. Após avaliação histopatológica de material coletado por endoscopia, obteve-se o diagnóstico de carcinoma de células escamosas.

Fonte: arquivo pessoal da autora.

- **Técnica:**
  - Recomenda-se jejum alimentar de 12 a 24 horas. Suspender a água 2 horas antes do procedimento.
  - Deve-se suspender quaisquer medicações que interfiram na motilidade gastrintestinal até 48 horas antes do procedimento.
  - Deve-se realizar uma radiografia simples imediatamente antes para certificar-se de que o conteúdo alimentar não vai se sobrepor à imagem.
  - Uma sonda deve ser introduzida até o estômago (conforme ilustrado no capítulo 98 – Nutrição enteral). Cerca de 7 a 12 mL de contraste líquido por quilo são administrados lentamente pela sonda gástrica. Na suspeita de perfuração, como alternativa, pode-se administrar cerca de 2 a 3 mL de contraste iodado por quilo. Se o objetivo for avaliar o tempo de esvaziamento gástrico, recomenda-se misturar o contraste com alimento da forma mais consistente possível.
  - As radiografias devem ser realizadas nas quatro projeções padrão imediatamente após a administração do contraste e depois aos 15, 30 e 60 minutos. Depois disso, o intervalo entre as exposições vai ser de 30 minutos até completar o estudo (se a investigação também envolver os intestinos).
  - Também é possível realizar a radiografia contrastada utilizando contraste negativo (pneumogastrograma), indicado principalmente na busca de corpos estranhos e determinação da posição do estômago. O procedimento pode ser desconfortável para o paciente.
- **Possíveis complicações:** vômitos e aspiração do contraste.
- **Limitações:** não é possível detectar pequenas lesões de mucosa.

Intestinos

Frequentemente, a avaliação radiográfica dos intestinos é feita juntamente com as radiografias do estômago, seguindo os mesmos critérios de preparo e cuidados.

Exceto nos casos de corpos estranhos, a avalição radiográfica vai render mais um diagnóstico de localização anatômica do que etiológico.

- **Técnica:**
  - Além das instruções anteriores, também se recomenda a administração de laxantes no dia anterior e/ou a realização de um enema 1 a 2 horas antes do procedimento, a fim de esvaziar o cólon.
  - **Observação:** as contrações segmentares do intestino do gato são mais óbvias, conferindo ao duodeno uma aparência de "colar de pérolas".
- **Complicações:** o sulfato de bário é considerado constipante e, se o gato já tem essa tendência, o procedimento pode agravar a condição.
- **Enema de bário:** utilizado para avaliar apenas o intestino grosso, especialmente nas suspeitas de estreitamentos, intussuscepção ileocólica ou dilatações anormais. Geralmente necessita de anestesia, pois é bastante desconfortável ao paciente. Recomenda-se esvaziar completamente o cólon com enemas 12 horas antes do procedimento e realizar uma lavagem final 2 horas antes. Uma sonda tipo Foley é inserida e o balão, inflado na altura do canal pélvico. A solução de bário é diluída meio a meio com água

morna e cerca de 2 a 6 mL por quilo da solução são administrados lentamente com seringa ou por gravidade, a partir de uma bolsa de fluido. Uma radiografia é feita quando metade da quantidade de bário tiver sido administrada.

Trato urinário

As principais técnicas utilizadas no trato urinário dos gatos são a urografia excretora, a cistografia e a uretrocistografia.

Urografia excretora (Figura 2)

- **Indicações:** avaliação da integridade da pelve renal e principalmente dos ureteres, na suspeita de ureter ectópico, para verificar se há obstrução ureteral completa ou parcial; permite uma avaliação estimada (não quantitativa) da função de cada rim individualmente e quando não há a possibilidade de avaliação ultrassonográfica dos rins. Pode ser indicada também quando há necessidade de avaliação da bexiga, mas não é possível realizar uma uretrocistografia.

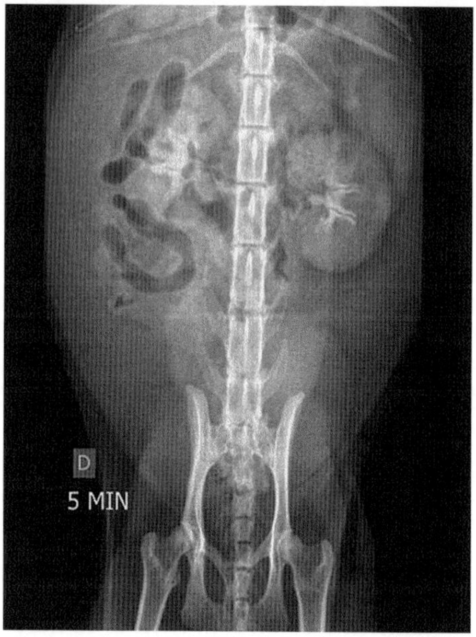

FIGURA 2. Urografia excretora de um gato, cinco minutos após a injeção intravenosa do contraste. É possível visualizar os divertículos e a pelve renal e os ureteres.

Fonte: imagem cedida por Fernanda Vieira Amorim da Costa.

- **Técnica:**
  - Jejum de 12 horas e enema, se necessário.
  - Embora possam ser utilizados tanto o contraste iodado iônico quanto o não iônico, a preferência é pela utilização do segundo, visto estar associado com menos efeitos adversos.
  - A dose de contraste é baseada em sua concentração de iodo, que pode variar entre as preparações comerciais. A dose recomendada de iodo é de 400 a 600 mg/kg.
  - É importante esvaziar a bexiga antes de injetar o contraste, se possível.
  - Deve-se realizar o acesso venoso na veia cefálica.
  - Uma radiografia ventrodorsal deve ser feita imediatamente e, após 5 minutos, uma lateral e outra ventrodorsal. Outras exposições radiográficas podem ser realizadas após 20 e 40 minutos. Para melhor visualização dos ureteres, recomenda-se também uma exposição oblíqua aos 5 minutos.
  - A urografia permite a visualização em quatro fases: 1) arteriografia; 2) nefrograma; 3) pielograma; e 4) cistografia. A fase arterial demonstra o fluxo sanguíneo renal; o nefrograma demonstra o acúmulo do contraste nos túbulos renais, permitindo avaliar o parênquima renal; a fase do pielograma avalia o sistema coletor, incluindo os ureteres; e a cistografia revela o acúmulo do contraste na bexiga.

- **Contraindicações:** não deve ser utilizada em gatos azotêmicos ou desidratados.
- **Complicações:**
  - Comuns: vômitos durante a injeção do contraste.
  - Ocasionais: agravamento da doença renal, inclusive com indução de falência renal. Recomenda-se que todo procedimento seja acompanhado por fluidoterapia e que qualquer desidratação seja corrigida antes da administração do contraste.
  - Raras: anafilaxia e edema pulmonar.

Cistografia

A cistografia pode ser realizada com contraste positivo, contraste negativo (pneumocistografia) ou uma combinação de ambos.

- **Indicações:** a cistografia com contraste positivo é a melhor técnica nos casos de suspeita de ruptura da bexiga. A maior parte das indicações para a realização de cistografia, pneumocistografia ou com duplo contraste pode ser encaminhada para exame ultrassonográfico.
- **Técnica:**
  - O gato é anestesiado para a introdução segura de uma sonda uretral de calibre adequado para a uretra, de maneira estéril. A bexiga é esvaziada pela sonda.
  - O contraste iodado é diluído na proporção 1:10 em soro fisiológico. A quantidade de contraste pode variar de 10 a 50 mL no total.
  - A seringa com o contraste iodado é acoplada à sonda uretral e o contraste é injetado simultaneamente à palpação da bexiga, a fim de evitar que seja excessivamente distendida.
  - Exposições radiográficas nas incidências lateral e ventrodorsal são obtidas imediatamente após a injeção do contraste.
- **Complicações:** refluxo vesicoureteral, infecção iatrogênica, trauma à uretra e bexiga, ruptura da bexiga e, mais raramente, embolia gasosa (na pneumocistografia).

Uretrografia/uretrocistografia retrógada (Figura 3)

- **Indicações:** suspeita de estenose ou ruptura da uretra peniana e pélvica.
- **Técnica:**
  - Pode ser necessária a realização de um enema, caso seja constatada grande quantidade de fezes radiopacas sobrepondo o campo radiográfico.
  - O gato é anestesiado para a introdução de uma sonda uretral de calibre adequado e com abertura apenas na extremidade. Nesse caso, pode ser utilizado um cateter venoso, visto que não vai ser avançado até a bexiga.
  - Não é necessário esvaziar a bexiga, tendo em vista que, se estiver cheia, aumenta a distensão da uretra, melhorando a imagem.

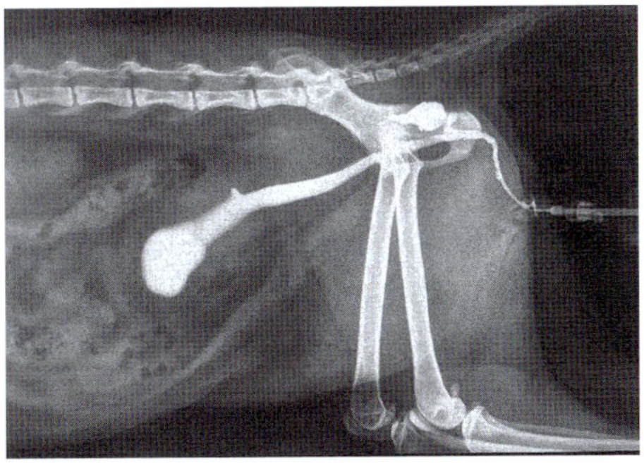

FIGURA 3. Uretrografia retrógrada de um gato, na qual se observa ruptura da uretra pélvica.
Fonte: imagem cedida por Fernanda Vieira Amorim da Costa.

- Cerca de 5 mL de contraste iodado são injetados na uretra e o ideal é que a exposição radiográfica seja feita no exato momento da injeção. Se a imagem não estiver satisfatória, pode-se repetir a injeção do contraste.
- É importante tomar cuidado para não deixar o contraste refluir, pois pode formar artefatos de interpretação na imagem.

- **Complicações:** infecção iatrogênica e trauma uretral. Ambos podem ser evitados com manuseio cuidadoso e limpo.

Com a maior disponibilidade de outras modalidades de diagnóstico por imagem, a radiografia contrastada perdeu popularidade, mas, estando ciente das indicações específicas e das técnicas apropriadas, o veterinário pode desfrutar das informações obtidas da melhor maneira para o cuidado de seu paciente felino.

LITERATURA SUGERIDA

Hecht S, Adams WH. Digestive tract (including contrast procedures). In: Hecht S, editor. Diagnostic radiology in small animal practice. 2. ed. Stuttgart: 5M Publishing; 2020. p.224-55.

Heuter KJ. Excretory urography. Clin Tech Small Anim Pract. 2005;20(1):39-45.

Holloway A. Contrast radiography. In: Holloway A, McConnell JF, editors. BSAVA Manual of Canine and Feline Radiography and Radiology: A Foundation Manual. Gloucester: BSAVA; 2013. p.74-108.

Hudson J. Normal gastrointestinal anatomy. In: Holland M, Hudson J, editors. Feline diagnostic imaging. Hoboken, NJ: Wiley-Blackwell; 2020. p.333-46.

Hudson J. Normal urinary system. In: Holland M, Hudson J, editors. Feline diagnostic imaging. Hoboken, NJ: Wiley-Blackwell; 2020. p.439-54.

Prüllage ML, Schwendenwein I, Eberspächer-Schweda E, Kneissl S. Does intravenous contrast medium administration result in altered renal biomarkers? A study in clinically stable cats with and without azotemia. J Feline Med Surg. 2022;24(6):565-79.

Scarabelli S, Cripps P, Rioja E, Alderson B. Adverse reactions following administration of contrast media for diagnostic imaging in anaesthetized dogs and cats: a retrospective study. Vet Anaesth Analg. 2016;43(5):502-10.

119

Ecocardiografia

Alexandre Bendas
Karen Macambira

O PULO DO GATO

O diagnóstico das cardiomiopatias felinas é importante para a classificação do fenótipo da cardiomiopatia, mas principalmente para instituir o tratamento adequado.

A ecocardiografia é considerada padrão-ouro para o diagnóstico das cardiopatias.

Na clínica de felinos, esse exame é um importante método auxiliar, que contribui tanto para o diagnóstico de doenças cardíacas já instaladas quanto para a detecção de animais em risco de desenvolver insuficiência cardíaca congestiva e tromboembolismo.

INTRODUÇÃO

As cardiomiopatias são comuns em gatos e constituem-se em um grupo heterogêneo de doenças do miocárdio. Estima-se que 15% dos gatos aparentemente saudáveis sejam afetados, estando entre as dez causas mais comuns de morte. A ecocardiografia representa o exame padrão-ouro para diagnóstico das cardiomiopatias, pois possibilita a avaliação morfofuncional das estruturas cardíacas de forma não invasiva. O exame ecocardiográfico é constituído por três modalidades: modo B, modo M e estudo Doppler. A partir das alterações visualizadas, as cardiomiopatias são classificadas, com base nas características estruturais e funcionais, em: hipertrófica, restritiva, dilatada, arritmogênica e não específica.

PREPARAÇÃO DO EXAME

Idealmente, o exame deve ser realizado por operadores treinados em manejo de gatos não sedados e em ambiente silencioso e calmo.

Realizando a contenção e o manejo adequado, a maioria dos pacientes pode ser avaliada sem sedação, porém, em algumas situações, ela pode ser necessária. O butorfanol (0,25 mg/kg) por via intramuscular constitui uma opção interessante. Uma alternativa que também é bem tolerada e que apresenta bons resultados é a utilização da gabapentina (20 mg/kg ou 100 mg/gato), por via oral, duas horas antes do exame. A tricotomia deve ser realizada em ambos os hemitóraces para melhor aquisição de imagens. A utilização do registro eletrocardiográfico no próprio aparelho de ecocardiografia durante a realização do exame ecocardiográfico permite maior precisão para as mensurações de acordo com o momento do ciclo cardíaco. O exame é realizado com o paciente posicionado em decúbito lateral esquerdo e, posteriormente, direito, para a aquisição das imagens.

MODO B

O modo bidimensional (modo B) permite a obtenção de imagens planas do coração em tempo real. Nesse modo, é possível avaliar a presença de neoplasias, trombos, estrutura das valvas, grandes vasos e anormalidades de movimentação das paredes. Além disso, permite melhor avaliação do tamanho de átrios e ventrículos. Uma das principais medidas realizadas é a relação átrio esquerdo/aorta (relação AE/Ao), que permite a avaliação do tamanho do átrio esquerdo, sendo de fundamental importância para avaliar o risco de ocorrência de edema pulmonar e de trombos. Embora existam vários métodos para avaliação, um dos principais é por meio do corte no eixo curto na incidência basilar do coração (Figura 1).

Quando realizado dessa maneira, o valor normal da relação AE/Ao é menor que 1,5. Valores acima de 1,8 indicam maior risco de desenvolver insuficiência cardíaca congestiva e/ou tromboembolismo (Tabela 1).

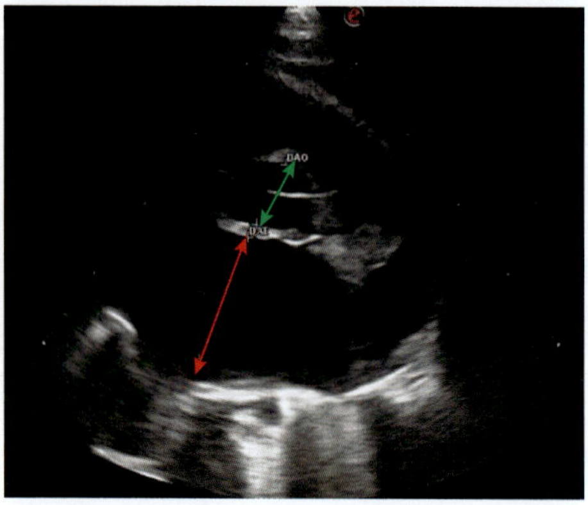

FIGURA 1. Imagem ecocardiográfica no modo bidimensional (transverso) em felino com cardiomiopatia de fenótipo hipertrófico, evidenciando uma relação entre átrio esquerdo (seta vermelha) e aorta (seta verde) (AE/Ao) de 1,99.

Fonte: arquivo pessoal dos autores.

MODO M

O modo movimento (modo M) possibilita a medição da espessura das paredes dos ventrículos, das dimensões das câmaras cardíacas e do movimento valvular. A partir dessas medições, alguns índices funcionais são calculados, como a fração de encurtamento do ventrículo e átrio esquerdo.

DOPPLER

O modo Doppler mede basicamente a direção e velocidade das hemácias, e diferencia o fluxo laminar (normal) do não

TABELA 1 Valores de referência para o átrio esquerdo em felinos

	Diâmetro do AE	Relação AE/Ao
Normal	< 16 mm	≤ 1,5
Aumento discreto	16-19 mm	1,51-1,79
Aumento moderado	20-25 mm	1,80-1,99
Aumento grave	> 25 mm	≥ 2,0

AE: átrio esquerdo; Ao: aorta.
Fonte: Schober e Chetboul, 2015; Côté, 2011.

laminar (turbulento). As duas modalidades de Doppler incluem o pulsátil e o contínuo. O Doppler pulsátil permite avaliar alterações na velocidade, direção ou turbulência do fluxo sanguíneo transvalvar e nas artérias aorta e pulmonar. As imagens obtidas no modo colorido constituem-se em uma forma de Doppler pulsátil e são visualizadas no exame nas cores vermelho e azul. O movimento do fluxo de sangue que se desloca em direção ao transdutor é visualizado na cor vermelha, e o que se distancia do transdutor é visto na cor azul.

Desse modo, é possível avaliar presença de refluxos valvares e de *shunts*. O Doppler contínuo permite a avaliação de fluxos anormais de alta velocidade, sendo útil na avaliação em casos de estenose. Resumidamente, o modo Doppler fornece informações quantitativas dos gradientes de pressão nas valvas que apresentam regurgitação ou estenoses, ou nos fluxos presentes em lesões de *shunts*, além da quantificação das pressões de enchimento do ventrículo esquerdo.

NOVAS MODALIDADES

Novas técnicas de imagem cardiovascular foram desenvolvidas no início do século XXI, resultantes tanto do aperfeiçoamento da tecnologia dos aparelhos como do desenvolvimento de *softwares* específicos. Dentre essas técnicas, destaca-se o Doppler tecidual miocárdico ou imagem por Doppler tecidual (TDI). Novos índices da função miocárdica puderam surgir a partir dessa nova modalidade, como: velocidade de deslocamento da parede miocárdica, deformação (*strain*), velocidade de deformação (*strain rate*), ângulos de rotação e torção e sincronismo segmentar.

Essas novas ferramentas de imagem, que podem ser combinadas em vários graus, fornecem uma análise precisa da função miocárdica focal e global, complementando as informações obtidas pela ecocardiografia convencional.

PRINCIPAIS ALTERAÇÕES ECOCARDIOGRÁFICAS NAS CARDIOMIOPATIAS

Fenótipo hipertrófico

O fenótipo hipertrófico é caracterizado por aumento da espessura, difusa ou regional, das paredes do ventrículo esquerdo, na ausência de estenose aórtica ou hipertensão arterial sistêmica grave o suficiente para causar essa alteração (Figura 2).

Medidas de parede iguais ou superiores a 6 mm são consideradas aumentadas. Os músculos papilares também podem se apresentar hipertrofiados. A hipertrofia na via de saída do ventrículo esquerdo (VSVE) e o aumento da tensão nas cordas tendíneas favorecem o deslocamento da válvula mitral durante a sístole, provocando obstrução da VSVE e refluxo mitral secundário (Figura 3). Essa alteração é denominada movimento sistólico anterior da válvula mitral.

A avaliação de tamanho e função do átrio esquerdo é fundamental. Quando o átrio esquerdo se encontra gravemente aumentado, há uma maior chance de o paciente estar em um quadro de insuficiência cardíaca congestiva (ICC) ou de desenvolvê-la em curto espaço de tempo, além de ser favorável à estase sanguínea (que pode ser visualizado no exame como um contraste espontâneo, que se denomina sinal de *smoke*) e formação de trombos, principalmente na região auricular esquerda (Figura 4). A disfunção diastólica é comumente encontrada e, na avaliação com Doppler pulsado, é possível visualizar medidas de velocidade da onda E reduzidas, evidenciando padrão de relação E/A invertida.

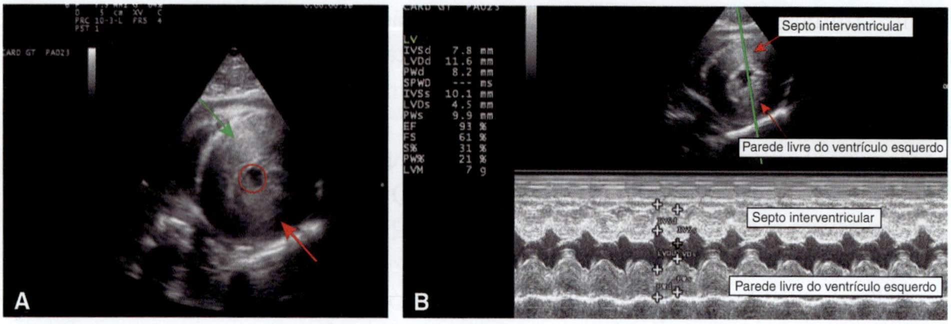

FIGURA 2. **A:** imagem ecocardiográfica no modo bidimensional (corte transverso no nível dos músculos papilares) em felino, evidenciando hipertrofia concêntrica da parede livre do ventrículo esquerdo (seta vermelha) e do septo interventricular (seta verde), com diminuição da luz ventricular (círculo vermelho). **B:** imagem ecocardiográfica em modo M (corte transverso no nível dos músculos papilares) de felino com cardiomiopatia de fenótipo hipertrófico evidenciando hipertrofia concêntrica do septo interventricular (IVSd: 7,8 mm) e da parede livre do ventrículo esquerdo (PWd: 8,2 mm).

Fonte: arquivo pessoal dos autores.

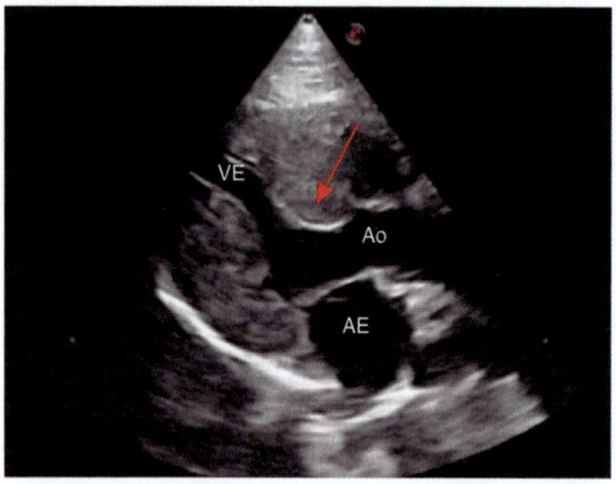

FIGURA 3. Imagem ecocardiográfica no modo bidimensional (via de saída de ventrículo esquerdo – VSVE) em felino evidenciando obstrução parcial da VSVE pela hipertrofia da região infundibular do septo interventricular (seta vermelha).

AE: átrio esquerdo; Ao: aorta; VE: ventrículo esquerdo.
Fonte: arquivo pessoal dos autores.

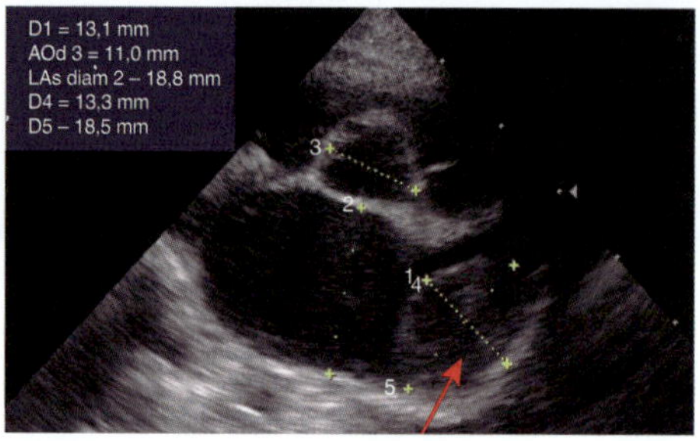

FIGURA 4. Imagem ecocardiográfica no modo bidimensional (transverso) em felino com cardiomiopatia de fenótipo hipertrófico, evidenciando a presença de um trombo no interior da aurícula esquerda.

Fonte: imagem cedida por Dra. Cristina Amaral Torres.

Fenótipo dilatado

Ao contrário do fenótipo hipertrófico, a cardiomiopatia fenótipo dilatado é caracterizada por diminuição da contratilidade miocárdica, que resulta em hipertrofia excêntrica, com espessura de parede do VE normal ou diminuída. Aumento de átrio esquerdo, insuficiência mitral e trombos também podem estar presentes.

Fenótipo restritivo

A cardiomiopatia fenótipo restritivo é caracterizada por disfunção diastólica decorrente de fibrose miocárdica ou endomiocárdica. A forma endomiocárdica é caracterizada por deposição macroscopicamente visível de tecido fibroso, que comunica o septo interventricular e a parede livre do VE e/ou músculos papilares. Na forma miocárdica, ocorrem morte dos cardiomiócitos e fibrose de substituição. Com isso, o ventrículo esquerdo fica mais rígido, aumentando a pressão diastólica intraventricular, causando aumento do átrio esquerdo. As dimensões da parede e da cavidade do VE são normais. Em virtude das áreas de fibrose, o miocárdio é visualizado no exame como uma estrutura mais hiperecogênica (Figura 5).

Fenótipos arritmogênico e não específico

O fenótipo arritmogênico é incomum. Caracteriza-se anatomicamente por adelgaçamento da parede livre do ventrículo direito. No exame ecocardiográfico, visualiza-se aumento acentuado das cavidades direitas. A insuficiência tricúspide também pode estar presente, sendo visualizada por meio do Doppler colorido.

Quando as alterações presentes no exame não se enquadram nas classificações anteriores, essas são agrupadas no fenótipo não específico (Figura 6).

O Quadro 1 resume as características ecocardiográficas encontradas nas principais cardiomiopatias felinas, enquanto a Tabela 2 apresenta os valores ecocardiográficos de referência para a espécie.

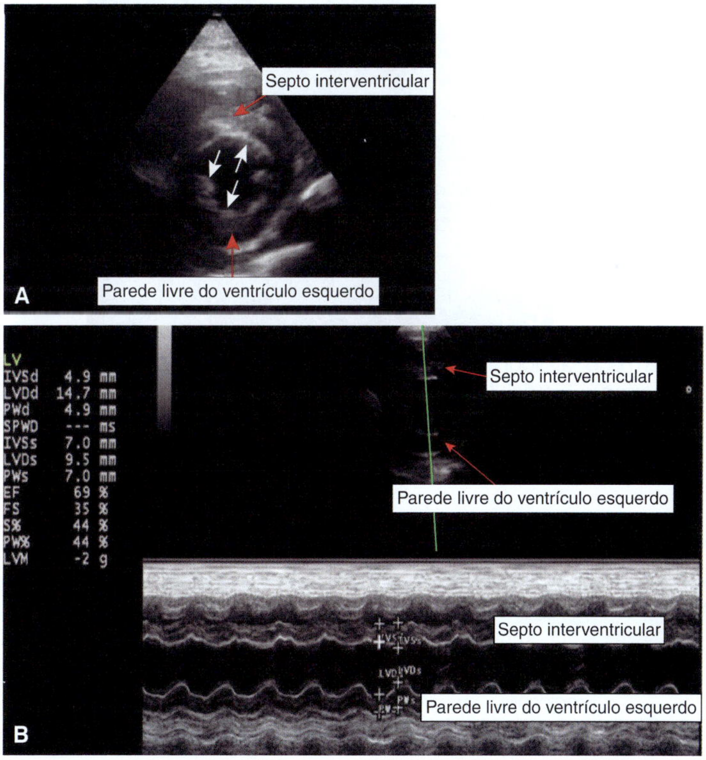

FIGURA 5. **A:** imagem ecocardiográfica no modo bidimensional (corte transverso no nível dos músculos papilares) em felino evidenciando cardiomiopatia de fenótipo restritivo, provavelmente do tipo endomiocárdica (bordas hiperecoicas – setas brancas). **B:** imagem ecocardiográfica em modo M (corte transverso no nível dos músculos papilares) de felino com cardiomiopatia de fenótipo restritivo, evidenciando fração de encurtamento em limite mínimo (FS: 35%) e bordas endomiocárdicas hiperecoicas.

Fonte: arquivo pessoal dos autores.

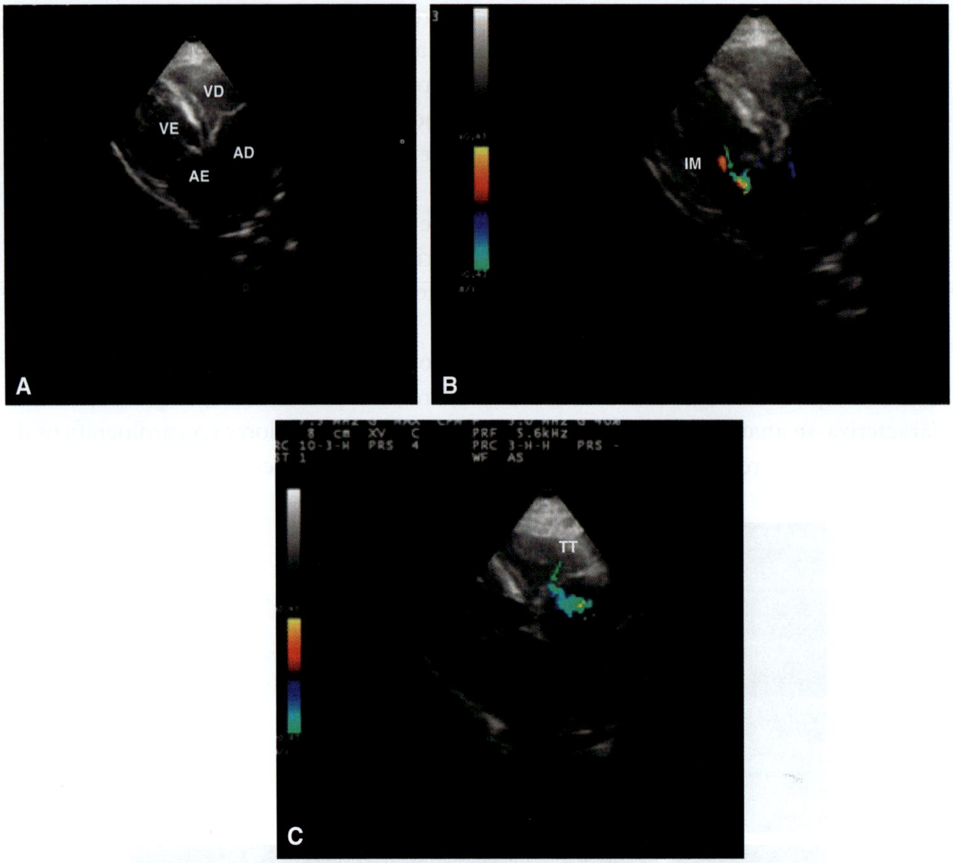

FIGURA 6. Imagem ecocardiográfica no modo bidimensional (apical 4 câmaras) em felino, evidenciando: **(A)** aumento biatrial; **(B)** insuficiência mitral; e **(C)** insuficiência tricúspide, sem outras alterações cardíacas, sendo classificado como cardiomiopatia de fenótipo não específico.

Fonte: arquivo pessoal dos autores.

QUADRO 1

Características ecocardiográficas segundo cada fenótipo	
Fenótipo	Características
Hipertrófico	Aumento da espessura da parede do ventrículo esquerdo, difusa ou regional
Dilatado	Disfunção sistólica do VE com hipertrofia excêntrica
Restritivo	Presença de fibrose, medidas de VE normais, dilatação atrial esquerda
Arritmogênico	Aumento acentuado atrioventricular direito com disfunção sistólica de VD
Não específico	As alterações não se enquadram nas classificações anteriores

VD: ventrículo direito; VE: ventrículo esquerdo.

TABELA 2 Valores ecocardiográficos de referência em felinos segundo vários autores

Parâmetro (mm)	Ware (2014)	Schober (2005)	Sisson (1991)	Jacobs (1985)
SIV_d	≤ 5,5	3,4-5,9	3,0-6,0	2,2-4,4
SIV_s	≤ 9,0	4,4-10,1	4,0-9,0	4,7-7,0
VE_d	12,0-18,0	11,5-17,8	10,8-21,4	12,0-19,8
VE_s	5,0-10,0	2,6-10,9	6,4-16,8	6,4-16,8
$PLVE_d$	≤ 5,5	3,1-5,9	2,5-6,0	2,2-4,4
$PLVE_s$	≤ 9,0	5,6-9,5	4,3-9,8	5,4-8,1

SIV_d: septo interventricular em diástole; SIV_s: septo interventricular em sístole; VE_d: diâmetro interno do ventrículo esquerdo em diástole; VE_s: ventrículo esquerdo em sístole; $PLVE_d$: parede livre do ventrículo esquerdo em diástole; $PLVE_s$: parede livre do ventrículo esquerdo em sístole.

Fonte: adaptada de Souza et al., 2019.

REFERÊNCIAS

Côté E. Feline cardiology. Chichester: Wiley-Blackwell; 2011. 498p.

Schober KE, Chetboul V. Echocardiographic evaluation of left ventricular diastolic function in cats: hemodynamic determinants and pattern recognition. J Vet Cardiol. 2015;17(Suppl 1):S102-33.

Souza et al. In: Larsson MH, organizadora. Tratado de cardiologia de cães e gatos. São Caetano do Sul: Interbook; 2019.

LITERATURA SUGERIDA

Côté E, Kittleson MD. The feline cardiomyopathies. J Feline Med Surg. 2021;23(11):1009-67.

Fuentes VL, Abbott J, Chetboul V, Côté E, Fox PR, Häggström J, et al. ACVIM consensus statement guidelines for the classification, diagnosis, and management of cardiomyopathies in cats. J Vet Intern Med. 2020;34(3):1062-77.

Häggström J, Andersson AO, Falk T, Nilsfors L, Olsson U, Kresken JG, et al. Effect of body weight on echocardiographic measurements in 19,866 pure-bred cats with or without heart disease. J Vet Intern Med. 2016;30(5):1601-11.

Shober K, Wetli E, Drost WT. Radiographic and echocardiographic assessment of left atrial size in 100 cats with acute left-sided congestive heart failure. Vet Radiol Ultrasound. 2014;55(4):359-67.

120

Eletrocardiograma

Alexandre Bendas
Nathália da Conceição Lima

O PULO DO GATO

O eletrocardiograma é um exame de fácil realização, não invasivo, de baixo custo e que deve ser solicitado para todos os gatos que apresentem alterações de ritmo na ausculta, na monitoração de anestesias, em tratamento intensivo e aqueles que apresentem sinais clínicos de cardiopatia.

INTRODUÇÃO E PRINCÍPIOS BÁSICOS

O eletrocardiograma (ECG) registra a atividade elétrica do coração fornecendo informações sobre o ritmo, a frequência e a condução do impulso, sendo o exame de eleição para o diagnóstico de arritmias. O ECG pode ser utilizado para confirmar a presença de uma arritmia identificada durante a ausculta, para o monitoramento de pacientes em tratamento intensivo ou procedimento anestésico. Além do diagnóstico de arritmias, o eletrocardiograma pode sugerir sobrecarga atrial ou ventricular e alterações metabólicas, como distúrbios eletrolíticos ou hipóxia.

O nó sinusal é o marca-passo cardíaco, sendo responsável por gerar o impulso elétrico que será conduzido por todo o coração. O impulso gerado no **nó sinusal** é conduzido pelo miocárdio atrial realizando a despolarização do átrio (onda P), que atinge então o **nó atrioventricular**, onde a velocidade do impulso é retardada, e direcionado ao **feixe de His**, despolarizando o septo interventricular (onda Q), seguindo pelos ramos esquerdo e direito do feixe (onda R) até atingir as porções mais internas do **miocárdio ventricular**, despolarizando a base da parede ventricular posterior e do septo interventricular (onda S). Após a contração ventricular, sua repolarização é identificada no traçado eletrocardiográfico pela onda T.

A posição padronizada para o registro do ECG é o decúbito lateral direito, com o animal posicionado em uma superfície não condutora. Os membros devem estar paralelos entre si, com os eletrodos posicionados na mesma altura. Os eletrodos dos membros torácicos devem ser posicionados na altura do cotovelo, e os dos membros pélvicos, na altura das patelas (Figura 1). O uso de álcool ou gel é importante para garantir um bom contato.

A partir do potencial elétrico gerado na superfície corpórea pela atividade elétrica cardíaca, consegue-se registrar essa atividade em diferentes polaridades através das derivações

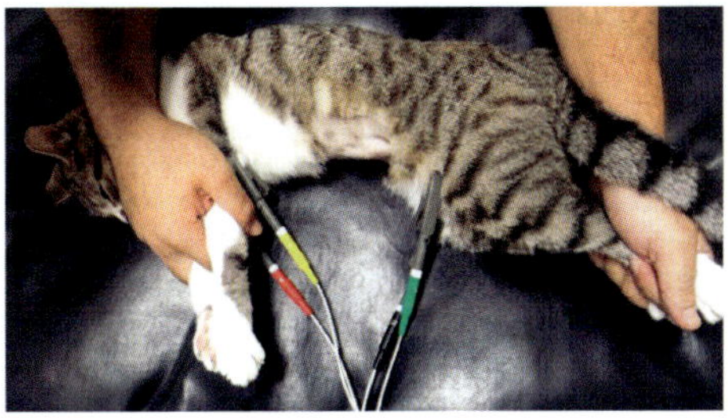

FIGURA 1. Posicionamento dos eletrodos para a realização de exame eletrocardiográfico em um gato.

Fonte: arquivo pessoal dos autores.

cardíacas (derivações bipolares: DI, DII, DIII; derivações unipolares: aVR, aVL, aVF e derivações precordiais unipolares: rV_2, V_2, V_4 e V_{10}). A polaridade de uma onda registrada depende da direção do impulso elétrico e da derivação analisada (Figura 2A e B).

ANÁLISE DO EXAME ELETROCARDIOGRÁFICO

A interpretação do eletrocardiograma é feita a partir da análise de todas as derivações, sendo possível analisar o eixo elétrico e descartar as possíveis interferências pela análise do mesmo segmento em diferentes derivações.

A identificação de amplitude e duração das ondas é possível porque a análise do ECG é feita a partir de um painel milimetrado na horizontal e vertical, formando pequenos quadrados de 1 mm ou 0,1 mV. A cada cinco quadrados pequenos, um quadrado maior é formado, sendo destacado. Cada quadrado maior equivale a 0,5 mV ou 0,1 s. A velocidade do traçado é padronizada em 50 mm/s e, nessa velocidade, o quadrado de 1 mm é equivalente a 0,02 s. Na velocidade de 25 mm/s, o quadrado equivale a 0,04 s. A análise do ECG vai além da identificação de alterações no ritmo, pois também consiste na análise da amplitude e duração das ondas, de seus segmentos e intervalos, do eixo elétrico do plano médio frontal, da morfologia das ondas e na determinação da frequência cardíaca (Figura 3).

Por meio das medidas realizadas no traçado eletrocardiográfico, é possível obter a

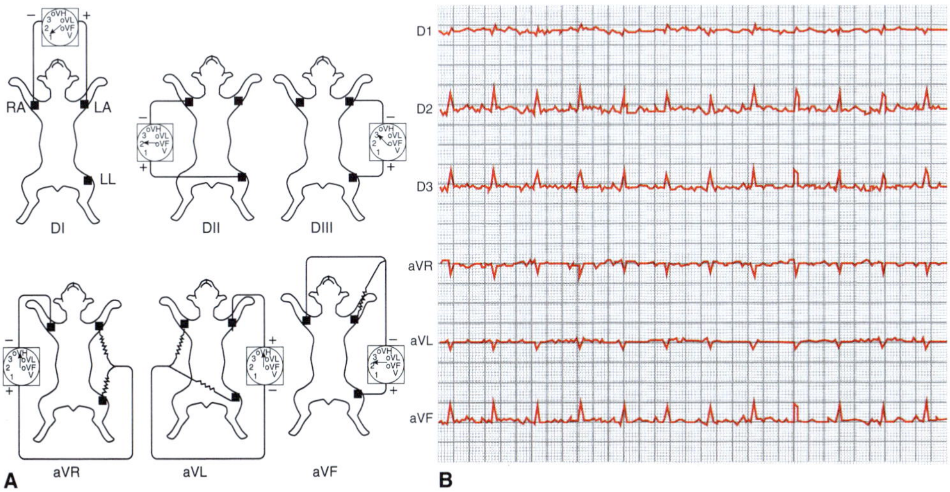

FIGURA 2. **A:** esquema de comparação entre os eletrodos para a obtenção das derivações bipolares (DI, DII e DIII) e unipolares (aVR, aVL e aVF). **B:** traçado eletrocardiográfico normal de um felino evidenciando a polaridade das derivações.

Fonte: A: adaptada de Tilley, 1992. B: arquivo pessoal dos autores

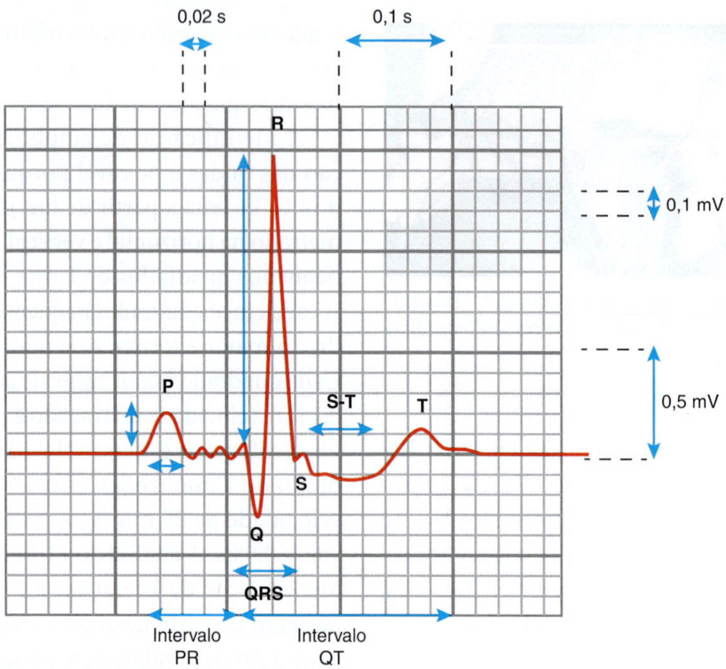

FIGURA 3. Representação das medidas do eletrocardiograma configurado em amplitude N e velocidade 50 mm/s.

Fonte: arquivo pessoal dos autores.

amplitude e a duração das ondas e intervalos, sendo os valores comparados com a tabela de referência eletrocardiográfica para a espécie (Tabela 1). A tabela também inclui informações sobre ritmo cardíaco normal, média do eixo elétrico da onda P, do complexo QRS e da onda T, além dos desvios de eixo mais comuns.

A frequência cardíaca pode ser avaliada de diferentes formas pelo ECG. A avaliação de um trecho de 3 segundos pode estimar a frequência cardíaca do traçado. Na velocidade de 50 mm/s, o trecho de 3 segundos equivale a 15 cm ou 30 quadrados maiores. O número de ondas R dentro desse intervalo é multiplicado por 20 para o cálculo da frequência cardíaca. Quando a avaliação é feita em 25 mm/s, o número de ondas R deve ser multiplicado por 10. Outra forma de cálculo da frequência cardíaca é pela contagem do número de quadrados menores dentro de um intervalo RR: na velocidade de 50 mm/s, dividindo-se 3.000 pelo número encontrado; e na velocidade de 25 mm/s divide-se 1.500 pelo número de quadrados menores entre um intervalo RR. Este último método de análise da frequência cardíaca é válido em ritmos regulares.

O reconhecimento de um ritmo sinusal é importante para que o ritmo anormal seja identificado. Para identificar um ritmo sinusal, deve-se identificar se há uma onda P para cada complexo QRS e se há um complexo QRS para cada onda P. É preciso saber identificar a morfologia normal da onda P e do complexo QRS e as possíveis variações da onda T. No ritmo sinusal, a onda P é positiva nas derivações II e aVF, e os intervalos PQ e os intervalos RR são constantes e regulares (Figura 4).

TABELA 1 Intervalos de referência das mensurações eletrocardiográficas em gatos não sedados (valores obtidos com os animais posicionados em decúbito lateral direito na derivação DII)

Parâmetro eletrocardiográfico	Valor de referência
Frequência cardíaca	140-220 bpm
Ritmo cardíaco normal em ambiente clínico	Ritmo sinusal
Onda P **Amplitude** **Duração** **Eixo elétrico médio no plano frontal**	 < 0,2 mV < 35 ms de 0° a +90°
Intervalo PQ	50-90 ms
Complexo QRS **Amplitude da onda R** **Duração** **Eixo elétrico médio no plano frontal** **Desvio do eixo para direita** **Desvio do eixo para esquerda**	 < 0,9 mV < 40 ms De 0° a +160° De +160° a -0° no sentido horário De 0° a -60° no sentido anti-horário
Segmento ST	Normal: isoelétrico
Intervalo QT	160-220 ms
Onda T **Amplitude** **Polaridade**	 De 0,03 mV a -0,03 mV Variável

Fonte: adaptada de Santilli et al, 2020.

A arritmia sinusal, normalmente associada aos movimentos respiratórios decorrentes do estímulo vagal, é caracterizada por um ciclo de aceleração da frequência cardíaca durante a inspiração e desaceleração durante a expiração. Em felinos, a arritmia sinusal dificilmente é vista, em razão do estímulo simpático gerado durante a realização do exame, porém, pode acontecer em repouso (Figura 5).

Outra variação do ritmo que pode ocorrer é a **parada sinusal** (*sinus arrrest*), classificada como uma pausa na atividade sinusal, que tem duração de duas vezes ou mais o tempo do intervalo RR anterior. Essa pausa pode ser interrompida por um batimento de escape ou pelo retorno da atividade sinusal (Figura 6).

Para a classificação das arritmias, é importante identificar sua origem, frequência

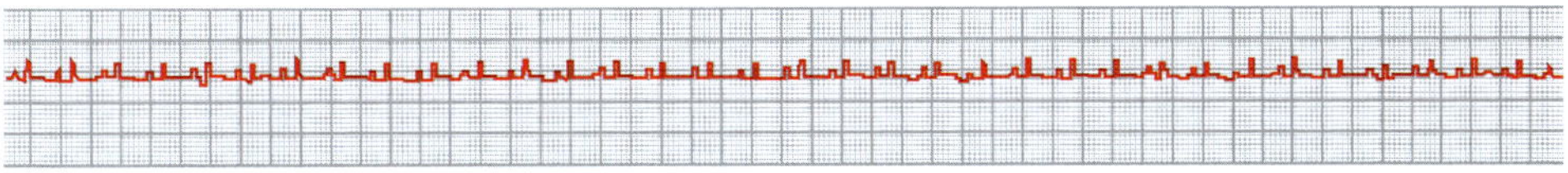

FIGURA 4. Traçado eletrocardiográfico de felino evidenciando ritmo sinusal (DII, 25 mm/s, N).

Fonte: arquivo pessoal dos autores.

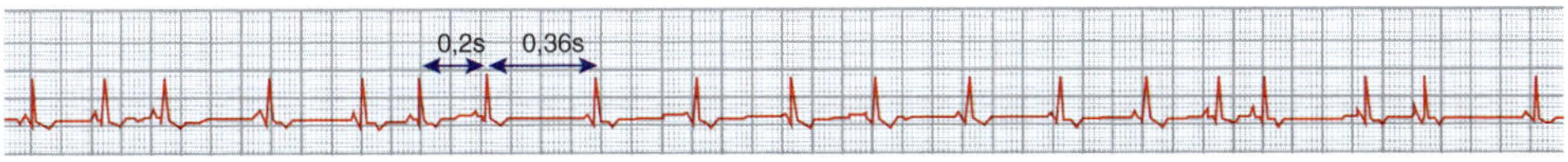

FIGURA 5. Traçado eletrocardiográfico de felino evidenciando arritmia sinusal (DII, 50 mm/s, N).

Fonte: arquivo pessoal dos autores.

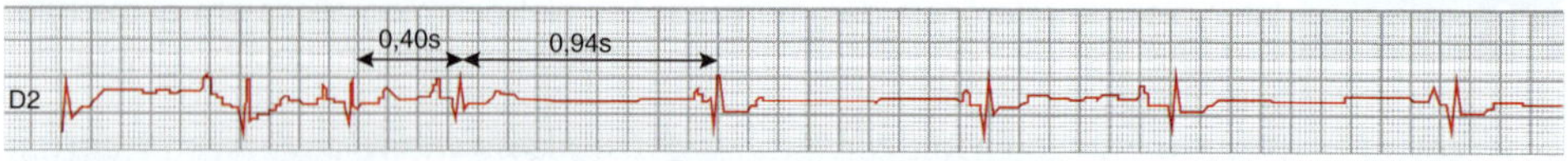

FIGURA 6. Traçado eletrocardiográfico de felino evidenciando parada sinusal (intervalo RR duas vezes ou mais superior ao intervalo anterior) (DII, 50 mm/s, N).

Fonte: arquivo pessoal dos autores.

e regularidade. Quanto à origem, podem ser classificadas como **arritmias supraventriculares**, que têm origem nos átrios ou nó atrioventricular, e **arritmias ventriculares**, que têm origem nos ventrículos. Quanto à frequência, as arritmias são classificadas como **taquiarritmias**, quando apresentam alta frequência cardíaca, ou **bradiarritmias**, nos casos de baixa frequência cardíaca. Algumas arritmias mantêm seu ritmo regular, como nas taquicardias; já na **fibrilação atrial**, por exemplo, ocorre um ritmo irregular.

Todo impulso que não é gerado no nó sinusal é considerado um impulso ectópico e gera uma arritmia. O impulso ectópico é classificado de acordo com seu local de origem e de acordo com seu tempo de ocorrência. Os impulsos ectópicos podem ter origem atrial, juncional ou ventricular, e podem ser prematuros, quando ocorrem antes do próximo impulso esperado, ou de escape, quando aparecem após uma pausa. Os impulsos de escape funcionam como um mecanismo de defesa do coração, na tentativa de retomar o ritmo.

Os impulsos ectópicos podem aparecer isolados, em pares ou até em grupos de três ou mais, sendo classificados nesse caso como taquicardias. Quando há alternância entre um complexo ectópico prematuro e um QRS normal, classifica-se com bigeminismo. As taquicardias podem ser classificadas em não sustentadas (duração < 30 s), sustentadas (duração > 30 s), incessantes (> 12h), repetitivas (não sustentadas alternando-se com ritmo sinusal) e paroxísticas (início e fim abruptos). Nos pacientes em que foi auscultado distúrbio de ritmo ou que haja suspeita de arritmia e o eletrocardiograma se apresenta normal, é importante a solicitação do exame de **Holter**, no qual o registro eletrocardiográfico é realizado durante 24 horas, facilitando a detecção de arritmias paroxísticas.

PRINCIPAIS ARRITMIAS

Complexos supraventriculares prematuros

As arritmias denominadas supraventriculares são aquelas que têm origem acima do nó atrioventricular (AV). Podem ter como origem os átrios ou a área juncional AV. Quando são de origem atrial, os complexos prematuros são representados por uma onda P anormal (positiva, negativa ou bifásica), denominada onda P', podendo, em alguns casos, encontrar-se fusionada à onda T anterior (Figura 7).

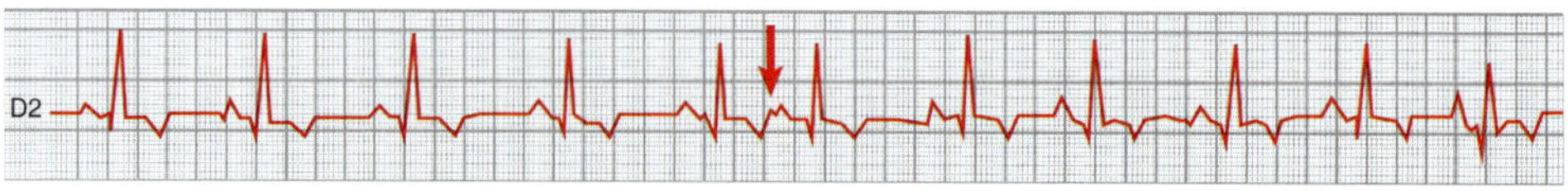

FIGURA 7. Traçado eletrocardiográfico evidenciando complexo supraventricular prematuro (onda P', seta vermelha) (DII, 25 mm/s, N).

Fonte: arquivo pessoal dos autores.

A onda P' ectópica pode ocorrer antes da completa repolarização do nó AV. Quando acontece dessa forma, o impulso não é conduzido aos ventrículos, gerando um bloqueio AV. Quando a ectopia é de origem juncional, uma onda P' negativa pode ser vista sobreposta ou precedendo o complexo QRS, resultante da ectopia. Como a condução para os ventrículos é feita pelas vias de condução normal, a conformação do complexo QRS é normal, desde que não ocorra um distúrbio de condução concomitante.

Taquicardia supraventricular

A taquicardia de origem atrial pode ocorrer por uma rápida descarga de um foco atrial anormal ou por reentrada atrial, as quais podem ser de caráter paroxístico ou sustentadas. As ondas P' se apresentam inseridas nas ondas QRS-T de forma oculta. Em alguns casos, o nó AV não conduz todos os impulsos pela alta frequência de disparo, podendo gerar um bloqueio AV. Geralmente, a taquicardia supraventricular tem como foco uma alça reentrante que utiliza o nó AV. Nesses casos, o complexo QRS permanece com morfologia normal, quando a condução intraventricular é preservada (Figura 8).

Fibrilação e flutter atrial

Na fibrilação atrial, não se identificam ondas P no ECG, a linha de base apresenta ondulações de forma irregular e não há ativação elétrica organizada; dessa forma, a contração atrial fica comprometida (Figura 9). Nesses casos, a frequência cardíaca será determinada pela velocidade de condução AV, que conduz para os ventrículos a quantidade de impulsos possível. Os complexos QRS se apresentam em sua morfologia normal, quando a via de condução intraventricular está preservada. A fibrilação atrial pode ocorrer como consequência de cardiopatias que geram remodelamento atrial importante.

No *flutter* atrial, observam-se ondas na linha de base com padrão de "dentes de serra", que representam a ativação atrial. A resposta ventricular pode ocorrer de forma regular ou irregular, dependendo da condução AV (Figura 10). O *flutter* atrial não é um ritmo estável, progredindo rapidamente para fibrilação atrial.

Complexos ventriculares prematuros

Complexos ventriculares prematuros (CVP) apresentam conformação anormal do

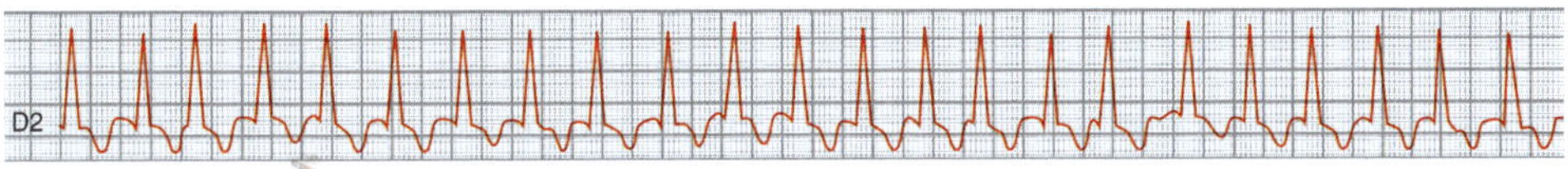

FIGURA 8. Traçado eletrocardiográfico de um felino da raça Maine Coon, 5 anos de idade, com cardiomiopatia de fenótipo hipertrófico, evidenciando taquicardia supraventricular (sobreposição entre as ondas P' e T) (DII, 50 mm/s, N).

Fonte: arquivo pessoal dos autores.

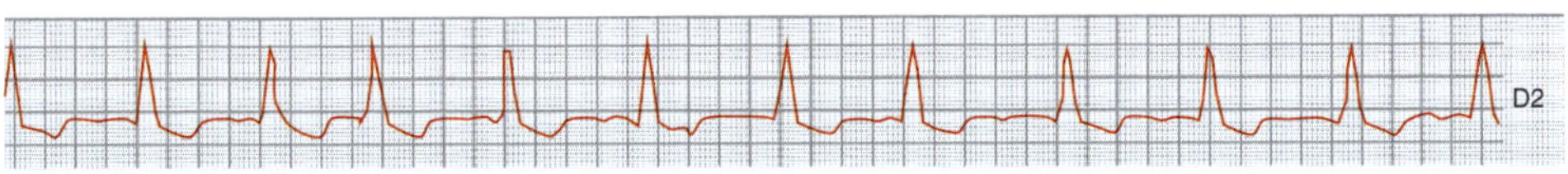

FIGURA 9. Traçado eletrocardiográfico de felino sem raça definida, 9 anos de idade, com cardiomiopatia de fenótipo hipertrófico, evidenciando fibrilação atrial (ausência de ondas P e ritmo RR irregular) (DII, 50 mm/s, 2N).

Fonte: arquivo pessoal dos autores.

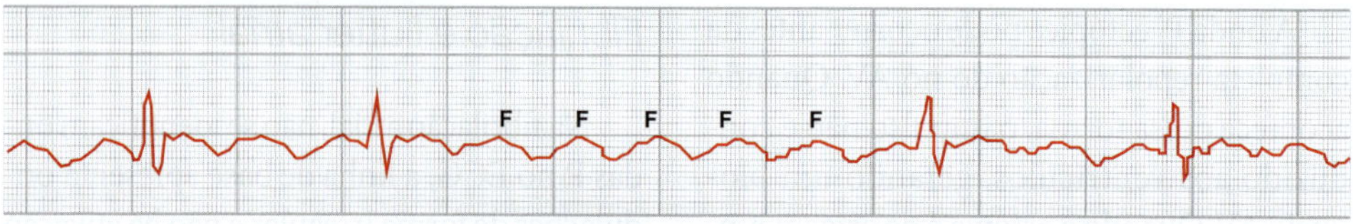

FIGURA 10. Traçado eletrocardiográfico de felino sem raça definida, 14 anos de idade, com cardiomiopatia de fenótipo restritivo, evidenciando *flutter* atrial (onda F) (DII, 25 mm/s, 2N).

Fonte: arquivo pessoal dos autores.

QRS, não seguem as vias normais de condução e têm origem abaixo do nó AV. O estímulo ectópico originado nos ventrículos não é conduzido no sentido inverso para a estimulação dos átrios; assim, os CVP normalmente vêm acompanhados de uma pausa compensatória no ritmo sinusal. Os CVP podem ter a mesma morfologia em todo o traçado, sendo classificados como monomórficos, ou variar sua morfologia durante o traçado, sendo classificados como polimórficos (Figura 11).

Taquicardia ventricular

A taquicardia ventricular é caracterizada pela presença de quatro ou mais CVP. As ondas P sinusais não conduzidas podem aparecer sobrepostas, porém não estão relacionadas com os CVP. As taquicardias ventriculares também são classificadas como monomórficas ou polimórficas, sustentadas ou paroxísticas.

Fibrilação ventricular

É classificada como um evento terminal em que os ventrículos não apresentam atividade sistólica efetiva, levando o débito cardíaco a próximo de zero. No ECG, observam-se ondas irregulares que não se identificam com nenhuma morfologia padrão: as ondas variam em amplitude, forma e profundidade.

Bloqueio atrioventricular

O bloqueio atrioventricular (BAV) é caracterizado pela interrupção parcial ou total da condução dos estímulos elétricos dos átrios para os ventrículos. São divididos em três tipos. No BAV de primeiro grau, há o prolongamento no tempo de transmissão do estímulo dos átrios para os ventrículos, e no ECG observa-se um aumento no intervalo PR. No BAV de segundo grau, há falha na condução do impulso atrial para os ventrículos, e no ECG observam-se ondas P que não conduzem a um complexo QRS. O BAV de segundo grau é classificado como Mobitz tipo I (quando há um aumento progressivo do intervalo PR antes da onda P não conduzida) ou Mobitz tipo II (quando o intervalo PR é constante antes da onda P não conduzida) (Figura 12A).

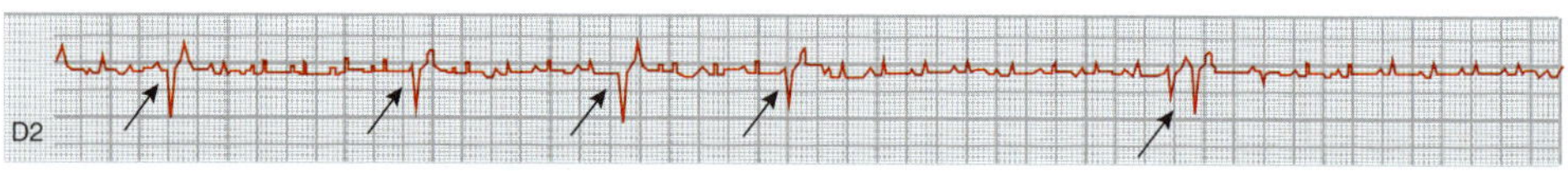

FIGURA 11. Trecho de ECG evidenciando complexos ventriculares prematuros monomórficos (DII, 25 mm/s, N).

Fonte: arquivo pessoal dos autores.

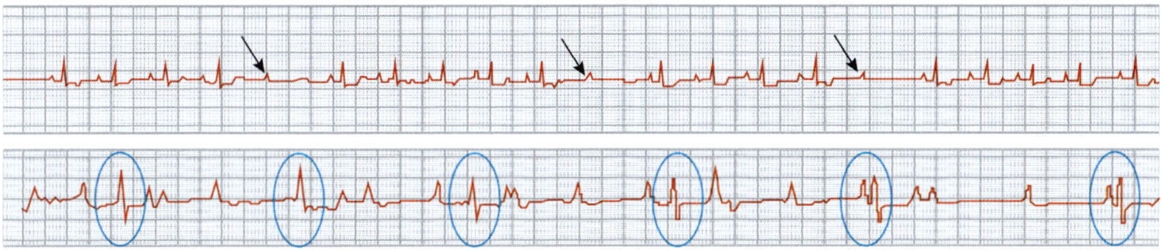

FIGURA 12. **A:** ECG evidenciando BAV de II grau Mobitz tipo II (presença de ondas P não conduzidas, setas pretas). **B:** ECG evidenciando bloqueio atrioventricular de terceiro grau (observar a ausência de relação entre os complexos QRS (círculos azuis) e as ondas P) (DII, 25 mm/s, N).

Fonte: arquivo pessoal dos autores.

No BAV de terceiro grau, nenhum impulso é conduzido para os ventrículos, e no ECG as ondas P e os complexos QRS não estão correlacionados, havendo uma dissociação atrioventricular (Figura 12B).

REFERÊNCIA

Santilli R, Moise NS, Pariaut R, Perego M. Eletrocardiografia de cães e gatos. 2. ed. São Paulo: MedVet; 2020. 358p.

Tilley LP. Essentials of canine and feline electrocardiography: interpretation and treatment. 3 ed. Lippincott Williams & Wilkins; 1992. 470p.

LITERATURA SUGERIDA

Côté E, MacDonald KA, Meurs KM, Sleeper MM. Feline cardiology. Chichester: Wiley-Blackwell; 2011. 498p.

Larsson MHMA. Tratado de cardiologia de cães e gatos. São Paulo: Interbook; 2020. 472p.

Tilley LP, Goodwin J. Manual de cardiologia para cães e gatos. 3. ed. São Paulo: Roca; 2002. 489p.

121

Quimioterapia em felinos

Cristiano Gomes
Simone Passos Bianchi

O PULO DO GATO

A quimioterapia é eficaz, principalmente, contra tumores com volume mínimo e alta proporção mitótica. Para outros tipos tumorais, a quimioterapia é usada como adjuvante ou como neoadjuvante.

O tratamento do câncer em gatos é semelhante ao tratamento de qualquer doença crônica. O objetivo deve ser tratar a doença e, ao mesmo tempo, manter ou melhorar qualidade de vida do animal.

O proprietário deve entender o prognóstico esperado para o gato e os possíveis riscos, custos e comprometimento de tempo associados ao tratamento.

INTRODUÇÃO

O tratamento quimioterápico em felinos vem crescendo na Medicina Veterinária em decorrência de diferentes fatores, como aumento no número de pacientes com câncer, maior viabilidade financeira do tratamento, procura dos proprietários por tratamentos que aumentem a sobrevida e a qualidade de vida dos seus gatos, e o fato de os efeitos adversos serem menos frequentes e mais bem tolerados em gatos, quando comparados aos humanos.

O ponto inicial para a indicação de quimioterapia a um paciente é o diagnóstico definitivo citológico ou histopatológico, aliado a uma avaliação da extensão tumoral, por meio de exames complementares para o correto estadiamento da lesão, que podem incluir hemograma, perfil bioquímico sérico, urinálise, radiografias torácicas, ultrassonografia abdominal, tomografia computadorizada (TC), ressonância magnética (RM) e mielograma. Além disso, é essencial a avaliação do estado de saúde do paciente e a investigação de comorbidades, para a seleção do protocolo mais adequado, evitando, assim, a ocorrência de efeitos adversos graves.

Os proprietários geralmente se preocupam com os efeitos adversos e os custos do tratamento. Por isso, é de suma importância que o médico veterinário tenha conhecimento sobre o tema para esclarecer essas dúvidas e ressaltar a importância do comprometimento durante o tratamento, pois a coleta de exames e o intervalo entre as aplicações são frequentes.

Previamente a cada sessão de quimioterapia, se faz necessária a reavaliação clínica do paciente, bem como a realização de exames laboratoriais hematológicos e bioquímicos, sempre levando em consideração os possíveis efeitos adversos dos medicamentos que estão sendo aplicados. Uma atenção maior deve ser dada ao "nadir" de cada fármaco, que se refere ao período de maior efeito do quimioterápico e, consequentemente, de maior toxicidade. Por isso, nesse momento ocorre menor contagem leucocitária (neutrófilos) do paciente.

MECANISMO DE AÇÃO

A base do mecanismo de ação dos quimioterápicos está relacionada ao processo de divisão celular. A maioria dos fármacos atua nas diferentes fases do ciclo celular, como na replicação do DNA (fase S) e na divisão celular (fase M). Outros novos agentes quimioterápicos também podem agir interferindo no processo de sinalização, impedindo que a célula inicie um novo ciclo e continue se proliferando. Como essa ação não é seletiva à célula tumoral, as células normais também são afetadas (principalmente as com alta taxa de replicação), levando à ocorrência de alguns dos efeitos adversos dos quimioterápicos. Em contrapartida, tumores com crescimento muito rápido tendem a ter melhor resposta à quimioterapia, em virtude do maior número de células em divisão ativa.

MODALIDADES TERAPÊUTICAS

A quimioterapia é indicada como a principal modalidade terapêutica, no caso de linfomas e leucemias, ou em associação a cirurgia, criocirurgia ou radioterapia. Ela pode ser utilizada como agente único ou em combinação com outros quimioterápicos (**poliquimioterapia**). Essa combinação visa a uma ação sinérgica com o uso de diferentes quimioterápicos, que vão agir em diferentes fases do ciclo celular, melhorando a resposta ao tratamento e diminuindo as chances de resistência aos quimioterápicos.

A **quimioterapia neodjuvante** é realizada antes do tratamento local (cirurgia, criocirurgia ou radioterapia), com o objetivo de reduzir o tamanho do tumor quando ele for muito extenso e/ou invasivo, evitando um procedimento muito agressivo e mutilador, além de combater micrometástases que podem estar presentes no momento do diagnóstico. Entretanto, deve ser utilizada somente em casos em que sua efetividade contra a neoplasia já é conhecida, para evitar o retardo no tratamento local.

A **quimioterapia adjuvante** é usada após a cirurgia, criocirurgia ou radioterapia, com o intuito de combater células tumorais residuais locais ou na circulação, para o controle de recidivas ou metástases distantes em tumores muito agressivos.

Pode-se utilizar a **quimioterapia paliativa** quando os tumores são considerados inoperáveis por sua extensão (tumores muito grandes, disseminados ou invadindo estruturas vitais), presença de metástases distantes ou, ainda, pela recusa dos proprietários em realizar o procedimento cirúrgico. O objetivo dessa terapia é controlar o crescimento tumoral, buscando a melhora na qualidade de vida do paciente.

No tratamento de **neoplasias linfoides**, pode-se dividir os protocolos quimioterápicos em três tipos:

- **Quimioterapia de indução:** tem como objetivo buscar a remissão do tumor, utilizando-se doses mais altas em um menor tempo.
- **Quimioterapia de manutenção:** busca manter a remissão e evitar a recidiva tumoral, com o emprego de protocolos

menos intensos quando comparados à quimioterapia de indução.

- **Quimioterapia de resgate:** inclui protocolos quimioterápicos com fármacos não utilizados anteriormente, quando a terapia de indução falhou ou quando ocorreu a recidiva do tumor.

RESISTÊNCIA À QUIMIOTERAPIA

A resistência tumoral ocorre quando as células neoplásicas desenvolvem a capacidade de sobreviver à ação dos quimioterápicos. Essa resistência pode ser natural ou adquirida após o tratamento com a quimioterapia. Quando essa resistência se desenvolve não somente à medicação anteriormente administrada, mas também a outros medicamentos com diferentes mecanismos de ação, é chamada de resistência a múltiplas drogas (MRMD). Esse mecanismo está associado à expressão da glicoproteína-p, presente na membrana. Essa glicoproteína impede a permanência do quimioterápico dentro das células, impedindo sua ação. Alguns fármacos, como a prednisona, podem promover a superexpressão da glicoproteína-p, levando à resistência do tumor ao efeito dos quimioterápicos, quando utilizada por um longo período anterior aos protocolos de quimioterapia. Porém, ainda não existem estudos sobre quais tumores felinos seriam mais propensos a esse tipo de resistência, nem a dose e duração do tratamento com prednisona necessários para isso ocorrer.

CÁLCULO DA DOSE

O cálculo dos quimioterápicos em felinos é baseado na superfície corporal (mg/m^2) e não na massa corporal, em miligramas por quilograma (mg/kg), como a grande maioria dos medicamentos na Medicina Veterinária (Tabela 1). Esse ajuste se deve ao fato de a dose terapêutica ser muito próxima da dose tóxica, pois, para combater as células tumorais, busca-se a dose máxima tolerada pelo animal, sem que hajam efeitos adversos graves.

TABELA 1 Relação entre o peso e a superfície corporal em gatos

kg	m^2	kg	m^2	kg	m^2	kg	m^2	kg	m^2
0,1	0,022	1,6	0,137	4,0	0,252	6,4	0,345	8,8	0,426
0,2	0,034	1,8	0,148	4,2	0,260	6,6	0,352	9,0	0,433
0,3	0,045	2,0	0,159	4,4	0,269	6,8	0,360	9,2	0,439
0,4	0,054	2,2	0,169	4,6	0,277	7,0	0,366	9,4	0,445
0,5	0,063	2,4	0,179	4,8	0,285	7,2	0,373	9,6	0,452
0,6	0,071	2,6	0,189	5,0	0,292	7,4	0,380	9,8	0,458
0,7	0,079	2,8	0,199	5,2	0,300	7,6	0,387	10	0,464
0,8	0,086	3,0	0,208	5,4	0,307	7,8	0,393		
0,9	0,093	3,2	0,217	5,6	0,315	8,0	0,400		
1,0	0,100	3,4	0,226	5,8	0,323	8,2	0,407		
1,2	0,113	3,6	0,235	6,0	0,330	8,4	0,413		
1,4	0,125	3,8	0,244	6,2	0,337	8,6	0,420		

Podem ser necessários ajustes nas doses conforme o estadiamento do tumor e a presença de comorbidades, bem como ajustes em animais obesos ou com acúmulo de líquidos corpóreos, como efusões pleurais, ascite e edema. Também pode ser necessário ajustar o intervalo entre as doses, caso o paciente desenvolva alguma complicação mais grave com relação aos efeitos adversos dos quimioterápicos.

AGENTES QUIMIOTERÁPICOS

A seguir, estão listados os principais quimioterápicos utilizados em felinos. É importante que o clínico esteja familiarizado com os fármacos e tenha conhecimento de sua dosagem, seu metabolismo e sua toxicidade. A dose demonstrada na Tabela 2 é aplicada em felinos clinicamente saudáveis e como agentes únicos. Quando forem administrados em protocolos de poliquimioterapia ou se houver alguma comorbidade, como disfunção renal ou hepática, pode ser necessário o ajuste da dose. É importante ressaltar que os quimioterápicos cisplatina e fluoruracila são contraindicados para gatos por causarem, respectivamente, edema pulmonar e neurotoxicidade fatais.

EFEITOS ADVERSOS

Deve-se ter atenção à toxicidade dos quimioterápicos pois, como são administrados na sua dose máxima tolerada e não agem exclusivamente nas células tumorais, pode ser necessário atrasar ou suspender seu uso temporariamente, ou mesmo substituí-los. Por essas razões, pode ocorrer prejuízo ao tratamento, aumentando as chances de repovoamento das células tumorais residuais.

Além disso, esses efeitos adversos podem levar a uma piora na qualidade de vida do paciente e à desistência do proprietário pelo tratamento. Porém, os gatos normalmente toleram bem o uso de quimioterápicos. De acordo com o atual sistema de classificação para os efeitos adversos da quimioterapia, 83% dos casos apresentam grau I de toxicidade, indicando que a maioria dos gatos ficam assintomáticos ou com sintomas leves, e a intervenção médica não é necessária. Apenas 2% dos gatos experimentam eventos adversos graves ou com risco à vida. O agente quimioterápico mais associado a inapetência, vômitos e neutropenia é a ciclofosfamida.

A toxicidade pode ser classificada como aguda (até 48 horas após a aplicação), tardia (2 a 14 dias após a aplicação) e crônica ou cumulativa (semanas, meses ou anos após a aplicação). A Tabela 3 apresenta as principais toxicidades dos quimioterápicos em felinos.

CUIDADOS DURANTE A APLICAÇÃO E RECOMENDAÇÕES AOS PROPRIETÁRIOS

Os fármacos citotóxicos podem acarretar problemas ao manipulador, desde náuseas, cefaleia, vômitos, irritação de pele e mucosas, até lesões hepáticas, alterações hematológicas, teratogenicidade e carcinogenicidade. Por isso, é importante o cuidado na manipulação desses fármacos (Quadro 1) e uma adequada orientação aos proprietários (Quadro 2). As principais fontes de contaminação ocorrem pelo contato direto com a pele, inalação e ingestão.

TABELA 2 Principais quimioterápicos utilizados em felinos, com indicação, protocolos e toxicidade

Quimioterápico	Indicação	Protocolos	Toxicidade	Observações
Alquilantes				
Clorambucil	Leucemia linfocítica crônica e linfomas de pequenas células	PO: 20 mg/m^2 q. 2 semanas; 2 mg/gato q. 2-3 dias; 2-4 mg/m^2 em dias alternados; 15 mg/m^2 em dias alternados durante 4 dias consecutivos 1x q. 3 semanas Comprimidos de 2 mg	Mielossupressão e efeitos gastrintestinais leves, principalmente com o uso crônico. Neurotoxicidade e hepatotoxicidades raras	
Ciclofosfamida	Linfomas, tumores mamários e sarcoma de aplicação	IV: 200-300 mg/m^2 Uso intracavitário PO: 50 mg/gato divididos em 2-4 dias Uso IV garante dose mais acurada Frasco 200 mg/20 mL ou 1.000 mg/75 mL Comprimidos de 50 mg	Mielossupressão, toxicidade gastrintestinal, cistite hemorrágica estéril (utilizar 1 dose de furosemida após a aplicação da ciclofosfamida para prevenção)	O protocolo de terapia metronômica com ciclofosfamida (administração diária com baixa dose – 10 mg/m^2) mostrou reduzir o risco de recorrência de sarcomas de tecidos moles
Ifosfamida	Sarcoma de aplicação	IV: 900 mg/m^2 durante 30 min. q. 21 dias Frascos de 0,5 g, 1 g e 2 g	Grave neutropenia 5 a 28 dias após aplicação Toxicidade renal, cistite hemorrágica, toxicidade gastrintestinal Reação anafilática já relatada	Administrar junto com mesna (20% da dose calculada em *bolus* antes da infusão de ifosfamida e 2 e 5 horas após a infusão) Diurese salina 18,3 mL/kg/h iniciando 30 min antes da aplicação da ifosfamida até 5h depois
Lomustina	Linfomas, mieloma múltiplo e mastocitoma.	PO: 50-60 mg/m^2 q. 3 semanas Comprimidos 10 e 40 mg	Neutropenia e trombocitopenia Efeitos gastrintestinais e hepáticos incomuns Fibrose pulmonar rara após múltiplas doses	Atravessa a barreira hematoencefálica

continua

TABELA 2 Principais quimioterápicos utilizados em felinos, com indicação, protocolos e toxicidade (*continuação*)

Quimioterápico	Indicação	Protocolos	Toxicidade	Observações
Antraciclinas				
Doxorrubicina	Tumores linfoides, sarcomas, carcinomas	IV: 20-25 mg/m^2 ou 1 mg/kg devagar durante 10-20 min q. 3 semanas Frasco de 10 e 50 mg Não exceder a dose cumulativa de 180 a 240 mg/m^2 (cardiotoxicidade cumulativa). Pó liofilizado para solução injetável com 50 mg	Neutropenia, anorexia, toxicidade gastrintestinal e renal. Toxicidade cardíaca potencial. Não deve ser usada em gatos com insuficiência renal, hepato e cardiopatas	A doxorrubicina é um vesicante potente; por isso, deve-se ter a máxima cautela para não ocorrer extravasamento durante a administração Reação de hipersensibilidade aguda potencial, pré-medicar com difenidramina ou dexametasona
Mitoxantrona	Linfomas, tumores mamários, carcinoma de células escamosas, sarcomas	IV: 5,5-6,5 mg/m^2 q. 3 semanas Frascos de 200 mg	Mais mielossupressiva e menos nefrotóxica que a doxorrubicina Toxicidade gastrintestinal branda	Não induz reações de hipersensibilidade e não é vesicante potente se extravasar Menos efetiva em gatos
Antimetabólitos				
Citosina arabinosídeo	Linfomas, leucemias Atravessa a barreira hematoencefálica	SC: 600 mg/m^2, divididos em 4 doses, 2 vezes/dia, durante 2 dias IC: 300 mg/m^2/dia durante 2 dias Pó liofilizado para solução injetável com 100 mg	Mielossupressão, toxicidade gastrintestinal rara	Meia-vida plasmática extremamente curta, sendo mais eficaz quando administrado com infusão a taxa constante ou com a dose dividida em injeções subcutâneas 2 vezes/dia ao longo de alguns dias
Metotrexato	Linfomas	IV ou PO: 0,6-0,8 mg/kg q. 7 dias	Mielossupressão, toxicidade gastrintestinal e nefrotoxicidade	

continua

TABELA 2 Principais quimioterápicos utilizados em felinos, com indicação, protocolos e toxicidade (*continuação*)

Quimioterápico	Indicação	Protocolos	Toxicidade	Observações
Agentes platinados				
Carboplatina	Carcinomas e sarcomas	IV: 200-240 mg/m^2 ou 10 mg/kg q. 4 semanas Uso intracavitário ou intratumoral (1,5 mg/cm^3 em emulsão de óleo de gergelim purificado injetada a cada 0,5 cm no tumor e em tecidos adjacentes, q. 1 sem, até 4 tratamentos) Frascos de 50, 150 e 450 mg	Neutropenia e trombocitopenia em 7-21 dias após a aplicação Considerar menor frequência em pacientes nefropatas (excreção renal) – fazer a cada 6 ou mais semanas	
Alcaloides da vinca				
Vincristina	Linfomas e leucemias	IV: 0,5 mg/m^2 ou 0,025 mg/kg q. 1 semana Uso intracavitário Frascos de 1 mg/mL	Pouca mielossupressão, a não ser quando dada com L-asparaginase Toxicidade gastrintestinal, anorexia Neuropatia periférica relatada em felinos	Hepatotoxicidade potencial
Vimblastina	Linfomas e mastocitomas	IV: 1,5-2 mg/m^2 q. 1 semana Frascos de 10 mg	Mais mielossupressão e menor toxicidade gastrintestinal que a vincristina	Hepatotoxicidade potencial
Outros				
L-asparginase	Linfomas	IM ou SC: 400 UI/kg ou 1.000 mg/m^2	Pouca toxicidade Mielossupressão com a vincristina Relatos de pancreatite	Reação de hipersensibilidade aguda potencial, pré-medicar com difenidramina ou dexametasona Menos efetiva em gatos
Prednisolona	Linfomas, plasmocitomas e mastocitomas	2 mg/kg q. 12 ou 24h		

IV: via intravenosa; PO: via oral; SC: via subcutânea.

TABELA 3 Principais toxicidades dos quimioterápicos em felinos

Toxicidade	Apresentação	Prevenção	Tratamento
Hematológica	Neutropenia, trombocitopenia e anemia	Realizar hemogramas seriados, preferencialmente na época do nadir dos fármacos	Adiar a nova aplicação até a recuperação, uso de fator estimulante de colônias de granulócitos (Filgrastim – 5 µg kg-1 SID 3 dias) para neutropenia, antibióticos, hospitalização e antibioticoterapia sistêmica
Digestória	Anorexia, vômito e diarreia	Jejum antes da quimioterapia Ondasetrona 0,1-0,3 mg/kg/IV, q. 8h	Adiar a nova aplicação até a recuperação Maropitant 1 mg/kg/SC ou PO, q. 24h Mirtazapina 2 mg/gato/PO, q. 24h Grave – hospitalização e fluidoterapia
Renal	Elevação dos níveis de ureia, creatinina e GGT urinária Síndrome urêmica	Diurese em alta taxa para fármacos nefrotóxicos como a ifosfamida	Suspender quimioterápico Tratar insuficiência renal
Vesical	Disúria, estrangúria e hematúria	Administrar 1 dose de furosemida após a aplicação da ciclofosfamida Estimular ingestão de água e diurese Administração pela manhã	Suspender e substituir o quimioterápico
Cutânea	Alopecia	Não é preciso suspender o protocolo quimioterápico	Reversível
	Necrose no local da aplicação	Uso de cateter e diluição do fármaco durante a aplicação	Deixar o cateter e aspirar o produto Doxorrubicina: aplicar dexrazoxano IV (10x a dose de doxorrubicina durante 3 horas ou 400-600 mg/m^2 IV durante 15 min), repetir em 24-48h Bandagem quente em alcaloides da vinca e gelada na doxorrubicina Tratar como ferida aberta

IV: via intravenosa; PO: via oral; SC: via subcutânea.

QUADRO 1

Cuidados imprescindíveis com a manipulação de quimioterápicos

- Manipulação em capela de fluxo laminar vertical classe II, tipo B2.
- Medicamentos mantidos em local adequado, identificados e com acesso restrito a pessoas treinadas.
- Paramentação adequada (avental longo de material descartável e baixa permeabilidade, óculos de proteção, gorro, máscaras com filtro de carbono e luvas próprias para a manipulação de quimioterápicos).
- Cuidado com a dispersão de aerossóis durante a manipulação pela diferença de pressão durante a diluição; preferencialmente utilizar um quimiodispensador.
- Quando necessário, manipular comprimidos em farmácia de manipulação. Jamais fracionar comprimidos.
- Após a manipulação, limpar a área de trabalho, fazendo o descarte de todo o material em embalagem apropriada e identificada, e lavar as mãos.

QUADRO 2

Recomendações aos proprietários que tenham pacientes em tratamento quimioterápico

- Armazenar os medicamentos em local seguro, longe de crianças e animais.
- Não realizar fragmentação de comprimidos.
- Impedir que crianças e gestantes manipulem os fármacos, resíduos e dejetos dos animais.
- Utilizar luvas de látex para administração oral.
- Usar luvas para recolher dejetos e colocá-los em sacos plásticos fechados no lixo.
- Lavar as mãos após a manipulação dos fármacos e recolher fezes e urina.

LITERATURA SUGERIDA

Bulman-Fleming JC, Turner TR, Rosenberg, MP. Evatuation of adverse events in cats receiving long-term piroxican therapy of various neoplasms. J Feline Med Surg. 2010; 12(4):262-8.

Cunha SCS, Silva FB, Corgozinho KB, Silva KVGC, Ferreira AMR. Retrospective study of adverse events of chemotherapy in cats. Acta Sci Vet (Online). 2018;46:1-12.

Floch F, Boissy L, Lanore D, Sayag D, Serres F. Evaluation of intracavitary carboplatin Chemotherapy of treatment of pleural carcinomatosis in cats: a retrospective study of eight cases. J Feline Med Surg. 2019;22(2):84-90.

Gustavson DL, Page RL. Cancer chemotherapy. In: Withrow SJ, Vail DM, Page RL. Small animal clinical oncology. 5. ed. St. Louis: Elsevier; 2013. p.157-79.

Kent MS. Cats and chemotherapy: treat as 'small dogs' at your peril. J Feline Med Surg. 2013; 15(5): 419-24.

Klahn S. Chemotherapy safety in clinical veterinary oncology. Vet Clin Small Anim. 2014;44:941-63.

Musser LM, Quinn HT, Chretin JD. Low apparent risk of CCNU (lomustine)-associated clinical Hepatotoxicity in cats. J Feline Med Surg. 2012;14(12): 871-5.

Rodaski S, De Nardi AB. Quimioterapia antineoplásica em cães e gatos. São Paulo: Medvet; 2008.

Smallwood K, Harper A, Blackwood L. Lomustine, methotrexate and cytarabine chemotherapy as a rescue treatment for feline lymphoma. J Feline Med Surg. 2020; 23(8):722-9.

Thornton LA, Cave N, Bridges JP, Stell AJ. Owner perceptions of their cat's quality of life when treated with a modified University of Wisconsin-Madison protocol of lymphoma. J Feline Med Surg. 2017;20(4):356-61.

Coleta e análise de fluido cerebrospinal

Bruno Benetti Junta Torres
Luana de Sousa Ribeiro

O PULO DO GATO

A coleta e análise de fluido cerebrospinal está indicada para pacientes com acometimento das estruturas do sistema nervoso central, nas encefalopatias ou nas mielopatias e, principalmente, quando se suspeita de envolvimento das meninges, nas etiologias inflamatórias, infecciosas e neoplásicas.

A coleta deve ser realizada por um profissional capacitado, com o paciente anestesiado e monitorado, e mediante técnica asséptica.

A análise do FCE fornece pistas sobre enfermidades do SNC, mas não necessariamente confirma o diagnóstico.

INTRODUÇÃO

O fluido cerebrospinal (FCE) é um líquido transparente e de baixa celularidade que banha todo o sistema nervoso central (SNC), mantendo sua integridade físico-química. A compreensão das exigências pré-analíticas, bem como das complicações inerentes à coleta e suas contraindicações, é peça fundamental para um exame seguro e resultados fidedignos. Apesar de ser um exame pouco específico, apresenta alta sensibilidade na identificação de distúrbios neurológicos e, por isso, deve ser interpretado à luz das suspeitas clínico-neurológicas.

ASPECTOS ANATOMOFISIOLÓGICOS

O FCE é produzido a partir do ultrafiltrado do sangue capilar que chega aos plexos coroides, presentes nos ventrículos encefálicos. Flui livremente entre os ventrículos laterais, terceiro e quarto ventrículo, a partir de onde alcança o canal espinal e o espaço subaracnoide.

Em felinos, é produzido a uma taxa constante de 0,017 mL/min e se mantém em movimento contínuo, conhecido como "fluxo de massa". Em seguida, deve ser ininterruptamente absorvido nas vilosidades aracnoides (prolongamentos da aracnoide ancorados no periósteo), nos vasos linfáticos que caminham junto aos nervos cranianos e no próprio parênquima do SNC.

Ao banhar todas as estruturas do SNC, tem por funções:

- Diminuir o peso relativo do SNC, permitindo que fique boiando dentro do arcabouço ósseo.

- Realizar sua proteção física e transportar metabólitos, neurotransmissores e nutrientes por toda sua extensão, mantendo sua homeostase.

INDICAÇÕES E CONTRAINDICAÇÕES PARA COLETA

A análise do FCE é indicada quando houver envolvimento do parênquima do SNC e/ou das meninges, mas, principalmente, para o descarte ou a confirmação de processos inflamatórios, infecciosos ou neoplásicos. Lesões de raízes nervosas, como nas suspeitas de polirradiculoneurites, também podem provocar alteração no FCE, já que tais estruturas estão envoltas pelas meninges.

É importante reconhecer fatores que contraindiquem a punção e possíveis complicações inerentes ao procedimento. Em pacientes com suspeita de lesões expansivas e aumento da pressão intracraniana (PIC), sugere-se a realização de imagem prévia, sempre que possível. Quando identificado, o aumento da PIC oferece risco de herniação de tecido encefálico e, caso seja necessário proceder à punção, deve-se realizar terapia hiperosmolar com manitol ou salina hipertônica (ver capítulo 26 – Trauma abdominal). Embora seja um assunto controverso, acredita-se que nesses casos a punção na região lombar ofereça menor risco de herniação de tecido encefálico.

Também é importante que o proprietário tenha ciência que, em casos especiais, pelo baixo volume de FCE obtido, pode ser necessário repetir a coleta para a realização de todas as análises solicitadas. No Quadro 1 estão listadas as principais indicações, contraindicações e complicações inerentes à coleta.

COLETA DA AMOSTRA

O FCE pode ser coletado através do forame magno na junção occipito-atlântica, ou na coluna lombar, entre as vértebras L6-L7 ou L7-S1. A escolha do local de punção depende da preferência e experiência do profissional, embora seja recomendado a coleta caudalmente em virtude da localização da lesão. Alterações nas estruturas da região, como dermatite no local da punção, podem influenciar nessa decisão.

Sob anestesia geral, o paciente é posicionado em decúbito lateral e a área da punção é preparada para uma coleta asséptica. Realizam-se tricotomia e antissepsia da pele e podem-se utilizar panos de campo para isolar a região. É necessário

QUADRO 1

Indicações, contraindicações e complicações da coleta do fluido cerebrospinal

Indicações	Contraindicações	Complicações
Encefalopatias **Mielopatias** **Meningopatias** **Radiculopatias**	Hipertensão intracraniana Risco anestésico inaceitável Coagulopatias Lesões no local da coleta (piodermites, feridas, tumores, fraturas ou luxações)	Contaminação por quebra de assepsia Hemorragia Lesão iatrogênica ao SNC Herniação encefálica Parada respiratória Coma Óbito

SNC: sistema nervoso central.

usar luvas e agulhas espinais estéreis. Preconiza-se o uso de agulha espinal 22G 3 ½ (0,7 mm × 90 mm), com bisel tipo Quincke, pois permite menor carreamento de tecidos transpassados, além de permitir melhor fluxo de FCE.

Na coleta através da cisterna magna, a cabeça é mantida em um ângulo de 90° em relação ao pescoço, e a presença do tubo endotraqueal é imprescindível para evitar obstrução das vias aéreas. Uma vez inserida a agulha, progride-se lentamente até romper a dura-máter, mais espessa e fibrosa e, a seguir, alcançar o espaço subaracnoide, quando se retira o mandril da agulha e é possível observar o FCE fluir (Figura 1). Quando há contaminação por sangue, deve-se retirar a agulha e, a seguir, comprimir o local com gaze por 3 minutos e reposicionar a agulha para nova tentativa.

Na região lombar, a ventroflexão da coluna também promoverá distração do espaço entre as lâminas vertebrais, permitindo a passagem da agulha, cujo bisel deverá atravessar o cordão espinal para alcançar o espaço subaracnoide ventral, onde o FCE será coletado. Deve ser coletado por gotejamento e nunca aspirado, para evitar aumento da PIC e danos iatrogênicos.

CUIDADOS PRÉ-ANALÍTICOS

A fase pré-analítica corresponde a todas as etapas anteriores ao processamento, como coleta, armazenamento e transporte da amostra. Cada etapa é importante e deve ser planejada adequadamente para que se obtenha um resultado fidedigno. Mais da metade dos erros encontrados na patologia clínica está relacionada com falhas na requisição, amostra inadequada, identificação incorreta, conservação, tempo de armazenamento e transporte inapropriados.

Em virtude de sua característica hipotônica, o FCE possui poucos nutrientes para nutrir suas escassas células pós-coleta, o que as predispõe à degeneração. Assim, para não subestimar a contagem, deve ser realizada dentro de 30 minutos após a coleta. É preciso calcular se o tempo de deslocamento ao laboratório permite uma análise viável, e o patologista clínico deve estar previamente avisado para que se organize e processe a amostra o mais rápido possível.

Sempre que possível, recomenda-se que um volume total de 0,5 a 1 mL seja coletado e dividido em três tubos secos, estéreis e identificados. O primeiro é destinado a análises microbiológicas e imunológicas, o segundo

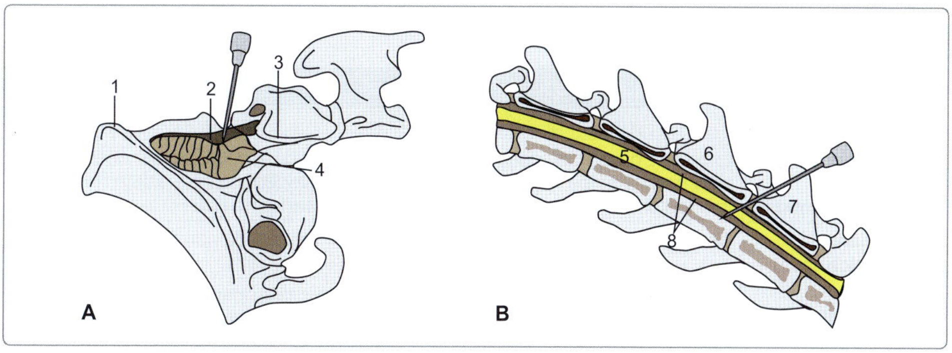

FIGURA 1. Coleta do fluido cerebroespinal em cisterna magna **(A)** e em coluna lombar **(B)**.

1: protuberância occipital externa; 2: cisterna magna; 3: asa do atlas; 4: tronco cerebral caudal; 5:cordão espinal; 6: vértebra L5; 7: vértebra L6; 8: espaço subaracnoide espinal.

para testes bioquímicos e o terceiro (mais límpido) para contagem e avaliação citológica. As amostras devem ser refrigeradas a 4 °C até que sejam analisadas. Amostras para PCR devem ser enviadas congeladas.

PROCESSAMENTO DA AMOSTRA

Cor e turbidez

A cor e a turbidez devem ser avaliadas em tubo transparente. A mudança de coloração indicará a presença de hemácias (vermelho) ou pigmentos (vermelho a xantocrômico). Já a alteração na turbidez é decorrente do aumento de células (> 200 leucócitos/mL e/ou > 400 hemácias/mL), ou elevação da concentração de proteínas (hiperproteinorraquia).

Proteínas

Normalmente, o FCE contém somente albumina e em baixas concentrações. A hiperproteinorraquia se dá pela produção intratecal de imunoglobulinas em processo inflamatório e/ou dano tecidual do SNC, ou origina-se do sangue, em decorrência da ruptura na barreira hematoencefálica. A interpretação dependerá da técnica utilizada para sua mensuração (Quadro 2).

Contagem e análise citológica

A contagem de hemácias e células nucleadas deve ser realizada na câmara de Fuchs-Rosenthal. São adicionados 10 μL de FCE em cada lado da câmara para obter o resultado em células/μL. O aumento do número de células nucleadas ocorre em processos inflamatórios e é denominado pleocitose.

Em virtude da baixa celularidade do FCE, é necessário utilizar técnicas de concentração do soluto para a confecção da lâmina, sendo a citocentrífuga a mais indicada em comparação com a decantação. Para isso, é usado maior volume de FCE (100-150 μL) e pode-se observar maior quantidade de células na lâmina do que na câmara. No entanto, a análise citológica não deve ser utilizada para quantificação, e sim para diferenciar as células nucleadas em mononucleares (monócitos e linfócitos), neutrófilos ou eosinófilos.

Deve-se, ainda, avaliar a morfologia celular e identificar sinais de fagocitose e de degeneração, presentes em processos infecciosos. Agentes infecciosos (p. ex., hifas de *Cryptococcus neoformans*) e células neoplásicas podem ser ocasionalmente identificados.

QUADRO 2

Técnicas de mensuração de proteínas no fluido cerebrospinal

Técnica	Avaliação	Comentário
Vermelho de Pirogalol (bioquímica úmida)	Excelente para a detecção de albumina e menos sensível para imunoglobulinas	Técnica de escolha por ser considerada a mais específica para a determinação de proteínas no FCE
Fita urinária (bioquímica seca)	Detecta apenas albumina	Deve ser evitada por não ser uma técnica validada
Teste de Pandy	Alta sensibilidade para imunoglobulinas	Triagem para imunoglobulinas, mas é subjetivo por avaliar a qualidade da turbidez; a sensibilidade depende da quantidade de proteínas
Eletroforese	Excelente sensibilidade e consegue identificar albuminas e imunoglobulinas	Viável apenas em FCE com proteínas elevadas

FCE: fluido cerebrospinal.

Outras análises (Quadro 3)

QUADRO 3

Exames adicionais que podem ser solicitados na análise do fluido cerebroespinal		
Parâmetro	**Observação**	**Interpretação**
Glicose	Se coletadas no mesmo momento, a glicorraquia deve corresponder a 60-80% da glicemia	Hipoglicorraquia ocorre em infecções bacterianas, por consumo
Titulação de anticorpos	Para detecção de doenças virais, fúngicas, protozoárias, bacterianas e riquetsiais	Pode ser difícil distinguir entre produção intratecal e ruptura da barreira hematoencefálica
Cultura	Pode-se realizar a cultura tanto para bactérias aeróbicas e anaeróbicas quanto para fungos	Difícil crescimento; ocorrência de falso-negativos por amostra ou meio inadequado, baixo número de microrganismos e por sofrerem rápida autólise nos tubos
PCR	Para detecção de vírus, fungos, protozoários, bactérias e riquétsias	Maiores sensibilidade e especificidade

INTERPRETAÇÃO

Ao interpretar os resultados da análise do FCE, é importante conhecer seus parâmetros fisiológicos para a espécie (Tabela 1). Além disso, alguns fatores podem influenciar os resultados, como a contaminação sanguínea, que pode elevar o número de células nucleadas e proteínas, ou o uso recente de corticosteroides, que mascara a contagem de leucócitos.

A análise do FCE fornece pistas sobre uma enfermidade do SNC (Quadro 4), mas não necessariamente confirma o diagnóstico. Por isso a importância de ser interpretado diante das suspeitas levantadas após a localização da lesão, a identificação de fatores predisponentes e o entendimento do curso da doença.

TABELA 1 Principais análises realizadas no fluido cerebrospinal, com seus valores de referência e respectivas alterações

	Cor e turbidez	Proteínas	Celularidade
Normal	Transparente e límpido	≤ 36 mg/dL	Hemácias ausentes Leucócitos ≤ 5 céls/µL, predomínio de mononucleares
Alterado	**1. Xantocromia** • Hemorragia > 24h • Icterícia intensa **2. Avermelhado** • Hemorragia • Contaminação sanguínea **3. Turvo** • Aumento de celularidade e/ou de proteínas	**Hiperproteinorraquia** • Discreta: 31-100 mg/dL • Moderada: 101-200 mg/dL • Acentuada: > 200 mg/dL **1. Associada à pleocitose** • Inflamação/infecção **2. Isolada = dissociação albuminocitológica** • Neoplasias, polirradiculoneurite, doenças degenerativas, trauma	**1. Pleocitose** • Discreta: 6-50 céls/µL • Moderada: 51-1.000 céls/µL • Acentuada: > 1.000 céls/µL **2. Diferencial da pleocitose** • Monocítica: > 80% de mononucleares • Neutrofílica: > 50% de neutrófilos • Eosinofílica: > 20% de eosinófilos • Mista

QUADRO 4

Principais afecções e respectivas alterações em fluido cerebrospinal de felinos			
Afecção	Proteínas	Pleocitose	Citologia
Deficiência de tiamina	Normal ou aumento discreto	Ausente a discreta	Neutrofílica
MEM bacteriana	Aumento moderado a acentuado	Moderada a acentuada	Neutrofílica
MEM eosinofílica	Aumento moderado a acentuado	Moderada a acentuada	Eosinofílica
MEM fúngica	Aumento acentuado	Moderada a acentuada	Mista, ocasionalmente eosinofílica
MEM protozoária	Aumento moderado a acentuado	Moderada	Mista, ocasionalmente eosinofílica
MEM viral	Variável	Normal a moderada	Monocítica
Linfoma	Aumento discreto	Discreta	Monocítica
Neoplasias	Variável	Variável	Variável
PIF	Aumento acentuado	Moderada a acentuada	Neutrofílica ou mista

MEM: meningoencefalomielites; PIF: peritonite infecciosa felina.

LITERATURA SUGERIDA

De Lahunta A, Glass E, Kent M. Cerebrospinal fluid and hydrocephalus. In: De Lahunta A, Glass E, Kent M. Veterinary neuroanatomy and clinical neurology. 5. ed. Philadelphia: Saunders; 2021. p.79-105.

Feliu-Pascual AL, Garosi L, Dennis R, Platt S. Iatrogenic brainstem injury during cerebellomedullary cisterna puncture. Vet Radiol Ultrasound. 2008;49(5): 476-71.

Singh M, Foster DJ, Child G, Lamb WA. Inflammatory cerebrospinal fluid analysis in cats: clinical diagnosis and outcome. J Feline Med Surg. 2005;7:77-93.

Terlizzi RD, Platt SR. The function, composition and analysis of cerebrospinal fluid in companion animals: Part I – Function and composition. Vet J. 2006;172:422-31.

Terlizzi RD, Platt SR. The function, composition, and analysis of cerebrospinal fluid in companion animals: Part II – Analysis. Vet J. 2009;180:15-32.

Whipple KM, Leissinger MK, Beatty SS. Frequency and classification of errors in laboratory medicine at a veterinary teaching hospital in the United States. Vet Clin Pathol. 2020;49:240-8.

123 Reanimação cardiopulmonar

Leandro Fadel

O PULO DO GATO

O rápido reconhecimento da situação e início precoce do protocolo são mandatórios para a obtenção de melhores desfechos.

O suporte básico de vida consiste em realizar manobras de compressão torácica e ventilação.

O suporte avançado de vida engloba as manobras de monitoramento e obtenção de acesso para a administração de fármacos necessários para o suporte e a correção da(s) causa(s) que levaram o paciente à parada cardiorrespiratória.

O treinamento da equipe por meio de simulações é de vital importância para aperfeiçoar a técnica e garantir melhores desfechos.

INTRODUÇÃO

A parada cardiorrespiratória (PCR) é um problema grave encontrado em vários cenários dentro da rotina clínica veterinária. A proficiência na identificação e na realização do protocolo de reanimação cardiopulmonar (RCP) é o caminho para atingir melhores indicadores de desfechos desses pacientes que cursam com PCR. Isso é evidenciado quando se avaliam, na literatura existente, os resultados alcançados com esses pacientes. Em felinos, estão publicadas taxas em torno de 3 a 6% de sucesso na RCP de origem não anestésica.

Atualmente, há na Medicina Veterinária uma diretriz de reanimação cardiopulmonar em pequenos animais, sob a denominação RECOVER (*Reassessment Campaign on Veterinary Resuscitation*), conduzida pela iniciativa conjunta do ACVECC (American College of Veterinary Emergency and Critical Care) e da VECCS (Veterinary Emergency and Critical Care Society). Nesse documento, há informações sobre as evidências existentes acerca das recomendações para a execução da RCP, assim como, e não menos importante, sobre como preparar o ambiente, os processos de liderança e auditorias para a melhoria contínua da RCP.

A execução do protocolo envolve três momentos: suporte básico de vida, suporte avançado de vida e cuidados (ou manobras) pós-parada. Uma visão geral do protocolo é mostrada na Figura 1 e cada momento será discutido adiante no texto.

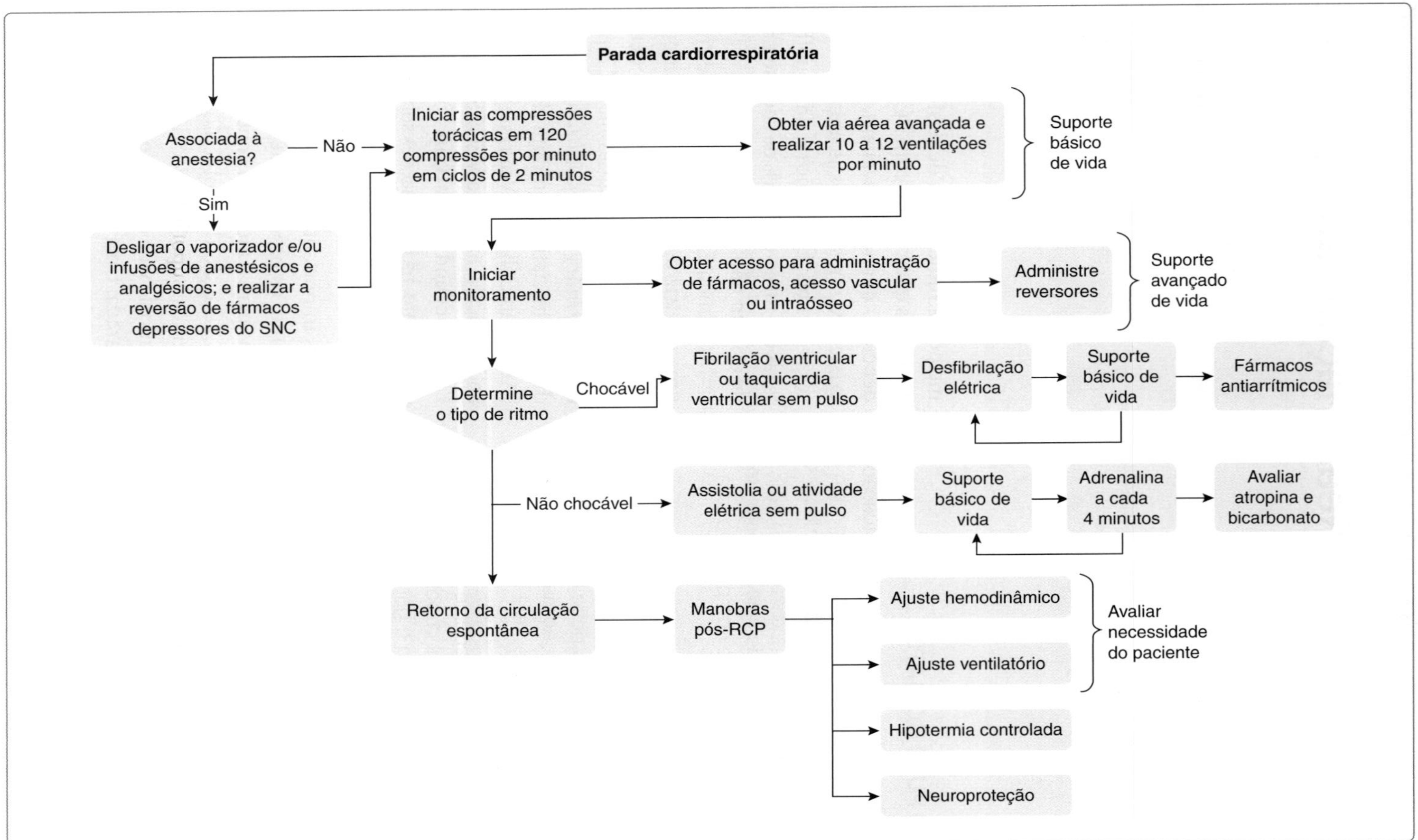

FIGURA 1. Protocolo de reanimação cardiopulmonar, adaptado da diretriz RECOVER.

IDENTIFICAÇÃO

A identificação do felino em PCR deve ser realizada o mais rápido possível. Todos os pacientes colapsados devem ser avaliados para possível quadro de parada cardiorrespiratória e essa avaliação não deve ser postergada por nenhum motivo. Na avaliação do paciente, deve-se suspeitar de PCR se ele se encontra não responsivo a nenhum tipo de estímulo externo. Associado a isso, ele deverá apresentar algum padrão de **apneia**, mas não se pode esquecer que a **respiração agônica** pode ser incluída como padrão respiratório na PCR. A avaliação das pupilas indicará **midríase bilateral não responsiva a estímulo luminoso** e, por fim, na avaliação cardíaca, se verifica a **ausência de batimentos.** Não é recomendado o uso da palpação de pulso para a identificação da ausência de batimentos, pois é descrito na literatura que esse é um método com alta chance de equívoco. O uso da eletrocardiografia tampouco é indicado, pois o tempo necessário para a colocação dos eletrodos e a correta interpretação do traçado podem gerar atraso no início do protocolo e prejudicar o desfecho. Assim, na diretriz é recomendada a auscultação e/ou avaliação da presença de choque precordial. A avaliação para a identificação do felino em PCR não deve durar mais que 15 segundos, então devem-se preconizar somente métodos rápidos e de fácil execução para a identificação da PCR.

Junto à identificação do estado de parada cardiorrespiratória, também se deve buscar a identificação de sua etiologia. Essa investigação deve ser conduzida em paralelo ao protocolo de reanimação e não pode ser negligenciada pois, mesmo quando há o retorno da circulação espontânea (ROSC, do inglês *return of spontaneous circulation*), se a causa da PCR não for corrigida ou pelo menos mitigada, ocorrerá um novo evento de parada. Dentre as principais causas, estão aquelas descritas na regra dos 5H e 5T. Essa regra é extrapolada da medicina humana, assim, há duas causas alocadas no H, que na medicina felina representam eventos pouco vistos, sendo eles trombose pulmonar e coronariana. Entretanto, em felinos, há uma incidência alta de tromboembolismo arterial. Dessa maneira, pode-se então avaliar inicial e principalmente 5H e 4T como causas de PCR em gatos (Quadro 1).

SUPORTE BÁSICO DE VIDA

O suporte básico de vida (SBV) é sem dúvida a parte mais importante do protocolo de reanimação. Sua execução de qualidade é associada aos melhores resultados. O SBV engloba os processos de compressão torácica e ventilação, ou seja, visa a artificialmente garantir fluxo sanguíneo aos tecidos, oxigenação e remoção de dióxido de carbono do paciente.

QUADRO 1

Principais etiologias associadas à parada cardiorrespiratória, adaptadas de 5H e 5T da medicina humana para felinos

5H	4T
• Hipovolemia • Hipóxia • Hipocalemia/hipercalemia • Hidrogênio (acidose) • Hipotermia	• Tensão no tórax (pneumotórax) • Tamponamento cardíaco • Tóxicos • Trombose aórtica

Compressões torácicas

Uma vez que o sistema cardiovascular para de executar sua função, instaura-se um desarranjo na entrega de oxigênio para todos os tecidos. Sua ausência leva a hipóxia tecidual e lesão isquêmica e, para evitá-las, a compressão torácica deve alcançar os seguintes objetivos:

- Promover fluxo pulmonar e garantir a hematose.
- Restabelecer a DO_2 (entrega de O_2, do inglês *oxygen delivery*).

Assim, é de suma importância que se executem compressões de alta qualidade pois, quando bem executadas, geram um terço do débito cardíaco normal, ou seja, qualquer perda de qualidade das compressões está relacionada diretamente com a diminuição de ROSC e da sobrevivência.

Para felinos, a recomendação é que se execute preferencialmente a bomba cardíaca, ou seja, a compressão é realizada sobre a região do coração. Há duas possibilidades de posicionamento durante a compressão, ambas em decúbito lateral (Figura 2):

- Compressão circunferencial, em que as mãos abraçam o tórax felino, uma pelo esterno (que aplicará pressão na região cardíaca) e outra na região da coluna vertebral.
- Em gatos maiores, pode ser realizada a compressão com as duas mãos diretamente na região cardíaca.

As compressões devem obedecer a um ritmo de 100 a 120 por minuto, em ciclos de 2 minutos. O ciclo não deve ser

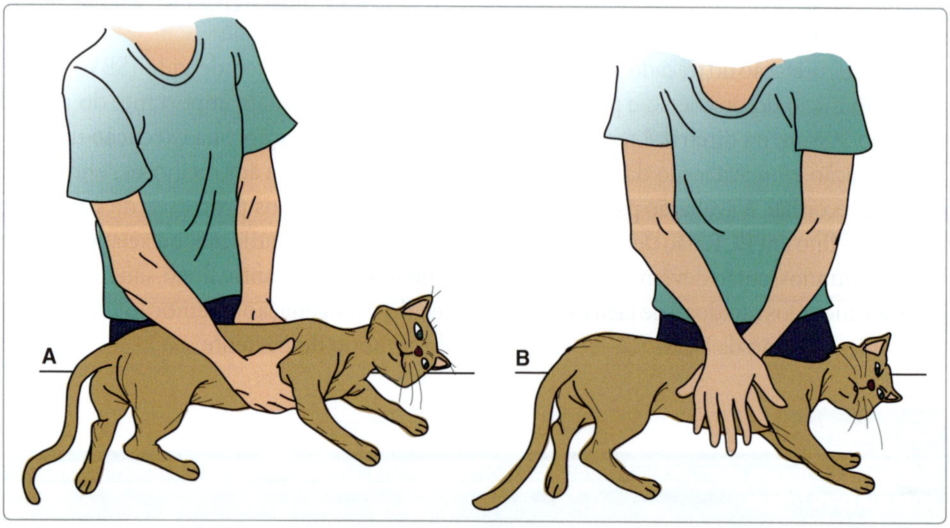

FIGURA 2. Compressões torácicas em gatos. **A:** decúbito lateral, diretamente sobre o coração, técnica circunferencial de uma mão. **B:** técnica de duas mãos em gatos maiores ou fatigados após a técnica de uma mão. Se a mesa for muito alta, pode-se usar um banquinho, subir na mesa ou colocar o paciente no chão. Porém, não é recomendado que se apoie no paciente, para permitir o recuo total da parede torácica.

Fonte: adaptada de Fletcher et al., 2012.

interrompido e, ao fim dele, deve ser trocada a pessoa que o está executando, evitando a fadiga e a diminuição da qualidade das compressões. É importante salientar que a compressão deve garantir que o tórax tenha um aprofundamento de 1/3 até 1/2 de sua profundidade, e que o recuo seja total.

Ventilação

Na diretriz RECOVER, há duas recomendações para ventilação: boca-focinho e através de via aérea avançada (VAA). A recomendação para o uso da ventilação boca-focinho deriva de um relato de caso em cão, ou seja, para felinos não há nenhuma recomendação para o uso dessa técnica, e mesmo avaliando as recomendações humanas dos últimos 20 anos, há uma tendência a cada vez mais aceitar como padrão-ouro a ventilação através de intubação orotraqueal. Vale lembrar que a RCP apresenta uma taxa de sucesso ainda baixa e, para melhorá-la, devem-se utilizar técnicas que tragam garantia de melhor desempenho, além de a VAA já garantir uma rota para a administração de fármacos, como adrenalina e atropina.

Uma vez que é realizada a VAA, inicia-se a ventilação do paciente com o auxílio do reanimador manual. Este deve ser de silicone e possuir volume adequado para a espécie felina, assim, sugere-se que sejam utilizados os tipos neonatal e pediátrico. Este deve estar ligado a uma fonte de oxigênio 100% e possuir bolsa-reservatório. A frequência a ser utilizada é 10 a 12 movimentos por minuto, com cautela, para que se mantenha nessa faixa. Estudos experimentais demonstraram que altas frequências estão associadas ao insucesso. O volume corrente a ser entregue é de 10 mL/kg, em um tempo inspiratório de 1 segundo.

SUPORTE AVANÇADO DE VIDA

O suporte avançado de vida (SAV) é realizado em conjunto com o SBV. No SAV, são iniciados a monitoração, a aquisição de uma via para a administração de fármacos e o uso de fármacos necessários para obter ROSC. A desfibrilação é uma técnica realizada durante o SAV.

Monitoramento

O monitoramento do paciente em PCR deve ser iniciado com o uso do eletrocardiógrafo (EGC). É importante deixar claro que o ECG não deve ser usado para identificar a PCR, mas é importante durante o SAV, pois trará a informação de qual ritmo esse paciente está apresentando. Dentre os ritmos de PCR, há dois grupos que são classificados de acordo com a terapêutica a ser instituída. São eles: os ritmos chocáveis e os não chocáveis. Nos ritmos chocáveis estão a fibrilação ventricular (FV) e a taquicardia ventricular sem pulso (TVSP), já no outro grupo estão a assistolia e a atividade elétrica sem pulso (AESP).

Outra ferramenta importante para o monitoramento do paciente em RCP é a capnografia. A capnografia é um sensor que faz a mensuração dos níveis de CO_2 presente na expiração. Na RCP, sua importância se dá como marcador precoce da ROSC, pois uma vez restabelecido o funcionamento do metabolismo celular, este gerará um incremento da produção de CO_2 e, assim, será expirada uma concentração maior de CO_2. Outra situação muito importante, contemplada pelo uso da capnografia, é a decisão de encerrar a RCP. Essa decisão ocorre quando não se obtém pelo menos 10 mmHg de $EtCO_2$ após 20 minutos de RCP.

Outros métodos de monitoramento também são importantes e devem ser incluídos, como oximetria, mensuração de pressão arterial e, se disponível, hemogasometria. Esta tem um papel muito importante para buscar a etiologia, podendo identificar 3 dos 5 H (hipóxia, hipo e hipercalemia), e acidose. A ultrassonografia deve ser utilizada a partir de um protocolo descrito para pequenos animais, e ajuda tanto na identificação da causa da PCR, hipovolemia ou pneumotórax, como no monitoramento por meio da avaliação da contratilidade cardíaca e da volemia quando em ROSC.

Rotas de administração de fármacos

O RECOVER sugere que, assim que a VAA esteja disponível, já se inicie a administração dos fármacos de emergência pelo traqueotubo. É importante ressaltar que os fármacos devem ter suas doses ajustadas para a administração **intratraqueal (IT)** (Tabela 1). Outra via sugerida é a **intraóssea (IO)**, que, mesmo em situações de hipotensão, é factível de se obter. A via intraóssea admite a administração dos principais fármacos de emergência, utilizando a mesma dose que seria administrada por via intravenosa. Entretanto, **a via preferencial a ser obtida é a vascular.** Esse acesso pode ser realizado em diferentes vasos e através de punção comum ou mesmo através de dissecção de emergência.

Fármacos e desfibrilação

A adrenalina é o principal agente farmacológico usado na RCP, sendo ela parte do manejo terapêutico na presença de ritmo chocável ou não. Possui meia-vida curta e, assim, deve ser administrada a cada 4 minutos, ou seja, intercalada nos ciclos de compressão. A recomendação inicial é que seja usada em dose baixa (0,01 mg/kg) e, em situações em que o paciente chega em PCR superior a 10 minutos, pode ser administrada a dose alta (0,1 mg/kg). Esse aumento de dose é justificado, pois os receptores adrenérgicos perdem afinidade quando o paciente apresenta acidemia. A atropina (0,04 mg/kg) é usada nas bradiarritmias e pode ser empregada quando há suspeita de excesso de tônus vagal. A vasopressina (0,8 U/kg) é um vasopressor que, até o momento, não demonstra superioridade em relação à adrenalina, mas por agir nos receptores V e não ser influenciada pelo pH, pode ser uma opção em paciente acidóticos ou que chegam em PCR prolongada. Quando a PCR é prolongada, há a possibilidade do uso de bicarbonato (1 mEq/kg) para melhorar a acidemia e, assim, garantir um bom funcionamento da adrenalina e da maquinaria

TABELA 1 Fármacos usados por via intratraqueal na reanimação cardiopulmonar em gatos

Fármaco	Concentração	Dose	Observação
Adrenalina (dose baixa)	1 mg/kg	0,02-0,1 mg/kg	A cada 4 minutos (ciclo sim, ciclo não)
Adrenalina (dose alta)	1 mg/kg	0,1 mg/kg	Considerar em PCR prolongadas (> 10 minutos)
Vasopressina	20 U/kg	1,2 U/kg	A cada 4 minutos (ciclo sim, ciclo não)
Atropina	0,5 mg/kg (mais comum)	0,15-0,2 mg/kg	Bradiarritmias ou para atividade vagal alta

enzimática celular. É importante esclarecer que essa é uma situação extrema, portanto, o uso de bicarbonato é factível.

Os reversores serão sempre utilizados a fim de reduzir qualquer efeito depressor. Dentre os reversores disponíveis, é indicado utilizar a naloxona para reversão da ação de opioides, o atipamezol e para a reversão de alfa-2 agonistas e o flumazenil para a reversão de benzodiazepínicos.

A amiodarona (5 mg/kg) deve ser empregada como antiarrítmico para o tratamento da TVSP e FV, pela sensibilidade que o felino apresenta com o uso da lidocaína. Essas condições também devem ser tratadas com o uso da desfibrilação, visto que são classificadas como ritmos chocáveis. É importante o conhecimento do equipamento que está sendo utilizado, porque as cargas diferem entre equipamentos monofásicos (4-6 J/kg) e bifásicos (2-4 J/kg). O uso do desfibrilador requer conduta de segurança para evitar acidentes na equipe. O uso normalmente é determinado pelo tempo de PCR do paciente. Se o felino está parado até 4 minutos, pode-se realizar o disparo seguido de um ciclo de compressões torácicas, mas se o paciente está há mais de 4 minutos parado, invertem-se as terapêuticas: inicia-se com ciclo de compressão e depois realiza-se a desfibrilação. Na verificação de insucesso da conversão do ritmo, no próximo disparo é aceito um aumento de 50% na carga do desfibrilador, até chegar ao limite de 10 J/kg. A Tabela 2 dispõe das doses e indicações de cada medicação utilizada na RCP.

CONDUTAS PÓS-RCP

Na constatação de ROSC, iniciam-se as condutas pós-RCP. São manobras de estabilização da hemodinâmica e da parte ventilatória do paciente. Seguem os padrões já bem estabelecidos na emergência e terapia intensiva veterinária. Aqui, é muito importante o conhecimento da causa de base, para que o paciente não entre em nova PCR.

TABELA 2 Fármacos usados por vias intravenosa e intraóssea na reanimação cardiopulmonar de gatos

Fármaco	Concentração	Dose	Observação
Adrenalina (dose baixa)	1 mg/kg	0,01 mg/kg	A cada 4 minutos (ciclo sim, ciclo não)
Adrenalina (dose alta)	1 mg/kg	0,1 mg/kg	Considerar em PCR prolongadas (> 10 minutos)
Vasopressina	20 U/kg	0,8 U/kg	A cada 4 minutos (ciclo sim, ciclo não)
Atropina	0,5 mg/kg (mais comum)	0,04 mg/kg	Bradiarritmias ou para atividade vagal alta
Bicarbonato	1 mEq/mL	1 mEq/kg	Considerar em PCR prolongadas (> 10 minutos)/pH < 7
Amiodarona	50 mg/kg	5 mg/kg	Para TV e FV refratárias
Naloxona	0,4 mg/mL	0,04 mg/kg	Reversão de opioides
Flumazenil	0,1 mg/mL	0,01 mg/kg	Reversão de benzodiazepínicos
Atipamezole*	5 mg/mL	0,025 mg/kg	Reversão de alfa-2 agonista

* Uso intramuscular.
FV: fibrilação ventricular; TV: taquicardia ventrilcular.

Duas condutas podem ser realizadas após a RCP, que são a neuroproteção e a hipotermia controlada. A neuroproteção abrange o uso de terapia com soluções osmóticas para reduzir o edema cerebral em pacientes que apresentam sinais de lesão no sistema nervoso central. A literatura indica o uso tanto do manitol como da solução salina hipertônica. A outra conduta inclui o uso de barbitúricos na profilaxia do desenvolvimento de convulsões, caso seja indicado. Já a hipotermia controlada, ou seja, a manutenção de 2 a 4°C abaixo da temperatura normal, é uma técnica que visa reduzir a atividade metabólica, aumentando as chances de sobrevivência e prevenindo sequelas, enquanto é realizada a estabilização do paciente.

REFERÊNCIA

Fletcher DJ, Boller M, Brainard BM, Haskins SC, Hopper K, McMichael MA, et al.; American College of Veterinary Medicine; Veterinary Emergency and Critical Care Society. RECOVER evidence and knowledge gap analysis on veterinary CPR. Part 7: Clinical guidelines. J Vet Emerg Crit Care. 2012;22 Suppl 1:S102-S131.

LITERATURA SUGERIDA

Boller M, Fletcher DJ. RECOVER evidence and knowledge gap analysis on veterinary CPR. Part 1: Evidence analysis and consensus process: collaborative path toward small animal CPR guidelines. J Vet Emerg Crit Care. 2012;22(Suppl 1):S4-S12.

Brainard BM, Boller M, Fletcher DJ. RECOVER evidence and knowledge gap analysis on veterinary CPR. Part 5: Monitoring. J Vet Emerg Crit Care. 2012;22(Suppl 1):S65-S84.

Hofmeister EH, Brainard BM, Egger CM, Kang S. Prognostic indicators for dogs and cats with cardiopulmonary arrest treated by cardiopulmonary cerebral resuscitation at a university teaching hospital. J Am Vet Med Assoc. 2009;235(1):0-57.

Hopper K, Epstein SE, Fletcher DJ, Boller M. RECOVER evidence and knowledge gap analysis on veterinary CPR. Part 3: Basic life support. J Vet Emerg Crit Care. 2012;22(Suppl 1):S26-S43.

McMichael M, Herring J, Fletcher DJ, Boller M. RECOVER evidence and knowledge gap analysis on veterinary CPR. Part 2: Preparedness and prevention. J Vet Emerg Crit Care. 2012;22(Suppl 1):S13-S25.

Rozanski E, Rush JE, Buckley GJ, Fletcher DJ, Boller M; RECOVER Advanced Life Support Domain Worksheet Authors. RECOVER evidence and knowledge gap analysis on veterinary CPR. Part 4: Advanced life support. J Vet Emerg Crit Care. 2012;22(Suppl 1):S44-S64.

Smarick SD, Haskins SC, Boller M, Fletcher DJ. RECOVER evidence and knowledge gap analysis on veterinary CPR. Part 6: Post-cardiac arrest care. J Vet Emerg Crit Care. 2012;22(Suppl 1):S85-S101.

124
Eutanásia

Christine Souza Martins

O PULO DO GATO

O médico-veterinário deve sempre buscar a saúde e o bem-estar de seus pacientes.

Quando chega o momento em que o bem-estar e a qualidade de vida se tornam insustentáveis, a eutanásia tem o papel de garantir um fim de vida digno e sem sofrimento.

Os proprietários devem ser bem esclarecidos sobre as condições de saúde e prognóstico, e o quanto a qualidade de vida de seu gato querido está comprometida.

Os proprietários devem ser apoiados em suas decisões sobre o fim da vida de seu animal, com empatia e compaixão.

INTRODUÇÃO

A palavra eutanásia é derivada da junção dos termos gregos *eu*, que significa bom/boa e *thanatus*, que significa morte. Portanto, a intenção do termo é englobar o significado de "boa morte", sendo aquela que ocorre com o mínimo de dor e sofrimento. No contexto da medicina veterinária, eutanásia se refere ao ato de induzir a morte de um animal de maneira humanitária, isto é, compassiva e misericordiosa. Considera-se nossa responsabilidade ética, profissional e humana garantir que nossos pacientes tenham um fim de vida com o mais alto grau de respeito e garantindo que a morte, quando necessária, seja indolor e com o menor nível de estresse e sofrimento possível.

A decisão de realizar eutanásia em um animal carrega uma carga emocional para o proprietário, assim como para o veterinário e sua equipe. Saber o momento certo pode ser um desafio. Não cabe ao médico-veterinário tomar a decisão, mas sim instruir e discutir todos os aspectos do diagnóstico e prognóstico do paciente com o proprietário. Devemos descrever em detalhes os aspectos de vida, sobrevida e, principal e fundamentalmente, de qualidade de vida do paciente, auxiliando e apoiando o proprietário na sua decisão. O exercício da compaixão e empatia nesse momento é fundamental. A forma como manejamos esse momento pode ter reflexo nas futuras interações com aquele proprietário e em sua percepção quanto a nossa competência profissional e confiança mútua.

Não cabe aqui discutirmos aspectos pessoais, religiosos ou éticos envolvidos no procedimento, mas incentivamos os veterinários que não se sintam à vontade com a realização da eutanásia a buscar informações mais aprofundadas.

O Conselho Federal de Medicina Veterinária, por meio da Resolução n. 1.138, de 16 de dezembro de 2016, aprovou o Código de Ética Profissional do Médico Veterinário, que traz, em seu artigo 6º, listando entre os deveres do médico-veterinário: "parágrafo XIII: realizar a eutanásia nos casos devidamente justificados, observando princípios básicos de saúde pública, legislação de proteção aos animais e normas do CFMV".

INDICAÇÕES

A decisão de realizar eutanásia em um animal é uma questão bastante complexa. As entidades envolvidas em bem-estar animal consideram que a eutanásia seja justificada quando o animal está sofrendo, em decorrência de doença incurável ou trauma grave irreversível, ou quando o animal representa risco à saúde ou à integridade física humana ou de outros animais por doença ou comportamento atipicamente agressivo.

Os proprietários frequentemente permitem que as emoções interfiram nas decisões. Aí entra o médico-veterinário nos esclarecimentos quanto aos aspectos de sofrimento físico e emocional do animal que não mais está mais sendo capaz de exercer suas funções ou exibir seu comportamento natural. O comprometimento da qualidade de vida deve ser explicado detalhadamente.

Infelizmente, não é raro que o proprietário se sinta obrigado a optar pela eutanásia por motivos financeiros, por não ser capaz de arcar com os custos do tratamento necessário para seu animal. Nessa situação, os sentimentos de impotência, culpa e frustração se tornam ainda mais devastadores.

MÉTODOS

A técnica de eutanásia deve resultar em rápida perda de consciência, seguida de parada cardíaca e respiratória, culminando na perda de funções cerebrais. Além disso, certamente a técnica e os procedimentos também devem priorizar a máxima redução de estresse, ansiedade e medo vivenciados pelo paciente antes da perda da consciência.

Com esses objetivos em mente, os procedimentos devem levar em consideração o manuseio do gato, respeitando suas características comportamentais e seu estado clínico no momento.

O ambiente escolhido para realizar a eutanásia deve ser livre de ruídos e com baixa luminosidade, longe de outros animais. Pode-se optar inclusive por fazer o procedimento "em domicílio". Antes do procedimento, o proprietário e o médico-veterinário devem combinar como será feito o descarte do corpo de maneira sanitária. Também se deve garantir privacidade ao proprietário e um momento para despedida antes e depois do procedimento, se assim desejar.

A realização da eutanásia no domicílio do animal pode ser menos estressante para o gato e para o proprietário, mas certamente é mais estressante para o veterinário. Por isso, o profissional deve ir preparado para quaisquer eventualidades, como acesso venoso difícil, falta de material, indisponibilidade de uma ampla variedade de fármacos. Mesmo em casa, deve-se garantir um local adequado para contenção e restrito de acesso ou fugas.

Quando os proprietários optam por estar presentes durante o procedimento, eles devem ser previamente esclarecidos e preparados para o que pode ocorrer. São informados sobre quais fármacos serão usados, o efeito de cada um deles e como o gato pode responder a eles. Reações esperadas, como vocalizações, fasciculações musculares, não fechamento das pálpebras, micção, defecação e movimentos de respiração agônica são aflitivas quando testemunhadas. Os proprietários podem interpretar movimentos involuntários durante a morte como tentativas de reação ou presença de consciência ou dor.

O método escolhido deve atender a quatro critérios:

- Ser indolor.
- Causar inconsciência de forma rápida, seguida de morte.
- Causar mínimo estresse ou medo.
- Ser confiável e irreversível.

O uso de agentes injetáveis é considerado o método mais rápido e confiável de realizar a eutanásia, de preferência por via intravenosa (Quadro 1). O uso da veia safena medial tem a vantagem de permitir que o proprietário, se assim quiser, continue em contato próximo da face do gato, nas suas despedidas. Se o acesso venoso estiver difícil ou impossível, pode-se considerar uma sedação prévia e uma via alternativa, como a intraperitoneal, com o uso de agentes não irritantes.

A depender das condições do paciente, pode ser recomendado o uso prévio de um ansiolítico ou sedativo. A escolha deve ser por agentes que possam ser administrados de forma segura e eficaz, por via oral ou subcutânea.

É imperativo que, após o procedimento, a morte seja confirmada, pois animais inconscientes podem parecer mortos. É totalmente inaceitável um animal despertar do estado de inconsciência horas depois. Os seguintes sinais devem ser verificados para assegurar que a morte ocorreu de fato:

- Ausência de movimentos respiratórios (apneia).
- Ausência de batimentos cardíacos (assistolia), preferencialmente por meio do uso de estetoscópio.
- Ausência de pulsação periférica.
- Mucosas pálidas.
- Perda do reflexo corneal e do reflexo pupilar à luz.

Os proprietários podem não contar com uma rede de apoio social que seja capaz de compreender o apego emocional ao seu animal e muito menos a dor experimentada nesse momento. O médico-veterinário deve estar presente e se mostrar empático e disposto a ouvir, falando pouco e evitando frases feitas e padronizadas. Mostrar que entende o sofrimento e o valor da vida daquele animal pode servir de enorme conforto ao proprietário.

QUADRO 1

Métodos de eutanásia recomendados para utilização em gatos*

- Barbitúricos (tiopental) por via intravenosa
- Barbitúricos por via intraperitoneal, caso o acesso venoso seja impossível
- Outros anestésicos gerais por via intravenosa: propofol, etomidato
- Anestésicos inalatórios, seguidos, se necessário, de outros métodos para assegurar a morte
- Após perda de reflexo (plano anestésico): cloreto de potássio por via intravenosa em dose suficiente para assegurar parada cardiorrespiratória

* Segundo diretrizes do Conselho Nacional de Controle e Experimentação Animal (CONCEA) e do Conselho Federal de Medicina Veterinária (CFMV).

LITERATURA SUGERIDA

AVMA guidelines for the euthanasia of animals: 2020 edition. Schaumburg: American Veterinary Medical Association; 2020. p.1-121.

Beaver BV, Reed W, Leary S, McKiernan B, Bain F, Schultz R, et al. 2000 Report of the AVMA Panel on Euthanasia. J Am Vet Med Assoc. 2001;218: 669-96.

Brasil. Conselho Federal de Medicina Veterinária (CFMV). Guia Brasileiro de Boas Práticas para Eutanásia em Animais. Disponível em: https://www.cfmv.gov.br/guia-brasileiro-de-boas-praticas-para-a-eutanasia-em-animais/comunicacao/publicacoes/2020/08/03/#1

Marchitelli B, Shearer T, Cook N. Factors contributing to the decision to euthanize: diagnosis, clinical signs, and triggers. Vet Clin North Am Small Anim Pract. 2020;50(3):573-89.

Ministério da Ciência, Tecnologia e Inovações. Resolução Normativa CONCEA n. 37/2018 – Diretriz da Prática de Eutanásia do Conselho Nacional de Controle de Experimentação Animal. Disponível em: https://antigo.mctic.gov.br/mctic/export/sites/institucional/legislacao/Arquivos/Anexo_Res_Norm_37_2018_CONCEA_Pratica_Eutanasia.pdf. Acesso em 05 maio 2023.

Robertson SA. Pharmacologic methods: an update on optimal presedation and euthanasia solution administration. Vet Clin North Am Small Anim Pract. 2020;50(3):525-43.

Spitznagel MB, Marchitelli B, Gardner M, Carlson MD. Euthanasia from the veterinary client's perspective: psychosocial contributors to euthanasia decision making. Vet Clin North Am Small Anim Pract. 2020;50(3):591-605.

Índice remissivo

D

F

G

X

Z